左心耳封堵术预防房颤卒中
基础与实践

主　编　宋治远　张玉顺　秦永文　朱鲜阳

副主编　于　波　马依彤　孔祥清　周达新　曾　智
　　　　　伍伟锋　郭燕丽　舒茂琴　郭　军

编　者（按编写章节顺序排列）

张玉顺　兰贝蒂　郭燕丽　尹卫华　徐　亮　吕　滨

徐仲英　钟　理　伍伟锋　于　波　张东会　舒茂琴

马依彤　秦永文　白　元　姚　青　宋治远　金沁纯

张晓春　周达新　何　璐　杜亚娟　陈　维　李　双

常晓鑫　汤学超　朱　蔚　钟　玥　饶　莉　李华康

郭　军　陈　韬　周　莲　朱　航　王广义　周超飞

姜小飞　曾　智　曾　杰　陈　石　付　华　王建铭

朱鲜阳　张志辉　曲小龙　刘建平　朱　霓　赵仙先

张志钢　吴　弘　王　震　张大红　孔祥清　张伟华

张继磊　谢学刚

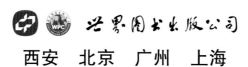

世界图书出版公司

西安　北京　广州　上海

图书在版编目（CIP）数据

左心耳封堵术预防房颤卒中：基础与实践 / 宋治远等主编 . — 西安：世界图书
出版西安有限公司 , 2021.1
  ISBN 978-7-5192-7925-7

Ⅰ . ①左… Ⅱ . ①宋… Ⅲ . ①心房纤颤—介入性治疗 Ⅳ . ① R541.7

中国版本图书馆 CIP 数据核字（2020）第 220768 号

书　　名	**左心耳封堵术预防房颤卒中：基础与实践**
	ZUOXINER FENGDUSHU YUFANG FANGCHAN CUZHONG: JICHU YU SHIJIAN
主　　编	宋治远　张玉顺　秦永文　朱鲜阳
责任编辑	杨　菲
装帧设计	新纪元文化传播
出版发行	**世界图书出版西安有限公司**
地　　址	西安市锦业路 1 号都市之门 C 座
邮　　编	710065
电　　话	029-87214941　029-87233647（市场营销部）
	029-87234767（总编室）
网　　址	http://www.wpcxa.com
邮　　箱	xast@wpcxa.com
经　　销	新华书店
印　　刷	陕西金和印务有限公司
开　　本	889mm×1194mm　　1/16
印　　张	29.75
字　　数	590 千字
版　　次	2021 年 1 月第 1 版
印　　次	2021 年 1 月第 1 次印刷
国际书号	ISBN 978-7-5192-7925-7
定　　价	338.00 元

医学投稿　xastyx@163.com　‖ 029-87279745　029-87284035
☆如有印装错误，请寄回本公司更换☆

作者名单

主　编　宋治远　张玉顺　秦永文　朱鲜阳

副主编　于　波　马依彤　孔祥清　周达新　曾　智　伍伟锋　郭燕丽　舒茂琴　郭　军

编　者（按编写章节顺序排列）

张玉顺（西安交通大学第一附属医院）

兰贝蒂（西安交通大学第一附属医院）

郭燕丽（陆军军医大学西南医院）

尹卫华（中国医学科学院阜外心血管病医院）

徐　亮（中国医学科学院阜外心血管病医院）

吕　滨（中国医学科学院阜外心血管病医院）

徐仲英（中国医学科学院阜外心血管病医院）

钟　理（重庆医科大学第三附属医院）

伍伟锋（广西医科大学第一附属医院）

于　波（哈尔滨医科大学第二附属医院）

张东会（哈尔滨医科大学第二附属医院）

舒茂琴（陆军军医大学西南医院）

马依彤（新疆医科大学第一附属医院）

秦永文（海军军医大学长海医院）

白　元（海军军医大学长海医院）

姚　青（陆军军医大学西南医院）

宋治远（陆军军医大学西南医院）

金沁纯（复旦大学附属中山医院）

张晓春（复旦大学附属中山医院）

周达新（复旦大学附属中山医院）

何　璐（西安交通大学第一附属医院）

杜亚娟（西安交通大学第一附属医院）

陈　维（上海市第十人民医院）

李　双（上海市第十人民医院）

常晓鑫（上海市第十人民医院）

汤学超（海军军医大学长海医院）

朱　蔚（四川大学华西医院）

钟　玥（四川大学华西医院）

饶　莉（四川大学华西医院）

李华康（陆军军医大学西南医院）

郭　军（中国人民解放军总医院）

陈　韬（中国人民解放军总医院）

周　莲（陆军军医大学西南医院）

朱　航（中国人民解放军总医院）

王广义（中国人民解放军总医院）

周超飞（中国人民解放军总医院海南医院）

姜小飞（珠海市人民医院）

曾　智（四川大学华西医院）

曾　杰（四川省人民医院）

陈　石（四川大学华西医院）

付　华（四川大学华西医院）

王建铭（北部战区总医院）

朱鲜阳（北部战区总医院）

张志辉（陆军军医大学西南医院）

曲小龙（陆军军医大学西南医院）

刘建平（陆军军医大学西南医院）

朱　霓（海军军医大学长海医院）

赵仙先（海军军医大学长海医院）

张志钢（海军军医大学长海医院）

吴　弘（海军军医大学长海医院）

王　震（河北医科大学第一附属医院）

张大红（河北医科大学第一附属医院）

孔祥清（南京医科大学第一附属医院）

张伟华（云南省昆明市延安医院）

张继磊（云南省昆明市延安医院）

谢学刚（西安交通大学第一附属医院）

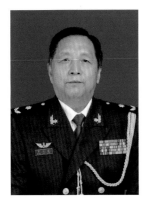

　　宋治远，1983 年 7 月毕业于第三军医大学（现陆军军医大学），毕业分配至西南医院心内科工作至今。现任陆军军医大学西南医院心内科教授，博士生导师，享受国务院政府特殊津贴。

　　从事心血管内科临床、教学与科研工作 37 年，先后开展了心脏起搏器植入术、快速性心律失常导管消融术、二尖瓣狭窄球囊扩张术、先心病介入治疗术及左心耳封堵术等，并积累了丰富的临床经验。

　　先后兼任中华医学会心血管内科分会委员，中国医师协会心血管内科分会常委，中国医师协会介入医师分会常委，中国生物医学工程学会心律分会常委，重庆市医学会心血管内科专委会副主任委员，重庆市老年学与老年医学学会心血管病分会主任委员等职。

　　承担国家、军队及重庆市科研课题 20 多项，培养博士、硕士研究生 40 多名，发表学术文章 200 多篇（其中 SCI 收录 50 多篇），主编专著 6 部。以第一完成人获得国家科技进步二等奖 1 项，重庆市科技进步一等奖 2 项、二等奖 2 项，华夏医学科技进步二等奖 1 项，军队医疗成果三等奖 1 项。

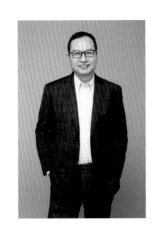

　　张玉顺，医学博士，二级教授，主任医师，博士生导师。西安交通大学第一附属医院心血管病医院副院长，结构性心脏病科主任，交大名医。国家心脏中心 PFO 规范培训学院共同院长。

　　国内著名心血管介入治疗专家，我国先天性心脏病介入治疗创始人之一，在全国 200 多家医院指导工作。主要研究结构性心脏病的介入治疗及心源性脑卒中的现代预防。

　　现任中国人体健康科技促进会理事，结构性心脏病专业委员会主任委员，中国老年保健医学研究会心脏学会主任委员，中国优生优育协会出生缺陷防治专业委员会副主任委员，中国医药信息学会心功能学会副主任委员，中华预防医学会循证预防医学专业委员会委员，中华医学会西安结构性心脏病学会主任委员等职。任《心脏杂志》副主编，《中华心血管病杂志》《中华心血管病杂志网络版》《中国循证心血管医学》等编委。

　　主编专著 13 部，参编专著 10 余部，发表文章 200 余篇。主持省重大科技攻关项目 2 项，参与国家科技攻关计划 2 项。获国家科技进步二等奖 1 项、陕西省和军队科技进步奖多项。

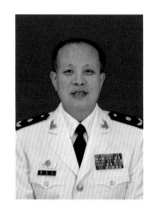

　　秦永文，主任医师，教授，硕士、博士研究生导师。现任海军军医大学附属长海医院心血管内科主任。中华医学会第六、七届心血管分会委员，全军医学科学技术委员会心血管内科专业委员会常委，全军先心病专业组组长。中华医学会心血管分会结构性心脏病学组创始人之一。中国医师协会心血管内科分会常委及结构性心脏病专业委员会副主任委员。2001年在国内外率先研制出三种膜周部室间隔缺损封堵器，并在国内外广泛应用。2016年与企业合作研制出收放自如的左心耳封堵器，2019年获批上市。

主编和参编专著20余部。获国家科技进步二等奖2项。获上海市科技进步一等奖和中华医学奖各1项。负责国家863课题1项，国家自然科学基金课题4项。

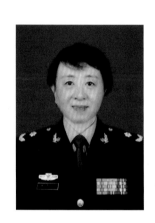

　　朱鲜阳，主任医师、教授、博士生导师。现任北部战区总医院全军心血管病研究所副所长，中国研究型医院学会心血管影像专业委员会副主任委员，全军心血管介入委员会先心与瓣膜病组组长。曾任北部战区总医院先心病内科主任，中华医学会心血管内科分会委员及结构性心脏病学组副组长，中国医师协会心血管内科医师分会结构性心脏病委员会副主任委员，亚太心脏联盟先心病委员会主任委员。任《中华心血管病学杂志》《中国介入心脏病学杂志》《中国心血管病研究杂志》等10余家杂志编委。享受国务院政府特殊津贴和军队优秀专业技术人才一类岗位津贴。主要从事先天性心脏病、瓣膜性心脏病、肺动脉高压的诊断和治疗，已开展先心病和瓣膜病介入治疗1.5万余例，成功率达到98.5%。发表学术论文165篇，主编专著10部，参编专著36部。获国家、军队和辽宁省科技成果二等奖7项，完成国家、军队和省科研课题5项，荣立三等功2次。

序

经导管左心耳封堵术作为预防非瓣膜性房颤患者卒中及体循环血栓栓塞事件发生的一项新技术，近年来发展速度较快，特别是随着不同类型左心耳封堵装置的研发与应用，以及众多临床研究随访结果的公布，左心耳封堵术预防房颤卒中及体循环血栓栓塞事件的有效性与安全性已得到临床认可，国内外相关指南及专家共识均给予了明确的推荐与建议。

据估计，我国目前约有房颤患者 1000 万例。房颤伴发卒中患者的高病死率与高致残率，已给国人的身心健康造成了极大的伤害。为更好地预防非瓣膜性房颤患者卒中及体循环血栓栓塞事件的发生，2014 年 3 月上海复旦大学中山医院及国内几家大的医学中心相继将左心耳封堵术用于临床。目前我国左心耳封堵术已进入快速发展期，开展此项技术的医院已超过 300 家，总病例数已超过 15 000 例。此外，我国少数几家大的医学中心通过临床探索与实践，在"房颤导管消融术联合左心耳封堵术"及"房间隔缺损封堵术联合左心耳封堵术"等一站式治疗方面积累了丰富的经验，技术水平处于国际领先行列。更为可喜的是，目前已有三个品牌的国产左心耳封堵装置（深圳先健公司的 LAmbre 封堵器、上海普实公司的 LACbes 封堵器及上海形状记忆公司的 Lefort 封堵器）获得中国国家食品药品监督管理总局（CFDA）批准用于临床。

近年来，我国虽在左心耳封堵器械研发及技术推广应用方面取得了长足进步，但各医院间发展极不平衡，在已开展左心耳封堵术的医院中，多数医院年手术量在 10 台以下，多数术者尚缺乏独立完成左心耳封堵术的经验。为满足临床实际工作需要，更好地指导左心耳封堵术在我国的应用与推广，宋治远、张玉顺、秦永文、朱鲜阳四位教授组织国内部分心血管内科学及影像学专家，编写了《左心耳封堵术预防房颤卒中：基础与实践》一书。在该书即将出版之际，我很高兴为其作序，并对该书的特点以及出版发行的意义作一简要介绍。

《左心耳封堵术预防房颤卒中：基础与实践》一书有以下特点。首先，紧密结合左心耳的解剖及影像学特点，系统地介绍了左心耳封堵装置的设计理念、适应证选择、不同类型左心耳封堵装置的操作要点与注意事项，突出临床实用性与可操作性；其次，注重基础理论与临床实践相结合，内容丰富、系统性强，既有药物预防非瓣膜性房颤患者卒中的相关内容介绍，又有左心耳封堵术预防非瓣膜性房颤患者卒中的循证医学证据；第三，较详细地介绍了国内左心耳封堵术的临床应用与实践，体现了"中国特色"。如国产左心耳封堵装置的研发、房颤导管消融术联合左心耳封堵术及房间隔缺损/卵圆孔未闭封堵术联合左心耳封堵术"一站式"治疗等内容；最后，既强调规范化、又对未来发展趋势与方向进行了介绍，包括国内外相关指南及专家共识解读、新型左心耳封堵装置研发与术式优化、临床特殊情况探索及房颤规范化管理等。

本书内容丰富，条理清晰，图文并茂，实用性强，便于临床医生学习掌握，是一本系统介绍左心耳封堵术基础与临床实践的参考书籍。相信本书的出版发行，不仅能为我国从事左心耳封堵术的临床医生及相关专业临床工作者提供有益的参考，还将对我国左心耳封堵术的健康发展起到积极的推动作用。

葛均波

2020 年 9 月 20 日

前 言

心房颤动（简称房颤）是临床最常见的心律失常，其发病率随年龄增长而增加。Framingham 研究资料显示，在 50 ~ 59 岁人群中房颤的发生率为 0.5%，而在 80 ~ 89 岁老年人群中则高达 8.8%。我国房颤发生率与国外相似，在 30 ~ 85 岁人群中为 0.77%，而在 80 岁以上老年人群中为 7.5%。房颤最主要的危害是动脉系统栓塞，是引起缺血性卒中的主要原因之一。房颤所致缺血性卒中的主要特点是病死率高，致残率高，复发率高。据 2014 年 AHA/ACC/HRS 心房颤动患者管理指南提供的数据，房颤患者卒中的发生率是健康人群的 5 倍，且年龄越大卒中风险越高；与卒中未合并房颤者相比，卒中合并房颤者 30d 内病死率增加 27% ~ 57%，致残率增加 1 倍。由此可见，房颤并发卒中不仅是一个重要的临床问题，也是一个严峻的社会问题。因此，2020 ESC 房颤诊断与管理指南将房颤患者卒中预防作为首要的临床管理策略，提出了房颤治疗 ABC 路径（A: 抗凝 / 避免卒中；B: 更好的症状控制；C: 并存病 / 心血管危险因素管理）。

在房颤卒中预防研究中，传统抗凝药华法林已显示出良好的临床效果（荟萃分析显示华法林降低房颤卒中 64%），但华法林存在一定的出血风险并需要长期监测国际标准化比值（INR），这使得华法林的临床应用受到限制。新型口服抗凝药在预防房颤卒中方面虽然显示了优于或不劣于华法林的临床效果，但仍有出血副作用及价格昂贵等不足。既往研究显示，非瓣膜性房颤卒中患者中，90% 以上的栓子来源于左心耳。因此，左心耳封堵术作为预防非瓣膜性房颤卒中及体循环血栓栓塞事件发生的一项新技术，近年来发展速度较快。我们曾于 2016 年组织国内相关专家编写出版了《左心耳封堵术》一书，对我国左心耳封堵技术的应用与推广起到了积极的促进作用。之后，左心耳封堵术预防房颤卒中的临床应用驶入快车道，截至 2019 年底，Watchman 封堵器的全球置入量已超过 10 万例，在我国的置入量也已超过 1 万例。

2017 年后，随着 PROTECT-AF 研究及 PREVAIL 研究 5 年随访结果、EWOLUTION 研究 2 年随访结果、PRAGUE-17 研究（第一项比较左心耳封堵术与新型口服抗凝药有效性与安全性的多中心临床随机对照研究）结果以及 Watchman 封堵器在美国上市后注册研究结果等资料的公布，左心耳封堵术预防房颤卒中的临床疗效与安全性又添新证据。与此同时，国内左心耳封堵装置研究也取得了重大进展，先后有 LAmbre 封堵器（深圳先健公司）及 LACbes 封堵器（上海普实公司）获得 CFDA 批准用于临床。就在本书完稿之际，上海形状记忆公司的 Lefort 封堵器也已获得 CFDA 批准。

2019 年公布的 2019 AHA/ACC/HRS 心房颤动患者管理指南、2019 EHRA/EAPCI 经导管左心耳封堵专家共识、左心耳干预预防心房颤动患者血栓栓塞事件：目前的认识和建议 –2019、中国左心耳封堵预防心房颤动卒中专家共识（2019）及中国经导管左心耳封堵术临床路径专家共识，均对左心耳封堵术预防房颤卒中给予明确推荐与建议，必将使左心耳封堵术的临床应用更加合理与规范。

为使我国从事左心耳封堵术及相关工作的广大医务人员系统地学习与掌握该项技术，全面了解左心耳封堵术的基础与临床实践，我们组织国内部分心血管内科学及影像学专家，编写了《左心耳封堵术》的姊妹篇——《左心耳封堵术预防房颤卒中：基础与实践》。本书共 32 章，内容涵盖左心耳的解剖结构与功能，房颤与卒中，心脏影像学检查在左心耳封堵术中的应用，左心耳封堵器的设计理念及不同类型左心耳封堵器的操作要点，左心耳封堵术相关临床研究进展，"一站式"治疗及国内外指南共识解读，临床特殊情况探索及房颤规范化管理等多个方面。

在本书编写的过程中，我们力求紧密结合临床实际，注重基础理论与临床实践相结合，强调系统性、可操作性与临床实用性。既有基础理论、基本技能及基本数据，又有临床研究最新进展与作者自己的经验；既传承了既往行之有效的药物防治措施，又重点介绍了不同类型左心耳封堵器的性能、操作要点及注意事项；既讲述了左心耳封堵术的临床疗效与安全性，又强调了左心耳封堵术可能出现的并发症及相应的防治措施。

参加本书编写的 56 位专家学者来自我国近 20 家医院，为使本书尽早与广大读者见面，他们不辞辛苦、夜以继日地工作。中国科学院院士、复旦大学中山医院心内科主任葛均波教授，在百忙中欣然为本书作序。在此，我们一并表示感谢！由于本书编写时间仓促，加上我们学识有限、经验不足，疏漏与不足之处在所难免。恳请广大同行不吝赐教。

愿《左心耳封堵术预防房颤卒中：基础与实践》一书能成为广大从事左心耳封堵术及相关工作医务人员的实用参考书。

宋治远　张玉顺　秦永文　朱鲜阳

2020 年 9 月 30 日

郑重声明

由于医学是不断更新拓展的领域，因此相关实践操作、治疗方法及药物都有可能会改变，希望读者可审查书中提及的器械制造商所提供的信息资料及相关手术的适应证和禁忌证。作者、编辑、出版者或经销商不对书中的错误或疏漏以及应用其中信息产生的任何后果负责，关于出版物的内容不作任何明确或暗示的保证。作者、编辑、出版者和经销商不就由本出版物所造成的人身或财产损害承担任何责任。

第 1 章

左心耳的解剖结构与生理功能

左心耳（left atrial appendage）是沿左心房前侧壁向前下延伸的狭长、弯曲的盲端结构，具有主动舒缩和分泌功能，对缓解左心房内压力升高及保证左心室充盈均具有重要意义。既往研究者对左心耳的解剖结构了解较少，认为左心耳在心脏整体解剖结构中所起到的作用并不重要。然而，研究发现，左心耳的特殊解剖结构和功能特点使其成为血栓形成的主要部位，90% 以上的非瓣膜性心房颤动和 60% 的瓣膜性心房颤动（简称房颤）患者中的心房血栓发生在左心耳内。随着近年临床上为预防卒中而实施的左心耳封堵术的开展和应用，使左心耳的解剖结构与生理功能成了研究的新热点。

第一节
左心耳的起源

左心耳是沿左心房前侧壁向前下延伸的狭长、弯曲的盲端结构，是胚胎时期原始左心房的残余。胚胎形成的第 3 周，中胚层发育逐渐形成心脏结构；胚胎发育第 4 周，原始心房形成；胚胎发育第 6 周后，原始左心房壁出现肺静脉开口。胚胎时期的左心房主要由原始肺静脉及其分支融合而成。在原始肺静脉插入左心房的过程中，左心房内膜的血管壁成分逐渐增多，而冠状静脉窦来源的心肌成分逐渐缩小并包绕原始左心房。至第 8 周，原始左心房扩展，将肺静脉根部及其左、右分支并入左心房，至此左心房与 4 支肺静脉相连接，这部分成为永久性左心房的光滑部，而被包绕的原始左心房则分割成为左心耳（图 1-1）。

左心房前庭为光滑的肌性房壁，围绕房室瓣孔。左心房后上方是肺静脉，两侧各有一对肺静脉口，肺静脉口处无瓣膜，但左房肌层延伸到肺静脉根部，并环绕肺静脉称心肌袖，起括约肌作用。左心耳靠近左心室游离壁的心包处，位置高于左心房，会随着左心室的舒缩活动而排空或者充盈。在胚胎形成的第 5 周，基底中胚层发育形成梳状肌，左心耳内肌小梁开始形成并逐步发育成熟，成为左心耳体部重要的支撑结构，其特性与心室肌细胞、骨骼肌细胞相似。因此，左心耳的主动收缩功能和顺应性远强于左心房的其余部分。伴随肌小梁的形成，左心耳进一步发育成熟（图 1-2），并在胎儿时期发挥左心房的功能[1-3]。出生后，变成不规则管状憩室，继续生长直至 20 岁。

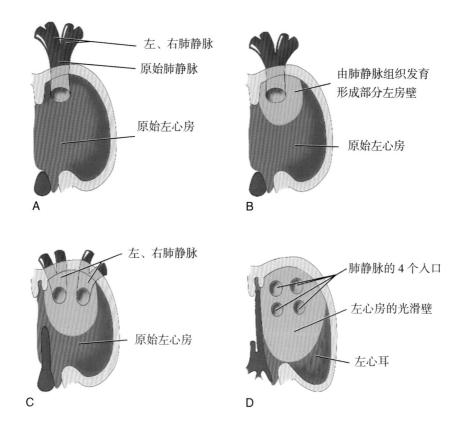

图 1-1　左心房与左心耳的胚胎发育图

A. 5 周内原始肺静脉通向原始左心房；B. 肺静脉组织发育形成部分左心房壁；C. 6 周时显示 2 个肺静脉口；
D. 8 周时显示 4 个单独肺静脉口，最终先前合并的原始肺静脉及其分支形成左心房壁的大部分

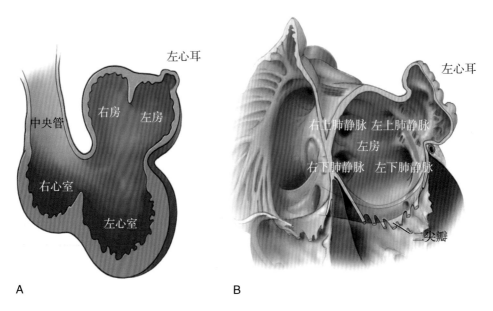

图 1-2　左心耳的发育

A. 左心耳胚胎发育；B. 成熟左心耳

第二节
左心耳的解剖结构

一、左心耳的基本形态和位置

左心耳固定于心包间隙的前部，位于左心房前侧壁，多数情况下，左心耳在左心房前壁和侧壁之间的左房室沟，尖端指向前上方，覆盖在右室流出道或肺动脉干的左侧壁，以及左冠状动脉主干或旋支之上（图 1-3、图 1-4）。而左心耳的尖端横向或向后也并不少见，在一小部分心脏中，左心耳的尖端经过动脉根部后，位于心包横窦内。左心耳接受回旋支或右冠状动脉房室结支血液供应，受交感神经和迷走神经纤维支配。

左心耳外观稍扁平，70% 的左心耳主轴有明显弯曲或呈螺旋状[4]。房颤患者左心耳多呈管型。陈胜华[5]报道国人左心耳外形可分为三角形、长方形、不规则四边形、圆形、细指形、哑铃形和蝌蚪形。三角形和不规则四边形数量最多，分别占 36.64% 和 30.53%。

左心耳长 27~60mm，平均 45mm，可分为口部、颈部和体部（叶部）。左心耳的口部连接左房，斜向二尖瓣环，口部上侧和后侧的左房侧嵴将左肺静脉隔开，口部前侧和下侧与周围结构无明确界限。口部位置多与左上肺静脉同一水平，但也可在其上或下方。左心耳颈部最窄，颈部与开口的距离变化很大，颈部的下缘有左冠状动脉回旋支经过。左心耳体部尾端呈狭小盲端状，近似三角形或不规则四边形，顶端最细。左心耳体部小叶为带有尾部结构的突起，Veinot 等[6]在解剖学上将左心耳的"叶"定义为：①从左心耳主体可见的"外囊"，在外部通常由一个"折痕"划分；②内部能够接受一个 2mm 的探头；③与左心耳主体方向的改变有关；④可以与左心耳主体在不同平面上（图 1-5）。左心耳体部有梳状肌形成的肌小梁，28% 人群的肌小梁从心耳向下一直延伸至二尖瓣前庭。

左心耳的分叶差异较大，分叶的多少与年龄和性别无关。一项包含 500 例尸检的研究发现[6]，两叶型左心耳（54%）最为常见，其次是三叶型左心耳（23%）和单叶型左心耳（20%），

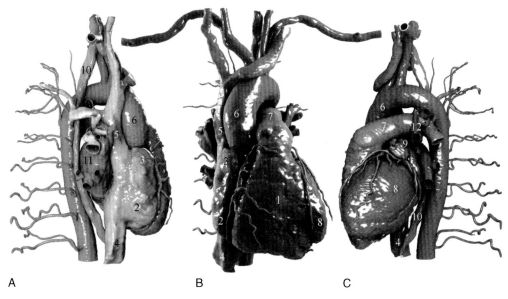

A B C

图 1-3　心脏的外观

A. 右前斜位 90°；B. 前后位；C. 左前斜位 90°。1. 右心室；2. 右心房；3. 右心耳；4. 下腔静脉；5. 上腔静脉；6. 主动脉；7. 肺动脉；8. 左心室；9. 左心耳；10. 食管；11. 左心房；12. 左上肺静脉

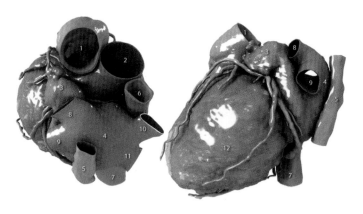

图1-4 左心耳的位置与形态

1.肺动脉；2.主动脉；3.左心耳；4.左心房；5.食管；6.上腔静脉；7.下腔静脉；8.左上肺静脉；9.左下肺静脉；10.右上肺静脉；11.右下肺静脉；12.左心室

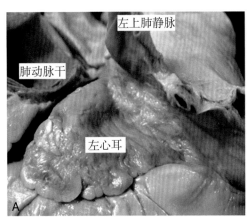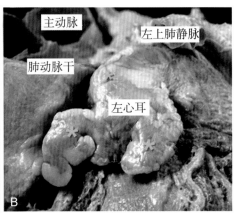

图1-5 左心耳分叶
A.单叶型左心耳；B.三叶型左心耳

四叶及以上型左心耳（3%）最为少见。另一项研究显示[7]，两叶型和三叶型左心耳的发生率可以高达64.3%和35.7%。SPARC研究[8]则是通过经食管超声心动图来探测左心耳，发现两叶型左心耳占49%，单叶型左心耳占29.1%，其余为多叶型左心耳。不同研究结果间的差异可能与研究对象、检测手段等因素有关。

临床意义：左心耳小叶增多意味着左心耳形成血栓的可能性增加。一项纳入了564例心房颤动患者的观察性研究[9]发现，36例（6.4%）患者有左心耳血栓，其中三叶以上型左心耳占左心耳血栓患者的94.4%。认为左心耳分叶数目≥3个是血栓形成的独立危险因素。

左心耳结构复杂，其大小和形状的个体差异性非常大，包括曲度、梳状肌的大小和数量及心耳叶形成的数量等都不尽相同。临床封堵要综合判断，实行个体化方案。另外，封堵过程中为左心耳造影时，导管的位置、推送造影剂的速度和力度等因素都可能影响造影效果，造成左心耳小叶的遗漏或误判。

二、左心耳的解剖形态及变异

（一）左心耳分型

随着现代影像技术的发展，心脏CT（CCT）、心脏核磁共振（CMR）及超声心动图等已广泛用于左心耳分类，但由于左心耳形态变异很大，仍难以有标准化的分类。

（1）三型分类法。早在2007年，Lacomis等人[10]首次提出结合左心耳尖端的位置及方向进行分类，将左心耳分为3型。Ⅰ型：马蹄形。

左心耳尖部朝上，几乎平行于主肺动脉。Ⅱ型：手指形。左心耳尖部朝下，几乎平行于主肺动脉。Ⅲ型：钩形。左心耳尖部朝上但向中间旋转，位于主肺动脉和左房之间。

（2）五型分类法。2014 年 Koplay 等人[11]将左心耳分为 5 型，即Ⅰ型：马蹄形；Ⅱa型：手指形，Ⅱb型：扇形，Ⅱc型：翅形；Ⅲ型：钩形；Ⅳ型：楔形；Ⅴ型：天鹅形。

（3）七型分类法。2015 年国内学者[12]根据左心耳的形状、梳状肌形成程度、尖端位置及指向将左心耳形态具体分为 7 型，共 11 个亚型（表 1-1）。并研究了 236 例房颤患者和 382 例窦性心律患者，发现该分型的优点是房颤与非房颤患者左心耳分型保持一致，能更全

面地了解心耳结构，对于左心耳封堵手术有指导意义。缺点是比较烦琐，临床应用较少，其实际意义有待于进一步研究。

（4）四型分类法。临床应用最多的是 Wang 等人[13]在 2010 年提出的四型分类法，即鸡翅形左心耳、仙人掌形左心耳、风向标形左心耳和菜花形左心耳。其分型依据为：①鸡翅形，有一个基底部或者中间部明显弯曲的主叶，一般都有次级分叶或分支；②仙人掌形，有一个占主导地位的主叶，次级分叶从中央叶延伸出去，或从其中央叶的上部或下部分出多个分叶；③风向标形，有一个足够长的主叶，弯曲度小，可有 2~3 个小的分叶；④菜花形，通常没有一个主叶，由或多或少的次级分叶组成，分叶的数量个体间变异较大，左心耳整体形态的长度有限，有着更复杂的内部结构特征，左心耳形态变异性大，开口形状没有规律性。一般认为鸡翅形左心耳最多，其次为仙人掌形、风向标形和菜花形左心耳，分别占 48%、30%、19% 和 3%。临床应用时，可先按左心耳主叶基底部 / 中部有无明显弯曲[14]分为鸡翅形和非鸡翅形左心耳，然后再将非鸡翅形左心耳分为仙人掌形、风向标形和菜花形左心耳。尸体心脏解剖、CCT/CMR 四型分类法如图 1-6 和图 1-7。为便于理解各型左心耳发生血栓的风险，可应用树脂浇注法显示左心耳内梳状肌的密度（图 1-8）。

该分型法的优点是临床应用普及，国内外学者多根据四类分型的左心耳特点，设计左心耳封堵装置，制定左心耳封堵手术指南。缺点是各型左心耳间会有一些重复或重叠，有时难以辨别；分型只提供了形态学的信息，对毗邻解剖结构与形态的关系考虑较少。

此外，由于左心耳分叶数量与左心耳血栓独立相关，94% 左心耳血栓患者，其左心耳有 3 个及以上的分叶[9]。有学者按分叶的数目将左心耳分为简单形态左心耳（单个叶或两个叶）和复杂形态左心耳（分叶 ≥ 3 个）[15]。复杂形

表 1-1　左心耳分型标准（七型分类法）

分型	名称	分型描述
Ⅰa型	马蹄形	左心耳尖端朝上弯曲，并平行于肺动脉干
Ⅰb型	鸡冠形	左心耳尖端整体朝上
Ⅱa型	手指形	左心耳尖端修长似手指，向下平行于肺动脉干
Ⅱb型	扇形	左心耳尖端短，表面无明显褶皱，向下平行于肺动脉干
Ⅱc型	翅形	左心耳尖端褶皱结构突出，向下平行于肺动脉干
Ⅱd型	山形	左心耳主体部分分为 3 叶，分别指向不同方向
Ⅲ型	钩形	左心耳尖端部分向上弯曲，并走行于肺动脉干和左房之间
Ⅳ型	楔形	左心耳尖端部分向上弯曲，未进入肺动脉干和左房之间
Ⅴ型	鹅颈形	左心耳尖端部分向上弯曲，而后转向前下方，平行于肺动脉干
Ⅵ型	树杈形	左心耳主体部分有两个分叶，分别指向不同的方向
Ⅶ型	环形	左心耳主体部分呈环形结构，无尖端突起

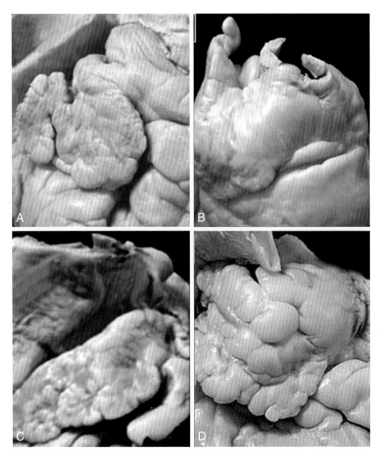

图 1-6 不同形态左心耳的解剖图

A. 鸡翅形左心耳；B. 仙人掌形左心耳；C. 风向标形左心耳；D. 菜花形左心耳

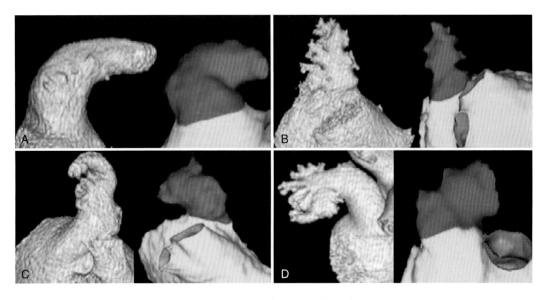

图 1-7 不同形态左心耳的影像图

A. 鸡翅形左心耳；B. 仙人掌形左心耳；C. 风向标形左心耳；D. 菜花形左心耳。左侧为心脏 CT，右侧为心脏 MR

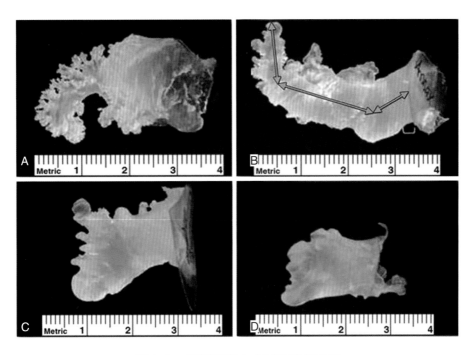

图 1-8　不同形态左心耳铸型示意图
A. 鸡翅形左心耳；B. 风向标形左心耳；C. 仙人掌形左心耳；D. 菜花形左心耳

态左心耳其自发声学显影（SEC）程度较重、左心耳排空速度更低，易引起血液淤滞，进一步导致血栓形成。

（二）临床意义

（1）左心耳形态与卒中风险相关：2012年 Di Biase 等人[16] 报道 932 例房颤患者左心耳形态与血栓栓塞事件（卒中 /TIA 发作）关系，发现在风向标形、仙人掌形和菜花形左心耳患者中，血栓栓塞事件发生率分别为 10%、12%和 18%，而在鸡翅形左心耳患者中仅为 4%。在 CHADS$_2$ 评分为 0~1 分的房颤患者，非鸡翅形左心耳患者发生卒中的风险是鸡翅形左心耳患者的 6 倍以上。木村等人[19] 观察了"低风险"房颤患者左心耳形态与卒中的关系，发现菜花形左心耳患者在有脑血管栓塞事件的房颤患者中（其中 CHA$_2$DS$_2$-VASc 评分为 0 占 26.7%）最为常见，菜花形左心耳是心房颤动患者卒中的独立危险因素。

最近的一项 meta 分析[20] 总结了 8 项研究，包含 2596 例患者（其中 84% 的患者 CHADS$_2$ 评分 <2），结果发现鸡翅形左心耳患者较非鸡翅形患者的血栓栓塞风险低。其原因可能是鸡翅形左心耳形态最简单，相当于单叶或两叶形左心耳，不易引起血液淤滞，因此发生左心耳血栓栓塞事件的风险较低。而菜花形、仙人掌形左心耳分叶较多，形态复杂，因此血栓栓塞风险较高。由此可见，左心耳形态可能是预测心房颤动患者，特别是"低风险"房颤患者（CHADS$_2$ 评分 <2）血栓栓塞风险的一个有价值的指标。因此，亦常常将左心耳简单分为鸡翅形左心耳和非鸡翅形左心耳[17]。房颤患者发生的"沉默"或无症状脑血栓事件亦与非鸡翅形左心耳形态有关，特别是菜花形左心耳[18]。

（2）左心耳形态与心耳封堵手术：行左心耳封堵手术时，需要明确心耳主叶和分叶的方向、深度及大小，据此选择正确的工作轴向。一般来说，多选择前上叶为工作轴向，封堵手术易成功。左心耳第一弯曲的深度平均为 14mm[21]。风向标形左心耳分叶少、深度大，最易封堵；而深度较短的左心耳，如鸡翅形或仙人掌形等，封堵有一定的难度。大多数鸡翅形左心耳的主叶向下弯曲，而对于向上弯曲的鸡翅形左心耳，临床常称为"反鸡翅形"左心耳。反鸡翅形左心耳封堵手术有一定的难度，需要选好房间隔穿刺点位置。菜花形左心耳不仅浅，而且结构复杂、肌小梁丰富，有时需要更换不同设计思路的封堵器。4 种分类可能会相互重叠，对于主叶、分叶都较大，形似"裤衩"形态的左心耳，封堵时难度更大。

三、左心耳的大小

（一）左心耳的体积与口径

（1）左心耳的体积大小不一。Ernst 等人[4] 通过对 220 例尸体解剖的左心耳进行树脂铸型发现，树脂铸型体积为 0.7~19.2mL（5.2±3mL），开口短径为 5~27mm（15±4mm），开口长径为 10~40mm（30±5mm），长度在 16~51mm。刘晓伟等人[22] 应用 256 层螺旋 CT 冠状动脉成像研究了正常左心耳，其开口长径为 15.30~31.86mm、开口短径为 9.11~20.83mm、开口面积为 89.05~447.91mm²、开口周长为 43.83~84.09mm、深径为 29.11~54.05mm、容积为 2.46~10.66mL。

（2）左心耳大小与个体大小无关，但与左心房大小及房颤的频率和病程有关。窦性心律时，开口直径在心动周期的不同时期变化很小（最大 1~2mm），而心房颤动时基本无变化。与窦性心律相比，慢性房颤患者左心耳的体积可增加 3 倍，持续性房颤患者的左心耳体积较阵发性房颤患者显著升高。房颤时，左房压力增高、容积增大，研究发现左心耳大小随着左房容积指数和房颤发作频率的增加而增大[23]。Ernst 等人[4] 通过尸检也发现，55 例心房颤动患者，其左心耳体积更大。

（二）临床意义

（1）左心耳大小与卒中风险：左心耳体积与左心耳血流速度呈负相关，左心耳体积越大，左心耳内淤血越严重，发生血栓的风险越高。Beinart 等人[24] 研究了 144 例非瓣膜性房颤患者左心耳体积和大小与卒中 /TIA 风险的关系，发现左心耳体积、深度和颈部较大的房颤患者，其发生卒中 /TIA 的风险较高。但多因素分析发现，只有左心耳颈部大小是心源性卒中的独立预测因素。

（2）左心耳大小与心耳封堵手术：左心耳封堵需要明确其大小，过大或过小的左心耳均不适宜封堵（可能无相应大小的封堵器）。内塞式封堵器（如 Watchman 左心耳封堵器）和盖口式封堵器（如 ACP 封堵器）的设计理念不同，其测量左心耳形态指标的方法和部位也不同。通常术前通过食管超声心动图或多排 CT 测量，一般来讲，实时三维超声心动图测量值与 CT 测量值接近，要大于二维超声心动图测量值[23]。要确定左心耳大小和有效深度的关系，当深度大于实际大小时，手术相对容易完成。应注意手术时超声测量的大小，并不是解剖上的实际大小。

四、左心耳的开口形态和位置

（一）左心耳的开口形态

左心耳开口由光滑的左房前侧壁、外侧壁及心耳的梳状肌等构成，呈凹凸不平的立体形态。左心耳开口通常是椭圆形或圆形。Wang 等人[13] 通过心脏 CT 检查，将左心耳开口分为椭圆形（68.9%）、足形（10%）、三角形（7.7%）、水滴形（7.7%）和圆形（5.7%）5 种形态（图 1-9）。左心耳开口形状与个体大小有关，身材高大者，左心耳开口偏扁；身材矮小者，则左心耳开口偏圆。开口形态亦与房颤有关，实时三维经食管超声心动图（TEE）研究证明，房颤发生率越高，左心耳开口呈圆形的频率也越高，左心耳开口越大[23]。

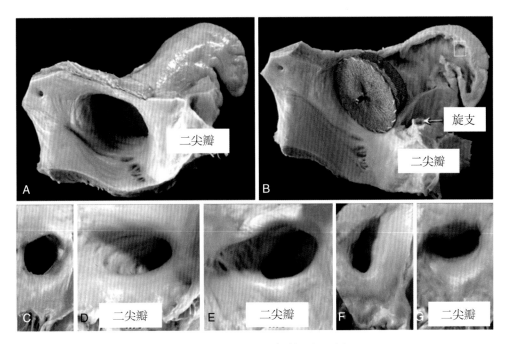

图 1-9　左心耳开口部的不同形态

A. 鸡翅形左心耳伴有圆形开口；B.ACP 封堵器封堵左心耳；C. 圆形开口；D. 椭圆形开口；E. 三角形开口；F. 水滴形开口；G. 足形开口

（二）左心耳开口位置

左心耳开口位置与左上肺静脉开口相关。由于肺静脉开口比较恒定，通常参照左心耳开口高度与肺静脉开口位置的相互关系，确定左心耳开口位置是较左上肺静脉开口位置高、低或同一水平。文献报道[13]，左心耳开口位置与左上肺静脉开口位置处于同一水平者占 58%~64%，高于左上肺静脉开口位置者占 22%~30%，低于左上肺静脉开口者最少见，约占 12%~13%（图 1-10）。

（三）临床意义

由于现在应用于临床的左心耳封堵器口部均为圆形设计，如左心耳开口过扁，封堵后就有可能产生残余漏。另外，左心耳开口凹凸不平，使用盖口封堵器亦有可能封堵不完全，而内塞式封堵器则可能遗留小的残腔。

研究发现[25]，左上肺静脉上开口的左心耳患者更容易发生心源性卒中。其机制尚不清楚，

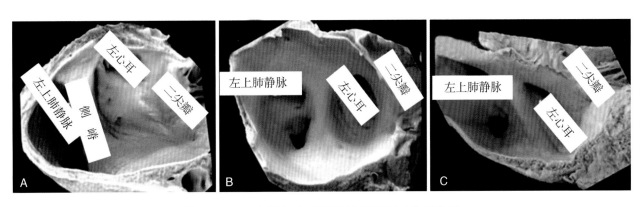

图 1-10　左心耳与左上肺静脉开口相对位置关系

A. 左心耳位置高于左上肺静脉开口；B. 左心耳位置与左上肺静脉开口接近同一水平；C. 左心耳位置低于左上肺静脉开口

可能与该型左心耳距离二尖瓣环更远、容易发生快速心律失常有关。但左心耳位置过低时，如仍采用常规房间隔穿刺部位，将很难保持封堵器输送系统与左心耳的同轴性，导致操作困难或失败。

五、左心耳腔内梳状肌

与光滑的左心房不同，左心耳内有大量细小的梳状肌，形成肌肉脊网，心耳内膜为交错的心肌细胞和纤维组织。约97%的左心耳梳状肌直径大于1mm，但心耳后壁梳状肌厚度小于1mm[6]。梳状肌的特性与心室肌细胞、骨骼肌细胞相似，因此左心耳的主动收缩功能和顺应性远强于左心房的其余部分。

（一）梳状肌的形态特征

左心耳心肌壁厚薄不均匀，肌束分布多呈羽毛状"棕榈叶"样，在左心耳上部及下部表现更明显。粗大的肌束有可能被经胸超声心动图或心脏CT检查误认为是血栓，TEE有助于鉴别，而薄的肌束间腔壁结构"如纸一样"（图1-11）。

房颤患者伴随腔室的扩张，左心耳内梳状肌数量亦相应减少，但研究发现房颤患者左心耳内梳状肌的肌小梁形成程度与其形态密切相关（图1-12），鸡翅形左心耳肌小梁形成程度为轻度，仙人掌形左心耳肌小梁形成程度为中度，而菜花形左心耳肌小梁形成程度为重度[18, 26]。Khurram等[26]发现重度肌小梁形成程度，在鸡翅形左心耳为5.9%，而非鸡翅形左心耳则占94.1%。Anselmino等[18]发现，房颤患者菜花形左心耳更易出现无症状脑缺血事件，与左心耳增加的重度肌小梁形成程度相关。由此可见，左心耳肌小梁形成程度的差异，可部分解释左心耳形态与卒中/TIA发作事件的关系。

（二）临床意义

（1）大多数慢性房颤患者（73%），其左心耳的纤维弹性组织明显增厚，称之为"心内膜下纤维弹性组织增生"[9]。随着房颤的进展，左心耳出现结构的重构，伴随腔室的扩张、梳状肌数量的相对减少、血流排空能力降低。这些特征可能增加了血栓形成和全身性栓塞的风险。

（2）左心耳梳状肌的大小和分布部位都可能影响封堵手术的操作、安全性和效果。当左心耳口部附近区域有粗大的肌小梁额外附着时，内塞式封堵器封堵时易发生残余漏。另外，封堵器固定，依靠封堵器的径向支撑力和支架杆上的倒钩，当遇到菜花形左心耳时，由于梳状肌数量较多且粗大，会影响封堵伞盘的膨胀，

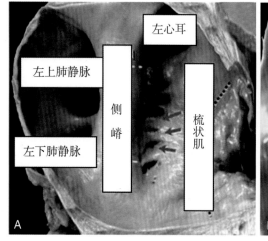
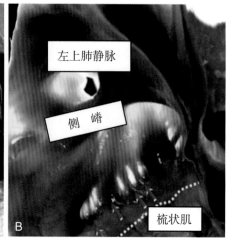

图1-11　梳状肌形态示意图

A. 左心耳内侧梳状肌位置及形态（红色箭头处）；B. 透光下观察左心耳内肌束间的极薄腔壁

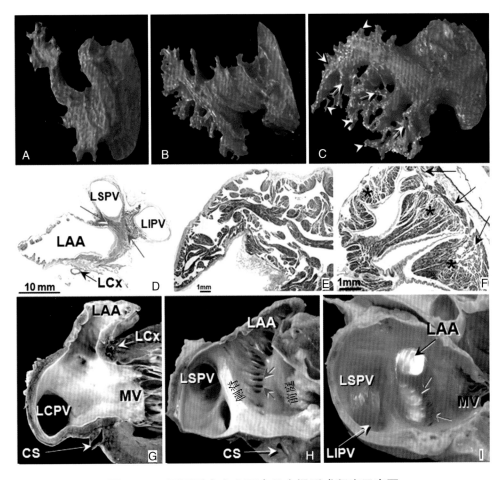

图 1-12　不同形态左心耳内肌小梁形成程度示意图

A. 轻度肌小梁（鸡翅形左心耳）；B. 中度肌小梁（仙人掌形左心耳）；C. 重度肌小梁（菜花形左心耳）。引自 Cabrera JA, Ho SY, Climent V, et al. Eur Heart J, 2008, 29: 356-362

导致径向支撑力下降和倒钩固定不完全，易致封堵器脱落。

（3）部分梳状肌（约 28%）从左心耳扩张到其下方二尖瓣前庭内缘的心脏，在靠近心房前庭交界处，肌束呈带状或扇状"棕榈叶"样分布，其肌小梁和心房壁之间的区域非常薄 0.5 ± 0.2mm[27]，增加了封堵装置在左心房及左心耳内操作时心脏穿孔的风险。

六、左心耳的毗邻结构

（一）左侧嵴

1. 左侧嵴解剖结构特征

（1）左侧嵴（left lateral ridge，LLR）位于左肺静脉开口与左心耳开口之间，是左心房心内膜侧突出的结构。实际上左侧嵴是由左心房侧壁的内折突出到左心房表面，形成突出的峰或嵴（图 1-11、图 1-13）。

（2）左侧嵴的长度为 14.2~33.5mm（25.3 ± 5.5mm），宽度上部较窄 2.2~6.5mm（5.6 ± 0.4mm）、下部宽 6.2~12.5mm

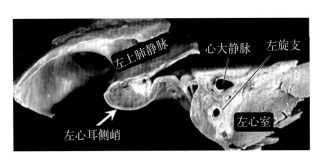

图 1-13　左侧嵴解剖位置示意图

（10.2±0.5mm）。左侧嵴的肌性结构前上部较厚1.5~4.2mm（2.8±1.1mm），后下部较薄（0.5±3.5mm）[27]。

2. 临床意义

（1）左侧嵴的宽度会影响左心耳封堵的安全性，当左心耳开口平坦又紧贴左肺静脉时，盖口封堵器有可能压迫肺静脉。有个别封堵器刺破肺静脉引起心包积液的报道。

（2）左侧嵴较厚或较长时，内塞式封堵器与左侧嵴之间有可能形成小的隐窝，有形成封堵器表面血栓的风险。

（3）左侧嵴较短、较薄时，左心耳多敞口，开口的界定困难，对左心耳大小的判断有一定的影响。

（二）左冠状动脉

1. 左回旋支动脉与左心耳

（1）左心耳靠近许多重要的血管结构，最主要的动脉为左回旋支动脉。左心耳开口位于左房室沟的上方，而左房室沟内有左回旋支动脉和心大静脉及其分支走行（图1-14、图1-15）。

（2）左回旋支动脉在左心耳开口的下方，两者距离很近，甚至直接接触。刘晓伟等人[22]报道左心耳开口与左回旋支动脉的最短距离为1.0~6.6mm（2.1±0.9mm）。台湾学者[28]研究左心耳开口与左回旋支动脉的最短距离

发现，74%的房颤患者≤2mm，6%的房颤患者>5mm。

（3）左心耳或左心房大小不影响左心耳开口与回旋支动脉的距离，但与左心耳开口位置有关。左心耳开口在左肺静脉开口的低位、中位和高位的房颤患者，其与回旋支动脉的距离依次为0.2±0.5mm、1.4±1.9mm和2.1±2.1mm。

（4）窦性心律左心耳开口与左回旋支动脉的距离与房颤患者相似，但与左心耳的位置高低无关。

2. 冠状动脉其他分支与左心耳

（1）左冠前降支动脉与左心耳开口相对较远，为5~31.6mm（11.3±5.2mm），小于10mm者占46%。

（2）30%~40%患者的窦房结动脉来源于左冠状动脉系统，特别是左回旋支动脉。约8%起源于左心房外侧动脉，即从左回旋支动脉的中部发出，在左心耳和左上肺静脉之间呈"S"形走行达到心包横窦。

（3）冠状动脉旁路移植术后患者钝缘支或对角支的移植静脉通道非常靠近左心耳尖。

3. 临床意义

（1）左心耳封堵时，如选择封堵器过大，封堵时有可能损伤左回旋支动脉。特别是类似ACP样的盖口式封堵器，其"着陆区"直接与左

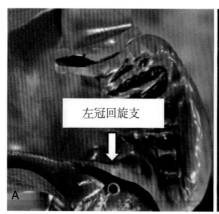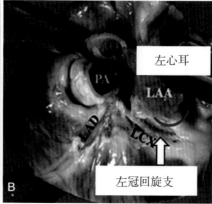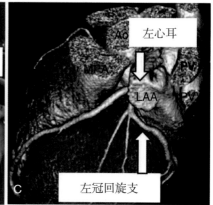

图1-14 左心耳与左冠回旋支的毗邻关系

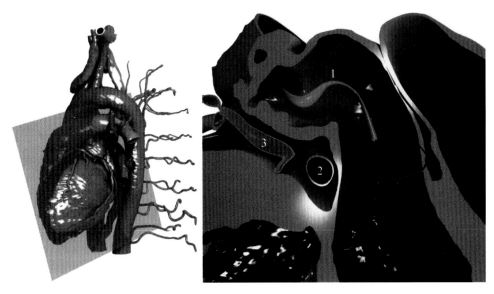

图 1-15　左心耳的毗邻结构
1. 左心耳；2. 冠状动脉左旋支；3. 心大静脉

回旋支动脉相邻，理论上更有可能损伤该动脉。

（2）左冠前降支动脉距离左心耳较远，封堵器损伤风险罕见。

（3）在左心耳放置封堵器的过程中，有导致起源于左冠状动脉系统的"S"形窦房结动脉损伤的风险。

（4）冠状动脉旁路移植术后患者，行心外膜左心耳结扎／封堵时，有可能损伤桥血管。

（三）左肺上静脉

1. 肺静脉的解剖特征与功能

（1）肺静脉在左心房后方，分为左上、左下和右上、右下肺静脉。左上肺静脉引流左上肺叶和舌静脉血，右上肺静脉引流右肺上叶和中叶静脉血，双下肺静脉引流对应的两侧下肺叶。但个体肺静脉的解剖结构变异较大，以左上及左下肺静脉融合成一条共同静脉干和（或）有右中肺静脉的变异最为常见。

（2）肺静脉口处无瓣膜，左心房肌层延伸到肺静脉根部，并环绕肺静脉形成心肌袖，起括约肌作用。缠绕在左上、左下肺静脉，长度分别为 11.6mm 和 6.7mm，肺静脉壁心房肌的厚度分别为 0.8mm 和 0.7mm。

2. 左上肺静脉与左心耳

（1）房颤患者不仅存在左心房扩大的情况，还存在肺静脉扩张，肺静脉的扩张会伴随各种电生理组织特征而发生持续性的房颤。肺静脉开口，上肺静脉大于下肺静脉，房颤患者可能更大。赵亮等人报道，左上肺静脉最大径 24.30 ± 4.54mm、最小径 17.76 ± 4.24mm；左下肺静脉最大径 19.10 ± 4.45mm、最小径 12.27 ± 3.52mm。左上、下肺静脉开口中部间距为 7~9mm 左右。

（2）左肺静脉间嵴部多与左肺静脉 - 左心耳间嵴部相互垂直相接，形成"T"形结构。左心耳多在左上肺静脉的前方，少数在左上、下肺静脉或部分左下肺静脉的前方。在左心耳的后方，部分肺静脉的前壁与心耳后壁相对应。

（3）左心耳开口与左上肺静脉口距离 5.8~23.7mm（平均 11.1 ± 4.1mm）。杨志宏等人 [5] 通过尸检测量的左心耳开口与左上肺静脉口平均距离为 4.8mm，与左下肺静脉口距离平均 7.8mm。

3. 临床意义

（1）房间隔穿刺成功后，常需要让导丝先

进入左肺静脉内，应注意左肺静脉的变异和与左心耳的关系。

（2）左心耳开口平坦且紧贴左肺静脉时，左心耳封堵器过大易伤及肺静脉。有盖口左心耳封堵器将肺静脉磨破引起心包积液的案例报道。

（3）国内亦有将左肺静脉误认为左心耳而将封堵器放入肺静脉的报道，应引起足够重视。

（四）二尖瓣

（1）二尖瓣位于左心耳的下方口，中间有一个前庭结构。左心耳开口与二尖瓣环最短距离平均为10.3mm。

（2）临床意义：①内塞式封堵器不会影响二尖瓣，不考虑左心耳与二尖瓣的距离；②如果为盖口封堵器，一定要测量二尖瓣根部到左心耳开口顶部的距离，以免选择的封堵器过大，就有可能损伤二尖瓣；③封堵器的脱落或盖口封堵器的移位均可以造成二尖瓣损伤。

（五）左侧膈神经

左侧膈神经沿外侧纵隔从胸腔进入膈肌。59%的左膈神经与左心耳开口距离很近，而23%的左膈神经与左心耳颈部距离很近（图1-16）。有报道称，房颤患者冷冻球囊或射频导管消融治疗后引起了左侧膈神经损伤。

七、左心耳封堵相关解剖

（一）左心房

左心房是最靠后的一个心腔，位置近中线，在右心房的左后上方，后方毗邻食管和胸主动脉。左心房的容积与右心房相似，肺静脉结构位于左心房后上方，是左心房的主要组成部分。左心房前庭为光滑的肌性房壁，围绕房室瓣孔。左心房壁的厚度较右心房稍厚，约3mm，但左心房壁厚度不均匀，前壁非常薄（1.0~2.0mm），顶部靠近右肺动脉部位和后壁较厚（6.5±2.5mm）。左心房在肺静脉-心房连接部位较薄（2.2±0.3mm）。

临床意义：封堵器输送系统在左心房内，尤其是房壁较薄的部位操作时，一定要谨慎，需行导丝或猪尾导管保护，避免造成左心房壁损伤。

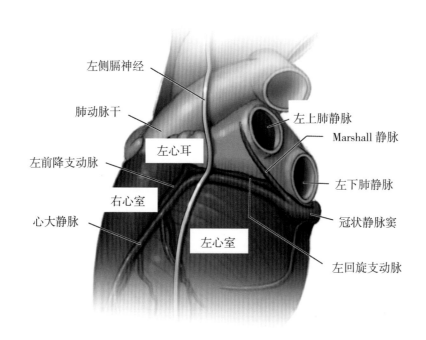

图1-16 左侧膈神经与左心耳解剖关系示意图

引自 Di Biase L, Santangeli P, Anselmino M, et al. J Am Coll Cardiol, 2012, 60: 531-538

（二）房间隔

1. 房间隔的结构特征

（1）房间隔位于左、右心房之间，向左前方倾斜，与人体正中矢状面呈 45°。

（2）整体形状大致也呈片形（手术刀片），具有前、后、下三个边缘。前缘与升主动脉后面相适应，稍向后弯曲。后缘的上端与前缘的交汇点为尖，位于上腔静脉口的内侧。后缘由此向后下弯行，经卵圆窝的后方止于冠状窦口的前上方，后缘正对表面的后房间沟。下缘短直，在左侧面与二尖瓣在间隔的附着缘相平；在右侧面，房间隔的下缘约在三尖瓣隔侧瓣附着缘上方 1.0cm 处。

（3）房间隔右侧面中下部有卵圆窝，为胚胎时期卵圆孔闭合后的遗迹。

（4）房间隔的两侧为心内膜，中间夹有房肌纤维和结缔组织，其厚度为 3.0~4.0mm；卵圆窝处明显变薄，窝中央仅厚 1.0mm 左右。

2. 房间隔穿刺术

（1）房间隔穿刺术是左心耳封堵治疗的一个重要环节，在封堵治疗前有必要详细了解房间隔的解剖特点。值得注意的是，通常情况下多通过卵圆窝途径经房间隔穿刺进入左心房。

（2）在左心耳封堵术中，为了便于从正面进行左心耳口部的操作、减少操作时心脏穿孔的风险、提高手术成功率，多选择后下位房间隔穿刺，尤其是中、下位开口的左心耳。而对于反鸡翅形左心耳，则需要选择偏前、偏下房间隔穿刺位点。

（3）临床常借助食管超声心动图检查指导房间隔穿刺，在超声的双房心切面上，可确定穿刺点位置的上下，在主动脉短轴切面上，则确定穿刺点位置的前后，一般安全可靠，但穿刺处房间隔明显较卵圆窝厚，需要特殊技巧。

（4）对于经验丰富的术者，可借助多角度的透视或造影来确定穿刺部位。

第三节 左心耳的生理功能

一、内分泌功能

左心耳作为一个神经内分泌器官，参与维持心脏功能和机体稳态。左心耳能分泌人体 30% 的心房利钠肽和部分脑钠肽，在神经源性激素调节及体液调节等方面发挥重要作用。左心耳内心房利钠肽颗粒浓度是其余左房结构的 40 倍。低氧状态或左心耳的容量负荷增加时，左心耳除了通过扩张减轻左房压力外，还通过刺激心房利钠肽释放，产生利尿、排钠作用，从而降低左心房压力。此外，左心耳在保持心输出量和调节低血容量时的口渴中起一定的作用。

外科迷宫术中行双心耳切除的患者，血浆心房利钠肽量一直维持在较低的水平，并伴有水钠潴留。而在心外膜结扎左心耳的房颤患者，术后则出现短暂的水钠潴留和长期的血压降低。但左心耳封堵后是否会引起心脏内分泌和血压的改变尚不清楚。近期一项来自美国的前瞻性单中心观察性研究[29]，对比了心外膜切除 / 结扎左心耳和心内膜左心耳封堵手术前后各神经激素的变化等。该研究共纳入了 77 例非瓣膜性房颤患者，其中 38 例患者接受心外膜切除 / 结扎左心耳，另外 39 例则行心内膜左心耳封堵。发现心外膜切除 / 结扎左心耳后，引起体内短暂（3 个月）的肾上腺素能系统和肾素 - 血管紧张素 - 醛固酮系统的下调，全身血压显著下降，同时也会导致脂联素、胰岛素和游离脂肪酸水平升高。但心内膜左心耳封堵后的患者，则无明显变化。在心外膜切除 / 结扎左心耳组，心房利钠肽和脑钠肽值术后即刻显著下降，术后 3 个月时回归正常。在心内膜左心耳封堵组，心房利钠肽和脑钠肽值虽术后即刻上升，但术后 24h 即转为正常。

二、机械收缩功能

左心耳内存在粗大的梳状肌，其特性与心室肌细胞、骨骼肌细胞相似。因此，左心耳的主动收缩功能和顺应性远强于左心房的其余部分。外科术中行血流动力学检查发现，夹闭左心耳可导致即刻左心房平均压、二尖瓣口和肺静脉口舒张期血流速度上升。表明在左心房压力、容量负荷增加时，左心耳对左心房的血流动力学具有重要的调节作用。左心耳无论是在左心室收缩期、还是在左房压力较高的其他心动周期都是一种非常理想的减压仓。

左心耳的解剖结构和血流动力学重建是房颤患者左心耳内形成血栓的重要原因。窦性心律时，左心耳具有正常的收缩功能，内部形成血栓的风险并不高。房颤时，紊乱的心律使左心房丧失了主动收缩功能，减少了左心房内血液的主动排出，一方面导致左心房的总体输出量较窦性心律时下降；另一方面由于血液在左心房内过度蓄积，导致左心房内压力升高，继而减缓了下一个心动周期回流的肺静脉血流速度[30]。

房颤时，左心耳内血栓风险与左心耳的收缩功能降低及充盈压升高相关。持续性房颤患者由于房颤频率更高、持续时间更长，可能具有更广泛的电生理重构[13]，导致左心耳体积增大、左心耳开口增大、梳状肌萎缩和心内膜弹力纤维增生、顺应性降低、舒张期血流排空峰值降低、血流排空能力下降，进而导致血流速度减慢甚至淤滞，增加了心源性血栓形成的风险。加之左心耳的盲端结构及其内的肌小梁凹凸不平，易使血流产生漩涡和流速减慢，导致血液淤积，血栓形成。卓利勇等人[31]研究发现，持续性房颤患者的左心房容积（包括最大容积与最小容积）均较阵发性房颤患者明显增加，而左心房的射血分数与射血量较阵发性房颤患者明显降低。左心耳射血分数也是房颤患者发

生卒中与 TIA 的有力预测指标[32]。急性房颤患者的左心耳血栓事件比例高达 14%，更需注意的是，即使房颤患者接受合理的抗凝治疗，其依然有左心耳血栓形成的风险，研究显示其发生率为 1.6% 左右。

左心耳排空分数是左心耳血栓的独立预测因素。评估左心耳收缩功能最简单、直接的指标是在经食管超声心动图下测量左心耳峰值排空速度。窦性心律下左心耳峰值血流速度大多 >50cm/s，若左心耳峰值排空速度 <25cm/s，发生自发显影的可能性较大；而在左心耳峰值排空速度 <20cm/s 的时候，形成血栓的可能性很大。

三、左心耳的电生理特性

近年研究发现，左心耳不仅是血栓形成的常见部位，也是房性心律失常产生和维持的重要部位。组织胚胎学证实左心耳口部没有血管壁成分，其内膜由富含弹性纤维的胶原层和少量散杂的心肌细胞组成，是多条优势传导通路（如 Bachmann 束、Marshall 韧带等）的交汇处，成为潜在的折返性心律失常的关键传导区。并且左心耳内交感神经和迷走神经的传出纤维分布丰富。因此，左心耳对维持左心房正常的电生理活动具有重要意义。此外，左心耳也可以作为激动的起源。解剖学上左心耳与二尖瓣峡部线密切相关，二尖瓣峡部线参与的折返环在慢性持续性房颤维持因素中起重要作用。慢性持续性房颤的射频消融涉及二尖瓣峡部线的消融。

近年来，左心耳在房颤触发及维持机制中的作用逐渐被认知和重视，而针对左心耳进行的电学隔离术（LAA electrical isolation，LAAEI）也被证实可有效提高持续性房颤，尤其是长程持续性房颤患者的消融成功率。Di Biase 等人[33]分析了左心耳的致心律失常作用，在 987 例（阵发性房颤占 29%）的大样本队列中，27% 的患者存在左心耳触发灶，而 8.7% 患者

的左心耳为肺静脉外唯一触发灶。该研究首次证实了在肺静脉隔离基础上行经验性电学隔离术，与未行左心耳隔离或仅行左心耳触发灶局部消融者相比，术后 1 年的成功率显著提高。但电学隔离术术后抗凝治疗仍需规范，对电学隔离后左心耳收缩功能明显受损〔主要表现为左心耳流速减慢（<40cm/s）及收缩力下降〕的患者建议长期抗凝，对不能耐受抗凝者，可考虑进行左心耳封堵术[34]。

（西安交通大学第一附属医院　张玉顺　兰贝蒂）

参考文献

[1] Moorman A, Webb S, Brown NA, et al. Development of the heart: formation of the cardiac chambers and arterial trunks. Heart,2003,89(7): 806–814.

[2] Kanmanthareddy A, Reddy YM, Vallakati A, et al. Embryology and anatomy of the left atrial appendage: why does thrombus form? Interv Cardiol Clin, 2014, 3(2):191–202.

[3] De Simone CV, Gaba P, Tri J, et al. A review of the relevant embryology, pathohistology, and anatomy of the left atrial appendage for the invasive cardiac electrophysiologist. J Atr Fibrillation, 2015,8(2):81–87.

[4] Ernst G, Stollberger C, Abzieher F, et al. Morphology of the left atrial appendage.Anat Rec,1995,242(4) :553–561.

[5] 陈胜华，范青松 . 中国人左、右心耳的形态学观察 . 南华大学学报医学版 ,2001, 29(3):239–240.

[6] Veinot JP, Harrity PJ, Gentile F, et al. Anatomy of the normal left atrial appendage: a quantitative study of age-related changes in 500 autopsy hearts: implications for echocardiographic examination. Circulation, 1997,96:3112–3115.

[7] Üçerler H, İkiz ZA, Özgür T. Human left atrial appendage anatomy and overview of its clinical significance. Anadolu Kardiyol Derg,2013,13:566–572.

[8] Meissner I, Whisnant JP, Khandheria BK, et al. Prevalence of potential risk factorsfor stroke assessed by transesophageal echocardiography and carotid ultrasonography: The SPARC Study. Mayo Clin Proc, 1999,74(9):862–869.

[9] Yamamoto M, Seo Y, Kawamatsu N, et al. Complex left atrial appendage morphology and left atrial appendage thrombus formation in patients with atrial fibrillation. Circ Cardiovasc Imaging, 2014,7:337–343.

[10] Lacomis JM, Goitein O, Deible C, et al. Dynamicmulti-dimensional imaging of the human left atrial appendage. Europace, 2007,9(12): 1134–1140.

[11] Koplay M, Erol C, Paksoy Y, et al. An investigation of the anatomical variations of left atrial appendage by multidetector computed tomographic coronary angiography. European Journal of Radiology,2012,81(7) : 1575–1580.

[12] 卓利勇，李彩英，寇晨光，等 . 采用 256 iCT 对房颤患者左心耳形态学的探讨 . 医学影像学杂志，2019, 29(4):565–569.

[13] Wang Y, Di Biase L, Horton RP, et al. Left atrial appendage studied by computed tomography to help planning for appendage closure device placement. J Cardiovasc Electrophysiol, 2010, 21:973–982.

[14] Cabrera JA, Saremi F, Sanchez-Quintana D. Left atrial appendage: anatomy and imaging landmarks pertinent to percutaneous transcatheter occlusion. Heart,2014, 100:1636–1650.

[15] Basu-Ray I, Sudhakar D , Schwing G , et al. Complex left atrial appendage morphology is an independent risk factor for cryptogenic ischemic stroke. Front Cardiovasc Med,2018,239(5):131–139.

[16] Di Biase L, Santangeli P, Anselmino M, et al. Does the left atrial appendage morphology correlate with the risk of stroke in patients with atrial fibrillation? Results from a multi center study. J Am CollCardiol, 2012,60:531–538.

[17] Romero J, Natale A, Di Biase L. Left atrial appendage morphology and physiology: the missing piece in the puzzle. J Cardiovasc Electrophysiol, 2015,26:928–933.

[18] Anselmino M, Scaglione M, Di Biase L, et al. Left atrial appendage morphology and silent cerebral ischemia in patients with atrial fibrillation. Heart Rhythm,2014,11:2–7.

[19] Kimura T, Takatsuki S, Inagawa K, et al. Anatomical characteristics of the left atrial appendage in cardiogenic stroke with low CHADS$_2$ scores.Heart Rhythm, 2013, 10:921–925.

[20] Lupercio F, Carlos Ruiz J, Briceno DF, et al. Left atrial appendage morphology assessment for risk stratification of embolic stroke in patients with atrial fibrillation: a meta-analysis. Heart Rhythm,2016,13:1402–1409.

[21] Tan NY, Yasin OZ, Sugrue A, et al. Anatomy and physiologic roles of the left atrial appendage: Implications for endocardial and epicardial device closure. Interv Cardiol Clin, 2018,7(2):185–199.

[22] 刘晓伟，李彩英，马国景，等 .256iC 对左心耳与毗邻解剖结构关系及径线的定量研究 . 实用放射学杂志 ,2013, 29(10):1585–1588.

[23] Nucifora G, Faletra F, Regoli F, et al. Evaluation of the left atrial appendage with real-time 3-dimensional

transesophageal echocardiography: implications for catheter-based left atrial appendage closure. Circ Cardiovasc Imagin, 2011, 4:514–523.

[24] Beinart R, Heist EK, Newell JB, et al. Left atrial appendage dimensions predict the risk of stroke/TIA in patients with atrial fibrillation. J Cardiovasc Electrophysiol,2011,22:10–15.

[25] Nedios S, Kornej J, Koutalas E, et al. Left atrial appendage morphology and thromboembolic risk after catheter ablation for atrial fibrillation. Heart Rhythm,2014,11:2239–2246.

[26] Khurram IM, Dewire J, Mager M, et al. Relationship between left atrial appendage morphology and stroke in patients with atrial fibrillation. Heart Rhythm, 2013, 10:1843–1849.

[27] Cabrera JA, Ho SY, Climent V, et al. The architecture of the left lateral atrial wall: a particular anatomic region with implications for ablation of atrial fibrillation. Eur Heart J, 2008, 29:356–362.

[28] Wongcharoen W, Tsao HM, Wu MH, et al. Morphologic characteristics of the left atrial appendage, roof, and septum: implications for the ablation of atrial fibrillation. J Cardiovasc Electrophysiol, 2006,17(9):951–956.

[29] Lakkireddy D, Turagam M, Afzal MR, et al. Left Atrial Appendage Closure and Systemic Homeostasis:The LAA HOMEOSTASIS Study.JACC, 2018,71(2):135–144.

[30] Fastl TE, Tobon-Gomez C, Crozier A, et al. Personalized computational modeling of left atrial geometry and transmuralmyofiber architecture. Med Image Anal,2018,47: 180–190.

[31] 卓利勇 , 李彩英 , 袁迎芳 , 等 . 多层螺旋 CT 评价不同类型心房颤动患者左心房和左心耳功能 . 中国医学影像技术 , 2019, 35(8):1205-1209.

[32] Park HC, Shin J, Ban JE, et al. Left atial appendage: Morphology and function in patients with paroxysmal and persistent atrial fibrillation. Int J Cardiovasc Imaging, 2013, 29(4):935–944.

[33] Di Biase L,Burkhardt JD,Mohanty P,et al. Left atrial appendage:an underrecognized trigger site of atrial fibrillation. Circulation, 2010, 122(2):109–118.

[34] Di Biase L, Mohanty S, Trivedi C, et al. Stroke Risk in Patients With Atrial Fibrillation Undergoing Electrical Isolation of the Left Atrial Appendage. Journal of the American College of Cardiology,2019, 74(8):1019–1028.

第 2 章

超声心动图在左心耳结构与功能检测中的应用

近年来，医学影像技术在心脏大血管疾病的诊断和治疗效果评估中发挥了重要作用。其中，超声心动图（echocardiography）是将超声探头置于胸骨旁、心尖、剑突下及胸骨上窝或食管内等透声窗对立体的心脏进行无数切面剖切扫描的过程，在此基础上可综合分析心脏各解剖结构的位置、形态、活动与血流特点，从而获得心血管疾病的解剖、生理、病理及血流动力学诊断资料。与心脏 CT、磁共振（MRI）、核素心肌显像相比，超声心动图的优点主要有：①无创伤性、无放射性损害；②时间分辨率高（可高达 400 帧 / 秒），图像实时动态，可以精确动态观测心脏大血管的形态结构和搏动；③对软组织分辨率高，可以显示心脏及大血管内部的微小结构或病灶；④随着计算机技术的不断发展，超声仪器越来越小巧轻便，具有方便灵活和易于移动的特点，可在病床旁、手术中、事故现场及战场随时评估心脏及大血管的结构与功能状态。目前临床上常用的超声心动图主要包括经胸超声心动图（transthoracic echocardiography，TTE）和经食管超声心动图（transesophageal echocardiography，TEE）。

左心耳是原始左心房的左侧壁胚胎发育残余的管状盲端结构，解剖结构和功能特殊。在解剖结构方面，由于其靠近左肺静脉，沿着左心房前侧壁向前延伸，开口位于左上肺静脉及二尖瓣环之间，呈狭长弯曲的管状形态，可分为左心耳开口处和左心耳腔[1]。有学者通过对500 例正常心脏尸检发现，80% 的左心耳具有多叶结构，其中 54% 是双叶结构、23% 是三叶结构、3% 是四叶结构。同时左心耳内有丰富的梳状肌，耳缘有锯齿状切迹，表面不光滑。因此，左心耳结构的复杂性决定了其为血栓好发部位。在功能方面，左心耳是一个具有主动收缩和舒张功能的结构，其顺应性及储血能力均强于左心房其他部分，对缓解左心房压力、保证左心室充盈起着重要作用，在心脏的整体功能中扮演重要的角色[2]。相关研究显示，超声心动图（TTE、TEE）在左心耳结构和功能的检测中具有很高的应用价值，主要包括确定左心耳的形态结构、大小、位置及其相关收缩和舒张功能；确定左心耳内有无血栓；检测左心耳的开口直径、形状和深度，实时监测射频消融治疗和左心耳封堵术[3]。

第一节
经胸超声心动图检测左心耳的结构与功能

TTE 是将超声探头放置于胸壁的各个声窗（如胸骨旁、心尖、胸骨上窝和剑突下等部位）上而获得的心脏超声影像。它能直观清晰地显示心脏各结构的空间位置、连续关系、腔室大小和瓣膜的活动，左心耳解剖结构和功能的检测最早是由 TTE 技术完成的。随着 TTE 技术的不断发展，二维经胸超声心动图、M 型经胸超声心动图、多普勒经胸超声心动图、经胸三维超声心动图及组织斑点追踪成像等超声心动图在左心耳结构形态和功能的检测中均发挥了重要的作用[4]。

一、二维经胸超声心动图的应用

左心耳形态和结构的清晰显示是完成左心耳功能检测的基础。二维经胸超声心动图（two-dimensional transthoracic echocardiography，2D-TTE）是检测左心耳形态和结构最基本的超声检测技术，其检测左心耳的常用切面主要包括位于胸骨旁、心尖和剑突下等部位的大动脉短轴切面、四腔心切面、五腔心切面和左心两腔切面等，其中胸骨旁大动脉短轴切面是2D-TTE 显示和观察左心耳形态和结构的常规切面[5, 6]。

（一）扫查左心耳的方法和常用切面

用 2D-TTE 扫查时，患者取左侧卧位或平卧位，医生将 TTE 探头置于患者心前区胸壁的各个声窗上进行扫查。由于左心耳位于心脏左侧前壁，周围被肺、气管、骨等组织和器官包绕，因此左心耳的 TTE 检测需要一定的技巧，超声心动图医生应该在检测前结合患者的具体情况，在熟练掌握常规 TTE 探查切面（胸骨旁大动脉短轴切面）的基础上，结合其他声窗（如心尖、剑突下等），多方位和多切面地完成左心耳的扫查。

常规 TTE 切面扫查左心耳时，在标准的大动脉短轴切面上，适当将探头向患者的头侧方向扫查，主动脉根部和左心房之间能清晰显示左心耳与左房之间的移行处，适当移动探头可显示出左心耳开口、左心耳腔及左心耳尖部等（图 2-1）。但是，应用常规 TTE 切面显示左心耳主要有以下两个方面的不足：①由于左心耳体积小，TTE 探头位于前胸壁，距离左心耳较远，同时由于声束近场的左心耳壁、主动脉壁及左冠状动脉等结构的影响，出现的伪像较多，导致超声分辨率明显降低，影响了左心耳结构和形态的清晰显示，从而造成左心耳腔内和尖部血栓的漏诊。②部分患者因为肥胖、严重肺气肿、胸壁较厚或肺气干扰严重等原因，常规 TTE 检测时常常不能清晰显示左心耳结构和形态。

对于部分患者而言，TTE 不能显示左心耳或仅能显示左心房和心耳移行区域的一小部分，但在一些特殊人群，如婴幼儿、较为瘦弱的患者，因具有较好的超声透声窗而可以获取高质量图像。对于某些不能耐受 TEE 的受检者，则只能选用 TTE。因此 TTE 扫查左心耳时，如果常规

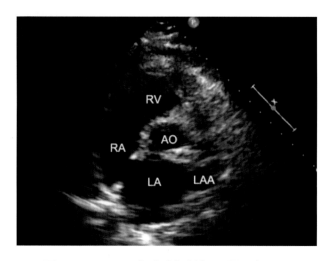

图 2-1 TTE 于大动脉短轴切面显示左心耳
RV：右心室；RA：右心房；LA：左心房；LAA：左心耳；AO：主动脉

切面图像不清时，需结合患者的具体情况，在声窗（如心尖部和剑突下）上完成左心耳的扫查，具体的方法为：

（1）在常规大动脉短轴切面的基础上适当调整探头，寻找大动脉短轴切面邻近切面，以主动脉根部和左心房为良好透声窗，尽量减少近场干扰，显示出左心耳的开口和形态。

（2）如果常规大动脉短轴切面无法显示左心耳结构，可调整到心尖部四腔心切面、五腔心切面、左心两腔切面及其邻近切面进行扫查，此时可以通过左心室和左心房透声窗，清晰地显示出左心耳结构和形态。

（3）对于部分老年或肺气肿严重的患者，常规切面结合剑突下大动脉短轴及其相邻的切面可有效提高 TTE 对左心耳结构和形态的显示率（图 2-2）。

临床研究显示，TTE 常规切面扫查左心耳的完整显示率约为 50%，但是根据患者的具体情况，结合 TTE 多切面扫查左心耳的完整显示率可达到 80%[6]。

（二）在检测左心耳血栓中的应用

1. 左心耳自发性显影

在某些病理状态（房颤）下，左心房机械协调收缩能力丧失，左心房和左心耳丧失了正常的舒缩节律，不能有效地进行收缩及排空，导致血流淤滞于左心耳，从而导致左心房和左心耳的自发性显影（spontaneous echo contrast, SEC），并逐渐形成血栓。自发性显影是超声心动图检查所特有的显像，具体是指超声心动图检查中动态的烟雾状血流回声信号，这是血流淤滞进而使血细胞聚集所产生的回声信号。有研究表明，约 50% 的房颤患者存在左心耳自发性显影，即使是窦性心律的人群中也有 2% 的人存在自发性显影[7]。

临床上将自发性显影的严重程度分为轻度、轻 - 中度、中度及重度。①轻度：是指超声心动图在高增益状态下见到的、仅持续片刻的稀疏的血流回声信号。②轻 - 中度：是指较轻度略强的呈涡流状的稀疏血流回声信号，且不需要提高增益。③中度：是指在整个心动周期中均可见到的呈涡流状的稠密的血流回声信号。④重度：是指在常规甚至低增益状态下即可观测到的烟雾状的非常稠密的血流回声信号[8]。对于大多数房颤患者，如果在左心房和左心耳中检测到自发性显影，可以认为是血栓前状态，必须进行相应的临床实验室检查并给予临床干预，以预防血流淤滞进一步发展成为血栓。

2. 检测左心耳血栓

左心房与左心耳运动的不协调是导致血流淤滞、血栓形成的主要原因，而左心耳自身的形态特点及其内部丰富的肌小梁组织也是促使血栓形成的基本条件[9]。左心耳血栓的 TTE 图像特征若为稍低实性回声，多为近期新鲜血栓或肌小梁；若为稍高及强回声，则考虑陈旧性血栓。还有一个关键点，即应注意左心耳内血栓与左心耳内梳状肌及超声伪像的鉴别方法，尤其要注意与左心耳内梳状肌的鉴别。如果 TTE 发现无法与梳状肌和伪像区分的血栓时，此时改为 TEE 检查有助于鉴别诊断。

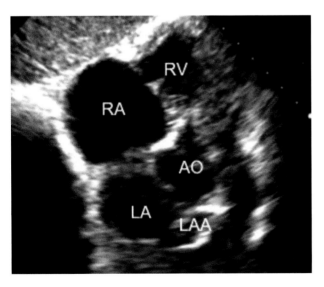

图 2-2　TTE 于剑突下大动脉短轴切面显示左心耳
RV：右心室；RA：右心房；LA：左心房；LAA：左心耳；AO：主动脉

TTE 在左心耳检测方面的缺点导致部分患者的左心耳结构显示不清，故 TTE 诊断左心耳血栓的灵敏性及特异性均不高，容易出现假阳性及假阴性。多个临床研究显示，TTE 扫查左心耳时，采用多个不同声窗、多切面扫查法检出左心耳血栓的灵敏性和特异性均高于常规大动脉短轴切面。在部分清晰显示左心耳二维超声影像的人群中，TTE 对于左心耳内血栓的诊断灵敏性和特异性分别为 91% 和 100%[10,11]。同时，也有研究证实，联合应用 2D-TTE 及 3D-TTE 可准确评估左心房及左心耳血栓形成情况，准确区分左心耳血栓与左心耳内粗大的梳状肌[12]。既往研究显示，采用 2D-TTE 也可清晰地检测到左心耳血栓（图 2-3）。

（三）评价左心耳的结构与功能

左心耳血栓形成与左心耳功能变化有关。在 2D-TTE 能相对清晰显示左心耳的解剖结构和形态的基础上，可以结合血流多普勒、组织多普勒（tissue doppler imaging，TDI）及斑点追踪成像（speekletraeking imaging，STI）等技术测量左心耳的功能。由于一部分患者的 2D-TTE 扫查左心耳的完整显像率较低，所以，TTE 对评价左心耳射血分数所起的作用是有限的，尤其表现在应用斑点追踪成像检测左心耳壁的运动情况时。

1. 左心耳射血分数

既往临床研究显示，左心耳功能受损进程中射血分数的降低要早于其形态的变化，左心耳射血分数及自发性显影的程度与血栓的形成密切相关，且左心耳收缩功能降低是其血栓形成的重要危险因素[12]。在 2D-TTE 清晰地显示左心耳超声图像后，可测量左心耳开口宽度、左心耳长度及面积等。其中左心耳面积的测量最为常用，用轨迹球沿左心耳内膜进行勾画，由计算机自动计算出面积大小。根据左心耳收缩期及舒张期的面积变化可计算出左心耳射血分数，左心耳射血分数 =（左心耳最大面积 - 左心耳最小面积）/ 左心耳最大面积。左心耳最大面积是指左心耳舒张末期的面积，窦性心律时，在心电图的 P 波出现之前进行测量得到该数值；左心耳最小面积是指左心耳收缩末期的面积，在心电图 QRS 波刚结束时测量得到该值。

2. 左心耳充盈和排空速度

有研究显示，左心耳充盈和排空速度与左心耳血栓形成密切相关，特别是左心耳排空速度。正常人群的左心耳排空速度基本 >30cm/s，而房颤患者伴左心耳自发显影和血栓形成后，左心耳的充盈和排空速度均会明显降低[10]。

3. 左心耳组织多普勒检测

组织多普勒成像（TDI）是通过多普勒技术获取人体组织运动速度在组织平面上的分布，并以灰阶或彩阶方式形成运动速度分布图，用来评价左心耳壁运动功能的方法。Sallach 等[10]研究显示，TTE 对于左心耳 TDI 成像的 E 峰、S 峰的最大速度，结合经胸造影超声心动图谐波成像对左心耳内血栓形成及自发性显影的诊断准确率为 100%。在 TTE 检查中，左心耳顶部 E 峰 < 0.097m/s 可以明确表明左心耳内严重的自发性显影、血流淤滞或血栓形成；前壁 S 峰 < 0.052m/s 可以明确表示左心耳内血流淤滞或血栓形成。由此表明，TTE 的 TDI 成像对于

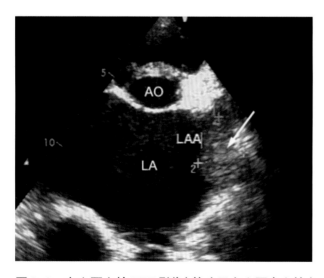

图 2-3 左心耳血栓 TEE 影像（箭头示左心耳内血栓）
LA：左心房；LAA：左心耳；AO：主动脉

左心耳内自发性显影的严重程度，以及左心耳内血流淤滞、血栓形成的评估均起到一定的作用[11]。

二、实时三维经胸超声心动图的应用

由于计算机技术的飞速发展，三维超声成像逐渐由三维超声重建向实时三维超声成像发展。特别是实时经胸三维超声心动图（real-time three-dimensional transthoracic echocardiography，RT-3D-TTE）的诞生，它在常规 2D-TTE 无创伤性、操作简单等优点的基础上，将矩阵探头、高通道的数据处理系统和三维空间定位系统等融为一体，能从多个方位逼真地显示心脏结构的立体图像、腔室大小、血管走向、瓣膜形态及活动规律，是超声心动图成像技术上的一次重大突破，目前已经较为广泛地应用于超声心动图检查中，对各种心脏疾病的诊断发挥了重要的作用。与常规 2D-TTE 相比，RT-3D-TTE 技术检测左心耳的优越性主要表现在 RT-3D-TTE 可以立体、直观地从任意希望的角度观察心内结构，能较 2D-TTE 提供更多的信息，如左心耳开口、左心耳与二尖瓣和左上肺静脉的关系等。Valocik 等人[13]研究表明，用 RT-3D-TTE 测量左心耳容量和评价其收缩功能是可行的，且比以往用 2D-TTE 评价左心耳功能更准确，观察者间变异更低。

（一）RT-3D-TTE 检测左心耳的方法

实时三维全容积显像功能，是指沿 Y 轴 60° 和 Z 轴 60° 内的三维锥形图像数据集，其不是单一的广角扫描，而是由 4 个 15° 窄角三维锥形图像数据集组成，理论上可以包括左心耳及其所属范围内的全部影像信息。RT-3D-TTE 检查左心耳时，患者取左侧卧位或平卧位，在大动脉短轴和心尖五腔心两个切面上显示左心耳，获得清晰的二维切面图像后进行实时三维成像。进行 RT-3D-TTE 检查采集图像时应注意以下细节：

（1）嘱患者平稳呼吸，最好能屏住呼吸，因为呼吸运动可能会产生运动伪像[14]。

（2）实时三维图像采集前，可以通过两个相互垂直的二维图像直观地判断全容积采像是否包括整个左心耳区域，从而能全面、清晰地观察左心耳相邻结构和空间解剖关系，克服了 2D-TTE 由于左心耳大小、位置及解剖变异造成的图像和位置的脱漏，提高了对左心耳的检测诊断率[15]。

目前临床上各种商业用的高档彩色多普勒仪器所提供的 RT-3D-TTE 均具有操作界面方便的特点，其可在一个界面上分 4 个象限同时显示冠状面、矢状面和水平面 3 个二维图像和 1 个三维图像，有利于操作者对三维图像空间位置和结构进行识别和定位。同时允许操作者随意旋转操作图像，这对于显示左心耳有特别的意义。

（二）RT-3D-TTE 检测左心耳的结构与功能

理论上，RT-3D-TTE 具有全面、完整显示左心耳空间解剖结构和周围毗邻关系的可行性，但它的图像质量与 TTE 的二维图像息息相关，左心耳二维图像的质量直接会影响 RT-3D-TTE 的图像质量。相关临床研究显示，对于部分声窗条件好、2D-TTE 清晰显示左心耳的受检者，在大动脉短轴和心尖五腔心切面能清晰显示左心耳的基础上，RT-3D-TTE 不仅能完整地显示出左心耳呈现楔形或柳叶形，也能清晰地显示左心耳内部的空间结构，RT-3D-TTE 显示左心耳基本解剖形态的效果优于 2D-TTE。同时，实时三维显像允许操作医生以任意角度或切面观察采集的三维锥形图像数据集中的空间解剖结构，可作为对 2D-TTE 的重要补充，解决了部分 2D-TTE 检查对左心耳显示的"死角"现象，避免了 2D-TTE 显像由于左心耳大小及位置等变异造成误诊或漏诊等问题，提高了 TTE 技术对左心耳血栓诊断的敏感度[16, 17]。

RT-3D-TTE 与 2D-TTE 技术相比，可实时

动态地显示左心耳及其血栓的空间立体结构，适用于不能耐受 TEE 的患者及低龄患儿。一项临床研究显示，联合 2D-TTE 和 3D-TTE 技术，并与单独的 TEE 比较，在显示左心房和左心耳血栓方面具有相似的准确性[11, 18]。但是，由于 TEE 的技术优势，2D-TEE 和在此基础上的 RT-3D-TEE 显像，使左心耳的空间解剖结构显示率提高到 100%，在左心耳空间结构和功能的检测中发挥了重要作用。

第二节
经食管超声心动图检测左心耳的结构与功能

由于左心耳位于心脏的左侧前壁，TTE 探查时容易受肋骨、胸骨及肺内气体等因素的干扰，因此对于大多数人来说，TTE 往往无法完全清晰地显示左心耳的细微解剖结构。TEE 问世以后，由于将超声探头经口腔放置食管内，在心脏后方直接探查心脏，明显地缩短了超声探头与心脏及其周围大血管的距离，探头频率高，避免了 TTE 探头被胸壁、肋骨、肺组织、脂肪组织等遮盖限制探查的缺点，能更清晰地显示心脏内部 TTE 所不能显示的细微结构，特别是能清楚、直观地显示更多有关左心耳解剖结构、形态和功能等的详细信息，是检测左心耳心源性血栓及血栓前状态（自发性显影）最灵敏和特异的方法，目前 TEE 已经成为评估左心耳形态结构、功能及有无左心耳血栓的首选检查手段。

近年来，多平面食管探头及儿童食管探头的发展，扩展了 TEE 的临床应用范围，在成人和婴幼儿外科手术及介入手术的指导、监测过程中，发挥着不可替代的作用。但 TEE 为微创性超声检查方法，检查过程相对痛苦、耗时较长，

并且具有一定的潜在危险性，因此要求超声医生的操作手法熟练，并且根据患者的观察项目及检查目的，针对性地选择检查部位，尽量缩短检查时间，避免不必要的并发症发生。TEE 检查过程中，少数患者可出现轻度恶心及轻微口咽部黏膜损伤，甚至可能会出现一些危及生命的并发症，如食管及胃撕裂或穿孔。近年来，由于 TEE 检查在临床中的需求不断增加，为了缓解患者进行食管插管的痛苦和不适，在部分有条件的三甲医院里开展了静脉麻醉下 TEE 插管和检查，即无痛性 TEE 检查。相关研究显示，与普通 TEE 相比，无痛 TEE 能有效增加食管插管的成功率，且检查后恶心、呕吐、咽喉疼痛的发生率低于普通 TEE[19]。另外，TEE 检查还存在绝对禁忌证（如食管病变、活动性消化道出血）和相对禁忌证（如凝血功能障碍、既往胃肠道出血）。本节仅就 TEE 在检测左心耳结构与功能的应用做一系统阐述。

一、二维经食管超声心动图的应用

二维经食管超声心动图（two-dimensional transesophageal echocardiography，2D-TEE）即常规二维经食管超声心动图，是目前检测左心耳结构和评估左心耳功能的首选和金标准方法。大量的临床研究已经证实，与 2D-TTE 相比，2D-TEE 可以更好地显示左心房和左心耳的结构。2D-TEE 的优势在于可以从 0°到 180°观察左心耳（图 2-4），其在诊断左心耳血栓前状态（自发性显影）和血栓形成方面的准确性可达 100%[20, 21]。由于 2D-TEE 在左心耳的检测中具有其他影像学无可比拟的优势，在各种心脏疾病的左心耳评估中发挥了重要作用，特别是在房颤患者射频消融前左心耳评估和左心耳封堵术前、术中、术后对左心耳及周围组织结构的评估。

（一）2D-TEE 检测左心耳的方法

进行 2D-TEE 检查前，TEE 检查操作医生

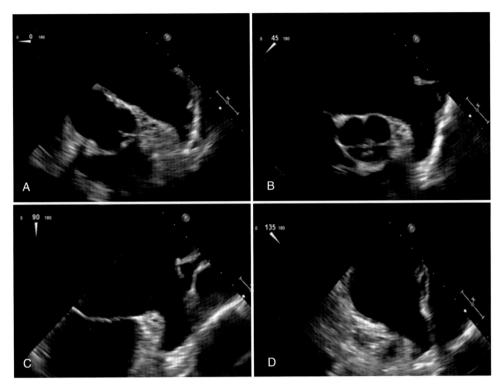

图 2-4 TEE 多角度检查左心耳
A.0°；B.45°；C.90°；D.135°

必须详细询问患者相关病史，如有无慢性肝病伴食管静脉曲张、食管和气管先天性发育异常等，并签署 TEE 检查的知情同意书。术前需要告知患者禁食、禁水 8h；检查时需要首先让患者含服 5% 盐酸丁卡因胶浆 10g（5~10min）；同步记录心电图。然后叮嘱患者取平卧位或左侧卧位；如果患者有可安装的假牙，要叮嘱患者将假牙取出，并让患者咬紧张口器（口托），然后经口腔快速将探头置入食管内，并控制至距门齿 30~40cm 的深度，于左心房及左心耳的后方（第 6 胸椎水平），进行 TEE 检查。多平面 TEE 能清晰显示左心耳及其相邻左心房、二尖瓣、主动脉瓣的形态和结构。

（二）2D-TEE 检测左心耳形态与结构

左心耳位于心脏的左侧前壁、主动脉根部与主肺动脉的左侧，呈楔状或镰刀状，尖部朝前，底部较宽，向后延续即为左房。正常左心耳有较强的收缩能力，窦性心律时，左心耳尖部收缩力较强且经常于收缩时闭合消失，左心耳的基底部至颈部占 30%~50% 的长度相对不收缩。2D-TEE 检查时，因探头更靠近心脏的左房，探头频率高，且探头可通过 0°~180° 多角度多平面扫查，不仅可以全面评价左心耳的形态及其周围毗邻结构，还能为心脏疾病的诊断和外科手术提供详尽的形态学资料。

大量临床实践已经证实，2D-TEE 多角度、多方位的扫查特点有利于对左心耳的形态学进行全面的观察和研究[22]。按照左心耳的解剖学特点，2D-TEE 在 90°~135° 方位上能完整显示左心耳的分叶和形态，135° 方位上显示的是左心耳长轴形态，而 45° 方位上显示的是左心耳短轴切面。有学者应用 2D-TEE 技术对左心耳的形态进行研究，于 0°、45°、90°、135° 左右水平分别测量左心耳入口直径、左心耳深度（图 2-5），并证实左心耳的形态主要有风向标形（特点为主叶深度大）、鸡翅形（特点为主叶上左心耳开口下段有锐利的弯曲）和菜花形（特点为左心耳主叶的深度较浅，但是内部复杂多叶），见图 2-6[23]。

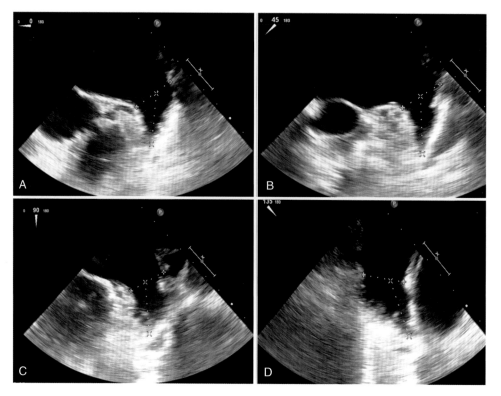

图 2-5　2D-TEE 多角度检测左心耳的开口直径与深度

A. 0°；B.45°；C.90°；D.135°

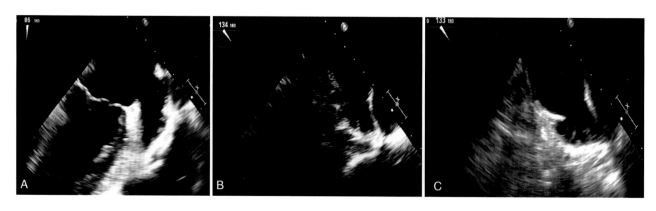

图 2-6　2D-TEE 检测左心耳 3 种形态图像

A. 风向标形；B. 鸡翅形；C. 菜花形

（三）2D-TEE 检测左心耳自发性显影与血栓

与 2D-TTE 相比，2D-TEE 能更清晰地显示左心耳内血流淤滞所致的自发性显影和血栓回声，在左心耳血栓的预防和治疗中发挥着其他影像学技术不能替代的作用。据文献报道，将房颤患者的左心耳血流淤滞至血栓形成的超声图像总结为 3 个期[24, 25]。

（1）自发性显影期：左心耳内血流呈动态的、旋涡状云雾回声（图 2-7A）。

（2）泥浆样改变期：左心耳内血流呈黏滞、半流体样改变，即重度自发性显影及血栓形成前期。

（3）血栓形成期：边界清楚的团块状回声附着在左心耳壁上（图 2-7B）。

2D-TEE 通过多角度多方位扫查能有效鉴别增强的血栓回声和左心耳内梳状肌回声。如为梳状肌，2D-TEE 多方位、多角度扫查时

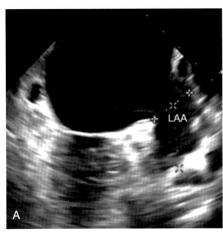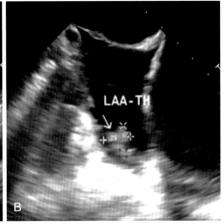

图 2-7　左心耳内自发性显影与血栓的 2D-TEE 影像

A. 左心耳自发性显影的左心耳内云雾状回声，为血栓形成高危状态；B. 左心耳血栓的左心耳内稍强回声团块，边界清晰，呈椭圆形。LAA：左心耳；LAA-TH：左心耳血栓

呈现条状回声与左心耳壁相连；而血栓回声在 2D-TEE 的任何方位和角度上均呈增强团状回声，与梳状肌或左心耳壁相连。

（四）2D-TEE 评价左心耳功能

2D-TEE 探头将矩阵探头、高通道的数据处理系统综合在一起，从 0°~180° 多方位和多角度上完整地显示左心耳的形态和结构的多样性。因此，目前有关左心耳的功能研究，基本上是在 2D-TEE 的基础上结合血流多普勒、组织多普勒和斑点追踪成像等相关技术，对左心耳的容积和功能进行准确的评价。左心耳作为左心房的一部分，在左心房压力升高的情况下，左心耳代偿性扩大，排空功能降低，其内血流速度减慢，以上改变导致血栓形成。房颤患者左心耳血流速度及射血分数明显降低，持续性房颤低于阵发性房颤。目前评价左心耳功能主要有 3 个方面：左心耳血流速度、左心耳壁运动功能及左心耳射血分数[26]。

1. 2D-TEE 检测左心耳射血分数

2D-TEE 能更清晰和完整地显示左心耳的全貌，较 2D-TTE 能更为准确地测量左心耳面积变化率，从而计算出左心耳射血分数，在房颤患者伴有自发性显影和血栓形成时，左心耳射血分数明显降低。相关临床研究显示，左心耳面积变化率的测量常常在左心耳的短轴（45°）和长轴（135°）切面上进行。由于左心耳的解剖结构复杂，形态变异较大，2D-TEE 的切面较多，单一切面测得的数值很难代表其整体功能状况，且其测量重复性也较差，需要三维超声心动图进行全面的评估和分析[27]。

2. 脉冲多普勒超声评价左心耳功能

左心耳的解剖结构复杂，二维图像很难反映其整体结构，用左心耳面积、射血分数等指标评价其功能，测量起来费时、费力，且准确性较差。相反，用多普勒超声技术对左心耳功能进行评价，具有容易测量、重复性好、不受切面观察限制（在不同切面观察所测数值基本相同）等优点，现已在临床上广泛应用。左心耳内血流速度较低，在对其血流进行观察时，均采用脉冲型多普勒。首先应将机器的血流增益调至可清楚地看到彩色多普勒血流信号，并且最初应将滤波器调至低值以确保可见到低流速的血流。

TEE 脉冲多普勒测量左心耳血流速度是临床上常用的检查方法，具有实时性、无须脱机分析且操作简便等优点。正常窦性心律时，左心耳流速曲线表现为不连续的双向波形。而房颤时左心耳的这种特征性频谱消失，大多数房颤患者左心耳多普勒血流曲线频谱表现为不规则的锯齿状波形，且流速明显降低。锯齿波是由于左心耳快速地主动收缩而产生的，这恰恰说明左心耳仍保持一定的功能。评价房颤患者左心耳功能，平均流速比峰值流速有更大的生理意义[28]。有研究显示，左心耳血流速度 < 25cm/s 的患者，自发性显影的发生率明显增高；左心耳血流速度 < 20cm/s 者，血栓发生率增加；而左心耳血流速度 > 55cm/s 可作为阴性预测值[29]。

3. 组织多普勒评价左心耳功能

组织多普勒（TDI）是一种无创性定量分析心肌运动和功能的新技术，滤掉常规血流信号，用来观察高振幅、低频率的室壁运动，受心率影响较小，但与声束和所观察室壁的运动方向之间的夹角有关，具有一定的角度依赖性，夹角越小或者基本平行，准确性越好。TEE 扫查时所显示的声束与左心耳壁夹角较小，满足了组织多普勒成像的基本条件。有研究证实，左心耳侧壁中段组织速度与左心耳排空血流速度相关性高于其他节段，故测量取样点多位于此节段，测得组织运动速度波形，向上波群峰值代表左心耳壁收缩速度，向下波群峰值代表左心耳壁舒张速度。左心耳有血栓或存在高凝状态时，左心耳壁的 TDI 速度明显降低，并且 TDI 速度与左心耳血流速度有相关性。通过研究左心耳壁 TDI 速度分析左心耳功能受损进程发现，左心耳壁的主动舒缩功能减弱，导致左心耳血流速度降低，继而形成高凝状态和血栓[30]。

4. 组织速度成像评价左心耳功能

组织速度成像（tissue velocity imaging, TVI）是基于组织多普勒成像基础发展而来的超声新技术，可以直观分析心肌运动并且定量评价心肌功能。应变率成像（strain rate imaging, SRI）是在组织速度成像的基础上发展而来的一种超声技术，能对局部心肌组织形变能力和变化特点进行评价分析，并且不受心脏自身运动的干扰，可以评价心肌纵向形变功能。

Arslan 等人[31]对左心耳侧壁中段心肌研究表明，该节段心肌的应变及应变率与左心耳血流速度、左心房的应变均有相关性。姜新魁等人[32]结合两种技术检测左心耳 5 个节段的心肌应变及应变率，结果显示左心耳顶部组织速度及应变率均高于左心耳壁其余节段，推测左心耳顶部可能代表了左心耳整体的收缩功能，其收缩运动在心耳的排空过程中起着重要作用。房颤患者丧失了心耳顶部应有的充盈和排空优势及运动协调性，引起心耳主动排空和充盈速度梯度紊乱，进一步加剧了心耳腔内血流的淤滞，甚至血栓的形成。以上研究结果说明，组织速度成像结合应变率成像可以有效地评估左心耳壁的功能。目前还缺乏采用组织多普勒技术评价房颤患者左心房及左心耳运动改变的研究。

5. 斑点追踪成像技术

斑点追踪成像技术（STI）是新近发展起来的一种评价左心耳壁运动功能的超声定量分析软件，通过测量心肌应变、应变率等定性、定量的评价心功能，可弥补应变率显像技术的不足，提高评价组织运动的准确性[33]。由于 STI 与 TDI 频移无关，不受声束方向与室壁运动方向夹角的影响，没有角度依赖性，故较以往应变率成像技术在评价左心耳功能方面更为准确。穆玉明等人[34]研究表明，房颤时左心耳应变率曲线表现为正负交替的低速波。阵发性房颤和持续性房颤对左心耳收缩功能的影响是弥漫性的改变，而非节段性的。STI 时间 – 容积曲线无须找出左心耳容积最大、最小帧，通过软件自动追踪左心耳内膜，完成最大、最小容积的计算，得出射血分数，更为方便、省时。所得结果与 RT-3D-TEE 所测得结果并无差异，且所测得的左心耳射血分数与左心耳血流速度有相关性[35]。

二、经食管实时三维超声心动图的应用

经食管实时三维超声心动图（real-time three-dimensional transesophageal echocardiography, RT-3D-TEE）诞生于 2007 年。近年来，随着计算机技术的不断发展，RT-3D-TEE 的成像速度越来越快，图像质量越来越好，其最大的优势是将传统的难以理解的心脏二维超声图像以空间三维立体结构的方式呈现出来，实时动态地显示心内病变的三维空间结构及其与周围组织的关系，为临床医生搭建了一个沟通交流的平台，能帮助影像学医生、心内科介入医生和外科手术医生更好地理解心内病变的空间解剖结构。同时，由于超声探头位于患者的食管内，因此具有不干扰介入和外科医生手术视野的优势，可在各种心脏外科手术和介入手术中实时、动态地引导、监测手术进程，评估手术效果，从而为手术的成功提供影像学依据和保障，并有利于"心脏团队"以多学科协作的方式进行心脏疾病的诊断、治疗和随访。已有临床研究证实，RT-3D-TEE 作为一种评估左心房和左心耳血栓更为准确的方法，因为其较少受到伪像的影响，并且可以明确地区分肌小梁与血栓，不仅可作为观察左心耳大小、形态及功能的有效手段，在评价左心耳功能方面也具有重要价值[36]。

（一）RT-3D-TEE 探测左心耳的方法

RT-3D-TEE 的受检者与 2D-TEE 一样，需要先常规禁食、禁水 8h，随后叮嘱患者口服利多卡因胶浆行咽部局部麻醉，移去可移动的假牙。受检者取左侧卧位，通过张口器（口托）将经食管超声探头送入食管，在距门齿 30~40cm 处显示心底短轴切面，稍前屈探头并在 0°~180°范围内调整扫描角度以充分显示左心耳的各个切面，通过 2 个互相垂直的二维图像判断显像是否包括整个左心耳区域，然后启动实时三维超声心动图成像模式采集左心耳的 RT-3D-TEE 图像。需要注意的是，由于目前 RT-3D-TEE 图像所显示的三维结构与心脏 CT 和 MRI 等采集的较为完整的心脏三维空间图像不同，受超声探头扇扫角度的影响，重建的图像多为心内局部的三维空间结构。因此，为了避免漏诊，在进行 RT-3D-TEE 检查的同时，需要进行常规 2D-TEE 检查，因此常规 2D-TEE 检查是 RT-3D-TEE 检查的基础，在完成 RT-3D-TEE 的图像采集和诊断之前，必须进行常规的 2D-TEE 多切面、多角度系列检查。

（二）左心耳结构的 RT-3D-TEE 图像特征

RT-3D-TEE 能够克服 2D-TEE 的缺点，完美地呈现心内解剖结构的实时三维图像，并可对三维图像的任意平面进行切割，能实时清晰地显示左心耳的结构和形态，并可获得左心耳完整的外形、腔内结构和左心耳分叶状态（图 2-8），从左心耳开口向左心耳顶端观察，可显示左心耳的开口呈圆锥形或椭圆形孔洞，并可清晰显示与其相邻的左上肺静脉结构。彩色血流容积成像可实时显示左心耳和肺静脉血流信号[37, 38]。

（三）RT-3D-TEE 评价左心耳功能

不论是 2D-TTE，还是 2D-TEE 技术，均是根据左心耳收缩期及舒张期的面积变化来计算左心耳排空分数。而心脏的运动方式是复杂的，在一个心动周期中，心脏除了收缩和舒张活动外，还伴有在胸腔内的移动及围绕心脏自身长轴的旋转运动，这种复杂的运动与胸腔的呼吸运动、肌肉运动及心肌局部运动的不一致性等多种因素有关。上述复杂运动致使由一固定位置取得的二维超声心动图出现失真的偏心性收缩活动，由这种失真的舒张和收缩面积变化得出的射血分数也难以完全真实反映左心耳功能状况。其次，左心耳的形态变异较大且不规则。从左心耳长轴不同角度的二维切面观察左心耳，其形态和面积必然不同，加之测量的标准切面各家报道也有不同，很难做到二维超声心动图重复性检查取样的一致性。因此，实时三维超声心动图与传统的二维超声心动图相比，最大的优越性是能解决上述二维超声心动图的不足。主要体现在：

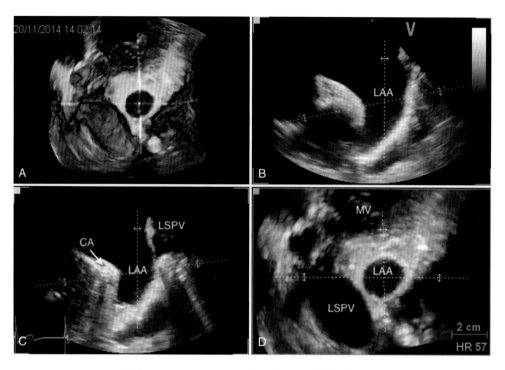

图 2-8 RT-3D-TEE 显示左心耳的分叶形态

LAA：左心耳；CA：旋动脉；LSPV：左上肺静脉；MV：二尖瓣。引自 Regazzoli D, Ancona F, Trevisi N, et al. Left atrial appendage: physiology, pathology, and role as a therapeutic target. Biomed Res Int, 2015, 2015: 205013

（1）实时三维超声心动图测定左心耳容量不依赖几何形态假设，所以更为精确。

（2）实时三维超声心动图可以立体、直观地从任意希望的角度观察心内结构，能较二维超声心动图提供更多的信息。

既往研究显示，用 RT-3D-TEE 测量左心耳容量和评价其收缩、舒张功能是可行的，这种测定方法比以往用二维超声心动图评价左心耳功能更准确，观察者间的变异更低。使用 RT-3D-TEE 的三维面积法和三维容积法测定左心耳排空分数，进而评估左心耳机械功能的准确性均优于常规二维面积法[39]。

国内学者通过 RT-3D-TEE 对房颤患者左心耳功能研究发现，阵发性房颤和持续性房颤左心耳收缩功能是呈整体、弥漫性的改变[40]。RT-3D-TEE 技术可作为研究左心耳功能变化的有效手段，为临床准确评估左心耳功能以早期采取干预措施提供重要依据。尽管 3D-TEE 测量左心耳的排空分数准确性优于二维，但目前容积测量软件是以左心室为模型，对于左心耳这种不规则结构的容积描记过程依然存在误差。

（四）RT-3D-TEE 检测左心耳血栓

RT-3D-TEE 克服了 2D-TEE 的局限性，可以从任何角度、任何平面切割图像，提高了判断血栓存在与否的准确性，不受自发性显影干扰，并将血栓从梳状肌中区分开来，尤其当梳状肌肥大的时候，能够避免漏诊和不必要的手术治疗，为临床治疗提供更多依据[41]。RT-3D-TEE 图像可以全面、清晰地显示左心耳血栓的大小、形状、空间位置（图 2-9），但是对自发性显影则需要结合 2D-TEE，综合两种方式可以为左心耳的自发性显影和血栓的诊断提供更为准确的信息[30]。由于左心耳血流动力学异常是形成血栓的根本原因，在 RT-3D-TEE 基础上建立的左心耳三维超声模型能动态模拟左心耳形态功能及血流动力学变化，有助于探讨房颤

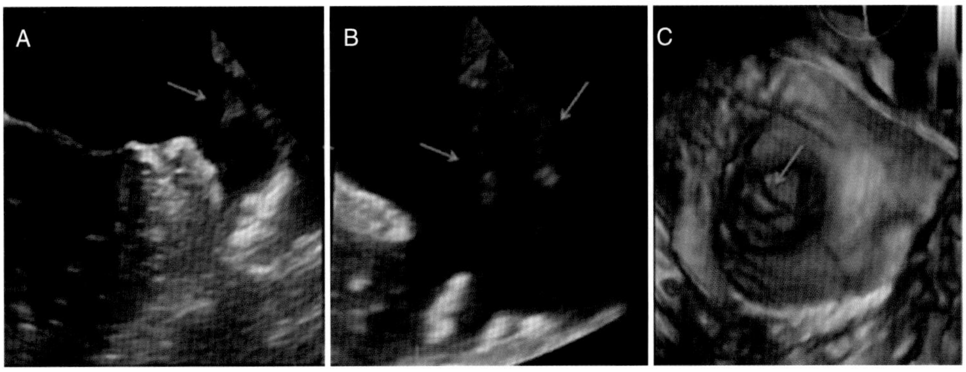

图 2-9　左心耳内血栓的 RT-3D-TEE 图像（箭头示左心耳的血栓）

A,B. 2D-TEE 显示的左心耳内血栓；C.RT-3D-TEE 所示左心耳内血栓。引自 Vaquerizo B, Sami M. Left Atrial Appendage Thrombus Resolution with Reduced Dose Apixaban. J Atr Fibrillation,2015, 8（1）: 1182

患者左心耳附壁血栓的发生机制，为临床预测血栓发生及制订治疗方案提供理论依据[42]。

（陆军军医大学西南医院　郭燕丽）

参考文献

[1] Ernst G, Stöllberger C, Abzieher F, et al. Morphology of the left atrial appendage. Anatomical Record, 1995, 242(4):553–561 .

[2] Donal E, Yamada H, Leclercq C, et al. The left atrial appendage,a small,blind: ended structure: a review of its echocardiographic evaluation and its clinical role. Chest J,2005,128 (3):1853–1862.

[3] Syed TM, Halperin JL. Left atrial appendage closure for stroke prevention in atrial fibrillation:state of the art and current challenges. Nat Clin Pract Cardiovasc Med, 2007, 4(8) :428–435.

[4] Qamruddin S,Shinbane J,Shriki J,et al. Left atrial appendage: structure,function,imaging modalities and therapeutic options. Expert Rev Cardiovasc Ther,2010,8(1) : 65–75.

[5] 赵巾金，周微微，徐洋洋，等 . 经胸及经食管超声心动图在左心耳封堵术中的应用价值 . 中国超声医学杂志 ,2016,32(2) : 130–133.

[6] 史建玲，常洪波，高俊慧，等 . 经胸超声心动图多切面扫查法对左心耳及左心耳血栓的显示效果 . 中国循证心血管医学杂志 ,2014,6(2) : 211–212.

[7] Tsai LM,Chen JH,Lin LJ,et al. Natural history of left atrial spontaneous echo contrast in nonrheumatic atrial fibrillation. Am J Cardiol,1997,80(7) : 897–900.

[8] Spethmann S,Stüer K,Diaz I,et al. Left atrial mechanics predict the success of pulmonary veinisolation in patients with atrial fibrillation. J Interv Card Electrophysiol, 2014, 40(1) : 53–62.

[9] Corradi D. Atrial fibrillation from the pathologist's perspective. Cardiovasc Pathol,2014,23(2) :71–84.

[10] Sallach JA,Puwanant S,Drinko JK,et al. Comprehensive left atrial appendage optimization of thrombus using surface echocardiography: the CLOTS multicenter pilot trial. J Am Soc Echocardiogr,2009,22(10) : 1165–1172.

[11] Karakus G,Kodali V,Inamdar V,et al. Comparative Assessment of Left Atrial Appendage by Transesophageal and Combined Two and Three Dimensional Transthoracic Echocardiography. Echocardiography,2008,25(8):918–924.

[12] Tahara H,Inoue T,Oku K. Left atrial appendage contractility discriminate patients with non-valvular paroxysmal atrial fibrillation from those with persistent sinus rhythm. Eur Heart J, 1997, 18:328.

[13] Valocik G,Kamp O,Mihciokur M,et al. Assessment of the left atrial appendage mechanical function by three dimensional echocardiography. Eur J Echocardiogr, 2002, 3(3) : 207–213.

[14] 金泽宁，李治安 . 实时三维经胸超声心动图对左心耳形态学的初步观察 . 中华医学超声杂志（电子版）,2004,1 (5) : 202–203.

[15] 金泽宁，李治安 . 经胸实时三维超声和经食管超声心动图对左心耳血栓诊断的对比研究 . 中华超声影像学杂志 ,2005,14(4) : 249–251 .

[16] 刘燕 . 经胸实时三维超声心动图对左心耳形态的初步观察 . 皖南医学院学报 ,2006,25(2) :143–144.

[17] Yang HS,Bansal RC,Mookadam F,et al. Practical guide for three dimensional transthoracic echocardiography using a fully sampled matrix array transducer. J Am Soc Echocardiogr,2008,21(9) : 979–989.

[18] 李越 . 三维超声心动图测定左心耳容量及其收缩功能的初步研究 . 中华超声影像学杂志 ,2000,9(5) : 283–286.

[19] 朱英，邓又斌，喻红辉，等. 无痛经食管超声心动图与普通经食管超声心动图应用价值的对比研究. 临床超声医学杂志,2020, 22(3):165–169.

[20] 郑丽丽，吕航，刘慧，等. 不同心脏成像评价心房颤动患者左心耳功能的意义. 临床心血管病杂志,2015,31(7): 704–707.

[21] Halperin JL,Gomberg Maitland M. Obliteration of the left atrial appendage for prevention of thromboembolism. J Am Coll Cardiol,2003,42(7) : 1259–1261 .

[22] 潘翠珍，舒先红，周达新，等. 经食管超声心动图在经导管左心耳封堵术中的应用价值. 中国医学前沿杂志（电子版）,2014,6(10) : 163–166.

[23] 陈欧迪，王浩，江勇，等. 实时三维经食管超声心动图的临床应用研究. 中华超声影像学杂志,2008,17(5) : 385–388.

[24] Antonielli E,Pizzuti A,Pálinkás A,et al. Clinical value of left atrial appendage flow for prediction of long term sinus rhythm maintenance in patients with nonvalvular atrial fibrillation. J Am Coll Cardiol,2002,39(9) : 1443–1449.

[25] Topsakal R,Eryol NK,Cicek Y,et al. Evaluation of left atrial appendage functions in patients with thrombus and spontaneous echo contrast in left atrial appendage by using color Doppler tissue imaging. Ann Noninvasive Electrocardiol,2004,9(4) : 345–351 .

[26] 邱悦，杨军. 超声新技术对左心耳形态功能研究进展. 中华医学超声杂志（电子版）,2012,6(20) : 6476–6478.

[27] 李治安，马宁，杨娅，等. 经食管实时三维超声心动图临床应用. 中华超声影像学杂志,2007,16(11) :921–922.

[28] Acar J,Cormier B,Grimberg D,et al. Diagnosis of left atrial thrombi in mitral stenosis usefulness of ultrasound techniques compared with other methods. Eur Heart J, 1991, 12: 70–76.

[29] Agmon Y,Khandheria BK,Gentile F,et al. Echocardiographic assessment of the left atrial appendage. J Am Coll Cardiol,1999,34(7) : 1867–1877.

[30] 费洪文，何亚乐，廖洪涛，等. 经食管脉冲组织多普勒评价阵发性房颤患者的左心耳功能. 中国临床医学影像杂志,2008,19(10) : 708–710.

[31] Arslan S,Simsek Z,Gundogdu F,et al. Can left atrial strain and strain rate imaging be used to assess left atrial appendage function? Cardiology,2012,121 (4) : 255–260.

[32] 姜新魁，穆玉明，韩伟. 组织速度成像结合应变率成像技术对房颤状态下左心耳功能的评价. 中国医学影像技术,2008,24(2) : 213–216.

[33] Mori M,Kanzaki H,Amaki M,et al. Impact of reduced left atrial functions on diagnosis of paroxysmal atrial fibrillation: results from analysis of time left atrial volume curve determined by two dimensional speckle tracking. J Cardiol,2011 ,57(1) : 89–94.

[34] 穆玉明，吴治胜，唐琪，等. 心房颤动患者左心耳功能的三维超声及斑点追踪成像研究. 中华超声影像学杂志,2011,20(7) : 558–562.

[35] 李艳红，吴治胜，穆玉明，等. 斑点追踪成像时间容积曲线评价左心耳排空功能. 中国医学影像技术,2011, 27(10): 2049–2052.

[36] 李爱莉，李治安，王勇，等. 实时三维经食管超声心动图测定左心耳功能的临床研究. 中华超声影像学杂志,2010 (9) : 737–740.

[37] Mizuguchi KA,Burch TM,Bulwer BE,et al. Thrombus or bilobar left atrial appendage? Diagnosis by real-time three-dimensional transesophageal echocardiography. Anesth Analg,2009,108 (1) :70–72.

[38] Brinkman V,Kalbfleisch S,Auseon A,et al. Real-time three-dimensional transesophageal echocardiography guided placement of left atrial appendage occlusion device. Echocardiography,2009,26(7) : 855–858.

[39] Perk G,Lang RM,Garcia Fernandez MA,et al. Use of real-time three-dimensional transesophageal echocardiography in intracardiac catheter based interventions. J Am Soc Echocardiogr,2009,22(8) : 865–882.

[40] 吴治胜，李艳红，穆玉明，等. 左心耳局部收缩功能及形态改变的经食管实时三维超声心动图研究. 中国超声医学杂志,2011 ,27(12) : 1079–1082.

[41] Shah SJ,Bardo DME,Sugeng L,et al. Real-time three-dimensional transesophageal echocardiography of the left atrial appendage: initial experience in the clinical setting. J Am Soc Echocardiogr,2008,21 (12) :1362–1368.

[42] 苏茂龙，张楠，王晶，等. 心房颤动患者左心耳功能及血流动力学计算机建模仿真的研究进展. 中华医学超声杂志（电子版）,2012,9(3) :12–13 .

第 3 章

心脏 CT 检查评价左心耳结构、功能及应用

随着左心耳封堵术（LAAC）在临床上的开展与推广，左心耳的解剖结构与影像学特点越来越受到临床重视。为进一步提高广大临床工作者对左心耳解剖结构特点及影像学检查重要性的认识，本章就心脏 CT 检查对左心耳形态结构的评价及在左心耳封堵术中的应用价值做一系统阐述。

第一节
心脏 CT 及 CT 造影检查简介

心脏 CT（computed tomography，CT）检查是一项将 X 线检查和计算机图像重建技术相结合的无创性诊断方法，是目前临床常用的心血管病影像学诊断手段之一。

一、心脏 CT 检查发展史

由于传统 CT 机扫描速度较慢，在心血管疾病应用方面有很大的局限性。1989 年螺旋 CT（spiral SCT）问世，其采用滑环技术和连续进床的螺旋扫描方式，在提高扫描速度、改善图像质量、减少运动伪影和开发新功能（CT 血管造影）等方面取得了很大进步[1, 2]。但是螺旋 CT 尚不能完成大范围（胸腹部联合扫描）、高空间分辨率的容积扫描，而且时间分辨率不够高，使其在心脏的应用受限。电子束 CT（electron team CT，EBCT）摆脱了 X 线球管的机械扫描运动，采用电子束扫描，将扫描时间缩短至 50ms，适用于心脏检查，尤其在检测冠状动脉钙化方面取得进展，可对冠心病进行筛选检查，并用于显示冠状动脉[3-5]。由于 EBCT 不能检出小钙化灶及非钙化的动脉粥样硬化斑块，所获冠状动脉图像的空间分辨率不够高，加之设备和维护费用昂贵，使其推广应用受限[6]。

1998 年，多层螺旋 CT（multi-slice CT，MSCT）的问世开辟了心血管影像检查的新纪元[7]。MSCT 使心脏扫描的速度加快，容积数据采集时间缩短，层厚更薄，三维重建所做的图像内容更加丰富和全面，使心血管影像研究更加多样化。同时，MSCT 促进了 CT 血管造影（CT angiography，CTA）的发展，经静脉注入对比剂进行心脏血管 CTA 成像，具有无创性及扫描快速的优点，能有效地将心脏大血管的整体情况显示得更加清晰（图 3-1）。

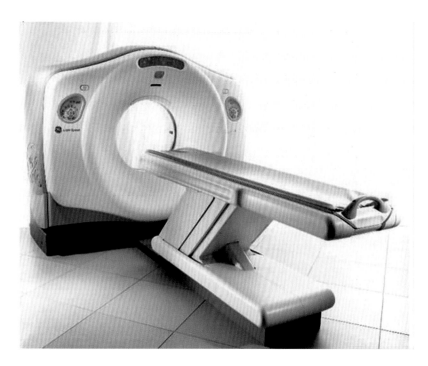

图 3-1　多层螺旋ＣＴ机（GE 公司）
当前的心脏 CT 扫描成像系统，有效解决了呼吸、心跳的移动伪影，提高了时间分辨率及空间分辨率，有利于得到清晰的心脏大血管解剖结构，使心脏血管成像成为可能。引自参考文献 [8]

二、心脏 CT 检查的临床应用价值

随着 MSCT 的发展与应用，心脏 CT 检查为冠心病、心脏瓣膜病、心肌病、先天性心脏病、心包疾病、心脏肿瘤及大血管疾病等各类心血管疾病的诊断及研究提供了极大的帮助 [9]。

（一）心脏 CT 检查可以发现以下异常

（1）冠状动脉壁钙化。

（2）冠状动脉狭窄和（或）血流异常。

（3）心脏结构与功能异常，包括心瓣膜结构与功能异常。

（4）心包疾病，如心包积液或钙化等。

（5）主动脉瘤或夹层形成。

（6）肺动脉栓塞。

（二）心脏 CT 检查的应用

（1）健康体检。

（2）心脏和大血管疾病的诊断。

（3）房颤患者介入治疗（导管消融术、LAAC）前心脏结构的检测与评估。

（4）心脏和大血管疾病治疗后的疗效随访。

（5）用于基础医学研究。

三、心脏 CT 检查对 CT 扫描系统的要求

目前临床使用的 CT 扫描系统主要有西门子医疗系统、通用医疗、飞利浦医疗系统和佳能医疗（前东芝医疗）。高端心脏 CT 扫描技术类似，佳能医疗和通用医疗正在使用一次旋转或一次心跳的容积扫描覆盖整个心脏解剖结构，而飞利浦无法全心脏覆盖（覆盖范围为8cm），必须进行第二次扫描才能完成全覆盖。西门子采用双源设计，通过高速的管球旋转和快速的检查床移动（Flash 扫描大螺距采集）实施高速螺旋扫描。所有 CT 机中均可使用回顾性心电（ECG）门控或前瞻性心电门控技术。

装有心脏扫描程序的 64 排 CT 被认为是为 LAAC 获得足够图像的最低要求。更新的扫描仪提供了更灵敏的探测器、更快的旋转速度及改进的迭代算法和基于模型的重建软件。这些技术上的改进使得图像质量更高，同时还降低了辐射剂量。因此，建议至少使用 128 排 CT，以提高图像质量并尽量减少对患者的辐射。所有供应商在其当前的产品组合中都提供了这些最低要求。

第二节
左心耳的 CT 检测与分型

左心耳位于心包内，左心室的上方，肺动脉及升主动脉的左侧，位于左上肺静脉和二尖瓣环之间，呈狭长、弯曲的管状结构。房颤患者的左心耳最容易形成血栓，增大了脑卒中的风险，很多研究也表明左心耳是不容忽视的房颤触发点。因此，左心耳封堵术是预防房颤患者脑卒中的重要手段。左心耳解剖形态的诊断对左心耳封堵术起到十分重要的作用。而目前国内外对于左心耳的解剖形态缺乏统一的标准。

一、左心耳的起源与解剖结构

左心耳是胚胎时期原始左心房的残余，在胚胎发育 8 周左右原始左心房出现肺静脉开口时形成[10, 11]。胚胎时期的左心房主要由原始肺静脉及其分支融合而成。在原始肺静脉插入左心房的过程中，左心房内膜的血管壁成分逐渐增多，而冠状静脉窦来源的心肌成分逐渐缩小并包绕原始左心房。胚胎形成 6 周后，原始左心房壁出现 2 个肺静脉开口；第 8 周原始左心房扩展，把肺静脉根部及其左、右分支并入左心房，左心房有了 4 条肺静脉，此部分成为左心房的光滑部，而被包绕原始左心房则分割成为左心耳。

左心耳位于左心室上方，肺动脉及升主动脉左侧，左上肺静脉和二尖瓣环之间，多呈狭长、弯曲的管状盲端，形态变异较大。左心耳接受回旋支或右冠状动脉房室结支血液供应，受交感神经和迷走神经纤维支配。Ernst 等人[12]进行了 220 例尸检研究（死亡前心电图示窦性心律 143 例，房颤 55 例），发现左心耳容积为 0.77~19.20mL，长 16~51mm，开口直径最小 5mm、最大 40mm，70% 的左心耳主轴明显弯曲或呈螺旋状。与发育成熟的左心房不同，左

心耳内壁附有丰富的梳状肌及肌小梁，97% 的梳状肌直径大于 1mm；耳缘有锯齿状切迹，呈分叶状，80% 具有多个分叶[13]。国内有学者对 131 例离体心脏标本进行研究分析，将其分为圆形、长方形、三角形、不规则四边形、细指形、哑铃型与蝌蚪型。但由于离体心脏标本内无血液充盈，其与活体心脏的解剖形态存在很大差异，因此离体心脏不能代替活体心脏的左心耳解剖形态。而且，左心耳是一个三维立体结构，只用一些二维的形状来描述是不准确的。

二、左心耳的 CT 检测

近年来，MSCT 的快速发展使我们对心脏解剖及血管结构的观察越来越清晰，CT 已成为无创评估心脏及左心耳形态结构的重要检查方法（图 3-2）[14]。MSCT 具有扫描速度快、无创且无痛、可以进行后处理等优点，在诊断冠状动脉是否存在病变的同时，能在不增加射线及对比剂的前提下评估左心耳的形态结构与功能，有助于左心耳疾病的诊断及临床治疗。

最近的一些研究表明，左心耳为长管状或钩状，具有不同分叶。左心耳不同分叶的成像对左心耳部血栓形成的诊断至关重要，尤其是非瓣膜性房颤（NVAF）患者。随着左心耳封堵术（LAAC）临床应用逐渐增多，左心耳部的形态结构越来越受到关注，CT 高质量图像及清晰成像也得到临床的广泛认可。

三、左心耳的分型

2012 年，Biase 等人[15]对 932 例接受导管消融的持续性房颤患者进行术前 CT/MRI 检查，并对其左心耳形态进行了研究。左心耳的解剖形态分为 4 种：仙人掌形、鸡翅形、风向标形、菜花形（图 3-3、图 3-4）[16]。在 932 例患者中，仙人掌形左心耳最多（48%）；其次为鸡翅形左心耳（30%），风向标形左心耳（19%）；菜花形左心耳最少（3%）。在校正了 $CHADS_2$

评分、性别和房颤类型后发现，鸡翅形左心耳患者卒中风险最低，菜花形左心耳卒中发生率最高。该研究表明，左心耳解剖形态与房颤患者卒中的发生有密切关系。这一研究对于低、中危风险卒中及短暂性脑缺血发作（TIA）患者的抗凝药管理方面有很重要影响。这种分型法的缺点在于只关注了左心耳的形状，提供了形态学信息，而没有考虑到尖部的位置及指向，缺少这些解剖学的信息。另有研究表明，左心耳的形态个体差异较大，但对于同一患者心动周期的不同期相，左心耳的位置并无明显的变化。

Koplay 等人[17]结合左心耳的形态与尖部的指向及位置，对 320 例患者的左心耳进行分型研究，具体分 5 型。Ⅰ型：马蹄形（13.8%），其尖端朝上平行于肺动脉干；Ⅱa 型：手指形（20.3%），尖端很像一根手指朝下平行于肺动脉干；Ⅱb 型：扇形（48.4%），尖端短不突出，向下平行于肺动脉干；Ⅱc 型：翅形（2.5%），尖端突出，向下平行于肺动脉干；Ⅲ型：钩形（8.4%），尖端向上朝向中间，位于肺动脉干和左心房之间；Ⅳ型：楔形（1.9%），尖端先朝上然后又指向后方；Ⅴ型：天鹅形（4.7%），

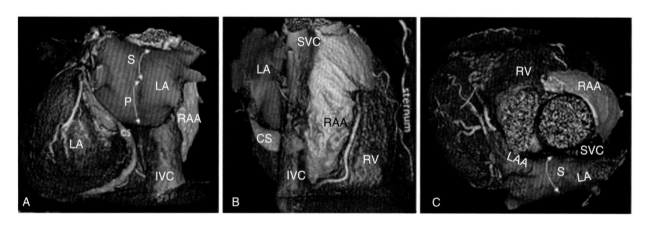

图 3-2　心脏 CT 三维重建显示的心房、心耳及毗邻结构的空间关系

A. 后面观；B. 右侧观；C. 前面观。A：左心房（红色），位于右心房的后上方，其上壁（S）和后壁（P）如双向箭头所示；RAA：右房耳，为黄色所示，与右房连接静脉为蓝色所示；CS：冠状静脉窦；IVC：下腔静脉；LAA：左心耳；LV：左心室；RV：右室；SVC：上腔静脉。引自参考文献 [14]

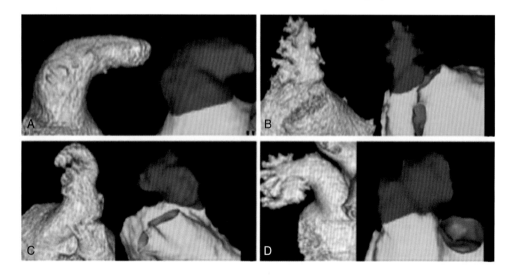

图 3-3　心脏 CT 三维成像（左侧）/ 心脏核磁共振（右侧）显示左心耳的解剖形态

A. 鸡翅形；B. 仙人掌形；C. 风向标形；D. 菜花形。引自参考文献 [16]

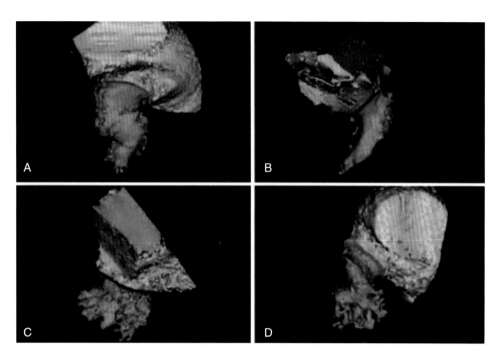

图 3-4 CT 容积成像（CT-VR）显示左心耳的形态（绿色部分）
A. 鸡翅形；B. 风向标形；C. 菜花形；D. 仙人掌形。引自参考文献 [16]

尖端先向上又转弯在前平行于肺动脉干。

刘晓伟等人[18]研究了 670 例左心耳的形态，发现了 Koplay 没有的分型。与 Koplay 的分型相比，Ⅰ型除了马蹄形还发现了鸡冠形，因此Ⅰ型又分两个亚型。Ⅱ型除了 3 个亚型（Ⅱa：手指形；Ⅱb：扇形；Ⅱc：翅形）外，又增加了Ⅱd 型（即"山"字形，这种类型伴有多个分叶），故Ⅱ型左心耳分为 4 个亚型。另外，该研究还发现了新的类型，即Ⅵ型和Ⅶ型。Ⅵ型即树权形，左心房耳有两个尖，分别指向不同的方向；Ⅶ型为环形，其左心耳是中空结构。若按照这种分型方法，则可以覆盖更多左心耳的解剖变异。但上述分型方法太复杂，临床实用性不强。

四、左心耳的形态变异

左心耳形态常常发生变异，最常见的变异是两叶（图 3-5 B、D）。左心耳不常见的类型是向内侧旋转（图 3-5 C、E）。从左心房突出的小附属物少见（图 3-5 D），而且左心耳的尖端很少向内侧旋转（图 3-5 F、G）[14]。

对于 LAAC 而言，认识左心耳的解剖变异对提高封堵效果、避免手术并发症至关重要。由于左心耳个体差异很大，形态结构也比较复杂，目前尚没有通用的左心耳部封堵器。因此，术前准确的评估和测量左心耳形态大小至关重要。这涉及封堵器能否将此类形态结构各异的左心耳腔填满，也是手术成功的关键。

杨延坤等人[19]采用 64 排螺旋 CT 心脏增强扫描对左心耳的解剖形态进行了研究，研究对象为进行 CT 心脏增强扫描的 167 例患者（行冠状动脉增强扫描窦性心律患者 142 例，行肺静脉及左心房增强扫描的房颤患者 25 例），研究结果显示：①左心耳与左上肺静脉的位置关系。左心耳与左上肺静脉毗邻，通过界嵴分隔。左心耳口位置高于左上肺静脉平面者 4 例（2.4%），与左上肺静脉位于同一平面者 144 例（86.2%），低于左上肺静脉平面者 19 例（11.4%）。②左心耳口形态。左心耳开口呈椭圆形者 162 例（97%），类圆形 3 例（1.8%），水滴形 2 例（1.2%）。③左心耳的形态。呈菜花形者 35 例（21%），风向标形 41 例（24.6%），仙人掌形 7 例（4.2%），

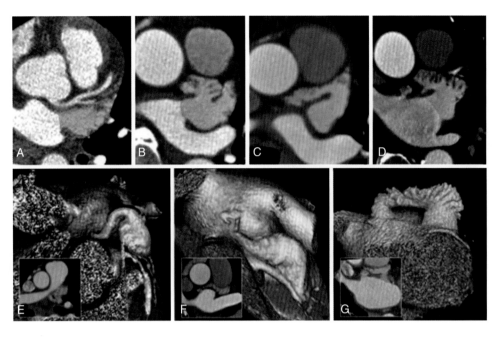

图 3-5 左心耳形态的变异

A~D. CT 横断面上常见的左心耳变异；E~G. 左心房容积再现图像结合横断的二维图像在左心耳层面显示了不常见的左心耳变异（黄色）。引自参考文献 [14]

鸡翅形 84 例（50.3%）。④左心耳的解剖参数。左心耳口长径为 25.54 ± 5.05mm，左心耳口短径为 14.79 ± 3.55mm，左心耳口截面积为 305.50 ± 118.79mm^2，左心耳口颈部长度 11.45 ± 2.55mm，左心耳容积 8.73 ± 4.18mL，左心耳口与左上肺静脉距离为 4.66 ± 1.85mm，左心耳口距二尖瓣环距离 9.91 ± 2.49mm，左心耳口距回旋支距离 3.47 ± 1.09mm。上述参数为我国左心耳封堵器的设计及封堵术提供了重要的参考信息。

第三节
CT 检查对左心耳血栓的诊断价值

一、心脏 CT 检查评价左心耳血栓

血栓形成及血栓栓塞是房颤最常见的并发症之一，以左心耳部血栓形成最为常见。经食管超声心动图（TEE）是检测左心耳血栓的"金标准"，然而 TEE 是一种相对有创的检测方法，检查时要将超声探头插入患者的食管，且需要患者镇静及局部麻醉，部分不能耐受 TEE 检查的患者痛苦较大。此外，TEE 需要有熟练操作能力的超声医生及相关检查设备，在临床工作中，其应用仍然受到一定的限制。因此，安全、无创的左心耳血栓检测方法的潜在需求逐渐增加。

随着 64 排以上高端 CT 设备的发展，其快速的容积扫描、较高的时间及空间分辨率及图像后处理技术的飞速发展，使其对左心房、肺静脉的显示更加直观，可以为临床提供更多的信息。目前，MSCT 在心脏疾病治疗方面的应用包括：LAAC、房颤导管消融术、心脏起搏器植入术及心脏逆行灌注治疗术前后的评价等，其中应用最多的是房颤导管消融术及 LAAC 前对左心房、左心耳的评价。用增强心脏 CT 来检测左心耳是否存在"充盈缺损"，特别是延迟扫描能增加诊断左心耳血栓的准确性，并可

区分慢性血栓（图 3-6）与新鲜血栓（图 3-7）。

应用心脏 CT 判断左心耳血栓需与血液淤滞相鉴别，主要方法有：

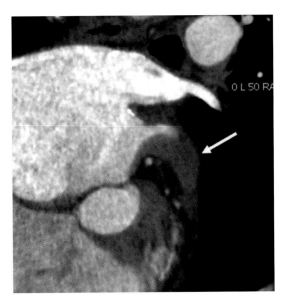

图 3-6　CT 冠状位图像显示左心耳的充盈缺损，提示血栓形成（白色箭头），且该血栓的左心房侧的边缘较为光整，提示慢性血栓表现

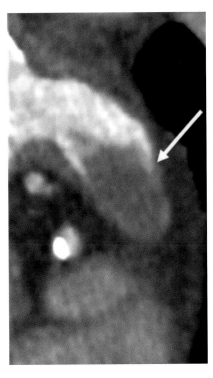

图 3-7　CT 冠状位图像显示左心耳的充盈缺损，提示血栓形成（白色箭头），且该血栓的左心房腔内侧边缘不光整，与房耳壁有"间隙"，提示为较为新鲜的血栓

（1）延迟扫描：造影剂用量为 50~100mL，延迟时间为 30~180s。延迟成像能使心脏 CT 检测左心耳血栓的阳性预测值从 26% 提升至 92%[20]。缺点是辐射量大于单次扫描。

（2）分两次推注造影剂，两次推注的间隔时间为 180s。推注完成后进行扫描，缺点是造影剂的用量增加了近一倍，肾功能不全的患者应慎用。

上述两种方法的鉴别标准是：成像早期血栓和血液淤滞均可显像，成像晚期血液淤滞信号消失；也可结合缺损的形状和造影剂衰减来判断，血栓通常为圆形或卵圆形，而血液淤滞常为三角形，且均匀衰减。

（3）计算左心耳与升主动脉内 CT 值之比。CT 值以亨氏单位（hounsfield unit，HU）表示。左心耳血栓者的比值低于血液淤滞者，多项小样本研究[21-23]得出的区分左心耳血栓及血液淤滞或 TEE 中的自发性显影的阈值差别较大，其中还有研究建议将左心耳充盈缺损处的 CT 值作为鉴别依据[22]，但分界点尚无统一标准，仍需大样本研究进一步论证。

二、国内外研究进展

有研究表明，以最终的外科手术探查为金标准，TEE 检查左心房血栓的灵敏度为 100%，特异度为 99%。Achenbach 等人[24]对 52 例房颤患者行电子束 CT 扫描检测左心房是否存在血栓，以 TEE 检查为金标准进行对照，结果显示其灵敏度为 100%，特异度为 87%，阳性预测值为 54%，阴性预测值为 100%。Patel 等人[25]对 42 例房颤患者同时采用增强 CT 及 TEE 检测左心房血栓形成，CT 检测出 4 例左心房血栓，最终行 TEE 检查证实；1 例 CT 诊断为左心房血栓形成的患者，TEE 诊断为左心房内烟雾样回声。一项包括 19 篇相关文献、2955 例房颤患者的

meta 分析显示[26]，心脏 CT 对左心耳内血栓的灵敏度和特异度分别为 96% 和 92%，准确度为 94%，阳性和阴性预测值分别为 41% 和 99%。弓静等人[27]对 37 例房颤患者行左心房增强 CT 检查，并以 TEE 检查为金标准进行对照，发现其诊断符合率为 89%，灵敏度为 75%，特异度为 93%，其中 2 例 CT 检查诊断为阴性的患者，TEE 诊断为絮状回声可疑血栓形成。另外一个较大样本（402 例患者）的研究结果表明，64 排 CT 检测左心房血栓形成的灵敏度与特异度分别为 100% 及 95.4%，进一步证实了以上研究结果。

Hur 等人[28]对 101 例疑似心源性卒中的患者行 64 排心脏 CT 血管成像及 TEE 检查，研究结果显示，TEE 检查发现 8 例左心耳内血栓，心脏 CT 血管成像发现 12 例。以 TEE 检查为参照标准，心脏 CT 血管成像的灵敏度、特异度和准确度分别为 100%、95% 和 96%。64 排心脏 CT 血管成像和 TEE 检查对发现左心耳内血栓有很高的一致性。89 例 CT 或 TEE 检查均未显示血栓，8 例 CT 与 TEE 检查均显示血栓，4 例只在 CT 上显示血栓，而 TEE 检查未显示。表明 64 排心脏 CT 血管成像是探测卒中患者左心耳血栓的无创性检查方法。

郭漾等人[29]进一步探讨了 64 排 CT 心脏双期扫描能否增加对左心耳血栓的诊断价值。对 34 例疑有左心耳血栓的 NVAF 患者行 64 排 CT 检测，第 1 期扫描延迟时间以探测的循环时间为准，第 2 期扫描延迟时间为 90s。其中 13 例患者同时行 TEE 检查。结果表明，第 1 期显示为左心耳充盈缺损的 14 例患者中，6 例患者第 2 期扫描仍显示充盈缺损，表明左心耳血栓形成；8 例第 2 期扫描显示左心耳充盈缺损消失，表明为左心耳"血栓前状态"。其中 2 例左心耳血栓与 3 例左心耳"血栓前状态"患者，被 TEE 检查证实。另外 20 例 CT 检查阴性的患者，行 TEE 检查也未见异常，同时

CT 发现 23 例患者合并有冠状动脉病变。因此，64 排 CT 心脏双期扫描提高了对左心耳血栓的诊断价值，同时还能发现冠状动脉的异常。64 排 CT 心脏双期扫描不仅证实了血栓形成，避免了只有单期扫描的假阳性结果。另一项研究也证实了类似的结果，以 TEE 检查为金标准，其灵敏度及阴性预测值均达到了 100%，肯定了 CT 检查在预测左心房血栓方面的阴性预测值，且无一例 CT 及 TEE 检查为阴性的患者在未来出现 TIA 或卒中。整体而言，3 年内，TEE 检查的比例由 57.5% 降至 24.0%，也进一步证实了 CT 延迟扫描在患者行导管消融术前是安全、可行且有效的检查左心耳血栓的方法。

三、临床的评分系统

临床上有 3 种评分系统对 NVAF 患者左心房或左心耳血栓形成进行预测，3 种评分系统分别是 $CHADS_2$、CHA_2DS_2-VASc 和自行改良的 CHA_2DS_2-VASc-LA_2。陶小玲等人[30]研究了 3 种评分系统对 NVAF 患者左心房或左心耳血栓形成的预测价值，该研究共入选 203 例 NVAF 患者，其中 TEE 检查提示 39 例有左心耳血栓形成，164 例左心耳未见血栓形成。对患者的一般情况、既往病史、入院时检查、$CHADS_2$、CHA_2DS_2-VASc 评分进行单因素和多因素 logistic 回归分析。根据 logistic 回归分析结果，将独立预测因素左心房容积指数 ≥ 32mL/m^2 记为 2 分，加入 CHA_2DS_2-VASc 评分中组合成新的评分方案 CHA_2DS_2-VASc-LA_2，比较 3 组评分对左心耳血栓形成的预测价值。结果显示，CHA_2DS_2-VASc-LA_2 评分较 $CHADS_2$、CHA_2DS_2-VASc 评分能更好地预测 NVAF 患者低危人群的左心耳血栓形成，CHA_2DS_2-VASc-LA_2 评分为 0 分者，可避免常规 TEE 检查，也不用再进行心脏 CT 检查。

第四节
心脏 CT 对左心耳功能的检测及评价

左心耳具有主动收缩和舒张功能，其运动比较复杂，除本身的充盈和排空运动之外，还受到心脏收缩、舒张、扭转等多种因素的影响[31, 32]。左心房压力和容量增加时左心耳对左心房血流动力学的调节有重要作用[33]。左心耳容积和功能的变化与多种疾病有关，其扩大、功能减退和失调会导致左心耳排空充盈障碍，血流淤滞，易诱发血栓形成[34]。因此，准确评价左心耳的容积及功能对于临床预防、危险分层、诊断及指导治疗方面均有重要临床意义。而采用 MSCT 与三维成像软件结合，可以准确测量心房、心室及心耳的体积[35, 36]。

一、图像后处理技术及测量方法

（一）图像后处理

将原始图像重组成 10 个时相（5%~95%，间隔 10%），重组层厚 0.9mm，间隔 0.45mm。

（二）测量方法

利用心功能分析软件，自动获取各时相左心房三维图像，在此基础上分别于轴位图像用注射染料工具填充左心耳腔，获得左心房与左心耳三维图像，然后用切割工具将左心房与左心耳分离，测量左心耳容积。确定其最大容积（LAAVmax）、最小容积（LAAVmin），并计算左心耳排血量（LAAEV）、左心耳排空分数（LAAEF）。

计算公式：LAAEV= LAAVmax−LAAVmin

LAAEF=（LAAVmax−LAAVmin）/ LAAVmax×100%

二、临床应用研究进展

刘晓伟等人[37]采用 256iCT 冠状动脉成像多期相三维容积重组法对左心耳的容积和功能进行了研究，对象为 40 例行 256iCT 冠状动脉 CTA 检查结果阴性患者的影像资料，将原始扫描数据重组成 10 个时相（5%~95%），间隔 10%，于 Philips EBW 4.5 工作站测量各时相左心耳容积，观察左心耳在整个心动周期中容积的变化。结果显示，左心耳容积在整个心动周期中是不断变化的，期间有两次排空；65%~85% 时相期间左心耳容积变化较小，接近其自然状态。测得的 LAAVmax、LAAVmin、LAAEV 及 LAAEF 均 值 分 别 为 8.7±2.9mL、3.2±1.2mL、5.6±1.9mL 及 63.9%±7.8%。同时发现 LAAVmax、LAAVmin 均与身高、体重、体表面积（BSA）相关，说明 BSA 是影响左心耳体积的主要因素；LAAEV 与身高、体重、BSA、LAAVmax、LAAVmin 明 显 相 关；LAAEF 与 LAAVmax 无关，而与 LAAVmin 明显负相关。

温兆赢等人[38]应用双源 CT 进行了左心耳容积和功能的评估研究，并与心脏核磁共振检测结果进行对比。研究对象为 62 例行冠状动脉 CTA 检查的患者，获得双源 CT 容积数据及左心房垂直长轴快速稳态平衡进动序列电影图像，采用心功能分析软件分别对原始数据进行后处理，结果显示，双源 CT 测得的 LAAVmax、LAAVmin 及 LAAEF 分 别 为 13.29±6.34mL、5.47±2.29mL 及 58.8%±9.19%；心脏核磁共振测得的 LAAVmax、LAAVmin 及 LAAEF 分别为 12.81±7.08mL、5.18±3.25mL 及 59.56%±9.77%。显示两种方法所测得左心耳容积及功能间具有良好的相关性，表明双源 CT 可较准确地评估左心耳容积和功能。

总之，心脏 CT 血管成像多期相三维容积重组可以对左心耳的容积和功能进行评价，为临床提供重要参考。

第五节
心脏 CT 检查在左心耳封堵术中的应用

近年来，随着介入治疗器械及技术的发展，以及人们对左心耳结构和功能认识的深入，LAAC 因在预防房颤患者血栓栓塞中展现的安全性和有效性而备受青睐。但左心耳的形态结构因人而异，封堵器和植入位置自然不同，选用合适的测量方法以正确评估左心耳解剖学形态是 LAAC 的关键。但是，目前临床暂无公认的左心耳结构测量最佳方法，指导手术多采用 TEE 检查与数字减影血管造影（DSA）相结合的方式。

如前所述，心脏 CT 血管成像技术能较精确地检测左心耳的形态结构、开口大小及深度，筛查有无血栓，还可清晰显示左心耳与周围结构的关系，并可对左心耳的功能做出评价。这不仅有助于 LAAC 适应证的确定，也可用于 LAAC 后的随访评价。

一、左心耳封堵术前的筛查与评估

（1）筛查左心耳内有无血栓。虽然 TEE 在筛查左心房及左心耳血栓方面具有重要价值，但部分患者因不能耐受 TEE 检查，可行心脏 CT 血管成像检查，以判断左心耳有无血栓；此外，患者因合并其他心血管病需要行心脏 CT 血管成像检查时，也可同时观察左心耳内有无血栓。左心耳无血栓者符合 LAAC 的适应证。

（2）显示左心耳的二维及三维结构，测量左心耳的大小。心脏 CT 血管成像对于显示左心耳的形态结构及其与周围组织结构的关系具有重要意义，并可根据 CT 图像准确测量长轴、短轴深度及口径（图 3-8），评价左心耳的容积与功能[39]。上述指标均有助于判断患者有无 LAAC 适应证及决定封堵策略。

（3）根据 CT 三维成像技术与 3D 打印技术显示的左心耳的形态及大小，有助于事先选择合适的左心耳封堵器，指导 LAAC。

近年来，应用心脏 CT 图像对左心耳进行三维重建，得到 3D 打印模型，随后在模型上测量左心耳基底部最大直径及深度，或直接在模型上进行预手术。无论哪种类型的封堵器，与 TEE 相比，根据 3D 打印模型测得的数值来选择封堵器尺寸具有更高的准确性和更低的术后并发症发生率，同时能有效缩短手术时间，减少辐射剂量、封堵器的回收次数和数量[40-42]。

杨栋等人[43]使用 Mimics（比利时 Materialise 公司设计的交互式的医学影像控制系统）三维

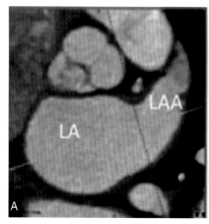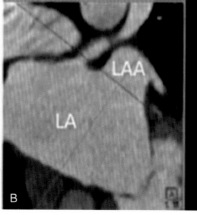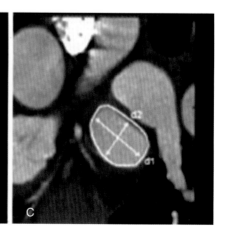

图 3-8　MSCT 显示 LAA 的结构及测量方法
A.LAA 长轴；B.LAA 短轴；C. 评估 LAA 大小。LAA：左心耳；LA：左心房。引自参考文献 [39]

成像技术重建房颤患者左心耳三维结构，并在 LAAC 中进行应用。10 例患者在心脏 CT 检查过程中心律均为房颤，平均心室率 90.3 ± 15.9 次 / 分。心脏 CT 检查时相选取最长 RR 间期的第 2 个 R 波前 80ms 处作为 Mimics 三维重建原始数据。采用 Mimics 17.0 软件行左心耳三维重建，构建出左心耳三维模型，应用计算机三维打印技术等比例打印左心耳。应用波科公司提供的体外 Watchman 模拟装置，先在三维模型上尝试释放封堵器，体外选取最佳尺寸和释放位置。按照体外选取的 Watchman 封堵器型号，10 例患者均成功植入，表明用 Mimics 三维成像技术重建房颤患者左心耳三维结构，指导 LAAC 是可行的。

　　Mimics 三维重建下测量左心耳具有以下优势：①开口直径测量。左心耳开口多偏圆形，部分患者呈长椭圆形或不规则形态，会对测量造成困扰，无论是 TEE 还是 DSA 都束手无策。而 Mimics 三维成像能通过多点勾画心耳开口，可以得到开口处最大直径及周长。②心耳深度。Mimics 三维能够任意获取目标切面，通过多线段测量，计算出心耳的准确深度。③心耳内部形态。心耳内部结构复杂，左心耳封堵器需要安置在牢靠、稳固的位置，Mimics 三维重建为位置的选取提供了重要的参考。④血栓。Mimics 三维重建是建立在心脏 CT 图像上，因此对于血栓的鉴别，可以通过目标部位的 CT 值初步判断目标团块性质。⑤对于不规则心耳开口的封堵器选择。对于形状不规则的左心耳开口，尤其是长椭圆形开口，可采用直径等于左心耳开口周长 / 圆周率来选择封堵器尺寸。

二、左心耳封堵术后随访评价

　　心脏 CT 血管成像可用于 LAAC 后的随访，评价左心耳封堵效果，了解有无残余漏，观察封堵器有无移位、脱落及封堵器相关血栓（DRT）形成，并对封堵器内皮化情况做出评估与评价。

（一）评估残余漏

　　CT 判断左心耳被完全封堵的标准是：动脉期左心耳内 CT 值 <100HU，并小于左心房内 CT 值的 25%；静脉期时左心耳内 CT 值 <100HU，同时小于动脉期同部位 CT 值的 150%。Cochet 等人[44] 建议应用静脉期 CT 图像来判断残余漏，静脉期残余漏的阳性率（69%）显著大于动脉期（44%）。CT 检查残余漏的发现率为 47%~69%，残余漏多位于封堵器的后下方[44-46]，这可能与封堵器直径过小、锚定区直径过大、封堵器压缩比过小、左心耳容积扩张、左房射血分数下降、封堵器与左心耳主轴不垂直等相关，与封堵器类型是否相关暂无定论[44, 45, 47, 48]。

　　有研究显示[47, 48]，CT 发现残余漏的敏感度优于 TEE，可能是由于：① CT 的高分辨率，在检测毫米级残余漏上存在优势；② TEE 检查常局限于 0°、45°、90° 和 135°，可能导致漏诊。Lim 等人[48] 对行 LAAC 的患者进行了分阶段的 CT 随访，结果显示，残余漏处于动态变化中可能与封堵器植入引起左心耳重构有关，也可能是由于术后随访期间左房射血分数下降导致左心耳容积扩大。

　　目前尚无研究证明残余漏与预后相关。故对于术后随访发现残余漏的患者，若残余漏 ≥ 5mm，血栓可能进入血液循环诱发栓塞事件，可通过血管塞等工具进行封堵或继续口服抗凝药物治疗；若残余漏 <5mm，则判断为封堵成功，可仅口服抗血小板药物治疗。

（二）评估封堵器相关血栓

　　DRT 是卒中的潜在危险因素，也是 LAAC 后常见的并发症之一。常见于封堵器与输送导管连接处，因为此处具有螺纹结构。DRT 的产生受以下因素的影响：年龄、房颤持续时间、CHA_2DS_2-VASc 评分、术前血小板计数、左心室射血分数、左心耳血流峰值排空速度和术后用药方案。根据 CT 图像上充盈缺损的形状，可将 DRT 分为块状和扁平状，以后者多见，若

扁平型血栓的厚度 <1mm，一般认为是封堵器表面内皮化的标志[44]。

DRT 患者卒中风险较高[49]，但仍缺乏多中心、大样本的随机对照试验证实这一结论，这与 DRT 的低发生率有关。注意以下几点有助于预防 DRT 的发生：①术前应尽可能改善患者心功能；②改良封堵器的设计；③房间隔穿刺成功后即经导管迅速推注肝素（100U/kg），并监测活化凝血时间（ACT）；④减少导管在左心房内的停留时间；⑤术后给予规范的抗栓药物治疗。

（三）评估封堵器内皮化程度

封堵器表面完全内皮化是指内皮细胞完全覆盖封堵器表面并与邻近的心内膜内皮细胞相移行。不完全内皮化会导致血液淤滞于封堵器表面，进而形成 DRT。目前，关于封堵器内皮化的研究较少。

Granier 等人[50]结合 TEE 和心脏 CT 来判断封堵器表面内皮化进程，TEE 排除周围残余漏，但 CT 示左心耳内造影剂充盈者提示不完全内皮化；若左心房内造影剂信号与左心耳内信号的差值在 50HU 以内，说明内皮化尚不完善；若左心耳内的造影剂信号与左心房内无差异，则说明封堵器表面还未实现内皮化或处于内皮化的早期阶段。该研究连续入选了 35 例行 LAAC 术的患者，术后随访 10±6 个月，有 30% 的患者实现了内皮化。对于年老、患糖尿病和封堵器尺寸过大的患者，完全内皮化所需的时间长，故建议延长术后抗凝的时间。由于样本量小，内皮化率可能存在较大的偏差，也未验证封堵器类型对内皮化的影响，故需更大样本的临床研究来验证内皮化的临床意义。

（中国医学科学院阜外心血管病医院　尹卫华　徐亮　吕滨　徐仲英）

参考文献

[1] Kalender W, Seisster W, Klotz E, et al. Spiral volumetric CT with single-breath hold technique, continuous transport and scanner rotation. Radiology, 1990, 176(1):181–183.

[2] Kalender W, Polacin A, Subc. Comparison of conventional and spiral CT: An experimental study on the detection of spherical lesions. J Comp Assit Tomogr, 1994, 18(2):167–176.

[3] Agatston AS, Janowitz W, Hilder F. Quantification of coronary artery calcium using ultrafast computed tomography. J Am Coll Cardiol, 1990, 15(4):827–832.

[4] Becker C, Knei A, Jakobs I, et al. Detection and Quantification of coronary artery calcification with electron beam and conventional CT. Eur Radiol, 1999, 9(4):620–624.

[5] Budoff MJ, Georgion D, Brody A. Ultrafast computed tomography as a diagnostic modality in the detection of coronary artery diseases: a multicenter study. Circulation, 1996, 93(5):898–904.

[6] Famm SD. Coronary artery calcium screening: ready for prime time ? Radiology, 1998, 208(3):571–572.

[7] Fuchs F, Kachelrieb M. Technical advances in multi-slice spiral CT. Eur J Raiol, 2000, 36(2):69–73.

[8] 刘玉清. 心血管影像学——百年回顾与展望. 中国医学影像技术, 2001, 17(9):809-810.

[9] 戴汝平, 白桦, 吕滨, 等. 超高速 CT 在心血管病诊断中的应用. 中华放射性杂志, 1997, 31:81–85.

[10] Hara H, Virmani R, Holmes DRJ, et al. Is the left atrial appendage more than a simple appendage? Catheter Cardiovasc Interv, 2009, 74:234–242.

[11] Douglas YL, Jonqbloed MR, Gittenberger-de Groot AC, et al. Histology of vascular myocardial wall of left atrial body after pulmonary venous in corporation. Am J Cardiol, 2006, 97:662–670.

[12] Ernst G, Stollberger C, Abzieher F, et al. Morphology of left atrial appendage. Anat Rec, 1995, 242:553–561.

[13] Veinot JP, Harrity PJ, Gentile F, et al. Anatomy of the normal left atrial appendage: a quantitative study of age related changes in 500 autopsy hearts: implications for echocardiographic examination. Circulation, 1997, 96(9):3112–3115.

[14] Cabrera JA, Saremi F, Sanchez-Quintana D. Left atrial appendage: anatomy and imaging landmarks pertinent to percutaneous transcatheter occlusion. Heart, 2014, 100(20):1636–1650.

[15] Di Biase L, Santangeli P, Anselmino M, et al. Dose the left atrial appendage morphology correlate with the risk of stoke in patients with atrial fibrillation ? J Am Coll Cardiol, 2012, 60(6):531–538.

[16] 宋宏宁, 周青, 陈金玲, 等. 经食管三维超声灰阶反转容积再显像评价心房颤动患者左心耳空间解剖：与 CT 对比研究. 中华超声影像学杂志, 2016, 25(2):110–115.

[17] Koplay M, Erl C, Paksoy Y, et al. An investigation of the

anatomical variations of left atrial appendage by multi detector computed tomographic coronary angiography. Eur J Radiol, 2012, 81:1575–1580.

[18] 刘晓伟 . 256 层螺旋 CT 在左心耳结构和功能评价中的应用研究 . 河北医科大学（研究生论文），2013, 10.7666/d.Y2337185

[19] 杨延坤，郑宏，孙鑫，等 .64 排螺旋 CT 心脏增强扫描在左心耳解剖形态评价中的应用实用放射学杂志 ,2014, 30(4):584–587.

[20] Romero J,Husain SA,Kelesidis I,et al. Detection of left atrial appendage thrombus by cardiac computed tomography in patients with atrial fibrillation: a meta-analysis. Circ Cardiovasc Imaging, 2013, 6(2):185–194.

[21] Hur J, Kim YJ, Lee HJ, et al. Dual-enhanced cardiac CT for detection of left atrial appendage thrombus in patients with stroke: a prospective comparison study with transesophageal echocardiography. Stroke, 2011, 42(9):2471–2477.

[22] Budoff MJ,Shittu A,Hacioglu Y, et al. Comparison of transesophageal echocardiography versus computed tomography for detection of left atrial appendage filling defect (thrombus) . Am J Cardiol, 2014, 113(1):173–177.

[23] Singh NK, Nallamothu N, Zuck VP, et al. Left atrial appendage filling defects on 64-slice multidetector computed tomography in patients undergoing pulmonary vein isolation: predictors and comparison to transesophageal echocardiography . J Comput Assist Tomogr, 2009, 33(6):946–951.

[24] Achenbach S, Sacher D, Ropers D, et al. Electron beam computed tomography for the detection of left atrial thrombi in patients with atrial fibrillation. Heart, 2004, 90: 1477–1478.

[25] Patel A, Au E, Donegan K, et al. Multi detector row computed tomography for identification of left atrial appendage filliing defects in patients undergoing pulmonary vein isolation for treatment of atrial fibrillation. Heart Rhythm, 2008, 5(2):253–260.

[26] Romero J, Husain SA, Kelesidis I, et al. Detection of left atrial appendage thrombus by cardiac computed tomography in patients with atrial fibrillation: a meta-analysis. Circ Cardiovasc Imaging, 2013, 6(2):185–194.

[27] 弓静，田建明，萧毅，等 .64 层 CT 对房颤患者左心耳血栓的评价：与 TEE 比较 . 中国医学计算机成像杂志，2009, 15:38–41.

[28] Hur J, Kim YJ, Nam JE, et al. Thrombus in the left atrial appendage in stroke patients: detection with cardiac CT angiography—a preliminary report. Radiology, 2008, 249(1):81–87.

[29] 郭漾，葛英辉，史大鹏，等 .64 排 CT 心脏双期扫描对诊断左心房血栓及血栓前状态的应用 . 实用放射学杂志，

2009, 9:1268–1270.

[30] 陶小玲，张贤锐，熊斌，等 . 三种评分系统对非瓣膜性心房颤动患者左心房或左心耳血栓形成的预测价值 . 第二军医大学学报，2014, 35(6):644–650.

[31] Ostermayer S, Reschke M, Billinger K, et al. Percutaneous closure of left atrial appendage. J Interv Cardiol, 2003, 16(6):553–556.

[32] 李爱莉，李治安，王勇，等 . 实时三维经食管超声心动图测定左心耳功能的临床研究 . 中华超声影像学杂志，2010, 19(9):737–740.

[33] Qamruddin S, Shinbane J, Shriki J, et al. Left atrial appendage: structure, function, imaging modalities and therapeutic options. Expert Rev Cariovase Ther, 2010, 8(1):65–75.

[34] Donal E, Yamada H, Leclercq C, et al. The left atrial appendage, a small, blind ended structure: a review of its echocardiographic evaluation and its clinical role. Chest, 2005, 128:1853.

[35] Wu YW, Tadamura E, Yamamuro M, et al. Estimation of global and regional cardiac function using 64 slice computed tomography: a comparison study with echocardiography, gated SPECT and cardiovascular magnetic resonance. Int J Cardiol, 2008, 128(1):69–76.

[36] Juergens KU, Seifarth H, Range F, et al. Automated threshold based 3D segmentation versus short axis planimetry for assessment of global left ventricular function with dual source MDCT. Am J Roentgenol, 2008, 190(2):308–321.

[37] 刘晓伟，李彩英，汪国石，等 .256 iCT 对左心耳容积和功能的评价 . 临床放射学杂志，2014, 33(9):1352–1356.

[38] 温兆赢，张兆琪，于薇，等 . 双源 CT 与磁共振技术对左心耳功能评估的对比研究 . 第二军医大学学报，2010, 31(6):621–624.

[39] 林逸贤，王静 . 左心耳解剖结构和影像学特征 . 中国实用内科杂志，2015, 35(12):979–984

[40] Ciobotaru V, Combes N, Martin CA, et al. Left atrial appendage occlusion simulation based on three-dimensional printing: new insights into outcome and technique. Euro Intervention, 2018, 14(2):176–184.

[41] Li H, Qing Y, Bing S, et al. Application of 3D printing technology to left atrial appendage occlusion. Int J Cardiol, 2017, 231:258–263.

[42] Hell MM, Achenbach S, Yoo IS, et al. 3D printing for sizing left atrial appendage closure device: head-to-head comparison with computed tomography and transoesophageal echocardiography. Euro Intervention, 2017, 13(10):1234–1241.

[43] 杨栋，徐望，张逸群，等 .Mimics 三维成像在经皮左心耳封堵术中的应用 . 中华心血管病杂志，2015,

43(4):352–357.

[44] Cochet H, Iriart X, Sridi S, et al. Left atrial appendage patency and device-related thrombus after percutaneous left atrial appendage occlusion: a computed tomography study. Eur Heart J Cardiovasc Imaging, 2018, 19(12):1351–1361.

[45] Jaguszewski M,Manes C,Puippe G, et al. Cardiac CT and echocardiographic evaluation of peri-device flow after percutaneous left atrial appendage closure using the AMPLATZER cardiac plug device. Catheter Cardiovasc Interv, 2015, 85(2):306–312.

[46] Patti G, Scipione R, Ussia GP, et al. Intradevice misalignment predicts residual leak in patients undergoing left atrial appendage closure. J Cardiovasc Med (Hagerstown), 2017, 18(11):900–907.

[47] Saw J, Fahmy P, DeJong P, et al. Cardiac CT angiography for device surveillance after endovascular left atrial appendage closure. Eur Heart J Cardiovasc Imaging, 2015, 16(11):1198–1206.

[48] Lim YM, Kim JS, Kim TH, et al. Delayed left atrial appendage contrast filling in computed tomograms after percutaneous left atrial appendage occlusion. J Cardiol, 2017, 70(6):571–577.

[49] Reddy VY, Mobius-Winkler S, Miller MA, et al. Left atrial appendage closure with the Watchman device in patients with a contraindication for oral anticoagulation:the ASAP study(ASA Plavix Feasibility Study With Watchman Left Atrial Appendage Closure Technology) . J Am Coll Cardiol, 2013, 61(25):2551–2556.

[50] Granier M, Laugaudin G, Massin F, et al. Occurrence of incomplete endothelialization causing residual permeability after left atrial appendage closure. J Invasive Cardiol, 2018, 30(7):245–250.

第 **4** 章

房颤对左心耳功能的影响与卒中

第一节
心房颤动的流行病学与发生机制

心房颤动（房颤）是指规则有序的心房电活动丧失，代之以快速无序的心房颤动波，是最严重的心房电活动紊乱，也是常见的快速性心律失常之一。

一、房颤的流行病学

（一）患病率

关于房颤流行病学最重要的研究大多是在发达国家进行的，并在 20 世纪末至 21 世纪初之间发表，这些研究估计房颤的患病率在普通人群中为 0.5%～1%。然而，在过去 10 年中普遍的看法是，由于房颤患者住院次数、门诊 / 急诊室就诊及 10%~25% 无症状房颤患者没有得到检查等因素，房颤的真实患病率可能仍然被低估了，如果通过积极筛查，20 岁以上成人的房颤患病率将可能接近 3%[1]。

Chugh 等人系统地回顾了 1980—2010 年发表于全球 21 个地区的房颤人群研究，估算房颤的全球 / 区域流行率、患病率、发病率和死亡率。2010 年全球患房颤的人数估计为 3350 万（男性 2090 万、女性 1260 万），约占全世界

人口的 0.5%。1990 年男性和女性的房颤患病率分别为 569.5/10 万和 359.9/10 万，2010 年男性患病率增至 596.2/10 万，女性为 373.1/10 万。1990—2010 年，女性的房颤相关死亡率高于男性，男性和女性的房颤相关死亡率分别增加了 2 倍和 1.9 倍。1990—2010 年，与房颤相关的负担（按残疾校正后的生命年计算）在男性增加了 18.8%，女性增加了 18.9%[2]。

Framingham 心脏研究对 1958—2007 年参加研究的 9511 例参与者的房颤发病率、患病率、危险因素及其与卒中和发病后死亡率的关系进行调查，经过 50 年观察 [202 417（人·年）]，与 1958—1967 年相比，1998—2007 年经年龄调整的房颤患病率增加了 4 倍，男性为每 1000 人年 20.4 例增至 96.2 例，女性为每 1000（人·年）13.7 例增至 49.4 例。调整年龄后，男性的发病率从每 1000（人·年）3.7 例增加到 13.4 例，女性从每 1000（人·年）2.5 例增加到 8.6 例[3]。

房颤的患病率存在区域异质性。在美国，根据 Medicare 数据[4]，65 岁以上人群房颤患病率每年增加 0.3%，1993—2007 年，绝对增长率为 4.5%（从 4.1% 增至 8.6%），房颤患病率显著增长的原因包括对慢性心脏病和非心脏病的诊治水平增强、人口老龄化，以及怀疑和诊断房颤的能力提高。美国疾病预防控制中心估

计美国现有 270 万 ~610 万例房颤患者，预计到 2030 年将达 1210 万例，如房颤发病率持续上升，到 2050 年美国房颤患者将突破 1590 万例。

在欧洲，大约有 600 万例房颤患者，患病率是 10 年前的 2 倍多。到 2030 年，欧盟预计将有 1400 万 ~1700 万例房颤患者[5]。欧洲各国家间的患病率也有差异，根据英国电子医疗记录数据库连续 17 次横断面分析显示，英国房颤患病率从 2000 年的 2.14% 增加到 2016 年的 3.29%。意大利、冰岛约为 1.9%，德国为 2.3%，瑞典为 2.9%。20 世纪 70~90 年代，哥本哈根市男性的房颤患病率增加了 1 倍。对荷兰鹿特丹 6432 名居民的调查发现，55~59 岁居民房颤患病率仅为 0.7%，而在 >85 岁的居民中患病率高达 17.8%[6-7]。

1966—1981 年，研究人员对西澳大利亚州 1770 人的前瞻性调查结果显示，在 60 岁以上的人群中，房颤患病率为 4.9%[8]。2014 年估计有 33 万人患有房颤，预计在 20 年内，房颤患病率可能为 6.39%，房颤人数可能达到 61 万。数据表明，新西兰 55 岁以上人群房颤患病率约为 5%[9]。

亚洲一些国家的房颤流行病学调查提示，房颤在亚洲人群中的患病率低于欧美。日本成年人房颤的总体患病率约为 0.6% ~1.6%，2010 年约有 83 万人。韩国房颤患病率为 0.7% ~1.3%，男性患病率为 1.2%，女性患病率为 0.4%，约 56.6% 的患者年龄 >65 岁。新加坡一项纳入 1839 例年龄 ≥ 55 岁的华人研究显示，该人群的房颤总患病率为 1.5%，其中男性（2.6%）高于女性（0.6%），≥ 80 岁组的房颤患病率为 5.8%。马来西亚房颤患病率约为 0.5%~0.7%[10]。

中国大型房颤相关流行病学调查较少，2004 年中国一项纳入自然人群中 29 079 例 30~85 岁人群的流行病学调查显示，房颤总患病率为 0.77%，标准化后的患病率为 0.61%。男性患病率约为 0.9%，略高于女性。房颤患病率在 50~59 岁人群中仅为 0.5%，在 ≥ 80 岁

的人群中高达 7.5%。在高血压和非高血压人群中，房颤患病率分别为 0.7% 和 1.0%；在冠心病和非冠心病患者人群中，房颤患病率分别为 2.6% 和 0.7%[11]。一些规模相对较小的房颤流行病学调查提示，我国不同地区房颤患病率存在一定差异。新疆维吾尔自治区抽取 14 618 名 35 岁以上城市及农村游牧居民，其房颤患病率为 0.04%[12]。太原市 5 个社区经整群抽样调察，对 9309 名 20 岁以上常住居民进行现况调查，结果提示该地区房颤患病率为 0.9%[13]。Xing LY 等人最近报道了我国东北地区的房颤横断面研究，2017—2019 年于辽宁省采用多阶段、分层和整群随机抽样方法，调查了 18 796 名年龄在 40 岁以上的人群，结果显示房颤患病率为 1.1%，在 40~49 岁为 0.2%，80 岁以上达 5.3%，男性多于女性（1.5% vs 0.9%），城乡之间的差异并不显著（1.3% vs 1.1%）[14]。我国台湾地区男性房颤总患病率为 1.4%，女性为 0.7%。

男性与女性的房颤比例约为 1.2∶1。多项研究显示房颤与年龄密切相关，在 ATRIA 研究中，<55 岁组的患病率仅为 0.1%，>80 岁组的患病率达 9%，各年龄组男性患病率均高于同组女性；在 Framingham 研究人群中，>80 岁组的房颤患病率达 8.8%。老年人群房颤筛查（SAFE）研究最近报道了 65 岁及以上人群的患病率为 7.2%，75 岁及以上患病率为 10.3%[15]。

（二）发病率

房颤发病率可用的信息较少，主要是由于不同研究入选的人群缺乏同质性，如年龄、房颤类型、研究、确诊方法各不相同，导致研究结果不具有可比性。

Framingham 研究于 1982 年最先报道了房颤发病率，通过在 32~65 岁的患者中每 2 年进行 2 次心电图检查，发现慢性房颤的总发病率为 2/1000（人·年）。随后进一步的研究显示，55~64 岁组男、女房颤发病率分别为

3.1/1000（人·年）和1.9/1000（人·年），而85~94岁组发病率分别高达38/1000（人·年）和31.4/1000（人·年）。从1958年到2007年，男性发病率从3.7/1000（人·年）增加到13.4/1000（人·年），女性发病率从2.5/1000（人·年）增加到8.6/1000（人·年）[3]。

明尼苏达州奥姆斯特德县1980年房颤发病率为3.04/1000（人·年），2000年为3.68/1000（人·年），该地区的房颤发病率仅略有增加[16]。Cardiovascular Health Study对5000余例≥65岁的观察对象的研究结果显示，房颤总发病率为19.2/1000（人·年），其中，65~74岁和75~84岁男性的发病率分别为17.6/1000（人·年）和42.7/1000（人·年）[17]。另一项美国Medicare的数据分析显示，美国65岁以上的医疗保险受益人中，1993年房颤发病率为27.3/1000（人·年），2007年为28.3/1000（人·年），房颤发病率在15年内没有大的变化。

欧洲报道的房颤发病率低于美国，不同欧洲国家及地区的发病率也有差异，冰岛为0.23/1000（人·年），德国为0.41/1000（人·年），苏格兰地区为0.9/1000（人·年）。房颤的发病率随着年龄的增长而增加，并且不同性别间也存在差异。在苏格兰地区及德国，年龄在65岁以上的房颤发生率分别为4.7/1000（人·年）和4.1/1000（人·年），65~74岁的人群发病率分别为3.2/1000（人·年）和10.8/1000（人·年），75~84岁的人群发病率分别为6.2/1000（人·年）和16.8/1000（人·年）。在荷兰鹿特丹，55~59岁居民中房颤发病率为1.1/1000（人·年），80岁以上居民中发病率高达20.7/1000（人·年）。在意大利的研究中，65~74岁组和≥75岁组的房颤发病率分别为6/1000（人·年）和14/1000（人·年）[7]。

房颤发病率存在明显差异的原因可能是对首发房颤的定义不同，即由于国际疾病分类诊断代码对房颤类型分类的不确定性，导致难以评估首发房颤的患者。

在中国，男性房颤平均发病率高于女性，分别为1.68/1000（人·年）和0.76/1000（人·年），且房颤的发病率随年龄增长而增高，65~74岁的男性和大于75岁的女性，分别为4.3/1000（人·年）和1.7/1000（人·年）[18]。

（三）房颤的致残率、致死率及医疗负担

房颤导致女性全因死亡率增加2倍，男性增加1.5倍。截至2010年，年龄调整的死亡率为男性1.6/10万，女性1.7/10万，女性较男性略高；通过年龄校正的劳力丧失修正寿命年评估致残率，男性为64.5/10万，女性为45.9/10万。房颤导致患者死亡的主要原因为进行性心力衰竭、心脏骤停及卒中。关于房颤管理导致的费用，在美国每年约为10 100~14 200美元/人，在欧洲每年为450~3000美元/人。住院原因包括房颤管理、心力衰竭、心肌梗死及房颤并发症。

二、房颤的发生机制

20世纪90年代早期的社区研究，包括Framingham心脏研究提供了房颤相关危险因素和临床结果的关键流行病学数据，从而提高了对发病机制的认识。当结构和（或）电生理异常促进心房组织异常脉冲形成和（或）传播时发生房颤，这些异常是由不同的病理生理机制引起的，房颤代表了多种疾病途径和机制的最终共同表型，其发生机制很复杂，涉及多因素间的相互作用，包括触发机制、维持基质及从阵发性向持续性发展的基础。

（一）房颤触发机制

Haïssaguerre等人的开创性研究发现，在许多阵发性房颤患者中，肺静脉肌袖的异位激动是触发房颤的来源。肺静脉肌袖是由心房肌纤维从左房向肺静脉延伸1.0~3.0cm，厚度1.0~1.5mm，然后逐渐减少。与其他部位心房心肌不同，肺静脉内肌袖具有特殊的细胞电生理特性、解剖和复杂的空间分布，导致房颤触

发和折返维持。尸检研究发现，肺静脉肌袖内的起搏细胞、过渡细胞和浦肯野细胞。肺静脉肌袖细胞的触发活动主要归因于 Ca^{2+} 调控异常，舒张期 Ca^{2+} 从肌质网漏出，通过 Na^+–Ca^{2+} 交换，激活内向 Na^+ 电流，导致自发性心肌细胞去极化（早期或延迟后出极）。关键调节蛋白和酶（包括蛋白激酶 A、钙调蛋白激酶 II、受磷酸蛋白和内质网钙通道蛋白 2 型受体）的过度磷酸化，是导致肌浆网 Ca^{2+} 超负荷和舒张膜不稳定的重要原因。肺静脉肌袖细胞的递减传导和复极异质性可导致局部折返，可能促进房颤维持。肺静脉肌袖电活动触发和维持，奠定了肺静脉隔离治疗房颤的理论基础[19]。

一些肺静脉外房颤触发灶也可导致房颤发生，包括上腔静脉、冠状窦、左心耳、马歇尔韧带和左心房后游离壁，发生原因为肌袖或区域性心房纤维化。针对肺静脉外触发的消融可能是房颤消融个体治疗方法的有用补充。此外，自主神经丛是心脏心外膜表面上自主神经节的聚集体，也可能在房颤的发生和维持中起一定作用[20]。

（二）房颤的维持机制

触发机制是启动房颤所必需的，但心房基质对于房颤维持同样重要。心房结构和电生理异常可维持折返，促进房颤稳定发作。房颤的维持机制目前尚未完全阐明，主要有以下几个学说：

（1）多子波折返：房颤时心房内存在多个折返形成的子波，这些子波并不固定，而是相互间不停碰撞、湮灭、融合，新的子波不断形成[21]。外科迷宫术就是建立在这一理论基础上的，即房颤的维持需要一定临界数量的折返子波，每一个子波都需要一定临界质量的可激动心房组织[22]。目前外科迷宫术取得了令人瞩目的成就。但近年来越来越多的证据表明，房颤电活动并非无序混乱。

（2）局灶激动：常见于肺静脉前庭，高频冲动放射状传导至心房，但因周围组织传导不均一性和各相异性，或遇各种功能或解剖障碍

碎裂为更多的子波，从而产生颤动样传导。

（3）转子学说：一种特定的功能折返形式，其波阵面不是圆形的，而是弯曲或螺旋形的，波阵面和波尾在一个相奇点处相遇。转子中的波阵面速度不是恒定的，紧邻相奇点的波阵面是曲率最高的区域，也是传导速度最慢的区域。转子以极高的频率旋转，以向外弯曲的曲率辐射螺旋波阵面，形成阿基米德螺旋，并导致其周边的波片化。转子与环形折返有最根本的不同，环形折返的中心是固定、不可激动的，而转子能够在整个空间中移动，在某些情况下，转子可能以各种复杂的形式弯曲，进而对转子的性能和可持续性产生重要影响。螺旋波折返不是由波长决定的，而是由激动波前和组织之间的源 – 库关系决定的。转子概念也可以适用于心房的解剖折返，梳状肌或肺静脉前庭可以使折返转子稳定。通过心房进行"局灶电激动和转子调频技术（focal impulse and rotor modulation，FIRM）"标测，可直接观测到持续房颤患者左房或右房稳定存在转子。在 CONFIRM 研究中[23]，101 例房颤患者的左、右房中进行标测，在 97% 的患者中标测到持续性快速局灶激动的存在，其中绝大多数（70%）为转子，在转子区域消融，绝大多数（86%）房颤可以即刻终止，或者周长显著延长。首次消融术后中位数为 273d 的随访时间里，转子消融组的窦性心律维持率远高于单纯的传统消融组（82.4% vs 44.9%）。

（三）心房结构异常

任何导致心房结构改变的因素都会增加房颤发生的可能性。心房结构变化（如炎症、纤维化、肥大）最常见于高血压、冠心病、瓣膜性心脏病、心肌病和心力衰竭，这些疾病会导致左房压力增加、心房扩张、心房壁张力改变。冠心病引起心房缺血和淀粉样变性、血色病和结节病等浸润性疾病也会促使房颤发生。心外因素包括高血压、睡眠呼吸暂停、肥胖、饮酒 /

药物及甲状腺功能亢进，这些因素均对心房细胞结构和（或）功能具有病理生理影响。即使在被认为没有结构性心脏病的阵发性房颤患者中，心房活检也显示出与心肌炎和纤维化一致的炎性浸润。此外，长时间快速心房起搏会增加心律失常的易感性，在房颤患者心房及进行快速心房起搏的动物心房中，发现糖原沉积、线粒体紊乱和间隙连接异常，导致细胞坏死和凋亡。心房结构异常可以不均匀地改变脉冲传导和（或）不应期，从而形成房颤发生的基质[24]。

心房肌纤维化是实验性房颤和临床房颤的共同特征。与心室相比，心房对纤维化信号更敏感，拥有更多的成纤维细胞。心房牵张可激活肾素—血管紧张素—醛固酮系统，产生多种下游纤维化因子，包括 β_1 转化生长因子。炎症和遗传因素也可以促进心房纤维化。快速心室起搏诱发心衰竭的动物模型可导致广泛心房纤维化、增加房颤敏感度。快速心房起搏也可导致心房纤维化。人体研究表明，电解剖图上的低电压区域与磁共振成像上的后期增强区域之间存在很强的相关性。研究表明，心房纤维化的严重程度与卒中的风险相关，并会降低导管消融成功率。

（四）心房电重构

心房电重构包括心房肌肉细胞有效不应期和动作电位时限缩短、动作电位传导速度减慢、不应期离散度增加等电生理特征的改变，有利于房颤的发生和维持。电重构的基础是心房肌细胞跨膜离子流的改变，主要表现为：L-型钙通道离子流密度减小，失活后恢复减慢；瞬时外向钾通道离子流密度减小，激活和失活均减慢，失活后恢复也减慢；快钠通道离子流密度无显著变化，但失活减慢；延迟整流性钾通道离子流密度减小，内向整流性钾通道离子流密度增大；ATP 敏感度钾通道离子流密度增大。

（五）自主神经系统的作用

研究证实刺激副交感和（或）交感神经可诱发房颤。乙酰胆碱会激活特定的乙酰胆碱敏感度钾电流，从而不均匀缩短心房动作电位和不应期，增加折返敏感度。交感神经刺激会增加细胞内钙，从而增加自律性和触发活动。在动物模型和人类中可观察到房颤发作前副交感和（或）交感神经活动增加。

心脏自主神经节神经元位于心外膜脂肪中，靠近肺静脉－左房交界处和马歇尔韧带。刺激心脏自主神经节可重复激发快速心房电活动。在某些临床研究中，针对自主神经节区域的消融优于单纯肺静脉隔离[25]。

（六）遗传学基础

房颤具有一定的遗传性，具有家族性房颤史者，若一级亲属确诊房颤，则本人罹患房颤的风险增加约 40%。家系研究、人群研究和基因组学研究分别发现一些与离子通道、转录因子相关的基因突变或多态性位点，其与房颤的相关性尚待进一步证实[26]。

迄今为止，人们对房颤启动和导致房颤长期维持的根本机制尚未完全明确，这在一定程度上解释了房颤治疗不理想的原因，尤其是长期持续性房颤。

第二节
房颤患者卒中风险评估与筛查

一、房颤患者卒中风险评估

房颤患者发生缺血性卒中的风险与其临床特征密切相关，如何在房颤患者中筛选出卒中的中高危人群，及时给予抗凝治疗，一直是临床工作的焦点。

（一）CHADS$_2$ 和 CHA$_2$DS$_2$-VASc 评分系统的比较

目前常用的房颤卒中评分系统主要是

CHADS$_2$ 和 CHA$_2$DS$_2$-VAS。

1.CHADS$_2$ 评分系统

CHADS$_2$ 评分系统将充血性心力衰竭、年龄 >75 岁、高血压、糖尿病、既往卒中病史或短暂性脑缺血发作（TIA）作为房颤卒中的风险评估因子，用于判断患者卒中的危险度。规定评分低危组 0 分，中危组 1 分，高危组 2~6 分。低危患者推荐抗血小板治疗，中危患者推荐抗血小板或抗凝治疗，高危患者推荐抗凝治疗（表 4-1）。该评分系统简单、易行，2006 年 ECS/AHA/ACC 房颤管理指南中正式推荐 CHADS$_2$ 评分，并由此广泛用于临床危险分层[27]。

随后有研究者认为，CHADS$_2$ 评分系统缺少已证实与卒中有关的部分危险因素，如性别和血管病变，不能有效预测缺血性卒中，而且 CHADS$_2$ 仅对于年龄 >75 岁的患者给予 1 分的危险评价，而房颤患者的卒中风险自 65 岁开始，每增加 10 年风险将增高 150%。如果房颤患者仅有年龄 >75 岁这一项危险因素，根据 CHADS$_2$ 评分，并不需积极抗凝，而研究表明，与 CHADS$_2$ 评分为 0 分的人群相比，该人群血栓栓塞事件的住院率及病死率均显著增高。

2.CHA$_2$DS$_2$-VASc 评分系统

为弥补 CHADS$_2$ 评分的不足，后续研究提出了 CHA$_2$DS$_2$-VASc 评分系统（表 4-2）。将年龄 65~74 岁，存在血管病变及女性列入了评

表 4-1　CHADS$_2$ 评分

危险因素		计分
C （Congestive heart failure）	充血性心力衰竭	1
H （Hypertension）	血压持续高于 140/90mmHg 或接受抗高血压药物治疗	1
A （Age）	>75 岁	1
D （Diabetes Mellitus）	糖尿病	1
S2 （Prior Stroke or TIA）	既往卒中或 TIA 病史	2

表 4-2　CHA$_2$DS$_2$-VASc 评分

危险因素		计分
C （Congestive heart failure）	充血性心力衰竭	1
H （Hypertension）	血压持续高于 140/90mmHg 或接受抗高血压药物治疗	1
A$_2$ （Age）	>75 岁	2
D （Diabetes Mellitus）	糖尿病	1
S$_2$ （Prior Stroke or TIA）	既往卒中或 TIA 病史	2
V （Vascular Disease）	血管病变	1
A （Age）	65~74 岁	1
Sc （Sex category）	女性	1

分系统，并增加了高龄患者（>75 岁）的分值[28]。

CHADS$_2$ 评分的重要特点是找出高危患者，立即给予抗凝治疗。2012 年 ESC 房颤管理指南明确提出，CHA$_2$DS$_2$-VASc 评分的主要目的是找出真正的低危患者，避免抗凝过度。CHA$_2$DS$_2$-VASc 评分可以在原来 CHADS$_2$ 评分的 0 分患者中再次分层，找出一部分卒中发生率实际还很高的患者，把这部分患者区分出来后，其他的就是真正的低危患者。

强有力的证据表明，CHA$_2$DS$_2$-VASc 评分 ≥ 2 分的男性和 CHA$_2$DS$_2$-VASc 评分 ≥ 3 分的女性，可从口服抗凝治疗获益，这在国内外指南均为 I 类建议。CHA$_2$DS$_2$-VASc 评分 ≥ 1 分的男性和 CHA$_2$DS$_2$-VASc 评分 ≥ 2 分的女性，由于转归、人群和抗凝状态不同，卒中率和血栓栓塞率在这些患者中有很大不同。因此，对于评分为 1 分的男性和 2 分的女性，在权衡了预期的卒中风险降低、出血风险和患者的意愿后，应当考虑口服抗凝治疗（IIb）。

3. CHADS$_2$ 评分和 CHA$_2$DS$_2$-VASc 评分的比较

在 CHADS$_2$ 评分和 CHA$_2$DS$_2$-VASc 评分的

比较中，有 3 项研究临床终点无差异，1 项研究支持 CHADS$_2$，2 项支持 CHA$_2$DS$_2$-VASc。CHA$_2$DS$_2$-VASc 评分系统与 CHADS$_2$ 评分系统比较具有以下优点：①抗凝适应证更加广泛，要求更加严格；②根据患者年龄加以区别对待，使评分更加个体化；③将性别因素纳入了考虑范围，使评分内容更加全面。

目前，国内外多个学会的房颤指南均推荐以 CHA$_2$DS$_2$-VASc 评分来指导抗凝治疗[29]。

（二）其他评分系统

CHADS$_2$ 评分系统和 CHA$_2$DS$_2$-VASc 评分系统均是以临床病史为基础的风险评估系统。但在低风险未抗凝房颤患者中的卒中数量仍然很高，因此需要进一步确定血栓栓塞事件的其他危险因素。

有研究表明，心脏标志物 N 端前体脑钠肽（NT-proBNP）和高敏心肌钙蛋白（hs-cTn）与卒中风险独立相关。*European Heart Journal* 发表了一种预测房颤患者卒中风险的新方法——ABC 卒中风险评估（图 4-1）[30]。对 14 701 例房颤患者随访 1.9 年，纳入明显影响卒中或系统性栓塞的各种生物标志物和临床变量，结果发现最重要的预测因子是初发卒中或短暂性脑缺血发作、NT-proBNP、hs-cTn 及年龄。研究者以 ABC 分别表示年龄（Age）、生物标记

（Biomarkers）、病史（Clinical history），这种以生物标志物为基础的房颤卒中风险评估方式（即 ABC 卒中风险评估）在大型的病例队列研究中得到了验证，预测效果优于以临床病史为基础的 CHA$_2$DS$_2$-VASc 风险评估，甚至某些重要亚组中的预测优势更加突出，可为临床提供更确切的诊疗意见。

Piccini 等人[31]通过对大规模房颤试验中卒中风险相关因素的研究，发现肌酐清除率降低是卒中和全身性栓塞的一个重要的独立预测因素，仅次于既往卒中或短暂脑缺血发作病史，建议房颤患者的卒中危险因素分层应包括肾功能情况，将肌酐清除率低于 60mL/min 计 2 分，引入 R$_2$CHADS$_2$ 评分系统，但后继一些研究对肾功能不全作为房颤卒中的独立危险因素的相关性提出了质疑，因为它未能改善 CHADS$_2$ 和 CHA$_2$DS$_2$-VASc 评分的预测能力。有研究者提出 ATRIA 评分系统。该评分系统主要汇集了 8 个变量，包括年龄、既往卒中史、女性、糖尿病、心功能不全、高血压、蛋白尿、肾小球滤过率。在 ATRIA 研究人群的分析中，该评分对于低危患者而言比 CHADS$_2$ 或 CHA$_2$DS$_2$-VASc 的预测价值更高。

但其他多个队列研究发现 CHA$_2$DS$_2$-VASc 评分与血栓栓塞的相关性比 R$_2$CHA$_2$DS、ABC 卒中评分和 ATRIA 评分系统更高。

2013 年，Hippisley-Cox 等人[32]根据来自英国的初级保健数据开发并发布了 QStroke 算法，通过计算机计算风险，来识别缺血性卒中高危患者。QStroke 纳入了多个明确的卒中危险因素，包括年龄、性别、贫穷、种族、体重指数、收缩压、总胆固醇 / 高密度脂蛋白胆固醇（HDL-C）比值、吸烟状况（5 个水平）、糖尿病类型、充血性心力衰竭、冠心病、类风湿性关节炎、慢性肾脏病、高血压、瓣膜性心脏病及早发性冠心病家族病史。通过与 CHADS$_2$ 和 CHA$_2$DS$_2$-VASc 得分进行比较，发现 QStroke

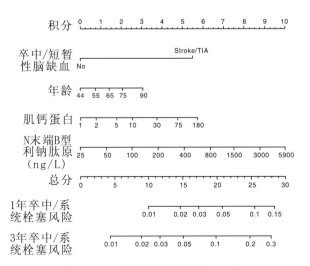

图 4-1　ABC 卒中风险评估系统

可改善现有风险评估效果，例如 QStroke 的预期风险高，但 CHA_2DS_2-VASc 判断出的低风险患者可能需要抗凝治疗。相反，被分类为 CHA_2DS_2-VASc 高风险但 QStroke 预测风险低的患者，可能避免不必要的抗凝治疗。

GARFIELD 研究（全场房颤抗凝注册研究）使用计算机生成风险模型，预测低风险房颤患者的全因死亡率、缺血性卒中/系统性栓塞（SE）和出血性卒中/大出血，结果发现在卒中风险低的房颤患者中，使用 GARFIELD-AF 评分优于 CHA_2DS_2-VASc[33]。

总之，结合临床病史、生物标志物、计算机生成的房颤卒中风险评估系统将是今后的重要研究方向。

二、房颤抗凝出血的风险评估

对血栓栓塞事件风险高的房颤患者进行规范化抗凝治疗可显著改善患者预后，但大多数房颤患者并未应用抗凝治疗，即使应用华法林抗凝治疗的患者中，多数未系统监测国际标准化比值（INR），或 INR 保持在无效的低水平（<2.0）。导致这一现状的原因是多方面的，其中临床医生对于抗凝出血风险增加的过度担忧可能是原因之一。实际上，严格遵照相关指南、正确掌握适应证、动态评估栓塞和出血风险、严密监测凝血功能，房颤患者抗凝治疗的获益远超过其风险。

非瓣膜病房颤患者开始抗凝治疗之前应进行出血风险评估。2010 年 ESC 房颤管理指南推荐应用 HAS-BLED 评分（表 4-3），评分 ≥ 3 分者被视为高危患者。HAS-BLED 评分有助于临床医生考虑潜在的可纠正的出血风险因素，例如未控制的血压、不稳定的 INR 值，以及合并用药中的阿司匹林及非甾体抗炎药。需要注意的是，HAS-BLED 高评分不能被认为是停止抗凝治疗的指标，而是促使临床医生关注这类需要特别留意与随访的高危患者。

表 4-3　HAS-BLED 出血危险评分

危险因素		计分
H（Hypertension）	高血压	1
A（Abnormal renal and liver function）	异常的肝肾功能各计 1 分	1
S（Stroke）	卒中	2
B（Bleeding）	出血	1
L（Labile INRs）	INR 值不稳定	2
E（Elderly，>65 岁）	老年，>65 岁	1
D（Drugs or alcohol）	药物、饮酒各计 1 分	1

从房颤患者血栓栓塞危险分层和抗凝出血危险评估可以看出，出血和血栓具有很多相同的危险因素，出血风险增高者发生血栓栓塞事件的风险往往也增高，这些患者接受抗凝治疗的净获益可能更大。2014 年 ACC 房颤指南明确指出，不应根据 HAS-BLED 评分积分结果拒绝进行抗凝治疗。

European Heart Journal 上发表的新型房颤出血危险评分——ORBIT 评分系统[34]，并与现有的 HAS-BLED 和 ATRIA 评分做了比较。ORBIT-AF 研究入组 7411 例口服抗凝药物的患者，研究终点为大出血事件，包括致命性大出血、关键部位的显著出血、出血导致血红蛋白下降至少 20g/L，或者因出血导致至少输注 2 个单位的红细胞。根据基线数据筛选出了 5 个最强的预测因子：高龄（>75 岁）、血红蛋白下降（男性 <13mg/dL，女性 <12mg/dL）、红细胞比容低（男性 <40%，女性 <36%）或既往贫血、出血史、肾功能不全（肾小球滤过率每 $1.73m^2$ <60mg/dL）。根据实际情况做出了不同的预测分值（表 4-4），低危 0~2 分，中危 3 分，高危 ≥ 4 分。通过 ORBIT-AF 和 ROCKET-AF 队列的共同验证，并与现有的 HAS-BLED 和 ATRIA 评分在拟合度和有效性上做比较，发现不同评分预测结果可信度依次为：ORBIT 完

表 4-4　ORBIT 出血危险评分

因素	分值
高龄	1
血红蛋白下降	2
血细胞比容低或既往贫血	2
肾功能不全	1
抗性血小板治疗	1

全模型评分 >ORBIT 简化评分 >ATRIA 评分 >HAS-BLED 评分，可见 ORBIT 评分在低危人群中优于 HAS-BLED 评分，在高危人群中优于 ATRIA 评分。

三、心房颤动的筛查

诊断缺血性卒中患者合并持续性或永久性房颤并不难，但阵发性和无症状性房颤常常难以检出。我国心源性卒中的整体出院诊断率为 6%~7%，与国外报道的 20% 相距甚远，从一个侧面反映了我国心源性卒中的诊断率较低，应引起高度重视。

（一）心源性卒中的诊断线索

当患者具备以下任意一点时，应高度考虑心源性卒中的可能。

（1）起病急骤、高龄、卒中严重者 [年龄 ≥ 70 岁，美国国立卫生研究院卒中量表（National Institute of Health Stroke Scale，NIHSS）≥ 10 分]。

（2）不同动脉分布区域栓塞，包括空间多发（前、后循环同时梗死或双侧）和时间多发。

（3）脑梗死主要位于皮层或皮层下豆纹动脉区大灶梗死。

（4）其他系统性栓塞的征象（肾脏和脾脏的楔形梗死、Osler 结节、蓝趾综合征）。

（5）大脑中动脉高密度影（无同侧颈内动脉严重狭窄）。

（6）闭塞大血管快速再通。

（7）对高度疑似者，应考虑存在阵发性房颤的可能，尤其是缺乏其他心源性卒中证据时 [35]。

（二）阵发性房颤的筛查

1. 心电图检查与监测

目前常用的方法包括普通 12 导联心电图、连续心电监护、24h 或延长的动态心电图（Holter）研究。常规 12 导联心电图因检测时间短，对阵发性房颤诊断价值极其有限。连续心电监护虽可提高对阵发性房颤的诊断率，如不予以重视和开展对相关人员的系统培训，或使用缺乏自动房颤识别和报警系统的心电监护系统，其对筛查阵发性房颤的作用依然有限。多项小样本研究发现，对于隐源性缺血性卒中患者，若常规筛查中未发现房颤，则 30d Holter 检查可在 10%~20% 的患者中发现阵发性房颤。对 428 例隐源性卒中患者进行分析（其中男性 220 例，女性 208 例），这些患者接受 24h Holter 检查，根据 Holter 检查结果分为阵发性房颤组（$n=68$，占 16%）、无阵发性房颤组（$n=360$，占 84%）。结果发现，阵发性房颤组患者脑钠肽（BNP）、二尖瓣关闭不全、左心室肥厚、左房内径、舒张功能不全明显高于非阵发性房颤组。对于这类患者，阵发性房颤可能是其病因。

尽管延长心电监测时间可提高房颤检出率，但其成本效益存在争议。从医学经济学和依从性角度看，符合成本效益的合理策略是通过评分法筛选可能合并房颤的高危患者，进而有针对性地对房颤高危患者延长心电监测时间，提高房颤检出率。

2. 房颤筛查评分系统

2010 年有学者提出了针对缺血性卒中患者的房颤筛查评分（STAF）系统。该评分系统从 4 个方面对卒中患者进行评分，总分为 8 分（表 4-5）。总分 <5 者，心源性卒中的可能性 <10%；如果总分 ≥ 5 分，心源性卒中的可能性则可高达 90%，建议进一步延长心电监测

表4-5 针对缺血性卒中患者的心房颤动筛查（STAF）评分

因素	分值
年龄 >62 岁	2
NIHSS ≥ 8 分	1
左房扩大	2
无其他血管性病因	3

NIHSS：美国国立卫生研究院卒中量表（National Institute of Health Stroke Scale）

时间。该评分识别房颤患者的灵敏度为89%，特异度为88%[36]。目前相关指南尚未对心电监测时长给予建议，研究建议对卒中患者早期实施房颤筛查有助于提高房颤的检出率，最短监测时间为72h。2016年 ESC 房颤管理指南建议，若卒中患者普通心电图或24h Holter记录没有发现房颤，可考虑长程非侵入性心电检测或植入心电记录仪，以发现无症状性房颤患者（Ⅱa，B）[37]。

第三节
左心耳功能异常与卒中

一、心房颤动与左心耳血栓

房颤增加缺血性卒中及体循环动脉栓塞的风险，其年发生率分别为1.92%和0.24%。其缺血性卒中的风险是非房颤患者的4~5倍，且将导致近20%的致死率及近60%的致残率。现有研究证实，左心耳是房颤患者血栓的主要形成部位。有报道通过经食管超声心动图（TEE）、尸检或手术评估房颤患者左心房血栓，1288例非瓣膜性房颤患者中，17%有左心房血栓，大部分（91%）位于左心耳；3504例风湿性房颤患者中，13%有左心房血栓，其中57%局限或存在于左心耳中，部分延伸到左心房。

近期研究显示，非瓣膜性房颤的左心房血栓全部位于左心耳。有研究报道了1358例房颤肺静脉隔离术前的TEE评估左心房血栓结果，共完成1753次TEE，血栓发现率为0.6%（11/1753），且100%为左心耳血栓。11例发现左心耳血栓的患者中，5例为阵发性房颤患者，2例患者 CHA_2DS_2-VASc 评分仅为1分，5例患者在TEE检查时为窦性心律，其中8例患者正在服用华法林或新型口服抗凝药。该研究显示，在计划进行肺静脉隔离的房颤患者中，左心房血栓全部位于左心耳。在窦性心律、口服抗凝治疗期间和低危患者中均能发现左心耳血栓。从个体分析结果来看，左心耳血栓组平均射血分数（EF）值和排空速率更低，且泥浆样显影比例更大[38]。另一项研究纳入1420例因非瓣膜性房颤或房扑需行电转复患者，TEE发现其中87例患者有91个心源性栓子，87例患者均有左心耳血栓（87/87），血栓发生率为6.13%（87/1420），此外有左心房血栓1例，右心耳血栓3例，可见心耳外血栓是极罕见的[39]。

二、左心耳的生理功能

左心耳的梳状肌有广泛的肌小梁，是一个主动收缩器官，收缩功能和舒张顺应性均强于左心房，有助于调节左房压力，维持血流动力学稳定。窦性心律时，左心耳尖部收缩力较强且经常于收缩时闭合消失，基底部相对收缩力小，基底部至颈部30%~50%的长度甚至可以相对不收缩。动物实验和人体研究发现，钳夹左心耳时会出现左心房直径明显扩大，左心房内压力明显增高，提示左心耳参与左房的容量-压力调节。心室收缩早期，左心耳舒张抽吸使血液充盈，起到"蓄水池"的作用，心室舒张末期，左心耳主动收缩，将存储的血液挤入左心室使其进一步充盈。正常情况下根据超声多普勒信号将左心耳血流情况分4个不同阶段：①舒张末期左心耳收缩；②左心房收缩后左心耳立即充盈；③由于被动外向和内向血流而产生的收缩反射波；④舒张早期左心耳血液流出，可能是被动排空所致。左心耳血流的动态流动可将血栓形成风险降到最低[40]。

左心耳有多种心脏前体细胞，研究发现左心耳心肌细胞内含有高浓度的心钠肽（ANP）颗粒，比心房腔和心室腔内高 40 倍，可分泌心脏近 30% 的 ANP，低氧、心肌细胞拉伸和催产素可刺激 ANP 的释放，提示左心耳对维持体液平衡和内环境稳定至关重要。切除左心耳后，ANP 水平发生显著变化。

三、左心耳功能不良与血栓

左心耳是一个长的、成角的结构，在形状、体积、长度、宽度和孔口大小上有明显的变化，Di Biase 等人[41]用心脏 CT 和心脏磁共振成像显示左心耳形状有 4 种：鸡翅形（48%）、仙人掌形（30%）、风向标形（19%）和菜花形（3%）。尽管左心耳为多叶的盲端囊袋样结构，在窦性心律情况下由于血流速度快，左心耳血栓难以形成。房颤时心房、心耳无收缩功能（其他原因导致的心房纤维化，也可使左心耳收缩和舒张功能受损），由于左心耳独特的解剖特点（狭窄的心耳尖端和梳状肌形成的管道）使之成为一个静止的囊袋，促使左心耳血栓形成（图 4-2）[42]。

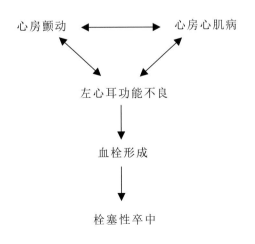

图 4-2　左心耳功能不良作为卒中的病因

行 TEE 检查时可发现血流速度减慢，血液淤滞，自发性显影及血栓形成。房颤患者左心耳内血栓形成的 TEE 表现主要包括自发性显影、泥浆样改变及血栓形成 3 个阶段。

有研究通过 TEE 检测 82 例患者（63 例窦性心律，19 例房颤）的左心耳功能和血栓情况，分别测量左心房大小、左心耳射血分数、左心耳面积和左心耳口血流速度。63 例窦律患者中，5 例发现左心耳血栓，有血栓患者的左心耳面积显著增大，平均左心耳射血分数（17%）和左心耳口血流速度（0.24m/s）均显著低于无血栓患者（45%~55%；0.46~0.48m/s）。19 例房颤患者中，3 例发现左心耳自发性显影，4 例有血栓，这些患者的左心耳面积（10.5cm²）显著大于没有自发性显影/血栓患者（6.5cm²），结果显示，无论窦性心律还是房颤，左心耳重构扩大、舒张和收缩功能受损与血栓形成关系密切[43]。

Uretsky 等人[44]定量研究了左心耳收缩速度（left atrial appendage contraction velocity，LAA AM）与卒中的关系。141 例（窦性心律 82 例，房颤 59 例）患者共测量了 5232 次 LAA AM，房颤的 LAA AM（12~14cm/s）显著低于窦性心律组（23cm/s），左心耳自发性显影和血栓患者的 LAA AM 显著降低，房颤合并卒中/TIA 史的患者 LAA AM 显著低于无卒中/TIA 史患者（9cm/s vs 12cm/s），LAA AM 为 11cm/s 的房颤患者中有 1/3 发现左心耳血栓，因此，LAA AM 为 11cm/s 可作为房颤患者左心耳血栓风险的预测因子。

Lee 等人[45]研究了 218 例非瓣膜病房颤患者（有卒中史 67 例，无卒中史 151 例）的左心耳口大小与血流速度。发现相比无卒中史的房颤患者，有卒中史患者的左心耳口更大（4.5cm² vs 3.0cm²），血流速度更慢（36cm/s vs 55cm/s）。矫正多个卒中风险因素后，左心耳血流速度 <37.0cm/s、左心耳口 >3.5cm² 的

患者比左心耳口 <3.5cm² 的患者卒中发生率高（75% *vs* 23%），预测卒中灵敏度为 52%，特异度为 92%。

房颤卒中预防研究（The Stroke Prevention in Atrial Fibrillation，SPAF-III Study）测量了721 例非瓣膜性房颤的左心耳最大前向血流速度（Avp），发现房颤患者 Avp 显著低于窦性心律（33cm/s *vs* 61cm/s），Avp<40cm/s 时自发性显影风险增加，提示左心耳血液淤滞和红细胞聚集，Avp<20cm/s 时血栓风险增加，是卒中风险的独立预测因素。因此，当 Avp<20cm/s 时，电复律或左心房、左心耳器械介入操作之前需谨慎评估左心耳情况[46]。

左心耳和左心房的电机械分离与不协调是导致左心耳血栓的另一原因。部分阵发性房颤患者的体表心电图（ECG）显示为窦性心律，但左心耳脉搏波多普勒（PWD）上显示为房颤，Warraich 等人报道了包括 201 例近期卒中和房颤病史的患者，24 例在 TEE 时处于窦性心律，其中 25% 的左心耳有房颤的血流模式，自发性显影的发生率明显增高，表明阵发性房颤患者在窦性心律期间左心耳存在电机械分离，这种不一致性可以解释阵发性房颤患者的血栓栓塞[47]。

高血压、高龄等因素可导致左心耳内膜损伤、纤维化，导致血栓风险增加。有报道用晚期钆增强 MRI（LGE-MRI）检查心房纤维化与TEE 表现的关系，178 例房颤患者在消融或复律前接受 TEE 和 LGE-MRI 检查。基于信号强度分析，采用 LGE-MRI 及后续图像处理技术对心房纤维化进行定量分析，结果显示左心耳血栓 12 例（6.7%），自发性显影 19 例（10.7%）。左心耳血栓患者的心房纤维化程度高于无血栓患者（26.9% *vs* 16.7%），有自发性显影患者的心房纤维化程度也高于无自发性显影的患者（23.3% *vs* 16.7%）。心房纤维化程度高（>20%）的患者更容易出现左心耳血栓（OR=4.6）和自发性显影（OR=2.6）[48]。

除了心房纤维化，炎症在左心耳血栓的形成中起着重要作用。有研究显示，hs-CRP 增高是房颤患者左心耳血栓形成的独立危险因素。另外，分子标记物，如血管性血友病因子（VWF）、血管细胞黏附分子 –1、p- 选择素等，也在左心耳形成血栓患者中显著升高。

总之，左心耳功能不良与卒中关系密切，鉴于抗凝治疗对预防房颤患者发生卒中的获益是明确的。未来需要进行更多研究，以明确评估患者左心耳功能障碍的最佳方法，评估抗凝治疗是否同样对左心耳功能不良的非房颤患者的卒中预防有益。

（重庆医科大学第三附属医院　钟理；广西医科大学第一附属医院　伍伟锋）

参考文献

[1] Kirchhof P, Benussi S, Kotecha D, et al. 2016 ESC Guidelines for the management of atrial fibrillation developed in collaboration with EACTS. Eur Heart J, 2016, 37: 2893–2962.

[2] Chugh S,Havmoeli ER, Narayanan K, et al. Worldwide epidemiology of atrial fibrillation: a global burden of disease 2010 study. Circulation,2014,129: 837–847.

[3] Schnabel RB, Yin X, Gona P, et al. 50 year trends in atrial fibrillation prevalence, incidence, risk factors, and mortality in the Framingham Heart Study: a cohort study. Lancet, 2015, 386:154–162.

[4] Piccini JP, Hammil BG, Sinner MF, et al. Incidence and prevalence of atrial fibrillation and associated mortality among Medicare beneficiaries:1993—2007. Circ Cardiovasc Qual Outcomes, 2012, 5:85–93.

[5] Krijthe BP, Kunst A, Benjamin EJ, et al. Projections on the number of individuals with atrial fibrillation in the European Union, from 2000 to 2060. Eur Heart J,2013,34:2746–2751.

[6] Pistoia F, Sacco S, Tiseo C, et al. The epidemiology of atrial fibrillation and stroke. Cardiol Clin, 2016,34:255–268.

[7] Zoni-Berisso M, Lercari F, Carazza T, et al. Epidemiology of atrial fibrillation: European perspective. Clin Epidemiol, 2014, 6:213–220.

[8] Lake FR, Cullen KJ, de Klerk NH, et al. Atrial fibrillation and mortality in an elderly population. Aust N Z J Med, 1989, 19:321–326.

[9] Tomlin AM, Lloyd HS, Tilyard MW. Atrial fibrillation in New Zealand primary care: Prevalence, risk factors for

stroke and the management of thromboembolic risk. Eur J Prev Cardiol, 2017, 24:311–319.

[10] Wong CX, Brown A, Tse HF, et al. Epidemiology of atrial fibrillation: the Australian and Asia-Pacific perspective. Heart Lung Circ, 2017, 26:870–879.

[11] 周自强, 胡大一, 陈捷, 等 . 中国心房颤动现状的流行病学研究 . 中华内科杂志, 2004, 7:15–18.

[12] 姚娟, 马依彤, 黄莺, 等 . 新疆地区成年人心房颤动的流行病学现状及相关危险因素分析 . 中华心律失常学杂志, 2010, 14:392–396.

[13] 陈晓丽, 王红宇, 张红宇, 等 . 太原市社区人群心房颤动现况及影响因素分析 . 中华临床医师杂志, 2011, 5:2233–2237.

[14] Xing L, Lin M, Du Z, et al. Epidemiology of atrial fibrillation in northeast China: a cross-sectional study, 2017—2019. Heart, 2019. DOI:10.1136/heartjnl-2019-315397. [Epub ahead of print]

[15] Karnik AA, Gopal DM, Ko D, et al. Epidemiology of atrial fibrillation and heart failure: a growing and important problem. Cardiol Clin, 2019, 37:119–129.

[16] Miyasaka Y, Barnes ME, Gersh BJ, et al. Secular trends in incidence of atrial fibrillation in Olmsted County, Minnesota, 1980 to 2000, and implications on the projections for future prevalence. Circulation, 2006, 114:119–125.

[17] Psaty BM, Manolio TA, Kuller LH, et al. Incidence of and risk factors for atrial fibrillation in older adults. Circulation, 1997, 96:2455–2461.

[18] Chien KL, Su TC, Hsu HC et al. Atrial fibrillation prevalence, incidence and risk of stroke and all-cause death among Chinese. Int J Cardiol, 2010, 139:173–180.

[19] Staerk L, Sherer JA, Ko D, et al. Atrial fibrillation: epidemiology, pathophysiology, and clinical outcomes. Circ Res, 2017, 120(9):1501–1517.

[20] Iwasaki YK, Nishida K, Kato T, et al. Atrial Fibrillation Pathophysiology: Implications for Management. Circulation, 2011, 124:2264–2274.

[21] Moe GK, Abildskov JA. Atrial fibrillation as a self-sustained arrhythmia independent of focal discharge. Am Heart J., 1959, 58:59-70.

[22] Cox JL, Canavan TE, Schuessler RB, et al. The surgical treatment of atrial fibrillation Ⅱ : Intraoperative electrophysiologic mapping and description of the electrophysiologic basis of atrial flutter and atrial fibrillation. J Thorac Cardiovas Surg, 1991, 101:406–426.

[23] Narayan SM, Krummen DE, Shivkumar K, et al. Treatment of atrial fibrillation by the ablation of localized sources: CONFIRM (Conventional Ablation for Atrial Fibrillation with or Without Focal Impulse and Rotor Modulation) trial.

J Am Coll Cardiol, 2012, 7:628–636.

[24] Iwasaki YK, Nishida K, Kato T, et al. Atrial fibrillation pathophysiology: implications for management. Circulation, 2011, 124:2264–2274.

[25] Shen MJ, Zipes DP. Role of the autonomic nervous system in modulating cardiac arrhythmias. Circ Res, 2014, 114:1004–1021.

[26] Lubitz SA, Yin X, Fontes JD, et al. Association between familial atrial fibrillation and risk of new-onset atrial fibrillation. JAMA, 2010, 304:2263–2269.

[27] Fuster V, Rydén LE, Cannom DS, et al. ACC/AHA/ESC 2006 guidelines for the management of patients with atrial fibrillation: a report of the American College of Cardiology/ American Heart Association Task Force on Practice Guidelines and the European Society of Cardiology Committee for Practice Guidelines (Writing Committee to Revise the 2001 Guidelines for the Management of Patients With Atrial Fibrillation). J Am Coll Cardiol, 2006, 48:e149–246.

[28] Lip GY, Nieuwlaat R, Pisters R, et al. Refining clinical risk stratification for predicting stroke and thromboembolism in atrial fibrillation using a novel risk factor-based approach: the Euro Heart Survey on atrial fibrillation. Chest, 2010, 37:263–272.

[29] Camm AJ, Kirchhof P, Lip GY, et al. The task force for the management of atrial fibrillation of the European Society of Cardiology (ESC). Eur Heart J, 2010, 31(19):2369–2429.

[30] Hijazi Z, Lindbäck J, Alexander J H, et al. The ABC (age, biomarkers, clinical history) stroke risk score: a biomarker-based risk score for predicting stroke in atrial fibrillation. Eur Heart J, 2016, 37(20): 1582–1590.

[31] Piccini JP, Stevens SR, Chang Y, et al. Renal dysfunction as a predictor of stroke and systemic embolism in patients with nonvalvular atrial fibrillation: validation of the R(2) CHADS(2) index in the ROCKET AF (Rivaroxaban Once-daily, oral, direct factor Xa inhibition Compared with vitamin K antagonism for prevention of stroke and Embolism Trial in Atrial Fibrillation) and ATRIA (An Ticoagulation and Risk factors In Atrial fibrillation) study cohorts. Circulation, 2013, 127:224–232.

[32] Hippisley-Cox J, Coupland C, Brindle P. Derivation and validation of Q Stroke score for predicting risk of ischaemic stroke in primary care and comparison with other risk scores: a prospective open cohort study. BMJ, 2013, 346: f2573.

[33] Keith AAF, Joseph EL, Karen SP, et al. Improved risk stratification of patients with atrial fibrillation: an integrated GARFIELD-AF tool for the prediction of mortality, stroke and bleed in patients with and without anticoagulation.

BMJ Open,2017,7: e017157.

[34] O'Brien EC, Simon DN, Thomas LE, et al. The ORBIT bleeding score: a simple bedside score to assess bleeding risk in atrial fibrillation. Eur Heart J,2015,36(46):3258–3264.

[35] 国家卫生和计划生育委员会脑卒中医疗质量控制中心, 中华预防医学会卒中预防与控制专业委员会. 缺血性卒中／短暂性脑缺血发作患者合并心房颤动的筛查及抗栓治疗中国专家共识. 中华内科学杂志,2014,53: 665–671.

[36] 李姝雅, 王伊龙, 王拥军. 心房颤动相关缺血性卒中的研究进展. 中国卒中杂志,2014,9:252–261.

[37] Kirchhof P, Benussi S, Kotecha D. et al. 2016 ESC Guidelines for the management of atrial fibrillation developed in collaboration with EACTS. Eur Heart J,2016,37:2893–2962.

[38] Göldi T, Krisai P, Knecht S, et al. Prevalence and management of atrial thrombi in patients with atrial fibrillation before pulmonary vein isolation. JACC Clin Ele ctrophysiol,2019,5(12):1406–1414.

[39] Cresti A, Miguel AG, Sievert H, et al. Prevalence of extra-appendage thrombosis in non-valvular atrial fibrillation and atrial flutter in patients undergoing cardioversion: alarge transoesophageal echo study. EuroIntervention,2019,15(3):e225–e230.

[40] Agmon Y, Khandheria BK, Gentile F, et al. Echocardiographic assessment of the left atrial appendage. J Am Coll Cardiol, 1999, 34(7):1867–1877.

[41] Di Biase, Santangeli P, Anselmino M, et al. Does the left atrial appendage morphology correlate with the risk of stroke in patients with atrial fibrillation? results from a multicenter study. J Am Coll Cardiol,2012,60(6): 531–538.

[42] YaghiS, Song C, Gray WA, et al.Left atrial appendage Function and Stroke Risk. Stroke,2015,46 (12):3554–3559.

[43] Pollick C, Taylor D. Assessment of left atrial appendage function by transesophageal echocardiography: Implications for the development of thrombus. Circulation, 1991, 84:223–231.

[44] Uretsky S, Shah A, Bangalore S, et al. Assessment of left atrial appendage function with transthoracic tissue Doppler echocardiography. Eur J Echocardiogr,2009,10:363–371.

[45] Lee JM, Shim J, Uhm JS, et al. Impact of increased orifice size and decreased flow velocity of left atrial appendage on stroke in nonvalvular atrial fibrillation. Am J Cardiol,2014,113:963–969.

[46] Goldman ME, Pearce LA, Hart RG, et al. Pathophysiologic correlates of thromboembolism in nonvalvular atrial fibrillation: I. Reduced flow velocity in the left atrial appendage (The Stroke Prevention in Atrial Fibrillation [SPAF- Ⅲ] study). J Am Soc Echocardiogr, 1999, 12: 1080–1087.

[47] Warraich HJ, Gandhavadi M, Manning WJ. Mechanical discordance of the left atrium and appendage: a novel mechanism of stroke in paroxysmal atrial fibrillation. Stroke,2014,45:1481–1484.

[48] Akoum N, Marrouche N. Assessment and impact of cardiac fibrosis on atrial fibrillation. Curr Cardiol Rep,2014,16:518.

第 5 章

华法林在房颤卒中预防中的应用

心房颤动（简称房颤）是中老年最常见的心律失常。欧洲一项流行病学研究显示，房颤的发病率在 50 岁以下低于 2%，50~61 岁增加到 2.1%~4.2%，62~72 岁为 7.3%~11%，73~79 岁为 14.4%，80 岁以上显著增加到 17.6%。2014 年《中国心血管病报告》指出，中国 30~85 岁房颤患病率为 0.77%，据此估算中国房颤患为 800 万 ~1000 万例。随着人口老龄化的加剧和房颤诊断、筛查手段的改进，房颤发病率还将进一步上升，房颤引起的相关并发症已成为现代社会所面临的一项重大健康问题。

房颤可导致卒中及体循环栓塞事件，是房颤致死、致残的主要原因。房颤相关卒中往往尤其严重，30 d 死亡率可达 25%，1 年内死亡率高达 50%。非瓣膜性房颤（NVAF）患者缺血性卒中的发生率是无房颤患者的 2~7 倍，而瓣膜性房颤卒中发生率是无房颤患者的 17 倍，且随着年龄的增长，这种风险进一步增高。因此，预防房颤相关卒中的新发与复发，已成为房颤患者综合管理策略中的主要内容。虽然已有确凿证据表明，其预防及治疗方式与脑动脉粥样硬化所致卒中不同，抗凝治疗是预防和减少房颤所致卒中的有效手段。血栓栓塞事件风险高的房颤患者进行规范化抗凝治疗可以显著改善预后，但我国大多数房颤患者并未行抗凝治疗，

即使应用华法林的患者中，多数也未系统监测国际标准化比值（INR），或 INR 保持在无效的低水平。因此增强对房颤及并发症危害性的认识，加强血栓栓塞并发症的预防，对于改善房颤患者的预后，减轻与之相关的社会经济和家庭负担具有重要意义。

第一节
房颤患者卒中风险评估与抗凝策略

无论是阵发性房颤、持续性房颤、永久性房颤，或是症状性房颤及无症状性房颤患者，发生缺血性卒中的风险均显著增加，合理的抗凝治疗是预防房颤患者脑卒中的有效措施，但同时亦将增加出血风险。因此，在确定患者是否适合抗凝治疗前应评估获益与风险，只有预防栓塞事件的获益明显超过出血风险时，方可进行抗凝治疗。

一、非瓣膜性房颤患者卒中的风险评估与抗凝策略

（一）CHADS$_2$ 评分系统

目前 CHADS$_2$ 评分系统是临床应用最为广泛的评估工具，其计分方法如表 5-1 所示。

表 5-1　CHADS$_2$ 评分系统

危险因素	评分
心力衰竭（C）	1
高血压（H）	1
年龄（A）>75 岁	1
糖尿病（D）	1
脑卒中或 TIA 史（S2）	2
总分	6

TIA：短暂性脑缺血发作

表 5-2　CHA$_2$DS$_2$-VASc 评分系统

危险因素	评分
充血性心力衰竭 / 左心室收缩功能障碍（C）	1
高血压（H）	1
年龄 ≥ 75 岁（A$_2$）	2
糖尿病（D）	1
脑卒中 /TIA 史 / 血栓栓塞史（S$_2$）	2
心、血管疾病（V）	1
年龄 65~74 岁（A）	1
女性（SC）	1
总分	9

TIA：短暂性脑缺血发作

CHADS$_2$ 评分每增加 1 分，则房颤患者发生卒中风险增加 2%。因此，若无禁忌，所有 CHADS$_2$ 评分 ≥ 2 分，具有中、高危卒中风险患者，应进行长期口服抗凝药治疗。若房颤患者 CHADS$_2$ 评分为 1 分，优先考虑抗凝治疗，也可应用阿司匹林（100~300mg/d）治疗。CHADS$_2$ 评分为 0 分时，一般无需抗凝治疗，但在部分低危患者，如果接受抗凝治疗，仍能获益。因此，CHADS$_2$ 评分存在一定的局限性。

（二）CHA$_2$DS$_2$-VASc 评分系统

CHA$_2$DS$_2$-VASc 评分系统是在 CHADS$_2$ 评分系统的基础上进行了细化，其特点是有助于识别出真正的房颤卒中低危患者，见表 5-2。

根据这一评分系统，如果评分 ≥ 2 分，建议抗凝治疗，评分为 1 分，根据获益与风险衡量，可采用口服抗凝药、阿司匹林，或不用抗栓药物，优选抗凝治疗。若评分为 0 分，不用抗栓药。年龄 <65 岁的孤立性房颤患者，女性不作为危险因素。

同 CHADS$_2$ 评分相比，CHA$_2$DS$_2$-VASc 评分系统所包含的危险因素更多，该评分系统进一步将房颤血栓栓塞的危险因素细化为主要危险因素和非主要危险因素两类，并增加了一些其他危险因素，其中年龄 ≥ 75 岁、卒中 / 短暂脑缺血发作（TIA）/ 血栓栓塞病史作为主要危险因素，各计 2 分。只要患者存在一个主要危险

因素即为卒中的高危患者，并且还提出对年龄和性别进行分层。因此 CHA$_2$DS$_2$-VASc 评分系统可将房颤患者发生血栓栓塞并发症的风险进行更为详细地分层，有利于后续抗凝治疗策略的制定，与 CHADS$_2$ 评分相比，CHA$_2$DS$_2$-VASc 评分更被欧美相关指南所推荐[1-3]。

二、瓣膜性房颤的定义与抗凝策略

2012 年欧洲心脏病学会（ESC）发布的房颤管理指南将瓣膜性房颤定义为：风湿性心脏瓣膜疾病（二尖瓣狭窄为主）与心脏瓣膜（机械或生物瓣）置换术后或二尖瓣修复合并的房颤。2014 年美国心脏协会（AHA）/ 美国心脏病协会（ACC）/ 美国心律协会（HRS）发布的房颤管理指南对非瓣膜性房颤定义为：在不合并风湿性二尖瓣病变、机械或生物瓣膜置换术，以及二尖瓣成形术的情况下，而出现的房颤。2019 年 AHA/ACC/HRS 发布的房颤管理指南对使临床医生感到困惑的 NVAF 和瓣膜性房颤的区别给予定义：瓣膜性房颤一般指在中度至重度二尖瓣狭窄（可能需要手术干预）或人工（机械）心脏瓣膜存在情况下发生的房颤，认为瓣膜性房颤是华法林长期抗凝的指征。之所以要

区分瓣膜性房颤与 NVAF，是因为两种房颤类型的血栓栓塞风险差异巨大。不合并瓣膜疾病的房颤，卒中发病率为 2%～10%，而合并瓣膜疾病的房颤，卒中发病率则高达 17%～18%。而且，心脏瓣膜疾病常与房颤伴发。据调查，63.5% 的房颤患者伴有瓣膜异常，包括轻度瓣膜异常，这也决定了针对不同类型的房颤应采取不同的抗凝策略[4]。指南强调，进行瓣膜性房颤定义的主要目的是区分哪些患者只能用华法林抗凝，而不是评估患者是否合并有瓣膜性心脏病。

三、出血风险评估与抗凝策略

华法林抗凝治疗可增加出血风险，但如能很好地控制 INR，仔细调整华法林剂量，控制其他出血危险因素如高血压等现代治疗情况下，颅内出血发生率可明显降低（0.1%~0.6%）。故在口服华法林治疗前及治疗过程中应注意对患者出血风险进行动态评估，确定相应的治疗方案。目前有多种评估方法应用于临床，其中 HAS-BLED 评分系统被认为是最简便可靠的方案（表 5-3）。HAS-BLED 评分为 0~2 分者属于出血低风险患者，评分 ≥ 3 分者出血风险增高。

在用 HAS-BLED 评分系统对患者出血风险进行评估时应注意：①高血压是指患者收缩压 >160mmHg；②肾功能异常是指长期肾透析或肾移植术后，或血清肌酐 ≥ 200μmol/L；③肝功能异常是指慢性肝病（如肝硬化）或有严重肝功能损害的生化指标异常（如胆红素 > 正常高限 2 倍伴谷丙转氨酶 > 正常高限 3 倍等）；④出血是指过去有出血史或现有出血倾向；⑤ INR 波动大是指 INR 值变化大，或 INR 达到治疗目标范围内时间（time within therapeutic range，TTR）<60%；⑥合并用药或酗酒是指同时使用抗血小板药、非甾体抗炎药等，如果肝、肾功能均异常记 2 分，如果同时使用增加出血风险的药物并伴酗酒记 2 分。

出血风险增高者亦常伴栓塞事件风险增高，若患者具备抗凝治疗适应证（CHADS$_2$ 评分 ≥ 2 分），但 HAS-BLED 评分增高时，需对其进行更为审慎的获益风险评估，纠正增加出血风险的可逆性因素，严密监测，制定适宜的抗凝治疗方案。这些患者接受抗凝治疗仍能净获益，因而不应将 HAS-BLED 评分增高视为抗凝治疗的禁忌证。70% 的 NVAF 患者卒中后果严重、或为致命性、或为致残性。在抗凝治疗所致大出血并发症中，除颅内出血外，大多数并不具有致命性。对具有一定出血风险而缺血性卒中风险较高的患者，应在严密监测下进行抗凝治疗，以减少出血并发症；对出血风险高而卒中风险较低的患者，应慎重选择抗栓治疗的方式和强度，并应考虑患者的意愿。

表 5-3 HAS-BLED 出血风险评分系统

危险因素	评分
高血压（H）	1
肾或肝功能异常（A）	1 或 2
脑卒中史（S）	1
出血（B）	1
INR 波动大（L）	1
老年（>65 岁）（E）	1
合并用药或酗酒（D）	1 或 2
最高累计分	9

第二节
华法林在房颤患者卒中预防中的应用

目前全球有数百万房颤患者在使用华法林。NVAF 研究荟萃分析显示[5]，华法林是房颤卒中预防及治疗的有效药物，华法林可使房颤患者卒中的相对危险度降低64%，绝对危险度降低2.7%，且在卒中一级预防与二级预防中获益幅度相同[6]，全因死亡率显著降低26%。但华法林在中国的使用率非常低，在房颤患者中使用率不超过10%[7]。

导致华法林在临床中治疗率较低的原因包括：治疗窗窄、剂量变异性大、与其他药物及食物相互作用、需要实验室监测等。但是，更重要的原因是临床医生往往高估了华法林的出血危险，而对华法林抗凝作用的重要性认识不足。大样本的队列研究显示，在出血高风险的人群中应用华法林，平衡缺血性卒中与颅内出血后的净效益更大。此外，由于华法林特殊的药理特性，也使华法林的使用具有很多特殊性。国内临床医生对于如何应用华法林存在很多顾虑和误区，例如，如何选择适应证、平衡获益和风险、剂量的选择与调整、INR异常升高的处理、如何处理与抗血小板药联合使用及围手术期的处理等实际问题。

一、华法林的药理作用机制

凝血因子Ⅱ、Ⅶ、Ⅸ、Ⅹ需经过γ-羧化后才能具有生物活性，而这一过程需要维生素K参与。华法林是一种双香豆素衍生物，通过抑制维生素K及其2，3-环氧化物（维生素K环氧化物）的相互转化而发挥抗凝作用[8]。

羧基化能够促进凝血因子结合到磷脂表面，进而加速血液凝固，而华法林抑制羧基化过程。此外，华法林还因可抑制抗凝蛋白调节素C和S的羧化作用而具促凝血作用。华法林的抗凝作用能被维生素K拮抗。香豆素类药物还可以干扰在骨组织中合成的谷氨酸残基的羧化作用，孕期服用华法林可能导致胎儿骨质异常。

二、华法林的药物动力学及药物代谢学

华法林是两种不同活性的消旋异构体R和S型异构体的混合物。华法林经胃肠道迅速吸收，生物利用度高，口服90min后血药浓度达峰值，半衰期为36~42h，在血液循环中与血浆蛋白结合（主要是白蛋白），在肝脏中两种异构体通过不同途径代谢。华法林的量效关系受遗传和环境因素影响。

（一）遗传因素

达到同一INR水平，白种人和中国人对华法林的耐受剂量明显不同，主要遗传因素包括：

（1）华法林相关的药物基因多态性：国内外均有大量研究发现，编码细胞色素P4502C9（CYP2C9）和维生素K氧化还原酶C1（VKORC1）某些位点的多态性可导致对华法林的需求量减少[9]，影响华法林药代动力学的变异性，还可能与副作用增加有关。CYP2C9等位基因的存在致使S-华法林代谢速度存在显著差异。对最常见的等位基因CYP2C9*2和CYP2C9*3的体外观察表明，它们的活性分别仅为野生型等位基因CYP2C9*1的12%和5%。研究表明，CYP2C9*2和（或）CYP2C9*3变异体患者对华法林剂量敏感，并增加了过度抗凝和出血的风险。此外，对这些患者的华法林剂量的观察表明，稳定需要更长的时间。这两种等位基因在白种人中都很常见，而CYP2C9*2在东亚人群中几乎完全没有；这两种变异在非洲人后裔中发生的频率较低。另外VKORC1某些位点的基因多态性也能影响华法林的代谢清除，基因多态性可解释30%~60%的华法林个体差异。VKORC1基因非编码区的几个常见SNPs与华法林剂量变异性在2~10 mg/d范围内相关。

（2）华法林的先天性抵抗：先天性华法林抵抗的患者需要高出平均剂量5~20倍才能达到抗凝疗效，可能与华法林对肝脏受体的亲和力改变有关。

（3）凝血因子的基因突变。

（二）药物对华法林的影响

华法林与许多药物会发生相互作用，从而

干扰华法林的抗凝作用，使 INR 经常处于波动状态。服用华法林的患者在加用或停用任何药物包括中药时应加强监测 INR。S- 华法林异构体比 R- 华法林异构体的抗凝效率高 5 倍，因此干扰 S- 华法林异构体代谢的因素更为重要。常见影响华法林的药物如下：

（1）增强华法林抗凝作用的药物：主要有阿司匹林、水杨酸钠、奎尼丁、吲哚美辛、保泰松、磺吡酮、奎宁、依他尼酸、甲硝唑、磺胺甲氧嘧啶、别嘌呤醇、红霉素、氯霉素、某些氨基糖苷类抗生素、头孢菌素类、苯碘达隆、西咪替丁、奥美拉唑、氯贝丁酯、右旋甲状腺素、对乙酰氨基酚、胺碘酮等。

（2）降低华法林抗凝作用的药物：主要有苯妥英钠、巴比妥类、卡马西平、口服避孕药、雌激素、考来烯胺、利福平、维生素 K 类、氯噻酮、螺内酯、皮质激素等。

（3）影响华法林的中药：①具有增加抗凝作用的中草药包括大蒜、当归、丹参和南非钩麻；②具有减弱其抗凝作用的中草药包括人参、西洋参及茶叶。故患者在服用华法林期间，如服用其他药物会对 INR 产生一定的影响，故需要定期监测。

（三）患者自身潜在疾病

如肝硬化、充血性心力衰竭等疾病导致肝功能下降，合成依赖维生素 K 的凝血因子功能受损，致使机体对华法林敏感度增加，抗凝作用增强。

（四）其他因素

年龄也是影响华法林代谢的一个重要因素。高龄患者大多数存在动脉粥样硬化、凝血功能减退、毛细血管脆性增加、内皮功能不良等因素，对华法林耐受性差，出血并发症与年轻患者相比更为常见[10]。长期饮酒可增加华法林清除，但是饮用大量葡萄酒却几乎对患者的凝血酶原时间不产生影响。

与华法林相互作用的常见药物和食物见表 5-4[11]。饮食中摄入的维生素 K 是长期服用华法林患者的主要影响因素之一。因此，了解以上药物、食物与疾病对华法林的影响非常重要，但要达到有效的抗凝效果，还需在合并用药、饮食或疾病变化时，及时监测 INR 并调整剂量。

表 5-4　药品、食品、膳食补充剂与华法林的相互作用

影响程度	抗感染药	心血管药物	非甾体抗炎药及免疫系统药物	中枢神经系统药物	胃肠道药物和食物	中草药成分	其他药物
			增 强				
高度可能	环丙沙星、复方磺胺甲恶唑、红霉素；氟康唑、口服异烟肼、甲硝唑、咪康唑凝胶、咪康唑阴道栓、伏立康唑	胺碘酮、氯贝丁酯、地尔硫卓；非诺贝特、普罗帕酮、普萘洛尔、磺吡酮（先增强后抑制的双相作用）	保泰松、吡罗昔康	酒精（如合并肝脏疾病）、西酞普兰、恩他卡朋、舍曲林	甲腈咪胍、鱼油、芒果、奥美拉唑	博尔多、葫芦巴、龟苓膏	合成代谢类固醇、齐留通

续表

影响程度	抗感染药	心血管药物	非甾体抗炎药及免疫系统药物	中枢神经系统药物	胃肠道药物和食物	中草药成分	其他药物
很可能	阿莫西林/克拉维酸钾、阿奇霉素、克拉霉素、伊曲康唑、左氧氟沙星、利多那韦、四环素	阿司匹林、氟伐他汀、奎尼丁；罗匹尼罗、辛伐他汀	对乙酰氨基酚、阿司匹林、塞来昔布；右丙氧吩、干扰素、曲马多	双硫仑、氟伏沙明、水合氯醛；苯妥英（先增强后抑制的双相作用）	葡萄柚	丹参、当归、宁夏枸杞	左旋咪唑、氟尿嘧啶、吉西他滨/氟尿嘧啶、紫杉醇、他莫昔芬、托特罗定
可能	阿莫西林、阿莫西林/氨甲环酸洗剂；氯霉素、加替沙星、咪康唑外用凝胶、萘啶酸、诺氟沙星、氧氟沙星、沙奎那韦、特比萘芬	中毒量胺碘酮；丙吡胺、吉非贝齐、美托拉宗	塞来昔布、吲哚美辛、来氟米特、丙氧芬、罗非昔布、舒林酸、托美丁、外用水杨酸	非尔氨酯	奥利司他	丹参/甲基水杨酸	阿卡波糖、环磷酰胺/氨甲蝶呤/氟尿嘧啶；达托霉素、达那唑、异环磷酰胺、曲妥单抗
不可能	头孢孟多、头孢唑啉、磺胺异恶唑	苯扎贝特、肝素	左旋咪唑、甲基萘、丁美酮	氟西汀与地西泮、喹硫平			依托泊苷/卡铂、左炔诺孕酮

抑　制

影响程度	抗感染药	心血管药物	非甾体抗炎药及免疫系统药物	中枢神经系统药物	胃肠道药物和食物	中草药成分	其他药物
高度可能	灰黄霉素、奈夫西林、利巴韦林、利福平	考来烯胺	美沙拉嗪	巴比妥类、卡马西平	含大量维生素K的食物/肠道营养剂、进食大量鳄梨		巯嘌呤
很可能	双氯西林、利托那韦	波生坦	硫唑嘌呤	氯氮䓬	豆奶、硫糖铝	人参制品	螯合疗法、流感疫苗、复合维生素补充剂、盐酸雷洛昔芬
可能	特比萘芬	替米沙坦	柳氮磺吡啶		含有紫菜的寿司		环孢素、芳香维A酸，辅酶Q10
不可能	氯唑西林、奈夫西林/双氯西林、替考拉宁	呋塞米		丙泊酚		绿茶	

三、华法林的不良反应

（一）出血

华法林抗凝治疗可增加患者出血性并发症风险，因此在治疗前及治疗过程中应注意对患者出血风险进行评估，并确定相应的治疗方案。

（1）出血事件发病率：华法林导致出血事件的发病率因不同治疗人群而不同。例如，在 NVAF 患者前瞻性临床研究中，华法林目标为 INR 2.0~3.0 时严重出血的发病率为每年 1.4%~3.4%，颅内出血的发病率为 0.4%~0.8%[12]。出血可以表现为轻微出血和严重出血，轻微出血包括鼻出血、牙龈出血、皮肤黏膜瘀斑、月经过多等；严重出血可表现为肉眼血尿、消化道出血，最严重的可发生颅内出血。房颤中抗凝和危险因素（ATRIA）注册研究中，房颤患者服用华法林颅内出血的年发病率为 0.58%，未抗凝治疗患者的则为 0.32%。

（2）相关危险因素：服用华法林患者出血风险除与抗凝强度有关外，还与患者是否为初始用药还是长期抗凝以及是否监测凝血功能有关。此外，与患者相关的最重要的出血危险因素为出血病史、年龄、肿瘤、肝脏和肾脏功能不全、卒中、酗酒、合并用药（尤其是抗血小板药物）等。目前有多种评估方法应用于临床，其中 HAS-BLED 评分系统被推荐用于房颤患者。评分为 0~2 分者属于出血低风险患者，评分 ≥ 3 分时提示患者出血风险增高[13]。值得注意的是，出血风险增高者发生血栓栓塞事件的风险往往也增高，这些患者接受抗凝治疗的获益可能更大。因此，只要患者具备抗凝治疗适应证仍应进行抗凝药物治疗，而不应将出血危险因素视为抗凝治疗禁忌证。对于此类患者应注意筛查并纠正增加出血风险的可逆性因素，并需要加强监测。服用华法林的患者，应该定期综合评估血栓栓塞的风险和出血风险。

（二）非出血不良反应

应用华法林期间，还可能出现其他罕见的不良反应。①急性血栓形成：可表现为皮肤坏死和肢体坏疽，通常在用药第 3~8 天出现，可能与蛋白 C 和蛋白 S 缺乏有关。②还可以引起过敏、皮炎、脱发、荨麻疹、药物性肝炎等不良反应[14]。

四、华法林抗凝治疗及监测

由于华法林本身的代谢特点及药理作用使其应用较复杂，加之很多因素也会影响华法林的抗凝作用，因此需要密切监测凝血指标、反复调整剂量。

（一）初始剂量

建议我国服用华法林初始剂量为 1~3mg/d（国内华法林主要的剂型为每片 2.5mg 和 3mg），可在 2~4 周达到目标范围。某些患者如老年、肝功能受损、充血性心力衰竭和出血高风险患者，初始剂量可适当降低。如果需要快速抗凝，给予普通肝素或低分子肝素与华法林重叠应用 5d 以上，在给予肝素的第 1 天或第 2 天即给予华法林，当 INR 达到目标范围后，停用普通肝素或低分子肝素。与西方人比较，亚洲人华法林肝脏代谢酶存在较大差异，中国人的平均华法林剂量低于西方人。中国房颤抗栓研究中华法林的维持剂量均值为 3mg/d。为减少过度抗凝，通常不建议给予负荷剂量。根据华法林剂量不同，大约口服 2~7d 后开始出现抗凝作用。

（二）监测

华法林的有效性和安全性同其抗凝效应密切相关，而剂量 – 效应关系在不同个体有很大差异，因此必须密切监测防止过量或剂量不足。

1. 监测指标

凝血酶原时间（prothrombin time，PT）反映凝血酶原、因子Ⅶ、因子Ⅹ的抑制程度。在华法林治疗最初几天内，PT 主要反映半衰期为

6h 的凝血因子Ⅶ的减少。随后，PT 主要反映凝血因子Ⅹ和因子Ⅱ的减少。华法林抗凝强度的评价采用 INR，INR 是不同实验室测定的 PT 经过实验室敏感指数（Local ISI）校正后计算得到的。因此，不同实验室测定的 INR 具有可比性。

2. 抗凝强度

华法林最佳的抗凝强度为 INR 2.0~3.0[15]，此时出血和血栓栓塞的危险均最低。华法林抗凝治疗的稳定性常用 INR 在治疗目标范围内的时间（TTR）百分比表示，INR 在治疗目标范围内的时间越长，华法林抗凝治疗的稳定性也越好。一般情况下，应尽量使 TTR>60%，不建议低强度（INR<2.0）的抗凝治疗。大规模的病例对照研究提示 INR<2.0 时房颤并发血栓栓塞的危险增加 1 倍，当 INR<1.5 时，血栓栓塞的危险性增加 2 倍以上。然而当 INR>4.0 时，合并出血的发生率增加，尤其是当 INR>5.0 时，在 80 岁以上老年人合并致命性出血（如脑出血）的发生率明显增加。植入人工机械瓣膜的患者，根据不同类型的人工瓣膜以及伴随血栓栓塞的危险进行抗凝强度选择，主动脉瓣置换术后的患者 INR 维持在 2.0~3.0，而二尖瓣置换术后建议 INR 目标为 2.5~3.5，植入两个瓣膜的患者 INR 目标为 2.5~3.5。

3. 监测频率

华法林抗凝治疗监测的频率应该根据患者的出血风险和医疗条件确定。一般要求如下：

（1）住院患者口服华法林 2~3d 后开始每日或隔日监测 INR，直到 INR 达到治疗目标并维持至少两天。此后，根据 INR 结果的稳定性数天至 1 周监测 1 次，根据情况可延长，出院后可每 4 周监测 1 次。

（2）门诊患者剂量稳定前应数天至每周监测一次，当 INR 稳定后，可以每 4 周监测一次。如果需调整剂量，应重复前面所述的监测频率直到 INR 再次稳定。由于老年患者华法林清除

减少，合并其他疾病或合并用药较多，应加强监测（表 5-5）。

（3）长期服用华法林患者 INR 的监测频率受患者依从性、合并疾病、合并用药、饮食调整等因素影响。服用华法林 INR 稳定的患者最长可以 3 个月监测一次 INR。

4. 剂量调整

初始剂量治疗 1 周 INR 不达标时，可按照原剂量 5%~15% 的幅度调整剂量并连续（每 3~5d）监测 INR，直至其达到目标值（INR 2.0~3.0）。一次 INR 轻度升高或降低可以不急于改变剂量，但应寻找原因，并在短期内复查。许多研究证实，INR 超出目标值范围明显增加不良事件，但单次 INR 超出范围，不良事件的发生率相对较低。华法林剂量调整幅度较小时，可以采用计算每周剂量，比调整每日剂量更为精确。如 INR 一直稳定，偶尔波动且幅度不超过 INR 目标范围上下 0.5，可不必调整剂量，酌情复查 INR（可数天或 1~2 周）。

表 5-5　门诊 INR 监测频率推荐 *

临床情况	监测频率
初始治疗	
根据基线情况判断患者对于华法林的敏感度，个体化地固定初始剂量服药	每隔 3~5d 监测 1 次（高敏患者应服药 2~3d 后监测），直至 INR 达到治疗范围，之后调整为每周监测 1 次
治疗的第 1 个月	至少每周监测 1 次
维持治疗	
INR 稳定在目标范围后，定期监测	每 4 周内监测 1 次
抗凝过度	1~2 d 内监测 1 次
调整剂量后	5~7 d 内监测 1 次，之后 1~2 周内复查

INR：国际标准化比值。*INR 的监测频率应遵循临床指导（初始剂量还是维持剂量；INR 稳定还是不稳定等）和实际情况（患者是否方便、假期或周末等）

5. 抗凝治疗的禁忌证

使用华法林的禁忌证包括以下几个方面：

（1）痴呆、慢性肾衰竭、贫血及两次基础凝血酶原时间（PT）测定均较对照延长 2s 以上。

（2）降压治疗后血压 >160/100mmHg。

（3）严重慢性酒精依赖且谷丙转氨酶高于正常上限值 3 倍。

（4）大便潜血阳性的隐匿性出血或有颅内出血病史者。

（5）6 个月内有胃肠道及泌尿生殖系统出血。

（6）既往华法林治疗中有严重出血史者。

（7）容易出现摔倒的患者。

（8）需用非甾体抗炎药物及治疗依从性差等。

6. 长期抗凝治疗时 INR 异常、并发症及其处理

长期抗凝治疗是指抗凝治疗的时间超过 4 周，在长期用药过程中多种药物和食物会影响华法林的抗凝强度。影响 INR 值的因素主要有：INR 检测方法的准确性、维生素 K 摄入的变化、华法林的吸收及代谢变化、维生素 K 依赖的凝血因子合成及代谢的变化、其他药物治疗的变化、华法林服药的依从性等。当 INR 超出治疗范围时应注意查找上述因素，并根据升高程度及患者出血风险采取不同的处理方法。

（1）INR 异常及处理：①若既往 INR 一直稳定，偶尔出现 INR 增高的情况，且不超过 3.5 时，可暂时不调整剂量，2d 后复查 INR；或把每周华法林剂量减少 5%～15%。②在抗凝过度（INR>4.0）但不伴有出血的情况下，可停止给药 1 次或数次，一般在停用华法林 3d 后，INR 会下降至治疗范围。③INR 升高明显（5.0~10.0）时，暂停华法林 1d 或数天，重新开始用药时调整剂量并密切监测。④当 INR 在 5.0~10.0 时，可予维生素 K₁ 1.0~2.5mg，当 INR 在 10.0 以上时，则需用维生素 K₁ 5.0mg。

⑤当应用大剂量维生素 K₁ 后，继续进行华法林治疗时，可给予肝素直至维生素 K₁ 的作用被逆转，恢复对华法林治疗的反应，详见表 5-6。

（2）如遇到外伤和轻度出血，而 INR 在目标范围内时，不必立即停药或减量，应寻找原因并加强监测。包扎止血后观察出血情况，有继续出血者除停服华法林外，可以口服维生素 K₁（10~20mg），一般在 12~24h 后可终止华法林的抗凝作用。

（3）需急诊手术或有大出血者，首先立即停药，输注凝血酶原复合物迅速逆转抗凝，静脉内缓慢注射维生素 K₁ 5.0~10.0mg，在 3h 内可以终止华法林的抗凝作用。如疗效不明显，除可追加维生素 K₁ 外，尚可输入新鲜冰冻血浆以增加各种凝血因子，应用凝血酶原复合

表 5-6 服用华法林的患者 INR 升高或出血时的管理

临床情况	监测频率
INR 升高但未出血的患者	
INR 轻度升高（高于上限不超过 0.5 或未超过治疗范围△）	可维持原剂量，2~3d 后复查 INR
INR3.0~4.5	停用华法林 1~2 次后复查 INR，之后降低剂量服用
INR4.5~10.0	停用华法林，考虑缓慢静脉注射维生素 K₁ 1.0~2.5mg*，6~12h 后复查 INR
INR>10.0	停用华法林，考虑缓慢静脉注射维生素 K₁ 5.0mg，6~12h 后复查 INR
大出血（无论 INR 水平如何）	停用华法林，缓慢静脉注射维生素 K₁ 5.0mg，可考虑输注新鲜冰冻血浆、凝血酶原浓缩物或重组凝血因子Ⅶa，随时监测 INR 值

INR：国际标准化比值。*：不推荐使用皮下和肌内注射。△：指南推荐 INR 治疗范围为 2.0~3.0，国内多采用 1.8~2.5 的治疗范围

物可以更有效而迅速地逆转抗凝过度引起的出血。

（4）过多输入血液制品可促进血栓栓塞的形成，使用大剂量维生素 K_1 也有相同的危险。因此，应根据患者的出血情况和 INR 值调整血液制品和维生素 K_1 的用量。应用维生素 K_1 时应避免剂量过高，使 INR 降至安全范围即可，避免重新应用华法林时产生抵抗。维生素 K_1 可以静脉注射、皮下注射或口服应用，静脉注射可能会发生过敏反应。口服应用安全，但起效较慢。

（5）对 NVAF 患者，在活动性出血停止后，再根据对患者血栓栓塞和出血风险的评估决定是否重新开始抗凝治疗。

（6）发生与华法林相关的颅内出血患者，在随访头颅 CT 扫描确定颅内血肿逐步吸收后，大多数可在颅内出血后 2~4 周重新开始抗凝治疗[16]。

（7）在计算华法林抗凝治疗的稳定性 TTR 时，应选择 ≥ 6 个月的 INR 监测值进行计算，并排除最初 6 周的 INR 值。TTR<60%、6 个月内有 2 次 INR>5.0、有 1 次 INR>8.0 或 6 个月内有 2 次 INR<1.5，均为 INR 不稳定，对于这部分患者应寻找引起华法林抗凝强度波动的原因，包括是否按要求剂量规律服用华法林、是否有饮食变化或加用其他药物等。

（8）多个随机对照研究提示，亚洲人服用华法林抗凝强度的稳定性低于非亚洲人，可部分解释亚洲人群服用华法林有相对较高的颅内出血风险[17,18]。当患者发生出血并发症，但同时又需要抗凝治疗以预防栓塞（如机械性心脏瓣膜或有房颤及其他危险因素的患者）时，长期治疗非常困难。可以考虑以下两种方法：①找出并治疗出血的原因；②评估是否可以降低抗凝强度。如果能够找到可逆性的出血原因，可采取多种方法来治疗导致出血的病因（如积极的抗溃疡治疗），或者在合适的患者改用抗血小板药物。

7. 抗凝治疗的管理

抗凝强度的波动影响华法林预防血栓栓塞事件的疗效，频繁监测凝血功能则影响患者长期治疗的依从性。因此，建立健全房颤门诊或抗凝治疗门诊，由经验丰富的专科医生对接受抗凝治疗的房颤患者进行随访和教育，并进行系统化管理，能够明显增强患者的依从性和用药的安全性。

抗凝（栓）门诊是通过药师和医生的合作，对接受抗凝治疗患者进行系统、规范、全面的指导与治疗，以规范使用抗凝药物，提高抗凝药物的有效性、安全性及依从性的多学科合作形式。抗凝（栓）门诊的作用如下：

（1）协助临床医生和患者从越来越多的抗凝药物（包括华法林）中选择最合适的药物和剂量。

（2）通过规范的长期监测，将患者的严重出血并发症风险降至最低。

（3）提高患者依从性，避免血栓并发症。

8. 华法林药物应用的局限性

（1）不同个体的有效剂量变异幅度较大。

（2）华法林治疗窗窄，该药的抗凝作用易受多种食物和药物的影响，在用药过程中需频繁监测凝血功能及 INR，并根据 INR 及时调整药物剂量；服用不当可增加出血风险。

（3）医生及患者的态度也限制了华法林在临床的应用。研究显示，大部分医生担心患者在服用华法林期间出现出血的心理。①由于感到有大出血危险，医生在使用抗凝药时都过度谨慎，甚至在抗凝带来的益处显著大于风险时亦如此。②医生对房颤引发卒中危险的认识和重视不足，用药经验不足，特别是神经内科医生在这方面的经验更显不足。③患者对华法林出血的不良反应有顾虑和恐惧心理，另一方面患者需要频繁地抽血监测 INR、定期随诊，而使患者的依从性降低。

第三节
华法林在特殊情况房颤卒中预防中的应用

一、老年房颤患者的抗凝治疗

针对老年房颤患者实施的抗血栓治疗相对复杂，抗血栓治疗可以为老年房颤患者，尤其是存在卒中高危因素的患者带来福音，但是基于老年患者特殊的病理及生理特征，发生出血的风险也相应较大，所以在对其实施抗血栓治疗过程中，需根据患者适应证做好治疗药物的选择。

（一）适应证及建议

在 2018 年 8 月美国胸科医师协会制定的房颤抗栓治疗指南及专家组报告中，推荐应用 CHA_2DS_2-VASc 积分作为危险分层的方法为国内外临床治疗老年房颤患者提供了良好的参考思路。在同期 ESC 老年房颤患者治疗指南中，还推荐应用 HAS-BLED 评分实施老年房颤患者出血风险评估。

BAFTA 研究显示，与阿司匹林（75mg/d）相比，华法林（INR2.0~3.0）可降低老年房颤患者致死或致残性卒中、颅内出血或症状明显的动脉栓塞的风险 52%，阿司匹林和华法林所致严重颅外出血差异无统计学意义[19]。鉴于老年房颤患者服用华法林获益，不建议将老年人的抗凝强度调整为 INR<2.0，亦不建议阿司匹林替代华法林，因在 ≥ 75 岁的房颤患者中，应用阿司匹林带来的风险超过获益[20]。

因为缺乏循证医学证据，中国人服用华法林的抗凝强度一直参考欧美国家的建议。但中国人卒中的类型与欧美国家有差异，出血性卒中的比例较高。美国胸科医师协会第 7 次会议进一步就房颤患者的抗血栓治疗给出了指导性建议：①年龄 <60 岁的孤立性房颤患者可不予

抗血栓治疗；②合并高危因素且不存在抗凝禁忌证的患者可予以适当剂量的华法林治疗，维持 INR 在 2.0~3.0，并定期监测；③对年龄 >75 岁无卒中危险因素的患者维持 INR 在 1.6~2.5；④对于年龄 <75 岁且无卒中危险因素患者可给予阿司匹林治疗，维持剂量为 325mg/d。

（二）抗凝治疗的禁忌证

为防止发生出血，故对老年房颤患者需先明确有无抗凝治疗禁忌证。国内外学者[21-23]提出了明确的禁忌证：①阿尔茨海默病、慢性肾衰竭及贫血者；②两次基础凝血酶原时间测定较对照值延长 2 倍以上者；③谷丙转氨酶超出正常上限 3 倍者；④大便潜血试验阳性者；⑤颅内出血病史者等。Quon 等[24]研究表明，对 65 岁以上老年人，因肺部疾病合并房颤患者的抗凝治疗会增加出血风险。

（三）使用华法林注意事项

应注意的是，华法林用药 2d 后起效，5~7d 血浓度达到峰值。对所有应用华法林治疗的患者，均应于治疗前和用药后 3d、6d、9d 测定 INR 值，根据结果适当调整华法林剂量。因华法林药效会受酒精、饮食及其他药物影响，因此，需对患者做长期随访，密切注意患者不良反应，对年龄 ≥ 75 岁且有条件的初次服药患者，应尽量住院治疗。

二、脑卒中患者的抗凝治疗

既往有血栓栓塞史的房颤患者是缺血性卒中的高危人群，需抗凝治疗。抗凝治疗可有效预防房颤患者发生卒中。房颤相关卒中早期复发率高，卒中后 7~14 d 内应用非口服抗凝药未降低卒中复发，但显著增加出血，且病死率及致残率两者相似。研究显示，大面积缺血性卒中后即刻应用非口服抗凝药增加出血风险，且未能降低卒中复发率；小面积卒中 /TIA 后即刻应用或持续应用抗凝治疗获益大于风险。房颤发生卒中后急性期启用抗凝药的时机取决于卒

中的严重性，在未启用抗凝药前，可应用抗血小板药物。具体建议如下：

（1）TIA 患者，第 1 天启用抗凝药。

（2）轻度卒中（NIHSS<8 分）患者，第 3 天启用抗凝药。

（3）中度脑卒中（NIHSS 8~15 分）患者，第 6 天影像学评估未见出血转化时，启用抗凝药。

（4）重度脑卒中（NIHSS >16 分）患者，第 12 天影像学评估未见出血转化时，启用抗凝药。

（5）不建议给正在使用抗凝治疗的卒中患者进行溶栓治疗。

（6）房颤相关卒中患者长期口服抗凝药华法林明确获益。

三、慢性肾脏病合并房颤患者的抗凝治疗

慢性肾脏病（CKD）指多种病因导致的肾脏结构或功能改变，伴或不伴肾小球滤过率（GFR）下降，可表现为肾脏损伤指标异常或病理检查异常。CKD 会影响患者血小板聚集能力和凝血功能，同时肾脏排泄能力减低又会影响经肾脏代谢的药物。CKD 既是出血危险因素又是血栓事件的危险因素，对合并 CKD 的房颤患者使用华法林抗凝时应注意以下几点：

（1）华法林可显著降低 CKD 患者的卒中或血栓栓塞风险，但也显著增加出血风险。因此，需要仔细评估华法林治疗带来的净效益。

（2）对于 CHA_2DS_2-VASc 评分 ≥ 2、且 CKD 到达终末期（CrCl<15mL/min）或接受透析治疗者，可以使用华法林抗凝治疗。

（3）在剂量选择上，因为华法林几乎完全通过肝脏代谢清除，代谢产物仅有微弱抗凝作用，通过肾脏排泄，肾功能不全患者不需要调整剂量。

（4）监测：由于 CKD 患者出血风险增加，需要监测 INR。透析患者由于营养不良、频繁使用抗生素以及胆固醇代谢异常导致的维生素 K 缺乏，可能会出现对华法林的治疗反应波动，

需要加强监测。

四、房颤导管消融及植入器械围术期抗凝治疗

（一）射频导管消融术

（1）射频导管消融术前：房颤持续时间不详或 ≥ 48h 的患者，需应用华法林并维持 INR 2.0~2.5，至少 3 周或行经食管超声心动图（TEE）排除心房内血栓。术前无需停药[25]。

（2）射频导管消融术中：术中房间隔穿刺前或穿刺后即刻给予普通肝素，并维持活化凝血时间（ACT）在 300~400s。

（3）射频导管消融术后：术后如果止血充分，且已证实无心包积液，鞘管拔出 3~4 h 后恢复使用华法林。导管消融后应用华法林抗凝治疗至少 2 个月，此后是否需要长期抗凝取决于栓塞的危险因素。

（二）植入型器械围手术期

BRUISE CONTROL 研究显示，对于需植入心脏起搏器或植入型心律转复除颤器（ICD）的患者，与肝素桥接治疗相比，不中断华法林治疗显著降低囊袋血肿的发生率，而两组患者的主要手术和血栓栓塞并发症无明显差异。因此，对中高度血栓栓塞风险的患者植入心脏起搏器或 ICD 时，建议在围术期持续应用华法林，使 INR 维持在治疗水平（2.0~3.0）。

五、房颤合并冠心病的抗栓治疗

（一）房颤合并稳定型冠心病的抗栓治疗

房颤合并稳定型冠心病（含 PCI 后 1 年）患者，其最佳抗栓治疗策略尚有待探讨。虽然一些学者建议联合应用抗血小板药（特别是阿司匹林）与华法林，但现有研究提示，在华法林治疗基础上加用阿司匹林并不能进一步降低卒中与心肌梗死发生率，却显著增加出血事件风险。房颤合并冠心病患者单独应用华法林进行二级预防，至少与阿司匹林等效。对于所有

稳定型冠心病合并房颤患者，均推荐口服抗凝药单药治疗，除非患者冠状动脉事件风险非常高，且出血风险较低，否则不主张口服华法林联合抗血小板治疗。

（二）房颤合并急性冠状动脉综合征（ACS）/PCI 后的抗栓治疗

房颤合并 ACS/PCI 术后患者，在抗凝治疗基础上加用单个或双联抗血小板药物治疗可减少房颤卒中及冠状动脉事件的发生，但增加出血风险。联合抗栓治疗的方式、剂量及联合治疗的时程尚缺乏充分循证医学证据。目前的建议基于小规模研究、回顾性分析及专家共识。一项基于华法林的联合抗栓治疗前瞻性研究（WOEST）是评价两联（华法林＋氯吡格雷）与三联抗栓治疗（华法林＋阿司匹林＋氯吡格雷）安全性及有效性的前瞻性研究，显示华法林＋氯吡格雷组较三联抗栓组的出血事件减少，且栓塞等心血管事件亦较三联治疗减少。房颤合并 ACS/PCI 目前建议：①推荐应用新一代药物涂层支架；②尽量缩短三联抗栓治疗的时间；③尽量采用桡动脉入路，以减少出血风险；④必要时联用质子泵抑制剂或 H_2 受体拮抗剂，减少消化道出血风险。

（1）需要抗凝治疗的房颤合并 ACS 患者联合抗栓治疗建议如下，①出血风险高：三联抗栓治疗（华法林、阿司匹林联合氯吡格雷）1 个月，其后应用华法林与 1 种抗血小板药物（阿司匹林或氯吡格雷）的两联抗栓治疗至 ACS/PCI 后 1 年。②出血风险低：三联抗栓治疗 6 个月，其后应用华法林与一种抗血小板药物（阿司匹林或氯吡格雷）的两联抗栓治疗至 ACS/PCI 后 1 年。

（2）需要抗凝治疗的房颤合并择期 PCI 患者联合抗栓治疗建议如下，①出血风险高：三联抗栓治疗 1 个月，其后应用华法林与一种抗血小板药物（阿司匹林或氯吡格雷）的两联抗栓治疗至 PCI 后 6 个月，其后单用口服抗凝药。②出血风险低：三联抗栓治疗 1 个月，其后应用华法林与一种抗血小板药物（阿司匹林或氯吡格雷）的两联抗栓治疗至 PCI 后 1 年。

六、房颤复律时的抗凝治疗

因为阵发性房颤与持续性或永久性房颤具有同样的血栓栓塞危险性，其抗凝治疗的方法均取决于危险分层。在房颤持续时间 >48h 或持续时间不明的患者中，拟行择期心脏复律前应使用剂量调整的华法林（INR 2.0~3.0）进行至少 3 周的抗凝治疗。一般而言，在 3 周有效抗凝治疗之前，不宜使用房颤转复的药物[26]。或 TEE 检查无左心房或左心耳血栓，静脉注射肝素后可提前行复律治疗（不必等待 3 周的抗凝）。复律后肝素和华法林合用，直到 INR ≥ 2.0 时停用肝素，继续应用华法林进行 4 周的抗凝治疗。对具有栓塞危险因素的患者，继续长期抗凝治疗。房颤发作 <48h 的患者，在应用普通肝素或低分子肝素治疗下可直接进行心脏复律。转律后无论有否栓塞危险因素均继续进行 4 周的抗凝。其后，对具有卒中危险因素的患者，长期抗凝治疗。房颤发生 >48h 且伴血流动力学不稳定（心绞痛、心肌梗死、休克或肺水肿）应立即进行心脏复律，尽快启动抗凝治疗。复律后继续抗凝治疗。

七、围术期患者的抗凝治疗

（一）外科手术前

正在接受华法林治疗的房颤患者在手术前需暂时停药，可按以下方案施行：

（1）若非急诊手术，一般需要在术前 5d 左右（约 5 个半衰期）停用华法林，并使 INR 降低至 1.5 以下。

（2）若 INR>1.5 但患者需要及早手术，可予患者口服小剂量维生素 K_1（1~2mg），使 INR 尽快恢复正常。

（3）服用华法林治疗的房颤患者，如存

在较高血栓栓塞风险，建议桥接治疗。①中度血栓栓塞风险的患者，术前应用低剂量普通肝素 5000U 皮下注射或预防剂量的低分子肝素皮下注射；②具有高度血栓栓塞风险的患者，当 INR 下降时，开始全剂量普通肝素或治疗剂量低分子肝素治疗；③术前持续静脉应用普通肝素者至术前 6h 停药，皮下注射普通肝素或低分子肝素者术前 24h 停用。

（二）外科手术后

根据手术出血的情况，在术后 12~24h 重新开始抗凝治疗；出血风险高的手术，可延迟到术后 48~72h 再重启抗凝治疗；术后起始可用普通肝素或低分子肝素与华法林重叠，华法林抗凝达标后停用普通肝素或低分子肝素。

总之，华法林作为传统的口服抗凝药，在预防房颤卒中方面的询证医学证据最多，临床应用也最为广泛。但因华法林特殊的药代动力学特性，其治疗窗窄，用药剂量不足易发生卒中，使抗凝治疗失败；用药过量又易发生出血，严重者将危及生命。同时，华法林的用药个体差异很大，要达到相同作用效果，高、低剂量可相差 10 倍以上。因此，临床通过监测 INR 对患者进行个体化用药，维持适宜的剂量，可能使患者临床获益最大化。而临床上要获得全面、良好的华法林抗凝治疗效果，需要有一个合理的用药方案、有规律的随访体系、可靠的 INR 监测及良好的医患沟通。只有充分了解华法林的优点、不足与应用时的注意事项，才能使华法林更好地为我所用，在临床上发挥最大的功效，使房颤患者卒中发生率及出血并发症发生率双降低，最终使房颤患者受益。

（哈尔滨医科大学第二附属医院　于波　张东会）

参考文献

[1] John C, Paul K, Gregory YH, et al. European Heart Rhythm association Guidelines for the management of atrial fibrillation: the Task Force for the Management of Atrial Fibrillation of the European Society of Cardiology(ESC). Eur Heart J, 2010, 31(19):2369–2429.

[2] Skanes AC, Hesley JS, Cairns JA, et al. Focused 2012 update of the Canadian cardiovascular society atrial fibrillation guidelines: recommendations for stroke prevention and rate/rhythm control. The Canadian Journal Of Cardiology, 2012, 28(2):125–136.

[3] Olesen JB, Torp-pedersen C, Hansen ML, et al. The value of the CHA_2DS_2-VASc score for refining stroke risk stratification in patients with atrial fibrillation with a $CHADS_2$ score 0-1:a nationwide cohort study. Thromb Haemostasis, 2012, 107(6):1172–1179.

[4] 黄从新, 张澍, 黄德嘉, 等. 心房颤动: 目前的认识和治疗建议 -2015. 中国心脏起搏与心电生理杂志, 2015, 29(5):377–434.

[5] Hart RG, Pearce LA, Aguilar MI. Meta-analysis: antithrombotic therapy to prevent stroke in patients who have non-valvular atrial fibrillation.Ann Intern Med, 2007, 146: 857–867.

[6] Hu D, Sun Y. Epidemiology,risk factors for stroke,and management of atrial fibrillation in China. J Am Coil Cardiol, 2008, 52:865–868.

[7] Rieder MJ, Reiner AP, Gage BF, et al. Effect of VKORC1 haplotypes on transcriptional regulation and war far in dose. N Engl J Med, 2005, 352:2285–2293.

[8] Hirsh J,Fuster V,Ansell J,et al. American Heart Association/American College of Cardiology Foundation guide to warfarin therapy.J Am Coll Cardiol, 2003, 41:1633–1652.

[9] Aithal GP.Day CP,Kesteven PJ,et al. Association of polymorphisms in the cytochrome P450 CYP2C9 with warfarin dose requirement and risk of bleeding complications. Lancet, 1999, 353:717–719.

[10] 赵树梅, 沈潞华. 规范使用华法林的重要性. 中国处方药, 2006,11(56):55–57.

[11] Ageno W,Gallus AS,Wittkowsky A,et al.Oral anticoagulant therapy:Antithrombotic Therapy and Prevention of Thrombosis,9th ed:American College of Chest Physicians Evidence.Based Clinical Practice Guidelines. Chest,2012,141(2 Supp 1):e44S–88S.

[12] Agarwal S,Hachamovitch R,Menon V.Current trial-associated outcomes with warfarin in prevention of stroke in patients with nonvalvular atrial fibrillation:a meta-analysis. Arch Intern Med,2012,172:623–631.

[13] European Heart Rhythm Association, European Association for Cardio-Thoracic Surgery.Camm AJ. et al. Guidelines for the management of atrial fibrillation:the Task Force for the Management of Atrial Fibrillation of the European Society of Cardiology(ESC).Eur Heart J,2010,31:2369–2429.

[14] 何咏梅. 华法林临床应用研究概况. 中国药师, 2005, 8(2):160–163

[15] Gallagher AM, Setakis E, Plumb JM, et al. Risks of stroke and mortality associated with suboptimal anticoagulation in atrial fibrillation patients. Thromb Haemost, 2011, 106: 968–977.

[16] Maeda K, Koga M, Okada Y, et al. Nationwide survey of neuro-specialists opinions on anticoagulant therapy after intracerebral hemorrhage in patients with atrial fibrillation. J Neurol Sci, 2013, 312:82–85.

[17] Shen AYJ, Yao JF, Brar SS, et al. Racial/ethnic differences in the risk of intracranial hemorrhage among patients with atrial fibrillation. J Am Coll Cardiol, 2007, 50:309-315

[18] Lip GYH, Wang KL, Chiang CE. Non-vitamin K antagonist oral anticoagulants (NOAC) for stroke prevention in Asian patients with atrial fibrillation: time for a reappraisal. Int J Cardiol,2015,180C:246–254.

[19] Mant J, Hobbs FD, Fletcher K, et al. Warfarin versus aspirin for stroke prevention in an elderly community population with atrial fibrillation (the Birmingham Atrial Fibrillation Treatment Of the Aged Study BAFTA): arandomised controlled trial. Lancet, 2007, 370:493-503.

[20] Camm AJ, Kirchhof P, Lip GY, et al. Guidelines for the management of atrial fibrillation: the Task Force for the Management of Atrial Fibrillation of the European Society of Cardiology(ESC). Euro pace, 2010, 12:1360–1420.

[21] Calvo CJ, Deo M, Zlochiver S, et al. Attraction of rotors to the pulmonary veins in paroxysmal atrial fibrillation: A modeling study. Biophys J, 2014, 106(8): 1811–1821.

[22] Singer DE, Albers GW, Dalen JE,et al. Antithrombotic therapy in atrial fibrillation: American college of chest physicians evidence-based clinical practice guidelines (8th edition). Chest, 2008, 133(6 Suppl):546S–592S.

[23] Brugger N, Krause R, Carlen F, et al. Effect of lifetime endurance training on left atrial mechanical function and on the risk of atrial fibrillation.IntJ Cardiol,2014, 170(3):419–425.

[24] Quon MJ, Behlouli H, Pilote L, et al. Anticoagulant use and risk of ischemic stroke and bleeding in patients with secondary atrial fibrillation associated with acute coronary syndromes, acute pulmonary disease, or sepsis. JACC Clin Electrophysiol, 2018, 4(3):386–393.

[25] Di Biase L, Burkhardt JD, Santangeli P, et al. Periprocedural stroke and bleeding complications in patients undergoing catheter ablation of atrial fibrillation with different anticoagulation management: results from the Role of Coumadin in Preventing Thromboembolism in Atrial Fibrillation (AF) Patients Undergoing Catheter Ablation (COMPARE) randomized trial. Circulation, 2014, 129:2638–2644

[26] Gallagher MM, Hennessy BJ, Edvardsson N. Embolic complications of direct current cardioversion of atrial arrhythmias: association with low intensity of anticoagulation at the time of cardioversion . J Am Coll Cardiol, 2002, 40:926–933.

第 6 章

新型口服抗凝药在房颤卒中
预防中的应用

新型口服抗凝药（New Oral Anti-Coagulations，NOAC）不像传统口服抗凝药华法林那样作用于多个凝血因子，而是抑制某个特定的凝血因子，其中凝血瀑布中最重要的两个靶点分别为 Xa 和 Ⅱa[1]。近年来的研究虽然针对凝血瀑布的多个位点进行过探索，但目前为止能够获批用于临床的 NOAC 主要是 Xa 因子抑制剂（利伐沙班、阿哌沙班和依度沙班等）及

Ⅱa 因子抑制剂达比加群酯（图 6-1）。NOAC 不但能与游离的凝血因子结合，还能与血栓结合型的凝血因子结合，抑制其活性而发挥抗凝作用。

Xa 因子是凝血瀑布（clotting cascade）中重要的药物靶点，利伐沙班是 Xa 因子抑制剂的代表药物之一，能紧密结合到 Xa 因子的活性部位，导致游离和与纤维蛋白结合的 Xa 因子失活

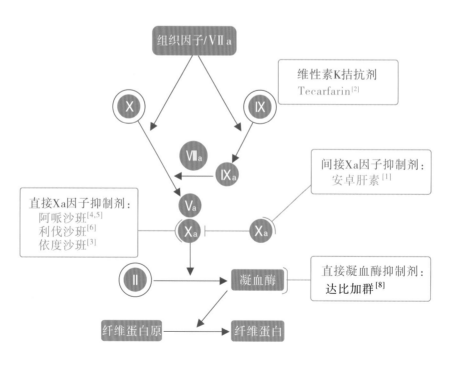

图 6-1　凝血过程及常见抗凝药物作用靶点

而起到抗凝作用。Ⅱa 因子抑制剂减少凝血酶的生成，但不影响已生成的凝血酶活性，对生理性止血功能影响小。达比加群酯为前体药物，本身无药理活性，口服后经非特异性酯酶转化为活性代谢产物——达比加群而发挥抗凝作用。作为一种直接凝血酶抑制剂，达比加群不仅可与游离型 Ⅱa 因子结合，还可与血栓结合型 Ⅱa 因子结合，从而阻断凝血瀑布反应的最后步骤[2]。这两类药物都是针对单个有活性的凝血因子，抗凝作用不依赖于抗凝血酶，口服起效快，相对于华法林半衰期较短，具有良好的剂效关系；与食物和药物之间相互作用少，药物剂量个体差异小只需固定剂量服用，无需监测常规凝血指标，可以减少或者尽量避免因用药不当造成的药物疗效下降或大出血等不良事件，对医生及患者均极为方便。目前，直接凝血酶抑制剂及直接 Xa 因子抑制剂均已获到了越来越多的临床研究证据。

第一节
新型口服抗凝药的研发背景

一、房颤患病率高逐年增加

随着社会老龄化进程的加速，房颤的患病率也不断增加，且房颤发生率与年龄密切相关。据 2014 AHA/ACC/HRS 房颤管理指南引用的数据显示，40~50 岁人群房颤患病率仅为 0.5%，而 80 岁时已增至 5%~15%[3]。

根据 Medicare 数据[4]，美国 65 岁以上人群房颤患病率每年增加 0.3%，在 1993 至 2007 年，绝对增长率为 4.5%（由 4.1% 升至 8.6%）。房颤患病率显著增长的原因是对慢性心脏病和非心脏病的诊治增强、人口老龄化及怀疑和诊断房颤的能力提高。美国疾病控制中心估计美国现有 270 万 ~610 万例房颤患者，预计 2030

年将达 1210 万例；如房颤发病率持续上升，到 2050 年美国房颤患者将突破 1590 万例。在欧洲，2013 年时大约有 600 万例房颤患者，患病率是 10 年前的两倍多。预估 2030 年，欧盟预计将有 1400 万 ~1700 万例房颤患者[5]。

2004 年中国 14 个省份和直辖市自然人群中 29 079 例 30~85 岁人群的流行病学调查显示，我国房颤总患病率为 0.77%，标准化后的患病率为 0.61%。男性患病率约为 0.9%，略高于女性。房颤患病率在 50~59 岁人群中仅为 0.5%，在 ≥ 80 岁人群中高达 7.5%[6]。

二、华法林预防房颤卒中的效果显著

华法林作为传统的口服抗凝药，在预防房颤卒中方面具有不可动摇的地位。华法林属于维生素 K 拮抗剂，通过抑制维生素 K 参与凝血因子 Ⅱ、Ⅶ、Ⅸ、Ⅹ 的合成而发挥作用。

2007 年，Hart 等针对华法林预防非瓣膜性房颤（NVAF）患者卒中的 6 项著名研究（AFASAK、SPAF、BAATAF、CAFA、SPINAF、EAFT）进行了荟萃分析。结果显示，与安慰剂相比，华法林能显著降低 NVAF 患者卒中风险 64%[7]。

2015 年，Shi 等[8] 发表了另一项荟萃分析研究，共纳入 AFASAK、APSF、ACTIVE-W、PATAF、IBAFTA 及 SPAF Ⅱa 等多项著名研究。分析结果显示，与阿司匹林相比，华法林显著降低 NVAF 患者卒中风险达 38%。其中 ACTIVE-W 研究是最著名的全球多中心、随机双盲临床研究[9]，针对伴有至少一种危险因素的房颤患者，评价双联抗血小板治疗是否不劣于口服华法林抗凝效果，共 15 个国家、526 个中心参加，纳入 6706 例 NVAF 患者，随机分为接受华法林抗凝组（INR 目标值 2.0~3.0）、或氯吡格雷（75mg/d）+ 阿司匹林（75~100mg/d）治疗组，主要有效性终点包括卒中、非中枢神经系统性血栓栓塞、心肌梗死或血管性死亡组成的复合终点。研究因为华法林早期即表现出显著优于双联抗血小板药物疗效而提前终止。平均随访时间1.28年，平均治疗窗内时间（time in therapeutic range，TTR）为63.4%，华法林优于双联抗血小板的TTR最低阈值是58%。ACTIVE-W的研究结果奠定了华法林在NVAF患者抗凝治疗中不可动摇的地位。

三、华法林的缺陷与不足

（一）药物起效及失效时间长

凝血因子Ⅱ、Ⅶ、Ⅸ、Ⅹ需经过γ-羧化后才能具有生物活性，而这一过程需要维生素K参与。华法林是一种双香豆素衍生物，通过抑制维生素K及其2,3-环氧化物（维生素K环氧化物）的相互转化而发挥抗凝作用[10]。由此可见，华法林属于多靶点作用抗凝药，主要作用于凝血因子Ⅱ、Ⅶ、Ⅸ、Ⅹ，只有把Ⅱ、Ⅶ、Ⅸ、Ⅹ因子全部抑制后，才发挥抗凝作用。因此，华法林的抗凝作用特点是药物起效慢（需要5~7d才发挥最大抗凝效果），停药后抗凝作用消失时间长（约需4~5d）。

（二）治疗窗口窄，需频繁监测INR

华法林抗凝疗效确定，但其代谢易受食物、药物等因素影响，故需监测其凝血酶原时间国际标准化比值（INR），并使其维持在目标范围内（2.0~3.0）。临床研究显示，INR<2.0血栓栓塞风险增加、INR>3.0则出血风险增减，故其治疗窗口窄，且不同个体的有效剂量变异幅度较大，需频繁监测INR，以最大限度地平衡抗凝效果与出血风险，从而导致患者服药依从性差。

若患者使用华法林则要密切监测INR，并尽可能使INR在2.0~3.0的时间（TTR）维持在较高水平（60%~65%，证据级别A）。基于华法林治疗窗窄的特点，TTR就成为评价华法林抗凝质量控制的重要标准之一（图6-2）。

（三）患者依从性差、用药率及达标率均较低

由于服用华法林期间，患者需要频繁检测INR，不少患者怕麻烦而不愿服用华法林。有研究显示，华法林在中国的使用率非常低，在房颤患者中使用率不超过10%[11]。RE-LY房颤全球注册多中心、随机双盲临床研究，显示了全球华法林达标数据[12]。该研究于2008年9月至2011年4月间，在全球46个国家164个中心纳入了15 400例急诊房颤患者。在接受抗凝治疗的房颤患者中，INR达标率在不同地区间也存在明显差异，比例最高的是西欧，其次是东欧，中国仅有36%的患者INR控制在2.0~3.0。全球平均为50.3%，即服用华法林的患者仅有半数INR维持在推荐范围内。在一项采用英国总体实践研究数据库进行的队列研究

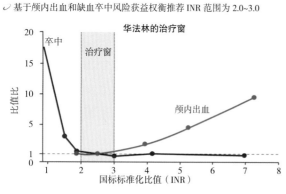

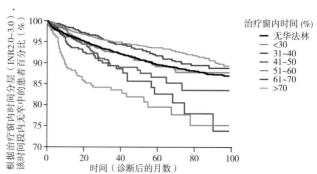

与TTR ≤ 30%的患者相比，TTR>70%的患者卒中风险降低79%（经调整的RR：0.21；95%CI 0.18~0.25）。TTR为治疗窗内时间；指口服华法林患者的INR值在治疗窗（2.0~3.0）内的时间比例

图6-2 华法林抗凝疗效及安全性指标

凝血酶原时间国际标准化比值（INR）与治疗窗内时间（TTR）治疗窗INR为2.0~3.0，>TTR 60%可减少卒中风险。Graham DJ, Reichman ME, Wernecke M, et al. Cardiovascular, bleeding, and mortality risks in elderly Medicare patients treated with dabigatran or warfarin for nonvalvular atrial fibrilliation. Circulation, 2015,13:157−164

中，对 37 907 例房颤患者进行了分析，其中 27 458 例患者接受了华法林治疗，评估 TTR 与卒中和死亡的相关性。基于患者的 TTR 进行分组，结果显示随着 TTR 降低，发生卒中的患者比例增加，意味着华法林预防卒中的疗效越差，与 TTR ≤ 30% 的患者相比，TTR>70% 的患者的卒中风险显著降低 79%，TTR 50% 与未使用华法林效果相似（图 6-2）。可见并非给予华法林治疗就可达到有效预防卒中目的，华法林的疗效与 TTR 密切相关。

四、新型口服抗凝药的研发

鉴于华法林存在明显的缺陷与不足，患者用药的依从性较差，临床应用明显受限，从而促进并加快了对 NOAC 的研发。

希美加群（exanta）是一种新型的抗凝药物，也是新一代的凝血酶直接抑制剂（DTIs）中的第一个口服制剂。2004 年 6 月 21 日在德国首次上市，遗憾的是，EXTEND 研究发现持续应用希美加群 35d 后肝脏毒性风险增加，从而直接导致厂家（阿斯利康）2006 年将该药撤除市场。

达比加群酯为第二代直接凝血酶抑制剂，用于预防 NVAF 患者的卒中和全身性栓塞。达比加群酯可提供有效的、可预测的、稳定的抗凝效果[13]，现已用于临床。近年来研发成功并用于临床的 Xa 因子抑制剂利伐沙班、阿哌沙班及依度沙班，均显示出对 Xa 因子具有高度选择性，口服生物利用度高等优点[14-17]。

第二节
新型口服抗凝药介绍

一、NOAC 的命名及作用机制

新型口服抗凝药的全称是新型靶向特异性口服抗凝药（New target special Oral Anti-Coagulations，NOAC），指不像华法林等传统抗凝药那样作用于多个凝血因子，而是抑制某个特定的凝血因子。目前为止能够进入临床试验药物都集中在抑制因子 Xa 和因子 Ⅱa 凝血酶这两个位点，2019 年 AHA/ACC/ARS 房颤管理指南[18] 将 NOAC 正式命名为非维生素 K 口服抗凝药（Non-Vitamin K Oral Anti-Coagulants），而欧洲房颤指南将这类药物称为直接口服抗凝药物（Direct-acting Oral Anti-Coagulants，DOACs）。目前成功进入临床应用的 NOAC 包括直接凝血酶抑制剂和活化 Xa 因子抑制剂两大类。

（一）Xa 因子抑制剂

Xa 因子抑制剂包括利伐沙班（Rivaroxaban）、阿哌沙班（Apixaban）、艾多沙班（又称依度沙班，Edoxaban）。

Xa 因子是凝血瀑布（clotting-cascade）中重要的药物靶点，利伐沙班为 Xa 因子抑制剂的代表药物之一，能紧密结合到 Xa 因子的活性部位，导致游离和与纤维蛋白结合的 Xa 因子失活而起到抗凝作用。

（二）Ⅱa 因子抑制剂

凝血酶（凝血因子 Ⅱa）在凝血过程中具有核心作用，Ⅱa 因子抑制剂特异性阻断凝血酶的活性，从而阻止纤维蛋白原裂解为纤维蛋白，阻断了"凝血瀑布"的最末步骤。

Ⅱa 因子抑制剂的代表药物是达比加群酯，主要作用是减少凝血酶的生成，但不影响已生成的凝血酶活性，对生理性止血功能影响小。达比加群酯为前体药物，本身无药理活性，口服后经非特异性酯酶转化为活性代谢产物达比加群而发挥抗凝作用。作为一种直接凝血酶抑制剂，达比加群不仅可与游离型 Ⅱa 因子结合，还可与血栓结合型 Ⅱa 因子结合，从而阻断凝血瀑布反应的最后步骤。

二、临床常用 NOAC

（一）利伐沙班（Rivaroxaban，商品名为拜瑞妥）

利伐沙班由德国拜耳医药和美国强生公司联合研发成功，是全球第一个口服的直接 Xa 因子抑制剂，可高选择性、竞争性抑制游离和结合的 Xa 因子以及凝血酶原活性，以剂量依赖方式延长活化部分凝血活酶时间（PT）和凝血酶原时间（aPTT），从而延长凝血时间，减少凝血酶形成。利伐沙班具有生物利用度高、治疗疾病谱广、量效关系稳定、口服方便、出血风险低的特点。该药 2008 年在欧盟及加拿大等地上市，2009 年 6 月在中国正式上市，2011 年在美国上市，至今已在全球 50 多个国家上市。早期主要用于预防髋关节和膝关节置换术后患者深静脉血栓和肺栓塞。2010 年以后被推荐用于预防 NVAF 患者卒中和非中枢性全身系统性栓塞。

（二）阿哌沙班（Apixaban）

2007 年由施贵宝公司与辉瑞公司正式执行全球战略性合作协议，联合开发并销售该抗凝药物。2011 年在欧盟 27 国及冰岛、挪威率先被批准，用于髋关节或膝关节置换术后成人静脉血栓症的预防。2013 年 1 月获得中国国家食品药品监督管理总局（CFDA）颁发的进口药品许可证，并于 2013 年 4 月正式在中国上市。

（三）艾多沙班（依度沙班，Edoxaban）

该药于 2011 年在日本获批上市，2018 年获得 cFDA 批准进入中国市场。该药推荐用于伴有一个或多个风险因素（心力衰竭、高血压、75 岁以上、糖尿病、既往卒中或 TIA）的 NVAF 患者卒中及体循环栓塞的预防，已在全球 20 多个国家地区上市。

（四）达比加群酯（Dabigatran etexilate）

达比加群酯是达比加群（Dabigatran）的前体药物，属非肽类的凝血酶抑制剂。口服经胃肠吸收后，其前体药物在体内转化为具有直接抗凝血活性的达比加群而发挥抗凝作用。此药由德国药厂 Boehringer Ingelheim 研发，2008 年获欧盟药物管理机构批准上市，2010 年 10 月美国 FDA 批准达比加群酯用于 NVAF 患者卒中的预防，2013 年获得 cFDA 批准在中国上市。目前，欧洲、加拿大、澳洲及亚洲多个国家地区已核准用于预防房颤卒中，亦有 40 个国家及地区已核准用于预防髋关节及膝关节术后血栓防治。

三、NOAC 的特征与应用注意事项

（一）基本特征

（1）口服起效快、持续时间较短。NOAC 达峰时间在 2 h 左右，能够快速发挥其抗凝作用，故与华法林不同，在应用初期不需要肝素类药物的桥接。同时，NOAC 的半衰期 10~14h，也远小于华法林，在围手术期或有创操作前调整凝血功能及药物桥接时具备优势。利伐沙班、依度沙班每日仅需一次给药，而达比加群和阿哌沙班每日则需 2 次口服。

（2）相互作用少、效应剂量变化小。相比华法林，NOAC 与其他药物相互作用的位点少。因此，NOAC 相互作用药物的可控性比华法林强。此外，NOAC 的推荐指导剂量适用于大多数人，且在不同年龄、性别、种族等情况下无明显效应差别，这就增加了患者的依从性。

（3）不需实验室监测。由于 NOAC 的抗凝活性不依赖于抗凝血酶且治疗窗宽、效应剂量变化小，因此不需规律监测凝血。而华法林则需要根据 INR 值频繁调整用药剂量。

（4）较低的颅内出血率。出血倾向是抗凝治疗不得不面对的并发症，尤其是颅内出血，常是致命性的。在多个临床 III 期试验中，NOAC 均较华法林安全，有更低的大出血和颅内出血发生率。

各种 NOAC 的药代动力学特征比较详见表 6-1。

表 6-1 常用的 NOAC 药代动力学特征比较

性质	利伐沙班	阿哌沙班	艾多沙班	达比加群酯
靶点	Xa 因子	Xa 因子	Xa 因子	凝血酶
前体药物	否	否	否	是
生物利用度	80%	60%	50%	6%
给药频次 （房颤卒中预防）	qd	bid	qd	bid
半衰期（h）	7~11	12	9~11	12~14
Tmax（h）	2~4	1~3	1~2	–6
肾排泄	肝肾双通道 肾脏清除 35% 代谢降解为非活性物质后清除另外 65%	25%	35%	80%
监测	否	否	否	否
相互作用	3A4/P- 糖蛋白	3A4	3A4/P- 糖蛋白	P- 糖蛋白

Tmax：服药后最高浓度出现时间；qd：每日 1 次；bid：每日 2 次

（二）临床应用注意事项

（1）肾、肝功能不全时用药剂量应减少（图 6-3）。达比加群酯属于前体药物，先经过肝脏转化为活性药物达比加群，80% 经肾脏排泄，中度肾功能不全患者应减量，重度肾功能不全患者不宜应用。而利伐沙班、阿哌沙班对轻中度肾功能不全患者无需减量，仅重度肾功不全需要减量。尽管 NOAC 仅有一少部分是由肝脏代谢，然而也会增加肝脏负担。因此，肝、肾功能不全患者应慎用，2019 年 AHA/ACC/HRS

RE-LY 研究		ROCKET-AF 研究	ENGAGE AF-TIMI 48 研究	ARISTOTLE 研究
达比加群 150mg BID	达比加群 110mg BID	利伐沙班 20mg QD	艾多沙班 60mg QD	阿哌沙班 5mg BID
	≥ 80 岁 使用维拉帕米 推荐使用 110mg BID	⬇	⬇	⬇
·年龄 75~80 岁 ·中度肾功能受损 ·胃炎、食管炎或胃食管反流者 ·其他出血风险增加的患者 根据个体的血栓栓塞及出血风险评估选择剂量		15mg QD	30mg QD	2.5mg BID
		伴中度肾功能损害患者（CrCl30~49mL/min）	伴有以下特征的患者：中度肾功能损害（CrCl30~50 mL/min）、体重 ≤ 60kg、或合并使用维拉帕米或奎尼丁（强 P- 糖蛋白抑制剂）	伴有以下 2 种或以上特征患者：年龄 ≥ 80 岁、体重 ≤ 60kg、血清肌苷水平 ≥ 1.5mg/dL（133μmol/L）

图 6-3 常用的 NOAC 药物剂量及其注意事项

房颤管理指南强调服用 NOAC 患者应定期检查肝、肾功能[18]。

（2）NOAC 与其他药物的相互影响。虽然 NOAC 与其他药物的相互作用较华法林要少得多，但在应用时仍需注意以下几点：① NOAC 均不能与酮康唑类抗真菌药合用（作用增强）；② 达比加群酯和阿哌沙班不能与利福平、卡马西平、苯妥英钠、苯巴比妥合用（作用减弱）；③ 达比加群酯不能与决奈达隆合用（作用增强）；④ 利伐沙班不能与 HIV 蛋白酶抑制剂合用（作用增强）；⑤ 达比加群酯与维拉帕米合用时需减量。

（3）达比加群酯口服后胃肠道症状较为常见，Ⅲ期临床研究资料显示有增加消化道出血的趋势，所有临床应用需要特别注意。

（4）达比加群酯的剂型为胶囊，不能分开使用。

第三节
新型口服抗凝药预防房颤卒中的研究证据

一、临床随机对照研究

目前用于临床的四种 NOAC 均已进行了Ⅲ期多中心、前瞻性、随机对照的非劣效性临床研究，分别为 RE-LY 试验、ROCKET-AF 试验、ARISTOTLE 试验及 ENGAGE-AFTIMI48 试验[14-16, 19]。所有试验均是与华法林进行对照，研究证实达比加群酯、利伐沙班、阿哌沙班及艾多沙班用于 NVAF 患者卒中预防，较华法林安全，且其疗效不劣于华法林（表 6-2）。

表 6-2　常用 NOAC 临床Ⅲ期多中心、前瞻性、随机双盲临床研究结果

设计分组	RELY	ROCKETAF	ARISTOTLE	ENGAGE AF-TIMI 48
药物	达比加群	利伐沙班	阿哌沙班	依度沙班（中国未上市）
机制	直接凝血酶抑制剂	直接 Xa 因子抑制剂	直接 Xa 因子抑制剂	直接 Xa 因子抑制剂
设计	PROBE*	随机、双育	随机、双盲	随机、双育、双模拟
统计	非劣效性	非劣效性	非劣效性	非劣效性
患者数	18 113	14 264	18 201	21 105
给药剂量	110mg bid, 150mg bid	20mg QD	5mg bid	30mg QD, 60 mg QD
平均 $CHADS_2$ 评分	2.1	3.5	2.1	2.8

研究结果	RELY		ROCKETAF	ARISTOTLE	ENGAGE	AF-TIMI 48
剂量	150mg bid	110mg bid	20mg qd	5mg bid	60mg	30
TTR（mean）		64%	55%	62%		68.4%
结果（ITT 分析）						
卒中或 SSE	优效↓ 35%（$P<0.001$）	非劣效性↓ 10%（$P=0.29$）	非劣效性↓ 12%（$P=0.12$）	优效↓ 21%（$P=0.01$）	非劣效性↓ 13%（$P=0.08$）	非劣效性↑ 13%（$P=0.10$）
缺血性或未分类	优效↑ 24%（$P=0.03$）	NS↑ 11%（$P=0.35$）	NS↓ 6%（$P=0.58$）	NS↓ 8%（$P=0.42$）	NS（$P=0.97$）	↑ 41%（$P<0.001$）
出血性	优效↓ 74%（$P<0.001$）	↓ 69%（$P<0.001$）	↓ 41%（$P=0.024$）	↓ 49%（$P<0.001$）	↓ 46%（$P<0.001$）	↓ 67%（$P<0.001$）
出血						
大出血	↓ 7%（$P=0.31$）	↓ 20%（$P=0.003$）	↑ 4%（$P=0.58$）	↓ 31%（$P<0.001$）	↓ 20%（$P<0.001$）	↓ 53%（$P<0.001$）
颅内	↓ 59%（$P<0.001$）	↓ 70%（$P<0.001$）	↓ 33%（$P=0.02$）	↓ 58%（$P<0.001$）	↓ 53%（$P<0.001$）	↓ 70%（$P<0.001$）

*PROBE：前瞻性、开放标记、随机研究结果的评价采用方法；TTR：指口服华法林后治疗窗内时间；SSE：全身性栓塞

（一）RE-LY 试验[20]

RE-LY 试验共纳入全球 18 113 例 NVAF 患者，包括 38% 的欧洲人、36% 的北美人及 15% 的亚洲人[13]。随机分为 3 组，一组接受调整剂量的华法林治疗，两组接受固定剂量达比加群酯（110mg 组或 150mg 组，每天 2 次）治疗，随访 2.0 年（中位数）。结果显示，达比加群酯 110mg 组卒中和系统性栓塞的年发生率与华法林组相当，大出血风险则显著低于华法林组；达比加群酯 150mg 组卒中和系统性栓塞的年发生率较华法林组降低 35%，大出血风险与华法林组无明显差异。RE-LY 试验中亚洲人群亚组分析显示，达比加群酯相比华法林对卒中和系统性栓塞风险的降低与总体人群一致，大出血发生率显著降低；150mg 达比加群酯显著降低卒中和系统性栓塞风险 55%，而 110mg 达比加群酯与华法林效果相当；达比加群酯 150mg 和 110mg 均较华法林显著降低大出血风险 43%（尤其是颅内出血风险）。

（二）ROCKET-AF 试验[14]

ROCKET-AF 试验是利伐沙班用于 NVAF 患者血栓栓塞预防的Ⅲ期临床试验，全球共 45 个国家、117 个中心参加，共纳入 14 264 例房颤患者，随机分为两组，一组给予利伐沙班 20mg/d（肌酐清除率 30~49mL/min 的患者为 15mg/d），另一组给予剂量调整的华法林。治疗时间的中位数 19 个月，主要复合终点包括卒中及系统性栓塞。结果显示，利伐沙班预防血栓栓塞疗效与华法林相当（具有非劣效性），但重要器官出血和致死性出血（尤其是颅内出血）的发生率显著低于华法林组。

（三）ARISTOTLE 试验[15]

ARISTOTLE 试验共纳入 18 201 例房颤患者，随机分为接受阿哌沙班（5mg，每天 2 次）或华法林（INR 目标值 2.0~3.0）治疗，主要终点是卒中或系统性栓塞。结果显示，与华法林相比，阿哌沙班（5mg，每天 2 次）可减少卒中及系统性栓塞 21%，减少 33% 大出血（其中脑内出血风险减少 49%）及 11% 全因死亡。

阿哌沙班的第二项研究是 AVERROSES 试验[17]，也是唯一与阿司匹林进行对照研究的 NOAC。该试验招募 5600 例房颤患者（包括拒绝接受华法林治疗的患者及因禁忌证而被医生认为不适合使用华法林者），该试验用阿司匹林做对照药物（81~324mg/d）。该试验因阿哌沙班和阿司匹林间的巨大差异而提前结束。与阿司匹林比较，阿哌沙班减少卒中或系统性栓塞 55%，而二者的大出血及颅脑出血风险无显著差异。

（四）ENGAGE–AF TIMI48 研究[21]

该研究共纳入 21 105 例血栓栓塞风险中、高危房颤患者，并将其随机分入高剂量依度沙班组（60mg）、低剂量艾多沙班组（30mg）或华法林组。华法林组患者中位用药时间为 907d，且 INR 介于 2.0~3.0 的时间占 68.4%。主要有效性终点为卒中或系统性栓塞，主要安全性终点为大出血。平均随访 2.8 年，结果显示：与华法林组相比，高剂量依度沙班组患者出血性卒中风险降低 46%，低剂量依度沙班组则降低 53%（P<0.001）。两种剂量依度沙班组患者的心血管死亡率均显著低于华法林组。高剂量依度沙班组的缺血性卒中发生率与华法林组相似，低剂量依度沙班组则较高。提示依度沙班每日 60mg 预防房颤患者血栓栓塞疗效优于华法林，低剂量组安全性更高。

（五）四项随机对照研究的综合分析与评价

2015 年，Wang 等针对上述 4 项临床对照研究进行了荟萃分析[13]：共包括 42 411 例患者接受 NOAC 治疗、29 272 例患者接受华法林治疗。结果发现，NOAC（达比加群酯 150mg、每天 2 次，利伐沙班 20mg/d，阿哌沙班 5mg、每天 2 次，艾多沙班 60mg/d）与华法林相比可以明显减少卒中和非中枢性血栓栓塞19%；出血性卒中下降明显（颅内出血减少50%），但消化道出血略增加；全因死亡率降低10%。低剂量NOAC（达比加群酯110mg、每天2次，艾多沙班30mg/d）预防卒中和非中枢性血栓栓塞的有效性与华法林相似，出血性卒中和颅内出血的发生率明显减少。上述研究之间存在以下差异：

（1）入选房颤患者卒中风险不同：ROCKET-AF研究参与者CHADS$_2$评分3.5分，87%患者≥3分；ENGAGE-AF研究纳入对象CHADS$_2$评分2.8分，几乎所有患者CHADS$_2$评分≥2分；RY-LY研究和ARISTOTLE研究平均评分2.0分左右，CHADS$_2$评分0~1分、2分及≥3分者各占1/3。表明RE-LY研究、ARISTOTLE研究人群覆盖了卒中低、中、高危的房颤患者，而ROCKET-AF研究和ENGAGE-AF研究纳入的研究对象多是血栓栓塞高危人群。

（2）小剂量NOAC疗效及安全性证据存在差异：在Ⅲ期临床试验中，RE-LY研究及ENGAGE-AF研究为低剂量达比加群和依度沙班提供了足够大的随机化前瞻性数据集，对其相对于华法林的疗效和安全性进行了评估。利伐沙班的15mg/d组和阿哌沙班2.5mg每日2次组，只是针对特殊患者的剂量调整方案，患者数据有限，小剂量组对于华法林的疗效和安全性并不能得到独立的结论。临床上将这两个特殊剂量方案扩大应用到其他人群时需谨慎。

（3）华法林对照组TTR存在差异：ROCKET-AF研究中对照组华法林TTR值为55%，在其余各项研究中，华法林的TTR值均在62%以上。

二、真实世界研究

NOAC上市后研究进一步证明了药物的有效性和安全性。

（一）美国商业健康保险数据库资料

分析两个美国商业健康保险数据库（MARKET SCAN和OPTUM）资料，共计38 378例房颤患者，结果显示：与华法林相比较，达比加群酯治疗后大出血发生率降低25%、卒中发生率减少23%。

美国国防部军队医疗保健系统数据库包含2500余例房颤患者，分析结果显示：达比加群酯组的卒中发生率较华法林组减少27%，大出血发生率较华法林组减少13%。

（二）利伐沙班上市后药物安全性监测研究

利伐沙班上市后药物安全性监测研究数据显示，利伐沙班大出血事件发生率与ROCKET-AF研究结果基本一致。该研究数据来源于美国国防部2013年1月1日至2014年12月31日的电子医疗记录，该数据监测共纳入27 467例患者，平均患者CHADS$_2$评分为2.2分，利伐沙班上市后药物安全性监测大出血发生率为2.86%，75岁以上达3.5%左右，依然较低。

XANTUS是一项大规模前瞻性研究，描述了利伐沙班用于更广泛的NVAF群体，其总体风险低于ROCKET-AF Ⅲ期临床试验中接受利伐沙班治疗患者，常规临床实践中使用利伐沙班治疗患者的卒中和大出血发生率均较低。

（三）其他相关研究

Siontis等[22]研究认为，阿哌沙班对于合并慢性肾脏病的房颤患者更加安全，可用于肌酐清除率15mL/min以下或正在接受透析的房颤患者。

Del Carpio等[23]及Stanton等[24]研究认为，在真实世界中新诊断的NVAF患者，与初始使用华法林患者相比，初始使用阿哌沙班最有可能减少大出血的发生。

当然，在没有进行头对头试验的情况下，考虑到不同试验的异质性，要明确说哪一种NOAC最好，是不恰当的。

三、NOAC 用于瓣膜性房颤的相关研究

瓣膜性房颤是指发生在中 – 重度二尖瓣狭窄（强烈需要外科干预）或已经更换了心脏机械瓣或人工瓣基础上的房颤，被认为是长期华法林抗凝治疗的指征。相反，NVAF 患者并非意味着没有瓣膜病，是指不合并中 – 重度二尖瓣狭窄或置换心脏机械瓣的房颤。纵观大多数 NOAC 的临床研究[20, 25, 26]可以发现，约 20% 存在瓣膜异常，包括轻度二尖瓣狭窄、二尖瓣关闭不全、主动脉瓣膜狭窄或关闭不全和三尖瓣返流。对这些研究进行荟萃分析显示，合并这类瓣膜异常的房颤患者，NOAC 预防卒中和系统性栓塞的效果不劣于华法林，甚至更优。

RE-ALIGN 试验[27]是评价心脏机械瓣膜置换术后患者口服达比加群酯的安全性和药代动力学 Ⅱ 期临床研究，即年龄 18~75 岁的心脏瓣膜置换术患者参与的多中心、随机前瞻性、达比加群与华法林对照研究。机械瓣膜（主动脉瓣或二尖瓣或二者均有）置换术前 7d（A 组）或术后 3 月以上（B 组），达比加群组 252 例因无法接受的血栓栓塞和出血并发症而终止试验。利伐沙班、阿哌沙班和依度沙班同样缺乏有关机械瓣膜安全性与有效性的资料。所以根据 RE-ALIGN 试验结果为基础，机械瓣膜患者是 NOAC 应用禁忌证。

置换生物瓣膜患者应用 NOAC 的临床资料有限[28, 29]，有报道显示增龄和 $CHA_2DS_2\text{-}VASc$ 评分是这类患者血栓栓塞的独立预测因素，评分低的房颤患者无论有无生物瓣，其栓塞风险较低。ARISTOTLE 和 ENGAGE-AF TIMI48 研究中有少部分病例是生物瓣置换者，阿哌沙班（41 例）和依度沙班（191 例）短期治疗与华法林同样有效，长期疗效和安全性需要进一步研究。

第四节
2019 年 AHA/ACC/HRS 房颤管理指南推荐建议

2019 年 AHA/ACC/HRS 房颤管理指南是在 2014 年房颤管理指南的基础上进行了重点更新[18]，较 2016 年 ESC 房颤管理指南及 2018 年中国房颤管理指南，均有更新。本章仅就其相关要点作一解读。

一、强调了房颤抗凝"栓塞和出血"双风险评估

2019 年 AHA/ACC/HRS 房颤管理指南强调了房颤抗凝"栓塞和出血"双风险评估[30, 31]，将抗栓（Antithrombotic）治疗改为抗凝（Anticoagulant）治疗，是继 2016 年 ESC 房颤管理指南之后再次否认了抗血小板药物在房颤血栓事件预防中的地位。对房颤患者血栓栓塞风险的评估推荐采用 $CHA_2DS_2\text{-}VASc$ 评分方法，评分 ≥ 2 分的男性或 ≥ 3 分的女性房颤患者血栓栓塞事件的年发生率较高，抗凝治疗带来的临床净获益明显。HAS-BLED 评分能很好地预测房颤患者的出血风险，≥ 3 分提示出血高风险，与 0 分患者的出血风险比值比为 8.56。此外，以下因素也会增加出血风险，如贫血、血小板数量减少或功能异常、透析依赖的肾脏疾病或肾脏移植患者、肝硬化、恶性肿瘤、遗传因素等，应引起临床重视。

二、明确了瓣膜性房颤的概念及抗凝策略

该指南就瓣膜性房颤给出了明确定义，即指中度至重度二尖瓣狭窄或人工机械瓣膜存在情况下发生的房颤；而合并其他瓣膜病，如轻度二尖瓣狭窄、二尖瓣反流、主动脉瓣狭窄或反流和三尖瓣反流等对均为 NVAF。

指南明确指出瓣膜性房颤（中重度二尖瓣狭窄及机械瓣置换术后合并的房颤）患者推荐使用华法林抗凝治疗，而不能用NOAC。

三、NOAC 在房颤抗凝中的地位更加突出

随着 NOAC 用于房颤抗凝治疗临床研究的不断公布及循证医学证据的积累，NOAC 在房颤抗凝中的地位逐年上升。2019 年 AHA/ACC/HRS 房颤管理指南建议[18]，房颤血栓栓塞高危患者推荐长期口服抗凝药，华法林及 NOAC 均为 I 类推荐，且 NOAC 作为优先推荐。实际上欧洲房颤指南更为积极，2016 年 ESC 房颤管理指南就提倡：只要无禁忌证，NVAF 患者 NOAC 为优选，华法林为次选；房颤中危患者推荐抗凝治疗，不能用抗血小板药

物代替抗凝药；因抗凝药联合抗血小板药物治疗会显著增加出血风险，应尽量避免长期联合。

四、多种因素增加房颤卒中风险

房颤患者卒中风险受多种因素影响，如性别、肝肾功能不全等，在临床用药时需引起注意（表 6-3）。

（一）性别

女性是 CHA_2DS_2-VASc 评分中的一个危险因素。荟萃分析显示女性增加房颤患者卒中风险为 1.31 倍（95%CI 1.18~1.46），≥ 75 岁女性卒中风险最高，但是无其他危险因素（CHA_2DS_2-VASc 评分男性 0 分，女性 1 分）卒中风险也低。因此女性只是卒中风险调控因素，是年龄依赖性的[32]。

表 6-3 2019 年 AHA/ACC/HRS 房颤管理指南抗凝药物治疗建议

推荐	推荐等级	证据水平
对于 CHA_2DS_2-VASc 评分 ≥ 2 分的男性、≥ 3 分的女性患者，推荐口服抗凝药包括华法林（A）、达比加群（B）、利伐沙班（B）、阿哌沙班（B）、依度沙班（B-R）	I	A-B
NOAC 比华法林更推荐于符合口服抗凝药的房颤患者，除中-重度二尖瓣狭窄、机械心脏瓣膜患者（NOAC 为优先推荐）	I	A
基于血栓栓塞风险选择抗凝策略，与房颤类型（阵发性、持续性永久性）无关	I	B
开始使用 NOAC 前应评估肝肾功能，使用 NOAC 后至少每年再评估 1 次	I	B-NR
除中-重度二尖瓣狭窄、心脏机械瓣膜以外的房颤患者，CHA_2DS_2-VASc 评分 0 分的男性、1 分的女性可以不行抗凝治疗	IIa	B
对于 CHA_2DS_2-VASc 评分为 1 分的男性患者、2 分的女性患者，可考虑口服抗凝药治疗降低栓塞风险（支持按性别分列的危险评分）	IIb	C-LD
对于 CHA_2DS_2-VASc 评分为 ≥ 2 分的男性、≥ 3 分的女性患者，合并终末期肾脏病（肌酐清除率 CrC l<15mL/min 或正在透析）的房颤患者，建议使用华法林抗凝（INR 目标值 2.0~3.0）或阿哌沙班抗凝治疗	IIb	B-NR
除中-重度二尖瓣狭窄、心脏机械瓣外的房颤患者，合并慢性肾脏病（血肌酐 SCr ≥ 1.5mg/dl 阿哌沙班，血肌酐清除率 15~30ml/min 达比加群，CrCl ≤ 50mL/min 利伐沙班、CrCl 15~30mL/min 依度沙班），同时伴有高 CHA_2DS_2-VASc 评分患者，可考虑减少直接凝血酶或 Xa 因子抑制剂药物剂量	IIb	B-R

R：随机；NR：非随机资料；LD：局限性资料

（二）慢性肝肾疾病

2019 年 AHA/ACC/HRS 房颤管理指南指出，所有需要抗凝治疗的房颤患者，需要定期检查肝肾功能，应注意药物之间相互作用，应根据肌酐清除率等决定抗凝措施。CHA_2DS_2-VASc 评分男性 ≥ 2 分、女性 ≥ 3 分，肌酐清除率 <15mL/min 或接受透析的房颤患者，使用华法林或阿哌沙班进行口服抗凝治疗是合理的 [33, 34]。

四、急性冠状动脉综合征合并房颤的抗栓治疗

有关急性冠状动脉综合征（ACS）合并房颤的抗栓治疗，近期公布了两项经典研究（如下）。依据包括该两项研究结果在内的其他众多临床研究结果，2019 年 AHA/ACC/HRS 房颤管理指南对 ACS 合并房颤患者的抗栓治疗给出了具体的推荐建议。

（一）PIONEER-AF PCI 研究

PIONEER-AF PCI 研究 [35] 是将 2124 例冠心病并接受经皮冠状动脉介入治疗（PCI）

房颤患者，随机分为接受两种剂量利伐沙班（15mg，每天 1 次与 2.5mg，每天 2 次）+氯吡格雷（75mg/d）治疗及接受华法林 + 阿司匹林（75~100mg/d）+ 氯吡格雷（75mg/d）三联抗栓治疗三组，治疗 12 个月。结果显示，基于利伐沙班的双联抗栓治疗方案出血发生率明显低于传统的三联抗栓方案，两个试验组的获益主要来自出血及心血管原因所致再住院率的降低，三组死亡率相似。

（二）RE-DUAL PCI 研究

RE-DUAL PCI 研究 [36] 是比较两种剂量达比加群（150mg 或 110mg，每天 2 次）+P2Y12 抑制剂与华法林 + 双联抗血小板治疗的一项前瞻性、随机对照、盲法评估、多中心研究，共纳入 2502 例行 PCI 治疗的房颤患者。研究结果显示，达比加群联用一种 P2Y12 抑制剂较华法林联用双联抗血小板药物的抗栓治疗为优，出血时降低，主要疗效终点事件（心肌梗死、卒中、全身性栓塞及计划外的冠状动脉血运重建）无显著差异。

（三）2019 年 AHA/ACC/HRS 房颤管理指南建议（表 6-4）

表 6-4 2019 年 AHA/ACC/HRS 房颤管理指南对合并 ACS 治疗建议

房颤卒中高风险合并 ACS 治疗推荐	推荐等级	证据水平
对于全身血栓栓塞风险高的 ACS 合并房颤患者（CHA_2DS_2-VASc 评分 ≥ 2 分），建议进行抗凝治疗，除非出血风险超过收益	I	B-R
房颤高卒中风险（CHA_2DS_2-VASc 评分 ≥ 2 分）接受 PCI 治疗的 ACS 患者，如需要三联治疗（口服抗凝药、阿司匹林、P2Y12 拮抗剂），氯比格雷优于普拉格雷	IIa	B-NR
房颤高卒中风险（CHA_2DS_2-VASc 评分 ≥ 2 分）并接受 PCI 治疗的 ACS 患者，与三联治疗相比，采用 P2Y12 拮抗剂（氯比格雷或替格瑞洛）和调节剂量的华法林的双联治疗以减少出血风险是合理的	IIa	B-R
房颤高卒中风险（CHA_2DS_2-VASc 评分 ≥ 2 分）并接受 PCI 治疗的 ACS 患者，与三联治疗相比，①使用 P2Y12 抑制剂（氯比格雷）和小剂量利伐沙班（每天 15mg）的双联治疗；②使用 P2Y12 抑制剂（氯比格雷）和达比加群（150mg，每天 2 次）双联治疗以降低出血风险是合理的	IIa	B-R
房颤高卒中风险（CHA_2DS_2-VASc 评分 ≥ 2 分）并接受 PCI 治疗的 ACS 患者，三联治疗（口服抗凝药 +P2Y12 抑制剂 + 阿司匹林）4~6 周后可考虑双联治疗（口服抗凝药 +P2Y12 抑制剂）过渡，因为 PCI 术后 4~6 周内是最容易出现支架内血栓的时期	IIb	B-NR

R：随机；NR：非随机资料；注：最新的 2020ESC 房颤管理指南建议，尽量缩短三联治疗，建议出院后改为双联治疗

五、围手术期栓塞预防

（一）房颤复律与抗凝治疗

（1）房颤持续 48h 以上：建议复律前 3 周、复律后 4 周推荐使用华法林或 NOAC，或者经食管超声心动图检查无左心耳和心房血栓，可行心脏转复，复律后继续抗凝治疗 4 周；不管 $CHA_2DS_2\text{-}VASc$ 评分多少或复律方式[37]。

（2）房颤发作时间小于 48h：卒中及血栓栓塞高风险（$CHA_2DS_2\text{-}VASc$ 评分男性 ≥ 2 分，女性 ≥ 3 分）复律前用肝素或 NOAC 抗凝，复律后长期抗凝；栓塞风险低的患者复律前抗凝，复律后无需抗凝治疗[38]。

（二）NOAC 围术期的用药推荐

对于无出血风险及出血容易控制的手术不建议中断药物治疗，建议最后一次服用 NOAC 后的 12~24h 行手术治疗。NOAC 停药时间依具体手术操作的出血风险、肌酐清除率和所使用的药物种类而定[39]。出血风险低危的手术，术后 24h 后可重启抗凝治疗；出血风险高危的手术，可于术后 48~72h 重启抗凝治疗。

（三）房颤导管消融围术期的抗凝

房颤导管消融围术期卒中风险增加，因此应给予系统的抗凝治疗。服用华法林患者给予普通肝素或低分子肝素桥接会增加出血并发症发生率，因此建议导管消融围术期不中断华法林抗凝，控制 INR 在治疗水平[40]。Re-Circuit 研究是一项比较房颤导管消融围术期不中断华法林和达比加群的头对头临床研究[41]，研究结果显示大出血事件发生率在达比加群组显著低于华法林治疗组，出血相对风险降低 77%。另一项比较利伐沙班与华法林在房颤围术期使用的头对头研究（Venture-AF）也显示利伐沙班组大出血事件发生率显著低于华法林组[42]。

根据现有的临床证据，认为不中断 NOAC 情况下接受房颤导管消融是安全的。房颤导管消融围术期的抗凝建议：

（1）Ⅰ类推荐：①术前已服用治疗剂量的华法林或 NOAC，房颤导管消融围术期无需中断抗凝治疗（证据级别 A）；②导管消融术中给予普通肝素抗凝时，应调整肝素用量以维持活化凝血时间（ACT）250~350s（证据级别 B）；③导管消融术前未正规抗凝的房颤患者，术后如果采用华法林抗凝治疗，需在起始治疗时给予低分子肝素或普通肝素进行桥接（证据级别 C）；④射频导管消融术后推荐华法林或 NOAC 抗凝治疗至少 2 个月（证据级别 C）；⑤术后抗凝 2 个月后是否继续抗凝，取决于患者的卒中风险（证据级别 C）。

（2）Ⅱa 类推荐：术前未进行系统抗凝或术前中断华法林或 NOAC 抗凝治疗者，应于术后止血后 3~5 h 启动抗凝治疗（证据级别 C）。

（陆军军医大学西南医院　舒茂琴）

参考文献

[1] Hart RG, Pearce LA. Current status of stroke risk stratification in patients with atrial fibrillation. Stroke, 2009, 40(7):2607–2610.

[2] Lin S, Wu B, Hao ZL, et al. Characteristics, treatment and outcome of ischemic stroke with atrial fibrillation in a Chinese hospital-based stroke study. Cerebrovasc Dis, 2011, 31(5):419–426.

[3] January CT, Wann LS, Alpert JS, et al. 2014 AHA/ACC/HRS Guideline for the management of patients with atrial fibrillation. J Am Coll Caridiol, 2014, 64(21):e1–76

[4] Piccini JP, Hammil BG, Sinner MF, et al. Incidence and prevalence of atrial fibrillation and associated mortality among Medicare beneficiaries:1993-2007. Circ Cardiovasc Qual Outcomes, 2012,5:85–93

[5] Krijthe BP, Kunst A, Benjamin EJ, et al. Projections on the number of individuals with atrial fibrillation in the European Union, from 2000 to 2060. Eur Heart J, 2013,34:2746–2751

[6] 周自强, 胡大一, 陈捷, 等. 中国心房颤动现状的流行病学研究. 中华内科杂志, 2004, 7:15–18

[7] Hart RG, Pearce LA, Aguilar MI. Meta analysis: antithrombotic therapy to prevent stroke in patients who have non-valvular atrial fibrillation. Ann Intern Med, 2007, 146(12):857–867.

[8] Shi XX, Ren GH, Wang J, et al. Effectiveness and safety of warfarin and anti-platelet drugs for the primary prevention of stroke in patients with non-valvular atrial fibrillation: a

meta-analysis. Int J Clin Exp Med,2015,8(6):8384–8397.

[9] Connolly S, Pogue J, Hart R, et al.Clopidogrel plus aspirin versus oral anticoagulation for atrial fibrillationin the Atrial fibrillation Clopidogrel Trial with Irbesartan for prevention of Vascular Events (ACTIVE-W): a randomized controlled trial. Lancet, 2006, 367(9526):1903–1921.

[10] Hirsh J,Fuster V,Ansell J,et al.American Heart Association/ American College of Cardiology Foundation guide to warfarin therapy.J Am Coll Cardiol, 2003, 41:1633–1652.

[11] Rieder MJ, Reiner AP, Gage BF, et al. Effect of VKORC1 haplotypes on transcriptional regulation and warfarin dose. N Engl J Med, 2005, 352:2285–2293.

[12] Oldgren J, Healey JS, Ezekowitz M. Variations in cause and management of atrial fibrillation in a prospective registry of 15400 emergency department patients in 46 countries: the RE-LY Atrial Fibrillation on Regestry. Circulation, 2014, 129(15):1568–1576.

[13] Wang KL, Lip GY,Lin SJ, et al.Non-vitaminK antagonist oral anticoagulants for stroke prevention in asian patients with non valvular atrial fibrillation: meta-analysis . Stroke, 2015, 46(9):2555–2570.

[14] Patel MR, Mahaffey KW, Garg J, et al.Rivaroxaban versus warfarin in non valvular atrial fibrillation .N Engl J Med, 2011,36(10): 883–898.

[15] Granger CB, Alexander JH, Mcmurray JJ, et al.Apixaban versus warfarin in patients with atrial fibrillation .N Engl J Med, 2011, 365(11):981–998.

[16] Giugliano RP, Ruff CT, Braunwald E, et al.Edoxaban versus warfarin in patients with atrial fibrillation .N Engl J Med, 2013, 369:2093–2113.

[17] Flaker GC, Eikelboom JW, Shestakovska O, et al. Bleeding during treatment with aspirin versus apixaban in patients with atrial fibrillation unsuitable for warfarin: the apixaban versus acetylsalicylic acid to prevent stroke in atrial fibrillation patients who have failed or are unsuitable for vitamin K antagonist treatment (AVERROES) trial. Stroke, 2012, 43:3291–3297.

[18] January CT, Wann LS, Calkins H, et al. 2019 AHA/ ACC/HRS Focused Update of the 2014 AHA/ACC/HRS Guideline for the Management of Patients With Atrial Fibrillation. Circulation,2019,139(1):e1–e49.

[19] Connolly SJ, Ezekowitz MD, Yusuf S, et al.Dabigatran versus warfarin in patients with atrial fibrillation.N Engl J Med, 2009, 361(12):1139–1152

[20] Ezekowitz MD, Nagarakanti R, Noack H, et al. Comparison of dabigatran and warfarin in patients with atrial fibrillation and valvular heart disease: the RE-LY Trial (Randomized Evaluation of Long-Term Anticoagulant Therapy). Circulation,2016,134:589–598.

[21] Bohula EA, Giugliano RP, Ruff CT, et al. Impact of renal function on outcomes with edoxaban in the ENGAGE AF-TIMI 48 Trial. Circulation,2016,134:24–36.

[22] Siontis KC, Zhang X, Eckard A, et al. Outcomes associated with apixaban use in end-stage kidney disease patients with atrial fibrillation in the United States. Circulation,2018,138:1519–1529.

[23] Del-Carpio Munoz F, Gharacholou SM, Munger TM. et al. Meta Analysis of renal function on the safety and efficacy of novel oral anticoagulants for atrial fibrillation. Am J Cardiol, 2016, 117:69–75.

[24] Stanton BE, Barasch NS, Tellor KB. Comparison of the safety and effectiveness of apixaban versus warfarin in patients with severe renal impairment. Pharmacotherapy,2017, 37:412–419.

[25] Di Biase L. Use of direct oral anticoagulants in patients with atrial fibrillation and valvular heart lesions. J Am Heart Assoc,2016, 5(2):e002776.

[26] Pan K-L, Singer DE, Ovbiagele B, et al. Effects of non-vitamin K antagonist oral anticoagulants versus warfarin in patients with atrial fibrillation and valvular heart disease: a systematic review and meta-analysis. J Am Heart Assoc,2017,6(7):e005835 .

[27] Van de Werf F, Brueckmann M, Connolly SJ, et al. A comparison of dabigatran etexilate with warfarin in patients with mechanical heart valves: the randomized, phase II study to evaluate the safety and pharmacokinetics of oral dabigatran etexilate in patients after heart valve replacement (RE-ALIGN). Am Heart J, 2012,163:931–937.

[28] Carnicelli AP, De Caterina R, Halperin JL, et al. Edoxaban for the prevention of thromboembolism in patients with atrial fibrillation and bioprosthetic valves. Circulati on,2017,135:1273–1275.

[29] Philippart R, Brunet-Bernard A, Clementy N, et al. CHA$_2$DS$_2$-VASc score for predicting stroke and thromboembolism in patients with AF and biological valve prosthesis. J Am Coll Cardiol,2016,67:343–344.

[30] Rivera-Caravaca JM, Roldán V, Esteve-Pastor MA, et al. Prediction of long-term net clinical outcomes using the TIMI-AF score: comparison with CHA$_2$DS$_2$-VASc and HAS-BLED. Am Heart J,2018,197:27–34.

[31] Fanola CL, Giugliano RP, Ruff CT, et al. A novel risk prediction score in atrial fibrillation for a net clinical outcome from the ENGAGE AF-TIMI 48 randomized clinical trial. Eur Heart J, 2017, 38:888–896.

[32] Nielsen PB, Skjøth F, Overvad TF, et al. Female sex is a risk modifier rather than a risk factor for stroke in atrial fibrillation: should we use a CHA$_2$DS$_2$-VA score rather than CHA$_2$DS$_2$-VASc? Circulation,2018, 137:832–840.

[33] Stanton BE, Barasch NS, Tellor KB. Comparison of the safety and effectiveness of apixaban versus warfarin in patients with severe renal impairment. Pharmacothera py,2017,37:412–419.

[34] Reed D, Palkimas S, Hockman R, et al. Safety and effectiveness of apixaban compared to warfarin in dialysis patients. Res Pract Thromb Haemost, 2018, 2:291–298.

[35] Gibson CM, Mehran R, Bode C, et al.Prevention of bleeding in patients with atrial fibrillation undergoing PCI. N Engl J Med, 2016, 375(25):2423–2439.

[36] Cannon CP, Bhatt DL, Oldgren J, et al. Dual antithrombotic therapy with dabigatran after PCI in atrial fibrillation. N Engl J Med,2017,377:1513–1524.

[37] Goette A, Merino JL, Ezekowitz MD, et al. Edoxaban versus enoxaparin-warfarin in patients undergoing cardioversion of atrial fibrillation (ENSURE-AF): a randomised, open-label, phase 3b trial. Lancet,2016, 388:1995–2003.

[38] Garg A, Khunger M, Seicean S, et al. Incidence of thromboembolic complications within 30 days of electrical cardioversion performed within 48 hours of atrial fibrillation onset. JACC Clin Electrophysiol,2016, 2:487–494.

[39] Tomaselli GF, Mahaffey KW, Cuker A, et al.2017 ACC expert consensus decision pathway on management of bleeding in patients on oral anticoagulants :a report of the American College of Cardiology Task Force on Expert Consensus Decision Pathways.J Am Coll Cardiol, 2017, 70(24):3042–3056.

[40] Santangeli P, DiBiase L, Horton R, et al.Ablation of atrial fibrillation under therapeutic warfarin reduces periprocedural complications: evidence from a meta-analysis.Circ Arhythm Electrophysiol, 2012, 5(2):302–317.

[41] Calkins H, Willems S, Gerstenfeld EP, et al.Uninterrupted dabigatran versus warfarin for ablation in atrial fibrillation. N Engl J Med, 2017, 376(17):1627–1645.

[42] Cappato R, Marchlinski FE, Hohnloser SH, et al.Uninterrupted rivaroxaban vs uninterrupted vitamin K antagonists for catheter ablation in non-alvular atrial fibrillation.Eur Heart J, 2015, 36(28):1805–1823.

第 7 章

抗血小板药物在房颤卒中预防中的应用

心房颤动（简称房颤）是临床上最常见的心律失常之一。房颤的存在不仅可以影响患者的心脏功能，还可以导致卒中，明显增加患者的致残率和死亡率。目前来看，我国已经步入老龄化社会，心血管疾病的发生率显著增加。房颤的发生和年龄的增长存在相关性，故目前房颤的发病率也在逐年上升，在大于 80 岁人群中约为 10%，特别是房颤所致的脑栓塞（缺血性卒中）使患者致残率、致死率明显升高。房颤的主要并发症是引起栓塞事件，大多由左心耳的血栓脱落引起脑动脉栓塞所致。而且随着年龄的增加，发生率显著增加，Framingham 研究[1] 结果显示，与房颤相关的卒中几乎一半发生在大于 75 岁的患者中。因此，在临床上对于房颤的抗栓治疗日益重视。房颤患者的血栓栓塞的危险分层及抗栓治疗药物的使用和管理也是目前临床关注的课题。近年来，大量循证医学证据显示，抗栓治疗可使房颤患者明显获益。2019 年 AHA/ACC/HRS 房颤管理更新指南中，房颤的抗栓治疗摆在了房颤三大治疗之首，这足以显示抗栓治疗的重要性[2]。抗栓药物的应用主要包括抗凝剂和抗血小板药物，二者的临床地位和应用情况差异较大。本章主要介绍抗血小板药物在房颤患者卒中预防中的应用。

第一节
常用抗血小板药物作用机制与分类

目前，临床上常用的抗血小板药物按作用机制不同主要分为三类：①抑制血栓烷 A2（thromboxane A2，TXA2）诱导的血小板聚集，以阿司匹林（aspirin）为代表；②抑制二磷酸腺苷（adenosine diphosphate， ADP）诱导的血小板聚集，包括磷酸二酯酶抑制剂（双嘧达莫等）及 ADP 受体拮抗剂（噻氯匹定、氯吡格雷等）；③血小板糖蛋白 Ⅱb/ Ⅲa 受体拮抗药，抑制血小板聚集的最终共同途径，以阿昔单抗（abciximab）、替罗非班（tirofiban）及依替巴肽（eptifibatide）为代表。本章节仅就临床常用的口服抗血小板药作一简要介绍。

一、TXA2 抑制剂

阿司匹林是最早被应用于抗栓治疗的抗血小板药物，主要用于无阿司匹林过敏或未接受溶栓、抗凝治疗的心、脑血管动脉血栓疾病的一、二级预防。阿司匹林的一级预防疗效由迄今最大的一项 meta 分析再次予以肯定[3]，阿司匹林已经被确立为治疗急性心肌梗死、不稳定性心绞痛及心肌梗死二级预防的经典用药。阿司匹林在体内具有抗血栓的特性，能明显减少周围动脉内阻塞性血栓的形成。

低浓度阿司匹林的主要作用机制是不可逆阻断乙酰化环氧化酶（COX2）活性部分，从而阻断 TXA2 生成的作用，而后者是血小板聚集的一个强力促进因素。高浓度阿司匹林能直接抑制血管壁中合成酶，减少前列环素的合成，不利于对 TXA2 作用的对抗和平衡，而且发生明显的胃肠道不良反应。因此，使用阿司匹林应选择合适的剂量，阿司匹林经肠胃吸收后30~40min 可达峰值，当给予低于 160mg 的口服剂量在 30min 可最大程度抑制血小板功能。大多数人每天只要服用 80~100mg 的阿司匹林，即可较好地防止动脉血栓形成。在我国，阿司匹林用于卒中二级预防推荐剂量为 50~100mg/d[4]，而用于预防急性心肌梗死或冠心病介入治疗手术后，应每日 1 次口服 300mg[5]。

二、磷酸二酯酶抑制剂

血小板内的 ATP 在腺苷酸环化酶的催化下生成 cAMP，cAMP 在磷酸二酯酶的作用下代谢成 5′-2AMP，cAMP 通过 cAMP 依赖蛋白激酶调节血小板功能。血小板聚集本质上是一个 Ca^{2+} 的纤维蛋白原桥连过程，血小板聚集功能受到血小板内的 cAMP 含量调节，当 cAMP 含量增加，可以激活蛋白激酶，使蛋白磷酸化，兴奋钙泵并抑制 Ca^{2+} 从储库中释放，从而抑制血小板的聚集；因此腺苷酸环化酶激活剂和血小板磷酸二酯酶抑制剂均可增加血小板内 cAMP 含量，抑制血小板聚集[6]。目前临床使用的磷酸二酯酶抑制剂主要有双嘧达莫与西洛他唑。

（1）双嘧达莫（dipyridamole）：又名潘生丁（persantin），1960 年始用于临床作为血管舒张剂，随后体外实验发现双嘧达莫可以抑制心血管患者血小板聚集，对血小板有抑制作用，因此逐渐被应用作为抗血小板药物。其主要的作用机制是抑制磷酸二酯酶，使 cAMP 增高，也能抑制红细胞和血管内皮对腺苷的摄取和代谢，进而激活血小板腺苷环化酶使 cAMP 浓度增高，还可以刺激前列腺素的释放及抑制 TXA2 的形成。该类药物的缺点是化学稳定性差，半衰期短，必须加倍剂量或者使用缓释剂才能在 24h 内起到抑制血小板功能的作用。临床应用发现其在抗冠状动脉血栓形成、卒中复发方面有重要作用。

（2）西洛他唑[7]：西洛他唑是喹啉类衍生物，通过抑制细胞的磷酸二酯酶治疗间歇性跛行。西洛他唑及其代谢产物是 cAMP2PDE Ⅲ 抑制剂，抑制活性和阻碍 cAMP 降解（和转化）导致 cAMP 在血小板和血管内上升，抑制了血小板聚集和使血小板扩张，防止血栓形成和血管阻塞，从而达到治疗目的。西洛他唑在治疗老年血栓性疾病患者血小板聚集上优于噻氯匹定并且副作用小，治疗糖尿病下肢血管病变的疼痛和间性跛行症状疗效明显优于双嘧达莫。

三、ADP 受体拮抗剂

ADP 是第一个被发现可以促进血小板聚集的分子[8]，存在于血小板致密颗粒上，在血小板激活时被释放并进一步激活周围循环中的血小板加速聚集[9]，是血小板聚集的重要活性因子之一。ADP 在血小板质膜上存在 3 种受体：P2Y1、P2Y12 和 P2X1。P2X1 是钙离子通道受体，研究表明 P2X1 受体对血小板聚集作用很小[10]。P2Y1 和 P2Y12 则是两种不同的 G 蛋白偶联受体。P2Y1 受体与 G 蛋白偶联，激活后诱导血小板变形和快速、可逆性聚集[11]。

（一）噻氯吡啶

噻氯吡啶（ticlopidine）是一强效的血小板抑制剂，主要通过与 ADP 受体 P2Y12 发生不可逆结合而竞争性抑制 ADP 所诱导的血小板聚集，还可以抑制由花生四烯酸、胶原、血小板活化因子等所引起的血小板聚集和释放，其最终作用是干扰血小板糖蛋白Ⅱb/Ⅲa受体与纤维蛋白原结合，从而抑制血小板的激活。噻氯吡啶口服吸收良好，24~48h发挥作用，3~5d达高峰，半衰期为24~33h。噻氯吡啶用于预防急性心肌再梗死、一过性脑缺血及卒中、治疗间歇性跛行等[12]。

（二）氯吡格雷

氯吡格雷（clopidogrel）是第二代ADP受体拮抗剂，是一种无活性的药物前体，进入体内经肝脏细胞色素P450混合功能氧化酶（CYP450酶）系（主要是CYP3A4、CYP3A5）氧化成为有活性的代谢产物。该活性产物有一个活化巯基基团，可与P2Y12（ADP受体）的半胱氨酸残基形成二硫键，不可逆地阻断ADP与其受体的结合，进而阻断ADP激活血小板聚集的整个过程，抑制血小板聚集[13]。每日1次口服75mg，在肠道迅速吸收，从第1天开始明显抑制ADP诱导的血小板聚集，抑制作用逐渐增强并在3~7d达到稳态。一般中止治疗5d内血小板聚集和出血时间逐渐回到基线水平。

（三）普拉格雷

普拉格雷是一种新型口服的P2Y12受体抑制剂，也是一种前体药，需在肠道吸收水解、并经肝脏CYP450（以CYP34A、CYP2B6为主，部分为CYP2C19、CYP2C9）代谢生成活性产物R-138727发挥作用。因R-138727可经CYP450系统的多种酶代谢产生、且代谢步骤简短，故普拉格雷起效快、疗效个体差异小、药物相互作用少。研究显示：普拉格雷的抗血小板聚集作用强度为氯吡格雷的10倍以上[14]。普拉格雷主要应用于急性冠状动脉综合征（ACS）和经皮冠状动脉介入治疗（PCI）前后，推荐负荷剂量为60mg，维持量为10mg/d，体重<60kg的患者维持量为5mg/d。TRITON-TIMI38研究（一项随机、双盲、双模拟、平行对照研究）的显示，与氯吡格雷比较，普拉格雷可使支架术后主要心血管事件降低19%，但普拉格雷组因不良反应停药率高于氯吡格雷组（2.5% *vs.* 1.4%）[15]。不推荐>75岁的患者使用普拉格雷，建议外科手术前停药7d。

（四）替格瑞洛

替格瑞洛属于环戊基三唑嘧啶类新型ADP受体拮抗剂，其为原形药，无需经肝酶代谢即可与P2Y12受体可逆性结合，具有起效迅速、抗血小板活性个体差异小、停药后血小板功能恢复快的优点。替格瑞洛及其代谢活性产物主要经肝脏清除，研究显示肾功能损害及轻度肝损者无需调整剂量[16]。PLATO研究入选了非ST段抬高心肌梗死和ST段抬高心肌梗死的ACS患者18 624例，治疗6~12个月后，PCI亚组中替格瑞洛组主要终点事件（心血管原因引起的死亡、心肌梗死和卒中）发生率显著低于氯吡格雷组（8.95% *vs* 10.65%），且心肌梗死和心血管死亡两项次要终点在替格瑞洛组亦显著低于氯吡格雷组[17]。

第二节
抗血小板药物预防房颤卒中的相关研究

预防房颤患者血栓栓塞事件的经典抗凝药物是维生素K拮抗剂华法林，其在房颤患者卒中一级预防与二级预防中的作用已得到多项临床研究肯定。新型口服抗凝药（NOAC）有用药方法简单、大出血和致命性出血风险较低等特点。普通肝素或低分子肝素为静脉和皮下用药，一般用于华法林开始前或停用华法林期间的短期替代抗凝治疗。常用的口服抗血小板药物有阿司匹林和氯吡格雷等。

一、阿司匹林

2014年AHA/ACC/HRS房颤患者管理指南指出[18]，除SPAF-I（房颤预防卒中）试验外，没有任何研究显示房颤患者单独使用阿司匹林可预防房颤患者的卒中[19]。已有的研究主要是与华法林比较，少数研究则是与 NOAC 进行对照。

Olesen 等[20]确定维生素 K 拮抗剂（华法林）和乙酰水杨酸（阿司匹林）在非瓣膜性房颤（NVAF）患者中的疗效和安全性，并根据预测的血栓栓塞和出血风险。该研究中纳入了丹麦所有因 NVAF 出院患者（n=132 372）。对于每个患者通过 CHADS$_2$ 评分、CHA$_2$DS$_2$-VASc 评分和 HAS-BLED 评分计算卒中和出血的风险。在随访期间，华法林和阿司匹林的治疗时间依赖性确定。与不使用阿司匹林相比，华法林始终降低了血栓栓塞的风险；华法林 + 阿司匹林的组合没有产生任何其他好处。在高血栓栓塞风险的患者中，血栓栓塞的风险比（95% CI）为：阿司匹林组、华法林 + 阿司匹林组和未治疗组患者的风险比分别为：1.81（1.73~1.90）、1.14（1.06~1.23）和 1.86（1.78~1.95）。与未治疗组患者相比，华法林、阿司匹林和华法林 + 阿司匹林的出血风险增加，危险比分别为：1.0（华法林：参考）、0.93（阿司匹林：0.89~0.97）、1.64（华法林 + 阿司匹林：1.55~1.74）和 0.84（未处理：0.81~0.88），CHADS$_2$ 评分 ≥ 0 分及 CHA$_2$DS$_2$-VASc 评分 ≥ 1 的患者，单独使用华法林可获得中性或阳性净临床获益（缺血性卒中与颅内出血）。这项大型队列研究证实了华法林的疗效，阿司匹林治疗对卒中 / 血栓栓塞的风险无影响。而且，华法林和阿司匹林治疗均增加了出血的风险，但净临床收益显然是积极的，有利于卒中 / 血栓栓塞风险增加的患者使用华法林。

在预防房颤卒中（SPAF-Ⅱ）研究中[21]，比较了华法林（INR 2.0~4.5）和阿司匹林（325mg/d）预防缺血性卒中和系统性栓塞（主要事件）的两个平行随机试验，年龄 ≤ 75 岁患者 715 例，年龄 >75 岁患者 385 例。研究结果显示，在较年轻患者组中华法林减少主要事件绝对发生率为每年 0.7%（95%CI：0.4~1.7）。华法林组每年的主要事件发生率为 1.3%，阿司匹林组为 1.9%[相对风险（RR）0.67，P=0.24]。低风险年轻患者（无高血压、近期心力衰竭或既往血栓栓塞）服用阿司匹林的主要事件绝对发生率为每年 0.5%（95%CI 0.1~1.9）。在 >75 岁的老年患者中，华法林每年主要事件的绝对发生率降低 1.2%（95%CI –1.7~4.1）。华法林组每年的主要事件发生率为 3.6%，阿司匹林组为 4.8%（RR 0.73，P=0.39）。在这一年龄组中，阿司匹林组和华法林组的所有卒中（缺血性及出血性）的发生率分别为每年 4.6% 和每年 4.3%。研究结果表明华法林可能比阿司匹林更有效地预防房颤患者的缺血性卒中，但华法林对卒中率的绝对降低很小。

在 BAFTA（伯明翰老年房颤治疗）研究中[22]，从初级保健中招募 973 例年龄 ≥ 75 岁（平均年龄 81.5 岁）的房颤患者，并随机分配华法林（INR 目标值 2.0~3.0）或阿司匹林（每天 75mg），平均随访 2.7 年。该研究的主要结果是每年颅外出血风险为 1.4%（华法林）与 1.6%（阿司匹林）。研究表明，与华法林比较，阿司匹林与之有相似的出血风险。

在 AVERROES（阿哌沙班与乙酰水杨酸预防卒中）研究中[23]，阿司匹林与 Xa 因子抑制剂阿哌沙班有直接比较，该研究是对 5599 例不适合使用华法林治疗的患者的双盲研究。阿哌沙班用法为 5mg、每天 2 次，但若具备下列三个因素（年龄 ≥ 80 岁，体重 ≤ 60kg，血清肌酐 ≥ 1.5mg/dL）中两个因素的患者则减量（2.5mg，每天 2 次）；阿司匹林用法为 81mg/d 或 325mg/d。研究终点是卒中及系统性栓塞的发生。平均随访 1.1 年，由于阿哌沙班在预防卒中及系统性栓塞方面优于阿司匹林，因此该研究提前终止。两种治疗之间的主要出血风险相似。

二、氯吡格雷

目前，单用氯吡格雷预防房颤脑卒中的临床研究证据不多。ACTIVE 研究表明，氯吡格雷单独应用或与阿司匹林合用，预防卒中的作用均不如华法林，但两者合用优于阿司匹林单独应用，并可使卒中发生率降低 28%，然而出血风险也相应增加。故目前尚无指南推荐单用氯吡格雷预防房颤卒中。

三、抗血小板药物联合应用

已有临床研究证实，联合应用不同作用机制的抗血小板药物可以增强抗栓疗效。ESPS II 研究显示[24]，对于有卒中或 TIA 发作史的患者，单用阿司匹林可以使卒中的风险降低 18%，而单用潘生丁可以使卒中的风险降低 16%。联合应用潘生丁和阿司匹林可以使卒中的风险降低 37%，可见联合应用抗血小板药物可以明显提高抗栓疗效，使卒中的风险明显降低。

ACTIVE-W 试验（氯吡格雷与厄贝沙坦预防房颤血管事件的试验）[25] 评估了氯吡格雷与阿司匹林合用预防卒中的效果。抗血小板药物氯吡格雷（75mg/d，n=3371）和阿司匹林（75~100mg/d，n=3335）联合使用，根据数据安全和监测委员会的建议，该试验提前终止（在计划的随访完成之前）。在 $CHADS_2$ 平均 2 分的患者中被证明不如华法林（INR 目标值 2.0~3.0），与双联抗血小板治疗方案相比，ACTIVE-W 试验发现华法林使卒中的 RR 降低 40%（95CI 18% ~56%；$P<0.001$）。该研究表明氯吡格雷与阿司匹林联用减少房颤患者卒中、非中枢性血栓栓塞、心肌梗死和心血管死亡复合终点的有效性不如华法林，且氯吡格雷联用阿司匹林与口服抗凝药物有相似的出血风险。

ACTIVE-A（氯吡格雷与厄贝沙坦预防房颤血管事件试验）研究[26] 中，总共 7554 例卒中险增加且不适合口服抗凝剂、伴有 1 个以上额外卒中危险因素的房颤患者，比较氯吡格雷联合阿司匹林与单独阿司匹林的疗效。除阿司匹林外，每天随机接受一次氯吡格雷（75mg）或安慰剂治疗。在 3.6 年（中位数）的随访中，接受氯吡格雷的 251 例患者和接受安慰剂的 162 例患者大出血风险明显增加（每年 2.0% vs 1.3%，相对危险度为 1.57；95% CI 1.29~1.92；$P<0.001$）。治疗组之间的绝对差异很小，主要出血每年增加 0.7%。表明对于不适合使用华法林治疗的房颤患者，阿司匹林中加用氯吡格雷发生大出血的风险增加。

上述研究表明，阿司匹林或氯吡格雷预防房颤患者卒中的有效性远不如华法林；氯吡格雷与阿司匹林合用在减少房颤患者卒中、非中枢性血栓栓塞、心肌梗死和心血管死亡复合终点的有效性也不如华法林。且抗血小板治疗，尤其是双联抗血小板治疗，与口服抗凝药物有相似的出血风险。因此，在 2018 年中国房颤指南[27] 不推荐抗血小板治疗用于房颤患者血栓栓塞的预防。

第三节
房颤合并冠心病的抗栓治疗与指南共识推荐

一、房颤合并冠心病比例高

房颤是临床常见的心律失常，可由多种心血管疾病引发，其中冠心病作为房颤的常见原因，二者常常同时存在。美国 NCDR PINNACLE 注册研究共纳入近 43 万例房颤门诊患者，其中近半数（49.7%）合并冠心病[28]。2012 年 2 月到 2013 年 3 月，欧洲心脏病学会（ESC）开展了欧洲心脏调查房颤研究[29]，9 个国家的心脏病专家进行了房颤患者连续住院和门诊登记，共登记了 3119 例房颤患者，其中

3049 例（平均年龄 68.8 岁）获得临床亚型的完整数据并纳入研究，合并冠心病者占 36.4%。2015 年，我国杨艳敏教授发表的一项前瞻性多中心注册研究显示[30]，在就诊于急诊科的房颤患者中，合并冠心病的比例更是高达 41.8%。

由此可见，房颤合并冠心病的比例非常高。对于房颤合并冠心病患者，如何进行抗栓治疗，则成为临床关注的热点问题之一。

二、抗血小板药物在房颤合并冠心病患者中的应用

房颤时心房血栓（静脉血栓）和冠心病动脉内血栓（动脉血栓）的形成机制不同，两者抗栓治疗策略也不一样。抗血小板药物治疗是冠心病二级预防的基础和关键，而房颤则依靠口服抗凝药物降低卒中等血栓栓塞事件风险。房颤合并冠心病患者双联抗血小板治疗能否替代房颤的抗凝药物治疗，近年来多项临床研究进行了探讨。

CLAAF 研究[31]是将氯吡格雷加阿司匹林用于房颤患者卒中预防的前瞻性研究。对 NVAF 患者给予氯吡格雷加阿司匹林，进行短期观察，研究其预防血栓栓塞并发症的效果。即将入选的永久性房颤或持续性房颤患者随机接受华法林（INR 目标值 2.0~3.0，3 周），或阿司匹林（100mg/d 单独使用 1 周后）加氯吡格雷（75mg/d，3 周）在开始和 3 周检测出血时间和血清血栓素 B2。结果显示，华法林没有影响出血时间，但阿司匹林可使其延长 71%（$P<0.05$），加氯吡格雷后延长 144%。华法林没有影响血栓素 B2，而阿司匹林可以使其减少，但是加氯吡格雷后没有进一步减少，3 周后经食管超声心动图检查，没有左房血栓和自发性显影。两组各有 9 例经历了电转复，各有 7 例恢复窦性心律，所有患者接受 3 个月的随访，没有血栓事件和出血事件发生。该研究表明，阿司匹林加氯吡格雷与华法林在预防血栓方面，两者同样安全有效。

我国一项对行 PCI 的房颤患者的研究，根据患者 CHADS$_2$ 评分是否 ≥ 2 分及应用华法林的情况进行分组，随访 15 个月后比较不同治疗策略对患者发生主要心脑血管事件（MACCE）、缺血事件、出血事件的影响[32]。该研究显示，对于行 PCI 的房颤患者，华法林的使用率仅为 10.7%。华法林可使卒中高危患者临床获益，降低 MACCE 的发生。但在卒中低危患者中，华法林带来的 MACCE 和缺血事件的获益并无明显增加，且可显著增加出血风险，净获益并不明显。因此对于卒中低危患者，应当权衡其获益及出血风险来决定是否使用华法林。无论是对于卒中低危还是卒中高危的房颤患者，华法林均增加了小出血风险，但并没有显著增加大出血风险。

然而，对于房颤合并冠心病（稳定型冠心病或急性冠状动脉综合征）患者的抗栓治疗研究，多采用双联抗栓与三联抗栓治疗的对照研究。比较著名的研究是 PIONEER AF-PCI 研究[33]及 RE-DUAL PCI 研究[34]。PIONEER AF-PCI 研究是对 2124 例 NVAF 并接受 PCI 治疗的患者，比较两种剂量利伐沙班（15mg/d 与 2.5mg，每天 2 次）+ 氯吡格雷（75mg/d）治疗 12 个月，与华法林 + 阿司匹林（75~100mg/d）+ 氯吡格雷（75mg/d）三联抗栓治疗 12 个月进行比较。结果显示，基于利伐沙班的双联抗栓治疗方案出血发生率明显低于传统的三联抗栓方案，两个试验组的获益主要来自出血及心血管原因所致再住院率的降低，三组死亡率相似[33]。RE-DUAL PCI 研究是比较两种剂量达比加群（150mg 或 110mg，每天 2 次）+P2Y12 抑制剂与华法林 + 双联抗血小板治疗的一项前瞻性、随机对照、盲法评估、多中心研究，共纳入 2502 例行 PCI 治疗的 NVAF 患者。研究结果同样显示出达比加群联用一种 P2Y12 抑制剂较华法林联用双联抗血小板药物的抗栓治疗为优，

出血时降低，主要疗效终点事件（心肌梗死、卒中、全身性栓塞及计划外的冠状动脉血运重建）无显著差异[34]。

三、相关指南共识推荐

近年来的国内外相关指南及专家共识在 NVAF 患者卒中预防中并未对单独使用抗血小板药物进行推荐，而主要是针对房颤合并冠心病患者的抗栓治疗给予推荐。简述如下：

（一）2016 ESC 房颤管理指南

2016 ESC 房颤管理指南[35]对稳定性冠心病及急性冠状动脉综合征 PCI 后合并房颤患者的抗栓治疗均给出不同的建议方案，详见表 7-1。

（二）2017 中国心房颤动患者卒中预防规范

2018 年 1 月，由国家卫生和计划生育委员会卒中防治专家委员会组织编写的"中国心房颤动患者卒中预防规范（2017）"[36]正式发表，针对房颤合并急性冠状动脉综合征、房颤合并择期 PCI 患者的联合抗栓治疗提出了具体建议，详见表 7-2。

（三）2019 AHA/ACC/HRS 房颤管理指南

2019 年 1 月 28 日，AHA/ACC/HRS 共同发布了"2019 AHA/ACC/HRS 心房颤动患者管理指南"[2]。针对急性冠状动脉综合征行 PCI 的高卒中风险房颤患者的抗栓治疗进行了推荐，详见表 7-3。

表 7-1 冠心病合并房颤患者的抗栓治疗建议

推荐	推荐等级	证据级别
稳定性冠心病合并有卒中风险的房颤患者，择期支架植入术后推荐使用阿司匹林、氯吡格雷和口服抗凝药物三联治疗 1 个月，以预防复发冠状动脉和脑缺血事件	Ⅱa	B
植入支架的急性冠状动脉综合征合并有卒中风险的房颤患者，推荐使用阿司匹林、氯吡格雷和口服抗凝药物三联治疗 1~6 个月，以预防复发冠状动脉和脑缺血事件	Ⅱa	C
未植入支架的急性冠状动脉综合征合并卒中风险的房颤患者，推荐使用阿司匹林或氯吡格雷和口服抗凝药物双联治疗 12 个月，以预防复发冠状动脉和脑缺血事件	Ⅱa	C
双联抗栓治疗治疗，尤其是三联抗栓治疗，应权衡冠状动脉缺血事件和出血风险，尽量缩短治疗时间	Ⅱa	B
部分患者使用氯吡格雷（75mg/d）加口服抗凝药物的双联抗栓治疗可代替三联治疗	Ⅱb	C

表 7-2 房颤合并冠心病联合抗栓治疗建议

推荐	出血风险
房颤合并急性冠状动脉综合征患者联合抗栓治疗建议：	
出血风险高：三联抗栓治疗（华法林或 NOAC、阿司匹林联合氯吡格雷）1 个月，其后应用华法林或 NOAC 与 1 种抗血小板药物（阿司匹林或氯吡格雷）的两联抗栓治疗至急性冠状动脉综合征和（或）PCI 术后 1 年	高
出血风险低：三联抗栓治疗 6 个月，其后应用华法林或 NOAC 与一种抗血小板药物（阿司匹林或氯吡格雷）的两联抗栓治疗至急性冠状动脉综合征和（或）PCI 术后 1 年	低
需要抗凝治疗的房颤合并择期 PCI 患者联合抗栓治疗建议：	
出血风险高：三联抗栓治疗 1 个月，其后用华法林或 NOAC 与一种抗血小板药物（阿司匹林或氯吡格雷）的两联抗栓治疗至 PCI 术后 6 个月，之后单用口服抗凝药	高
出血风险低：三联抗栓治疗 1 个月，其后应用华法林或 NOAC 与一种抗血小板药物（阿司匹林或氯吡格雷）的两联抗栓治疗至 PCI 术后 1 年	低

表 7-3　急性冠状动脉综合征行 PCI 术的高卒中风险房颤患者抗栓治疗建议

推荐	推荐级别	证据级别
因急性冠状动脉综合征行 PCI 术的高卒中风险房颤患者，双联抗栓治疗（P2Y12 抑制剂 + 华法林或利伐沙班 15mg qd 或达比加群 150mg bid）较三联抗栓治疗能有效降低出血风险	Ⅱa	B
因急性冠状动脉综合征行 PCI 术的高卒中风险房颤患者，如果给予三联抗栓治疗（口服抗凝药 + 阿司匹林 +P2Y12 抑制剂），建议 4~6 周转换为双联抗栓治疗（口服抗凝药 +P2Y12 抑制剂）	Ⅱa	B
行 PCI 术的高卒中风险房颤患者，如果给予三联抗栓治疗（口服抗凝药 + 阿司匹林 +P2Y12 抑制剂），选择氯吡格雷优于普拉格雷	Ⅱa	B

不可否认，房颤合并冠心病患者的抗栓治疗是一个棘手的临床问题。不少临床研究及临床实践均显示，口服抗凝药物联合双联抗血小板治疗可增加患者出血风险。2017 年，美国家庭医师学会（American Academy of Family Physicians， AAFP）更新发布了新发现房颤的药物治疗指南，其目的是为 NVAF 患者初级药物治疗提供指导建议，该指南强烈反对大多数房颤患者使用抗凝药 + 双联抗血小板治疗（强推荐，中等质量证据），认为其可明显增加出血风险[37]。因此，对于房颤合并冠心病患者，如何更加合理地使用抗栓药物治疗，除按照相关指南共识推荐外，还应结合患者的具体情况，进行个体化的抗栓药物治疗。

（新疆医科大学第一附属医院　马依彤）

参考文献

[1] Alonso A,Yin X,Roetker NS, et al. Blood lipids and the incidence of atrial fibrillation: the Multi-Ethnic Study of Atherosclerosis and the Framingham Heart Study. J Am Heart Asoc, 2014, 3(5):e01211.

[2] January Craig T, Wann L Samuel, Calkins Hugh, et al. 2019 AHA/ACC/HRS Focused Update of the 2014 AHA/ACC/HRS Guideline for the Management of Patients With Atrial Fibrillation: A Report of the American College of Cardiology/American Heart Association Task Force on Clinical Practice Guidelines and the Heart Rhythm Society. J Am Coll Cardiol, 2019, 74:104–132.

[3] Berger JS, Roncaglioni MC, Avanzini F, et a1. Aspirin for the Primary Prevention of Cardiovascular Events in Women and Men: A Sex-Specific Meta-analysis of Randomized Controlled Trials. JAMA, 2006, 295:306–313

[4] 郭辉, 刘媛, 胡玉龙. 抗血小板药物研究进展. 中国药物与临床, 2007, 7(9):694–695

[5] 中华内科杂志编辑部. 规范应用阿司匹林治疗缺血性脑血管病的专家共识. 中华内科杂志, 2006, 45(1):81–82.

[6] 邓云, 叶松, 徐秋萍. 抗血小板药物研究概述. 江西中医学院学报, 2007, 19(4):94–97

[7] 韩红路. 新型抗血小板聚集剂西洛他唑. 中国科技信息, 2005, 21(9):55

[8] Born GV. Aggregation of blood platelets by adenosine diphosphate and its reversal. Nature, 1962, 194:927–929

[9] Gachet C. Regulati on of platelet functions by P2 receptors. Annu Rev Pharmacol Toxico, 2006, 46:277–300

[10] Vial C, Hechler B, Leon C, et al. Presence of P2X1 purinoceptors in human platelets and megakaryoblastic cell lines. Thromb & Haemost, 1997, 78(6):1500–1504

[11] SAVI P. Role of P2Y1 purinocept or in ADP-induced platelet activation. FEBS Lett, 1998, 422:291–295

[12] 张禹, 于淑梅. 常用抗血小板药物的临床应用. 中国临床医药研究杂志, 2008, 14(179):122

[13] 刘宏, 侯凡凡, 梁敏. 终末糖基化产物对培养的人脐静脉内皮细胞粘附分子表达的影响. 中国病理生理杂志, 2005, 21(10):1934–1937

[14] Hashemzadeh M, Goldsberry S, Furukawa M,et al. ADP receptorblocker thienopyridines: chemical structures, mode of action and clinical use. A review. The Journal of invasive cardiology, 2009, 21(8):406–412.

[15] Wiviott SD, Braunwald E, McCabe CH, et al. Prasugrel versus clopidogrel in patients with acute coronary syndromes. The New England journal of medicine, 2007, 357 (20): 2001–2015.

[16] Butler K, Teng R. Pharmacokinetics, pharmacodynamics, and safety of ticagrelor in volunteers with severe renal impairment. Journal of clinical pharmacology, 2012, 52(9): 1388–1398.

[17] Cannon CP, Harrington RA, James S, et al. Comparison of ticagrelor with clopidogrel in patients with a planned invasive

strategy for acute coronary syndromes (PLATO): a randomised double-blind study. Lancet, 2010, 375(9711): 283–293.

[18] January CT, WannL S, Alpert JS, et al. 2014 AHA/ACC/ HRS guideline for the management of patients with atrial fibrillation: a report of the American College of Cardiology/ American Heart Association Task Forceon Practice Guidelines and the Heart Rhythm Society. J Am Coll Cardiol, 2014, 64 (21): e1–76.

[19] Aguilar M, Hart R. Antiplatelet therapy for preventing stroke in patients with non-valvular atrial fibrillation and no previous history of stroke or transient ischemic attacks. Cochrane Database Syst Rev, 2005, (4):CD001925.

[20] Olesen JB, Lip GY, Lindhardsen J, et al. Risks of thromboembolism and bleeding with thromboprophylaxis in patients with atrial fibrilation: A net clinical benefit analysis using a' real world' nationwide cohort study. Thromb and Haemost, 2011, 106(4):739–749.

[21] Mcbride R, Chesebro JH, Wiebers DO, et al. Warfarin versus aspirin for prevention of thromboembolism in atrial fibrillation: Stroke Prevention in Atrial Fibrilation II Study. Lancet, 1994, 8899(343):687–691.

[22] Mant J, Hobbs FD, Fletcher K, et al. Warfarin versus aspirin for stroke prevention in an elderly community population with atrial fibrilation (the Birmingham Atrial Fibrillation Treatment of the Aged Study, BAFTA): a randomised controled trial. Lancet, 2007, 370(9586):493–503.

[23] Connoly SJ, Eikelboom J, Joyner C, et al. Apixaban in patients with atrial fibrillation. N Engl J Med, 2011, 364(9): 806–817.

[24] Nenci GG, Goracci S. Antithrombotic drugs for the secondary prevention of ischemic stroke. Ann Ital Med Int, 2000, 15(4):282–290.

[25] Connoly S , Pogue J, Hart R, et al. Clopidogrel plus aspirin versus oral anticoagulation for atrial fibrillation in the Atrial fibrillation Clopidogrel Trial with Irbesartan for prevention of Vascular Events(ACTIVE W): a randomised controled trial. Lancet, 2006, 367(9526):1903–1921.

[26] Connoly SJ, Pogue J, Hart RG, et al. Efect of clopidogrel added to aspirin in patients with atrial fibrilation. N Engl J Med, 2009, 360(20):2066–2078.

[27] Huang CX, Zhang S, Huang DJ, et al. Current knavledge and management recommendations of atrial fibrillation:2018. Chinese Journal of Cardiac Arrhythmias, 2018, 22(4):279–346.

[28] Hsu JC, Maddox TM, Kennedy KF, et al. Oral Anticoagulant Therapy Prescription in Patients With Atrial Fibrillation Across the Spectrum of Stroke Risk: Insights From the NCDR PINNACLE Registry. JAMA Cardiol,2016,1(1):55–62.

[29] Lip GY, Laroche C, Dan GA, et al . A prospective survey in European Society of Cardiology member countries of atrial fibrillation management: baseline results of EURObservational Research Programme Atrial Fibrillation (EORP-AF) Pilot General Registry. Europace,2014, 16(3):308–319

[30] Yang YM, Shao XH, Zhu J, et al. One-Year Outcomes of Emergency Department Patients With Atrial Fibrillation: A Prospective, Multicenter Registry in China. Angiology, 2015, 66(8):745–752.

[31] Lorenzoni R, Lazzerini G, Cocci F, et al. Short-term prevention of thromboembolic complications in patients with atrial fibrillation with aspirin plus clopidogrel: The Clopidogrel-Aspirin Atrial Fibrillation (CLAAF) pilot study. Am Heart J, 2004, 148(3):323–332

[32] 袁勋 , 王文尧 , 张阔 , 等 . 冠心病合并心房颤动患者经皮冠状动脉介入治疗术后抗血小板抗凝治疗策略 . 中国循环杂志 , 2015, 30(8):723–727.

[33] Gibson CM, Mehran R, Bode C, et al. Prevention of Bleeding in Patients with Atrial Fibrillation Undergoing PCI. N Engl J Med, 2016, 375(25):2423–2434.

[34] Cannon CP, Bhatt DL, Oldgren J, et al. Dual Antithrombotic Therapy with Dabigatran after PCI in Atrial Fibrillation. N Engl J Med, 2017, 377(16):1513–1524.

[35] Kirchhof P, Benussi S, Kotecha D, et al. 2016 ESC guidelines for the management of atrial fibrillation developed in collaboration with EACTS. Europace, 2016, 18(11): 1609–1678.

[36] 张澍 , 杨艳敏 , 黄从新 , 等 . 中国心房颤动患者卒中预防规范 (2017). 中华心律失常学杂志 , 2018, 22(1):17-30.

[37] Hauk, Lisa. Newly Detected Atrial Fibrillation: AAFP Updates Guideline on Pharmacologic Management. American Family Physician, 2017, 96(5):332–333.

第 8 章

左心耳封堵器的设计理念与封堵策略

心房颤动（简称房颤）是最常见的心律失常，据估测目前我国有房颤患者 1000 万以上。房颤可以是多种心血管疾病并发的心脏节律异常，也可见于无明显器质性损害的心脏病者。房颤的发病率与年龄密切相关，年龄越大发病率越高，在 65 岁以上老年人中，房颤发生率高达 5.9%，80 岁以上者房颤发生率更高。越来越多的临床研究发现房颤与卒中密切相关相关。Framingham 研究对 5070 例患者随访 34 年，证明有房颤者与无房颤者相比较，卒中风险高 5 倍[1]。进一步研究发现非瓣膜性房颤（NVAF）患者中心腔内血栓的检出率大约 15%，经食管超声心动图（TEE）显像研究显示左心耳处的血栓占 90% 以上[1,2]。Blackshear 等对 1288 例 NVAF 患者行经 TEE 或尸体解剖研究发现 222 例有血栓形成，91% 位于左心耳内[3]。Mahajan 汇总相关资料分析后发现，89% 的血栓在左心耳内[4]。甚至有研究发现房颤患者血栓位于左心耳内为 100%，左心耳血栓不仅是房颤患者，而且也是窦性心律患者血栓最常见的位置[5]。临床上也有直接证据显示房颤患者发生的大部分卒中是由左心耳内血栓引起的。左心耳血栓或左心房的附壁血栓是房颤并发血栓栓塞的发病基础，临床上可表现为脑血管栓塞、周围血管栓塞、内脏血管栓塞，甚至冠状动脉血栓栓

塞等。房颤患者不仅并发卒中率高，而且一旦发生卒中，其病死率和致残率均明显高于动脉粥样硬化引起的卒中[6]。左心耳血栓并发致命性卒中的原因是从左心耳脱落的血栓往往较大，引起的缺血和梗死的范围大。因此，有学者提出左心耳是人体最危险解剖结构之一。针对左心耳作为治疗靶器官的研究方法也日益增多。外科手术结扎或夹闭左心耳及应用特殊装置封堵左心耳逐渐在临床应用和推广。PROTECT-AF 和 PREVAIL 研究长期随访结果也已证明左心耳封堵术（LAAC）对血栓栓塞事件有保护作用，其疗效不亚于华法林抗凝，更进一步支持左心耳血栓形成在房颤并发卒中中的作用。因此，随着对房颤与卒中关系认识的深入，预防房颤卒中已经成为房颤治疗的重中之重。国外文献介绍处理房颤患者时，按照重要性排序的原则，提出了 ABC 顺序，将卒中风险的评估和处理放在了首位，如此处理，可降低不良事件的发生率，包括死亡、卒中、大出血、心血管死亡和住院[7]。

回顾近几十年的临床研究，对于如何预防房颤并发的卒中有了清晰的思路。既往房颤的处理原则为转复窦性心律、控制心室率、预防并发症和预防房颤复发。但是，近年的研究发现如应用射频导管消融方法转复为窦性心律，

并不能减少卒中发作。尽管房颤导管消融成功，也不能完全预防卒中事件。因此，射频导管消融治疗房颤的主要作用是改善症状和心功能。房颤并发卒中的基础治疗仍然是抗凝。理想的预防方法是应用药物或非药物治疗方法使房颤转复窦性心律，转复窦性心律的作用是消除房颤时的不适症状和维持正常心功能。如不能转复窦性心律，则根据风险评分决定是否抗凝治疗，如有指征则需要终生抗凝治疗。目前国内外应用的抗凝药物主要是华法林，其次是新型口服抗凝药（如达比加群酯、利伐沙班等）。由于华法林的代谢与个体的基因型有关，如快代谢和慢代谢型，快代谢型患者对华法林不敏感，而慢代谢型则服华法林后容易产生出血并发症。此外，口服华法林抗凝与一般药物按体重调整用药剂量不同，华法林的抗凝作用易受多种食物和药物的影响，在用药过程中需要频繁监测凝血指标（用 PT 或 INR 值表示其抗凝强度），并根据 INR 值调整华法林剂量（现有多数指南均建议 NVAF 患者 INR 为 2.0~3.0）。然而多个临床研究发现，尽管在严格监测的情况下，每年仍有 2% 左右的患者发生大出血事件。此外，口服华法林抗凝治疗期间，如遇到手术或并发大出血需要停药，停药后血栓栓塞风险将增加。新型口服抗凝药不需要反复监测凝血指标，疗效与华法林相似，应用的比例也越来越高。但是，新型抗凝药物的价格较高，同样有出血并发症和药物的不良反应，对药物的依从性也不尽人意，长期服用中 20% 左右的患者因难以承受药物的不良反应而停药[8,9]。随着房颤导管消融治疗数量的日益增加，导管消融术治疗的不足日渐突出，如导管消融术的适应证窄、费用高、复发率高，部分患者需要多次消融治疗方能维持窦性心律。国内房颤患者众多，但能有机会接受导管消融术治疗的患者数量和医疗资源有限，限制了大部分患者的治疗选择。近几十年的研究显示，通过外科方法结扎左心

耳或介入方法封堵左心耳可有效预防 NVAF 患者的血栓栓塞并发症，其有效性不劣于口服抗凝药物预防卒中和系统血栓栓塞的作用[10-12]。且随访研究发现 LAAC 不仅减少卒中的发生率，还可以降低全因死亡，明显优于其他的治疗方法。LAAC 是应用封堵装置封闭左心耳远侧隐窝状的内腔，造成左心耳内腔闭塞，从而隔离形成血栓的基础，达到预防房颤引起的卒中和系统血栓栓塞的目的。封堵左心耳的主要器械是封堵器，封堵器必须适应左心耳复杂的解剖形态方能达到满意的疗效。因此，为了安全、有效的封堵左心耳，有必要了解左心耳与封堵治疗相关的应用解剖，以便设计出与其解剖相匹配的封堵器械和选择个体化的封堵策略。

第一节
左心耳封堵术相关的应用解剖

一、左心耳的大体解剖

左心耳是从左心房前侧壁向前下延伸的弯曲的盲端结构。按左心耳形态可分为口、颈和体三部分。外观形态可分为笔直形，稍弯或极度弯曲形，螺旋形或极度的螺旋形。影像学研究显示，左心耳的形态可分为菜花形、鸡翅形、风向标形和仙人掌形等形状。左心耳的形态有其独特性，几乎没有两个一样的左心耳。有学者对 500 例心脏解剖研究发现左心耳多呈分叶形，两叶形占 54%，三叶形占 34%。左心耳分叶可以在近端、中间或远端。左心耳的内腔表面有丰富的梳状肌和肌小梁，左心耳口部及颈部光滑，体部凹凸不平。左心耳口部并非正圆形，口部直径在 10~40mm，左心耳容积在 0.77~19.27cm，左心耳长度在 16~51mm。左心耳壁厚薄不均，最薄的部位薄如纸，厚度 1mm 左右。

左心耳与肺静脉、二尖瓣和冠状动脉左旋支毗邻（图 8-1）。左肺静脉口及左心耳口之间的左侧嵴，是心房壁突向左心房内膜面的皱褶而形成突起，为肺静脉嵴，也称华法林嵴，TEE 检查有时可误诊为血栓（图 8-2），该部位在行射频导管消融时可出现水肿。约 59.5% 的人存在肺静脉嵴，近 40% 的人无肺静脉嵴（图 8-3）。肺静脉嵴与左心耳封堵密切相关，有些房颤患者的肺静脉嵴较长，盖口型封堵器需要选择较大直径的覆盖盘方能完全覆盖左心耳口，否则覆盖盘的边缘可能在肺静脉嵴的心耳侧的腔内，导致覆盖盘的边缘磨损左心耳壁[13]。

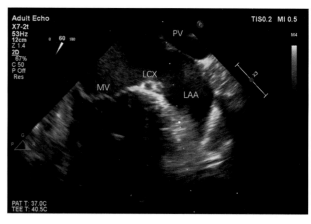

图 8-1　TEE 60° 切面上显示左心耳与周围结构的关系

PV：肺静脉；MV：二尖瓣；LCX：冠状动脉左旋支；LAA：左心耳

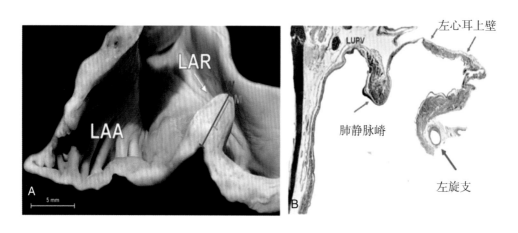

图 8-2　左心耳与肺静脉嵴、左旋支和左上肺静脉的关系

LAA：左心耳；LAR：左心房缘（肺静脉嵴）；W：肺静脉嵴的厚度；M：肺静脉嵴中心肌的厚度。引自参考文献 [13]

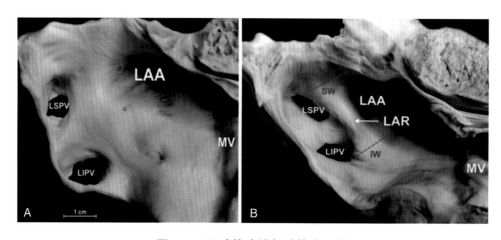

图 8-3　无肺静脉嵴与肺静脉几嵴

A. 无肺静脉嵴；B. 肺静脉嵴。LAA：左心耳；LSPV：左上肺静脉；LIPV：左下肺静脉；LAR：左心房缘（肺静脉嵴）。引自参考文献 [13]

二、中国人左心耳的应用解剖

上海长海医院曾经对经甲醛固定的成人心脏标本进行相关的研究，揭示了左心耳的形态及毗邻关系（图8-4，图8-5）。并对30例正常成人心脏标本的左心耳开口直径，周长及与周边结构的距离进行测量，结果见表8-1。根据测量结果，中国人左心耳解剖学参数与国外资料提供的数据相似。因此，国外应用的封堵器同样也适合中国人。

三、左心耳的影像解剖学

心脏CT成像（CCTA）和心脏核磁共振（MRI）检查可三维重建左心房和左心耳的图像，从而可更直观显示出左心耳更为复杂的形态和

毗邻结构关系（图8-6）。尤其是CCTA，已经广泛应用于左心耳封堵的术前检查，不仅可直观显示左心耳的解剖结构和毗邻结构的关系，并且能显示左心房和左心耳内是否存在血栓。多层螺旋CCTA研究表明，大多数患者左心耳和左上肺静脉口在同一水平，近1/3左心耳位于左上肺静脉口上方，10%左右位于左上肺静脉口下方。CT检查显示左心房壁的厚度不均，比右房壁厚，左心房前壁厚度约1.0~2.0mm。如人体平卧，从头向足方向上观察，左肺静脉在左心房的后外侧，左心耳口在左心房的前外侧。左心耳在肺静脉与心房连接部位厚度为2.2±0.3mm。与左心耳毗邻的最重要的结构是冠状动脉左回旋支。左心耳口位处于左房室沟的上方，在左房室沟内走行的血管有左冠状动脉回旋支和心大静脉及其分支。左窦房结动脉起源于冠状动脉左旋支者占30%，起源于左心房外侧动脉占8%。左心房外侧动脉自从左旋支的中部发出后在左心耳和左上肺静脉之间呈S形走行。左心耳口到房室沟的距离存在个体差异，左心耳口部放置封堵器时，冠状动脉左旋支有可能受到固定圆柱和封口盘之间的压迫，尤其是封堵器规格过大时有可能损伤起源于冠状动脉左旋支系统的窦房结动脉，甚至有封堵

表8-1　中国人左心耳解剖测量数值

测量指标	平均数 ± 标准差（范围，mm）
开口长径	18.5 ± 6.3（7.9~27.6）
开口短径	10.9 ± 5.0（2.5~21.4）
开口周长	51.7 ± 15.3（26.6~81.9）
距左上肺静脉口	4.9 ± 1.9（2.1~11.2）
距左下肺静脉口	7.8 ± 2.7（3.7~13）
与二尖瓣环最短距离	10.3 ± 3.4（6.9~20.1）

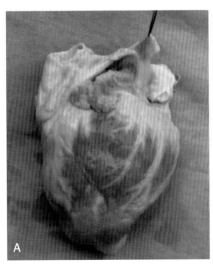
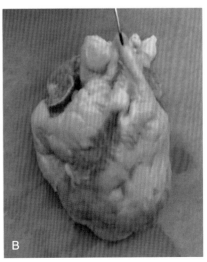

图8-4　成人左心耳正位（A）与侧位（B）观

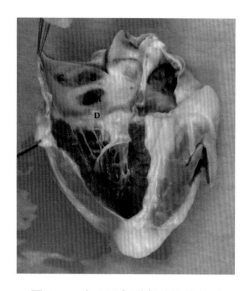

图 8-5　左心耳与毗邻结构的关系
A：左心耳口；B：左上肺静脉口；C：左下肺静脉口；
D：二尖瓣环

器的倒刺刺破冠状动脉左旋支的并发症。因此，在封堵器放置后需要观察对冠状动脉左旋支的影响，如冠状动脉左旋支受累，可出现心率改变及心电图 ST-T 改变，如 ST 段抬高等。

CCTA 还能够敏感地识别出左心耳内小的血栓[14]。有研究表明，与 TEE 检查相比较，CCTA 检查对于排除左心耳血栓的阴性预测结果的准确度和敏感度为 100%，而阳性预测结果的准确度为 41%~92%。对于术前 CCTA 显

示左心耳内无血栓的患者，可以安排左心耳封堵治疗，可避免术前常规的 TEE 检查。但因 CCTA 阳性检测的准确性欠佳，疑似左心耳内血栓的患者，也需要 TEE 检查进一步确认，这也在一定程度上限制了 CCTA 检测的应用价值。此外，CCTA 检查具有辐射性，需要注射造影剂，且不能在手术过程中进行实时监测，临床上只能应用于术前评估。近年来应用 CCTA 作为术后随访的检查越来越多，对发现是否存在残余分流和封堵器表面血栓有一定的应用价值。

心脏 MRI 检查同样可以精确直观地显示左心耳的大小和功能，以及发现房颤患者左心房和左心耳内血栓（图 8-7）。有研究显示，心脏 MRI 在预测左心耳血栓的阴性率 100%、阳性率 84%。与 CCTA 比较，心脏 MRI 检查无放射性伤害和无造影剂，但是空间分辨率低，检查所需时间长，以及安装有心脏起搏器的患者不能使用等，临床应用价值有限。但是，CCTA 和心脏 MRI 这两种检查方法的优点在于对左心耳结构和功能、左心房和肺静脉立体关系细节的评估精确度高，对封堵器的选择和封堵器置入后可能对毗邻结构影响的预测价值较大。如结合 3D 打印技术的应用，可以更精确地选择

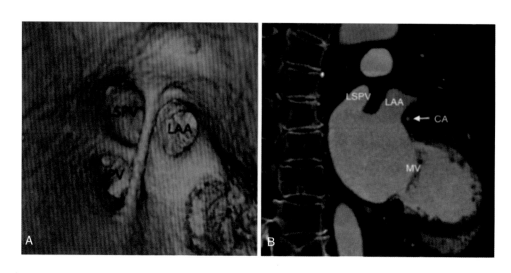

图 8-6　CCTA 图
A. CCTA 示左心耳内面观。肺静脉嵴与左上和左下肺静脉的毗邻关系；B.CCTA 显示左心耳与毗邻的结构的关系。
LSPV：左上肺静脉；LIPV 左下肺静脉；LAA：左心耳；CA：冠状动脉左旋支；MV：二尖瓣；引自参考文献 [14]

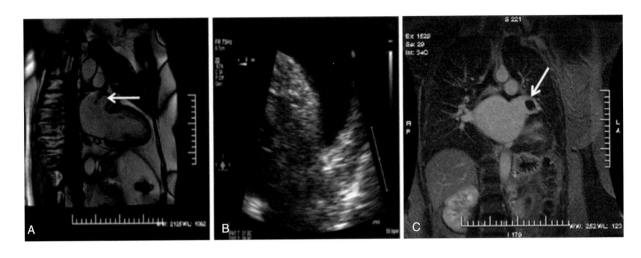

图 8-7　心脏 MRI 和 TEE 显示左心耳

A. 心脏 MRI 显示左心耳内无血栓（白色箭头）；B.TEE 左心耳显像，无血栓；C. 心脏 MRI 显示左心耳内血栓（白色箭头）。引自参考文献 [15]

封堵器和预测左心耳封堵治疗的效果，达到更精准和安全的介入治疗 [15]。

四、心脏超声切面与左心耳造影的联系

因经胸超声心动图（TTE）检查难以显示左心耳结构，故目前均要求行 TEE 检查。TEE 检查在 0°、45°、90° 和 135° 的切面上显示左心耳形态和直径大小的不同，反映左心耳是一个极不规则形的结构（图 8-8）。左心耳造影只能得到单一平面的影像参数，选择不同的投照位，可获得不同大小和深度的参数。TEE 检查同样需要在多切面上观察和测量，方能获得完整的左心耳口径和深度的参数。TEE 不同切面显示的左心耳图像与不同投照角度左心耳造影显示的图像具有相关性，二者之间的联系见表 8-2。左心耳开口最大的测量直径在 TEE 90° 及 135° 切面，X 线右前斜 30° ＋足向 20° 投照位是最大的左心耳造影测量直径，按照 TEE 135° 测量直径选择封堵器可能更准确。

CCTA、TEE 和左心耳造影三者间数据的相关性非常密切。不同方法测量左心耳开口直径、着陆区直径和左心耳深度可有明显的差异。

CCTA 能提供较高的空间分辨率和 3D 资料，其评价左心耳的解剖结构和左心耳口直径和深度的有关参数优于 TEE 和左心耳造影。但其影像质量和解释依赖于机型、显像模式、分析软件和分析医生水平。有研究显示，CCTA 测量左心耳口和着陆区的直径大于 TEE，TEE 大于左心耳造影 [16]。Glassy 等比较了左心耳造影与 TEE 测量左心耳口直径和左心耳深度的测值，结果显示左心耳造影测量的直径明显小于 TEE 测量

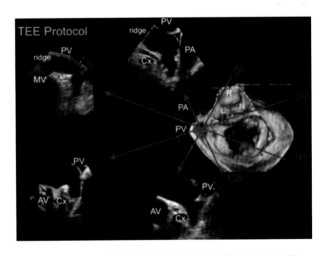

图 8-8　TEE 检查显示不同切面上的左心耳图像

MV：二尖瓣；PV：肺静脉；Cx 左旋支；PA：肺动脉；AV：主动脉瓣；R：右冠窦；L：左冠窦；N：无冠窦。引自参考文献 [16]

表 8-2　TEE 不同切面与左心耳造影的关系对比

TEE 切面	X 线投照体位
0°	前后位加头
45°	右前斜 30°＋头位 20°
90°	右前斜 30°
135°	右前斜 30°＋足位 20°

的直径。但是左心耳造影能发现的深度要大于 TEE 测值，为左心耳封堵的操作提供更多的信息，如是否需要借深度（图 8-9）[17]。不同方法测量的左心耳直径和深度差异的原因是与选择的切面和投照体位是否为左心耳口的最佳显示位置。CCTA 的空间分辨率高，可以无死角显示左心耳口和着陆区的解剖和相关参数（图 8-10）。

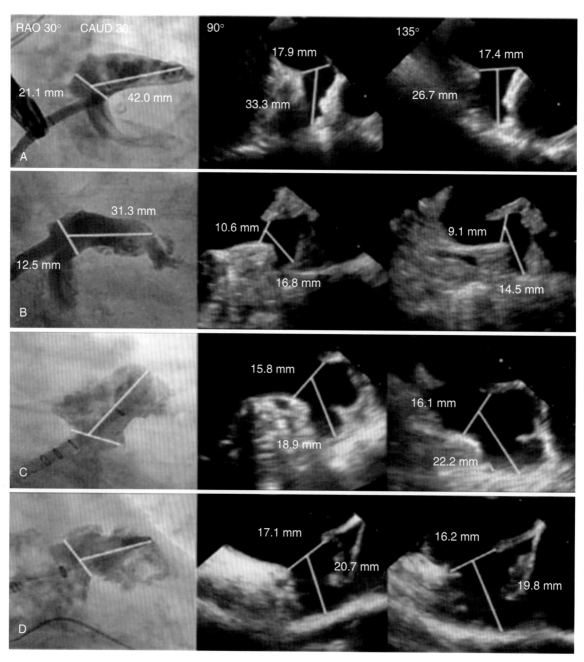

图 8-9　左心耳造影与 TEE 测值的比较

引自参考文献 [17]

易放置，随意调整放置部位，可自由回收和反复重新释放，并且能通过细小的输送鞘管。

一、封堵器的形状设计

左心耳口可为圆形、椭圆形、靴形、三角形、水滴状等多种形态，但是不同形态的左心耳解剖之间在口部即距离开口 10mm 范围内有相似之处（图 8-11）。

左心耳口部的解剖特点是封堵器形状和大小设计的依据。目前应用的封堵器主要是按照封堵左心耳的口和颈部的形状设计的，其形状有圆盘形、圆柱形、半球形或圆柱形。也有针对多分叶左心耳设计的，如小固定盘和大覆盖盘的 LAmbre 特殊规格的封堵器。经十多年的基础和临床应用研究，证明正在临床验证和已经上市的左心耳封堵器可满足封堵各种解剖形态左心耳的需要（图 8-12）。

二、封堵器的结构和功能设计

目前应用和研制的左心耳封堵器基本上由三部分组成：即具有形状记忆功能的自膨性的镍钛支架、阻隔膜和倒刺。按照封堵器的功能，可分为堵口型（塞型）和盖口型。左心耳封堵器的作用主要是隔离左心耳远端的隐窝。为此目的，封堵部分可设计为封堵盖片或封堵圆柱。封堵片可以完全覆盖左心耳的口部，就像茶杯

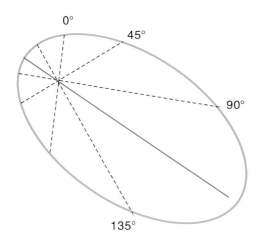

超声左心耳测量示意图

0°
45°
90°
135°

图 8-10　不同切面和投照体位对左心耳测量参数的影响

TEE 在 90° 和 135° 切面上左心耳口直径和深度测值最大。CCTA 可选择在最大投照体位上测量（红线），故可更准确测量出左心耳的实际大小。引自参考文献 [17]

第二节
左心耳封堵器的设计理念

理想的左心耳封堵装置需要满足以下几个条件，即完全封堵左心耳口和颈部，放置后不脱落，无或少致血栓性，不影响相邻结构，容

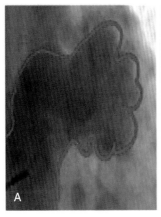
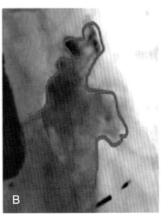
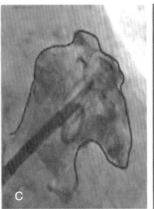
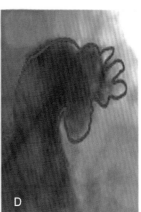

A　B　C　D

图 8-11　4 种不同的左心耳造影图像，体部不同，相同点在左心耳口部和颈部

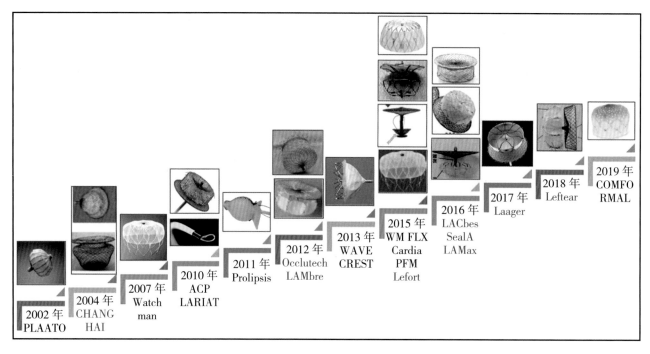

图 8-12　近十余年上市或行动物实验的部分左心耳封堵器

和杯盖的关系，通过盖在左心耳的口上，获得完全封堵。堵口型封堵器则类似红酒瓶口与软木塞的关系，封堵器相当于软木塞。其中，常见的塞型封堵器见图 8-13。这些封堵器中，临床应用最多、循证医学研究证据最多和随访时间最长的是 Watchman 封堵器，全球超过 10 万例，中国于 2019 年 11 月临床应用已经超过 1 万例。Watchman 封堵器的第一代为开放式结构，封堵器的远端开放，开放的前端呈手指样伸出，在借深度操作和释放过程中远端的尖刺样结构有可能刺破左心耳壁。因此，新一代 Watchman 封堵器对此进行了改进。新型的 Watchman 封堵器为 Watchman FLX，其结构由开放式改变

为闭合式，在释放封堵器时，远端形成平整的平面。另外，Watchman FLX 的金属丝数量增加，增强了外向张力和表面平整性，避免了稀疏的金属丝在封堵器放置过大时出现金属丝间内陷，并发残余分流（图 8-14）。实际上此种改进目的是保证封堵器与左心耳的内腔更匹配。此外，阻隔膜覆盖的范围也增加，增加至其高度的 2/3，这样即使植入封堵器"露肩"较多，也能避免发生残余分流。

盖口式封堵器以 ACP、LAmbre 和 LACbes 为代表。这类封堵器由固定盘和覆盖盘组成，是目前研制最多的一类封堵器。固定盘的作用是固定封堵器在左心耳内，固定盘呈圆柱形或

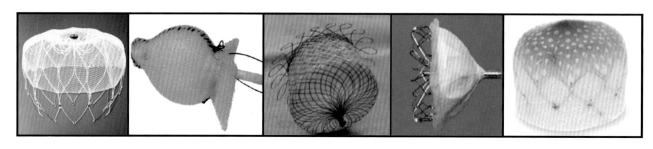

图 8-13　堵口型（塞型）左心耳封堵器

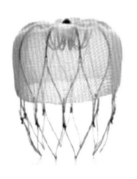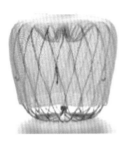

图 8-14　Watchman 封堵器（左）与 watchman FIX 封堵器（右）

球形或半球形（图 8-15）。起封堵作用的是封堵器的覆盖盘，覆盖盘盖在左心耳口上。如左心耳口部周围不平整，可能难以完全密封，出现残余分流。另外，如覆盖盘放置在左心耳的口部内侧，由于覆盖盘的边缘较锐，有可能磨损左心耳壁，引起心脏穿孔和心包压塞。盘片边缘钝化和改变盘片的外向张力有可能避免此种并发症，从而增加左心耳封堵治疗的安全性。盖式封堵器封堵左心耳颈部的同时也封堵了口部。新型的左心耳封堵器在覆盖盘的设计上做了防磨损的改变。固定盘在性能上有明显的创新，如固定盘上的无损伤倒刺，可保证封堵器可回收和重复释放等。此外，封堵器的覆盖盘不宜过长，因为左心耳与二尖瓣毗邻，如边缘过长，可与二尖瓣直接接触，从而影响二尖瓣功能和磨损二尖瓣。临床应用中曾有因患者在植入 ACP 封堵器后，在体位改变时，封堵器的覆盖盘影响二尖瓣功能，发生晕厥，最终不得不取出封堵器。

笔者认为，如应用半球形的封堵器（如 Wavecrest 封堵器），仅封堵左心耳的颈部，隔离左心耳的体部的远端，达到了隔离远侧盲端的目的。但是在心房内腔侧，沿封堵器半球体与左心耳壁之间形成一圈微沟状的凹陷区，有可能是产生封堵器相关血栓的基础（图 8-16）。因此，半球形设计的封堵器存在明显的缺陷，临床广泛应用的可能性不大。

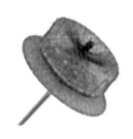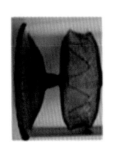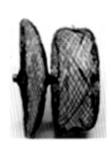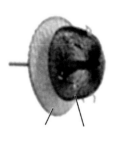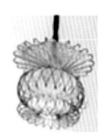

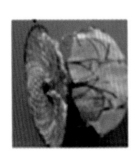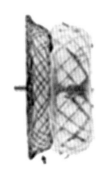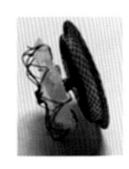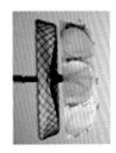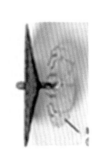

图 8-15　常见的盖口式左心耳封堵器

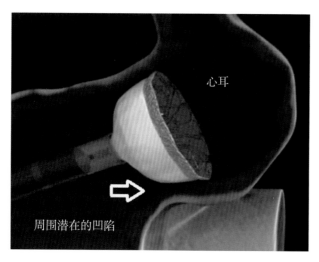

图 8-16　Wavecrest 封堵器
图示封堵器放置后在左心房侧的心腔内形成一圈微沟

三、封堵器直径参数的选择

国外临床应用的左心耳封堵器的直径在 18~33mm。直径设计的依据是左心耳口部的大小。过大直径的封堵器尚缺乏临床应用安全性的证据和长期随访资料。国内外对巨大的左心耳，应用双封堵器封堵，也能取得良好的疗效[18]。笔者曾应用 36mm 超大规格的封堵器对大左心耳进行封堵，并取得成功，故对大的左心耳可以应用定制的大规格封堵器。随着临床应用经验的积累，有可能增加适应特大型左心耳封堵的大规格的左心耳封堵器。

四、阻隔材料放置的部位

左心耳封堵器的功能是隔离左心耳，与房间隔缺损封堵器一样，在金属构架内或表面需要放置阻隔材料（图 8-17），以便完全阻隔左心耳与左心房间的血流交通，达到功能上的完全封堵。常用的阻隔材料有涤纶和聚四氟乙烯，制作成无纺布样的膜片或海绵状。根据房间隔缺损封堵器研制和应用的经验，如镍钛丝外露，阻隔膜内置的封堵器不容易在其表面形成血栓。房间隔缺损封堵术已经应用几十万例患者。术后封堵器相关血栓发生率极低。Watchman 等封堵器的阻隔膜在封堵器的表面，有可能在其表面产生血栓，临床上 Watchman 封堵器植入后表面血栓形成的发生率高达 5.7%[19]。因此，阻隔膜放置部位对术后封堵器相关血栓形成的影响值得进一步研制。

五、固定部分的设计

固定部分可分为固定在左心耳颈部和固定在左心耳分叶内的固定装置。

（一）封堵器固定部分设计

1. 封堵器的形状设计

固定在左心耳颈部的固定部分多为圆柱、圆球或半球形设计。圆柱或圆球的固定装置容易在放置时与左心耳的长轴平行，保证封

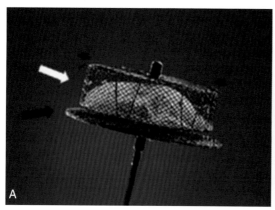
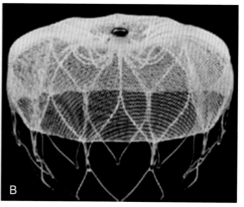

图 8-17　图示阻隔材料放置的部位
A. ACP 封堵器，阻隔膜在金属支架内；B. Watchman 封堵器，阻隔膜在金属钢梁的表面。引自参考文献 [19]

堵器的稳定和封堵效果。但是单靠径向支撑作用并不能保证封堵器植入后不发生移位。因此，国内外研制的封堵器绝大部分增加了倒刺，倒刺呈对称性分布在封堵器固定部分的表面，封堵器到位后，倒钩刺入左心耳的壁内或梳状肌内和肌小梁内。经临床实践证明，倒刺是左心耳封堵器必不可少的部分。没有倒刺的封堵器几乎不可能保证封堵器放置后不移位。但是倒刺的加入增加了术中和术后并发心包压塞的发生率，以及增加了封堵器的回收和再释放的难度。此外，有些封堵器因为是倒刺设计的缺陷，是不可回收的，如回收，必然导致倒刺的结构损伤和功能丧失。对不可回收的封堵器进行勉强释放，则增加封堵器移位的风险。

2. 倒刺的设计

倒刺与固定部分可以为一体化设计和分体化设计。不同的倒刺设计影响封堵器的整体性能。ACP封堵器的倒刺是外挂在固定部分的表面，只能顺向装载和一次性释放成功，如回收封堵器，则引起倒刺和封堵器整体结构的破坏，影响其性能。Watchman封堵器的倒刺与封堵器钢梁部分是一体化的，倒刺是钢梁的一部分（图8-18，图8-19）。LAmbre封堵器在倒钩的设计上有独到之处，其固定部分的镍钛丝加上覆膜后呈花瓣状，类似牵牛花的形状，镍钛丝类似雨伞的支架，倒刺方向与伞的远端一致，收入鞘管时，倒钩刺部分的尖端指向导鞘管远端的方向。因此，回收时倒刺不损伤鞘管壁，倒刺顺向进入鞘管，鞘管也不损伤倒刺，是收放自如的左心耳封堵器之一（图8-20）。LACbes封堵器的倒刺为微型倒刺，是在封堵器的编织丝上制作倒刺，倒刺具有超弹性，可以反复收放不变形，因此是不变形的倒刺，已经获准发明专利（图8-21）。

从临床实践需要来看，封堵器的倒刺不宜过长，倒刺应与封堵器形成一体，最好是短且纤细的微型倒刺。倒刺可以多个和多排，倒刺的长度均短于1.5mm。倒钩能进入心耳壁的深度不超过0.5mm，这样既可起到防滑脱作用，又不损伤心耳壁。倒钩的最佳角度和形状尚未完全定型。如第一代Watchman封堵器的倒刺呈45°指向封堵器的远侧。改进型的封堵器（Watchman FLX）上倒刺与第一代Watchman不同，从早期封堵器的斜形，改为J形（图8-22），并将倒刺数量增加到两排倒刺。倒刺放置的部位也很重要，大部分倒刺放置在固定盘的远侧1/3处，主要考虑是封堵器放置远端可以保证有更多的机会刺入心耳壁内。另外，如着陆区浅，倒刺放置封堵器固定部分的近侧，

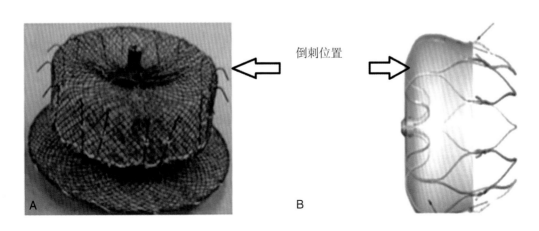

图8-18　封堵器的倒刺设计

A.ACP封堵器，倒刺外挂在封堵器固定盘的表面；B.Watchman封堵器的倒刺雕刻在钢梁上

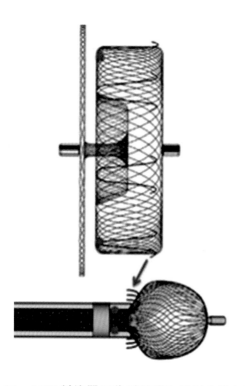

图 8-19　ACP 封堵器回收时只能在倒刺未进入鞘管前，一旦倒刺回收入鞘管，必然导致导致封堵器的倒刺损伤或鞘管损伤

有可能一部分倒刺抓空，导致封堵器难以稳定植入。

3. 无倒刺型铆定装置

无倒刺型铆定装置也可以起到固定作用，临床应用也证明是可行的，其优点是封堵器远端的环形结构，无锋锐的尖刺，放置后不损伤左心耳的壁。这种封堵器可应用于圆筒状左心耳，应用范围可能有一定的限制（图 8-23）。

（二）分叶内的固定装置

固定部分放置左心耳分叶中的封堵器设计，基本结构与目前常用的封堵器相同，不同点是增加了固定部分和封堵部分之间的长腰（图 8-24）。固定部分可以放置在左心耳分叶内，通过近侧的盘片封堵左心耳口和颈部。腰部可以选择不同的长度，适应于左心耳分叶与左心耳口和颈部的不同长度，达到封堵器的个体化选择。

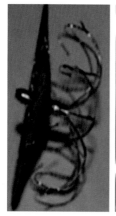
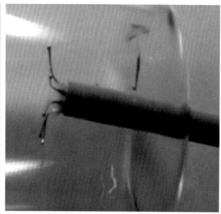
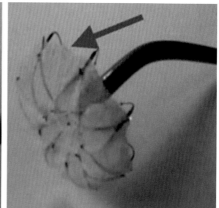

图 8-20　LAmbre 封堵器和释放过程中倒刺的变化过程

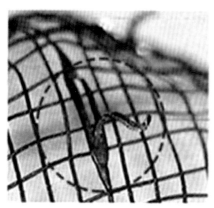
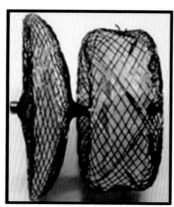

图 8-21　LACbes 封堵器一体化的微型倒刺

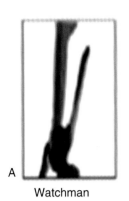

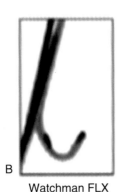

A　Watchman　　B　Watchman FLX

图 8-22　Watchman 封堵器斜形倒钩（A）和 Watchman FLX 封堵器的 J 形倒钩（B）

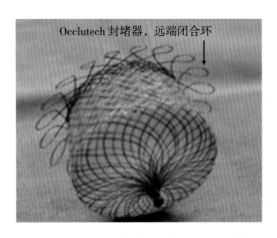

图 8-23　封堵器远端镍铁丝形成环折环，起到铆定封堵器的作用

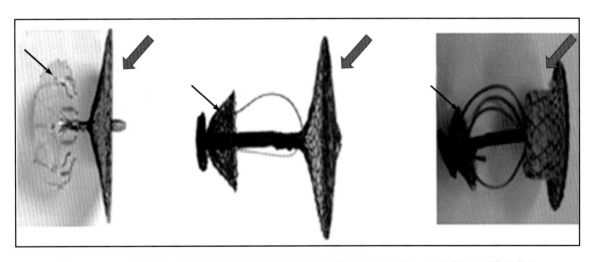

图 8-24　小固定盘大覆盖盘左心耳封堵器（黑色箭头为固定盘，蓝色箭头为覆盖盘）

六、左房侧固定连接铆长短的选择

固定连接铆为不锈钢材料，在心房面的固定铆的作用是固定镍钛合金丝或封堵器的钢梁和提供与输送系统连接的螺母。既往的临床资料显示，固定铆突出于封堵器的表面，影响内皮化，容易形成封堵器相关的血栓（图 8-25）[20, 21]。如缩短固定连接铆的长度或使封堵器的固定铆凹陷入封堵器表面下，即与封堵器的表面平行，就有可能减少血栓形成的概率和有利于封堵器表面内皮化形成。国外 ACP 封堵器对固定铆进行了缩短改进（图 8-26）。已有新型的左心耳封堵器去除了凸出封堵器表面的固定铆，表面为一层完整、平滑的阻隔膜（如 conformal 封堵器）。

七、万向轮连接设计

左心耳口部体部深浅不一，主轴的方向变异较大，当封堵器与左心耳的主轴平行放置时，其腰部不需要转向。如左心耳体部与固定部分成角较大，封堵器到位后，固定部分与覆盖盘之间不在一条直线上，如在连接部分为任意转向的结构，则有利于封堵器的覆盖盘平整地覆盖在左心耳的口部。否则，在封堵器的固定部分和覆盖部分之间产生张力，导致覆盖盘被牵拉，以致覆盖盘偏斜，或滑入左心耳颈部。因此，设计连接部可任意转向的左心耳封堵器（图 8-27），则更有利于轴向扭曲较大的左心耳的封堵。

113

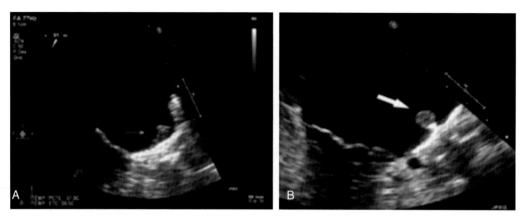

图 8-25　血栓

A. 封堵器表面血栓；B. 不锈钢铆处形成血栓。引自参考文献 [20]

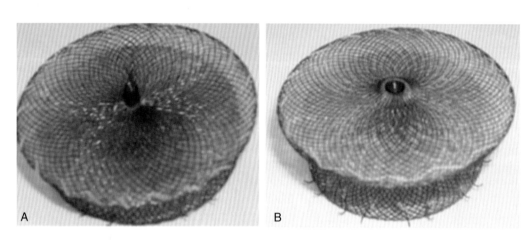

图 8-26　铆

A. 突出于封堵器表面的铆；B. 短且凹陷的铆。引自参考文献 [21]

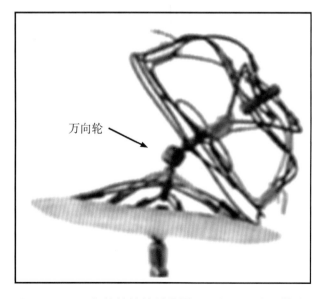

图 8-27　万向轮链接的封堵器，可向任一方向转动

万向轮

八、软着陆平整表面设计

2019 年在左心耳封堵器领域出现了一种新型封堵器 conformal 封堵器（图 8-28），其在镍钛合金支架表面覆盖有平滑的无致栓作用的 PTFE 海绵状阻隔膜。从阻隔膜内伸出倒刺，即使刺破左心耳壁，由于倒刺与阻隔膜紧密贴靠，也不太可能出现心包压缩塞。另外，可塑性大，只需两种规格可以适应全部形态和大小的左心耳封堵，临床试验已经在进行中。

九、可吸收左心耳封堵器

可吸收左心耳封堵器是期盼中的封堵器。

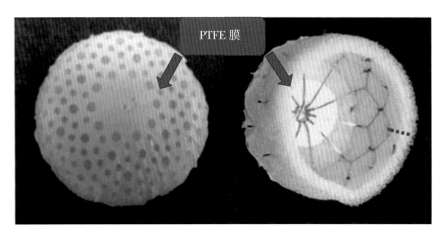

图 8-28　新型封堵器，与 Watchman 不同点是钢梁表面覆盖泡沫海绵样材料

可吸收材料已经制作出应用于治疗冠状动脉病变的支架，以及应用于先天性心脏病部分可吸收的封堵器，其中冠状动脉支架已经临床应用，初步证明其安全性和有效性。从目前可用的材料和制作工艺，制作出可吸收左心耳封堵器是有可能的。Prolipsis 封堵器（图8-29）的中心部分为可脱卸的球囊，球囊外覆盖一层可吸收海绵样织物，织物表面有一层黏合剂。植入体内后通过改变血液酸碱度，使封堵器表面的黏合剂激活，从而与左心耳壁牢固黏合。

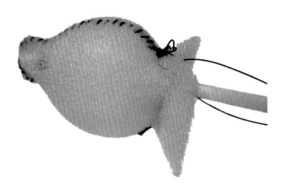

图 8-29　Prolipsis 可吸收封堵器

第三节
左心耳封堵策略与器械选择

一、左心耳口解剖特征

左心耳的口部为非正圆形（图 8-30），伴或不伴房颤患者左心耳口部形态大致可分为椭圆形、靴形、三角形、水滴状和圆形等多种形态。目前临床应用的左心耳封堵器均为圆形，是否需要设计椭圆形封堵器？如应用椭圆形封堵器，放置时需要调整封堵器的方向，操作难度增加。从临床应用资料显示，正圆形封堵器（如 Watchman 封堵器）植入后，封堵器自身的超弹性特性逐渐发生作用，直至张力完全释放，即被压缩的直径完全展开达到在体外的初始直径，同时左心耳与封堵器接触的部分发生适应性变化。因此，左心耳封堵器可将不同形状的左心耳口部最终重塑成圆形。对于鸡翅型左心耳，浅口、早分叶类似锥形的左心耳和反鸡翅型左心耳，主要封堵左心耳口及着陆区部分。

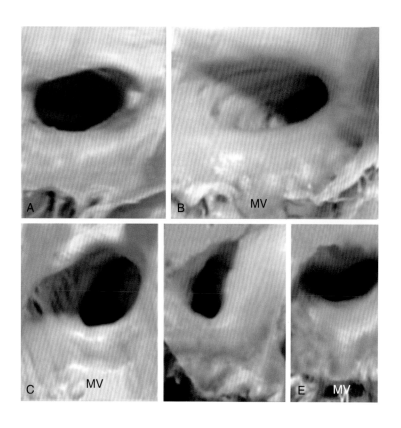

图 8-30　左心耳口部的多种形态

二、左心耳封堵器的选择要点

尽管有多种封堵器已经上市和进入临床研究，按其功能基本上分为两大类，即可堵口型和盖口型。左心耳口直径在 15~30mm，深度大于 20mm，单叶的左心耳，可以选择任何一种封堵器，见图 8-31 中，图 A 的左心耳，图 B 为口小底大的左心耳，可选择盖口或堵口的封堵器，按照着陆区直径选择封堵器，图 C 左心耳口部和着陆区直径相近，深度足够，可以选

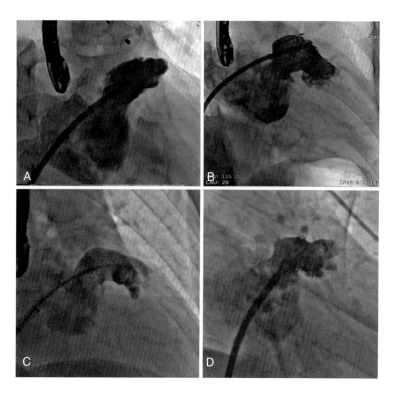

图 8-31　不同形状左心耳的造影图像

择堵口和盖口的封堵器，图 D 浅口的左心耳可选择堵口或盖口型封堵器。反鸡翅形左心耳，着陆区足够长，可根据开口和着陆区的直径选择塞形或盖式封堵器。实际上，左心耳封堵器的选择主要根据左心耳口部的解剖形态决定。

三、盖口型封堵器的应用要点

用于"盖口"的封堵器以 ACP 左心耳封堵器为代表，实际上此型封堵器除了盖口外，固定盘也有隔离血栓的作用。因此盖口型的封堵器具有盖口和堵塞左心耳颈部的双重作用。但盖口的封堵器有可能因封堵器的覆盖盘在左心耳内放置过深，盘片磨损左心耳壁，导致左心耳壁穿孔和心包压塞（图 8-32）。盖口封堵器放置前需要测量左心耳开口直径，着陆区直径和左心耳的长径，并且要测量肺静脉嵴至二尖瓣根部的距离，以及测量着陆区左心耳壁的厚度。左心耳口部直径和着陆区直径是选择封堵器的依据。着陆区左心耳的厚度过薄，要评估封堵器的倒刺是否可能刺破左心耳壁。肺静脉嵴至二尖瓣根部的距离是覆盖盘直径最大值的允许范围。如覆盖盘过大，可引起二尖瓣磨损。另外还要关注是否存在肺动脉主干扩张，如何存在肺动脉扩张，倒刺可引起肺动脉穿孔。

四、堵口型封堵器的应用要点

用于堵塞左心耳口部的封堵器以 Watchman 左心耳封堵器为代表，其特点是堵口不盖口。如封堵器选择过大，有可能压迫左冠状动脉旋支，导致心肌缺血等并发症。此类封堵器的优点是植入后不易磨损左心耳壁，无后期穿孔的风险。但是阻隔膜在封堵器的表面，有可能引发器械相关性血栓形成。另外，需要左心耳有足够的深度，过浅的左心耳不宜应用堵口型封堵器。

五、特殊类型左心耳的封堵策略

（一）双分叶左心耳封堵

双开口或双分叶左心耳，可以用两个封堵器分别封堵。国内外有多例应用两个封堵器同时封堵双叶左心耳获得成功[22]。两个封堵器可选择两个 Watchman 封堵器，或 watchman 和血管塞分别封堵在分叶中（图 8-33）。对于双叶左心耳，国内较多应用小固定盘和大覆盖盘的特殊类型封堵器。

（二）大开口、颈短、多分叶或早分叶的左心耳

此种类型左心耳可应用长腰的封堵装置，

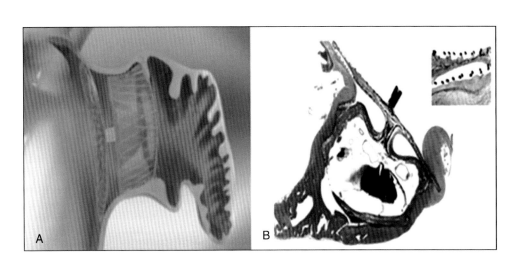

图 8-32 ACPA 封堵器堵塞左心耳口颈部
A.ACP 封堵器堵塞左心耳口颈部示意图；B. 覆盖盘放置过深，有可能磨损左心耳壁

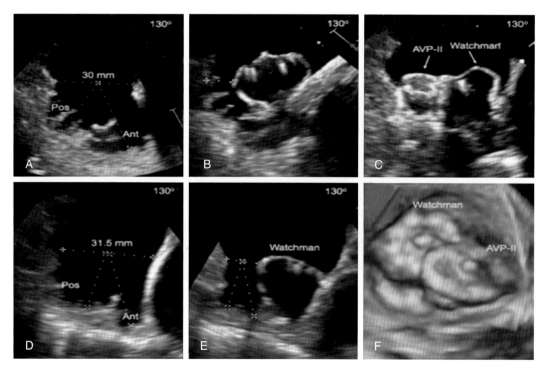

图 8-33　应用 Watchman 封堵器和血管塞封堵分叶左心耳
引自参考文献 [22]

封堵口部的盘片大，可以覆盖左心耳口，固定
部分放在左心耳的一叶中，也可试用 Watchman
或常用的双盘型封堵器（图 8-34）。

（三）特大型、单叶的左心耳

如第一部分所述，这种大的左心耳可应用
双 Watchman 封堵器封堵，但是增加医疗费用，

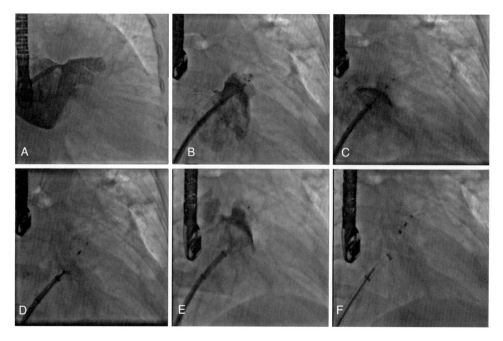

图 8-34　颈短且早分叶左心耳封堵

A. 左心耳造影，显示浅口三分叶；B. 封堵器覆盖盘部分进入左心耳口内；C. 将覆盖盘拉出至左心耳口外；D. 牵拉试验，显示固定牢固；E. 封堵器释放后造影，显示完全盖口；F. 封堵器固定盘与覆盖盘分开，提示封堵器稳定固定

且两个封堵器难以保证完全封堵左心耳口，且在两封堵器间不留下间隙[23]，特制大规格的封堵器可能是比较理想的选择。笔者曾治疗 1 例左心耳口直径为 40mm 的患者，应用固定盘 36mm，覆盖盘 42mm 的封堵器成功封堵。提示大口径左心耳也可应用大直径封堵器成功封堵（图 8-35）。对于特大直径的左心耳能否封堵的主要决定因素是着陆区的直径和左心耳的深度，只要着陆区的直径和可占用空间与封堵器的固定盘相适应，就有成功封堵的可能。

六、封堵器放置部位的选择

对于盖口式封堵器，TEE 检查要求固定盘至少 2/3 在冠状动脉左旋支的外侧（图 8-36），也有专家认为 ACP 固定盘深放可以将覆盖内盘拉入左心耳口内，减少对二尖瓣磨损的可能性。另外，封堵器的固定盘深放，可使封堵盘与左心耳口的内表面更贴靠，减少残余分流的发生率（图 8-37）。

堵口型封堵器的放置部位与盖式封堵器不

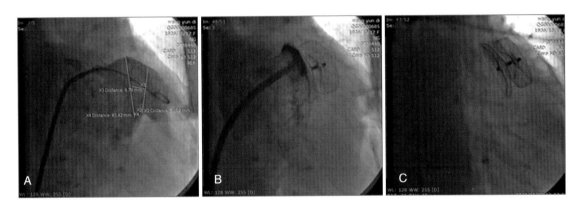

图 8-35　采用 36mm LACbes 封堵器对 40mm 大直径左心耳行封堵

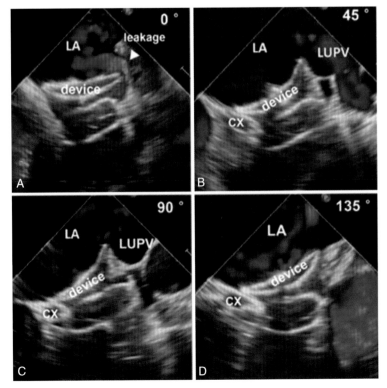

图 8-36　在 TEE 0°（A）、45°（B）、90°（C）和 135°（D）切面上，封堵器的固定盘放置在冠状动脉左旋支外侧至少 2/3，固定盘与左心耳长轴一致

同，设想是将封堵器放置在口部，实际上在相当多的情况下，封堵器是放置在口内（图 8-38）。另外，Watchman 封堵器是否能与左心耳同轴，主要与房间隔的穿刺点有关，穿刺点过高，难以将封堵器平左心耳口放置。

七、残余漏的预防

既往研究显示，左心耳封堵术后残余漏的发生较常见，早期应用 LAAC 和 PLAATO 术后轻度残余分流的分别发生率高达 32% 和 75%[26]。而应用 ACP 封堵器术后残余漏的发生率较低（16.2%），双盘结构的封堵器的盘片较大，可有助于完全覆盖左心耳口。Watchman 封堵器植入后，在随访中发现有新出现的残余漏，推测其原因可能是不完全内皮化或封堵器选择过小，刚植入时心耳充盈不足，或因射频消融引起的左心耳肺静脉嵴水肿，术中无残余漏，术后发生左心房重构，左心耳相对扩大，继而出现残余漏。此外，低左心室射血分数的患者，术后左心房直径增大，使左心耳封堵器相对变

小，导致后期的残余漏。轻度残余漏并不伴心脏血栓事件的增加[27]。预防左心耳封堵术后残余漏的关键是选择合适型号及大小的左心耳封堵器，术者除熟悉不同型号封堵器的性能特点外，尚应对不同患者的病情特征非常了解。从预防左心耳封堵术后残余漏考虑，对伴有心力衰竭患者，与射频消融术后一站式植入左心耳封堵器的患者，应选择适当偏大的封堵器。少量残余分流不影响预后，从安全考虑，不必过于要求无残余分流，以减少在左心耳内的反复操作引起的严重并发症。应用盖式封堵器可减少后期发生的残余漏。总之，左心耳的形状及大小因人而异，变化较大，为达到满意的封堵效果，需要研制适应不同解剖特点的左心耳封堵器，并针对左心耳的不同形态选择合适的封堵器。对特殊类型的左心耳可经 3D 打印资料设计出与解剖形态完全一致的左心耳封堵器或选择大小合适的封堵器，这样才能对特殊解剖的左心耳获得安全和有效的治疗（图 8-39）。

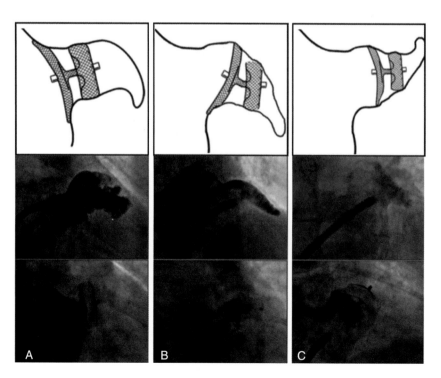

图 8-37 封堵器最佳放置部位为 A，B 和 C 为部分在左心耳颈部和完全在颈内，放置位置对临床疗效无明显影响
引自参考文献 [24]

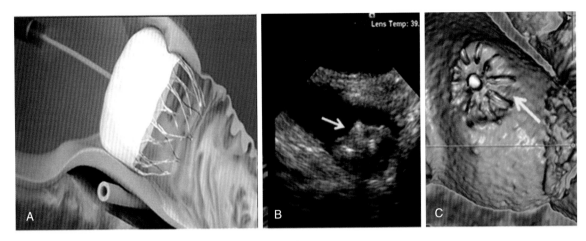

图 8-38　封堵器最佳放置位置

A. 堵口封堵器放置的最佳位置示意图；B.TEE 显示封堵器放置在左心耳口部，为最佳部位；C. 三维 TEE 显示为完全封堵左心耳口。引自参考文献 [25

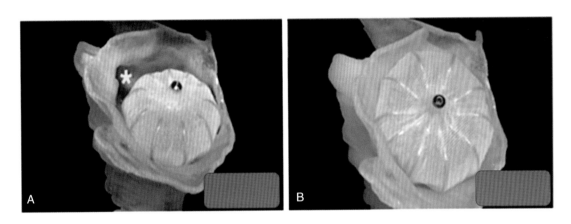

图 8-39　3D 打印预测残余分流，应用小的封堵器可能出现残余分流，如选择偏大的封堵器方能完全覆盖左心耳口

A. 封堵器选择偏小；B. 换用大封堵器

（海军军医大学长海医院　秦永文　白元）

参考文献

[1] Wolf, P.A., R.D. Abbott, W.B. Kannel. Atrial fibrillation as an independent risk factor for stroke: the Framingham Study. Stroke, 1991, 22(8):983–988.

[2] Blackshear JL, Odell JA. Appendage obliteration to reduce stroke in cardiac surgical patients with atrial fibrillation. Ann Thorac Surg, 1996, 61(2):755–759.

[3] Manning WJ.Cardioversion from atrial fibrillation without prolonged anticoagulation with use of transesophageal echocardiography to exclude the presence of atrial thrombi. N Engl J Med, 1993, 328(11):750–755.

[4] Mahajan R. Importance of the underlying substrate in determining thrombus location in atrial fibrillation: implications for left atrial appendage closure. Heart, 2012, 98(15):1120–1126.

[5] Pollick C, Taylor D. Assessment of left atrial appendage function by transesophageal echocardiography. Implications for the development of thrombus. Circulation, 1991, 84(1):223–231.

[6] Lin HJ. Stroke severity in atrial fibrillation. The Framingham Study. Stroke, 1996, 27(10):1760–1764.

[7] Yoon M. Improved Population-Based Clinical Outcomes of Patients with Atrial Fibrillation by Compliance with the Simple ABC (Atrial Fibrillation Better Care) Pathway for Integrated Care Management: A Nationwide Cohort Study. Thromb Haemost, 2019, 19(10):1695–1703.

[8] Connolly SJ. Dabigatran versus warfarin in patients with

atrial fibrillation. N Engl J Med, 2009,361(12):1139–1151.

[9] Patel MR. Rivaroxaban versus warfarin in nonvalvular atrial fibrillation. N Engl J Med, 2011, 365(10):883–891.

[10] Reddy VY. Left atrial appendage closure with the Watchman device in patients with a contraindication for oral anticoagulation: the ASAP study (ASA Plavix Feasibility Study With Watchman Left Atrial Appendage Closure Technology). J Am Coll Cardiol, 2013, 61(25):2551–2556.

[11] Urena M. Percutaneous left atrial appendage closure with the AMPLATZER cardiac plug device in patients with nonvalvular atrial fibrillation and contraindications to anticoagulation therapy. J Am Coll Cardiol, 2013, 62(2): 96–102.

[12] Park JW. Percutaneous left atrial appendage transcatheter occlusion (PLAATO) for stroke prevention in atrial fibrillation: 2-year outcomes. J Invasive Cardiol, 2009,21(9):446–450.

[13] Piatek-Koziej K. Anatomy of the left atrial ridge (coumadin ridge) and possible clinical implications for cardiovascular imaging and invasive procedures. J Cardiovasc Electrophysiol, 2020,31(1):220–226.

[14] Guglielmo M. Multimodality imaging of left atrium in patients with atrial fibrillation. J Cardiovasc Comput Tomogr, 2019,13(6):340–346.

[15] Rathi VK. Contrast-enhanced CMR is equally effective as TEE in the evaluation of left atrial appendage thrombus in patients with atrial fibrillation undergoing pulmonary vein isolation procedure. Heart Rhythm, 2013, 10(7): 1021–1027.

[16] Saw J. Comparing Measurements of CT Angiography, TEE, and Fluoroscopy of the Left Atrial Appendage for Percutaneous Closure. J Cardiovasc Electrophysiol, 2016, 27(4):414–422.

[17] Glassy MS. Usable implantation depth for watchman left atrial appendage occlusion is greater with appendage angiography than transesophageal echocardiography. Catheter Cardiovasc Interv, 2019,93(5):E311–E317.

[18] Xia L. Single lobe left atrial appendage with large ostia anatomy: implications for kissing-Watchman technology. EuroIntervention : journal of EuroPCR in collaboration with the Working Group on Interventional Cardiology of the European Society of Cardiology, 2019,14(15): e1566–e1567.

[19] Main ML. Assessment of Device-Related Thrombus and Associated Clinical Outcomes With the WATCHMAN Left Atrial Appendage Closure Device for Embolic Protection in Patients With Atrial Fibrillation (from the PROTECT-AF Trial). The American journal of cardiology, 2016, 117(7): 1127–1134.

[20] Lammers J, Elenbaas T, Meijer A. Thrombus formation on an Amplatzer closure device after left atrial appendage closure. Eur Heart J, 2013,34(10):741.

[21] Fernández-Rodríguez D. Medical management of connector pin thrombosis with the Amplatzer cardiac plug left atrial closure device. World journal of cardiology, 2013, 5(10):391–393.

[22] Jiang L. Percutaneous left atrial appendage closure with complex anatomy by using the staged 'kissing-Watchman' technology with double devices. Int J Cardiol, 2018, 265:58–61.

[23] Xia L, Liu Y, Tao L. Kissing-Watchman technique applied in single-lobulated left atrial appendage anatomy with giant ostia. Cardiol J, 2020, 27(1):78–80.

[24] Oraii Yazdani K, Mitomo S, Ruparelia N, et al. Percutaneous left atrial appendage occlusion with the Amulet device: The impact of device disc position upon periprocedural and long-term outcomes. Catheterization & Cardiovascular Interventions,2019, 93(1):120–127

[25] Altszuler D. Left Atrial Occlusion Device Implantation: the Role of the Echocardiographer. Curr Cardiol Rep, 2019,21(7):66.

[26] Viles-Gonzalez JF. The clinical impact of incomplete left atrial appendage closure with the Watchman Device in patients with atrial fibrillation: a PROTECT AF (Percutaneous Closure of the Left Atrial Appendage Versus Warfarin Therapy for Prevention of Stroke in Patients With Atrial Fibrillation) substudy. Journal of the American College of Cardiology, 2012,59(10):923–929.

[27] Viles-Gonzalez JF. Incomplete occlusion of the left atrial appendage with the percutaneous left atrial appendage transcatheter occlusion device is not associated with increased risk of stroke. J Interv Card Electrophysiol, 2012, 28, 33(1):69–75.

第 9 章

左心耳封堵术适应证与患者选择

众所周知，缺血性卒中的发生与心房颤动（简称房颤）的存在密切相关。目前研究显示，20%~30% 的缺血性卒中患者曾被诊断出房颤[1-2]。房颤患者常伴有脑白质病变、认知功能障碍、生活质量下降或情绪低落，其年住院率达 10%~40%[3-9]。在英国，房颤的疾病经济负担约占所有疾病的 1%[10]；美国 2008 年的统计显示，房颤及其并发症在当年造成的经济负担为 60 亿~260 亿美元[11]。如果房颤得不到及时有效的治疗，这个数字将会极快地增长。因此，房颤的卒中预防是大家关注的重点，也是近年来心血管病学科发展最快的领域之一。除治疗药物和治疗理念更新外，技术上更是日新月异。左心耳封堵（left atrial appendage closure，LAAC）技术自 2001 年开始用于临床以来已取得了快速发展，目前在全球范围内 LAAC 主要有内塞型（以美国 Watchman/Watchman FLX 为代表）和外盖型 [以中国 LAmbre、LACbes 和美国 Amplatzer Cardiac Plug（ACP）/Amulet 为代表] 两大类型，十余种左心耳封堵器[12]用于临床。随着 PROTECT-AF 和 PREVAIL 两项随机对照研究[13-16]以及多项注册研究[17-18]中长期随访结果的发布，LAAC 预防房颤卒中的疗效及安全性已被确认，并且被中国及欧美地区的多个指南推荐用于非瓣膜性房颤（non valvular

atrial fibrillation，NVAF）卒中的预防[19-23]。

近年国内采用 LAAC 预防房颤患者血栓栓塞事件的中心越来越多，从业人员迅速增多，被干预的患者数增长很快，为累积经验、深化研究、提升认识进一步奠定了基础，但也为同质化管理、优化管理质量提出了严峻挑战。一项技术的安全运用能否为患者提供最大化的临床获益，适应证的正确选择是治疗开始的第一步，也是奠定成功的重要一环。本章我们将从临床研究、指南推荐及临床实践三个方面探讨 LAAC 的适应证和患者筛选的相关问题。

第一节
从临床研究看左心耳封堵适应证的选择

血栓栓塞性并发症是房颤致死、致残的主要原因，其中缺血性卒中最常见。房颤患者发生缺血性卒中的总体风险为 20%~30%，与房颤的类型无关[19]，房颤所致卒中占所有卒中的 20%。同时，房颤患者往往合并高血压、糖尿病、心力衰竭、冠心病等多个危险因素，这些因素不仅与房颤的发病和复发有关，也会增加缺血性卒中和其他系统性血栓栓塞事件的发病风险。

CHA_2DS_2VASc 评分自 2010 年首次被欧洲心脏病协会（ESC）房颤管理指南[24]引用以来，目前已在全球范围内被广泛用于房颤卒中风险的评估及是否启动抗凝治疗的依据。2016 ESC 房颤管理指南[19]建议，男性 CHA_2DS_2VASc 评分 ≥ 2 分，女性 ≥ 3 分时，发生血栓栓塞性事件的风险明显升高，建议给予长期抗凝治疗（Ⅰ，A）。然而，抗凝治疗客观上存在一定的出血风险，患者也存在不依从或不耐受长期抗凝治疗的主观原因（如担心出血，拒绝或不按医嘱服药等）。在 ARISTOLE[25]、ROCKET-AF[26]和 RE-LY[27]等大型随机对照研究（RCT）中，包括新型口服抗凝药（NOAC）或华法林在内的受试者每年大出血事件发生率为 2.13%~3.6%，每年大小出血事件的累计发生率为 14.4%~25.6%，受试者因发生出血或担心出血等原因，停药率高达 16.6%~25.3%。真实世界中，这一比例更高。欧洲的数据显示，房颤患者接受抗凝治疗的比例仅为 50%[28]，抗凝治疗 5 年后停药率高达 70%[29]；而中国的房颤患者接受抗凝治疗的比例不足 10%[30]，而且抗凝治疗 3 个月后 22.1% 的患者停药，1 年后 44.4% 的患者停药，随访至 2 年有近 60% 的患者停药[31]。上述数据表明，因为抗凝治疗本身的出血风险和患者拒绝 / 不依从 / 不耐受长期抗凝治疗等主客观因素的存在，限制了抗凝治疗预防房颤卒中的价值，所以需要一种安全有效的替代方法。

房颤引发的血栓栓塞事件源于左心房内形成的血栓脱落。既往研究发现，在 NVAF 患者中，90% 以上的左心房血栓位于左心耳[32-34]，而最新的研究显示，NVAF 患者只要有心源性血栓形成，都会存在于左心耳，无论是否伴有非心耳的血栓[35]。因此，理论上来说，通过包括 LAAC 在内的技术将左心耳隔绝于系统循环之

外，就能从源头上预防绝大多数的血栓形成和脱落引起的血栓栓塞事件，这正是 LAAC 预防房颤卒中的重要理论基础。早在 20 世纪 30 年代就有学者提出对左心耳进行封闭可减少房颤患者血栓栓塞并发症。但由于外科手术创伤大，仅适用于因其他需行心脏外科手术治疗的慢性房颤患者，且约 36% 的患者外科手术也不能完全封闭左心耳[36]，故使这一技术的推广应用受到限制。微创、经导管的左心耳封堵器材的不断研发，使隔绝左心耳与左心房的血流交通技术变得可行，并成为目前所有经心内膜封堵左心耳装置的设计原则。这些封堵装置的临床试验研究的方案与结果也为我们提供了 LAAC 适应证选择的循证医学基础。目前循证医学证据最多的 LAAC 封堵装置为 Watchman 封堵器，现就其相关临床试验探讨 LAAC 的适应证选择。

一、临床随机对照研究

（一）PROTECT-AF 研究

PROTECT-AF 研究[13]是第一个比较用 Watchman 封堵器进行 LAAC 与华法林抗凝治疗有效性与安全性的临床多中心、随机对照试验。患者入选标准如下。①年龄 ≥ 18 岁；②NVAF 患者（阵发性、持续性、永久性）；③$CHADS_2$ ≥ 1，同时满足下列条件之一者：卒中 / 短暂性脑缺血发作（TIA）史；充血性心力衰竭；糖尿病；高血压；年龄 ≥ 75 岁。排除标准：①有华法林使用禁忌证；②非房颤引起的需长期抗凝治疗的疾病；③左心耳血栓；④卵圆孔未闭（PFO）+ 房间隔瘤伴右向左分流；⑤左心室射血分数（LVEF）<30%；⑥活动性主动脉粥样硬化斑块；⑦症状性颈动脉疾病。

该研究由梅奥医学中心牵头，美国和欧洲的 59 个中心参加，共纳入 707 例 NVAF 患者，$CHADS_2$ 评分平均为 2.2 分，器械植入成功率为 91%。2014 年，Reddy 等[15]报道的 PROTECT-AF 研究 3.8 年随访结果显示，与华法林相

比，LAAC 可使 NVAF 患者的总卒中风险降低 32%，使心血管死亡风险降低 60%，总死亡率降低 34%。表明 LAAC 在预防 NVAF 患者卒中方面的效果优于华法林。

（二）PREVAIL 研究

PREVAIL 研究[14] 是第二个对比用 Watchman 封堵器行 LAAC 与华法林的临床多中心随机对照试验，其目的是为了进一步验证 LAAC 的安全性与有效性。该研究共由美国 41 个中心参加（其中 18 个中心无 LAAC 经验，新近接受手术者比例为 50%）。患者入选标准如下。① NVAF 患者；② CHADS$_2$ ≥ 2 分，如果 CHADS$_2$=1 分，而同时符合以下一项的高风险特征者也可纳入：女性且年龄 ≥ 75 岁；30 ≤ LVEF<35；卒中 /TIA 史；年龄 65~74 岁，同时患有糖尿病或冠心病；年龄 ≥ 65 岁且有充血性心力衰竭。排除标准：①有华法林 / 阿司匹林禁忌证；②非房颤引起的需长期抗凝治疗的疾病；③左心耳血栓；④ 90d 内卒中 /TIA；⑤需要处理的 PFO 或房间隔缺损（ASD）；⑥症状性颈动脉疾病；⑦具有其他长期氯吡格雷治疗指征的患者。

该研究入选 461 例 NVAF 患者，其中阵发性房颤占 48.7%。CHADS$_2$ 评分 2.6 分，CHA$_2$DS$_2$-VASc 评分 3.8 分。器械植入成功率为 95%，围手术期并发症发生率为 4.2%。

鉴于 PROTECT-AF 研究与 PREVAIL 研究的设计、入选标准及排除标准相似，均使用 Watchman 封堵器行 LAAC，且与华法林对照，Reddy 等[16] 对该两项随机对照研究的 5 年随访资料进行了汇总分析（LAAC 组 732 例、华法林组对照组 382 例），结果显示：LAAC 组与华法林组的主要疗效终点发生率相当（P=0.3），所有卒中 / 系统性栓塞发生率相似（P=0.9）；但与华法林比较，LAAC 可显著减少出血性卒中（P=0.002 2）、心血管死亡（P=0.03）、

全因死亡（P=0.04）及非手术相关大出血（P=0.000 3），并可使致死、致残性卒中风险降低 55%。

（三）PRAGUE-17 研究

PRAGUE-17 研究是第一个比较 LAAC 与 NOAC 预防 NVAF 患者卒中的临床随机对照研究（该领域第 3 项随机对照研究），早在 2016 年，研究者就在 *American Heart Journal* 上发表了 PRAGUE-17 的研究方案[37]，明确了患者的入选标准与排除标准。患者入选标准为房颤（阵发性、持续性或永久性）患者合并下列情况之一者：①严重出血史（需要干预或住院治疗的出血），即使在出血事件发生时没有抗凝治疗。②抗凝治疗时发生的血栓栓塞事件。③ CHA$_2$DS$_2$-VASc ≥ 3 分，HAS-BLED ≥ 2 分。排除标准为：①左心房或左心耳血栓。②机械瓣膜置换术后。③预期寿命不满 2 年者。④除房颤外有其他抗凝适应证。⑤合并 PFO 伴房间隔膨出瘤。⑥主动脉有活动性斑块。⑦症状性颈动脉粥样硬化。⑧心包积液大于 10mm 者。⑨ 30d 内有临床显著出血者。⑩术前 30d 内发生卒中或其他栓塞事件。⑪术前 90d 内发生急性冠状动脉综合征。⑫妊娠。⑬严重心脏瓣膜病。⑭肌酐清除率小于 30mL/min。

在 2019 ESC 会上，Pavel Osmancik 教授公布了 PRAGUE-17 的研究结果。NOAC 组与 LAAC 组各 201 例 NVAF 患者完成 20.8 个月的随访，两组患者年龄（73.2 ± 7.2 岁 *vs* 73.4 ± 6.7 岁）、CHA$_2$DS$_2$-VASc 评分（4.7 ± 1.5 分 *vs* 4.7 ± 1.5 分）、HAS-BLED 评分（3.0 ± 0.9 分 *vs* 3.1 ± 0.9 分）及合并心力衰竭（44.8% *vs* 43.8%）、高血压（92.5% *vs* 92.5%）的比例均无显著差异。随访结果显示，两组患者全因卒中 /TIA、心血管死亡、临床大出血事件及非手术相关出血事件均无统计学差异。表明 LAAC 在预防 NVAF 患者卒中及其他心血管事件方面的效果不劣于 NOAC。

（四）如何看待随机对照研究中的入选标准与排除标准

前述的 3 项临床多中心随机对照研究均给出了严格的入选标准与排除标准，这也是临床随机对照研究的要求之一。临床上把临床研究的入选标准作为选择适应证的参考是合理的，但排除标准则不等于禁忌证。因为临床随机对照研究要求尽可能排除一些干扰因素，如合并 PFO/ASD 的患者，若静脉系统有血栓，则可通过房间异常交通引起反常性卒中。对该类患者仅行 LAAC，之后又发生了卒中，到底是 LAAC 无效，还是反常性栓塞所致？无法鉴别。故 3 项随机对照研究均将其列为排除标准，但在临床实际工作中，房颤合并 PFO/ASD 的患者，不仅可以行 LAAC，还可同期行 PFO/ASD 封堵术。同理，3 项临床随机对照研究也把"症状性颈动脉疾病"列为排除标准，也不能说明房颤合并"症状性颈动脉疾病"就是 LAAC 的禁忌证。

二、临床注册研究（真实世界研究）

关于 LAAC 临床注册研究的文献报道较多，本章仅就 EWOLUTION 研究与美国注册研究中有关入选患者及主要随访结果进行简要阐述，探讨 LAAC 临床应用的真实情况，作为 LAAC 临床适应证选择的参考。

（一）EWOLUTION 注册研究

EWOLUTION 研究[17]是一项前瞻性、单组、多中心注册的 Watchman 左心耳封堵技术的研究，纳入的 NVAF 患者为非选择人群，参加单位包括不同国家及地区的 47 个医疗中心。起止时间为 2013 年 10 月至 2015 年 5 月，共入选 1020 例患者。入选患者平均年龄为 73 岁，81.7% 的患者有高血压病史，34% 的患者合并充血性心力衰竭，约 30% 的患者有卒中及 TIA 史。患者平均 CHADS$_2$ 评分为 2.8 分，平均 CHA$_2$DS$_2$-VASc 评分为 4.5 分，平均 HAS-BLED 得分为 2.3 分。器械植入成功率为 98.5%，围手术期不良事件发生率仅 2.8%。

2019 年，Boersma 等[38]报道的 EWOLUTION 研究 2 年随访结果显示，该组患者缺血性卒中实际发生率为 1.3%，较预估的卒中率（7.2%）下降了 83%，主要出血性事件发生率比预期降低 46%。表明 LAAC 的真实世界研究同样显示出较好的安全性与有效性。

（二）美国注册研究

2019 年，Kabra 等报道了美国医保系统里所有接受 LAAC 患者的真实世界随访结果[39]。2015 年 1 月至 2017 年 11 月，共 13 627 例 65 岁以上的 NVAF 患者接受 Watchman 封堵器 LAAC 治疗，平均年龄 78 岁，有高血压史者占 91.8%，41.9% 的患者合并充血性心力衰竭。平均 CHA$_2$DS$_2$-VASc 评分为 4.4 分。1 年的随访结果系统分析了 3 组不同 CHA$_2$DS$_2$-VASc 评分（0~3 分、4~5 分、≥ 6 分）下缺血性卒中和 TIA 事件的结果。其中，对于极高风险的房颤患者（≥ 6 分），LAAC 可降低 69% 的卒中风险事件。对于中低危风险的房颤患者，LAAC 亦可降低缺血性卒中风险 60% 以上。真实世界中的统计结果表明，高龄房颤患者往往合并其他类疾病及面临高出血风险，LAAC 对于高龄的房颤患者而言，显示了较好的卒中预防效果，可以作为药物抗凝的替代治疗手段，尤其适用于不能长期耐受规范抗凝治疗的患者。

该数据是迄今为止 LAAC 最大样本量的真实世界报道，共纳入 13 627 例美国医保体系内 NVAF 患者，由于美国医保的数据全覆盖性，该结果比注册研究自行设计的研究偏倚更小。

第二节
国内外相关指南共识对适应证的建议

近年来，随着 LAAC 相关临床研究结果的不断公布，LAAC 预防 NVAF 患者卒中的安全性与有效性已被证实。虽然临床对 LAAC 的认识尚不完全一致，但基于临床研究结果，这一新的预防房颤卒中的新技术正在被多数专家、学者所认可。国内外相关指南及专家共识均进行了推荐与建议（详见本书第 25 章），本章仅就最新的指南与共识中关于适应证与禁忌证的部分作一简要介绍。

一、2019 AHA/ACC/HRS 房颤管理指南

2019 年，美国心脏病学会（ACC）/美国心脏协会（AHA）/美国心律学会（HRS）共同发布了"2019 AHA/ACC/HRS 心房颤动患者管理指南"[22]。该指南首次对 LAAC 预防 NVAF 患者卒中给出了明确推荐，认为对卒中风险增加、存在长期抗凝禁忌证的 NVAF 患者，可考虑 LAAC（Ⅱb，B 级证据）。同时对实施心脏外科手术的房颤患者，手术关闭左心耳的证据等级也进行了更新，由"C"改为"B"。

二、2019 EHRA/EAPCI 经皮左心耳封堵专家共识

在 2019 年的 ESC 会上，欧洲心律学会（EHRA）联合欧洲经皮心血管介入学会（EAPCI）发布了基于导管的左心耳封堵术专家共识，即 2019 EHRA/EAPCI 经皮左心耳封堵专家共识[40]。该共识对 LAAC 的适应证进行了细化，指出对于 NVAF 患者，CHA_2DS_2-$VASc$ 评分 ≥ 2 分（女性 ≥ 3 分）者，以下 5 种临床情况可考虑行 LAAC：① NVAF 需长期服用口服抗凝药的患者。②有口服抗凝药禁忌的患者。③需评估出血风险的长期服用口服抗凝药的患者。④依从性差的患者（不愿或不能服用口服抗凝药）。⑤特殊亚组人群，包括抗凝强度不足的患者（服用抗凝药仍然卒中），左心耳电隔离后的患者，一站式房颤消融和左心耳封堵的患者，超早期预防性左心耳封堵的患者（有高风险发展为房颤的无房颤 ASD 患者）。

三、左心耳干预预防心房颤动患者血栓栓塞事件：目前的认识和建议 –2019

2019 年，中华医学会心电生理和起搏分会、中国医师协会心律学专业委员会组织相关专家，撰写并发表了左心耳干预预防心房颤动患者血栓栓塞事件：目前的认识和建议 –2019[41]。其中对 LAAC 的适应证与禁忌证建议如下。

（1）适应证：CHA_2DS_2–$VASc$ 评分 ≥ 2 分（女性 ≥ 3 分）的 NVAF 患者，同时具有下列情况之一。①不适合长期规范抗凝治疗；②长期规范抗凝治疗的基础上仍发生血栓栓塞事件；③ HAS–BLED 评分 ≥ 3 分。术前应做相关影像学检查以明确心耳结构，应排除结构不宜植入封堵器者。考虑到左心耳封堵器植入初期学习曲线及风险，建议应在心外科条件较好的医院开展此项技术。

（2）禁忌证：①左房前后径 >65mm，经食管超声心动图（TEE）发现心内血栓/疑似血栓；②严重二尖瓣进展性病变（例如二尖瓣瓣口面积 <1.5cm^2）或不明原因的心包积液 >5mm 或急慢性心包炎患者；③预计生存期 <1 年的患者；④需华法林抗凝治疗的除房颤外的其他疾病者；⑤合并尚未纠正的已知或未知高凝状态的疾病，如心肌淀粉样变；⑥孕妇或计划近期受孕者，心脏肿瘤，30d 内新发卒中或 TIA，14d 内发生大出血 [出血学术研究会（BARC）定义的出血积分 > 3 分]；⑦需要接受择期心外科手术或心脏机械瓣置入术后者。"建议"同时认为，目前虽无直接证据证实心功能低下为 LAAC 的不利因素，但对于 LVEF<30% 或纽约心功能分级Ⅳ级且暂未纠正者，不建议行 LAAC。

此外，该"认识与建议"还就导管消融联合 LAAC "一站式"治疗提出了具体建议，认为 LAAC 联合导管消融治疗主要适用于符合以

下 A+B/C 指征的 NVAF 患者。①症状反复发作，经 ≥ 2 种 I 类或 III 类抗心律失常药物治疗无效。② CHA_2DS_2-VASc 评分 ≥ 2 分，尤其是有卒中 / TIA/ 血栓栓塞病史，同时合并以下任意一条：HAS-BLED 评分 ≥ 3 分；不能耐受或拒绝长期口服抗凝剂者；口服抗凝治疗下仍发生卒中 / TIA/ 血栓栓塞事件者；存在相对或绝对抗凝禁忌者。③在导管消融过程中发现自发性左心耳电静止者，和（或）需要进行左心耳电隔离的 AF 患者，包括左房线性消融过程中自然隔离左心耳者，或初次 / 再次手术时发现左心耳参与 AF 的触发和维持机制者。

四、中国左心耳封堵预防心房颤动卒中的专家共识

2019 年，中华医学会心血管病学分会和中华心血管病杂志编辑委员会组织不同领域和亚学科的专家，经过多轮讨论，编写并发表了中国左心耳封堵预防心房颤动卒中专家共识（2019）[42]，提出了具体的适应证与禁忌证建议，并将 LAAC 推荐级别定为"适合"（具有合理性，采用该技术患者很可能有更多临床获益或更少操作相关并发症）、"不确定"（具有一定合理性，但常规使用是否获益尚需积累更多证据）、"不适合"（不一定合理，采用该技术不太可能有临床获益或可能有更多的操作相关并发症）3 个级别。

（1）LAAC 适应证建议（表 9-1）。

（2）LAAC 禁忌证：① TEE 或心脏 CT 成像（CCTA）探测到左心房或左心耳内血栓或疑似血栓者。②术前 TEE 检查提示左心耳解剖结构复杂（如左心耳开口过小或过大，或解剖结构复杂无合适封堵器选择），在现有技术和设备条件下不适合 LAAC。③经胸超声心动图

表 9-1　LAAC 预防 NVAF 血栓事件的建议

建议	推荐级别
具有较高卒中风险（CHA_2DS_2-VASc 评分：男性 ≥ 2 分，女性 ≥ 3 分），对长期抗凝药有禁忌证，但能耐受短期（2~4 周）单药抗凝或双联抗血小板治疗者	适合
具有较高卒中风险，口服抗凝药期间曾发生致死性或无法 / 难以止血的出血事件者（如脑出血 / 脊髓出血，严重胃肠道 / 呼吸道 / 泌尿道出血等）	
具有较高卒中风险，长期口服抗凝药存在较高的出血风险（HAS-BLED 评分 ≥ 3 分）	不确定
具有较高卒中风险，且服用抗凝药期间曾发生缺血性卒中或其他系统性血栓栓塞事件	
具有较高卒中风险，且存在不能依从 / 不能耐受长期口服抗凝治疗的临床情况（如独居、痴呆、残疾等），但能耐受短期（2~4 周）单药抗凝或双联抗血小板药物治疗者	
无论卒中风险评分高低，既往 TEE 或 CCTA 检查曾探查到明确的左心耳内血栓形成，但经抗凝治疗后溶解者	
具有较高卒中风险，且 HAS-BLED 评分 <3 分，不存在长期抗凝治疗禁忌者，如果抗凝治疗依从性差或不愿长期坚持者，可根据患者意愿考虑 LAAC	
左心耳曾行电隔离消融治疗者，可在导管消融同期或分期行 LAAC	
具有较低卒中风险（CHA_2DS_2-VASc 评分：男性 ≤ 1 分），既往 TEE 或 CCTA 检查未探查到明确的左心耳内血栓形成	不适合
虽具有较高卒中风险，但 HAS-BLED 评分 <3 分，且没有抗凝禁忌，患者也愿意接受并坚持长期口服抗凝药者	
在 NVAF 基础上发生严重致残性缺血性卒中，虽经积极康复治疗仍残存严重肢体活动障碍、失语、长期卧床等情形或预期寿命 <1 年，预估临床获益价值不大者，不建议行 LAAC	

（TTE）提示 LVEF<30% 者。④TTE 检查提示心底部或后壁存在 10mm 以上心包积液，且原因未明者。⑤存在需要长期抗凝治疗的除房颤以外的其他疾病（如机械瓣换瓣术后，自发或复发性静脉血栓栓塞等）。⑥存在风湿性心脏瓣膜病，二尖瓣狭窄（瓣口面积 <1.5cm^2）或机械瓣换瓣术后。⑦存在严重的心脏瓣膜病或心脏结构异常需要外科处理，或者严重的冠心病需行冠状动脉旁路移植术者。⑧新发缺血性卒中 /TIA 不伴有出血转化，但经美国国立卫生研究院卒中量表评分和神经内科医师评估不适合启动抗凝治疗者。⑨急性缺血性卒中伴出血转化或口服抗凝治疗引发颅内出血，经多学科评估不适合重启抗凝治疗者。⑩预计生存期 < 1 年及未控制的纽约心功能分级Ⅳ级的患者。

（3）"一站式"治疗建议：该"共识"还就房颤患者导管消融同期行 LAAC "一站式"治疗及房颤合并 ASD/PFO 患者同期进行 LAAC 的适应证与禁忌证给出了具体建议，见表 9-2。

五、中国经导管左心耳封堵术临床路径专家共识

"中国经导管左心耳封堵术临床路径专家共识"[43] 于 2019 年 12 月由中国医师协会心血管内科医师分会结构性心脏病专业委员会牵头发布并发表，旨在提高我国 LAAC 实战能力，推进 LAAC 规范、安全、健康地开展。主要内容包含经导管左心耳封堵术患者临床评估，规范化经导管左心耳封堵术流程，盖式封堵器，围手术期的管理及远程康复，围手术期的抗凝抗栓方案，围手术期常见并发症及处理，一站式治疗，极简式左心耳封堵，左心耳封堵术护理常规等九大类。该共识提出了如下 LAAC 适应证与禁忌证。

（一）适应证

LAAC 适用于 CHA$_2$DS$_2$-VASc 评分 ≥ 2 分的 NVAF 患者，同时具有以下情况之一：①不适合长期规范抗凝治疗；②长期规范抗凝治疗的基础上仍发生卒中或栓塞；③ HAS-BLED 评分 ≥ 3 分；④需要联合应用抗血小板药物治疗；⑤不愿意长期抗凝治疗。

（二）禁忌证

①左心房内径 >65mm；② TEE 发现左心耳内血栓或重度自发性显影；③严重的二尖瓣瓣膜病或中大量心包积液；④低危卒中风险（CHA$_2$DS$_2$-VASc 评分 ≤ 1 分）；⑤凝血功能

表 9-2 "一站式"治疗建议

术式	建议	推荐等级
房颤导管消融 + LAAC "一站式"	NVAF 患者具有明显症状和高卒中风险（CHA$_2$DS$_2$-VASc 评分：男 ≥ 2 分，女 ≥ 3 分），同时具备导管消融和 LAAC 适应证者，有条件的中心和有经验的术者可在消融手术同期进行 LAAC	不确定
	低卒中风险（CHA$_2$DS$_2$-VASc 评分 ≤ 1 分）的房颤患者，不建议导管消融同期行 LAAC	不适合
ASD/PFO 封堵 + LAAC "一站式"	NVAF 患者合并中 - 大量反向分流的 PFO，同时具备 LAAC 和 PFO 封堵适应证者，可考虑 LAAC 同期行 PFO 封堵 NVAF 患者合并 ASD，如 ASD 解剖学特征适合介入治疗者，可考虑 ASD 封堵同期行 LAAC	适合
	NVAF 合并巨大 ASD，如 ASD 解剖特征不适合介入封堵或合并严重肺动脉高压者，不建议行 LAAC	不适合

障碍；⑥近期活动性出血患者；⑦除房颤外同时合并其他需要继续华法林抗凝的疾病患者；⑧需要接受外科开胸手术者。

该"共识"对临床适应证与禁忌证的表述较简洁，临床应用方便，有利于对患者进行规范化评估。

第三节
左心耳封堵术患者的选择

在本章前两节中已分别就 LAAC 临床研究中患者的选择及指南共识对 LAAC 适应证、禁忌证的推荐建议进行了阐述，但患者具体应该如何选择呢？作者认为，应注意以下几个方面的问题。

一、LAAC 适应证及应用

目前临床共识的 LAAC 适应证可概括为"NVAF 患者 + 高卒中风险 + 不、不、高"（图9-1）。拟行 LAAC 的患者，首先要满足这一基本要求。

但在临床具体应用中，患者的年龄、房颤类型以及如何把握急性卒中后 LAAC 的时机等，也是临床所关注的问题。

（1）患者年龄：虽在临床随机对照研究中，要求患者年龄 ≥ 18 岁即可入选。但鉴于 LAAC 为预防性介入操作手术，不仅具有一定的并发症风险，且术后对机体有无长期不利影响尚不十分清楚。作者认为，原则上 LAAC 应该针对 65 岁以上的老年 NVAF 患者，但对有缺血性卒中史或合并 ASD 的患者，年龄可适当放宽。

（2）房颤的类型：目前几乎所有的临床随机对照研究与注册研究均纳入了阵发性房颤患者。文献报告显示，阵发性房颤患者卒中发生率高于持续性房颤[44]。因此，作者认为在选择拟行 LAAC 的患者时，不应对房颤类型加以限制。只要是 NVAF 患者，符合"高卒中风险 + 不、不、高"条件者，均可推荐行 LAAC 治疗。

（3）急性卒中后 LAAC 的时机：目前所有指南及共识均推荐卒中 /TIA 后作为 LAAC 的适应证，但对急性卒中后多长时间行 LAAC 合适，指南及共识没有明确规定。作者认为，急性卒中后 1 个月行 LAAC 是合理的。或者请神经内科医生协助评估，凡神经内科医生认为可以进行抗凝治疗者，也可考虑行 LAAC。但还要视患者的全身情况而定。

NVAF 患者 + 高中风风险（CHA_2DS_2-VASc 评分 ≥ 2 分）

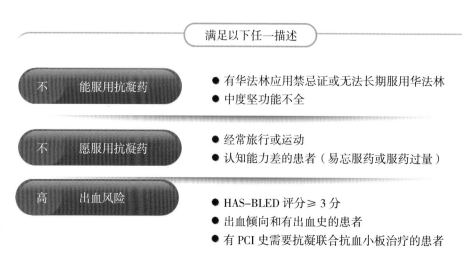

满足以下任一描述

| 不 能服用抗凝药 | ● 有华法林应用禁忌证或无法长期服用华法林
● 中度坚功能不全 |

| 不 愿服用抗凝药 | ● 经常旅行或运动
● 认知能力差的患者（易忘服药或服药过量） |

| 高 出血风险 | ● HAS-BLED 评分 ≥ 3 分
● 出血倾向和有出血史的患者
● 有 PCI 史需要抗凝联合抗血小板治疗的患者 |

图 9-1 临床共识的 LAAC 适应证推荐

二、LAAC 适应证选择流程

Alli 等[45] 于 2015 年 在 JACC 上 发 表 了 LAAC meta 分析文章，并将 LAAC 适应证选择流程总结如下（图 9-2）。

三、重视患者整体情况

虽然指南及共识均对 LAAC 的适应证与禁忌证给出了明确限定，但临床上往往会有些特殊个案。如一 50 岁男性患者，心电图示房颤，TTE 检查示心脏结构及功能正常。有高血脂及 30 年抽烟史，但无高血压及糖尿病。3 个月前行 TEE 检查发现左心耳血栓形成，经华法林抗凝治疗 3 个月，复查 TEE 示左心耳血栓消失。若按 CHA_2DS_2-VASc 评分标准为"0"分，不满足 LAAC 适应证。但该患者有明确的左心耳血栓史，需要长期口服抗凝药治疗。如若患者有意愿，从整体情况考虑，行 LAAC 也是合适的。

目前 LAAC 的禁忌证一般将 LVEF 限定为 <30%，但有些患者 LVEF 不一定很低，但若患者全身情况较差（如合并慢性阻塞性肺疾病等），也不适合行 LAAC。因此认为，在临床选择 LAAC 适应证时，应重视患者的全身情况，全面考虑，综合评估。建议术前先请麻醉科医生协助评估，凡能耐受全身麻醉者，即可行 LAAC。

四、左心耳形态结构评估

虽然目前指南与共识在 LAAC 禁忌证中将左心耳解剖结构复杂（如左心耳开口过小或过大，或解剖结构复杂无合适封堵器选择）列为禁忌证之一，但未对其大小及形态作出具体限定。这是因为不同的左心耳封堵装置均具有各自的特点，在临床应用上可以互补，因而对绝大多数患者而言，现有的"内塞型"与"外盖型"左心耳封堵器基本能满足临床需要。但仍有部分过大或过小的左心耳无法进行 LAAC。作者曾遇到 1 例患者，TEE 检查显示 4 个角度左心耳开口直径为 13~15mm，最大深度 13mm（图 9-3）。行左心耳造影显示开口直径仅为 10~12mm，有效深度也仅为 8~10mm（图 9-4）。由于该例患者左心耳小而浅，预估现有所有型号的左心耳封堵器均无法施行 LAAC，故而放弃。

由此可见，并非所有形态及大小左心耳均适合行 LAAC，故在 LAAC 前仔细对左心耳的大小及形态结构进行评估，是成功进行 LAAC 的重要环节。

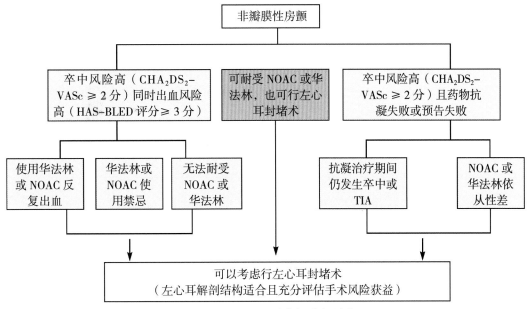

图 9-2　LAAC 适应证选择流程

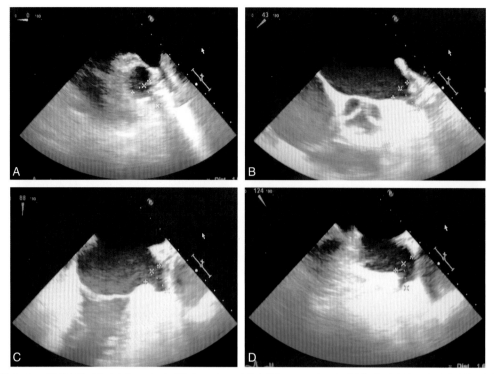

图 9-3　TEE 从 0°（A）、45°（B）、90°（C）及 135°（D）四个角度显示左心耳的形态

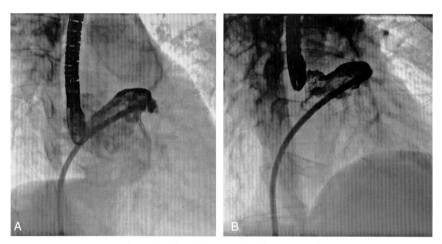

图 9-4　多角度造影显示心耳的形态
A. 右前斜 30°＋头位 20°；B. 右前斜 30°＋足位 20°

五、ASD/PFO 合并房颤患者的选择

ASD/PFO 合并房颤患者同期进行 ASD/PFO 封堵术与 LAAC "一站式"治疗已形成共识[43]。2019 EHRA/EAPCI 经皮左心耳封堵专家共识[41] 更是将有高风险发展为房颤的无房颤 ASD 患者作为特殊情况进行推荐，提出了超早期预防的 LAAC 建议。这一建议看似有些激进，但在临床上确实有些患者在 ASD 封堵术后发生房颤，并给后续的 LAAC 造成了操作上的困难。因此，作者认为对已合并房颤的 ASD/PFO 患者，应该进行 ASD/PFO 封堵术与 LAAC "一站式"治疗。但在选择适应证时应特别注意，术前应对 ASD 有无封堵适应证作出判断，只有确保 ASD 能成功封堵的情况下才进行 LAAC，不允许出现植入左心耳封堵器后无法完成 ASD 封堵术的情况。

（陆军军医大学西南医院　姚青　宋治远）

参考文献

[1] Henriksson KM, Farahmand B, Asberg S, et al. Comparison of cardiovascular risk factors and survival in patients with ischemic or hemorrhagic stroke. International journal of stroke, 2012, 7(4):276–281.

[2] Kishore A, Vail A, Majid A, et al. Detection of atrial fibrillation after ischemic stroke or transient ischemic attack: a systematic review and meta-analysis. Stroke, 2014, 45(2):520–526.

[3] Knecht S, Oelschlager C, Duning T, et al. Atrial fibrillation in stroke-free patients is associated with memory impairment and hippocampal atrophy. European heart journal, 2008, 29(17):2125–2132.

[4] Ball J, Carrington MJ, Stewart S, et al. Mild cognitive impairment in high-risk patients with chronic atrial fibrillation: a forgotten component of clinical management? Heart, 2013, 99(8):542–547.

[5] Marzona I, O'Donnell M, Teo K, et al. Increased risk of cognitive and functional decline in patients with atrial fibrillation: results of the ONTARGET and TRANSCEND studies. Canadian Medical Association journal, 2012, 184(6):E329–336.

[6] Thrall G, Lane D, Carroll D, et al. Quality of life in patients with atrial fibrillation: a systematic review. The American journal of medicine, 2006, 119(5):448. e1–448.e19.

[7] von Eisenhart Rothe A, Hutt F, Baumert J, et al. Depressed mood amplifies heart-related symptoms in persistent and paroxysmal atrial fibrillation patients: a longitudinal analysis--data from the German Competence Network on Atrial Fibrillation. Europace, 2015, 17(9):1354–1362.

[8] Steinberg BA, Kim S, Fonarow GC, et al. Drivers of hospitalization for patients with atrial fibrillation: Results from the Outcomes Registry for Better Informed Treatment of Atrial Fibrillation (ORBIT-AF). American heart journal, 2014, 167(5):735–742 e732.

[9] Kirchhof P, Schmalowsky J, Pittrow D, et al. Management of patients with atrial fibrillation by primary-care physicians in Germany: 1-year results of the ATRIUM registry. Clinical cardiology, 2014, 37(5):277–284.

[10] Stewart S, Murphy NF, Walker A, et al. Cost of an emerging epidemic: an economic analysis of atrial fibrillation in the UK. Heart, 2004, 90(3):286–292.

[11] Kim MH, Johnston SS, Chu BC, et al. Estimation of total incremental health care costs in patients with atrial fibrillation in the United States. Circulation Cardiovascular quality and outcomes, 2011, 4(3):313–320.

[12] Chow D, Wong YH, Park JW, et al. An overview of current and emerging devices for percutaneous left atrial appendage closure. Trends Cardiovasc Med, 2019, 29(4): 228–236.

[13] Holmes DR, Reddy VY, Turi ZG, et al. Percutaneous closure of the left atrial appendage versus warfarin therapy for prevention of stroke in patients with atrial fibrillation: a randomised non-inferiority trial. Lancet, 2009, 374(9689): 534–542.

[14] Holmes DR Jr, Kar S, Price MJ, et al. Prospective randomized evaluation of the Watchman left atrial appendage closure device in patients with atrial fibrillation versus long term warfarin therapy: the PREVAIL trial. J Am Coll Cardiol, 2014, 64(1):1–12.

[15] Reddy VY, Sievert H, Halperin J, et al. Percutaneous left atrial appendage closure vs warfarin for atrial fibrillation: a randomized clinical trial. JAMA, 2014, 312(19): 1988–1998.

[16] Reddy VY, Doshi SK, Kar S, et al. 5 Year outcomes after left atrial appendage closure: from the PREVAIL and PROTECT AF trials. J Am Coll Cardiol, 2017, 70(24):2964–2975.

[17] Boersma LV, Ince H, Kische S, et al. Efficacy and safety of left atrial appendage closure with WATCHMAN in patients with or without contraindication to oral anticoagulation: 1-Year follow-up outcome data of the EWOLUTION trial. Heart Rhythm, 2017, 14(9): 1302–1308.

[18] Gangireddy SR, Halperin JL, Fuster V, et al. Percutaneous left atrial appendage closure for stroke prevention in patients with atrial fibrillation: an assessment of net clinical benefit. Eur Heart J, 2012, 33(21): 2700–2708.

[19] Kirchhof P, Benussi S, Kotecha D, et al. 2016 ESC guidelines for the management of atrial fibrillation developed in collaboration with EACTS. Europace, 2016, 18(11): 1609–1678.

[20] 中国医师协会心律学专业委员会心房颤动防治专家工作委, 中华医学会心电生理和起搏分会. 心房颤动：目前的认识和治疗建议 2015. 中华心律失常学杂志, 2015, 19(5): 321–384.

[21] Meschia JF, Bushnell C, Boden Albala B, et al. Guidelines for the primary prevention of stroke: a statement for healthcare professionals from the American Heart Association/American Stroke Association. Stroke, 2014, 45(12): 3754–3832.

[22] January CT, Wann LS, Calkins H, et al. 2019 AHA/ACC/HRS focused update of the 2014 AHA/ACC/HRS guideline for the management of patients with atrial fibrillation: a report of the American College of Cardiology/ American Heart Association Task Force on Clinical Practice Guidelines and the Heart Rhythm Society. J Am Coll Cardiol, 2019, 74(1): 104–132.

[23] 黄从新, 张澍, 黄德嘉, 等. 心房颤动：目前的认识和治疗建议 (2018). 中华心律失常学杂志, 2018, 22(4):279–346.

[24] Camm AJ, Kirchhof P, Lip GY, et al. Guidelines for the management of atrial fibrillation: the Task Force for the Management of Atrial Fibrillation of the European Society of Cardiology (ESC). Europace, 2010,12(10):1360–1420.

[25] Granger CB, Alexander JH, McMurray JJ, et al. Apixaban versus warfarin in patients with atrial fibrillation. N Engl J Med, 2011, 365(11):981–992.

[26] Patel MR, Mahaffey KW, Garg J, et al. Rivaroxaban versus warfarin in nonvalvular atrial fibrillation. N Engl J Med, 2011, 365(10):883–891.

[27] Wallentin L, Yusuf S, Ezekowitz MD, et al. Efficacy and safety of dabigatran compared with warfarin at different levels of international normalised ratio control for stroke prevention in atrial fibrillation: an analysis of the RE LY trial. Lancet, 2010, 376(9745): 975–983.

[28] Vidal Pérez R, Otero Raviña F, Turrado Turrado V, et al. Change in atrial fibrillation status, comments to Val FAAP registry. Rev Esp Cardiol (Engl Ed), 2012, 65(5): 490 491; author reply 491–492.

[29] Gumbinger C, Holstein T, Stock C, et al. Reasons underlying non adherence to and discontinuation of anticoagulation in secondary stroke prevention among patients with atrial fibrillation. Eur Neurol, 2015, 73(3 4): 184–191.

[30] Hu D, Sun Y. Epidemiology, risk factors for stroke, and management of atrial fibrillation in China. J Am Coll Cardiol, 2008, 52(10):865–868.

[31] Wang ZZ, Du X, Wang W, et al. Long term persistence of newly initiated warfarin therapy in chinese patients with nonvalvular atrial fibrillation. Circ Cardiovasc Qual Outcomes, 2016, 9(4): 380–387.

[32] Stoddard MF, Dawkins PR, Prince CR, et al. Left atrial appendage thrombus is not uncommon in patients with acute atrial fibrillation and a recent embolic event: a transesophageal echocardiographic study. J Am Coll Cardiol, 1995, 25(2): 452–459.

[33] Blackshear JL, Odell JA. Appendage obliteration to reduce stroke in cardiac surgical patients with atrial fibrillation. Ann Thorac Surg, 1996, 61(2): 755–759.

[34] Lip GY, Hammerstingl C, Marin F, et al. Left atrial thrombus resolution in atrial fibrillation or flutter: Results of a prospective study with rivaroxaban (X TRA) and a retrospective observational registry providing baseline data (CLOT AF). Am Heart J, 2016, 178:126–134.

[35] Cresti A, García-Fernández MA, Sievert H, et al. Prevalence of extra appendage thrombosis in non valvular atrial fibrillation and atrial flutter in patients undergoing cardioversion: a large transoesophageal echo study. EuroIntervention, 2019, 15(3): e225–225e230.

[36] Katz ES, Tsiamtsiouris T, Applebaum RM, et al. Surgical left atrial appendage ligation is frequently incomplete: a transesophageal echocardiographic study. J Am Coll Cardiol 2000, 36(2):468–471.

[37] Osmancik P, Tousek P, Herman D, et al. Interventional left atrial appendage closure vs novel anticoagulation agents in patients with atrial fibrillation indicated for long-term anticoagulation (PRAGUE-17 study). Am Heart J, 2016, 183:108–114.

[38] Boersma LV, Ince H, Kische S, et al. Evaluating Real-World Clinical Outcomes in Atrial Fibrillation Patients Receiving the WATCHMAN Left Atrial Appendage Closure Technology: Final 2-Year Outcome Data of the EWOLUTION Trial Focusing on History of Stroke and Hemorrhage. Circ Arrhythm Electrophysiol, 2019, 12:e006841. DOI: 10.1161/CIRCEP.118.006841.

[39] Kabra R, Girotra S, Sarrazin MV. Clinical Outcomes of Mortality, Readmissions, and Ischemic Stroke Among Medicare Patients Undergoing Left Appendage Closure via Implanted Device. JAMA Network Open, 2019, 2(10): e1914268 .

[40] Glikson M, Wolff R, Hindricks G, et al. EHRA/EAPCI expert consensus statement on catheter-based left atrial appendage occlusion-an update. Euro intervention, 2020, 15(13):1133–1180.

[41] 黄从新, 张澍, 黄德嘉, 等. 左心耳干预预防心房颤动患者血栓栓塞事件：目前的认识和建议 (2019). 中华心律失常学杂志, 2019, 23(5):372–392.

[42] 中华医学会心血管病学分会, 中华心血管病杂志编辑委员会. 中国左心耳封堵预防心房颤动卒中专家共识 (2019). 中华心血管病杂志, 2019, 47(12):937–955.

[43] 中国医师协会心血管内科医师分会结构性心脏病专业委员会. 中国经导管左心耳封堵术临床路径专家共识. 中国介入心脏病学杂志, 2019, 27(12): 661–672.

[44] Te AL, Chen SA. Pearl and pitfall of catheter ablation for atrial fibrillation: Lesson from an extremely long-term 12-year outcome study. Heart Rhythm, 2017, 14(4):493–494.

[45] Alli O, Asirvatham S, Holmes DR. Strategies to incorporate left atrial appendage occlusion into clinical practice. JACC, 2015, 65(10):2337–2344.

第 10 章

Watchman 系列左心耳封堵器的设计与操作要点

Watchman 左心耳封堵器是由美国波科公司研发用于人体进行左心耳封堵的专用封堵装置。于 2002 年首次在欧洲进入临床应用[1]。自此，Watchman 封堵器先后进行了多项大型临床研究，包括 PROTECT-AF 试验[2] 和 PREVAIL 临床试验[3] 两项多中心、前瞻性、随机对照临床研究，研究结果证明了用 Watchman 封堵器封堵左心耳预防非瓣膜性心房颤动（NVAF）患者卒中的有效性与安全性。鉴于上述研究结果，Watchman 封堵器成为目前唯一获得美国食品药品监督管理局（FDA）批准用于临床的左心耳封堵装置。目前，全世界已有 75 个国家或地区批准 Watchman 封堵器用于临床，总例数已经超过 10 万例。2014 年 3 月，Watchman 封堵器经中国国家食品药品监督管理总局（CFDA）批准并上市，目前全国已有 350 家医院应用该封堵器，总例数截至 2019 年 12 月已经超过 10 000 例，是我国当前应用最多的左心耳封堵装置。本章仅就 Watchman 封堵器的结构特点、操作要点以及还未在中国上市的新一代左心耳封堵装置 Watchman FLX 封堵器作一简要介绍。

Watchman 左心耳封堵系统由 Watchman 左心耳封堵器及其输送系统（Watchman 导引系统）两部分组成。

一、Watchman 左心耳封堵器

封堵器由自膨胀镍钛记忆合金骨架和包被在骨架上 160μm 的聚对苯二甲酸乙二醇脂（PET）膜组成，呈左心房面相对较平的类半球形，左心耳侧为"开口"设计。镍钛记忆合金自膨式骨架由激光切割成形，具有良好的径向支撑力，自适应多种左心耳的开口形态，顺应性好。而 160μm 的 PET 膜经试验最亲内皮细胞，同时可透红细胞，造影下即刻显影。封堵后内皮化迅速，器械表面血栓形成概率极低。其骨架上有 10 个倒钩，倒钩与封堵器骨架部分呈一体化，是钢梁的一部分（图 10-1）；倒钩的存在既可以协助封堵器固定在左心耳腔内，又可促进周围组织增生，使内皮细胞覆盖在 PET 膜上[4]。

135

Watchman 左心耳封堵器的 PET 膜覆盖在封堵器金属骨架左心房面及其尾端（左心耳端）的 1/2。封堵器封堵后全置于左心耳内，不在心耳外形成腔室，不与心房壁接触，不磨损周边组织。封堵器直径包括 21mm、24mm、27mm、30mm、33mm 五种型号，可以适配绝大多数心耳（图 10-2）。

二、输送系统

（一）外鞘管

Watchman 左心耳封堵器所用输送系统外鞘管直径 14F，长度为 75cm。外鞘管已预塑好弯曲形状，常用有单弯与双弯两种型号（图 10-3），其弯曲形状有助于鞘管进入左心耳并与左心耳长轴保持同轴性。

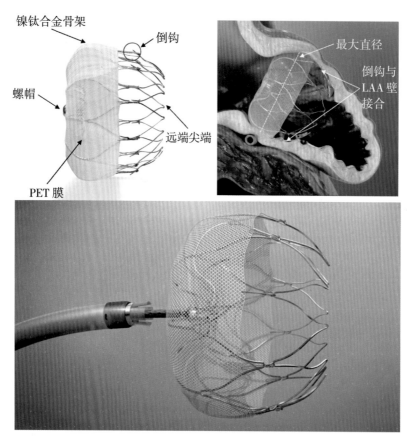

图 10-1 Watchman 左心耳封堵器骨架、倒钩及展开后的形态和植入心耳后的形态

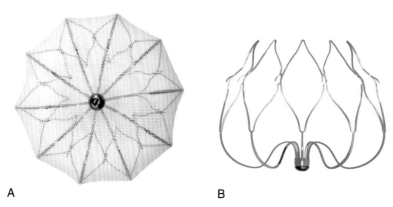

A   B

图 10-2 Watchman 左心耳封堵器（A）及封堵示意图（B）

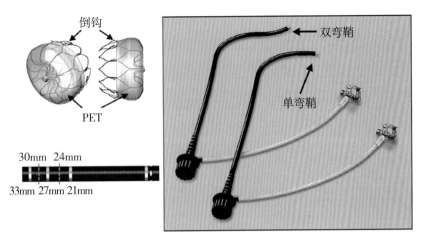

图 10-3 Watchman 导引系统外鞘管

在外鞘管远端有 4 个不透 X 线的标记环，用于指引鞘管到达左心耳的合适位置和深度，并可根据所选封堵器的大小调整鞘管，让相应的标记环与左心耳开口对齐（图 10-4）。

（二）输送系统

Watchman 左心耳封堵器所用传送系统内鞘管为 12F，远端有一个金属标记环（作为固定及输送封堵器的标记），标记环头端有 5mm 的三瓣叶设计，可以使输送系统进入心耳更加安全，便于封堵器回收。输送系统近端有止血阀、Y 阀。Watchman 左心耳封堵器

出厂时已预装在输送系统内，无须手工装载，减少了烦琐操作及手术时间，封堵器与输送钢缆相连，并置于输送鞘内，近端有释放手柄（图 10-5）。

三、封堵器预装后的长度

Watchman 左心耳封堵器的大小以其直径表示，分别为 21mm、24mm、27mm、30mm、33mm 五种型号。但不同型号封堵器预装后的长度，直接关系到左心耳的有效深度是否够深以及能否封堵成功的问题。根据产品说明书和实际测量的数值，不同型号封堵器预装后的长度见表 10-1。其中直径最大的封堵器为 33mm，预装在鞘管内的长度（100% 压缩下）

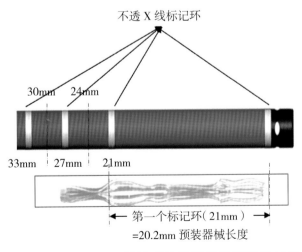

图 10-4 Watchman 导引系统外鞘管远端不透 X 线标记环及不同型号封堵器放置标记

"21mm、24mm、27mm、30mm、33mm" 所处位置分别代表选择相应大小封堵器时鞘管平齐左心耳开口位置

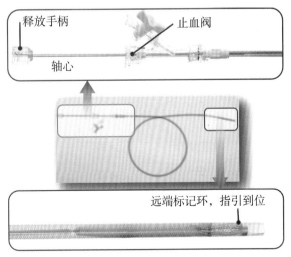

图 10-5 Watchman 传送系统结构及预装封堵器后的图像

表 10-1　不同型号 Watchman 左心耳封堵器预装后长度

封堵器展开后直径	预装鞘管内器械长度	封堵器展开后器械长度（收缩长度）	理论可封堵心耳最浅深度	理论可封堵心耳最大开口
21mm	20.2mm	17mm（4）	>10mm	19.3mm
24mm	22.9mm	18mm（6）	>10mm	22.1mm
27mm	26.5mm	20mm（7）	>11mm	24.8mm
30mm	29.4mm	22mm（8）	>12mm	27.8mm
33mm	31.5mm	23mm（9）	>12mm	30.4mm

为 31.5mm。封堵器完全展开后（0 压缩下），封堵器的长度为 23mm。考虑到封堵器 PET 膜对于心耳的覆盖，理论上可以封堵的最浅深度为 12~13mm，理论上可以封堵的最大开口为 30.4mm[6]。

第二节
Watchman 左心耳封堵器操作要点与注意事项

一、患者选择

在用 Watchman 左心耳封堵器进行 LAAC 前，首先要评估患者有无 LAAC 的适应证及禁忌证。中国经导管左心耳封堵术临床路径专家共识[4] 对 LAAC 的适应证与禁忌证给出了明确建议。

（一）适应证

LAAC 适用于 CHA_2DS_2-VASc 评分 ≥ 2 分，同时具有以下情况之一的 NVAF 患者。①不适合长期规范抗凝治疗；②在长期规范抗凝治疗的基础上仍发生卒中或栓塞；③ HAS-BLED 评分 ≥ 3 分；④需要合并应用抗血小板药物治疗；⑤不愿意长期抗凝治疗。

（二）禁忌证

专家共识建议的禁忌证如下：①左心房内径 >65mm；② TEE 发现左心耳内血栓或重度自发显影；③严重的二尖瓣瓣膜病或有大量心包积液；④低危卒中风险（CHA_2DS_2-VASc 评分 ≤ 1 分）；⑤凝血功能障碍；⑥近期活动性出血；⑦除房颤外同时合并其他需要继续使用华法林抗凝的疾病；⑧需要接受外科开胸手术。

二、术前检查与评估

（一）术前常规检查

拟行 LAAC 的患者在术前应完成以下常规检查，包括以下内容。

（1）血常规、出凝血时间、肝肾功能、血糖、血脂、电解质、血型、D-二聚体、肌钙蛋白 I、传染病筛查，正在服用华法林的患者尚应查 PT-INR（国际化比值）。

（2）心电图、胸部 X 线片、经胸超声心动图（TTE）及经食管超声心动图（TEE）等。TTE 重点检测患者各心腔大小、左室射血分数（LVEF）、有无心包积液及积液量的多少。

（3）对于既往有卒中史的患者，应行基线状态下的头颅 CT 或 MRI 检查，以排除急性脑血管病变。

（二）TEE 检查及对左心耳的评估

LAAC 术前，除无法实施 TEE 的患者外都应该接受 TEE 检查。

（1）TEE 了解左心耳的大小、形态、内部是否有血栓形成或自发性显影。

（2）至少应从 0°、45°、90°、135°四个角度来评估左心耳开口直径、深度、形态（图 10-6）。

（3）根据左心耳的大小预估合适的封堵器。合适的封堵器应做到 LAAC 后封堵器稳定，不会产生封堵器移位，封堵器周围的残余分流小于 5mm 或无残余分流。Watchman 左心耳封堵器产品说明书推荐封堵器应大于左心耳直径 2~6mm，LAAC 后压缩比应在 8%~20%（表 10-2）。

（三）心脏 CT 成像（CCTA）

CCTA 可以进一步明确左心耳解剖特征，测量锚定区直径，有助于选择左心耳封堵器的型号。同时可排除左心房及左心耳血栓。但一般不作常规推荐，仅在不能耐受 TEE 检查的患者或有条件的单位推荐应用。随着多个中心经验的积累，CT 在左心耳封堵装器植入的围手术期规划和术后随访评估中发挥着越来越重要的作用。房间隔定位和穿刺，左心房和左心耳形态的几何变异性等都可以通过 CT 衍生出每个人独特的解剖结构，甚至可以基于患者特定的 3D 模型完全可视化观察左心耳封堵过程[9]。

（四）肺功能检测

部分患者可在 LAAC 前检测肺功能，进一步了解肺功能状况，便于术中麻醉管理。

三、器械准备

（1）静脉穿刺包。

（2）房间隔穿刺系统：Swartz 鞘管、0.032 英寸及 0.035 英寸 145cm 长导丝、房间隔穿刺针。

（3）0.035 英寸、260cm 加硬导丝。

（4）动脉鞘管（6F，8F）、6F 右心导管及 5F 或 6F 猪尾造影导管。

（5）全型号 Watchman 左心耳封堵系统。

（6）密封的生理盐水袋、三联三通、环柄注射器、心电监护装置、ACT 监测仪、压力记录器、压力延长管、50mL 螺口注射器（封堵器冲洗排气）、造影剂。

（7）TEE 诊断仪。

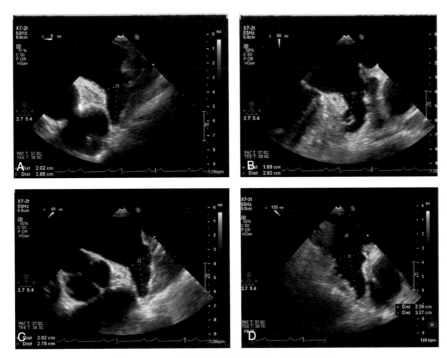

图 10-6　TEE 多角度测量左心耳的方法

A. 0°；B. 45°；C. 90°；D. 135°。测量方式均以左回旋支为基线到左上肺静脉脊部远端 2cm 以内作为测量开口，深度为着陆区中点至左心耳的远端的距离

表10-2　左心耳开口直径与推荐封堵器型号（尺寸）

左心耳最大开口（mm）	器械尺寸（mm）
17~19	21
20~22	24
23~25	27
26~28	30
29~31	33

（8）全身麻醉相关仪器、设备。

（9）心包穿刺包及14~16F长鞘，备用。

四、操作流程与注意事项

患者入院后建议确保抗凝桥接，如果术前已接受规范化抗凝（包括新型口服抗凝药、低分子肝素等），建议规范抗凝至术前1d，手术当日早上停服。若有抗凝禁忌等原因，可考虑入院后采用双联抗血小板药物治疗（若无禁忌则建议采用阿司匹林、氯吡格雷，若不能服用阿司匹林者，可改为吲哚布芬或西洛他唑）至术前1d，手术当日早上停服。LAAC在全身麻醉或深度镇静下进行。

（一）房间隔穿刺

房间隔穿刺点的选择对于LAAC至关重要。合适的穿刺点使得房间隔到左心耳之间有足够的操作空间输送鞘管，能够轻松地调整鞘管封堵轴向。穿刺位点通常选择房间隔靠中下或中后部。

（1）可在TEE引导下进行房间隔穿刺：TEE可以清晰显示房间隔位置和引导穿刺。通常情况下，TEE在上、下腔静脉切面显示上、下位置，在主动脉短轴切面显示前、后位置（靠近主动脉的一侧为前，图10-8）。

（2）房间隔穿刺成功的标志：有落空感，且TEE监测见穿刺针进入左心房，并可推注造影剂证实。有时房间隔穿刺较困难，穿刺针难

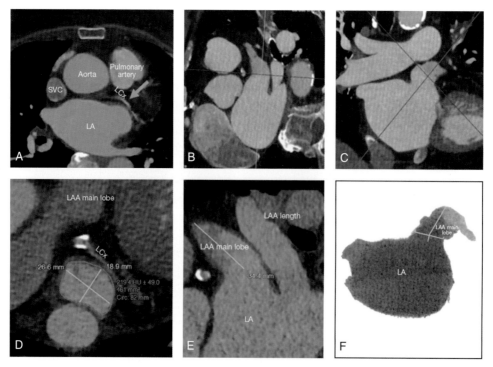

图 10-7　CT测量左心耳示例

LAA着陆区逐步分析以确定左心耳口的最大直径，最小直径，周长以及LAA的长度。以左主干、回旋支及前降支为基准线（A）。可通过矢状面和冠状面在左旋支冠状动脉水平的上方将肺静脉连接至左心房和LAA下部交界处的平面来识别LAA开口（B，C）。显示着陆区的最大和最小直径，面积和周长。测量从着陆区到远端尖端的LAA的长度（D，E）。最佳工作体位模拟投影，并进行开口直径测量（F）

以刺破房间隔，此时可经穿刺针内孔导入穿刺针内芯或将 PTCA 导丝逆行送入，协助穿刺。

（3）当穿刺针进入左心房后，固定穿刺针，边注射造影剂边同步短距离推送内外鞘管。

（4）经 Swartz 鞘管注入肝素（80~100U/kg），以全身肝素化。并在整个操作过程中检测活化凝血时间（ACT，目标值 200~300s）。

（三）更换输送鞘及左心耳造影

（1）先沿 Swartz 鞘管送入直径 0.032 英寸或 0.035 英寸，145cm 长的导丝至左上肺静脉，再沿导丝将 Swartz 鞘管送入左上肺静脉。如果寻找左上肺静脉困难，可以优先在 TEE 45° 下观察左房鞘管和左上肺静脉的解剖位置关系。或者通过左房造影观察肺静脉和心耳等周边组织关系，进而顺利寻找左上肺静脉。

（2）回撤导丝，沿 Swartz 鞘管送入直径 0.035 英寸、长 260cm 的加硬导丝至左上肺静脉。亦可将加硬钢丝塑形成两圈半导丝，置入左心房内部。

（3）退出扩张器，经外鞘管送入 5F 或 6F 猪尾造影导管。再同步回撤外鞘管及猪尾造影导管至左心房，同时操作外鞘及猪尾造影导管使之进入左心耳（注意：猪尾造影导管一定要伸出外鞘管远端并自然弯曲）。

（4）通过猪尾造影管进行左心耳造影 [（RAO）30° + 头位（CRA）20° 及 RAO 30° + 足位（CAU）20° 两个投照体位]。必要时可经猪尾造影导管及外鞘管同时推注造影剂造影，可使左心耳显影更清晰。

（四）左心耳的测量与封堵器选择

（1）左心耳造影显示清楚后，对 X 线影像进行锁定，测量左心耳开口直径与深度。

（2）术中再次行 TEE 检测（因左心耳造影后心耳充盈，TEE 测量值可能会较术前测量值增大），从 0° ~135° 对左心耳进行扫视，测量左心耳开口直径与深度，同时确定有无新鲜血栓形成。

（3）结合术中 TEE 测量和左心耳造影测

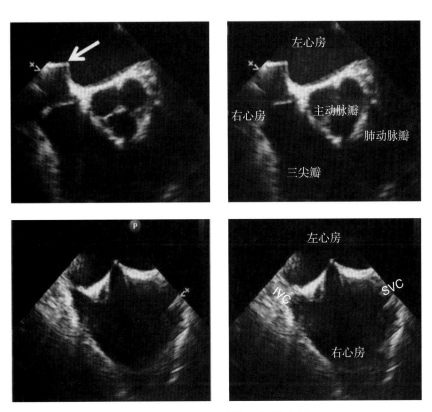

图 10-8　TEE 引导房间隔穿刺
SVC：上腔静脉；IVC：下腔静脉；AO：主动脉

量的左心耳开口最大直径及深度，选择合适的封堵器。我们的体会是产品说明书推荐的选择封堵器可能偏小，建议封堵器的直径应较左心开口最大直径大 4~6mm 为宜。

（五）导引鞘管置入与定位

（1）在 X 线透视引导下，先将猪尾造影导管送至左心耳远端，再沿猪尾造影导管将导引鞘管送至左心耳内（图 10-8）。逆时针旋转鞘时，鞘管的弯头会向上、向前移动；顺时针旋转鞘时，鞘管会向下、向后移动。

（2）鞘管定位：Watchman 导引鞘管远端依次有 4 个标记环，分别对应 21mm、27mm、33mm 三个尺寸的封堵器，顶端标记环外侧的鞘管有 5mm 的柔软部位。标记环可作为标尺，根据预选封堵器大小进行鞘管定位，即指引导引鞘管放置的深度。如预选封堵器为 24mm，则将 21mm 与 27mm 两个标记环中间正对左心耳开口即可（图 10-9）。

（六）封堵器的装载与送入

（1）Watchman 封堵器预装在一根透明的输送鞘管内，在 LAAC 前，应对封堵器排气，检查输送钢缆与输送器是否连接紧密。在体外检查、排气时，不能将封堵器推送到输送管外，将封堵器与内鞘管的远端标记环对齐即可（图

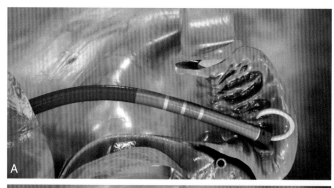

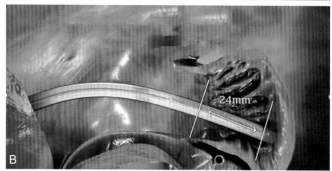

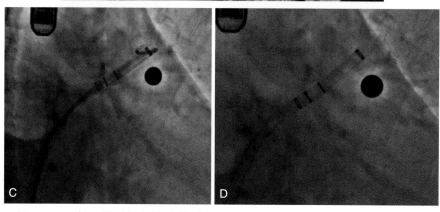

图 10-9 在 X 线透视观察猪尾引导 Watchman 导引鞘管进入到合适位置

A，B. 动画示意图；C，D. DSA 下显影图

10-10）。标记环外有 5mm 安全空间，即封堵器在左心耳内展开后，封堵器的远端与左心耳壁有一定的安全空间。

（2）将检查好、排气后、预装好封堵器的输送系统缓慢送入导引系统的鞘管内，在推送过程中，应持续推注肝素生理盐水，防止气体进入导引系统内。

（3）将封堵器输送鞘管远端标记环与导引系统鞘管的远端标记环对齐,固定输送系统,回撤导引系统与输送系统咬合（图 10-11）。然后完全固定输送系统，使整个输送系统不能往前推进（图 10-12）。

（七）封堵器释放

（1）固定封堵器的输送钢缆，缓慢回撤输送系统的鞘管，使封堵器在左心耳内由远端至近端缓慢逐渐展开，至完全打开封堵器。在展开封堵器的过程中，要确保封堵器远端未发生前移，禁止向前推送封堵器。绝大多数情况下，

需要左手保持逆时针旋转张力，确保封堵器展开后保持与心耳的同轴性。

（2）封堵器释放前的评估。放置好封堵器后即行 TEE 检测，对封堵器的位置（Position）、锚定（Anchor）、尺寸（Size）及密封性（Seal）进行评估，即 Watchman 封堵器释放标准的"PASS"原则。

① Position（位置）：封堵器左房侧平面正好位于左心耳口部或稍远的位置，理想位置是 TEE 多角度检测见封堵器与左心耳开口平行（图 10-13）。

② Anchor（锚定）：检测封堵器的稳定性，若倒刺已经嵌入左心耳壁，则封堵器放置稳定。可通过牵拉试验验证。即在 X 线透视下及 TEE 检测下进行，轻轻回撤释放手柄，然后松开，观察封堵器有无移位。如果封堵器移位明显，说明稳定性差，应收回后重新放置。

③ Size（大小）：通过 TEE 检测封堵器的

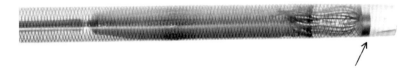

图 10-10　Watchman 封堵器预装时封堵器与内鞘管的远端标记环对齐（箭头所示）

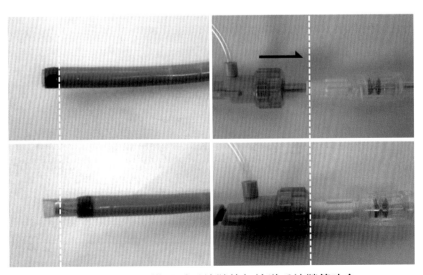

图 10-11　回撤导引系统鞘管与输送系统鞘管咬合

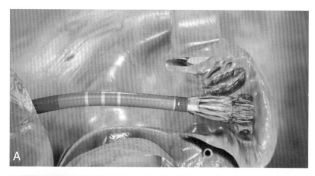

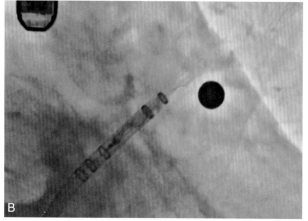

图 10-12 封堵器展开时确保封堵器远端无前移

压缩率，判断封堵器的大小是否合适（图 10-14）。压缩率的计算方法是：（选择的封堵器直径 – 植入体内后 TEE 测量直径）/ 选择封堵器直径 ×100%。如选择封堵器为 24mm，植入体内后 TEE 测量直径为 20mm，其压缩率即为：（24-20）/24 × 100%=16.7%。产品说明书推荐的压缩率为 8%~20%。我们在实际工作中体会到 8% 的压缩率偏小，有可能导致封堵器脱落。作者建议选择 15%~25% 的压缩率。

④ Seal（封堵）：封堵器覆盖在左心耳口平面，堵闭所有分叶。可通过左心房造影及 TEE 多角度检测判断（图 10-15）。TEE 不仅可判断有无残余漏，尚可测量残余漏的大小。理想的状况是封堵器周围无残存血流或有残余微量分流；封堵器产品说明书建议残存血流 < 5mm。若残余分流过大，可通过部分回收和完全回收来调整封堵器位置。

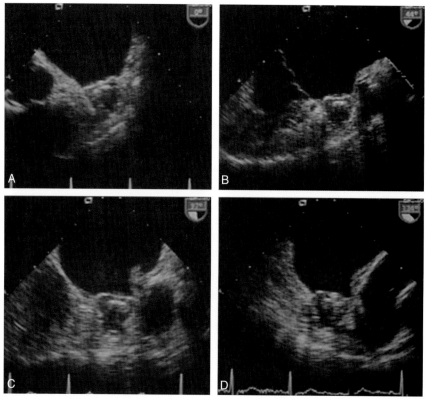

图 10-13 TEE 多角度显示封堵器放置位置，最大直径平面刚好在或稍远于左心耳开口平面
A. 0°；B. 44°；C. 97°；D. 134°

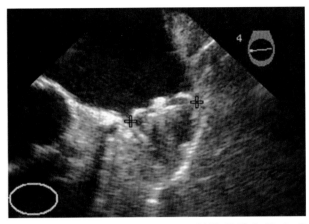

图 10-14 TEE 测量 Watchman 封堵器植入体内后直径（图中"+"所示）

（3）如果放置好的封堵器满足以上 4 个条件，且 TEE 检查无心包积液或心包积液量较术前无增加，则将封堵器输送外鞘轻轻向前送至封堵器底部，逆时针旋转近端手柄 3~5 圈，释放封堵器。

（八）封堵器位置不良及处理

（1）如果封堵器位置过深：如图 10-16（A）所示，封堵器放置位置过深，靠近左心耳开口部位的分叶未能完全堵闭，此时仍然存在血栓形成的风险。处理策略：将封堵器部分回收，并重新行 TEE 检测评估。

（2）如果封堵器展开位置过浅：如图 10-16 所示，封堵器突出在左心房内，封堵器的压缩比过低，导致封堵器不稳定而易移位或脱落。处理策略：全回收封堵器，重新经过猪尾引导鞘管送入心耳远端，二次展开封堵器并进行 TEE 检测评估。

五、术后处理与随访

（一）术后观察与用药

（1）术后入住 CCU 病房，行持续心电、血压、血氧饱和度监护 24h。

（2）术后 2~4h 皮下注射低分子肝素（依诺肝素钠注射液）4000U，12h 一次，连续 2~3 次。

（3）术后第 2 天，复查血常规、血生化、凝血功能、心电图等。

（4）术后次日复查 TTE，观察有无心包积液及封堵器形态位置变化。

（二）术后抗栓治疗与随访

（1）对于非抗凝禁忌患者，术后口服华法林（INR 目标值 2.0~3.0）或新型抗凝药 45d，后继续口服氯吡格雷 75mg/d、阿司匹林 100mg/d，半年后改为口服阿司匹林 100mg/d 维持。或者术后口服华法林（INR 目标值为 2.0~3.0）或新型抗凝药 3 个月，后改为口服阿司匹林 100mg/d 维持。对于抗凝禁忌患者，术后口服阿司匹林 100mg/d、氯吡格雷 75mg/d 至 3 个月，后改为口服阿司匹林 100mg/d 维持。如图 10-17。

（2）患者出院后分别于 1、2、3、6、12 个月各随访 1 次，以后每半年随访 1 次。随访时了解患者基本情况、复查 TTE 及心电图，并于术后 45~60d 复查 TEE。观察有无残余分流、心包积液及封堵器相关血栓形成等。

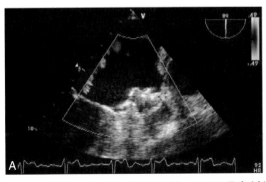
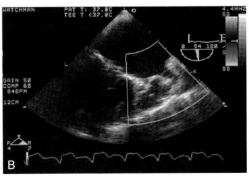

图 10-15 TEE 观察封堵器周围有无残余分流

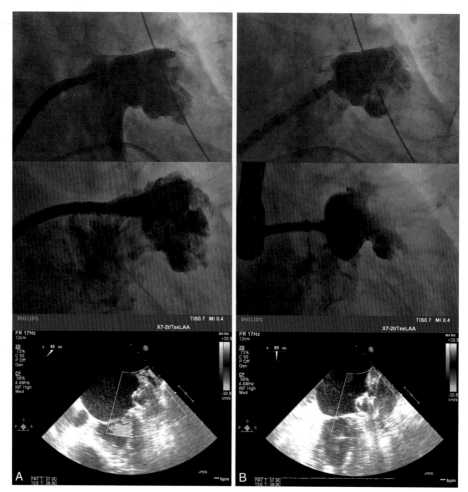

图 10-16 封堵器放置位置不良示意图

A. 封堵器放置位置过深；B. 封堵器放置位置过浅

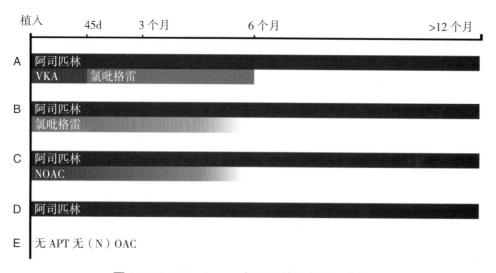

图 10-17　Watchman 左心耳封堵术后用药管理

第三节
Watchman FLX 的改进理念与应用

一、Watchman FLX 的改进理念

Watchman FLX 是波士顿科学公司最新一代的左心耳封堵器械，自 2015 年 11 月在欧洲经过 CE 认证以来，该器械开始在欧洲应用[5]。与 Watchman 产品相比，Watchman FLX 进行了新的设计与改进。Watchman FLX 的设计目标主要体现在以下 3 点：①适应更多患者的左心耳解剖结构；②操作性更佳；③密封和治愈效果佳。

Watchman FLX 主要的改良主要集中在以下五个方面[11]。

（一）增加了金属骨架数量及覆盖膜面积

Watchman FLX 封堵器由自膨胀的镍钛合金骨架和包被在骨架上的聚乙烯滤过膜组成，共 18 根金属骨架，与 Watchman 的 10 根骨架结构相比，增加 80% 的器械与心耳的接触点，提高密封效果（图 10-18）。

（二）倒钩数量增加

其骨架上有 18 个呈 J 弯的倒钩，排列在两排，使封堵器在不同解剖结构的心耳中具有更好的稳定性（图 10-19）。倒钩与封堵器钢梁部分呈一体化，倒钩的存在既可以协助封堵器固定在左心耳开口，又可以促进周围组织增生，使内皮细胞覆盖在 PET 膜上，骨架和倒钩数量

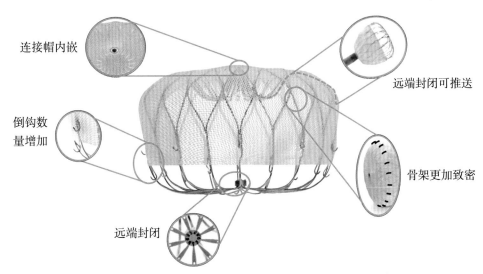

图 10-18　Watchman 和 Watchman FLX 左心耳封堵器示意图

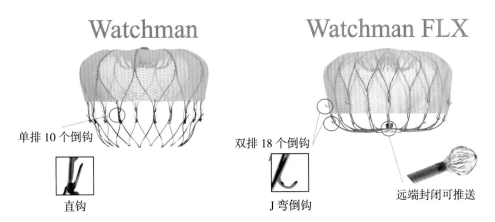

图 10-19　Watchman（左）和 Watchman FLX（右）倒钩示意图

的增加，可以加快器械的稳定性，和心耳周边的贴合程度，进而促进内皮化过程。

（三）连接帽改为内嵌式螺纹设计

Watchman FLX 封堵器的连接帽改为内嵌式螺纹设计，与原有 Watchman 相比，减少金属面积的暴露达 70% 以上，以促进内皮化和减少器械性血栓的形成（图10-20）。

（四）Watchman FLX 远端呈封闭状

Watchman FLX 远端呈封闭状态，展开时呈球状（如图10-21），能够提高封堵器在左心耳内的可操作性和安全性。并且远端嵌有标记物，进一步增强了封堵器的示踪性，便于封堵器多次调整定位。而当展开后封堵位置需要调整时，采用半回收或者全回收，可以直接形成球状，安全可控地再次展开。

（五）尺寸选择范围更宽，左心耳深度要求更低

Watchman FLX 具有更宽的器械尺寸选择，封堵器直径包括 20mm、24mm、27mm、31mm、35mm 等多种型号，与 Watchman 相比，Watchman FLX 适合的左心耳开口直径范围更广，并且允许的压缩范围达到了 10%~30%。完全膨胀后器械的长度减小，术中对左心耳的深度需求更低。Watchman FLX 对左心耳深度的最小要求是设备尺寸的 1/2，即 20mm 的设备只需要左心耳深度达到 10mm（图10-22）。封堵器的 CT 影像技术也表明，对于深度不足的心耳，可以安全有效地完成心耳封堵及远期内皮化。

二、Watchman TruSeal 导引系统的改进

Watchman FLX 导引系统相比于 Watchman 导引系统，有 3 个改进之处。

（1）导引系统的止血阀设计得更长，更长的阀盖和更加凸出的嵴部是为了提高阀门操作的有效性，具备更好的手感，并且设计了双螺纹，

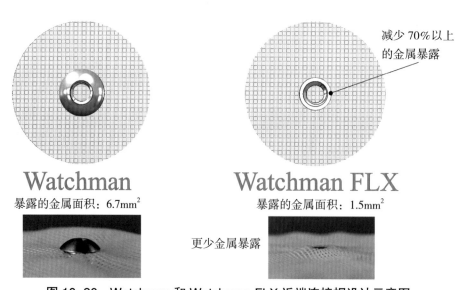

图10-20 Watchman 和 Watchman FLX 近端连接帽设计示意图

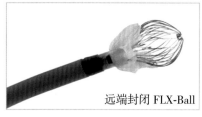

远端封闭 FLX-Ball

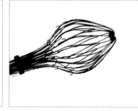

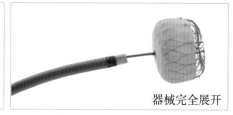

器械完全展开

图10-21 Watchman FLX 远端展开示意图

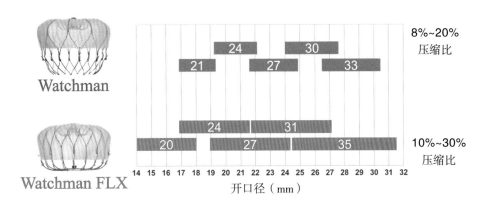

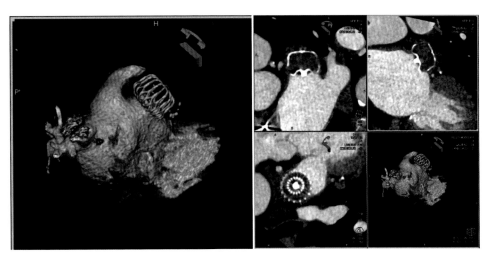

图 10-22 Watchman FLX 器械尺寸及术后 CT 随访（8 周）

可以更加快速地啮合，打开或关闭止血阀时转动阀盖的圈数更少，在锁定导丝或猪尾导管时具有更好的密封性，可减少渗血事件的发生。

（2）防滑螺纹采用了符合人体工程学的轮毂，可增强转矩控制。

（3）强化了近端轴，使近端轴更硬，可增强抗扭结性，在挑战复杂心耳解剖结构时具有更好的耐用性（图 10-23）。

三、Watchman FLX 的应用研究

（一）PINNACLE 研究

PINNACLE 研究是一项前瞻性研究，其目的在于评估 Watchman FLX 左心耳封堵器的安全性及有效性。该研究由美国 29 个中心参与，共纳入 400 例 NVAF 患者。

（1）主要安全终点。在植入器械后至手术后 7d 内或患者出院之间（以较晚者为准）发生以下事件之一：死亡，缺血性卒中，系统性栓塞或与器械或手术相关的事件需要外科心脏手术或重大血管内介入治疗，例如假性动脉瘤修复、主动脉瘘修复或其他重大血管内修复。

（2）主要疗效终点。由 TEE 在 12 个月内证实的任何残余分流小于 5mm 的有效左心耳封堵（美国）。

（3）次要疗效终点。为入院后 24 个月内发生缺血性卒中或系统性栓塞。

在第 41 届美国心律学会年会（HRS 2020）上，美国电生理专家 Shephal Doshi 在线上公布了 PINNACLE 研究近 1 年的随访数据。1 年的初步随访结果显示，Watchman FLX 器械植入的成功率为 98.8%，围手术期手术并发症仅为 0.5%，无死亡、器械脱落及需外科干预的心包

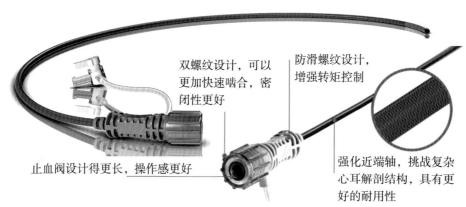

双螺纹设计，可以更加快速啮合，密闭性更好

防滑螺纹设计，增强转矩控制

止血阀设计得更长，操作感更好

强化近端轴，挑战复杂心耳解剖结构，具有更好的耐用性

图 10-23　Watchman TruSeal 导引系统设计

积液发生。术后 45d 随访停药率高达 96.2%，1 年随访封堵成功率高达 100%。

PINNACLE 研究理想的随访结果受到了全球心脏介入手术医生的高度关注，为未来全球房颤综合管理指南中对于提升左心耳封堵等级的论述奠定了坚实的循证基础。

（二）Watchman FLX 下一步临床研究前瞻

在 HRS 2020 年会上，专家同期公布了 Watchman FLX 左心耳封堵装置下一步的临床研究计划。其目的是进一步评估用 Watchman FLX 装置封堵左心耳和口服抗凝药的安全性与有效性，波士顿科学将在未来持续投入相关的前瞻性研究。包括：

（1）2019 年启动 OPTION 研究，评估消融术后接受 Watchman FLX 和口服抗凝药的房颤患者临床获益的随机对照研究，共入组约 1600 例。

（2）2020 年启动 CHAMPION-AF 研究，旨在评估低风险的 NVAF 患者 Watchman FLX 封堵左心耳与新型口服抗凝药的随机对照研究，共入组约 3000 例。

总之，Watchman 左心耳封堵器是目前临床上应用最多的左心耳封堵装置，而 Watchman FLX 是 Watchman 的二代封堵器，随着临床研究的不断深入与发展，相信房颤卒中综合管理的器械介入治疗方案将会得到进一步优化，让更多具有高卒中风险的 NVAF 患者获益。

（复旦大学附属中山医院　金沁纯　张晓春　周达新）

参考文献

[1] Sick PB, Schuler G, Hauptmann KE, et al. Initial worldwide experience with the WATCHMAN left atrial appendage system for stroke prevention in atrial fibrillation. J Am Coll Cardiol, 2007, 49 (13):1490-1495.

[2] Reddy VY, Doshi SK, Sievert H. et al. Percutaneous left atrial appendage closure for stroke prophylaxis in patients with atrial fibrillation: 2.3- Year Follow-up of the PROTECT AF.(Watchman Left Atrial Appendage System for Embolic Protection in Patients with Atrial Fibrillation) Trial, Circulation, 2013, 127(6):720-729.

[3] Holmes JR, Saibal K, Matthew JP, et al. Prospective Randomized Evaluation of the Watchman Left Atrial Appendage Closure Device in Patients With Atrial Fibrillation Versus Long-Term Warfarin Therapy. The PREVAIL Trial. JACC, 2014, 64(1):1-12.

[4] 周达新, 张晓春, 付华, 等. 中国经导管左心耳封堵术临床路径专家共识. 中国介入心脏病学杂志, 2019, 27(12): 661-672.

[5] Grygier M, Markiewicz A, AraszkiewiczA,et al. The Watchman FLX-a new device for left atrial appendage occlusion-design, potential benefits and first clinical experience. Adv Interv Cardiol, 2017, 13, 1(47):62-66.

ACP/Amulet 左心耳封堵器的设计与操作要点

一、ACP 左心耳封堵器

Amplatzer Cardiac plug（ACP）左心耳封堵器是由美国圣犹达公司（St Jude, Golden Valley, MN）研制，继 PLAATO 和 Watchman 之后第三个应用于临床的左心耳封堵装置，也是第一个用于封堵左心耳近端(开口)的封堵器。其设计理念为完全覆盖左心耳开口，通过远端丝网圈将封堵器牢固固定于左心耳近端着陆区，而近端心耳口部则通过丝网盘覆盖。

ACP 左心耳设计构思来源于临床广泛应用的"Amplatzer 家族"房间隔缺损封堵器，因此封堵器的形状为双碟样，主要由固定盘、封堵盘及腰部组成，其封堵盘与固定盘均由自膨胀镍钛记忆合金（144 根钢丝）编织而成，内覆聚乙烯膜。固定盘近似圆柱状，其厚度为 6.5mm，远端有 6 对（12 根）稳定丝，亦称固定锚或倒钩。固定盘植入在左心耳颈部，其"着陆区"在左心耳开口内约 10mm 处，主要通过固定锚来实现封堵器的稳定滞留。封堵盘又称为外盘，

呈圆盘状，用于封堵左心耳口部。固定盘和外盘中间由腰部连接，类似于关节，可弯曲，有一定的灵活性。网状设计的封堵盘和固定盘，以及可弯曲的腰部，使封堵器具有自适应方向的能力。外盘与固定盘之间通过腰部产生一定的张力，使外盘紧贴左心耳的口部，有助于外盘内皮化。该器械在近端与远端都有一个螺旋接口及标记带，用于装载和提高封堵器的可见度。固定盘近端有两个金属铂丝标记，以便于在 X 线下定位（图 11-1）。

ACP 左心耳封堵器为局部预装，使用时需现场装载到传送杆上（图 11-2），这与 Watchman 左心耳封堵器的完全预装不同。ACP 左心耳封堵器目前可供选择的尺寸有 8 种，产品标示以固定盘直径为准，最小 16mm，以 2mm 递增，分别为 16mm、18mm、20mm、22mm、24mm、26mm、28mm 和 30mm。24mm 以下封堵盘直径为固定盘直径加 4mm，24mm 以上封堵盘直径为固定盘直径加 6mm。所有型号封堵器腰部长度固定为 4mm。输送鞘管为 9F、10F 和 13F，24mm 以上用 13F 输送鞘管（表 11-1）。

由于 ACP 左心耳封堵器的固定盘长度仅 6.5mm，往往小于左心耳颈部长度（锚定区或

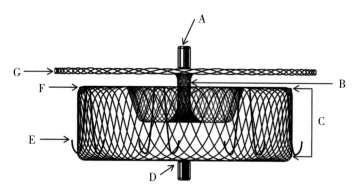

图 11-1　ACP 封堵器植入装置

A：螺孔附件（输送和释放封堵器）；B：腰部（关节状连接丝网盘和丝网双层圈，提供位置灵活性）；C：固定盘（丝网双层圈，长度符合近端着陆区，多种尺寸）；D：标记带（装载和提高封堵器的可见度）；E：稳固丝（固定封堵器）；F：铂线（提高封堵器透视下可见度）；G：封堵盘（旨在完全覆盖左心耳口，加速内皮化）

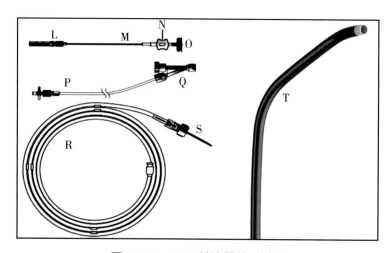

图 11-2　ACP 封堵器输送装置

L：装载线缆钳；M：带有线缆的装载器；N：座；O：装置；P：带旋塞的延长管；Q：止血阀；R：分配环；S：输送线缆；T：输送鞘管（45°×45°）

表 11-1　ACP 封堵器的型号与参数

特征	ACP 封堵器							
尺寸（mm）	16	18	20	22	24	26	28	30
鞘尺寸（Fr）	9	10			13			
封堵盘直径	固定盘 +4mm				固定盘 +6mm			
固定盘长度	6.5mm							
腰部长度	4mm							
稳定丝直径	0.006 英寸							
稳定丝架对数	6							
尺寸放大	1.5~3mm							
固定盘底螺孔	凸起							
包装	局部预装							

着陆区），因此左心耳解剖上的变异对 ACP 封堵器影响较小，理论上具有更高的封堵成功率。2008 年 ACP 封堵器已通过欧盟的 CE 认证，2017 年获得我国 CFDA 批准应用于临床。但尚未获得美国 FDA 认证。

二、Amulet 左心耳封堵器

Amulet 左心耳封堵器为第二代 ACP 封堵器，又称为 ACP2 代封堵器。与 ACP 封堵器相同，Amulet 同样为双碟样左心耳封堵器，主要由固定盘、封堵盘及腰部组成。封堵盘与固定盘均由自膨胀镍钛记忆合金编织，内覆聚乙烯膜。

封堵盘上有若干稳定丝，有利于封堵器的放置与固定等（图 11-3）。

与第一代 ACP 封堵器相比，Amulet 左心耳封堵器有如下特点。①固定盘较长：远端的圆柱部分延长 2~3mm，硬度较前变大，使封堵器更好地固定于左心耳体部，增加其径向支撑力；②封堵盘较大：外盘直径也增加 1~2mm，覆盖的左心耳尺寸可以达到 32mm；③腰部较长：中间的腰部长度延长至 5.5~8mm，增加其灵活性，便于适应不同形态的左心耳；④稳定丝较多：固定盘倒钩（固定小锚）不再是固定的 6 对，而是根据固定盘大小，分别为 6、8 和 10 对，增加了封堵器的稳定性；⑤外盘螺帽更短：理论上更能减少心房面形成血栓的可能；⑥完全预装：与 ACP 局部预装不同，Amulet 左心耳封堵器为完全预装，不需要术中预装载，更为简便和安全（图 11-4、图 11-5）。2013 年 Amulet 封堵器也通过 CE 认证，但目前尚未通过美国 FDA 和中国 CFDA 的认证。ACP 和 Amulet 左心耳封堵器的具体区别见表 11-2。

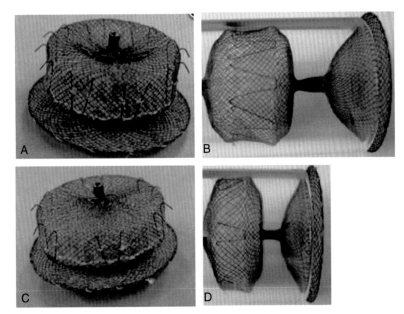

图 11-3 Amulet 封堵器与 ACP 封堵器比较

A，B. Amulet 封堵器；C，D. ACP 封堵器

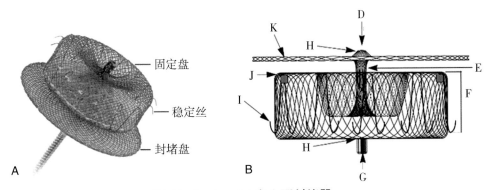

图 11-4 Amulet 左心耳封堵器

A. 实物图；B. 示意图。D：近端螺丝；E. 封堵器腰部；F. 封堵盘；G：远端螺丝；H：标记带；I：稳固丝架；J：铂线；K：封堵盘

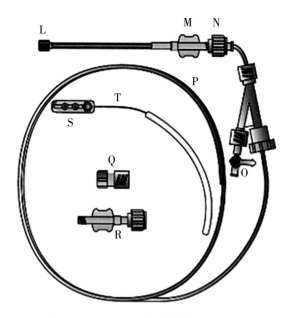

图 11-5 Amulet 输送装置示意图

L：装载器；M：装载器座；N：14F 冲洗接头（可供尺寸 28~34mm）；O：止血阀；P：输送钢缆；Q：输送缆夹钳；R：14F 适配器（可供尺寸 16~25mm）；S：装载缆夹钳；T：装载缆

第二节
ACP/Amulet 左心耳封堵器操作要点及技巧

由于国内仅有 ACP 左心耳封堵器，Amulet 左心耳封堵器尚未通过 CFDA 认证。因此操作技巧以介绍 ACP 左心耳封堵器为主，将 Amulet 左心耳封堵器的不同之处备以说明。

一、病例选择

首先要根据左心耳封堵术的适应证及禁忌证来选择合适的病例。总体来讲，ACP、Amulet 与 Watchman 左心耳封堵器选择的适应证及禁忌证相同。国内外已有相应的指南和建议。仅 2019 年，国内相关学会就组织撰写了 3 个左心耳封堵的专家共识，其中，中华医学会心血管病学分会和中华心血管病杂志编辑委员会组织撰写的中国左心耳封堵预防心房颤动卒中专家共识（2019）[1] 对左心耳封堵的适应证和禁忌证的建议如下。

（一）左心耳封堵术的临床应用及适应证建议

在左心耳封堵应用越来越广泛的情况下，迫切需要有对该技术在房颤卒中临床预防中的技术应用、操作流程进行规范性指导的专家共识，而非简单地停留在Ⅱa 或Ⅱb 适应证的讨论。应对不同的临床情形，包括卒中风险评分，抗凝药物长期坚持的可能性与可行性，出血风险评估以及患者的意愿等进行具体分析，对左心耳封堵的适应证及其相关技术的应用给予相应的建议（表 11-3）。

（二）左心耳封堵禁忌证及排除指征

患者存在下列任何一种情况，均不适合立即进行左心耳封堵手术：

表 11-2 Amulet 和 ACP 封堵器的具体区别

特点	Amulet								ACP							
型号 / 固定盘直径（mm）	16	18	20	22	25	28	31	34	16	18	20	22	24	26	28	30
封堵盘直径（mm）	固定盘 +6				固定盘 +7				固定盘 +4				固定盘 +6			
固定盘长度（mm）	7.5				10				6.5							
腰长（mm）	5.5								4							
倒钩	6 对		8 对		10 对				6 对							
鞘管型号	12F					14F			9F	10F				13F		
	14F（配有适配器）															

表 11-3　左心耳封堵术的临床应用及适应证建议

建议	推荐级别
· 具有较高的卒中风险（CHA$_2$DS$_2$-VASc 评分：男性 ≥ 2 分，女性 ≥ 3 分），对长期服用抗凝药有禁忌证，但能耐受短期（2~4 周）单药抗凝或双联抗血小板药物治疗者 · 具有较高卒中风险，口服抗凝药期间曾发生致死性或无法/难以止血的出血事件者（如脑出血/脊髓出血，严重胃肠道/呼吸道/泌尿道出血等）	适合
· 具有较高的卒中风险，长期口服抗凝治疗存在较高的出血风险（HAS-BLED 出血评分 ≥ 3 分） · 具有较高的卒中风险，且服用抗凝药期间曾发生缺血性卒中或其他系统性血栓栓塞事件 · 具有较高的卒中风险，且存在不能依从/不耐受长期口服抗凝治疗的临床情况（如独居、痴呆、残疾等），但能耐受短期（2~4 周）单药抗凝或双联抗血小板药物治疗者 · 无论卒中风险评分高低，既往 TEE 或 CCTA 检查曾探测到明确的左心耳内血栓形成，但经抗凝治疗后溶解者 · 具有较高的卒中风险，且 HAS-BLED 出血评分 <3 分，不存在长期抗凝治疗禁忌者，如果抗凝治疗依从性差或不愿长期坚持者，可根据患者意愿考虑 LAAC · 左心耳曾进行电隔离消融治疗者，可在导管消融同期或分期行 LAAC	不确定
· 具有较低的卒中风险（CHA$_2$DS$_2$-VASc 评分 ≤ 1 分），且既往 TEE 或 CCTA 检查未曾探测到明确的左心耳内血栓形成 · 虽有较高的卒中风险，但 HAS-BLED 出血评分 <3 分，且没有抗凝禁忌，患者也愿意接受并坚持长期口服抗凝药者 · 在 NVAF 基础上发生严重致残性缺血性卒中，虽经积极康复治疗仍残存严重肢体活动障碍、失语、长期卧床等情形或预期寿命 <1 年，预估临床获益价值不大者，不建议行 LAAC	不适合

LAAC：左心耳封堵；NVAF：非瓣膜性心房颤动；TEE：经食管超声心动图；CCTA：心脏 CT 成像

（1）术前经食管超声心动图（TEE）或心脏 CT 成像（CCTA）检查探测到左心房或左心耳内血栓或疑似血栓者。

（2）术前 TEE 检查提示左心耳解剖结构复杂（如左心耳开口过小或过大，或解剖结构复杂无合适封堵器选择），在现有技术和设备条件下不适合左心耳封堵者。

（3）经胸心脏超声心动图（TTE）检查提示左心室射血分数（LVEF）<30% 者。

（4）TTE 检查提示心底部或后壁存在 10mm 以上心包积液，且原因未明者。

（5）存在需要长期抗凝治疗的除房颤以外的其他疾病（如机械瓣换瓣术后，自发或复发性静脉血栓栓塞等）。

（6）存在风湿性心脏瓣膜病，二尖瓣狭窄（瓣口面积 <1.5cm^2）或机械瓣换瓣术后。

（7）存在严重的心脏瓣膜病或心脏结构异常（如巨大房间隔缺损、室间隔缺损）需要外科处理，或者严重的冠心病需行冠状动脉旁路移植术者。

（8）新发缺血性卒中/短暂性脑缺血发作（TIA）不伴有出血转化，但经美国国立卫生研究院卒中量表评分 [2] 和神经内科医生评估不适合启动抗凝治疗者。

（9）急性缺血性卒中伴出血转化或口服抗凝治疗引发颅内出血，经多学科评估不适合重启抗凝治疗者。

（10）预计生存期 <1 年者。

（11）未控制的纽约心功能分级Ⅳ级的心力衰竭者。

应注意，由于 ACP 和 Amulet 左心耳封堵术后用药推荐为双联抗血小板治疗，不推荐抗凝治疗，似乎用于高出血的研究稍多。另一方面，由于 ACP 和 Amulet 左心耳封堵器操作时，封堵器是从心耳外向内推送，故有用于封堵心耳顶部血栓的报道。

二、术前准备

（一）术前评估

1. 常规评估

所有患者术前应认真采集病史并应接受详细的临床检查，包括心电图、胸部 X 线片、TTE、TEE 等检查，以评估房颤临床症状，其他心血管疾病及心功能评估（NYHA 心功能分级），卒中及出血危险分层，以及左心耳解剖学评估。同时应完善相关实验室检查，包括血清肌酐、血常规、心肌标志物、凝血功能及 INR 检测。完善这些检查可对患者全身情况及手术耐受性有全面了解。

对于术前左心耳解剖学评估，常通过 TEE 筛查，不能耐受 TEE 检查的患者也可通过 CT 检查评估，筛查中要注意左心耳有无潜在血栓、左心耳形态、纵横径关系，多角度测量左心耳口的深度和开口的最大宽度及锚定区等，以确定是否有合适装置型号。这些都对判断是否适宜行左心耳封堵术及提高手术成功率非常关键。

2. ACP/Amulet 术前评估的特殊性

ACP/Amulet 左心耳封堵器的设计思路和封堵机制见图 11-6，术前 TEE 或增强 CT 测量其大小、锚定区及深度等有其特殊性。通常需要准确测量左心耳开口的最大宽度、锚定区宽度，据此两个径的大小来选取合适的封堵器。同时需要测量左心耳的深度，有助于判断或提高手术的成功率，也需要了解左心耳开口到二尖瓣根部的距离，以判断封堵器是否会影响二尖瓣（图 11-7）。锚定区宽度测量处在 ACP 左心耳封堵器为开口内 10mm 处，由于 Amulet 左心耳封堵器固定盘厚、腰部加长，因此锚定区宽度为开口向内 12mm 处。另外，TEE 检查亦

要多角度观察，一般来讲小角度如 0°、45° 及 90° 等 TEE 检查观察左心耳开口和心耳颈部比较清楚，但对于心耳内部结构如分叶、梳状肌位置及分布等不如大角度 TEE 检查，如 135° TEE 检查，因此相对于 Watchman 封堵器，用 ACP /Amulet 左心耳封堵器，不仅要通过 135° TEE 检查，了解心耳内部结构及大小，更要参考小角度 TEE，对左心耳开口及颈部大小进行观察。才能减少 TEE 检查的误差。图 11-8 和图 11-9 分别为 TEE 和增强 CT 在应用 ACP /Amulet 左心耳封堵器时测得的左心耳大小。

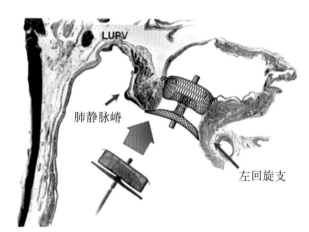

图 11-6　ACP 封堵机制
LUPV：左上肺静脉

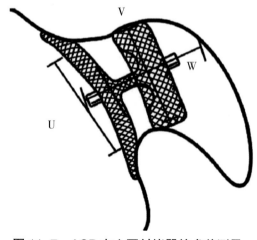

图 11-7　ACP 左心耳封堵器的术前测量
W：左心耳的深度；U：开口的最大宽度；V：锚定区宽度

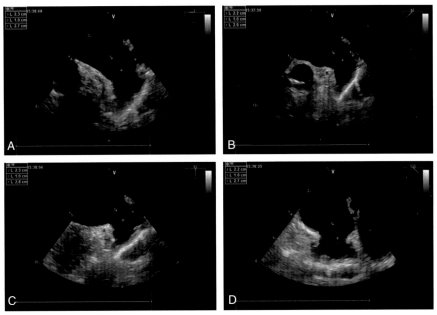

图 11-8　TEE 多角度测量左心耳开口及锚定区

A.0°；B.45°；C.90°；D.135°

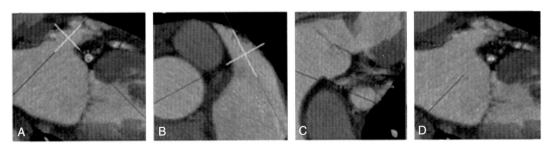

图 11-9　增强 CT 测量左心耳开口及锚定区

在斜冠面（A）和正交平面（B）上将黄色十字准线调整与左心耳开口 12mm 内着陆区同轴；测量左心耳着陆区（C）和深度（D）

（二）术前抗栓方案

一旦患者具备左心耳封堵适应证，并同意手术，门诊即开始启动抗凝治疗直至入院，入院后根据术前用药情况继续或进一步调整用药。

（1）术前使用直接口服抗凝药（DOAC）治疗者：手术前一天继续使用，手术当日停用一天，手术当晚根据术中肝素代谢时间可考虑临时加用低分子肝素 1 次。术后按 ACP /Amulet 左心耳封堵器推荐方案，应用阿司匹林 100mg/d 和氯吡格雷 50~75mg/d 联合治疗。

（2）术前使用华法林者：监测 INR，调整 INR 至 2~3。手术前一天继续使用华法林，手术当日停用一次，术后当晚根据术中肝素代谢时间可临时补充低分子肝素 1 次。术后按 ACP/Amulet 左心耳封堵器推荐方案应用阿司匹林 100mg/d 和氯吡格雷 50~75mg/d 联合治疗。

（3）术前未接受抗凝治疗者：均直接给予低分子肝素皮下注射直至手术前一天，手术当日暂停一次，术后当晚根据术中肝素代谢时间决定停用或继续使用低分子肝素 1 次，按 ACP/Amulet 左心耳封堵器推荐方案，应用阿司匹林 100mg/d 和氯吡格雷 50~75mg/d 联合治疗。

三、器械准备

（1）房间隔穿刺系统：包括房间隔穿刺针

及其配套鞘管。

（2）0.035 英寸、260cm 加硬交换导丝。

（3）6F 猪尾造影导管等。

（4）ACP/Amulet 左心耳封堵系统（型号齐备）。

（5）TEE 诊断仪。

（6）全身麻醉相关仪器、设备。

四、操作要点与注意事项

（一）术前麻醉

全身麻醉状态下，不仅可以全程实施 TEE 指导和监控，而且患者处于制动状态，受呼吸影响小，左心耳封堵成功率高，并发症发生率低。即使术中发生封堵器脱位、心包填塞等严重并发症时，手术医生也可从容处理。目前多数心脏中心在实施左心耳封堵手术时常规使用全身麻醉。尽管有文献报道，采用局部麻醉 + 心腔内超声（ICE）指导同全身麻醉 +TEE 指导下的左心耳封堵成功率相当[3-4]，但局部麻醉下实施左心耳封堵术时可能因为患者活动和呼吸影响降低封堵成功率和增加并发症发生的风险。是否选择全身麻醉或简化局部麻醉完成 ACP/Amulet 左心耳封堵术，西安交通大学第一附属医院的经验是：术前仅行增强 CT 而无 TEE 检查了解左心耳结构者，或术前行 TEE 检查左心耳结构复杂者都应该选择全身麻醉下左心耳封堵。毋庸置疑，如果对于 ACP/Amulet 左心耳封堵器缺乏足够经验，亦不建议选择极简式局部麻醉下封堵左心耳。

（二）常规监测

桡动脉穿刺植入有创血压监测器或行无创血压监测；穿刺股静脉，置入 6F 动脉鞘。可沿血管鞘先给肝素 2000~3000U，预防后续房间隔穿刺过程中发生血栓。常规右心导管检查，分别检测右心房、右心室及肺动脉压力。

（三）房间隔穿刺术

（1）在 X 线透视及 TEE 指引下确定穿刺房间隔点，穿刺点定位在房间隔向后、向下的位置。但对于反鸡翅形心耳，穿刺点可选房间隔中下、偏前的位置。

（2）房间隔穿刺成功后，经 Schwatz 鞘管补充足量的肝素（通常按 80~100U/kg 给予肝素）以达到全身肝素化。肝素给药约 5min 后，抽血监测 ACT，维持 ACT 介于 250~350s（术中根据手术时间长短可重复监测，必要时补充肝素）。对于存在肝素抵抗（HR）或肝素诱导血小板减少症（HIT）或极高危出血风险患者，术中可使用比伐卢定替代。

（3）沿 Schwatz 鞘管送入长 260cm、直径 0.035 英寸的加硬导丝至左上肺静脉，再沿导丝将 Schwatz 鞘管送入左上肺静脉。

（四）左心耳造影

大多数临床医生都习惯于 Watchman 封堵过程：沿加硬导丝送入 Watchman 传送鞘，传送鞘内送入猪尾巴导管，在猪尾巴导管的引导和保护下，将鞘管送入左心耳，再行左心耳造影。但由于 ACP 左心耳封堵传送鞘管长度为 100cm，再加上 Y 阀长度，常规猪尾巴导管长度为 110cm，难以有足够的长度出鞘管外引导鞘管入心耳，故选择 Schwatz 鞘管加猪尾巴导管行左房造影。

（1）退出 Schwatz 鞘内芯，沿加硬导丝经 Schwatz 鞘管送入猪尾造影导管。

（2）后撤 Schwatz 鞘管与猪尾造影导管，并将猪尾造影导管送入左心耳，经 Schwatz 鞘管和（或）猪尾造影导管行左心耳造影。对于 ACP/Amulet 左心耳封堵器，应选择右前斜位（RAO）30° 加头位（CRA）20° 和右前斜位（RAO）30° 加足位（CAU）20° 两个体位进行左心耳造影，前者相当于 TEE45°，左心耳开口比较清楚，后者相当于 TEE135°，主要观察左心耳内部结构。

（3）测量左心耳口径及深度，并结合 TEE 测量结果，选择合适型号的 ACP/Amulet 封堵器,选择封堵器的原则为较左心耳着陆区(ACP 为左心耳内侧 10mm 处,Amulet 为左心耳内侧 12mm 处)直径大 3~6mm(图 11-10)。

（五）封堵器的选择及装载

1. ACP/Amulet 封堵器选择

选择 ACP/Amulet 封堵器的基本原则是,固定盘直径大于最大着陆区直径(左心耳颈部)3~6mm,同时参考外口直径,确定外盘大小,最后选择合适型号的封堵器。根据最大着陆区宽度,推荐的封堵器型号与对应鞘管如表 11-4 和表 11-5 所示。

2. 封堵器装载

Amulet 封堵器为全部预装,手术时无需装载,但 ACP 封堵器为部分装载,手术时需要完成装载。主要包括将固定盘拉入装载器,输送钢缆与近端的螺钉连接,回拉并释放装载钢缆等过程,见图 11-11。特别注意排气要彻底。

（六）送入 ACP/Amulet 封堵器专用传送鞘管

退出猪尾造影导管,再次送入加硬导丝至左上肺静脉。保留导丝撤出 Schwatz 鞘,选择相应型号 TorqVue™45°×45°双弯 ACP 封堵器专用传送鞘管。将专用传送鞘管通过导丝送入左上肺静脉,再撤出加硬导丝,将旋转鞘管置于左心耳开口附近。由于传送鞘管过长,鞘管如何进入左心耳成为难点,应特别注意。可通

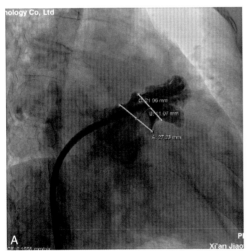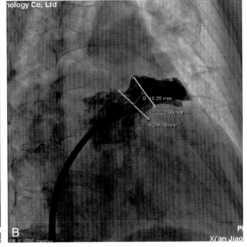

图 11-10　左心耳造影及测量

A. 右前斜位 30°＋头位 20°；B. 右前斜位 30°＋足位 20°

表 11-4　最大着陆区宽度与推荐的 ACP 封堵器型号和传送鞘管

最大着陆区宽度（mm）	固定盘直径（mm）	封堵盘直径（mm）	鞘管型号（Fr）
12.6~14.5	16	20	9
14.6~16.5	18	22	10
16.6~18.5	20	24	10
18.6~20.5	22	26	10
20.6~22.5	24	30	13
22.6~24.5	26	32	13
24.6~26.5	28	34	13
26.6~28.5	30	36	13

表 11-5 最大着陆区宽度与推荐的 Amulet 型号和传送鞘管

最大着陆区宽度（mm）	Amulet 型号	固定盘长度（mm）	左心耳最小深度（mm）	封堵盘直径（mm）	鞘管型号
11.0~13.0	16	7.5	≥ 10	22	12F 或
13.0~15.0	18	7.5	≥ 10	24	14F
15.0~17.0	20	7.5	≥ 10	26	（配有适配器）
17.0~19.0	22	7.5	≥ 10	28	
19.0~22.0	25	10	≥ 12	32	
22.0~25.0	28	10	≥ 12	35	14F
25.0~28.0	31	10	≥ 12	38	
28.0~31.0	34	10	≥ 12	42	

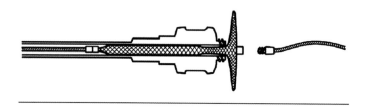

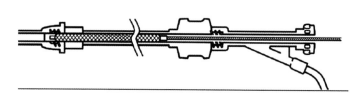

图 11-11 ACP 封堵器的装载

过 TEE 及 X 线监测，边推造影剂边推送鞘管，将鞘管安全推送进入左心耳内约 10mm。更为安全的方法是先将封堵器送入鞘管，释放成一个球形后，在 TEE 及 X 线监测下，旋转、推送鞘管，进一步将封堵器释放为"三角形"更为安全（图 11-12）。对于特别困难的病例，需要用加长猪尾巴导管引导进入左心耳。亦可以将加硬导丝做一个大弯，先放在左心耳，然后直接沿加硬导丝送入传送鞘管。

在欧美已有 80cm 长度的 ACP 左心耳封堵器传送鞘管，据悉，我国很快也将上市。随着新产品的应用，其操作程序将会简化，就可以与 Watchman 封堵器的操作过程相同，不用 Schwatz 鞘左心耳造影，先送入传送鞘管，在猪尾巴造影导管引导下，进入左心耳，再行心耳

造影，其安全性会进一步提高。

（七）ACP 封堵器的到位与展开

（1）将装载好的 ACP 传送系统沿外鞘进入左心耳准备展开。注意在此过程中应在透视下监测外鞘中有无气泡，如存在气泡则不能通过抽吸排出，而应通过血液回流或退出传送系统重新送入。

（2）ACP 封堵器展开的第一步是推送封堵器出外鞘形成"球"状结构（标准：封堵器固定盘的两个 Marker 超出输送鞘远端，见图 11-13A）。

（3）推送鞘管和球状固定盘，保持球状固定盘在着陆区以外，调整封堵器与左心耳颈部的轴向一致（通常逆时针旋转输送鞘），经 TEE 及造影证实"球"形位置较好以后，

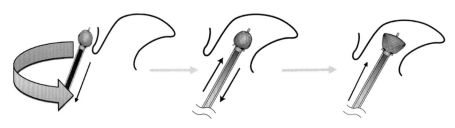

图 11-12 输送鞘管推送方法

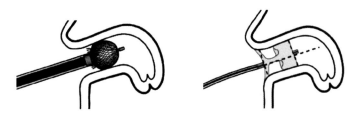

图 11-13 ACP 封堵器的展开

推送传输钢缆来继续释放固定盘。应特别注意，释放固定盘时，一定要保持传送鞘管固定不动。

（4）通过造影和超声来确认固定盘的位置，满意后回撤传送鞘管，同时推送并展开封堵盘（图 11-13B）。

（5）后撤鞘管，进行牵拉试验以确保固定盘固定良好。牵拉时应轻柔，避免暴力拉扯。

（八）ACP 封堵器的释放

ACP 封堵器展开后，通过牵拉试验（图 11-14）、造影以及 TEE 检测确定位置良好、封堵完全，符合 CLOSE 原则，且患者无不良反应时可考虑释放。由于国内应用 ACP 封堵器的

情况相对较少，大多数术者仅熟悉 Watchman 封堵器的"PASS"原则，实际上，ACP 封堵器有一个"CLOSE"判断原则（图 11-15）。

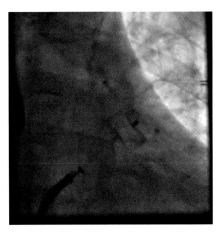

图 11-14 ACP 封堵器牵拉试验

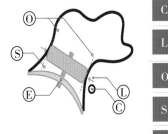

C	Cx 回旋支，位于固定盘远端至少 2/3 位置
L	Lobe 固定盘的压缩
O	Orientation 固定盘的方向与左心耳颈部轴向一致
S	Separation 封堵盘与固定盘之间有一定分隔
E	Elliptical 封堵盘呈现圆弧状

图 11-15 ACP 封堵器释放的 CLOSE 原则

引自 Tzikas A, Gafoor S, Meerkin D, et al. Left atrial appendage occlusion with the AMPLATZER Amulet device: an expert consensus step-by-step approach. EuroIntervention, 2016, 11（13）:1512-1521

（1）C：取自 Circumflex artery，代表回旋支冠状动脉，超声检查要求封堵器固定盘 2/3 位于回旋支动脉远端（图 11-16）。

（2）L：取自 Lobe，代表固定盘，要求固定盘有一定的压缩，但无具体标准数值，最好固定盘形状呈轮胎状（图 11-17）。

（3）O：取自 Orientation，要求固定盘方向与左心耳颈部轴垂直（图 11-18）。

（4）S：取自 Separation，要求固定盘与封堵盘分离（图 11-19）。

（5）E：取自 Elliptical，封堵外盘呈现圆弧状。主要封堵左心耳心房面，封堵盘向内凹陷（图 11-20）[5]。

释放时将外鞘向前推送至外盘处，保持线缆上的轻微张力，然后逆时针旋转传送杆（8 圈左右）进行释放，释放后立即将传送杆回撤入外鞘内。

（九）释放后观察及处理

（1）释放后需进行超声及造影检查以明确封堵效果及位置良好，心包腔无积液，封堵器表面无血栓。

（2）若患者无不良反应，退出所有鞘管，加压包扎。

（3）停止麻醉，患者苏醒后送回 CCU 观察。

（十）Amulet 封堵器的植入及释放过程

Amulet 封堵器植入及释放过程与 ACP 封堵器相似，如图 11-21。

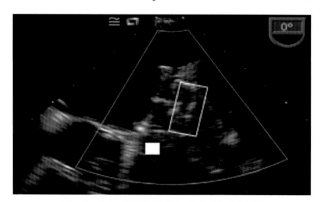

图 11-16　固定盘 2/3 在回旋支远端
白色方块代表回旋支位置

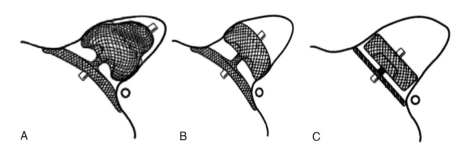

图 11-17　封堵器固定盘形态
A. 封堵器偏大；B. 封堵器合适；C. 封堵器偏小

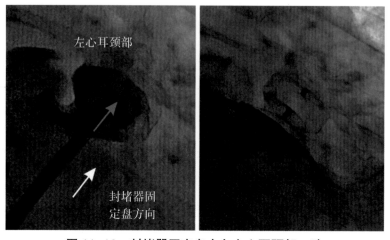

左心耳颈部

封堵器固定盘方向

图 11-18　封堵器固定盘方向左心耳颈部一致

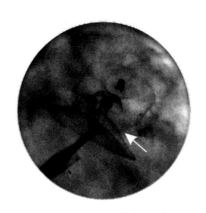

图 11-19 封堵器固定盘与外盘分离（箭头所示）

四、操作技巧

（一）ACP 封堵器的回收再释放

（1）半回收：ACP 封堵器可以进行所谓的"半回收"。保持输送钢缆稳定不动，推送

输送鞘管，封堵器逐渐缩回至外鞘内，直到封堵器上的白金标记带与鞘管上的标记条带重叠（不许进一步回收，若封堵器超过白金标记带，会损伤输送鞘管），露出部分的封堵器在透视下呈现球状，可再次释放。封堵器可以部分回收，并再释放不超过两次（图 11-22）。

（2）全回收（整体回收）：在上述操作中，如果两个铂金标记点回收进入超过外鞘的标记环，封堵器不能再次释放，必须进行整体回收。此外，封堵器选择不合适，需要重新更换时，也需要全回收。

（二）同轴性

影响左心耳封堵成功的关键因素之一就是传送鞘管与心耳的同轴性。实际上，ACP/

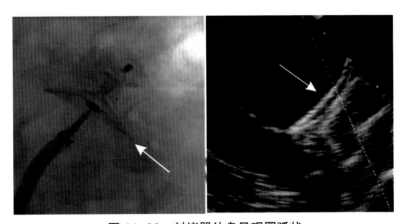

图 11-20 封堵器外盘呈现圆弧状

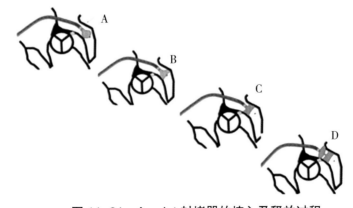

图 11-21 Amulet 封堵器的植入及释放过程

蓝色箭头显示着陆区。A. 推送封堵器出外鞘形成"球"状结构；B. 进一步将封堵器释放为"三角形"结构；C. 固定输送鞘，推送钢缆直至固定盘完全展开；D. 固定钢缆，撤除输送鞘直至外盘完全展开。引自 Glikson M, Wolff R, Hindricks G, et al. EHRA/EAPCI expert consensus statement on catheter-based left atrial appendage occlusion-an update. Europace, 2019, 10（9）：1109

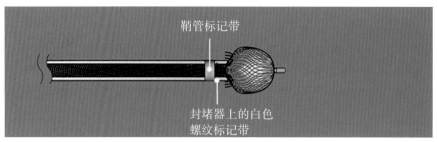

鞘管标记带

封堵器上的白色
螺纹标记带

图 11-22　封堵器部分回收

Amulet 等盖口式左心耳封堵器对同轴性的要求较 Watchman 等塞式封堵器更高。如图 11-23 所示，传送鞘管与心耳的同轴性好，应用 ACP/Amulet 封堵器很容易成功，但如果同轴性差，用 ACP/Amulet 封堵器可能不成功，但应用 Watchman 封堵器，虽然封堵器形态不完美，但仍可能封堵成功。

　　为保证传送鞘管与左心耳具有良好的同轴性，首先要选择理想的房间隔穿刺点，后、下房间隔的穿刺点可以满足大多数左心耳，但对于疑难左心耳，还需要具体对待，如鸡翅左心耳要选择偏前穿刺点等。个别左心耳可能需要根据心耳造影结果重新穿刺。其次，通过

调整传送鞘管方向来改善同轴性。逆时针（从足看过去）转动输送鞘使鞘头端指向前上，顺时针转输送鞘使鞘头端指向后下（图 11-24）。一般情况下，心耳上叶可借用的空间会更大，因此术中更多的一个操作就是逆时针转动输送鞘管。对于输送鞘管通过房间隔缺损或卵圆孔未闭者，输送鞘管偏前，同轴性差，大多数通过调整传送鞘管方向可以完成封堵手术。亦可根据左心耳造影，先成型输送鞘管以加强同轴性。

（三）ACP/Amulet 封堵器的封堵策略

　　ACP 左心耳封堵器为短腰双伞形，器械长度短，更适合深度较浅、口部形态复杂的左心

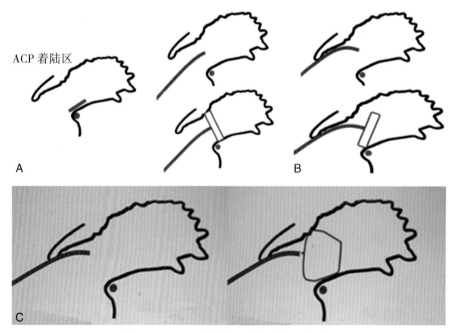

ACP 着陆区

A

B

C

图 11-23　同轴性与封堵效果示意图

A. 同轴性理想，ACP/Amulet 封堵器封堵成功；B. 同轴性差，ACP/Amulet 封堵器封堵失败；C. 同轴性差，Watchman 封堵器封堵仍成功

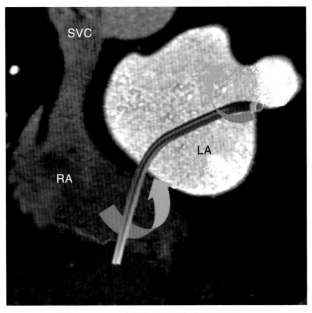

图 11-24 输送鞘管的旋转方法。

SVC：上腔静脉；RA：右心房；LA：左心房。引自 Tzikas A, Gafoor S, Meerkin D, et al. Left atrial appendage occlusion with the AMPLATZER Amulet device: an expert consensus step-by-step approach. EuroIntervention, 2016, 11 (13): 1512-1521

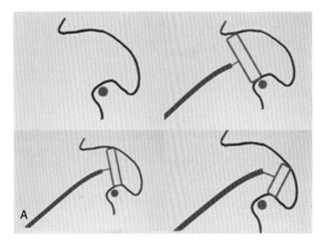

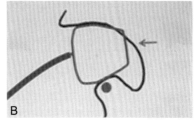

图 11-25 封堵位置选择示意图

A. ACP 封堵器；B. Watchman 封堵器

耳；ACP 内部依靠封堵叶固定器械，外口依靠封堵盘封闭心耳，因而固定盘放置部位至关重要。经导管左心耳 ACP 封堵术成功的关键点有：①封堵器能否与左心耳同轴取决于房间隔穿刺的部位；②合适封堵器型号的选择不仅取决于左心耳的大小，更重要的是对心耳颈部空间形态的精准评估；③封堵器的稳定性不仅取决于合适的 ACP 型号选择，还取决于选择合适的心耳空间作为封堵叶着陆区。对于 ACP 封堵器，大多数心耳按常规操作就可以完成，但在少部分心耳，术者经常思考的一个问题是"着陆区"放在哪里？如图 11-25 的左心耳，应用 ACP 封堵器，术者要思考，固定盘放在哪里最好？但应用 Watchman 则只有一个选择，就是如何通过操作技巧完成封堵。因此，应用 ACP 封堵器时，封堵方案制定更为重要。图 11-26 是 2019 EHRA/EAPCI 左心耳专家共识对不同类型左心耳应用 Amulet 封堵器的封堵方案。

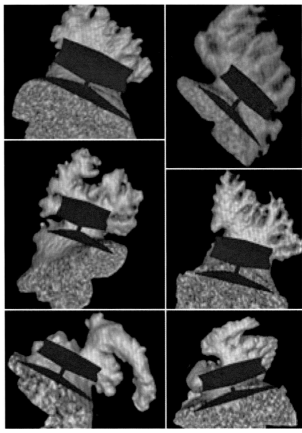

图 11-26 Amulet 封堵器的封堵方案

引自 Glikson M, Wolff R, Hindricks G, et al. EHRA/EAPCI expert consensus statement on catheter-based left atrial appendage occlusion-an update. Europace, 2019, 22 (2): 258

1. 风向标形左心耳

该类左心耳有一个足够长的主叶，弯曲度小，可有 2~3 个小的分叶。因此心耳有足够的深度，小的分叶不会影响封堵效果，着陆区在开口往远端 10~12mm，封堵器固定盘四周容易挂在心耳壁上，封堵盘完全盖住心耳口部，封堵相对简单（图 11-27）。

2. 鸡翅形左心耳

该类型左心耳有一个基底部或中间部明显弯曲的主叶，一般都有次级分叶或分支。有的心耳近端边缘的小叶轴向与心耳主腔呈近似 90° 直角，类似靴型，如有一个短且窄的颈部，可能需要选择"三明治"式放置法，即把固定盘的一侧放置在该小叶内，对侧靠倒钩挂住心耳壁，此时倒钩的固定非常重要。固定盘与外盘形成"伞 – 肉（组织）– 伞"的三明治结构（图 11-28）。应注意在不影响二尖瓣开闭，不严

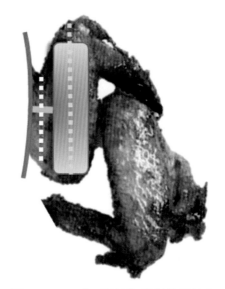

图 11-28 "三明治"样封堵模拟图

重遮挡肺静脉的前提下，可以尽量选择大封堵器，以保障稳定性。

3. 仙人掌形左心耳

该类心耳内部结构复杂、多变，但有一个占主导地位的主叶，次级分叶从中央叶延伸出去，或从其中央叶的上部或下部分出多个分叶。封堵策略与次级分叶的部位有关，晚分叶的心耳，其分叶之前有足够公共区域的心耳，可利用公共区域释放固定盘，封住心耳口部；早分叶的心耳，可利用的公共区域大小决定了封堵的难易程度，短颈只能借用分叶释放固定盘（图 11-29）。

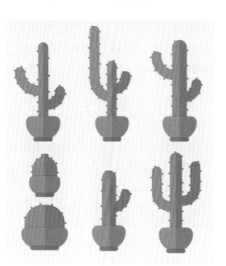

图 11-27 风向标形左心耳封堵模拟图

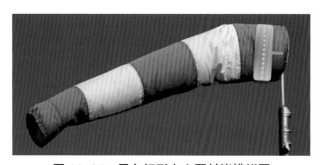

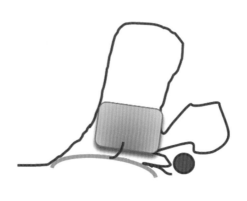

图 11-29 早分叶左心耳封堵模拟图

A. 仙人掌左心耳模拟图；B. 早分叶仙人掌形左心耳封堵模拟图

4. 菜花形左心耳

菜花形左心耳通常没有一个主叶，由数量不定的次级分叶组成，分叶的数量在个体间变异较大，左心耳整体形态的长度有限，有着更复杂的内部结构特征，左心耳形态变异性大，开口形状没有规律性。其显著特点为梳状肌发达，公共区域偏小。对于 Watchman 封堵器常需要找有效深度，应用 ACP 封堵器相对合理。对于在梳状肌之前有足够公共区域的心耳，借用可利用的公共区域释放固定盘，封住心耳口部（图 11-30）；对于梳状肌特别发达，没有足够公共释放空间的心耳，需寻找可以借用的梳状肌来锚定固定盘。此时，TEE 判断倒钩是否牢固非常重要，需要熟悉封堵前梳状肌的分布情况、封堵器倒刺的部位及特性等。

但是，应注意，虽然左心耳分类可以指导制定封堵方案，但临床应用中心耳形态会重复或重叠，难以确定具体类型。

五、术后处理及随访

（一）术后处理

（1）术后入住 CCU 病房，行持续心电、血压、血氧饱和度监护 24h。

（2）术后皮下注射低分子肝素 100U/kg，每天 1~2 次，连续 3d。

（3）术后第 2 天，复查血常规、血生化、凝血、心电图等检查。

（4）术后次日及第 3 天分别复查 TTE，观

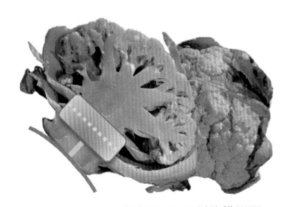

图 11-30　菜花形左心耳封堵模拟图

察封堵器形态及位置变化。

（二）术后抗栓治疗方案

ACP/Amule 左心耳封堵器推荐的用药方案为，术后即口服双联抗血小板治疗（氯吡格雷 75mg/d，阿司匹林 100mg/d），半年后改为口服阿司匹林 100mg/d 维持。亦可于术后口服华法林或新型抗凝药（利伐沙班、达比加群酯）45~60d，后继续口服氯吡格雷 75mg/d 和阿司匹林 100mg/d，半年后改为口服阿司匹林 100mg/d 维持。

（三）术后随访

（1）随访时间点：患者出院后分别于 1、2、3、6、12 个月各随访 1 次，以后每年随访 1 次。

（2）随访观察内容：每次随访时均应了解患者的基本情况，复查 TTE 及心电图；术后 45d 至 2 个月时复查 TEE。了解患者的临床症状，有无残余分流、心包积液，以及封堵器表面有无血栓等。

六、ACP/Amulet 左心耳封堵的并发症

左心耳封堵的并发症包括术中并发症和术后并发症两大类。术中并发症包括心包积液 / 填塞、导管血栓、空气栓塞；术后并发症包括器械栓塞、器械血栓、封堵器对周围组织的影响和迟发性心包填塞等。ACP/Amulet 左心耳封堵的大体并发症和 Watchman 等其他封堵器相似，在此不再赘述。

值得强调的是，既往研究报道，ACP 封堵器脱落的发生率为 1%，高于 Watchman 封堵器的 0.2%~0.4%[6]。究其原因，考虑与 ACP 封堵器瓶盖式设计、重心靠外、内盘有张力有关。对此，Amulet 左心耳封堵器增加了倒钩，增厚了固定盘的厚度及强度。但据我们的经验，术中判断更为重要，对于一些特殊类型的左心耳，一定要通过 TEE 判断，而不是简化的造影。同时应严格遵守 ACP 封堵器的 CLOSE 释放原则。

封堵器移位后能否经导管取出，取决于移位的位置及术者的手术经验。移位至左心房、主动脉内的封堵器，大多可经导管取出；移位至左心室，并固定在左心室的封堵器，建议外科开胸取出。但是，由于 ACP 封堵器的外盘直径明显较大，且不透血，脱落后不易进入主动脉，一旦发生脱落，临床后果更为严重。ACP 的主要脱落部位为左心室，盘式封堵器因其封堵器面积大，很难通过主动脉，所以开胸手术取出的比例明显高于塞式封堵器。脱落至左心室者，通常需外科手术取出。

另一个关注点在于封堵器相关性血栓（DRT），一般认为左心耳封堵后 DRT 发生率为 3%~5%。法国一中心的研究曾报道，ACP 左心耳封堵后 DRT 高达 8.2%，Amulet 封堵器高达 25%。然而因其评价方法和抗凝策略不规范，该观点不被接受。大多数研究 ACP/Amulet 和 Watchman 封堵器 DRT 的发生率相似，为 3%~5%[7]。2019 Euro PCR 上，Amulet 左心耳封堵器的全球真实世界观察性研究的随访结果显示，Amulet 的 DRT 发生率很低，约为 1.6%，远低于其他产品 4% 左右的发生率，引起了众多学者的关注和重视。也许部分原因是 Amulet 的设计，封堵盘可以很好地覆盖心耳口部，形成一个弧形平面，所以 DRT 如此低并不奇怪。

再者，封堵器植入心耳后，主要依靠倒钩刺入心耳壁进行固定，需要考虑封堵器及其倒钩对毗邻组织的影响。文献报道，盖式封堵器如 ACP 的外盘过大可磨损二尖瓣瓣叶，并导致二尖瓣反流的发生[8]。ACP/Amulet 封堵器在操作过程中应注意其对毗邻的二尖瓣或肺静脉结构的影响，避免影响二尖瓣或肺静脉的正常功能，术后随访期间也应使用 TTE/TEE 观察封堵器延迟移位对这些毗邻结构的影响。

第三节
ACP/Amulet 左心耳封堵器的临床评价

一、ACP 左心耳封堵器临床应用现状

ACP 封堵器是继 Watchman 之后，我国 CFDA 批准的第二种封堵器，临床上可用于经皮左心耳封堵系统，其以自膨胀性镍钛合金为框架，由中央的腰部连接两边的封堵盘和固定盘，充填的聚乙烯膜由聚酯线牢固缝合至伞盘，通过聚乙烯膜诱导血凝增加装置的封堵能力，从而达到完全封闭左心耳的目的。相对于 Watchman 封堵系统，ACP 预防非瓣膜性房颤患者血栓栓塞的效果目前尚缺乏临床随机对照试验（RCT）结果。但非 RCT 的临床数据证实了 ACP 预防血栓栓塞的安全性和有效性，而较高的封堵成功率为其主要优势。

（一）ACP 封堵器封堵左心耳的疗效与安全性

2008 年，ACP 封堵器通过了 CE 认证，开始在欧洲应用于临床。而在美国及我国，ACP 封堵器均由于当时的研究数据尚少而未获批准，直到 2016 年初，随着 Amplatzer 封堵系统在经皮左心耳封堵术中的使用数据积累，其安全性和有效性得到公认后，我国 CFDA 才批准 ACP 封堵装置用于经皮左心耳封堵术。

ACP 封堵器的推出较 Watchman 封堵器晚，因此其临床应用的资料也略较后者少。ACP 封堵器与口服抗凝药物预防脑卒中的多中心随机对照试验因患者入选缓慢，目前已终止。已公布的多个注册研究表明，使用 ACP 封堵器行经皮左心耳封堵术的成功率为 95%~100%，围手术期死亡率为 0~8%，严重心包积液发生率为 1%~3.5%，重大器械相关栓塞并发症发生率为

0~4.6%，致残性脑卒中发生率为 0~2.1%[9]。所有使用 ACP 封堵器的研究概览如表 11-6 所示。

2011 年，Park 等[10] 报道了 ACP 封堵器用于人体的第一项注册研究的结果，回顾了欧洲地区植入 ACP 封堵器的房颤患者预防栓塞的初期临床经验。该研究由欧洲的 10 个医学中心参加，共纳入 143 例房颤患者，其中 137 例使用 ACP 封堵器行左心耳封堵术，手术成功率为 96.4%（132/137），较严重的并发症发生率为 7.6%（10/132），包括缺血性脑卒中 3 例，植入器械脱落栓塞 2 例（均经导管成功取出），心包积液 5 例，另有 7 例存在轻微的并发症。术后复查 TEE 显示封堵器无移位，左心耳封闭完全，封堵器表面无血栓形成，且封堵器对二尖瓣、左肺静脉、冠状动脉回旋支无影响，随访结果显示栓塞风险降低了 2%。

2012 年，Lam 等[11] 报道了亚太地区使用 ACP 封堵器预防血栓栓塞的初期临床经验，香港和澳大利亚的 2 个医学中心参与了试验，共纳入 20 例有高栓塞风险但有华法林治疗禁忌的非瓣膜性房颤患者，其中 19 例成功应用 ACP 封堵器完成左心耳封堵，另 1 例因导管相关的血栓形成而放弃封堵。共 2 例患者发生并发症，1 例术中发生冠状动脉空气栓塞，1 例为行 TEE 检查时损伤食管。术后 1 个月，复查 TEE 见所有患者左心耳口部完全封堵，无器械相关血栓形成。平均随访 12.7 个月，无脑卒中事件或死亡发生。初期临床应用结果表明，用 ACP 封堵器封堵左心耳操作简单，安全有效。

2013 年，Nietlispach 等[12] 报告了瑞士单中心注册研究的结果，也是迄今为止使用 ACP 封堵器随访时间最长的注册研究，该研究共对 152 例患者施行左心耳封堵治疗，其中 120 例用 ACP 封堵器，30 例使用非专用左心耳装置（包括 Amplatzer PFO、ASD、VSD 封堵器），整个手术仅在 X 线引导下进行。平均随访 32 个月，早期操作相关并发症发生率为 9.8%（其中 ACP 封堵器并发症发生率为 2%、非专用封堵器为 12%），无死亡、脑卒中及全身血栓栓塞发生。晚期死亡 15 例（5 例死于心血管病，7 例死于非心血管病，3 例死因不明），神经系统事件 2 例，外周血栓栓塞 1 例，大出血 4 例。有效性和安全性复合终点事件发生率分别为 7% 和 12%。年平均卒中风险为 1.2%，大出血发生率为每年 1%。值得注意的是，接受封堵的人群在没有使用口服抗凝药（OAC）的情况下，预计每年卒中风险为 3.5%，在使用维生素 K 拮抗剂（VKA）的情况下则为 1.5%，预计每年的大出血风险大于 3%。该研究显示了左心耳封堵术预防血栓栓塞的有效性及使用 ACP 封堵器的安全性。Urena 等[13] 报道了加拿大 7 个医学中心、52 例非瓣膜病性房颤患者（平均年龄 74 ± 8 岁，CHADS$_2$ 评分 2~4 分）应用 ACP 封堵器封堵左心耳的经验，术后 1~3 个月应用双联抗血小板药物治疗，随后应用单一抗血小板药物。结果显示：左心耳封堵的成功率为 98.1%，主要并发症有封堵器脱落 1 例（1.9%）、心包积液 1 例（1.9%）。术后 6 个月 TEE 显示封堵残余漏发生率为 16.2%。平均随访 20 个月，死亡 3 例（5.8%），脑卒中、心包积液及大出血各 1 例，无全身栓塞并发症发生。结果表明，对抗凝药物有绝对禁忌的血栓栓塞事件高危患者，应用 ACP 封堵器封堵左心耳后行单一和双联抗血小板药物治疗是安全、有效的。

2014 年，Wiebe 等[14] 对 60 例有用华法林禁忌的房颤患者（25 例有与抗凝血药物无关的出血史，38 例在服抗凝药物时并发出血）用 ACP 封堵器封堵左心耳，57 例（95%）成功。根据 CHADS$_2$ 评分预测每年卒中的发生率为 5.8%，根据 HAS-BLED 评分预测每年的出血风险是 3.7%。在平均 1.8 年的随访期间，脑卒中的年发生率为 0，大出血的年发生率为 1.9%。上述结果提示，有口服抗凝药禁忌的房颤患者行左心耳封堵是安全的，术后脑卒中和出血风

表 11-6 ACP 封堵器注册研究概览

研究资料			患者资料					有效性		安全性						
作者，年份	注册研究	封堵器	患者例数	平均年龄	平均 CHADS$_2$/CHA$_2$DS$_2$-VASc 评分	抗凝禁忌总百分比	平均随访时间（月）	植入成功率	残余分流	全因卒中/TIA	缺血性脑卒中/TIA	植入后7d SAE	心包积液	封堵器脱落	手术相关卒中	手术相关死亡
Nietlispach, 2013	SReg	ACP+NdedDev	152	72±10	3.4±1.7	76%	32（最长至120）	总体96.1%；ACP99.2%	0.7%	每年0.5%		总体7.2%；ACP3.3%	2.6%	总体3.9%；ACP0.8%	0.7%	0
Urena, 2013	MReg	ACP	52	74±8	3/–	100%	20±5	98.1%	0	1例缺血性卒中/1例TIA		5.8%	1.9%	1.9%	0	0
Lopez Minguez, 2015	MReg	ACP	167	74.7±8.6	3/4	100%	22±8.3	94.6%	8.2%	–	卒中或TIA每年2.4%	5.4%	1.2%	0.6%	0	0
Tzikas, 2016	MReg	ACP	1047	70±8	2.8±1.3/4.5±1.6	73%	13	97.3%	1.9%	–	卒中或TIA每年2.3%	5%	0.5%	0.8%	0.9%	0.8%

SReg：单中心注册研究；MReg：多中心注册研究；NdedDev：非专用左心耳封堵器；SAE：严重不良事件；TIA：短暂性脑缺血发作

险明显降低。Horstmann 等 [15] 报道了一组既往有脑出血病史的房颤患者行左心耳封堵术的研究结果，共入选 20 例患者，用 ACP 封堵器封堵左心耳均获成功。对该组患者用 CHA_2DS_2-VASc 及 HAS-BLED 评分进行评估，预计缺血性卒中年发生率为 4.0%~6.7%，出血并发症年发生率为 8.7%~12.5%。在平均 13.6 ± 8.2 个月的随访期间，仅有 4 例发生轻度并发症，包括腹股沟血肿 2 例，自限性心跳停止 1 例，封堵器表面血栓形成 1 例，无缺血性卒中及出血性卒中发生。研究结果表明，有脑出血病史的房颤患者应用 ACP 封堵器进行左心耳封堵术是安全、有效的。

2015 年，Lopez Minguez 等 [16] 总结了 167 例 ACP 注册机构的结果，所有患者植入 ACP 后均采用双联抗血小板治疗方案。第 1 年卒中发生率为 3.9%（包括围手术期事件），第 2 年为 2.4%，而根据 CHA_2DS_2-VASc 评分预估的事件年发生率为 9.6%。Tzikas 等 [17] 对 26 个公开发表的与 ACP 临床评价相关的文献进行了 meta 分析，共有 969 例房颤患者采用 ACP 封堵左心耳（平均年龄 74.9 岁，平均 CHA_2DS_2-VASc 评分 4.4 分，平均 HAS-BLED 评分 3.2 分），29% 的患者封堵器植入前口服抗凝药物预防房颤相关性血栓栓塞。封堵器植入成功率为 97.2%，术后复查 TEE 显示残余分流直径 ≤ 3mm 的占 97.6%，围手术期不良事件发生率为 4.1%（病死率 0.6%，心包压塞 1.2%，封堵器相关性栓塞 0.2%，脑卒中 0.7%），脑卒中年发生率为 2.1%，较预测的脑卒中发生率（5.6%）低，ACP 封堵器封堵左心耳降低脑卒中的年复发风险达 63%。

2016 年，Tzikas 等 [18] 报道了欧洲 ACP 封堵器多中心临床研究的结果，也是迄今为止最大的一项 ACP 封堵左心耳安全性及临床疗效的注册研究。共入选了 22 个中心的 1047 例患者，1019 例器械植入成功（手术成功率为

97.3%）；围手术期主要不良事件（包括 7d 内死亡、缺血性脑卒中、体循环栓塞及需要特殊干预的操作或器械相关并发症）发生率为 5%，其中病死率 0.8%，心脏压塞 1.2%，装置栓塞 0.1%，脑卒中 0.9%。尽管大多数患者植入封堵器后采用单抗或双联抗血小板治疗，但接近 40% 的患者在植入后的某个时候使用了 OAC。平均随访 13 个月 [1349（患者·年）]，卒中或 TIA 的发生率为 2.3%，而根据 CHA_2DS_2-VASc 评分预估的发生率为 5.6%，比预计的下降 59%~77%；主要出血并发症发生率为 2.08%，而根据 HAS-BLED 评分预估的发生率为 5.34%，比预计的下降 61%。长期接受阿司匹林单药治疗或不接受任何治疗的亚组年卒中或 TIA 发生率为 1.3%，而根据 CHA_2DS_2-VASc 评分预估的发生率为 5.6%。该研究结果显示，对于非瓣膜性房颤患者的卒中预防，左心耳封堵术可作为 OAC 的替代疗法；使用 ACP 封堵器行左心耳封堵术，手术成功率高，可明显降低患者的卒中和大出血风险。此外，对于既往发生过颅内出血的特定亚组人群分析显示，该类患者在接受左心耳封堵术后更常单用阿司匹林进行治疗（42.4% vs 28.3%），平均随访 1.3 年，之前发生过颅内出血的患者年卒中 /TIA 发生率为 1.4%（相对风险降低 75%），大出血率发生率（手术及随访期间）为 0.7%（相对风险降低 89%）。提示无论患者之前是否发生过颅内出血，使用 ACP 行左心耳封堵术都是一种安全有效的手术。对于慢性肾脏病（CKD）的亚组人群分析显示，在高出血风险的 CKD 人群中，有 96.3% 的患者未服用口服抗凝药，与正常的患者相比，CKD 患者同样可以安全地进行 ACP 左心耳封堵术，晚期肾衰竭患者的总体存活率显著降低，随访期间非致死性主要不良事件的发生率相似（4.05% vs 4.5%）；年卒中 /TIA 发生率为 2.3%，风险下降 62%；大出血的年发生率为 2.1%，风险下降 60%。研究结果显示，无论

患者处于 CKD 的任何阶段，使用 ACP 行左心耳封堵术能降低患者的卒中和出血发生率。

（二）ACP 封堵器与 Watchman 封堵器的比较

ACP 封堵器与 Watchman 封堵器是两种设计理念完全不同的左心耳封堵装置，若把左心耳开口看作一个"瓶口"，ACP 封堵器像是一个"瓶盖"，Watchman 封堵器则像一个"瓶塞"，两者各有所长。ACP 封堵器的封堵盘位于左心房内用于覆盖心耳口部，而固定盘置入左心耳内伸出倒钩锚定在左心耳内，二者间的腰部连接处约 1cm 宽，因此测量距离左心耳口部 1cm 处平行于口部测量线的左心耳内径即为预计着陆区的直径。为保证牢固可靠的封堵，封堵器选择原则为固定盘直径大于着陆区直径 3~6mm。

由于 Watchman 封堵器用于临床较 ACP 封堵器早，并拥有两个多中心 RCT 及多项临床注册研究数据，故成为第一个获得美国 FDA 批准用于临床的封堵器。而 ACP 左心耳封堵器目前还缺少多中心 RCT 的相关数据，这也可能是 ACP 封堵器至今未获美国 FDA 批准用于临床的原因之一。

2013 年，Chun 等[19] 报道了一项 ACP 封堵器与 Watchman 封堵器的单中心前瞻性对比研究，将 80 例拟行左心耳封堵的患者在左心耳成像前按 1∶1 的比例预设分组，其中 Watchman 封堵器组 40 例，ACP 封堵器组 40 例。常规操作封堵左心耳，并随访 1 年。两组患者均为血栓高危型房颤患者，CHA_2DS_2-VASc 评分分别为 4.1 ± 1.5 分和 4.5 ± 1.8 分，HAS-BLED 评分分别为 3.1 ± 1.1 分和 3.1 ± 1.1 分。ACP 组的封堵成功率为 100%（40/40），Watchman 组为 95%（38/40）；小于 5mm 的残余分流：ACP 组为 0，Watchman 组为 13%（5/38）。该研究结果显示两组疗效相似，ACP 组残余分流明显减少。但目前还没有两种封堵器相对比的多中心、大样本的对照研究。

2020 年，Caroline 等[20] 对来自于真实世界的两项注册研究（使用 Watchman 封堵器的 Lichtenfels 和使用 Amplatzer 封堵装置的 Bern-Zurich）进行了封堵器相对比的"头对头"对比研究。以 1∶1 倾向评分匹配了 266 例使用 Watchman 和 266 例使用 Amplatzer 封堵器的患者，对两组进行对比研究，以卒中、系统性栓塞、心血管 / 不明原因死亡作为预定义的主要疗效终点，以围手术期并发症和随访期间大出血作为主要安全性终点，以及所有上述危害的综合作为综合风险终点。Watchman 和 Amplatzer 组的患者的平均年龄为 75.3 ± 7.8 岁 vs 75.1 ± 9.9 岁，CHA_2DS_2-VASc 评分为 4.5 ± 1.7 分 vs 4.5 ± 1.7 分，HAS-BLED 评分为 3.2 ± 1.0 分 vs 3.2 ± 1.0 分。平均随访 2.4 ± 1.3（患者·年）vs 2.5 ± 1.5（患者·年）后，主要疗效终点为 40/646，6.2%（Watchman）vs 43/676，6.4%（Amplatzer）；HR 1.02，95%CI 0.66~1.58，P=0.92；主要安全性终点为 33/646，5.1%（Watchman）vs 30/676，4.4%（Amplatzer）；HR 0.57，95%CI 0.29~1.11，P=0.10；综合风险终点为 69/646，10.7%（Watchman）vs 66/676，9.8%（Amplatzer）；HR 0.80，95%CI 0.55~1.12，P=0.26。也就是说，使用 Watchman 和 ACP 封堵器行左心耳封堵术的安全性和有效性相似。

二、Amulet 左心耳封堵器

（一）Amulet 封堵器的临床应用现状

针对 ACP 封堵器在临床应用中存在的不足，Amulet 封堵器在设计上进行了相应改进，使其更适合不同形态与大小左心耳的封堵治疗，但因 Amulet 封堵器用于临床的时间不长，尚缺乏大样本的临床研究资料。

（二）Amulet 封堵器封堵左心耳的疗效与安全性

2015 年，Lam 等[21] 发表了 Amulet 的小样本临床试验结果，共纳入 17 例非瓣膜性房颤患者，所有 17 例患者均经 Amulet 封堵左心耳获得成功（成功率 100%），仅出现 1 例并发症，为心包压塞。术后随访 90d，未发生其他严重并发症。TEE 检查未见心包积液及装置相关血栓形成，证实 ACP2 植入成功率高，短期结果较好，但其安全性和有效性尚需更大样本的随机对照试验和长期的随访观察。

2016 年，Berti 等[22] 总结了 110 例有 OAC 禁忌证的非瓣膜性房颤患者使用 ACP 或 Amulet 封堵器行左心耳封堵的随访结果。患者平均年龄为 77 ± 6 岁，平均 CHA_2DS_2-VASc 评分为 4.3 ± 1.3 分，平均 HAS-BLED 评分为 3.4 ± 1 分，技术成功率（成功植入封堵器）为 100%，手术成功率（达到技术成功并且无严重手术并发症）为 96.4%；严重手术并发症发生率为 3.6%，包括 3 例需要心包穿刺的心包填塞、1 例大出血。平均随访 30 ± 12 个月 [264（患者·年）]，缺血性卒中和其他血栓栓塞事件的年发生率分别为 2.2% 和 0，大出血发生率为 1.1%。该研究结果表明，对于高卒中风险且合并 OAC 禁忌证者，使用 Amplatzer 左心耳封堵器（ACP 或 Amulet）行左心耳封堵术是可行的，手术并发症发生率低，远期卒中和大出血的风险低。

2017 年，Kleinecke 等[23] 报道了 50 例使用 Amulet 封堵器行左心耳封堵的单中心注册研究结果，平均 CHA_2DS_2-VASc 评分为 5.2 ± 1.8 分，手术成功率为 98%（49/50）。围手术期主要并发症包括缺血性卒中 4 例，心包填塞 / 穿孔 1 例，大出血 2 例，咽喉血肿 1 例；轻微并发症 5 例，主要为血管通路并发症，平均随访 12 个月，缺血性卒中发生率为 6.6%。

同年，一项意大利的多中心注册研究报道了 613 例使用 ACP 和 Amulet 封堵器的随访结果[24]，平均 CHA_2DS_2-VASc 评分为 4.2 ± 1.5 分，封堵器植入成功率为 95.4%（585/613），围手术期主要并发症发生率为 6.2%（38/613），包括卒中 /TIA 4 例，器械栓塞 1 例，心包积液 / 心脏压塞 12 例，大出血 20 例，其他并发症 1 例；

平均随访 20 个月，年卒中和血栓栓塞事件的发生率为 1.7%，与预期相比下降了 66%。

因既往发生过脑出血的人群是左心耳封堵的绝对适应证，因此，北欧进行了一项对房颤伴脑出血患者进行左心耳封堵术（使用 ACP 或 Amulet 封堵器）与标准疗法对比的倾向性评分匹配随访研究[25]。研究纳入 2009—2015 年使用 ACP 或 Amulet 封堵器进行左心耳封堵术的 151 例患者，标准疗法纳入丹麦 2014—2015 年脑出血住院后至少存活 180d 的 787 例房颤患者（20%OAC，50% 抗血小板，30% 不治疗），采用倾向性评分匹配随访研究，匹配 CHA_2DS_2-VASc、HAS-BLED 评分与每个独立的卒中和出血风险因素，主要终点为临床复合性终点，包括全因死亡率、急性缺血性卒中和大出血。倾向性评分匹配后，标准疗法和左心耳封堵组患者各 147 例，平均年龄分别为 73.3 ± 9.1 岁、71.9 ± 8.7 岁；平均 CHA_2DS_2-VASc 评分分别为 4.0 ± 1.5 分、3.9 ± 1.5 分；平均 HAS-BLED 评分分别为 4.2 ± 0.8 分、4.2 ± 0.8 分。研究结果显示，使用 ACP 或 Amulet 行左心耳封堵术与标准疗法相比的相对风险（95%CI）为：缺血性卒中 0.21（0.07~0.37），大出血 0.28（0.09~0.85），复发性颅内出血 0.10（0.01~0.81），全因死亡率 0.11（0.03~0.51），相对风险分别降低 65%、61%、71%、92%；左心耳封堵患者具有较低的复合终点发生率（53.3 vs 366.7，HR 0.16）。

2018 年，Amulet 的多中心、前瞻性、来自真实世界的观察性研究结果发表，该研究入选了来自于 61 个中心（于 2015 年 6 月至 2016 年 9 月注册）的 1088 例卒中和高出血风险的非瓣膜性房颤患者[26]，平均年龄为 75 ± 8.5 岁，其中 82.8% 的患者有 OAC 的绝对或相对禁忌证，既往有大出血的患者占比 72.4%。平均 CHA_2DS_2-VASc 评分为 4.2 ± 1.6 分（64.9% 的患者 CHA_2DS_2-VASc 评分 ≥ 4 分），平均

HAS-BLED 评分为 3.3 ± 1.1 分（77.1% 的患者 HAS-BLED 评分 ≥ 3 分）。56.5% 的患者在全身麻醉 TEE 指导下行经皮左心耳封堵术，手术成功的定义为残余漏 <3mm，术中 99.7% 的患者无残余分流或残余分流 <5mm，手术植入成功率高达 99%；术后 3 个月随访时，99.4% 的患者无残余分流或残余分流 <5mm。77.3% 的患者出院时采用抗血小板方案（23% 单一抗血小板，54.3% 双联抗血小板），18.9% 使用 OAC，2% 未使用任何抗栓治疗，其中 10 例患者植入 90d 后发现器械相关血栓（DRT），植入 90d 内 DRT 发生率为 0.9%，1 例患者发现 DRT 后 28d 发生缺血性卒中。平均随访 24 ± 0.8 个月，主要不良事件发生率包括大出血 2.4%、血管并发症 0.9%、死亡 0.2%、器械栓塞 0.1%；出院时完全不服用 OAC 的患者，2 年 DRT 发生率为 1.63%。根据 CHA_2DS_2-VASc 评分预估缺血性卒中的年发生率为 6.7%，缺血性卒中 /TIA/ 系统性栓塞年发生率为 9.6%，实际发生率分别为 2.9% 和 3.8%，分别下降了 57% 和 60%。Amulet 是迄今为止入组患者数量最多的来自真实世界的注册研究，结果表明，对于不需或不能长期口服抗凝药的患者，使用 Amulet 进行左心耳封堵手术，可以安全有效地降低缺血性卒中的风险。

2019 年，Kleinecke 等[27] 对来自 3 个中心使用 ACP（344 例）和 Amulet（219 例）行左心耳封堵术的患者进行对比研究，CHA_2DS_2-VASc 评分分别为 4.4 分和 4.6 分，HAS-BLED 评分分别为 3.2 分和 3.2 分，以全因卒中、系统性栓塞和死亡作为主要疗效终点，以严重并发症和出血作为主要安全性终点，研究结果显示，两种封堵器在植入成功率、并发症发生率、安全性及净临床获益方面有着相似的结果；长期临床趋势显示 ACP 疗效更好，但是净临床获益方面 ACP 和 Amulet 相当；因为 Amulet 组患者糖尿病发生率更高，具有更高的 CHA_2DS_2-

VASc 评分，导致两组患者长期临床趋势出现差异；在随访至 2 年时，两组患者的临床趋势显示出可比的疗效结果。但是，该研究并非 RCT，是对 3 个中心的观察性和回顾性研究结果的总结；并非所有的随访患者都使用 TEE 检查，因此，该研究无核心实验室的评估；封堵器植入时间可能会影响封堵器的选择和术者的熟练程度，从而在一定程度上影响研究结果；ACP 封堵器随访至术后 3 年，而 Amulet 封堵器随访至 2 年，有可能因为随访时间不同造成了两组患者长期临床趋势的差异。

2020 年，Peyrol 等[28] 报道了使用 Amulet 左心耳封堵术后 DRT 的发生情况，该研究纳入了 38 例患者，平均年龄 75.8 岁，平均 CHA_2DS_2-VASc 和 HAS-BLED 评分分别为 4.4 ± 1.2 分和 3.4 ± 0.9 分。所有患者均成功置入 Amulet，无手术相关不良事件。出院时的抗栓方案：双联抗血小板 27 例（71.1%），单一抗血小板 10 例（26.3%），无任何抗栓治疗措施者 1 例（2.6%）。1 例（2.6%）观察到 DRT，调整抗凝方案后，DRT 消失。在平均 15 ± 5 个月的随访中，无血栓栓塞事件。Amulet 封堵器注册研究概览如表 11-7 所示。

（三）Amulet 与 Watchman 封堵器的比较

对 Amule 和 Watchman 进行 1 : 1 随机化的前瞻性全球多中心 RCT（Amulet IDE Trial）目前正在进行中[29]，该研究计划招募来自全球约 150 个中心的 1878 例患者，按 1 : 1 的比例随机分配至 Amulet 组和 Watchman 组，完成经皮左心耳封堵术后，于出院后 45d、3 个月、6 个月、9 个月、12 个月、18 个月和 24 个月及之后每年进行随访评估，直至随访至术后 5 年。研究目的是通过证明 Amulet 不劣于 Watchman 封堵器来对 Amulet 封堵器的安全性和有效性进行评估。主要安全性终点为手术相关的并发症、全因死亡及 12 个月内的大出血；主要有效性终点为 18 个月内缺血性卒中和全身性栓塞；

表 11-7 Amulet 封堵器注册研究概览

研究资料			患者资料					有效性				安全性				
作者,年份	注册研究	封堵器	纳入患者	平均年龄(岁)	平均 CHADS$_2$/CHA$_2$DS$_2$-VASc 评分	抗凝禁忌百分比	平均随访时间(月)	植入成功率	残余分流	全因卒中	缺血性脑卒中/TIA	植入后 7d SAE	心包积液	封堵器脱落	手术相关卒中	手术相关死亡
Berti 2017	MReg	ACP+Amlet	613	75.1±8.0	-/4.2±1.5	84.5%	20	95.4%	0.5%	1.8/(患者·年)	卒中或 TIA 每年 2.45%	6.2%		0.7%		0
Landmesser 2017,2018	MReg	Amlet	1088	75±8.5	-/4.2±1.6	83%	12	99.0%	1.8%	每年 2.9%		3.6%	1.2%	0.1%	0.4%	0.2%
Kleinecke 2017	SReg	Amlet	50	76.1±8.3	-/5.2±1.8	24%	12	98.0%	0	6 例缺血性卒中/100(患者·年)		8%	4%	2.0%	0	0
Nielsen-Kudsk2017(脑出血患者)	MReg	ACP+Amlet	151	72±8.7	-/3.9	100%	6	97.7%	–	17 例(vs 81)缺血性卒中/1000(患者·年);116 例(vs 95)脑出血复发/1000(患者·年)		4%	0.7%	0.7%	0.7%	0.8%

SReg: 单中心注册研究; MReg: 多中心注册研究; SAE: 严重不良事件; TIA: 短暂性脑缺血发作

主要手术终点为 45d 随访时完全封堵（残余漏 <5mm）。

（四）Amulet 左心耳封堵与新型口服抗凝药的比较

使用 Amulet 封堵器行左心耳封堵与新型口服抗凝药（NOAC）对非瓣膜性房颤患者疗效对比的随机对照试验——CATALYST 试验，拟从全球共 150 个中心招募约 2650 例患者，按 1∶1 的比例随机分配至 Amulet 左心耳封堵组和药物治疗组。以 2 年随访时缺血性脑卒中、系统性栓塞、心血管死亡作为主要复合终点，次要终点包括大出血及手术相关的非大出血事件。目前该研究尚未开始招募。

三、对 ACP/Amulet 左心耳封堵器的评价

目前 ACP/Amulet 左心耳封堵器均已通过"欧盟认证（CEMARK）"，而 ACP 封堵器也已经获得 CFDA 批准在临床上应用。最新统计资料显示，全球已有 60 000 余例患者植入 ACP/Amulet 封堵器，国内目前也已成功植入 1600 多例 ACP 封堵器，这个数字还在不断地快速增长。随着临床应用的深入，Amplatzer 封堵系统的可行性和安全性已由不同的临床研究所证实。所有这些研究均显示，在血栓栓塞性脑卒中复发率方面，基于患者人群的 $CHADS_2$ 评分，使用 ACP 封堵器行经皮左心耳封堵术，缺血性脑卒中发生率低于预期，可有效地预防非瓣膜病性房颤患者的血栓栓塞事件。

尽管 ACP 封堵器有着良好的疗效与安全性，但随着临床病例的积累，有些问题也值得重视。

（1）早期 ACP 封堵器产品推荐封堵术后口服氯吡格雷 1~3 个月，阿司匹林 3 个月或长期口服。然而随访过程中封堵器表面血栓形成这一问题随后显现出来，这使得制造商与临床医生沟通后，将说明书上阿司匹林和氯吡格雷的用量做了更改，改为术后服用阿司匹林 6 个月，并推荐联合口服氯吡格雷或其他抗血小板药物。6 个月以后医生根据患者的具体情况，决定是否继续进行抗血小板治疗。

（2）为了更有效地预防封堵器表面血栓，也有术者对无绝对抗凝禁忌的患者采用新型口服抗凝剂或华法林口服 2 个月，再采用双联抗血小板治疗 4 个月，随后单一抗血小板治疗。

随着更多病例的积累，更长时间的随访，临床医生会积累更多的临床经验并开展更多的相关临床研究，以明确一些手术相关的问题，如术后常规及个体化的抗凝及抗栓方案、优化的随访手段及时间表等。相信在不远的将来，ACP 封堵器将成为我国经皮左心耳封堵术器械中的重要选择，更多的器械选择可让临床医生能针对不同解剖形态的左心耳进行安全、有效的封堵，进一步促进该治疗措施在临床上的应用与推广，为众多房颤脑卒中高危患者的临床防治提供有效干预手段。

（西安交通大学第一附属医院　张玉顺　何璐　杜亚娟）

参考文献

[1] 中华医学会心血管病学分会, 中华心血管病杂志编辑委员会. 中国左心耳封堵预防心房颤动卒中专家共识(2019). 中华心血管病杂志,2019, 47(12):937–955.

[2] Kirchhof P, Benussi S, Kotecha D, et al. 2016 ESC guidelines for the management of atrial fibrillation developed in collaboration with EACTS. Europace, 2016, 18(11): 1609–1678.

[3] Masson JB, Kouz R, Riahi M, et al. Transcatheter left atrialappendage closure using intracardiac echocardiographicguidance from the left atrium. Can J Cardiol, 2015, 31(12): 1497.e7–1497.e14.

[4] Frangieh AH, Alibegovic J, Templin C, et al. Intracardiacversus transesophageal echocardiography for left atrialappendage occlusion with watchman. Catheter Cardiovasc Interv, 2017, 90(2):331–338.

[5] Meerkin D, Butnaru A, Dratva D, et al. Early safety of the Amplatzer Cardiac Plug for left atrial appendage occlusion. Int J Cardiol, 2013, 168(4):3920–3925.

[6] Reddy VY, Gibson DN, Kar S, et al. Post-approval U.S.

experience with left atrial appendage closure for stroke prevention in atrial brillation. J Am Coll Cardiol, 2017, 69(3):253–261.

[7] Wang Y, Biase L, Horton RP, et al. Left atrial appendage studied by computed tomography to help planning for appendage closure device placement. J Cardiovasc Electrophysiol, 2010, 21(9):973–982.

[8] Berrebi A, Sebag FA, Diakov C, et al. Early anterior mitralvalve leaflet mechanical erosion following left atrial appendage occluder implantation. JACC Cardiovasc Interv, 2017, 10(16):1708–1709.

[9] Saw J. Percutaneous left atrial appendage closure for stroke prevention. Trends Cardiovasc Med, 2016, 26(2):200–201.

[10] Park JW, Bethencourt A, Sievert H, et al. Left atrial appendage closure with Amplatzer Cardiac Plug in atrial fibrillation: Initial European experience. Catheter Cardiovasc Interv, 2011; 77(5):700–705.

[11] Lam YY, Yip GW, Yu CM, et al. Left atrial appendage closure with AMPLATZER cardiac plug for stroke prevention in atrial fibrillation: initial Asia- Pacific experience. Catheter Cardiovasc Interv, 2012, 79(5):794–800.

[12] Nietlispach F, Gloekler S, Krause R, et al. Amplatzer left atrial appendage occlusion: Single center 10-Year experience. Catheter Cardiovasc Interv, 2013, 82(2):283–289.

[13] Urena M, Rodés-Cabau J, Freixa X, et al. Percutaneous left atrial appendage closure with the AMPLATZER cardiac plug device in patients with nonvalvular atrial fibrillation and contraindications to anticoagulation therapy. J Am Coll Cardiol, 2013, 62(2):96–102.

[14] Wiebe J, Bertog S, Franke J, et al. Safety of percutaneous left atrial appendage closure with the Amplatzer cardiac plug in patients with atrial fibrillation and contraindications to anticoagulation. Catheter Cardiovasc Interv, 2014, 83(5):796–802.

[15] Horstmann S, Zugck C, Krumsdorf, U, et al. Left atrial appendage occlusion in atrial fibrillation after intracranial hemorrhage. Neurology J, 2014;82(2):135–138.

[16] Lopez Minguez JR, Asensio JM, Gragera JE, et al. Two-year clinical outcome from the Iberian registry patients after left atrial appendage closure. Heart, 2015, 101(11):877–883.

[17] Tzikas A, Freixa X, Gafoor S, et al. Left atrial appendage occlusion in patients with atrial fibrillation and intracranial bleeding: Results from the Amplatzer Cardiac Plug Registry. J Am Coll Cardiol, 2015, 66(15):B24.

[18] Tzikas A, Shakir S, Gafoor S, et al. Left atrial appendage occlusion for stroke prevention in atrial fibrillation: multicentre experience with the AMPLATZER Cardiac Plug. Euro Intervention, 2016, 11(10):1170–1179.

[19] Chun KR, Bordignon S, Urban V, et al. Left atrial appendage closure followed by 6 weeks of antithrombotic therapy: a prospective single-center experience. Heart Rhythm, 2013, 10(12):1792–1799.

[20] Caroline K, Jiangtao Yu, Philip N, et al. Clinical outcomes of Watchman vs. Amplatzeroccluders for left atrial appendage closure (WATCH at LAAC). Europace, 2020 doi:10.1093/europace/euaa001.

[21] Lam SC, Bertog S, Gafoor S, et al. Left atrial appendage closure using the Amulet device: an initial experience with the second generation amplatzer cardiac plug. Catheter Cardiovasc Interv, 2015, 85(2):297–303.

[22] Berti S, Pastormerlo LM, Rezzaghi M, et al. Left atrial appendage occlusion in high-risk patients with non-valvular atrial fibrillation. Heart, 2016, 102(24):1969–1973.

[23] Kleinecke C, Park JW, Godde M, et al. Twelve-month follow-up of left atrial appendage occlusion with Amplatzer Amulet. Cardiol J, 2017, 24:131–138.

[24] Berti S, Santoro G, Brscic E, et al. Left atrial appendage closure using AMPLATZER devices: A large, multicenter, Italian registry. Int J Cardiol, 2017, 248:103–107.

[25] Nielsen-Kudsk J, Johnsen SP, Wester P, et al. Left atrial appendage occlusion versusstandard medical care in patients with atrial fibrillation and intracerebral haemorrhage: a propensity score-matched follow-up study. EuroIntervention, 2017, 13(3):371–378.

[26] Landmesser U, Tondo C, Camm J, et al. Left atrial appendage occlusion with the AMPLATZER Amulet device: one-year follow-up from the prospective global Amulet observational registry. Euro Intervention, 2018, 14(5):e590.

[27] Kleinecke C, Cheikh-Ibrahim M, Schnupp S, et al. Long-term clinical outcomes of Amplatzer cardiac plug versus Amulet occluders for left atrial appendage closure. Catheter Cardio Inte, 2019, (published online before print)

[28] Peyrol M, Cautela J, Salaun E, et al. Device-related thrombus after left atrial appendage occlusion with the Amulet device. Heart Lung Circ, 2019, 28(11):1683–1688.

[29] Lakkireddy D, Windecker S, Thaler D, et al. Rationale and design for AMPLATZER Amulet left atrial appendage occluder IDE randomized controlled trial (Amulet IDE Trial). Am Heart J, 2019, 211:45–53.

第 12 章

LAmbre 左心耳封堵器操作要点与注意事项

LAmbre 封堵器系统（先健科技，深圳）是国内第一个自主研发并具有自主知识产权的左心耳封堵器，并且已经在全球不同的临床试验中显示出其安全性和有效性不劣于 Watchman 封堵器系统（波士顿科学，马萨诸塞州，美国）和 Amulet（圣尤达医疗公司，明尼苏达州，美国）左心耳封堵系统。

第一节
LAmbre 左心耳封堵器介绍

LAmbre 意寓"左心耳内的伞（an umbrella in the left atrialappendage）"，该系统包含封堵器和输送鞘两部分。

一、LAmbre 左心耳封堵器

LAmbre 左心耳封堵器（图 12-1）为双盘状结构，包含一套以镍钛合金管为骨架的自膨式固定伞和通过中心杆相连的封堵盘。固定伞由 8 个带小钩的爪型杆固定到左心耳壁，上面覆盖一层聚酯合成的纤维阻流膜。固定伞设计为 16~36mm，间隔 2mm，共计 11 种不同的型号，用于固定在左心耳内壁。封堵盘直径一般较固定伞大 4~6mm，用于封闭左心耳外口。为适用于深度较浅、分叶较多类型的左心耳，LAmbre 还特别设计了"小伞大盘"的型号，封堵盘直径一般较固定伞大 12~14mm[1-2]。

二、输送系统

不同于 Watchman 封堵器，LAmbre 采用类似先天性心脏病封堵器系统的非预装方式。输送系统（图 12-2）包括扩张器、输送鞘管、装载器及输送钢缆，使用时输送钢缆连接封堵器的中枢钮，并装入输送鞘管内。输送鞘外径为 8~10F，是目前所有封堵器中最小的。值得一提的是，不同于传统的先心封堵器输送鞘，LAmbre 输送鞘顶端设计为"双弯"，增加了鞘管的操作性，更加有利于进入左心耳。各种型号的 LAmbre 左心耳封堵器及输送鞘管见表 12-1。

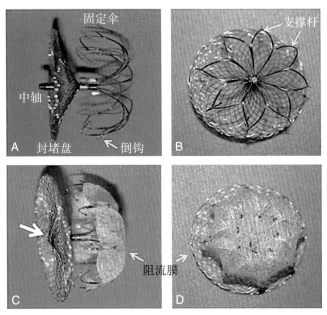

图 12-1　LAmbre 左心耳封堵器

引自 Lam 2013[1]

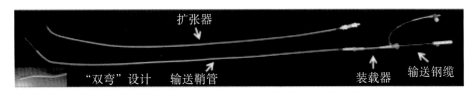

图 12-2　LAmbre 左心耳封堵器的输送系统

图片由先健科技公司提供

表 12-1　各种型号的 LAmbre 左心耳封堵器及输送鞘管

	产品规格	固定伞直径（mm）	封堵盘直径（mm）	输送器规格（外径 – 长度 mm）
常规型号	LT–LAA–1622	16	22	8F–900
	LT–LAA–1824	18	24	
	LT–LAA–2026	20	26	
	LT–LAA–2228	22	28	9F–900
	LT–LAA–2430	24	30	
	LT–LAA–2632	26	32	
	LT–LAA–2834	28	34	
	LT–LAA–3036	30	36	10F–900
	LT–LAA–3236	32	36	
	LT–LAA–3438	34	38	
	LT–LAA–3640	36	40	
小伞大盘型	LT–LAA–1630	16	30	9F–900
	LT–LAA–1832	18	32	
	LT–LAA–2032	20	32	
	LT–LAA–2234	22	34	
	LT–LAA–2436	24	36	10F–900
	LT–LAA–2638	26	38	

第二节
术前准备

一、病例选择

（一）适应证

根据"中国左心耳封堵预防心房颤动卒中专家共识（2019）[3]"推荐的左心耳封堵术（LAAC）临床适应证包括：

（1）非瓣膜病性房颤患者，房颤发生时间 >3 个月，或长期持续性房颤及永久性房颤。

（2）有较高卒中风险（CHA₂DS₂-VASc 评分：男性 ≥ 2 分，女性 ≥ 3 分），对长期服用抗凝药物有禁忌证，但是可以耐受短期（2~4 周）单药抗凝，或双联抗血小板药物治疗。

（3）有较高卒中风险，口服抗凝药物期间曾发生致死性或无法 / 难以止血的出血事件者（脑出血、脊髓出血、严重胃肠道出血、呼吸道出血、泌尿道出血等）。

（4）具有较高卒中风险，且服用抗凝药物期间曾发生缺血性卒中或其他系统性栓塞事件。

（5）具有较高的卒中风险，且存在不能依从 / 不能耐受长期口服抗凝药物治疗的临床情况（长期独居、痴呆、残疾等），但能耐受短期（2~4 周）单药抗凝，或双联抗血小板药物治疗。

（6）无论卒中评分高低，既往经食管超声心动图（transesophageal echocardiography，TEE）或心脏 CT 成像（cardiac CT angiography，CCTA）检查曾探测到明确的左心耳内血栓形成，但经过抗凝治疗后血栓溶解。

（7）具有较高卒中风险，且 HAS-BLED 评分 ≥ 3 分，不存在长期抗凝治疗禁忌者，如果抗凝治疗依从性差或不愿意长期坚持，可根

据患者意愿考虑 LAAC。

（8）左心耳曾进行电隔离消融治疗者，可在导管室同期或分期进行 LAAC。

（9）具有较低卒中风险（CHA₂DS₂-VASc ≤ 1 分），且既往 TEE 或 CCTA 探测到左心耳内血栓形成。

（10）具有较高的卒中风险，但 HAS-BLED 评分 <3 分，且没有抗凝治疗禁忌，患者也愿意接受 LAAC 治疗。

（11）年龄 >18 岁。因左心耳封堵术对人体生理功能的远期影响如何目前尚不十分清楚。故作者建议应选择 ≥ 65 岁的老年人进行左心耳封堵，或有明确房颤相关性卒中者，其年龄可适当放宽。

（12）CHA₂DS₂-VASc 评分 ≥ 2 分，HAS-BLED 评分 ≥ 3 分，对长期服用抗凝药物有禁忌证，但是可以耐受短期（2~4 周）单药抗凝，或双联抗血小板药物治疗。

（13）在非瓣膜性房颤的基础上曾发生严重的缺血性卒中，虽积极康复治疗后仍残存严重的肢体活动障碍、失语、长期卧床等情况，或预期寿命 <1 年，预估临床获益不大，不建议采用 LAAC。

（二）LAAC 禁忌证及排除指征

患者存在下列任何一种情况，均不适合立即进行 LAAC。

（1）术前 TEE 或 CCTA 检查探测到左心房或左心耳内血栓或疑似血栓者。

（2）术前 TEE 检查提示左心耳解剖结构复杂（如左心耳开口过小或过大，或解剖结构复杂无合适封堵器选择），在现有技术和设备条件下不适合左心耳封堵者。

（3）经胸心脏超声心动图（transthoracic echocardiography，TTE）检查提示左心室射血分数（left ventricular ejection fraction，LVEF） <30% 者。

（4）TTE 检查提示心底部或后壁存在

10mm 以上的心包积液，且原因未明者。

（5）存在需要长期抗凝治疗的除房颤以外的其他疾病（如机械瓣换瓣术后，自发或复发性静脉血栓栓塞等）。

（6）存在风湿性心脏瓣膜病，二尖瓣狭窄（瓣口面积 <1.5cm^2）或机械瓣换瓣术后。

（7）存在严重的心脏瓣膜病或心脏结构异常（如巨大房间隔缺损、室间隔缺损）需要外科处理，或者严重的冠心病需行冠状动脉旁路移植术者。

（8）新发缺血性卒中 / 短暂性脑缺血发作（TIA）不伴有出血转化，但经美国国立卫生研究院卒中量表评分和神经内科医生评估不适合启动抗凝治疗者。

（9）急性缺血性卒中伴出血转化或口服抗凝治疗引发颅内出血，经多学科评估不适合重启抗凝治疗者。

（10）预计生存期 <1 年者。

（11）未控制的纽约心功能分级 IV 级的心力衰竭者。

二、患者准备

（一）术前常规检查

（1）实验室检查：完成血常规、肝肾功能、电解质、血脂、血糖、凝血功能及心肌标志物、甲状腺功能等指标的检查。

（2）完成心电图、头颅 CT 等检查。

（二）术前特殊检查

（1）术前应常规进行 TTE 及 TEE 检查。术前 TEE 检查非常重要，LAmbre 左心耳封堵器要求 TEE 对左心耳开口及锚定区精确测量。至少需要测量短轴（30°~60°）和长轴（120°~150°）。左心耳开口定义为左上肺静脉嵴至回旋支之间的连线（即超声学开口）；锚定区指开口以内 5mm 与颈部长轴垂直的线[1,4]。手术前 24h 行 TEE 以排除左心房及左心耳血栓。

（2）建议加做 CCTA 检查，完成左房三维重建，辅助评估左心耳解剖及毗邻结构。值得注意的是，LAmbre 封堵器对于左心耳的深度要求不高（即便是浅心耳，通过操作手法基本也能顺利植入），对于左心耳开口及锚定区直径的范围更宽（上限可以达到 36mm 左右），但是术前需要评价左心耳与左上肺静脉及二尖瓣的距离，一般至少需要 3~5mm。若间距较近，术后封堵盘可能影响其开口。

（3）肺功能检查：进一步了解肺功能状况，便于术中麻醉管理。

（4）术前碘过敏试验均需为阴性。

（三）术前患者管理

（1）术前抗凝治疗：对于合并卒中高危因素（CHA$_2$DS$_2$-VASc 评分：男性 ≥ 2 分，女性 ≥ 3 分）的房颤患者，术前建议用华法林抗凝治疗 1 个月（INR 目标值 2.0~3.0），一直维持到术前 3 天停用华法林，并予以低分子肝素治疗剂量皮下注射至术前 12h，使 INR 恢复至 <2.0。术前口服新型抗凝药（NOAC）患者术前 1d 停用 NOAC；术前予以低分子肝素皮下注射患者，术前 12h 停用。

（2）术前未用抗凝药的患者，于术前 48h 口服阿司匹林 100~300mg/d + 氯吡格雷 75mg/d。

（3）控制心室率：根据患者具体情况适当给予控制心室率的药物，如美托洛尔、比索洛尔、地高辛等。

（4）请麻醉医师进行麻醉评估。

（5）术前禁食、水 6~8h。

（四）术前谈话与签字

术前应向患者及家属特别强调以下几个问题：

（1）LAAC 的意义：LAAC 可明显降低 NVAF 患者卒中发生的风险，但不能绝对避免。

（2）LAAC 的大致过程与注意事项。

（3）术中可能发生的并发症，必要时需行紧急外科开胸手术等。

（4）签署 LAAC 知情同意书。

三、器械准备

（1）房间隔穿刺系统：包括 Mullins 鞘管，Swartz 鞘管，直径 0.035 英寸、0.032 英寸、145cm 长导丝，房间隔穿刺针等。

（2）0.035 英寸，260cm 加硬交换导丝。

（3）5F 或 6F 猪尾造影导管，6F 右心导管及普通导丝等。

（4）LAmbre 左心耳封堵系统（型号齐备）。

（5）经胸及经食管超声诊断仪。

（6）全身麻醉相关仪器、设备。

（7）心包穿刺包及 14-16F 长鞘，备用。

（8）抢救药品及器材。

第三节
操作要点与注意事项

一、一般操作

（1）经静脉全身麻醉及气管插管。

（2）常规消毒，铺巾穿刺右侧股静脉，置入 7F 静脉穿刺鞘。静脉推注普通肝素 80~100U/kg，维持术中 APTT >250s。

（3）经口腔植入食管超声探头，再次探查左心耳，手术中 TEE 全程指导。

（4）经静脉鞘送入 6F 右心导管，分别测量右心房、右心室及肺动脉压力。

关于麻醉：欧美等国多采用麻醉师主导下的气管插管＋气体全身麻醉，其优点是患者麻醉程度深，可以避免因为 TEE 探头调整位置导致的躁动。部分中心则采用了心腔内超声（ICE），不需要全身麻醉[4]。国内的中心多是借鉴房颤射频消融的经验，采用静脉镇静镇痛（芬太尼、咪达唑仑）联合局部麻醉（利多卡

因）的方法，部分经验成熟的中心仅采用局部麻醉。我院借鉴房颤射频消融的经验，一般采用芬太尼注射液（0.5mL/2mL）5 支、咪达唑仑（5mL）6 支及 20mL 生理盐水配制成 60mL 液体，微泵给予，一般先用 20~25mL/h 的速度诱导麻醉，待患者进入"呼之不应"的状态时，开始进行穿刺及后续手术操作。此后给予稍低剂量麻醉剂，维持术中对疼痛的基本无反应状态，剂量需要结合患者体重、平素酒量、术中氧饱和度及血压监测情况进行调整。待手术结束前 5~10min 停用。术后包扎完毕后，若患者仍处于昏睡状态，追加半支氟马西尼（每支 0.5mg）拮抗。

二、房间隔穿刺术

（一）定　位

（1）一般采用 TEE 指导下定位完成房间隔穿刺：TEE 分别在双房切面和主动脉短轴切面指导 SL1 Schwatz 穿刺鞘指向后下方穿刺卵圆窝（图 12-3），确认 Schwatz 鞘管留在左心房。

（2）我院同时使用四维超声可清晰显示房间隔穿刺过程。

三、鞘管放置及造影

（一）交换鞘管

（1）穿刺成功后以长 260cm、直径 0.035 英寸的加硬钢丝（首选，若此处选择穿刺所用的 SL1 Schwatz 配套导丝，其长度将短于之后的猪尾导管，操作时需要回撤导丝）通过 Schwatz 鞘将头端置于左心耳内，之后撤出 Schwatz 鞘。

（2）将 8-10F 的左心耳封堵专用鞘通过钢丝送入左心房，头端位于左心耳内。

（3）换用 5-6F 猪尾导管顺势进入左心耳内。

（二）左心耳造影

在 RAO 30°＋头位 20°及 RAO 30°＋足位 20°行左心耳造影（图 12-4），并根据猪尾导

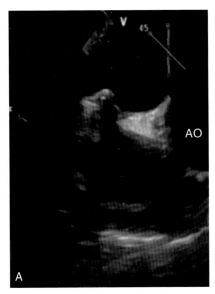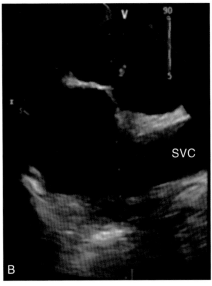

图 12-3　TEE 指导穿刺房间隔

TEE 分别在双房切面和主动脉短轴切面指导向偏后、偏下方穿刺卵圆窝

A. 主动脉短轴切面；B. 双房切面。AO：主动脉；SVC：上腔静脉。图片由上海市第十人民医院提供

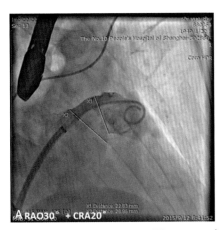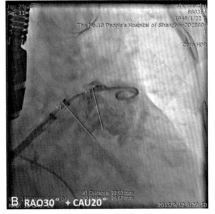

图 12-4　左心耳造影图

A. RAO 30°＋头位 20°左心耳造影；B. RAO 30°＋足位 20°左心耳造影。根据猪尾导管标记度量测左心耳开口（图中标记为 ×1）及锚定区直径（图中标记为 ×2）。图片由上海市第十人民医院提供

管标记度量测左心耳开口及锚定区直径，并以"左心耳锚定区＋左心耳锚定区 ×（20%~30%）选择封堵器大小"。

四、LAmbre 封堵器操作程序

（一）LAmbre 的出鞘与定位

（1）体外连接输送钢缆及封堵器并收纳入装载鞘中，此时撤出猪尾导管固定输送鞘外鞘，其头端应位于左心耳开口或近端。

（2）推送输送钢缆，使固定伞部分出外鞘。

（3）逐渐推送输送钢缆使固定伞出鞘的同时，整体轻推外鞘，使固定伞长轴展开并固定于锚定区，确认固定稳妥。

（4）固定推送钢缆，回拉外鞘，使封堵盘释放并覆盖于左心耳口部（图 12-5）。

注意：释放封堵盘时注意监测心电图改变，我院曾有两例病例，左心耳封堵器展开后出现 V1 导联 ST 段抬高，后重新回收再释放后心电图 ST 段回落。

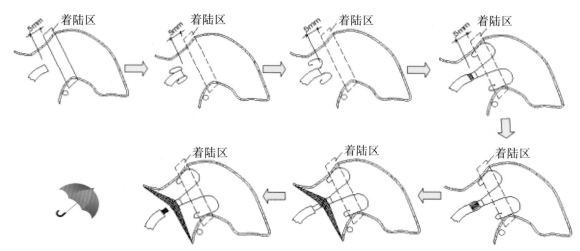

图 12-5　LAmbre 左心耳封堵器出鞘及固定示意图

固定输送鞘外鞘，其头端应位于左心耳开口或近端。推送输送钢缆，使固定伞部分出外鞘。逐渐推送输送钢缆使固定伞出鞘的同时，整体轻推外鞘，使固定伞长轴展开并固定于锚定区，确认固定稳妥。之后固定推送钢缆，回拉外鞘，使封堵盘释放并覆盖于左心耳口部。图片引用自参考文献 [1]

（二）牵拉试验

回撤外鞘，轻轻牵拉输送钢缆并回弹，若可见牵拉及回弹时左心耳整体顺应而动，表示固定较好。

（三）释放前 TEE 测量及判断

多角度 TEE 测定装置周围残余分流（LAmbre 封堵成功标准：任意 TEE 测量，残余分流 ≤ 3mm）、确定左上肺静脉及二尖瓣等未受到明显累及。即在封堵器释放之前，必须满足 4 个条件（PASS 原则）。

（1）位置（position）：封堵器放置于左心耳口部或稍远的位置，理想位置是 TEE 多角度检测见封堵器与左心耳开口平行。

（2）锚定（anchor）：检测封堵器的稳定性，若倒刺已经嵌入左心耳壁，则封堵器放置稳定。可通过牵拉试验验证。即在 X 线透视下及 TEE 检测下进行，轻轻回撤释放手柄，然后松开，观察封堵器有无移位。如果封堵器移位明显，说明稳定性差，应收回后重新放置。

（3）尺寸（size）：通过 TEE 检测封堵器的压缩率，判断封堵器的大小是否合适。压缩率的计算公式为（选择的封堵器直径 — 植入体内后 TEE 测量直径）/ 选择的封堵器直径 ×100%。如选择的封堵器为 24mm，植入体内后 TEE 的测量直径为 20mm，其压缩率即为（24-20）/24×100% = 16.7%。公司产品说明书推荐的压缩率为 8%~20%。

（4）密封（seal）：封堵器撑开整个左心耳开口，左心耳所有瓣叶都被封堵住。可通过左心房造影及 TEE 多角度检测判断。TEE 不仅可判断有无残余漏，还可测量残余漏的大小。理想的状况是封堵器周围无残存血流或有残余微量分流，LAmbre 封堵器产品说明书显示，残存血流 <5mm 是可以接受的范围。若残余分流过大，可通过部分回收和完全回收来调整封堵器的位置。

（四）释放封堵器

（1）当确定放置后的封堵器符合释放的 PASS 原则，即将封堵器与输送钢缆解锁。

（2）再次造影及 TEE 探查左心耳。

（3）撤去长鞘及导管后压迫止血。

使用 LAmbre 封堵器进行 LAAC 的全过程见图 12-6。

（五）LAmbre 封堵器封堵分叶状左心耳

LAmbre 封堵器的"小伞大盘"的特殊型号可用于封堵分叶型左心耳（图 12-7）。

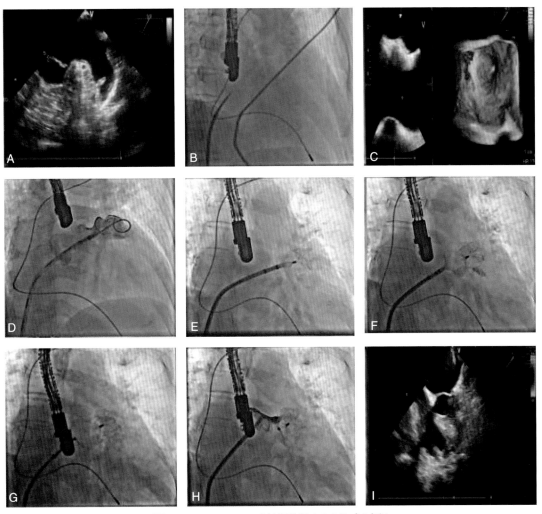

图 12-6　LAmbre 封堵器行 LAAC 全过程

A. 术前食管超声排除血栓，并测量左心耳开口、锚定区及深度；B，C. X 线透视结合四维超声辅助下实时房间隔穿刺；D. 左心耳造影（RAO 30°＋足位 20°）；E. LAmbre 封堵器的固定盘释放；F. LAmbre 的封堵盘释放；G. 释放前牵拉试验，既可微调封堵盘位置，又用来证实封堵器固定良好；H. 左心耳封堵器释放后造影，定性评估残余漏；I. 封堵盘释放后，TEE 再次探查封堵器位置，并评估装置周围残余漏。图片由上海市第十人民医院提供

（1）术前 TEE 仔细测量心耳开口直径，较大叶开口直径及腰深度。

（2）造影确认左心耳形态，口大、腰浅、分叶早。

（3）根据较大叶直径选择固定盘型号，根据开口选择封堵盘型号。

（4）选定的非对称的 LAmbre 封堵器，固定伞在主叶内释放。

（5）固定伞固定牢靠后，展开封堵盘，封堵左心耳开口。

五、LAAC 后患者的管理

（一）术后检测与用药

（1）术后拔出鞘管，加压包扎。

（2）术后持续心电、血压监护 24h，并复查心电图。

（3）患者清醒后，检查患者意识及肢体运动情况，以便及早发现脑栓塞等并发症。

（4）术后皮下注射低分子肝素 100U/kg，每 12h 一次，使用 2~3d。

（5）术后次日及出院前复查 TTE，观察封

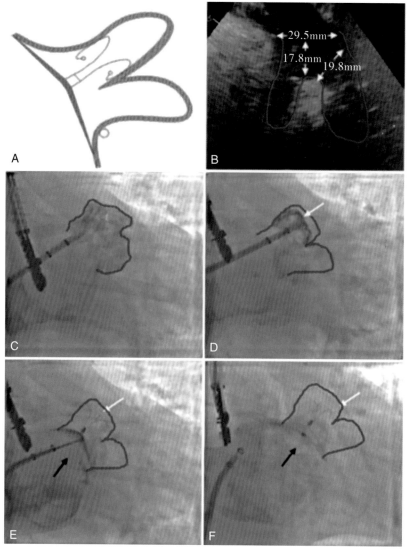

图 12-7　分叶状左心耳使用 LAmbre 封堵器的封堵过程

A. LAmbre 封堵分叶状左心耳示意图；B. TEE 检测分叶状左心耳及测量；C~F. LAmbre 封堵分叶状左心耳的封堵与释放过程。图片由上海市第十人民医院提供

堵器形态、位置情况及有无心包积液。

（6）术后次日复查血常规、血生化及出凝血时间等。

（二）术后抗栓治疗与随访

（1）术后双联抗血小板药物（阿司匹林 100mg+ 氯吡格雷 75mg，每天 1 次）使用 3 个月。

（2）术后 3 个月左右复查 TEE，若封堵器位置佳、封堵效果好，单用阿司匹林或氯吡格雷长期抗血小板治疗。

（3）术后第 12 月再次复查 TEE。

（4）出院后第 1 个月、第 6 个月复查 TTE

和心电图。

需要指出的是：LAmbre 设定术后使用双联抗血小板药物，是因为入选标准之一是患者不宜长期使用华法林抗凝（包括对华法林禁忌、大出血事件、依从性差或者患者拒绝长期使用）。按照作者的经验，对术后残余分流较大（3mm）或使用的封堵盘较大的病例，建议先使用华法林或达比加群使用 45d 左右，复查 TEE，若封堵良好，再使用双联抗血小板药物 3~6 个月；第二次复查 TEE，若封堵良好，则终生服用单一抗血小板药物。

第四节
临床应用现状

一、FIM 研究

FIM（First in Human）研究是指首次应用于人体试验。2012—2014 年，LAmbre 封堵器共完成了 82 例 FIM 研究，包括 FIM 亚洲注册研究（NCT01920412）及德国 CE MARK 研究。亚洲 FIM 研究在东南亚地区开展，共计纳入 37 例患者，其中上海 11 例，北京 4 例，香港 2 例，河内 2 例，雅加达 18 例（数据由 LAm 教授提供，未公布）。

（一）研究设计

（1）研究纳入 CHA_2DS_2-VASc 评分 ≥ 2 分的 NVAF 患者。

（2）有效性终点设定为残余分流 ≤ 3mm。

（3）安全性终点设定为术后 7d 内的复合事件，包括心血管性死亡、装置相关性栓塞、卒中、系统性栓塞、心肌梗死、心包积液 / 心包填塞、需要干预或输血的主要出血事件、需要心脏外科处理的并发症。

（二）研究结果

（1）入选患者平均年龄为 66 ± 11 岁，男性 21 例，女性 18 例。

（2）平均 CHA_2DS_2-VASc 评分为 3.7 ± 1.3 分；平均 HAS-BLED 评分为 2.4 ± 1.2 分。

（3）术中采用全身麻醉 / 镇静 35 例，局部麻醉 4 例。

（4）平均手术操作时间 65 ± 23min，平均 X 线暴露时间 12 ± 4min。

（5）平均左心耳锚定区直径 20.5 ± 4.5mm，所采用的 LAmbre 封堵器平均直径 25.2 ± 3.8mm。

（6）使用封堵器型号：标准型号 36 例，"小伞大盘"特殊型号 3 例。

（7）研究达到有效性终点：手术成功率 100%。

（8）安全性终点：2 例气体栓塞，1 例轻微心包积液予保守治疗，无卒中及装置相关性栓塞，无输血病例。

二、中国 CFDA 研究 [5]

（一）研究设计

（1）中国 CFDA 研究（NCT02029014）采用前瞻性、多中心、单组目标值的临床试验方法，对受试者经股静脉置入 LAmbre 封堵器的安全性和有效性进行评价。

（2）纳入标准是年龄超过 18 岁的 NVAF 患者，$CHADS_2$ 评分 ≥ 1 分，有口服抗凝药禁忌证。

（3）患者在 LAAC 后予以阿司匹林（100mg/d）和氯吡格雷（75mg/d）的双联抗血小板药物治疗 3 个月。

（4）所有受试者在出院前或术后 7d、30d、3 个月、6 个月及 12 个月进行安全性和有效性随访；并在术中即刻、出院前或术后 7d、30d、3 个月、6 个月及 12 个月通过 TTE 或 TEE 对封堵器的位置和左心耳封闭效果进行评估。

（二）研究结果

（1）2014 年 3 月至 2015 年 1 月，中国共有 12 家医院、153 例患者使用 LAmbre 左心耳封堵器系统完成了 LAAC。

（2）入组研究对象平均年龄 69.3 ± 9.4 岁，其中 56% 为男性，$CHADS_2$ 平均分为 2.5 分。

（3）封堵器植入成功率为 99.4%，其中 43% 的患者术中回收封堵器并重新释放。术中测得平均左心耳开口直径为 23.6 ± 5.2mm。

（4）术后 3.3% 的患者出现严重并发症，包括 3 例心包填塞，1 例致死性大出血，1 例卒中。

（5）在之后随访的 12 个月中，2 例患者出现缺血性卒中，1 例患者在出院 7d 后突然死亡，原因不详，该例死亡被认为与左心耳封堵装置植入无关。无封堵器相关血栓事件。

虽然该研究入组病例数量较小、且患者 CHADS$_2$ 评分较低，但该项研究已经证明 LAmbre 左心耳封堵系统在预防 NVAF 患者卒中和系统性栓塞方面的有效性和安全性。

三、欧洲 CE 研究[6]

（一）研究设计

（1）评价 LAmbre 封堵器的疗效与安全性的前瞻性非随机临床研究。

（2）纳入标准：NVAF 患者，根据现行指南和建议 CHA$_2$DS$_2$-VASc ≥ 2 分，年龄 ≥ 18 岁。

（3）排除标准：怀孕或母乳喂养，风湿性疾病，退行性或先天性瓣膜性心脏病，心脏移植前，近期急性心肌梗死或不稳定型心绞痛，机械瓣膜修复术等。

（4）术后常规给予阿司匹林（100mg/d）及氯吡格雷（75mg/d）双联抗血小板药物治疗 3 个月。

（5）在术后第 1、6、12 个月进行 TEE 随访评估。

（二）研究结果

（1）2013 年 11 月至 2015 年 12 月在德国 2 个医学中心共入组 60 例患者。

（2）入组患者平均年龄 74.4 ± 9.0 岁，其中男性 40 例。平均 CHA$_2$DS$_2$-VASc 评分 4.0 分，平均 HAS-BLED 评分 3.2 分。

（3）器械成功率、植入成功率和操作成功率分别为 100%、92% 和 88%。

（4）术后有 2 个与器械相关的不良事件发生，分别是术后第 8 天出现的心包填塞和术后第 33 天发生的心包填塞事件，2 例患者均行心包穿刺术。

（5）在 12 个月的随访中，有 2 例患者死于与左心耳封堵器植入无关的疾病。1 例患者在术后第 6 个月出现 TIA，完善 TEE 后排除左

心耳封堵器血栓形成。

（6）在第 1、6 及 12 个月随访时，在没有改变抗栓治疗方案的情况下，封堵器残余分流发生率分别是 14/57（24.6%）、11/54（20.4%）和 15/36（41.7%）。随访期间无封堵器血栓报告。

欧洲的临床试验证明了 LAmbre 封堵器在具有抗凝治疗禁忌的 NVAF 患者中的安全性和有效性。但也存在一些局限性，如该试验为非随机研究，试验样本量较小。

四、欧洲观察性研究

Chen 等[7] 进行的一项前瞻性、观察性、非随机研究，将 LAmbre 左心耳封堵装置第一次直接与 Watchman 封堵器和 Amulet 封堵器相比较。在 2016 年 4 月至 2017 年 9 月，德国法兰克福共有 140 例有行 LAAC 指征的患者入组。

（一）纳入标准

（1）NVAF 患者。

（2）CHA$_2$DS$_2$-VASc 评分 ≥ 2 分。

（3）年龄 18 岁以上，具有一项口服抗凝药物治疗禁忌证。

（二）排除标准

（1）风湿性退行性或先天性心脏病，人工瓣膜置换术。

（2）急性心肌梗死或不稳定性心绞痛，心功能不全失代偿期失败（NYHA Ⅲ ~ Ⅳ）或心脏移植后。

（3）30d 内有卒中或 TIA。

（4）患者具有房间隔封堵器，临床条件不允许完善 TEE 检查或静脉麻醉。

（5）外部血管通路条件较差，左心室射血分数小于 30%，并有中等量或以上心包积液等。

（三）研究结果

（1）入组患者平均年龄为 76.2 ± 8.4 岁，其中女性 50 例。

（2）30 例患者（21%）使用 LAmbre 左心耳封堵装置，74 例患者使用 Amulet 左心耳封

堵器，36 例患者使用 Watchman 封堵器。

（3）入组患者平均 CHA_2DS_2–VASc 评分为 3.8 ± 1.5 分，平均 HAS–BLED 评分为 3.9 分。

（4）LAmbre 左心耳封堵装置封堵成功率为 100%，Amulet 左心耳封堵器封堵成功率为 99%，Watchman 封堵器封堵成功率为 100%。两组间平均器械重新定位概率基本相似（P=0.345）。接受 LAmbre 左心耳封堵的患者重新定位概率较其他组患者低。

（5）LAmbre 组患者无围手术期不良事件报告。而 Amulet 左心耳封堵器组和 Watchman 封堵器组中的 2 例患者有轻微的短暂 ST–T 段改变；Amulet 左心耳封堵器组中的 1 例患者术后需要插管，后被证实与器械植入无关。Watchman 封堵器组中 1 例患者出现心包积液。2 组患者的主要围手术期事件相似。

（6）术后 6 周和 6 个 TEE 随访结果显示，器械稳定性方面所有患者都显示出良好的结果。1 例患者在将双联抗血小板药物治疗转换为口服抗凝药治疗后，在 LAmbre 封堵器上有小血栓形成，但是后续随访显示没有相关临床事件发生。

（四）研究结论

（1）本研究结果表明，与 Amulet 封堵器和 Watchman 封堵器相比，LAmbre 左心耳封堵器在 NVAF 患者中和有口服抗凝药物禁忌证的患者中有良好植入效果，且安全性不低于 Amulet 封堵器和 Watchman 左心耳封堵系统。

（2）在该研究中，多数腹股沟入路条件差，或左心耳解剖结构复杂的患者选择的是 LAmbre 左心耳封堵器，这与该封堵器的良好设计和输送系统有关。

（3）在复杂情况下，LAmbre 封堵器的形态设计可能有助于实现左心耳的完全封堵。

（4）该试验仍有一定局限性，如样本量小、单中心及为非随机设计等。

五、小　结

对于预防有口服抗凝药物禁忌证的 NVAF 患者卒中或系统性栓塞而言，LAmbre 封堵器系统是一种很有前途的新型介入预防器械。不同的研究表明，这种新型封堵器在有效性和安全性方面取得了令人振奋的结果。良好的器械设计在复杂的左心耳解剖咬合中具有很大的优势。配备 8–10F 输送系统，可使腹股沟静脉通路异常的患者实现左心耳封堵。但就目前而言，仍需要随机对照试验，将 LAmbre 封堵器与 Watchman 封堵器及 Amulet 封堵器进行头对头研究，以证明该系统在疗效和安全性方面的非劣效性。

（上海市第十人民医院　陈维　李双　常晓鑫）

参考文献

[1] Lam YY. A new left atrial appendage occluder (Lifetech LAmbre Device) for stroke prevention in atrial fibrillation. Cardiovasc Revasc Med, 2013, 14:134–136.

[2] Lam YY, Yan BP, Doshi SK, et al. Preclinical evaluation of a new left atrial appendage occluder (Lifetech LAmbre device) in a canine model. Int J Cardiol, 2013, 168:3996–4001.

[3] 何奔 , 马长生 , 吴书林 , 等 . 中国左心耳封堵预防心房颤动卒中专家共识 (2019). 中华心血管病杂志 , 2019, 47(12):937–955.

[4] Saw J, Lempereur M. Percutaneous Left Atrial Appendage Closure: Procedural Techniques and Outcomes. JACC Cardiovasc Interv, 2014, 7:1205–1220.

[5] He Huang, Yu Liu, Yawei Xu, et al. Percutaneous left atrial appendage closure with the LAmbre device for stroke prevention in atrialfibrillation. A prospective, multicenter clinical study. JACC, 2017, 10(21):2188–2194.

[6] Park, JW, Sievert H, Kleinecke C, et al. Left atrial appendage occlusion with LAmbre in atrial fibrillation: initial European experience. Int. J. Cardiol, 2018, 265:97–102.

[7] Chen S, Chun KRJ, Bordignon S, et al. Left atrial appendage occlusion using LAmbre Amulet and Watchman in atrial fibrillation. J. Cardiol, 2019, 73(4):299–306.

第 13 章

LACbes 左心耳封堵器的设计与操作要点

第一节
LACbes 左心耳封堵器及输送装置介绍

从 2004 年起，上海长海医院秦永文团队便开始了国产左心耳封堵器械及输送装置的探索性研究。该团队在以往研制镍钛合金房间隔缺损、室间隔缺损和动脉导管未闭封堵器的基础上，最早研发了"草帽"状左心耳封堵器，该封堵器采用镍钛合金丝编织，凸向心房面的半球状帽体内填充 3 层聚酯片起阻隔血流作用，封堵器上无倒刺。早期的动物实验结果显示，左心耳封堵术后 1 个月封堵器表面覆盖纤维性内膜组织，上有内皮细胞生长，3 个月时大体

心脏上可见封堵器表面完全被内皮覆盖（图 13-1）。虽然该封堵器最终未能在人体应用，但为后续的左心耳封堵器的研制积累了经验[1-4]。此后，该团队对封堵器的形状进行了多次改进，同时封堵盘片也先后经历了带阻隔膜与不带阻隔膜，以及不同形态倒刺等尝试，历经数百次动物实验，最终与上海普实医疗公司确定了封堵器的外形、倒刺的形态和软硬度等，并命名为 LACbes 左心耳封堵器。

LACbes 封堵器为分体式设计，分为封堵盘和固定盘，中间有连接腰，兼顾柔韧性需求，张力灵活可控（图 13-2）。

一、LACbes 左心耳封堵器的结构和性能特点

LACbes 封堵器的覆盖盘和固定盘分别由不

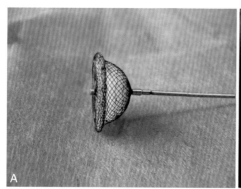
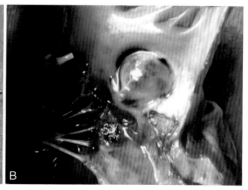

图 13-1　上海长海医院秦永文团队早期设计的"草帽状"左心耳封堵器（A）和动物实验图片（B）
引自参考文献 [5]

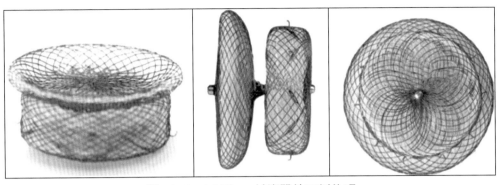

图 13-2　LACbes 封堵器的正侧位观

同直径的镍铁合金丝编织而成，因此，固定盘和覆盖盘具有不同的软硬度。固定盘由 72 根镍钛合金丝密网编织，单丝压强分配既独立又均匀，保证与左心内腔接触，并能随左心耳的形态呈现适应性形变。为了使覆盖盘与左心耳口贴靠更紧密并避免封堵器的覆盖盘边缘对左心耳壁的切割作用，LACbes 封堵器的封堵盘边缘进行了钝化处理，并且将覆盖盘由平直圆盘改变为弧形的圆盘。覆盖盘略向内凹，可减少对心房组织及肺静脉嵴的摩擦，减少迟发性心包积液的发生。此外，覆盖盘阻隔膜放置在两层镍钛合金网的中间，外露部分是镍钛合金网，这种借鉴房间隔缺损封堵器的表面设计，有可能不易在封堵盘的表面形成血栓。根据房间隔缺损术后抗凝和抗血小板的经验，左心耳封堵器植入后，患者口服双联抗血小板药物 6~12 个月即可。另外，ACP 左心耳封堵器的临床应用也已经证明术后口服双联抗血小板治疗是可行的。此外，ACP 封堵器术后可见封堵器表面的不锈钢铆长突出封堵器表面过多处常常是发生血栓的部位，因此，为了减少或避免不锈钢铆相关的血栓，LACbes 封堵器覆盖盘表面的不锈钢连接铆应圆钝且短小，使植入后可更快内皮化。LACbes 封堵器的核心设计和作为发明创新的部分是倒刺，固定盘周围 8~12 个均匀分布的微型倒刺，该微倒刺由固定盘的镍钛丝经激光雕刻而成，其为整体雕刻形成的微刺，倒钩截面设计为扁方形"面接触"，不仅增加封堵

器放置后的稳固性，且倒钩远端方向朝内，以便在回收调整位置时，不对心耳壁和输送鞘管造成损伤，更重要的是，该倒刺具有超弹性，可以反复收放不变形，因此是不变形的倒刺，已经获得发明专利。LACbes 封堵器根据固定盘的直径分为 18mm、20mm、22mm、24mm、26mm、28mm、30mm、32mm、34mm 共 9 种规格，可以适应绝大部分不同形态及大小左心耳的封堵治疗。目前国外最大的左心耳封堵器（Watchman 左心耳封堵器）的直径为 40mm，对少数特大型的左心耳，可以定制相应的封堵器。此外，笔者认为，房颤患者左心耳口直径的大小是血栓栓塞的独立危险因素，左心耳口面积 >4.5cm^2 与卒中发生相关。尸体解剖研究发现左心耳体部和口部增大的心脏更可能发现血栓。因此，有必要研制应对特大型左心耳封堵的大规格左心耳封堵器，固定盘的最大直径最好可以扩大至 40mm[6]，甚至更大，以便为特大型左心耳患者提供治疗的机会。还可避免因为没有合适的封堵器而采用双封堵器封堵特大型左心耳的复杂操作和可能的潜在风险。

总之，LACbes 封堵器最突出的优点为：①一体化、无嫁接微倒刺（图 13-3）；②覆盖盘边缘圆弧形钝化，平滑接触左心耳壁（图 13-4）；③分段式结构，能随左心耳轴向适应方向调整（图 13-5）；④密网编织，外向张力均匀，8~12 根倒刺呈对称性分布，锚定可靠（图 13-6）。

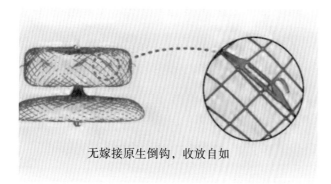

无嫁接原生倒钩，收放自如

图 13-3　在编织丝上雕刻的一体化倒刺

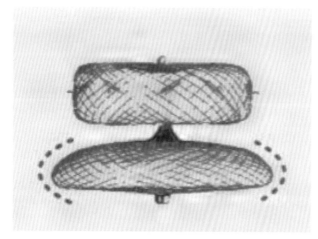

图 13-4　封堵器的覆盖盘圆弧形钝化

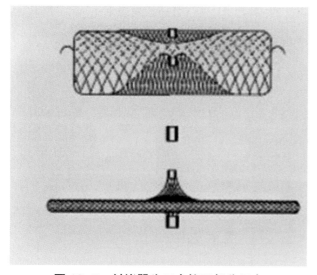

图 13-5　封堵器为三个铆两部分组合

二、LACbes 封堵器的输送装置

　　LACbes 封堵器的输送装置与目前国外多款封堵器的输送鞘管类似。由于该封堵器为后装载型封堵器，故基本结构和组成部分与目前房

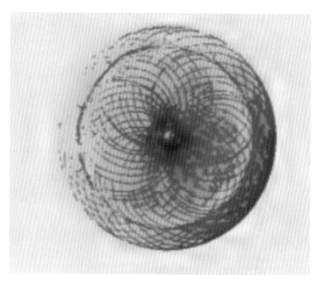

图 13-6　密网编织，倒刺对称分布

间隔缺损封堵所使用的鞘管和推送装置类似，包括输送外鞘、扩张内芯、预载短鞘、推送钢缆。根据封堵器的大小不同，目前输送外鞘的直径分为 9F、10F、12F 和 14F 四种，临床上主要应用的是 12F 和 14F 鞘管，封堵器大小与鞘管的匹配见表 13-1。LACbes 封堵器的输送外鞘的管壁为融合成一体的三层结构，中层为金属弹簧圈层，有良好的抗折性能。输送鞘和预载短鞘均带有止血阀和排气阀，推送钢缆外表面光滑，保证了良好的密封性能。各项设计均使得鞘管的安全性能提升，极大地减少了术中经

表 13-1　LACbes 封堵器的规格与相匹配的输送鞘

规格	固定盘直径（mm）	封堵盘直径（mm）	固定盘高度（mm）	输送鞘 F
16	16	22	8	10
18	18	24	8	10
20	20	26	8	10
22	22	28	8	12
24	24	30	8	12
26	26	32	8	12
28	28	34	8	14
30	30	36	8	14
32	32	38	8	14
34	34	40	8	14

鞘管尾端渗血和气栓的风险。此外，推送杆钢缆为多节段设计连接，确保了良好的扭力传送。输送外鞘的头端设计了两个 45° 角弯曲，即将鞘管平放，水平面上弯曲 45°，再与平面呈 45° 角向上弯曲。以便于鞘管与左心耳轴向保持一致。输送外鞘前部有两个不透 X 线的标记环，且头端 5mm 为软性设计，避免了鞘管对心房或心耳壁的损伤，同时该部分还留有 3 个侧孔，可以在通过输送鞘管造影时缓冲头端的压力，取得安全且清晰的造影效果（图 13-7）。

第二节
LACbes 左心耳封堵器操作要点与注意事项

一、术前准备

由术者根据患者的病情决定是否在手术当日应用抗血小板药物和抗凝药物。术前应用抗凝药物的患者，应评价凝血指标。如果服用华法林的患者国际标准化比值（INR）大于 2.0，应停用华法林，或应用拮抗剂使 INR 降至 2.0 以下。国内的专家共识建议 INR 在 2~3 时术前不需停用华法林，从操作安全方面考虑，INR 最好在 2 以下。应用新型口服抗凝药者，手术当日应停药。

术前应用经食管超声心动图（TEE）或心脏 CT 显像（CCTA）评估和测量左心耳形态，左心房和左心耳内是否有血栓，左心耳的深度、开口的最大直径和锚定区的最大直径。

其余的术前准备可按照中国左心耳封堵预防心房颤动卒中专家共识（2019）中的要求执行[7]。

二、操作要点与注意事项

与其他左心耳封堵器一样，应用 LACbes 封堵器行左心耳封堵时应实施全身麻醉，在 X 线和 TEE 监测下进行。对于手术经验丰富的中心及术者也可尝试在局部麻醉或深度镇静条件下进行手术。房间隔穿刺点要近房间隔的下部和后部，以保证与左心耳轴向一致。对反鸡

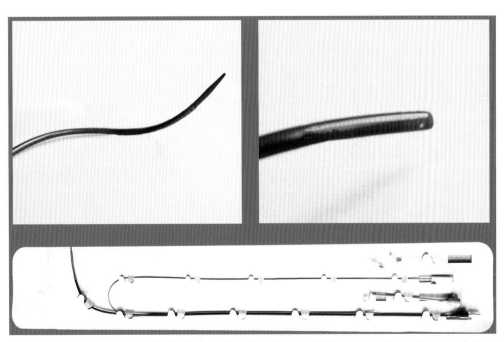

图 13-7　LACbes 封堵器的输送装置包括头端 45° 设计，5mm 软性端和组成套件

翅型左心耳，穿刺点选择靠下靠前。穿刺房间隔成功后应用肝素 100U/kg 使全身肝素化，术中活化凝血时间（ACT）维持 250~350s。测量左心房的压力，如平均压力低于 11mmHg，应快速补充液体直至平均压力高于 11mmHg。在 RAO 30°+CRA 20° 及 RAO 30°+CAU 20° 投射体位下进行左心耳造影，如左心耳分叶和显影不满意时，可加大 RAO 至 45°+CAU20° 造影，测量左心耳内口及外口直径，并结合术前 TEE 测量结果选择封堵器。一般选择比着陆区最大直径大 3~5mm 的封堵器。

输送鞘管需沿加硬钢丝送入左心房，保留输送鞘管在左心房内，退出扩张管和导引钢丝，将猪尾巴导管头端插入 8F 短鞘内，两者一起从输送鞘管尾端的止血阀插入。此时需要经两根鞘管的侧管排尽输送鞘和短鞘内的气体。将猪尾巴沿鞘管进入左心房，通过逆时针旋转，使猪尾巴导管进入左心耳内，并经猪尾巴导管引导输送鞘管至左心耳颈部（左心耳口内 10mm 左右）。选好合适的工作体位，经装载鞘管的侧管和猪尾巴导管同时推注造影剂（注意：因装载鞘管的插入，输送鞘管的侧管被装载鞘管完全阻挡，故不可经此注入造影剂）。根据左心耳口部直径和着陆区直径选择封堵器。将推送杆经装载鞘的尾部插入，并出鞘管的远端，推送杆上的螺丝与封堵器的封堵盘固定铆上的螺母连接，拉入装载鞘内。经装载鞘的侧管反复抽吸和推送稀释的肝素盐水，完全排出装载鞘和封堵器中的气体。将装载鞘前端插入输送鞘管的尾部，顺时针旋转装载鞘，使两者卡口连接，术者右手固定输送鞘，同时向前推送推送杆，封堵器在鞘管内前行；当封堵器前端与输送外鞘前端平齐时，固定推送杆，回撤输送鞘使封堵器的固定盘部分释放，当固定盘释放出鞘管的部分成为倒三角形时，即封堵器的前端形成一平面时，整体轻轻向

前推送输送鞘及一部分释放的封堵器，使之位于左心耳口部内约 10~15mm。接着在回撤输送鞘管的同时向前推送封堵器，或固定输送鞘管通过推送杆向前轻轻推送封堵器，释放出封堵器固定盘，使固定盘固定在着陆区，并借助倒刺的作用，使封堵器牢固固定。继续回撤输送鞘和向前推推送杆，使封堵盘完全释放，并根据封堵盘是否覆盖在左心耳口处调整覆盖盘的放置位置。如放置过深，轻轻牵拉推送杆，使覆盖盘盖在左心耳口上。待封堵器完全释放后 2min 左右，再进行牵拉试验确定封堵器是否固定。牵拉试验的方法是在透视下或超声显示下牵拉覆盖盘，当覆盖盘被拉出呈满弓时，观察到封堵器的固定盘不移位即可，不可暴力牵拉。可以在牵拉时行左房造影或 TEE 检测观察牵拉覆盖盘时封堵器固定盘的位置是否移位。封堵器的覆盖盘复位后，再次经鞘管造影，观察有无残余分流或经 TEE 检查判断封堵效果。确定封堵器置入合适和无大于 3mm 的残余分流后即可释放封堵器（图 13-8）。

三、LACbes 封堵器的释放标准

LACbes 封堵器释放前必须达到下列 4 条标准，简称 PAST 原则（图 13-9）。

（1）P（proper position）：位置正确，封堵器的固定盘应放置在着陆区，即在 TEE 下观察封堵器固定盘的 2/3 位于回旋支远侧。

（2）A（absolute anchor）：完全锚定，反复牵拉覆盖盘时，封堵器的固定盘不移位。

（3）S（separate seal）：分离密封，即固定盘和覆盖盘完全分开，且覆盖盘周围没有大于 3mm 的残余分流。

（4）T（typical tyre）：完美的封堵器释放后的形态表现为固定盘有一定的压缩比例，呈"轮胎状"。

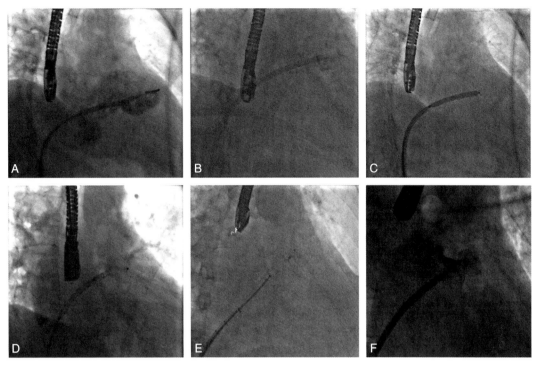

图 13-8 LACbes 封堵器的释放过程

A. 输送鞘管和猪尾巴导管同时行左心耳造影；B. 输送鞘管送至左心耳口内侧的着陆区，造影明确鞘管头端位置，无须进入心耳深部；C. 封堵器前端与鞘管远端平齐后，开始回撤鞘管释放封堵器；D. 封堵器的固定盘呈类圆盘形时轻轻向前送；E. 将鞘管回撤后行牵拉试验；F. 解离推送杆后再次经鞘管造影确认封堵器的位置和封堵效果

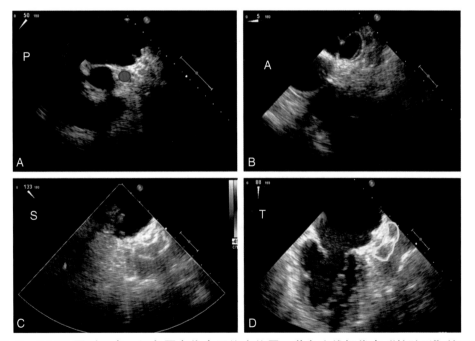

图 13-9 PAST 原则示意：红色圆点代表回旋支位置，黄色实线框代表"轮胎形"的固定盘

第三节
动物实验与临床应用

一、LACbes 左心耳封堵器动物实验研究

临床使用前的动物实验共使用 LACbes 封堵器对 8 只实验犬进行左心耳封堵，术中除 1 例实验犬经左房造影证实存在少量残余分流外，其余 7 例均无明显残余分流。1 只实验犬于术后 9h 因封堵器移位而死亡，另外 1 只实验犬术后 36h 因腹股沟血肿死亡，其余 6 只实验犬存活至随访期结束，随访时间为 1~15 个月。

术后第 45 天处死实验犬，解剖发现，封堵器的封堵盘表面形成一层半透明组织，术后 110d 封堵盘表面新生组织明显增厚，表面的不锈钢连接铆亦被一层薄组织覆盖（图 13-10）。术后 110d 封堵器表面组织 HE 染色，见细胞排列按照内皮、内皮下层及内膜下层排列，并可见许多新生血管形成，封堵盘表面组织形成完整的内膜结构[8]。

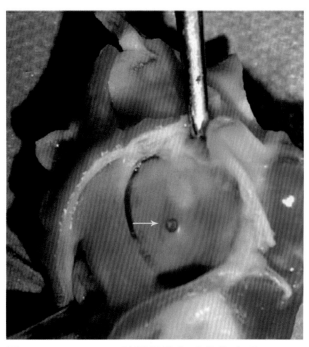

图 13-10　LACbes 封堵器植入动物体内后 110d，大体解剖标本观察到的封堵器表面组织生长情况

二、临床应用

2016 年 5 月 LACbes 封堵器临床试验方案正式获批，并于 2016 年 5 月 30 日在浙江省人民医院完成了首例封堵器植入。此后，上海长海医院、上海市第十人民医院、原沈阳军区总医院、浙江省人民医院、上海市第九人民医院、西安交通大学第一附属医院、上海胸科医院、福建协和医院共 8 家单位共入组 175 例患者行左心耳封堵治疗，2018 年 4 月结束，共成功植入 173 例，24 例患者同期进行房间隔缺损封堵术或 PFO 封堵术。入组的 175 例房颤患者平均年龄为 68.35 ± 9.20 岁，缺血性卒中史患者 72 例（41.14%），出血性卒中史患者 10 例（5.71%），有短暂性脑缺血发作（TIA）史的患者 51 例（29.14%），高血压病患者 132 例（75.43%），糖尿病患者 37 例（21.14%），出血史患者 32 例（18.29%），系统性栓塞史患者 5 例（2.86%）。即刻手术成功率为 100%，植入成功率为 98.86%，卒中发生率为 0.58%。安全性方面：发生缺血卒中事件 1 例，心脏压塞 3 例，心包积液 2 例，血栓事件共 2 例，其中器械表面血栓 1 例，左心房附壁血栓 1 例，出血事件 1 例，4 例患者死亡。

试验中卒中发生率为 0.58%，共发生 1 例缺血性卒中，发生时间为术后 7 个月，其中缺血性卒中发生率也低于基于 CHADS$_2$ 及 CHA$_2$DS$_2$-VASc 预测的卒中发生率（分别为 7.56% 及 5.97%），植入 LACbes 左心耳封堵器使 1 年内卒中事件发生率下降了 92%。试验随访过程中共有 4 例患者死亡，死亡原因分别为：1 例车祸，1 例急性左心衰竭，1 例骨髓增生异常综合征并发肺部感染、呼吸衰竭，1 例猝死家中，死亡原因不明。无与器械或手术有直接关系的死亡发生。随访期内 1 例患者在术后 3 个月出现封堵器表面血栓，还有 1 例在术后 1 年 TEE 随访时怀疑封堵器表面血栓，服用华法

林 3 个月后血栓消失，均未引起严重不良事件。

2019 年 5 月，LACbes 封堵器在中国正式上市开始临床应用。目前多家机构应用该封堵器后认为其最大的革新在于可反复回收，让封堵的操作简易化；其次，其配套的鞘管头端有保护性软头，使操作时可以把鞘管放到心耳里面，更容易精准释放，减少并发症；另外，微倒刺设计反复收放不变形，也不容易造成左心耳结构损伤[9]。尤其是在大开口、浅心耳的应用中表现出了绝对优势。

四、LACbes 封堵器应用的典型案例

（一）鸡翅型左心耳

（1）评分：CHA$_2$DS$_2$-VASc 4 分，HAS-BLED 3 分。

（2）TEE 资料：见图 13-11。

（3）LACbes 封堵器型号：选择 28mm LACbes 封堵器进行左心耳封堵，达到满意封堵效果（图 13-12）。

（4）操作体会：此例患者左心耳呈单叶鸡翅型，TEE 测量其固定盘着陆区直径为 2.56cm，

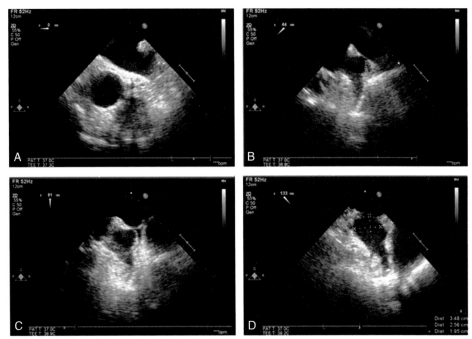

图 13-11　TEE 多角度测量左心耳图像
A. 0°；B. 45°；C. 90°；D. 135°

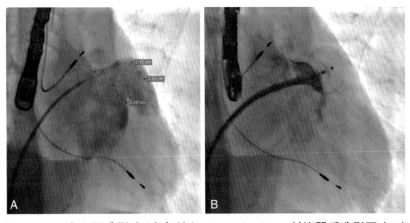

图 13-12　左心耳造影（A）与植入 28mm LACbes 封堵器后造影图（B）

与左心耳造影测量的 2.43cm 基本吻合，左心耳外口直径 3cm 左右，故选择 28mm 封堵器，其外盘直径为 34mm，将固定盘准确定位于预定着陆区，外盘将心耳外口全部覆盖，无明显残余漏。

（二）两分叶左心耳

（1）评分：CHA$_2$DS$_2$-VASc 3 分，HAS-BLED 5 分。

（2）TEE 资料：见图 13-13。

（3）LACbes 封堵器型号：选择 24mm LACbes 封堵器进行左心耳封堵，封堵效果满意（图 13-14）。

（4）操作体会：此例患者左心耳呈双分叶，TEE 测量其固定盘着陆区直径为 2.0cm，与左心耳造影测量的 2.09cm 基本吻合，虽为双分叶，但向上的一叶空间较大，故选择该叶为固定盘的着陆区，依据大小，选择 24mm 封堵器，其外盘直径 30mm，将固定盘准确定位于预定着陆区,外盘将心耳外口全部覆盖,无明显残余漏。

（三）菜花型左心耳

（1）评分：CHA$_2$DS$_2$-VASc 3 分，HAS-BLED 3 分

（2）TEE 资料：见图 13-15。

（3）LACbes 封堵器型号：选择 20mm LACbes 封堵器进行封堵，完全堵闭左心耳（图 13-16）。

（4）操作体会：患者 TEE 和左心耳造影均显示左心耳形态为菜花型，且患者有脑卒中病史，故更加印证了菜花型左心耳易发卒中的特点。经 TEE 测量，左心耳颈部直径为 1.6cm 左右，口部直径 2.2cm，与造影测量值相近，且 TEE 四个角度测量其深度足够，故选择 20mm 的封堵器进行封堵。

（四）浅口型左心耳

（1）评分：CHA$_2$DS$_2$-VASc 4 分，HAS-BLED 5 分

（2）TEE 资料：见图 13-17。

（3）LACbes 封堵器型号：选择 30mm

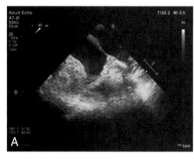
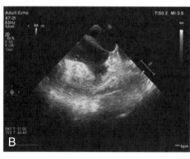
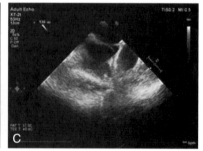

图 13-13　TEE 多角度检测左心耳图

A.45°；B.90°；C.135°

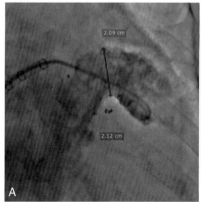
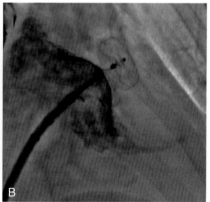

图 13-14　左心耳造影（A）与植入 24mm LACbes 封堵器后造影图（B）

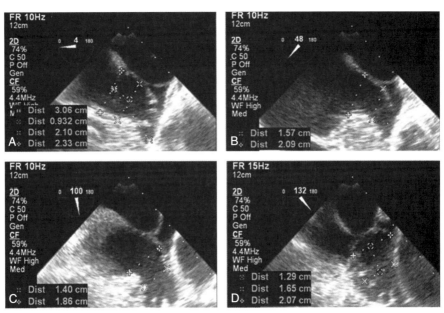

图 13-15　TEE 多角度检测左心耳图
A. O°；B. 45°；C. 90°；D. 135°

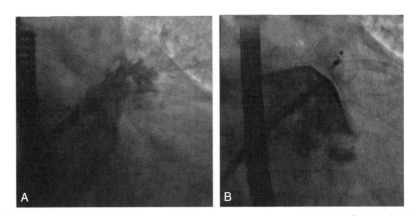

图 13-16　左心耳造影（A）与植入 20mm LACbes 封堵器后造影图（B）

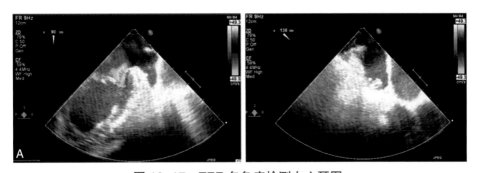

图 13-17　TEE 多角度检测左心耳图
A. 90°；B. 135°

LACbes 封堵器封堵左心耳，达到满意的封堵效果（图 13-18）。

（4）操作体会：此例患者左心耳口部直径偏大，超声测量为 34mm，但 TEE135° 和 90°显示口部直径远大于心耳深度，属于浅心耳类型，且心耳主要轴向与开口方向呈一定角度，不适合塞型封堵器，选用盘式封堵器更合适。采用 30mm 封堵器植入后，封堵器有一部分倒刺可能不接触左心耳的壁（向下分叶的近端）。造影是平面显像，左心耳实际上是桶状结构，

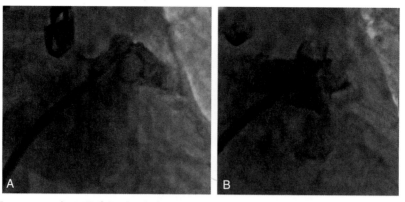

图 13-18 左心耳造影（A）与植入 30mm LACbes 封堵器后造影图（B）

固定盘放置后，大部分倒刺能与左心耳壁接触，牵拉时也显示固定盘固定稳定。故不一定要求全部倒刺发挥作用，大部分倒刺起作用，即可达到固定作用。

（五）反鸡翅型左心耳

（1）评分：CHA$_2$DS$_2$-VASc 3 分，HAS-BLED 3 分

（2）TEE 资料：见图 13-19。

（3）LACbes 封堵器型号：选择 20mm LACbes 封堵器封堵左心耳，将左心耳完全堵闭（图 13-20）。

（4）操作体会：此例患者 TEE 在 90°和 135°的图像显示其为典型的反鸡翅型左心耳，手术难度大，对房间隔穿刺的要求较高，故选择在全身麻醉 TEE 指导下进行穿刺房间隔，选择靠下靠前穿刺房间隔。取得良好的轴向后，将鞘管送至心耳的"转折"部位，根据测量直径，选择 20mm 的封堵器进行封堵，封堵器固定盘放置后显示封堵器变长，提示封堵器偏大，可以更换小 2mm 的封堵器。另外，左心耳着陆区有足够的容积，选择封堵器时可以不考虑反鸡翅的转折处以及远端的大小。此外，鞘管无

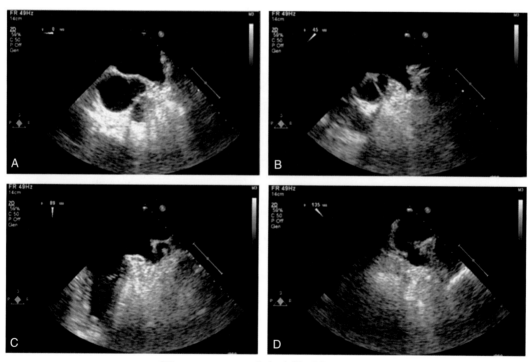

图 13-19 TEE 多角度检测左心耳图
A. 0°；B. 45°；C. 90°；D. 135°

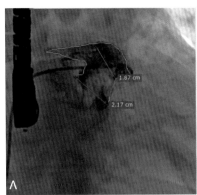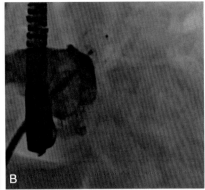

图 13-20　左心耳造影（A）与植入 20mm LACbes 封堵器后造影图（B）

需进入转折以上的部位，故安全性较好。

（海军军医大学长海医院　白元　汤学超　秦永文）

参考文献

[1] 杨志宏，秦永文，吴弘，等 . 自制新型封堵器堵闭犬左心耳的实验研究 . 介入放射学杂志，2011，20(12): 989–992.

[2] 杨志宏，吴弘，秦永文，等 . 经导管堵闭犬左心耳对左房及毗邻解剖结构的影响 . 介入放射学杂志，2009，10: 753–756.

[3] 杨志宏，吴弘，胡建强，等 . 左心耳造影方法的建立及最佳投照体位的研究 . 介入放射学杂志，2006，15(8): 494–496.

[4] 杨志宏，丁仲如，吴弘，等 . 经皮穿刺封堵左心耳的应用解剖 . 中国临床解剖学杂志，2005，23(2): 167–169.

[5] 杨志宏 . 新型左心耳封堵器的研制及动物实验研究（学位论文）. 第二军医大学，2006.

[6] Karim N, Ho S Y, Nicol E, et al. The left atrial appendage in humans: structure, physiology, and pathogenesis. Europace: European pacing, arrhythmias, and cardiac electrophysiology: journal of the working groups on cardiac pacing, arrhythmias, and cardiac cellular electrophysiology of the European Society of Cardiology, 2020, 22(1): 5–18.

[7] 中华医学会心血管病学分会，中华心血管病杂志编辑委员会 . 中国左心耳封堵预防心房颤动卒中专家共识(2019). 中华心血管病杂志，2019, 47(12): 937–955.

[8] Tang Xuechao, Zhang Zhigang, Wang Feiyu, et al. Percutaneous Left Atrial Appendage Closure With LACBES(®) Occluder-A Preclinical Feasibility Study. Circulation journal: official journal of the Japanese Circulation Society, 2017, 82(1): 87–92.

[9] Zhang H, Tang Z, Han Z, et al. Role of real time-three dimensional transesophageal echocardiography in left atrial appendage closure with LACBES(®) devices. Experimental and therapeutic medicine, 2019, 17(2): 1456–1462.

经食管超声心动图在左心耳封堵术中的应用

左心耳封堵术（LAAC）是近年来开展的预防非瓣膜性心房颤动（NVAF）患者发生卒中的新技术，其临床疗效与安全性已被众多临床研究所证实[1-8]。而经食管超声心动图（TEE）因能清晰地显示左心耳的形态结构、大小及其是否有血栓形成等，在 LAAC 中的应用具有重要价值。如在 LAAC 前 TEE 检测左心耳的形态、大小及有无血栓，可以明确患者有无 LAAC 的适应证；LAAC 术中可以用 TEE 指引封堵器的放置及评价封堵效果；术后对患者进行随访时，TEE 检查可以明确封堵器有无移位及器械相关血栓（DRT）形成等，这些都是其他影像学检查所无法替代的。

此外，房间隔缺损（ASD）与卵圆孔未闭（PFO）常合并心房颤动，若对患者只施行 ASD/PFO 封堵术，将造成日后再行 LAAC 时房间隔穿刺困难。因此，近年来倡导的 LAAC+ASD/PFO 封堵术"一站式"治疗，也更是离不开 TEE 对患者进行检测、评估及术中的操作引导。已有临床实践证实，二维经食管超声心动图（2D-TEE）及实时三维经食管超声心动图（RT-3D-TEE）在这类患者的术前评估、术中引导和术后随访中同样发挥着重要作用[9,10]。

由此可见，为了更好地开展 LAAC 这一临床新技术，确保左心耳封堵效果与手术的安全性，TEE 的应用至关重要。本章就 TEE 在 LAAC 术前、术中及术后随访中的应用进行系统的介绍，供临床医生参考。

第一节
TEE 在左心耳封堵术前检测与评估中的应用

LAAC 术前用 2D-TEE 和 RT-3D-TEE 对患者进行检测与评估的主要目的是排除 LAAC 的禁忌证，筛选出合适的 LAAC 患者。术前评估的主要内容有：①对心脏瓣膜形态和功能进行观察测定，判断是否为 NVAF。②测量各房室腔的大小与功能，评估有无心力衰竭及其程度。③准确诊断左心房和左心耳内有无血栓，确定能否进行 LAAC。④对房间隔特别是卵圆窝结构进行评估，判断房间隔有无膨出瘤和卵圆孔未闭等。⑤评估左心耳形态、开口内径及邻近解剖结构有无异常[11]。

一、与 TEE 检测有关的 LAAC 禁忌证

术前选择合适的病例是确保 LAAC 成功的基本条件。常规 TTE 结合 2D-TEE 和 RT-3D-

TEE 在术前评估和选择合适病例中发挥了重要的作用，超声医生必须掌握和熟悉 LAAC 的禁忌证。与 TEE 检测有关的 LAAC 禁忌证主要包括：

（1）患者的左心房及左心耳内有血栓形成。

（2）患者合并活动期心内膜炎、心脏瓣膜病或者曾经做过心脏瓣膜置换术。

（3）左心耳先天性发育异常，如先天性左心耳缺如等。

（4）患者的房间隔显著异常，如房间隔膨出瘤或发现患者曾经做过 ASD 修补术的补片回声等异常。

（5）左心房内径 >65mm，左心室射血分数（LVEF）<30%。

（6）升主动脉和主动脉弓移行处存在复杂、可移动、易破裂的动脉粥样硬化斑块。

（7）封堵器系统的规格不适合患者左心耳的解剖结构。

（8）封堵器的放置将会影响患者心腔内或血管内的结构及功能（如二尖瓣、左肺静脉等）。

（9）患者有 TEE 检查禁忌证（如有先天性食管狭窄、先天性食管 - 气管瘘、食管癌术后等病史），或对封堵器材料高度过敏。

左心房及左心耳内出现血栓是 LAAC 的绝对禁忌证。由于左心耳是 TTE 的扫查盲区，而 TEE 是发现左心耳血栓的金标准检查方法，不仅能清晰显示和有效鉴别左心耳内是否存在血栓，以及其与自发显影和梳状肌的区别，同时由于 RT-3D-TEE 技术能立体、直观地显示左心耳及其开口的形态和解剖结构，还特别有利于左心耳内血栓与伪像的鉴别。需要注意的是，虽然 TEE 对于 LAAC 至关重要，但对于拟行 LAAC 患者的选择，必须紧密结合常规 TTE 检查。术前采用传统 TTE 进行详细的心脏扫查，有助于全面掌握患者的整体心脏情况，能够完全无创伤性地清晰显示和检测左心房前后径、

LVEF、瓣膜病变性质及程度、房间隔形态、升主动脉是否存在斑块及是否有心包积液等。在此基础上结合 TEE 检查，不仅能重点观察左心耳形态和房间隔结构、评估心脏功能，并排查患者是否具有 LAAC 相关禁忌证，还能有效缩短 TEE 检查时间，从而有利于减少 TEE 检查并发症的发生率[12]。

二、2D-TEE 和 RT-3D-TEE 对左心耳血栓的检测

由于心腔内血栓，特别是左心耳内血栓是 LAAC 的绝对禁忌证，因此术前判断左心耳有无血栓非常重要。目前 2D-TEE 和 RT-3D-TEE 能够通过不同的角度显示左心耳内伪像、梳状肌及自发性显影，特别是能显示血栓回声的位置、范围及其在左心耳内的空间结构和毗邻关系，被认为是检测左心耳血栓的最佳方法。尽管多排增强心脏 CT 及心脏核磁共振（CMR）也可用于左心耳血栓的探测，但其诊断准确性、方便快捷性仍不如 TEE。因此，国内外指南和专家共识均推荐 LAAC 前 48h 内必须进行一次 TTE 和 TEE 检查，帮助临床有效排除 LAAC 禁忌证，以确保 LAAC 的安全性和成功率[13,14]。

（一）2D-TEE 和 RT-3D-TEE 在左心耳血栓诊断与鉴别诊断中的应用

由于左心耳血栓通常靠近左心耳尖部，且与左心耳壁贴合紧密，2D-TEE 的图像特征多显示为实性增强回声，常为类圆形、椭圆形，部分形态不规则。而由于左心耳结构位于表面，靠近心包，2D-TEE 检测时常常会在左心耳脊部后方的左心耳体部产生类似增强回声的伪像，这可能为左心耳脊部内混响效应所导致。同时，左心耳内不规则的梳状肌有时也难与左心耳内血栓相鉴别。此时，必须注意调整 TEE 探头的角度和方位，并将探头深入不同水平旋转回拉，如果不同方位或角度的左心耳内实性强回声可显示为规则的条索样回声，与左心耳

壁相连，并与其他条索样回声并排，此时实性增强回声应考虑为左心耳内肥大的梳状肌。如果 2D-TEE 多角度、多方位扫查时，动态观察增强实性回声的位置不会发生改变，部分形态仍为类圆形或不规则形，且与心耳内的梳状肌无明显移行关系，则可认定为血栓。部分左心耳内的超声伪像与血栓的鉴别一直是临床 TEE 操作和诊断的难点。相关临床研究证实，结合 RT-3D-TEE 不仅能在空间结构上完整地显示出梳状肌和血栓的形态及毗邻关系，还能在鉴别左心耳伪像和血栓中发挥重要作用[15,16]。

（二）2D-TEE 和 RT-3D-TEE 在左心耳自发性显影诊断中的应用

在心房颤动的状态下，左心房机械协调收缩能力丧失，左心房和左心耳丧失了正常的舒缩节律，不能有效地进行收缩及排空，致血流淤滞于左心耳，从而导致左心房和左心耳的自发性显影。自发性显影在 2D-TEE 上的图像特征为左心房腔内的一种漩涡状、星云状或烟雾状的细点样回声，是左心耳和左心房血栓前的血流动力学表现特征，而 TEE 对自发性显影有较高的诊断价值。自发性显影状态是指实际虽无附壁血栓形成，但由于其为血栓高危状态，则属于 LAAC 的相对禁忌证，需要提醒临床医生对患者加强抗凝治疗，预防左心耳血栓形成。

临床上常常按自发性显影的严重程度将其分为轻度、轻-中度、中度及重度。

（1）轻度：是指超声心动图在高增益状态下见到的仅持续片刻的稀疏的血流回声信号。

（2）轻-中度：是指较轻度略强的呈涡流状的稀疏的血流回声信号，且不需要提高增益。

（3）中度：是指在整个心动周期中均可见到的呈涡流状的稠密的血流回声信号。

（4）重度：是指在常规甚至低增益状态下即可观测到的烟雾状的非常稠密的血流回声信号。

应用 TEE 对于轻度自发性显影与血栓的鉴别较为容易，而对于部分中度和重度自发性显影与血栓的鉴别诊断存在不同程度的困难，一直是左心耳血栓诊断和鉴别诊断中的难点。近年来，在国内逐渐应用起来的左心声学超声造影技术能进一步显示复杂左心耳的形态及其伴发血栓的边界，在鉴别诊断左心耳血栓和中重度自发性显影中能发挥重要作用。具体方法和图像特征为：经静脉注射左心声学造影剂后，如果造影剂充填整个左心耳结构，为自发显影；如果左心耳内造影剂没有完全充填左心耳结构，存在无填充区，则为血栓[17,18]。

三、TEE 对左心耳形态的评估和测量

左心耳解剖结构复杂且个体间差异大，在 LAAC 前需通过 TEE 详细评估左心耳形态，准确测量左心耳大小，同时也要仔细观测左心耳及其周围的左肺静脉、二尖瓣、左心房和左冠状动脉的位置毗邻，有利于在术前准确地选择合适的封堵器，制订合理的封堵计划。

（一）2D-TEE 和 RT-3D-TEE 术前检测左心耳形态的价值

在 LAAC 前对左心耳形态进行准确评估非常重要。2D-TEE 和 RT-3D-TEE 原则上能从 0°~180° 全方位扫查左心耳及其相邻的结构，但是由于角度和方位太多，不利于左心耳形态的观测。因此，为了统一观察的方位和角度，有利于对左心耳形态学的统一描述和规范化测量，目前临床上多从 4 个基本角度或方位上观察左心耳的形态及大小，即 0°、45°、90° 和 135°（图 14-1）。

一般来说，45° 为左心耳的短轴切面，135° 为左心耳的长轴切面。左心耳形态特征主要指左心耳开口形状及心耳的分叶情况。左心耳的 RT-3D-TEE 显示率为 95%~100%，可从左心房面正面观察左心耳的开口形态：呈近圆形、近椭圆形或不规则形，并可同时观察左心

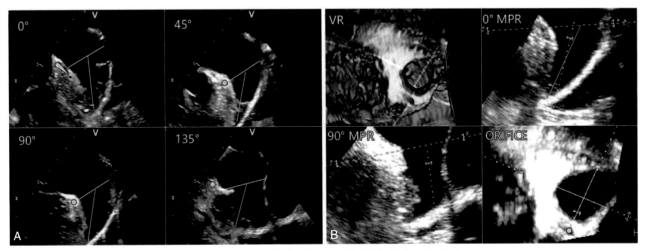

图 14-1 TEE 检查显示不同切面上的左心耳图像

A. 二维经食管超声心动图；B. 经食管实时三维超声心动图。黄线表示开口尺寸。绿线表示左心耳深度。黄点或雨滴状点表示左冠状动脉回旋支。引自 Zhou Q, Song H, Zhang L, et al. Roles of real-time three-dimensional transesophageal echocardiography in peri-operation of transcatheter left atrial appendage closure. Medicine (Baltimore), 2017, 96(4): e5637

耳的分叶数目，并通过软件后处理及智能切割等功能，更容易更清晰地显示左心耳分叶数目及分叶大致走向。心耳分叶数目及各分叶走向对 LAAC 能否成功以及对封堵器型号与种类的选择至关重要。2D-TEE 配合 RT-3D-TEE 可以清晰显示左心耳分叶信息，包括左心耳分叶数目，分叶大小及分叶走向，从而为左心耳封堵器选择和手术的成功提供了保证。有学者结合 TEE、多排心脏 CT 及 MRI 重建图像，按照形态学分类，将左心耳分为仙人掌形（30%）、鸡翅形（48%）、风向标形（19%）及菜花形（3%），见图 14-2。左心耳形态不同，其卒中或短暂性脑缺血发作（TIA）的发生率也不一样，其中以菜花形左心耳卒中与 TIA 的发生率最高（18%）、鸡翅形左心耳最低（4%）[19~21]。

2D-TEE 和 RT-3D-TEE 检测的左心耳形态与左心耳能否获得完全封堵密切相关。相关研究显示，以下几种类型左心耳形态不利于左心耳封堵器的安放：

（1）当左心耳开口较大，体部较小，即左心耳开口大于深度时，不利于应用目前临床应用最广泛的 Watchman 封堵器来进行 LAAC。

（2）当左心耳口横断面为不规则形，局部呈角向外突出，会影响封堵器与心耳壁的紧密贴合，会增加 LAAC 的难度，不容易获得完全封堵，或导致封堵失败。

（3）要注意排除先天性左心耳发育异常（如无左心耳）。

（4）对左心耳分叶开口的观测：通常封堵器的锚定区（landing zone）位于左心耳开口内侧 10~15mm 区域，该区域如有分叶开口则可能因为封堵不完全或封堵器卡位不牢而导致封堵失败。

此外，左心耳分叶的走向也同样会影响 LAAC 的成败。因为封堵器的伞面通常会置入一个大的分叶内，如果该分叶走向与左心耳体部的走向角度过大，则有可能造成封堵盘不能有效封堵左心耳全部分叶，使封堵盘与左心耳其他分叶之间留有空隙，导致左心耳封堵不完全；或由于单个分叶太小置入封堵器无法展开，导致封堵失败或脱落[22,23]。因此，应用 2D-TEE 和 RT-3D-TEE 在术前仔细评估左心耳形态、分叶数目及分叶走向，对预测封堵的难度及成败具有重要作用，能对封堵器类型的

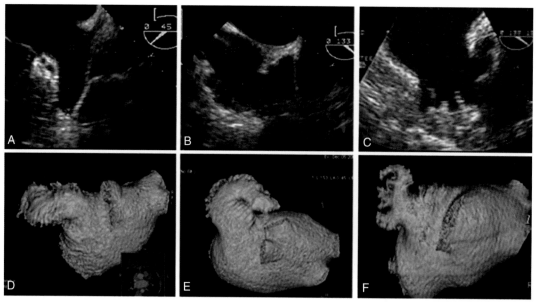

图 14-2 多角度 TEE 对左心耳形态特征的观察

A，D. 风向标形左心耳，主叶深度大；B，E. 鸡翅形左心耳，主叶上、左心耳开口下段有锐利的弯曲；C，F. 菜花形左心耳，深度较浅、但内部结构复杂。引自 Di Biase L, Santangeli P, Anselmino M, et al. Does the left atrial appendage morphology correlate with the risk of stroke in patients with atrial fibrillation? Results from a multicenter study. J Am Coll Cardiol, 2012, 60（6）：531-538

选择提供重要信息。

（二）2D-TEE 和 RT-3D-TEE 术前检测左心耳大小的价值

准确测量左心耳各径线大小，对于封堵器大小选择及减少 LAAC 相关并发症具有重要意义。2D-TEE 和 RT-3D-TEE 能从 0°、45°、90° 和 135° 多角度或多方位准确测量左心耳的大小，主要包括与封堵器选择密切相关的解剖左心耳口径和左心耳深度（图 14-3），其中左心耳口径的测量方法为 0°、45°、90°方位上，测量左侧冠状动脉回旋支发出处与对侧左心耳壁距离左上肺静脉开口 10~15mm 处之间距离；

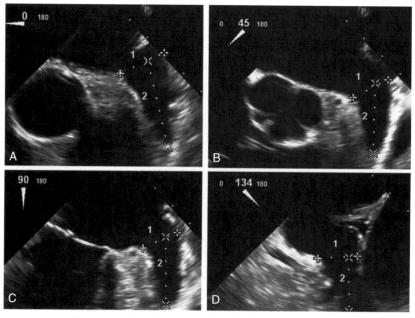

图 14-3 TEE 多角度测量左心耳开口直径及深度

A. 0°；B. 45°；C. 90°；D. 134°

135°时测量从二尖瓣环距离左上肺静脉开口10~15mm处之间距离。左心耳深度的测量方法为与开口径线相垂直[24]。不同角度或方位左心耳测量结果可能会不同，临床实践中采用最大左心耳开口内径作为封堵器型号选择的依据，通常135°时左心耳的开口内径最大。

目前临床应用的左心耳封堵系统主要有Watchman、Amplatzer Cardiac Plug（ACP）和LAmbre等封堵装置，其中Watchman左心耳封堵系统是目前研究最深入和全面的左心耳封堵装置，是目前唯一获得美国FDA批准应用于临床的封堵装置。在行LAAC时，对左心耳大小的要求多以Watchman封堵装置为基础。2D-TEE在LAAC前准确测量左心耳的开口内径，对于选择合适型号的封堵器，确保封堵成功及减少相关并发症发生均具有重要意义。为了保证左心耳封堵器放置后的稳定性，必须确保封堵器植入后能有一定的压缩率，对于Watchman封堵器来说，通常所选封堵器直径需大于左心耳开口内径4~7mm或15%~30%。由于目前Watchman封堵器的直径范围为21~33mm，因此它所匹配的患者左心耳开口内径范围应在14~30mm之内；同时封堵器的伞状形态要求左心耳的深度＞最大开口内径，故需要在测量左心耳开口内径时，同时对左心耳的深度进行测量。如果患者的左心耳开口最大内径＜14mm，＞31mm，或左心耳的深度＜最大开口内径，应及时告知介入医生，调整治疗方案。另外一种临床常用的LAmbre TM封堵器由固定盘和密封盘组成，封堵器的固定盘尺寸代表其型号，而型号的选择依据是左心耳最大开口内径，封堵器对左心耳的深度无要求[25]。

相关临床研究显示，左心耳最大开口内径一般位于TEE 135°方位，在120°~135°方位不仅可以清晰显示左心耳内部结构及分叶，还可清晰显示出左心耳特有的开口小而顶部宽大、梳状肌密布的特征，同时也是检测左

心耳血栓大小和形态的最佳切面。对于临床上应用最多的Watchman封堵器来说，为了确保Watchman左心耳封堵装置能正常锚定在左心耳壁上，必须确保封堵器的压缩率在15%~30%范围之内。因此，术前应用2D-TEE进行左心耳开口内径和深度的准确测量对于维持正常封堵器压缩率非常重要。如封堵器压缩率高，则封堵器在长轴方面长度越长，反之则短。如封堵器过长，可能导致封堵器过于靠近左心房侧，甚至脱入左心房内导致封堵失败；如果封堵器的压缩率过小，Watchman封堵装置的锚与左心耳壁锚定不牢固，容易导致封堵器脱落等并发症[1,12,26]。

RT-3D-TEE在测量左心耳开口内径与深度方面也有其特殊优势，其可在垂直于左心耳长轴切面准确获得通过左冠状动脉回旋支发出水平的短轴切面，此切面可准确测量左心耳的开口内径和前后径。因此，相对于通过4个角度或方位测量左心耳大小的2D-TEE技术，RT-3D-TEE理论上可以获得更准确的左心耳开口内径和深度；同时有利于观察左心耳口的形状，能为封堵器大小和类型的选择提供有价值的信息。有研究表明，2D-TEE与RT-3D-TEE测量的左心耳口面积与64排心脏CT重建测量结果相比，会低估左心耳口的面积。但RT-3D-TEE测量值的变异更小，2D-TEE测得的左心耳口面积小于RT-3D-TEE测得的左心耳口面积。而RT-3D-TEE测量的左心耳口面积与心脏CT重建测得值的相关性优于2D-TEE与心脏CT测得值的相关性[27,28]。

四、观测房间隔和卵圆窝有无明显异常

术前对房间隔及卵圆窝结构进行观察和评估，确定房间隔穿刺的位置，是确保LAAC成功的关键步骤。术前需要了解患者有无ASD修补术和封堵术史，在常规TTE的基础上结合TEE不仅能帮助判断有无房间隔补片或封堵器，

还能明确是否存在 ASD、PFO 及房间隔膨出瘤等常规 TTE 易漏诊的病变或异常结构。临床研究已经显示，RT-3D-TEE 检查能立体、全面显示房间隔和卵圆窝的形态以及周围毗邻关系，特别能清晰显示房间隔穿刺区域有无畸形等，帮助临床介入医生在术前全面掌握穿刺部位的心脏结构与特点，使医生能在术前根据患者具体情况制订相应的应对措施，从而增加 LAAC 的成功率与安全性。

第二节
TEE 在左心耳封堵术中的监测与评估

LAAC 术中 TEE 的监测与评估对确保封堵效果与手术安全至关重要。不仅需要在 LAAC 前快速准确复查一次 TEE，再次确认心脏瓣膜有无病变、心包有无积液及积液量多少、心功能是否明显减低，特别需要再次确认左心耳及心内其他部位有无血栓形成；还需要在 LAAC 操作全程中行 2D-TEE 和 RT-3D-TEE 监测、引导，并实时对操作过程及封堵效果作出判断与评估。主要包括：①引导房间隔穿刺：对于房间隔张力大，反复穿刺未能成功，X 线透视定位难以判断的患者，能在 TEE 实时引导下选择房间隔的后下部、卵圆窝的薄弱处进行穿刺。②引导钢丝及鞘管定位于左心耳入口：左心耳入口紧邻左上肺静脉入口，X 线透视下难以分辨空间关系，而 TEE 实时直视观察心内结构，可以帮助介入医生及时了解导管位置，避免损伤肺静脉及其他左心耳周边结构。③可在 2D-TEE 和 RT-3D-TEE 实时监控下动态观察封堵器的整个释放过程：对于封堵器释放后的形态和位置，封堵器与心耳壁的锚定情况，封堵伞覆盖左心耳的严密性，及结合彩色多普勒

血流图观察有无残余分流等，TEE 均有着无可替代的优越性。④封堵器释放前应用 TEE 观察封堵器型号是否合适，对周边结构（如二尖瓣、左肺静脉等）是否有不良影响等。如果型号不合适则可以指导回收封堵器，另选用合适型号的封堵器进行封堵。⑤术中 TEE 的实时监测，可以及时发现操作相关并发症，包括心包积液、心脏瓣膜损伤、冠状动脉损伤、节段性室壁运动异常、封堵器位置异常及封堵器移位栓塞等[29~32]。

一、TEE 实时监测左心耳封堵术的关键操作步骤

在进行 LAAC 时，TEE 的实时监测可对一些关键的操作步骤（如房间隔穿刺、传输鞘管进入心耳、封堵器的放置与释放等）进行引导，协助介入医生快速作出判断，缩短手术操作时间，提高一次性封堵成功率，避免左心耳及其周围结构损伤，减少相关并发症发生。

（一）TEE 引导房间隔穿刺

房间隔穿刺术是行 LAAC 时的第一个关键操作步骤。不仅需要安全地穿过房间隔，而对穿刺点的位置要求较高。因为穿刺位置将直接影响封堵器在左心耳开口的方向，从而影响左心耳封堵装置与左心耳的同轴性，若同轴性不好，不仅使封堵装置难以到位，同时也影响封堵效果。因此，成功进行房间隔穿刺是 LAAC 成功的第一个重要环节[30]。

理想的房间隔穿刺位点是靠近卵圆窝后下部分。临床实践已经证实，在进行房间隔穿刺操作时，应结合 TEE 与 X 线影像双重定位，能快速定位房间隔卵圆窝部后方中下部，并完成房间隔穿刺的操作。2D-TEE 和 RT-3D-TEE 均能实时动态地引导鞘管在房间隔的后下部进行准确穿刺进入左心房，快速到达左上肺静脉和左心耳，建立封堵器输入轨道，在引导房间隔穿刺中发挥了其他影像学不可比拟的作用。

常规 2D-TEE 引导时，一般是在 30°~60° 的主动脉短轴切面上可清晰显示房间隔的前后关系，在 90°~120° 方位左右的上、下腔静脉汇入右房切面上可以清晰显示房间隔的上下关系，两个切面的结合可清晰显示房间隔穿刺的常规穿刺点，即房间隔的后下部。近年来的临床实践已经证实，如果术中 TEE 探头同时具备 RT-3D-TEE 功能，推荐此时采用 RT-3D-TEE 不仅可实时动态、立体直观地引导鞘管及穿刺针的位置在房间隔后下部进行穿刺以及显示穿刺过程，还有利于帮助介入医生减少 X 线的辐射（图 14-4）。

（二）TEE 实时监控鞘管进入左心耳的位置

房间隔穿刺成功后，TEE 可实时观察鞘管及导丝在左心房、左上肺静脉及左心耳内的位置。由于左心耳壁非常薄，特别容易引起损伤出血，导致心包填塞，在鞘管或导丝进入左心耳尖部靠近左心耳壁时，2D-TEE 和 RT-3D-TEE 的同时监控非常重要。在 0°~180° 方位多角度 TEE 观察鞘管的推进，可以准确判断鞘管位置（图 14-5）。一般在 TEE 0°~90° 方位内的 TEE 切面主要用来观察左心耳的深度，但是对于判断特定叶的位置和鞘管走向用处不大。90°~180° 方位的 TEE 切面可用于观察左心耳的前后叶。在鞘管放置过程中，TEE 必须多角度确认鞘管与前叶对齐，可以使封堵器与左心耳口部共平面而不至于突出左心耳口；若鞘管放置于左心耳后叶容易使封堵器的后肩部突出心耳口，在术中操作时应特别引起注意。

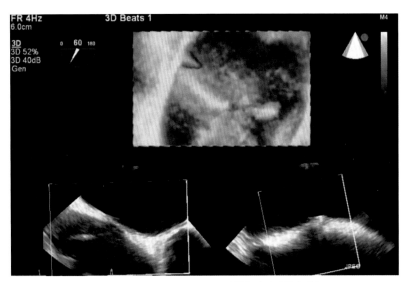

图 14-4　RT-3D-TEE 引导房间隔穿刺

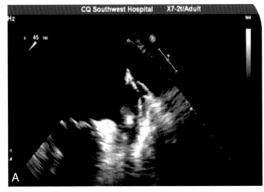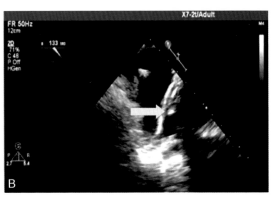

图 14-5　RT-3D-TEE 引导鞘 B 管放置（白色箭头处为鞘管）

A. 45°；B. 135°

（三）TEE 实时监测左心耳封堵器放置过程

在封堵器放置过程中 TEE 监测也非常重要，主要有以下作用。

（1）实时观察鞘管是否顶壁。因输送鞘管顶端为双弯型，在装置封堵器的内鞘管送入过程中可使外鞘管的双弯变直，此时若术者手控不好，有可能导致鞘管向上、向前移位而顶向左心耳壁，TEE 的实时监测可及时发现鞘管有无移位，并及时提醒术者进行调整。

（2）实时监测封堵器放置：如何将封堵器"送出"鞘管、并放置在左心耳的合适位置是 LAAC 的另一关键操作步骤。在此操作过程中，严禁向前"推送"封堵装置，应固定传送钢缆、同时缓慢回撤鞘管，使封堵器自然放置在左心耳内。但有时操作者把控不好，有可能在放置封堵器的过程中损伤左心耳壁。而术中行 TEE 实时监测，则可及时发现封堵器顶端是否"贴壁"，并及时提醒术者注意防范，避免相关并发症发生。

二、实时对封堵效果进行检测与评估

放置封堵器后需用 2D-TEE 和 RT-3D-TEE 对封堵效果进行检测与评估，以确定是否可以释放封堵器。本章节将以 Watchman 封堵器为例，对满足封堵器释放的四个条件（PASS 原则）进行阐述。① position（位置）：封堵器放置于左心耳开口部或稍远的位置。② anchor（锚定）：封堵器的锚已嵌入左心耳壁，封堵器非常稳定。③ size（尺寸）：以封堵器相对原尺寸压缩率表示。④ seal（密封）：封堵器覆盖于左心耳的整个开口，左心耳的所有瓣叶都被封堵住。而 2D-TEE 和 RT-3D-TEE 是评估判断左心耳封堵器是否满足 PASS 原则的最重要检测手段。

（一）封堵器的位置判断

封堵器放置的直接影响效果与安全性，

TEE 检测在判断封堵器位置方面具有重要作用，可以多角度（0°、45°、90° 和 135°）进行观察与检测，判断封堵器位置是否合适。一般要求封堵器与左心耳开口呈一平面或稍微突出左心耳开口边缘。封堵器的位置放置过深，可导致封堵不完全，有残存血流或出现未被封堵的隐窝或分叶，会成为器械相关血栓（DRT）形成的重要部位。封堵器放置过浅（露肩明显），不仅使封堵器放置不稳，有导致移位或脱落的风险；同时，左心耳封堵器过多突出于左心房内，也是易导致 DRT 形成的因素之一。而 TEE 可多角度测量封堵器"露肩"情况，一般要求"露肩"不超过 5mm 为宜。

（二）封堵器稳定性判断

判断封堵器是否稳定的常用方法是"牵拉试验"，即在 X 线透视下牵拉封堵器传送杆、然后松开，同时观察封堵器有无位移。与 X 线透视下观察封堵器稳定性相比，2D-TEE 或 RT-3D-TEE 实时观察监测封堵器的稳定性具有更加直观、精确的优点。因此，建议在行"牵拉试验"时，除在 X 线透视下观察外，尚应行 TEE 实时监测，以便对封堵器的稳定性作出精准判断。理想的情况是"牵拉试验"后封堵器位置无明显变化。如果在"牵拉试验"后发现封堵器不稳或有移位，应及时告知术者，并决定是否需要回收封堵器再重新放置。如果一次"牵拉试验"后仍对其稳定性存疑，需要再次进行"牵拉试验"。

（三）封堵器大小（尺寸）的判断

选择封堵器的大小（尺寸）是否合适关系到封堵器放置后稳定性及封堵效果。目前多用封堵器放置后的压缩率作为封堵器大小是否合适的评价判断标准，而 TEE 是精确检测封堵器压缩率的唯一方法。封堵器压缩率 =（置入封堵器直径 - 置入后 TEE 测量的封堵器横径）/ 封堵器直径 ×100%。

TEE 的优点是可以多角度（0°、45°、

90°和 135°）对置入的封堵器横径进行测量（图 14-6），并计算出不同角度方位的封堵器压缩率，使临床能更精确地对所选封堵器大小是否合适作出判断。Watchman 封堵器说明书建议的压缩率为 8%~20%。但笔者在实际工作中发现，这个数值偏小。我们认为封堵器压缩率以 15%~30% 为宜。如压缩率过低，表明所选封堵器偏小，有导术后致封堵器移位、脱落的风险；若压缩率过大，容易引起封堵器变形导致压迫左心耳周围其他组织，甚至发生心包积液等并发症。

（四）封堵效果（密封性）的检测与判断

放置封堵器能否将左心耳开口完全堵闭是衡量封堵效果的重要指标，临床主要用"密闭性"进行评价，而 TEE 则是检测封堵器密闭性的最重要手段。TEE 多普勒血流频谱多角度观测封堵器周围有残余与血流是评价其密闭性的重要指标，无残余血流说明其密闭性好。但部分患者可能会残余少量血流，究竟残余血流多少临床可以接受，则始终是临床所关注的问题。根据国外文献资料[33]，残存血流 < 5mm 属于临床可接受的范围。若残余分流量过大，血流束宽度≥ 5mm，提示封堵器没有完全封闭左心耳，还会有血栓形成的可能。若遇残余血流过大，应及时告知术者，以确定是通过部分回收方法调整封堵器位置，还是完全回收封堵器、再更换大一个型号的封堵器进行重新封堵。总之，应确保封堵效果。

三、封堵器释放后的 TEE 检测

放置封堵器后经 TEE 检测完全满足封堵器释放的 PASS 原则后，即可将封堵器完全释放，但封堵器释放后仍可能再发生移位。因此，封堵器释放后的 TEE 检测至关重要。应再次进行 2D-TEE 和 RT-3D-TEE 的实时检测，具体如下。

（一）检测内容

（1）重新评估左心耳封堵器的位置、压缩率及封堵器周边残余血流情况，以便及时发现封堵器释放后移位脱落、变形或压迫左心耳致出血等意外情况（图 14-7）。

（2）多角度和多方位观察左心耳封堵器形态及与肺静脉和二尖瓣的关系，特别是对左上肺静脉有无影响。RT-3D-TEE 与 2D-TEE 相比，能更直观、更立体地显示左心耳封堵器的形态

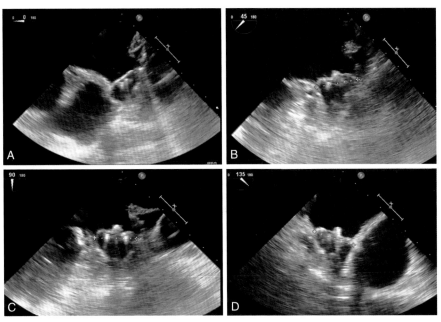

图 14-6　TEE 多角度准确测量置入封堵器横经（封堵器最宽处直径）
A. 0°；B. 45°；C. 90°；D. 135°

结构及其周围解剖结构的空间关系，如与左上肺静脉、二尖瓣的空间位置关系，为术者提供直观准确的信息[34]。

（3）多角度、多方位、全面地观察并确定有无心包积液，以便及时发现少量的心包积液及迟发性心包填塞等并发症。

（4）封堵器释放后，需要即刻采用 TEE 彩色多普勒血流显像多角度和多方位检测封堵器周围有无残余血流，如果花色多普勒血流信号在 TEE 上多个连续的切面上都有显示，说明封堵器与左心耳组织壁之间还存在残余分流（图14-8）。需仔细测量并记录其具体数据，便于在术后随访中进行观察对照。

（二）残余分流的评价分级

通过 TEE 多普勒信号不仅可确定封堵装置

周围是否存在残余分流，尚可通过所检测的数据对残余分流大小进行评价分级。

（1）极大量残余漏：可见多束或自由进出左心耳封堵器周边的血流信号（>5mm）。

（2）大量残余漏：封堵器周边可见 >3mm 血流束信号（Watchman 封堵装置建议 ≤ 5mm 的血流束信号是可以接受的）。

（3）中量残余漏：封堵器周边可见 1~3mm 的血流束信号。

（4）少量残余漏：封堵器周边血流束信号 < 1mm。

（5）无残余漏：TEE 检测未见封堵器周边有血流束信号。

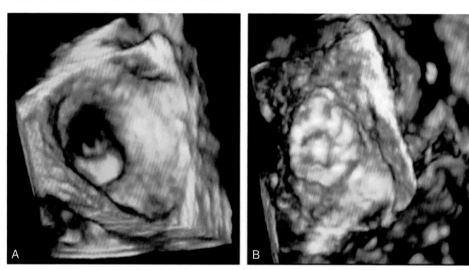

图 14-7　LAAC 前、后 RT-3D-TEE 图像
A. LAAC 前，左心耳开口呈椭圆形；B. LAAC 后，封堵器的空间三维形态

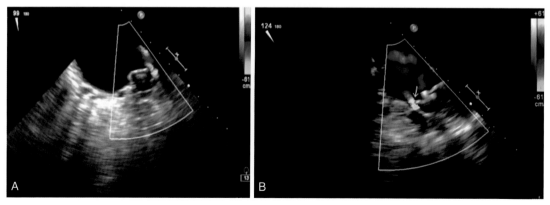

图 14-8　TEE 封堵器残余分流的大小，测量封堵器与左心耳壁之间的血流信号
A. TEE99° 切面彩色多普勒血流图像；B. TEE124° 切面彩色多普勒血流图像

第三节
TEE 在左心耳封堵术后随访中的应用

LAAC 后需要对患者进行定期随访，以便及时发现相关并发症，评价封堵器表面内皮化情况。由于左心耳结构的特殊性，LAAC 后判定封堵器是否移位、封堵器是否会对左心耳壁发生磨蚀穿孔、二尖瓣功能有无受封堵器的影响、封堵器周围有无残余分流及有无 DRT 等情况，均需要 TTE 和 TEE 共同完成。TTE 能够对 LAAC 后心脏房室的大小、瓣膜反流情况、有无心包积液、心脏收缩和舒张功能有无变化等进行动态随访。而有关封堵器的位置和形态、表面有无血栓、封堵器对左心耳壁有无磨损穿孔等情况则需要进行 TEE 检测随访[35,36]。目前国内外相关指南与专家共识均建议：LAAC 后 48h 可进行 1 次 TTE 随访，主要明确左心耳封堵器的位置和有无心包积液等并发症；术后 45~60d 必须复查 1 次 TEE。以后可根据患者的具体情况，每 3 个月或每半年随访复查 1 次 TEE。

一、TEE 检测 DRT 形成

DRT 是 LAAC 后晚期较常见的并发症，及时发现与处理，有助于预防血栓栓塞事件发生。因此，定期复查 TEE、观察有无 DRT 形成，是 LAAC 后重要的随访指标。随访过程中，如果发现 DRT 形成，应延长口服华法林时间，并使 INR 达 2.0~3.0，并于 2~3 个月后再次复查 TEE，直至 DRT 消失为止。

左心耳封堵成功后，通常要求患者在 45~60d 必须进行 1 次 TEE 检查，评价封堵器内皮化情况及有无 DRT 形成。在封堵器植入 45d 左右，内皮细胞及纤维成分会将覆盖封堵器表面，左心耳壁或左心房部分与封堵器的界限更加模糊，封堵器的筛网状结构也变得逐渐不清晰，TEE 均可观察上述变化[37~39]。因此，在 LAAC 后的随访中，可应用 2D-TEE 和 RT-3D-TEE 观察封堵器有无位置变化的同时，多切面扫查心腔内和封堵器表面有无血栓形成，其中 RT-3D-TEE 还可立体显示位于封堵器表面的血栓回声（图 14-9）。

二、TEE 检测左心耳封堵术后的残余血流

PROTECT-AF 研究的亚组分析[40]探讨了 LAAC 后器械周围残余漏的发生率及对主要有效性终点事件（包括卒中、系统性栓塞或心血管源性死亡）的影响，器械周围残余漏定义为少量（< 1mm）、中量（1~3mm）或大量（>3mm）。

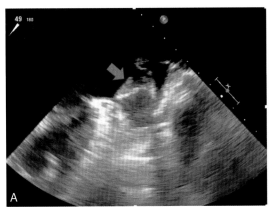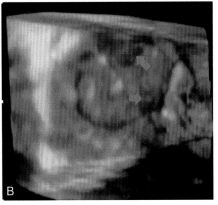

图 14-9 TEE 所显示的封堵器表面的血栓（DRT）

A. 2D-TEE 显示左心耳封堵器表面的血栓回声（蓝色箭头所示）；B. RT-3D-TEE 显示左心耳封堵器表面的血栓回声（蓝色箭头所示）

以 TEE 随访评估证实 LAAC 后任何程度的残余漏发生率在术后 45d、6 个月及 12 个月分别为 41%、34% 和 32.1%。由此可见，LAAC 后器械周围残余漏是一个不容忽视的问题，应加强术后随访观察。

随访观察 LAAC 后残余漏的演变，对于指导术后抗栓治疗具有重要意义。目前，临床常用的术后抗栓方案为：口服华法林 45d（INR 目标值 2.0~3.0）；45d 后行 TEE 检查，评估有无残余血流。如果左心耳封堵完全或残存微量血流，且无 DRT 时，则可停用华法林，改为联合抗血小板药物（阿司匹林 + 氯吡格雷）至术后 6 个月；如果残存血流 >3mm，则应继续服用华法林，待 TEE 检测确定残存血流 <3mm 后，再继续阿司匹林治疗[41]。因此，LAAC 后应用 TEE 检测有无残余血流及残余血流的动态变化，对于患者术后治疗方案的制订非常重要。

TEE 复查有无残余血流时应注意：①行多角度或多方位扫查，彩色多普勒超声至少观测 0°、45°、90°、135° 方位封堵器与左心耳边界是否存在残存血流。②临床研究显示，LAAC 后存在残余分流的患者，大部分会在之后的动态随访过程中逐渐减少或消失。

三、超声心动图检测左心耳封堵术后的心功能变化

LAAC 后心脏大小和功能的变化规律也是评估判断其疗效的一个重要内容。心房颤动患者的心功能与正常窦性心律者完全不同，窦性心律状态的左心房具有血液储存作用、通道作用及助力泵作用，其中助力泵是通过左心房的有效收缩来实现的，对于左心室的舒张期充盈具有重要作用。而心房颤动患者心房内的血液不能有效排空，使左心室舒张期末期充盈减低，导致心排血量减少[42]。LAAC 对患者心功能的影响也是临床关注的问题之一。因此，在 LAAC 后的随访中，TTE 定期检测患者心脏功能也非常重要。

Mitrega 等研究显示，不论患者是否存在不同程度的心力衰竭和房间隔穿刺后分流，术后 3 个月复查患者的左心功能，与术前相比，左心室的舒张末期容积、LVEF、短轴缩短指数及每搏输出量均有不同程度的增加，但差异无统计学意义。分析原因可能是由于左心耳本身具有自主收缩与舒张的功能，能够缓解左心房的压力，而 LAAC 后左心房的容积较封堵前减小，因此左心房压力增高，能使更多的血液进入左心室，从而导致左心室排出量增加，关于 LAAC 对心房颤动患者心脏结构及功能的确切影响，尚需更多的研究进一步证实[43]。

四、心包积液

由于手术操作和封堵器选择过大造成的心包积液是 LAAC 常见的并发症，发生率在 1%~5%，常规 TTE 和 TEE 均能清晰显示左心室侧壁或后壁、右室前壁心包有无液性回声区。一般发生在术后 24h 以内，但也有极个别患者在术后第 2 天后发生心包填塞，甚至发生在术后 2 周至 1 个月，因此观察有无心包积液也是 LAAC 后重要的随访内容。TTE 和 TEE 在 LAAC 后的随访中发挥重要价值，特别是前者能更快速、准确、方便地判断左心耳封堵术后是否存在心包积液及其程度[44]。

（陆军军医大学西南医院　郭燕丽）

参考文献

[1] Holmes DR, Kar S, Price MJ, et al. Prospective randomized evaluation of the Watchman Left Atrial Appendage Closure device in patients with atrial fibrillation versus long-term warfarin therapy: the PREVAIL trial. J Am Coll Cardiol, 2014, 64:1–12.

[2] Reddy VY, Sievert H, Halperin J, et al. Percutaneous left atrial appendage closure vs warfarin for atrial fibrillation: a randomized clinical trial. JAMA, 2014, 312(19):1988–1998.

[3] Reddy VY, Doshi SK, Kar S, et al. 5-Year Outcomes After Left Atrial Appendage Closure (From the PREVAIL

and PROTECT AF Trials). J Am Coll Cardiol. 2017, 70(24):2964–2975.

[4] Price MJ. The WATCHMAN left atrial appendage closure device: technical considerations and procedural approach. Interv Cardiol Clin,2018, 7:201–212

[5] 姚青，宋治远，郭燕丽，等 . 经皮左心耳封堵术在非瓣膜性心房颤动患者中的应用 - 单中心经验 . 中国介入心脏病学杂志 , 2018, 26(10):553–558.

[6] Boersma LV, Ince H, Kische S, et al. Evaluating Real-World Clinical Outcomes in Atrial Fibrillation Patients Receiving the WATCHMAN Left Atrial Appendage Closure Technology: Final 2-Year Outcome Data of the EWOLUTION Trial Focusing on History of Stroke and Hemorrhage. Circ Arrhythm Electrophysiol, 2019, 12(4):e006841.

[7] Zhai ZQ, Tang M, Su X, et al. Experience of left atrial appendage occlusion with the WATCHMAN device in Chinese patients. Anatol J Cardiol, 2019,21(6): 314–321.

[8] Freeman JV, Varosy P, Price MJ, et al. The NCDR Left Atrial Appendage Occlusion Registry, JACC, 2020; 75(13):1503–1518.

[9] Tang X, Zhang Z, Wang F, et al. Percutaneous Left Atrial Appendage Closure With LACBES Occluder- A Preclinical Feasibility Study. Circ J, 2017, 82(1): 87–92.

[10] Francesco V, Sacca S, Mugnolo A, et al. Simultaneous patent foramen ovale and left atrial appendage closure . J Cardiovasc Med, 2012, 13(10): 663–664.

[11] Perk G, Biner S, Kronzon I, et al. Catheter based left atrial appendage occlusion procedure: role of echocardiography. Eur Heart J Cardiovasc Imaging, 2011, 13(2):132–138.

[12] Reddy VY, Mbius-Winkler S, Miller MA, et al. Left atrial appendage closure with the Watchman device in patients with a contraindication for oral anticoagulation: the ASAP study (ASA Plavix Feasibility Study With Watchman Left Atrial Appendage Closure Technology). J Am Coll Cardiol, 2013, 61 (25):2551–2556.

[13] Pollick C, Taylor D. Assessment of left atrial appendage function by transesophageal echocardiography. Implications for the development of thrombus. Circulation, 1991, 84(1): 223–231.

[14] Mahajan R, Brooks AG, Sullivan T, et al. Importance of the underlying substrate in determining thrombus location in atrial fibrillation: implications for left atrial appendage closure. Heart, 2012, 98(15):1120–1126.

[15] Donal E, Yamada H, Leclercq C, et al. The left atrial appendage, a small, blind ended structure: a review of its echocardiographic evaluation and its clinical role. Chest, 2005, 128 (3):1853–1862.

[16] 杨宗奇，沈卫峰，张绍昌，等 . 多平面经食管超声心动图在鉴别左心耳内血栓与梳状肌的作用 . 中国循环杂志 , 1999, 14(1):39–44.

[17] Li S, Zhao D, Zhu M, et al. Percutaneous left atrial appendage closure in the patient with spontaneous echocardiographic contrast a new occluder and protocol. Cardiology Plus, 2016, 1(1):42–44.

[18] 邹阳春，王海斌，祖德贵 . 心房颤动患者左心耳血栓影像学诊断的研究进展 . 中华老年心脑血管病杂志 , 2010 (5): 474–476.

[19] Qamruddin S, Shinbane J, Shriki J, et al. Left atrial appendage: structure, function, imaging modalities and therapeutic options. Expert Rev Cardiouasc Ther, 2010, 8(1):65–75 .

[20] Di Biase L, Santangeli P, Anselmino M, et al. Does the left atrial appendage morphology correlatewith the risk of stroke in patients with atrial fibrillation: Results from a multicenter study. J Am Coll Cardiol, 2012, 60(6): 531–538.

[21] Khurram IM, Dewire J, Mager M, et al. Relationship between left atrial appendage morphology and stroke in patients with atrial fibrillation. Heart Rhythm, 2013, 10(12):1843–1849.

[22] Mráz T, Neuil P, Mandysová E, et al. Role of echocardiography in percutaneous occlusion of the left atrial appendage. Echocardiography, 2007, 24(4):401–404.

[23] 毕文静，孙菲菲，任卫东，等 . 应用实时三维经食管超声心动图评价非瓣膜性心房颤动患者左心耳形态和功能 . 中国医学影像技术 , 2013, 10: 17.

[24] Fountain R, Holmes DR, Hodgson PK, et al. Potential applicability and utilization of left atrial appendage occlusion devices in patients with atrial fibrillation. Am Heart J, 2006, 152 (4):720–723 .

[25] Huang H, Liu Y, Xu Y, et al. Percutaneous Left Atrial Appendage Closure With the LAmbre Device for Stroke Prevention in Atrial Fibrillation: A Prospective, Multicenter Clinical Study. JACC Cardiovasc Interv, 2017, 10:2188–2194.

[26] Reddy VY, Holmes D, Doshi SK, et al. Safety of percutaneous left atrial appendage closure results from the watchman left atrial appendage system for embolic protection in patients with AF(PROTECT AF)clinical trial and the continued access registry. Circulation, 2011, 123 (4):417–424.

[27] Heist EK, Refaat M, Danik SB, et al. Analysis of the left atrial appendage by magnetic resonance angiography in patients with atrial fibrillation. Heart Rhythm, 2006, 3(11): 1313–1318.

[28] Shah SJ, Bardo DME, Sugeng L, et al. Real time three dimensional transesophageal echocardiography of the left

atrial appendage: initial experience in the clinical setting. J Am Soc Echocardiography, 2008, 21 (12): 1362–1368.

[29] Nucifora G, Faletra FF, Regoli F, et al. Evaluation of the left atrial appendage with real time 3-dimensional transesophageal echocardiography implications for catheter based left atrial appendage closure. Circulation: Cardiovasc Imaging, 2011, 4(5):514–523 .

[30] Faletra FF, Nucifora G, Ho SY. Imaging the atrial septum using real time three dimensional transesophageal echocardiography: technical tips, normal anatomy, and its role in transseptal puncture. J Am Soc Echocardiography, 2011 , 24(6): 593–599.

[31] Balzer J, Kühl H, Rassaf T, et al. Real time transesophageal three dimensional echocardiography for guidance of percutaneous cardiac interventions: first experience. Clin Res Cardiol, 2008, 97(9): 565–574.

[32] Perk G, Lang RM, Garcia Fernandez MA, et al. Use of real time three dimensional transesophageal echocardiography in intracardiac catheter based interventions. J Am Soc Echocardiography, 2009, 22(8): 865–882.

[33] Gonzalez JV, Kar S, Douglas P, et al. The clinical impact of incomplete left atrial appendage closure with the watchman device in patients with atrial fibrillation. J Am Coll Cardiology, 2012, 59(10): 923–929.

[34] García Fernández MA, Cortés M, García Robles JA, et al. Utility of real time three-dimensional transesophageal echocardiography in evaluating the success of percutaneous transcatheter closure of mitral paravalvular leaks. J Am Soc Echocardiography, 2010, 23(1): 26–32.

[35] 马宁，张涵，董建增，等 . 经食管超声心动图引导经皮左心耳封堵术及术后随访 . 中国超声医学杂志 , 2015, 31 (2):119–122.

[36] 张兰，周青，宋宏宁，等 . 超声心动图在经皮左心耳封堵术及近期随访中的应用 . 中华超声影像学杂志 , 2015, 24(8): 652–656.

[37] Cruz Gonzalez I, Martín Moreiras J, García E. Thrombus formation after left atrial appendage exclusion using an Amplatzer cardiac plug device. Catheter Cardiovasc Interv, 2011, 78(6): 970–973.

[38] Cardona L, Ana G, Luísa B, et al. Thrombus formation on a left atrial appendage closure device.Circulation, 2011 , 124(14): 1595–1596.

[39] Chun KRJ, Bordignon S, Urban V, et al. Left atrial appendage closure followed by 6 weeks of antithrombotic therapy: a prospective singlecenter experience. Heart Rhythm, 2013, 10 (12):1792–1799.

[40] Viles Gonzalez JF, Kar S, Douglas P, et al. The clinical impact of incomplete left atrial append age closure with the Watchman Device in patients with atrial fibrillation: a PROTECT AF (Percutaneous Closure of the Left Atrial Appendage Versus Warfarin Therapy for Prevention of Stroke inPatients With Atrial Fibrillation)substudy. J Am Coll Cardiol, 2012, 59:923–929.

[41] January CT, Wann LS, Alpert JS, et al. 2014 AHA /ACC / HRS guideline for the management ofpatients with atrial fibrillation: a report of the American College of Cardiology /American Heart Association Task Force on Practice Guidelines and the Heart Rhythm Society. J Am Coll Cardiol, 2014, 64(21): e71–e76.

[42] Borgognone A,Shantsila E,Worrall SM,et al. Nitrite circumvents platelet resistance to nitric oxide in patients with heart failure preserved ejection fraction and chronic atrial fibrillation. Cardiovasc Res. 2018; 114: 1313–1323.

[43] Mitrega K, Streb W, Szymala M, et al. The influence of iatrogenic interatrial septum leaks after left atrial appendage closure on cardiac function test results. J Interv Cardiol. 2018; 31(5):679–684.

[44] Glikson1 M, Wolff1 R, Hindricks G, et al. EHRA/EAPCI expert consensus statement on catheter-based left atrial appendage occlusion-an update. Euro Intervention 2019, 15-online publish-ahead-of-print August 2019 DOI: 10.4244/EIJY19M08_01.

第 **15** 章

心腔内超声在左心耳封堵术中的应用

第一节
心腔内超声介绍

心腔内超声（intracardiac echocardiography, ICE）是将超声探头置于心腔内或心脏的附属结构内，以获得心脏结构及功能信息的超声技术。早在 20 世纪 60 年代，就有经心腔内超声显像技术的临床研究报道，但当时各种导管介入技术尚处于起步阶段，ICE 的临床应用并不多见。随着近年来介入治疗技术的蓬勃发展，ICE 在介入诊断及治疗中的辅助应用也逐渐兴起。目前有多种 ICE 操作系统及相匹配的导管探头进入了商业推广，其传感器的成像精度及操作便利性都在不断提高中。

一、心腔内超声的构成

ICE 的构成包括超声探头、连接装置和成像设备三部分。

（一）超声探头

目前的 ICE 系统可分为旋转式及相控阵式两大类，旋转式系统仅能清晰显示近场图像，无法用于指导左心耳封堵术（percutaneous left atrial appendage closure, LAAC），本文着重介绍相控阵式 ICE 系统。该系统导管直径多为 8F 或 10F，长 90~110cm（图 15-1A），探头为 64 位相控阵微型超声换能器，置于心导管的尖端（图 15-1B），换能器频率范围在 5.5~10MHz。含有相控阵探头的导管需要通过型号适宜的静脉鞘输送到心腔内（图 15-2）。

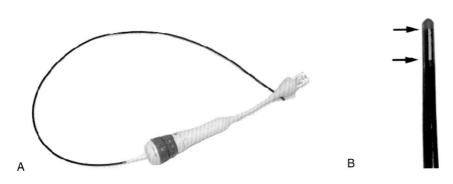

图 15-1　ICE 成像导管（A）及探头（B）
图片引自参考文献 [1]

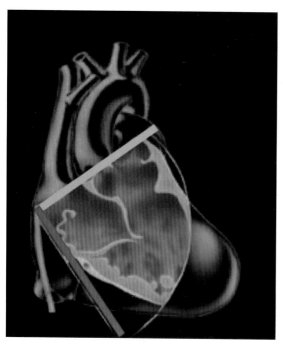

图 15-2 ICE 检查过程中，探头经鞘管从下腔静脉推送到心腔内

（二）连接装置

包括特制的可弯折的心导管、操作手柄和与成像设备相连接的插座。心导管尖端装置超声探头，后端经操作手柄及插座与成像设备连接。通过操作手柄可支配导管向前、后、左、右多个方向转动以探查心脏结构（图 15-3）。

（三）成像系统

相控阵型的 ICE 系统兼容同一系列的常规超声诊断仪，并不需要专用的超声成像系统。仪器配置有连接 ICE 导管的插口和相

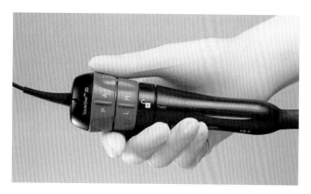

图 15-3 ICE 操纵手柄
A: anterior, 向前；P: posterior, 向后；R: right, 向右；
L: left, 向左

应软件，可切换导管探头及经胸、经食管探头，分别显示经心腔内图像或经胸超声心动图（transthoracic echocardiography, TTE）、经食管超声心动图（transesophageal echocardiography, TEE）图像。ICE 的成像方式与常规超声心动图相同，包括 M 型、二维、彩色多普勒、频谱多普勒和组织多普勒超声，新研发的 ICE 也可进行三维成像。二维成像的频率范围在 4.5~8.5MHz，脉冲波的频率波动于 5~7.5MHz，不同厂商所研发的 ICE 操作系统可能会有配置的差异性，但基础成像结构保持一致。所成图像均为扇形，与 TTE 及 TEE 图像相似。ICE 组织穿透力强，探测深度范围为 1~10cm，可提供高分辨率的二维图像。

二、心腔内超声使用方法

（一）操作流程

在临床应用中，心腔内导管的操作人员需要同时具有心脏介入及超声的专业技能，一般是由介入医生操作 ICE 导管，在 X 线透视监测下，将带有超声探头的心导管经股静脉插管进入心腔，当导管到达预设的成像位置后，可经导管操作柄开启制动装置，以协助探头定位于成像处。操纵柄处有旋钮可以控制探头末端使之倾斜和屈曲，与单平面 TEE 探头相似；调整 ICE 探头的深度或旋转均可起到调节图像切面的作用，也可通过调节图像增益、聚焦深度及聚焦框大小、减小噪声干扰等方式优化图像质量，以清楚显示目标结构。若图像欠佳，需配合 X 线透视反复微调 ICE 探头的位置、方向和角度，直至取得满意图像后，保持探头在该位置的相对稳定。此外，ICE 导管在手术过程中放置于心腔内，便于实时监测手术进程，以保障手术的成功率和安全性，且与心脏介入操作互不干扰。

（二）探头成像位置

经静脉系统进入心腔之后，根据成像目标的不同，探头可放置于下腔静脉、右心房、冠状静脉窦、右心室、肺动脉，或穿过房间隔进入左心房或肺静脉进行成像。

（1）右心房位：是 ICE 监测有创性操作的基本切面，导管后屈可以看到房间隔、卵圆窝、原发隔、右心房和左心房；探头拉直后稍向前屈并向主动脉方向旋转，可显示主动脉瓣；探头放置于右心房上部并前屈可显示三尖瓣和右心室，在此位置向后旋转探头可看到二尖瓣和左心室；在房间隔切面向下倾斜探头可显示左心耳和左肺静脉，继续顺时针旋转探头并向上前进，可看到右肺静脉。

（2）右心室位：可显示流出道和肺动脉。

（3）下腔静脉位：可以看到腹主动脉。

（4）左心房或左上肺静脉位：由于接受 LAAC 的患者多有长期持续性心房颤动引起的心房扩大，经右心位置显示左心耳可能因距离较远干扰图像质量，此时需通过房间隔穿刺将探头送入左心房或左上肺静脉以清晰显示左心耳。

（三）显示左心耳

由于左心耳处于超声图像的远场，从多个切面探查很有必要。与经右房或经冠状静脉窦成像相比，经更靠近左心耳的左房、肺静脉成像所显示的左心耳结构往往更清晰，避免了在调节图像深度时降低帧频，所获得的图像分辨率更高。

ICE 所具有的彩色多普勒技术及频谱多普勒技术可用于观察左心耳和各瓣膜口的血流情况以及心房水平有无分流等。但超声检查的结果在不同的检查者间存在差异，检查效能受操作者经验的影响，ICE 的标准检查切面、数据测量及检查过程中多普勒技术的使用现尚缺乏行业指南，目前操作者的学习多依据专家经验而进行 [2,3]。

三、心腔内超声的临床应用

（一）应用指征和禁忌证

（1）应用指征：监测和引导心脏介入操作并显示心腔内的人工装置，检测心脏及大血管的解剖结构和病理生理特征，检测心脏和大血管的血流动力学等。

（2）禁忌证：败血症、严重出血倾向、右心系统血栓及其他血栓性病变、心绞痛发作期、心功能Ⅳ级、明显的外周血管病变等。

（二）结构性心脏病介入治疗中的应用

ICE 可辅助经皮心内缺损介入封堵术、经皮主动脉瓣置换术、经皮肺动脉瓣置换术、经导管二尖瓣球囊扩张术、肥厚型心肌病化学消融术等各种结构性心脏病的经导管介入治疗。经房间隔穿刺是多项结构性心脏病介入治疗的基础操作，因 ICE 可直接清晰显示卵圆窝等结构，在指导房间隔穿刺方面应用较早。随着介入治疗的发展及 ICE 成像技术的进步，ICE 在结构性心脏病介入治疗中的应用也逐步拓展。随着 LAAC 在预防房颤卒中方面临床应用的不断增多，ICE 也在 LAAC 中得到应用并逐渐显现出自身的优势 [4]。

（1）指导先天性心内缺损的介入封堵治疗：在心内缺损介入封堵术中，ICE 可在封堵器释放前测量待封堵口大小，观测其形态、位置及周围结构，为封堵器尺寸的选择提供参考；并于术中监测封堵盘释放过程，探测有无残余分流、心包穿孔及心内装置的异常情况。

（2）指导心脏瓣膜病介入治疗：在经导管瓣膜介入术中，ICE 可提供术前瓣膜形态的数据、测量瓣环径，指导术中瓣膜置入或球囊扩张，并且在术后即刻检测瓣膜活动及瓣周情况。经导管进行的瓣膜置入术，术前的瓣环径测量尤为重要，若人工瓣膜型号不匹配，有可能会引发瓣周漏等一系列并发症，因此采用影像学方法精准测量瓣环径是瓣膜成功置入的关键。

目前临床对瓣环径等瓣膜形态的术前评估常采用多层螺旋 CT 结果，但对于部分不能耐受造影剂的患者，ICE 可能成为有效的替代方法。未来 ICE 将有可能广泛应用于主动脉瓣、肺动脉瓣、二尖瓣及三尖瓣的经导管介入治疗。

（3）在肥厚型梗阻性心肌病的化学消融术中的应用：ICE 可协助选择消融心肌，并且在术中监测消融部位的动态变化。

（4）在 LAAC 中的应用：ICE 可检查左心耳血栓、提供左心耳形态和大小的数据、引导输送鞘管放置、优化封堵器释放位置，并且在术后即刻探测封堵器稳定性、有无残余分流及新生血栓。

（三）心脏电生理术中的应用

ICE 在心脏电生理术中的应用包括：①指导房间隔穿刺；②对左心房和肺静脉的解剖进行详细评估；③引导复杂心律失常射频消融术；④评估高度选择性的心脏起搏以及心脏再同步化治疗的术后即刻效果；⑤及时探测手术过程中的各种并发症。

（1）指导房间隔穿刺术：在行心脏电生理手术时，介入器材多经右心系统进入左心系统，需使用房间隔穿刺术，形成人工的心房间通道。ICE 可清楚显示房间隔及卵圆窝的部位，引导穿刺导管精确定位，并可实时监测穿刺过程。

（2）指导快速性心律失常导管消融术：在心律失常心内射频消融术中，ICE 可监测导管电极的移动、与消融靶点及周围重要毗邻组织如肺静脉等的相对位置关系，辅助调整导管或球囊位置，实时探测射频能量释放时靶点心肌的改变，并迅速检测一些术中可能的并发症，包括心内血栓形成、心包积液和肺静脉梗阻等；尤其对于复杂心律失常，当 ICE 与三维标测系统结合应用后，可大幅减少射线的暴露量，提高消融的准确性，降低心包压塞等并发症的发生率[5]。

（3）在心脏起搏器置入术中的应用：ICE 可监测起搏电极的移动和锚定，辅助电极定位，及时发现电极移位等情况，并评估术后心肌的功能。

从总体上看，ICE 辅助心脏电生理术治疗具有可靠的安全性，并可缩短 X 线暴露时间，但不顺利的 ICE 操作有可能延长患者手术的总时间。

（四）ICE 的局限性

（1）因超声导管直径较普通导管大，因此增加了血管并发症的发生概率。

（2）目前应用较多的二维 ICE 探头为单平面，不能显示多平面图像，灵活性不足，视野受限。

（3）不能放大距探头 3cm 以内的物体图像，不能定位距探头 5cm 内的取样容积，因此近场脉冲多普勒应用受限。

（4）导管在心腔内容易飘动，难以固定影像切面，因而成像质量容易受影响。

四、ICE 与 TEE 对左心房及左心耳的探查对比

在行 LAAC 时，目前术中常用的监测方法是 TEE，ICE 应用较少。ICE 作为一种有创性检查，须将探头置于心腔内成像，虽增加介入操作步骤，但探头细小不影响透视观察；TEE 为半有创性检查，须将探头置于食管内成像，其成像探头有可能部分遮盖透视影像；二者都可近距离观察左心耳结构及功能，究竟这两种方法如何选择是介入医生需要面对的问题。

（一）成像质量对比

ICE 和 TEE 都是扇形 90° 成像，从探头所在位置来看，ICE 直接从心腔内扫查，具有近距离成像的优势，可以观察左心耳的细微结构，图像质量好，若从右心房成像则对左心房及左心耳的整体性观察不如 TEE。而 TEE 从左心房后方扫查，可以很清晰地显示左心房和左心耳，但由于左心耳位于图像远场，其细微结构的呈

现不如 ICE。Saksena 等[6] 早期的研究发现，当仅通过右心系统获取图像时，ICE 只能在 94% 的患者中获得左心房高质量的完整成像，而 TEE 则可以在 100% 的患者中清晰显示左心房的结构；对于左心耳，TEE 可在 96% 的患者中做到完整显示，而 ICE 只能在 85% 的患者中显示。近期的 ICE 研究数据支持若经右心房成像不满意时，应进入左心房或肺静脉显示左心耳，但此方法可能升高医源性房间隔缺损的发生率[7]。

（二）心房血栓检测对比

LAAC 前排除心腔内血栓的存在可避免术中发生栓塞。ICE 和 TEE 均可检测心房血栓，但 ICE 是在术中进行检测，一旦发现血栓对手术影响大；TEE 可在术前任何时间段进行，灵活性更高，对手术时机和治疗方式选择帮助更大。Saksena 等[6] 纳入 95 例房颤患者，2d 内分别行 TEE 和右心系统 ICE 检查，结果发现，虽然 TEE 与 ICE 都能安全地被应用，但在左心房及左心耳血栓检出阳性率 TEE 高于 ICE（6.9% vs 5.2%）。虽然 TEE 在检测患者是否存在房间隔缺损或卵圆孔未闭、左心房血栓或自发显影等方面具有极高的敏感度，但有时仍难以区分左心耳血栓与左心耳正常解剖结构如梳状肌、肌小梁；而 ICE 在肺动脉或左心房内成像时，其组织分辨率高于 TEE，对左房以及左心耳血栓诊断和鉴别诊断的准确性较高[8]。

总之，TEE 在拟行复律治疗的房颤患者中已经得到广泛应用，部分国外的介入中心亦将 ICE 作为常规的监测手段用于识别射频消融患者左心房内有无血栓及自发显影[9]。

（三）左心耳径测量

准确测量左心耳的径线可以帮助选择尺寸适宜的封堵器。三维 TEE 在 LAAC 中的应用已较成熟，可清晰勾勒左心耳立体轮廓并显示其形态细节，利于准确测量左心耳大小[10]。Blendea 等[11] 研究指出，当使用 ICE 经右心房或冠状静脉窦获取左心耳图像时，受到透视短缩或成像质量欠佳的影响，与心脏 CT 或 MRI 所测左心耳径线相比一致性欠佳；而 ICE 经左心房成像所获得的左心耳二维图像不劣于 TEE，所测得的数据与心脏 CT 及 MRI 的相关性良好。

（四）安全性及成本对比

（1）安全性比较：出于安全考虑，LAAC 中行 TEE 检查时需要将患者全身麻醉，由此易带来麻醉相关的风险问题，且 TEE 检查时也需要超声医生与麻醉医生的协调配合；患者因全身麻醉的气管插管及 TEE 的食管插管带来的机械损伤可能造成术后患者咽喉部不适感明显增加。而 ICE 由介入医生直接操作，在进行介入检查或治疗的同时获取图像，有利于优化导管室的工作流程，减轻超声医生的工作难度，且患者仅需局部麻醉，避免了双重插管操作，降低了手术风险和患者痛苦；但由于 ICE 导管的放入，增加了心腔内导管的数量并可能带来未知的风险，另外不顺利的 ICE 操作有可能延长介入手术时间。

（2）成本比较：ICE 导管为一次性使用，费用昂贵；而 TEE 探头虽然较贵，但可消毒后多次重复使用，其成本明显低于 ICE，这也是 ICE 在临床应用较少的原因之一。目前 ICE 主要用于已计划进行心脏介入治疗或导管检查的患者，对于普通的术前检查，TEE 的成本效益比明显高于 ICE。此外，与 TEE 相比，ICE 的操作者除了具有丰富的介入操作经验外，还需要掌握一定的超声专业知识和比较熟练的图像解读能力，介入医生存在学习曲线的问题；从医生的培养角度来看，ICE 所需时间和成本会更大。

（五）如何选择

根据 2019 年更新的欧洲心律学会 / 心血管介入学会对 LAAC 的专家共识[12]，于 LAAC 前排除左心耳或左心房血栓存在、评估左心耳形态，心脏 CT 或 TEE 都是行之有效的检查方法。

术中对封堵器大小的选择及封堵操作的监测可结合各中心的具体情况在 TEE 或 ICE 任选其一。对于 LAAC 的术后随访，推荐使用的超声检查为二维 TEE 成像（2D-TEE）。ICE 虽然为侵入性操作且费用昂贵，但其避免了全身麻醉；并且三维 ICE 成像技术也在不断发展，可通过图像重建在同一探头位置获得不同切面的图像，优化了 ICE 的成像能力[13]。未来 3D-TEE、3D-ICE、心脏 CT 等多种影像学手段的发展将会为 LAAC 的影像学监测提供更丰富的视角。

第二节
心腔内超声引导左心耳封堵术操作流程与注意事项

在 LAAC 中采用 ICE 方法可以近距离观察左心耳形态、测量左心耳大小、监测房间隔穿刺过程，确保输送鞘顺利到达靶目标，指导装置准确封堵左心耳，并及时发现手术过程中的并发症。

一、心腔内超声引导左心耳封堵术操作流程

（一）术中观测左心耳形态及大小

ICE 植入心腔内需要进行血管穿刺，通常选择介入穿刺点的对侧股静脉，以避免同侧多次穿刺造成的穿刺部位血肿，以及多根导管在同一血管内的相互牵拉造成的操作活动度受限。推送导管时动作需轻柔，可通过顺时针旋转等技术将导管送达定位靶点。定位靶点包括右心房、冠状静脉窦、肺动脉及左心房或肺静脉，但研究发现左心房、肺静脉或肺动脉因距离左心耳最近，因此能更清晰地显示左心耳结构；而冠状静脉窦管壁较薄，如放入 ICE 导管需要额外的设备，故一般未采用。在 X 线和 TTE 图

像双确认 ICE 导管定位准确后，固定导管位置，即可开始进行 ICE 检查和监测。

经股静脉入路插入 ICE 导管至右房中段，调整导管位置获得清楚显示右心房、右心室及三尖瓣的基准切面。在基准切面顺时针旋转 ICE 导管的同时，前进或回撤 ICE 导管，在三尖瓣前后瓣环清楚显示的切面可将导管放入右心室；于右心室切面，通过打弯或松弯等操作观察心包情况。然后将 ICE 导管置于右室流出道 - 左肺动脉切面，观察左心耳有无血栓，并观测左心耳形态和大小。

左心耳解剖外形分为风向标形、鸡翅形、菜花形、仙人掌形 4 种类型。既往研究发现，菜花形发生血栓的风险为 18%，较其他 3 种类型高（4%~12%）[14]。不同形状的左心耳主叶和分叶内径及方向不同，所选择的左心耳封堵器类型和封堵方法也有所不同，因而准确地描述左心耳形态及大小对 LAAC 的成功与否至关重要。ICE 可以近距离观察左心耳，尤其对心耳内部梳状肌的结构、有无血栓，以及分叶位置和大小的评价具有明显优势，可以指导介入医生选择合适的封堵器和制订最优的治疗方案。ICE 测量的左心耳参数与测量方法同 TEE，包括多切面测量的左心耳口最大径和最适宜封堵的深度，如果需要将封堵器放入分叶内，还须测量分叶的内径和深度。

（二）指导房间隔穿刺

在 X 线透视下将 ICE 导管和房间隔穿刺鞘通过下腔静脉分别送进右心房，调整超声导管使 ICE 探头处于房间隔中部。在双心房切面充分显示卵圆窝，指导房间隔穿刺针移动到达卵圆窝穿刺点。由于大多数左心耳解剖位置偏前上，所以穿刺点多选择偏房间隔后下部。在清楚显示左心耳后，将穿刺针对准左心耳方向进行穿刺，利于输送鞘管与左心耳保持同轴性，穿刺时注意避免穿破房壁及主动脉（图 15-4）。穿刺时可见房间隔向左心房局限性呈"帐

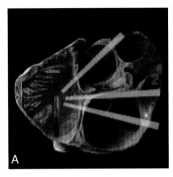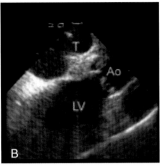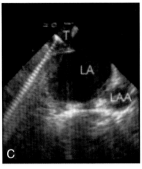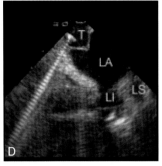

图 15-4 ICE 引导房间隔穿刺

A. 不同穿刺部位示意图；B. 切面过于靠前，有损伤主动脉的可能；C. 切面偏后，显示出左心耳结构，适于行 LAAC；D. 切面靠后，显示出左侧肺静脉。C、D 示穿刺时房间隔呈"帐篷"样凸起。LV：左心室；Ao：主动脉；LA：左心房；LAA：左心耳；LS：左上肺静脉。图片引自参考文献 [2]

篷"样凸起，穿刺后穿刺鞘经过房间隔进入左心房，"帐篷"样凸起塌陷消失。

（三）指导装置准确封堵左心耳

（1）确定 ICE 工作切面：ICE 超声探头进入左心房后，可将探头放置在左房中部、二尖瓣口、左侧肺静脉等多个位置多角度评估左心耳形态。ICE 超声探头在左心房靠近左侧肺静脉并朝向左心耳时，左心耳开口、颈部和分叶以及与左冠状动脉回旋支的位置关系均能很好地展现，该位置可作为工作切面[15]。

（2）协助确定选择封堵器型号：可在此切面精确地测量左心耳长轴、短轴长度，开口直径及位于开口下约 10mm 处的安放封堵装置区域（着陆区）直径大小，根据 ICE 测值和左心耳造影结果选择适宜的封堵器型号。

（3）引导封堵器的放置：选择合适的封堵器后，介入医生将封堵装置经输送鞘由下腔静脉—右房—房间隔—左房途径放入左心耳。此时的 ICE 探头可放置在左心房持续引导左心耳封堵的所有步骤。尽管 ICE 探头和封堵器输送鞘都在同一部位穿过房间隔，但几乎不会互相干扰。

（4）评估封堵效果：待封堵器到位后，可以通过工作切面对左心耳中的封堵装置进行全面评估，包括封堵器位置是否正常、彩色多普勒探查封堵器周边有无残余分流，并且可以根据左心耳的轴线进行器械调整；最后，验证装置的稳定性，通过牵拉试验观察封堵器有无移位及分流产生，并测量封堵器左心耳口盘面直径以计算压缩比，观察封堵器与左冠状动脉回旋支的关系，对于盘式封堵器还要评估其对左侧肺静脉及二尖瓣有无干扰（图 15-5）。

（5）封堵器释放后的检测与评估：若 ICE 检测结果满足封堵器释放条件，及可释放封堵器。封堵器释放后还需要通过 ICE 再次观测封堵器位置、形态及封堵效果进行评估。

（四）手术过程中的并发症监测

释放封堵器后，将 ICE 探头撤回右心房，通过双心房切面评估房间隔和残留的房间隔缺损。然后将探头通过三尖瓣推进到右心室观察有无心包积液等可能的并发症。图 15-6 总结了左心耳封堵的关键步骤[17]。

因 ICE 可较长时间连续监测手术全过程，能即刻发现术中并发症，如肺静脉内膜撕裂、血栓形成、心脏穿孔和心包填塞等，利于及时处理。随着介入治疗器材及手术操作技术的发展和提高，术中并发症的发生率已逐步减少。

总之，熟练掌握外周静脉穿刺、插管、导管推送和心腔内定位技术，配合 X 线和超声图像反复微调心腔内 ICE 探头的位置、方向、角度，获得满意图像后保持 ICE 探头在三维空间内相对固定，是成功实施 ICE 监测的技术关键。

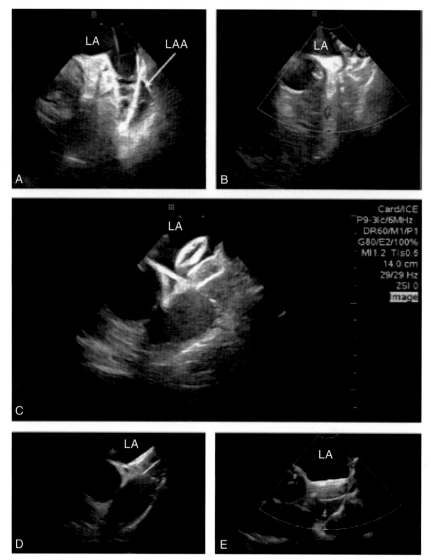

图 15-5　CE 监测左心耳封堵术过程。

A. 输送鞘到达左心耳。B. 封堵器放置到位。C. 稳定性测试。D，E. 评估封堵效果，用彩色多普勒超声观察封堵器周围有无残余分流。图片引自参考文献 [16]

二、心腔内超声的术中注意事项

由于 ICE 属于有创性操作，且在 LAAC 中应用时需要将超声导管送至左心房或左上肺静脉等部位，存在着发生各种并发症的风险，如出血、血肿、心脏及血管损伤等。因此，在术中操作时应格外注意，以避免各种并发症的发生。

（一）预防血管穿刺损伤

股静脉穿刺是进行 ICE 监测 LAAC 的第一步，如果做得不好，可能严重影响手术的顺畅度，并导致血肿、动静脉瘘等并发症，提高血管穿刺水平可以预防此类并发症的发生。解剖学方法是最简单和成功率较高的穿刺方法。

股静脉通常位于股动脉内侧深处，部分可能在股动脉下方，穿刺时需要与皮肤表面成 60°~70° 进针。如果意外穿刺到股动脉，术者必须按压 3~5min 以确保止血，减低血肿或动静脉瘘的发生。如果尝试 3 次都不能成功穿刺到股静脉，应考虑改变穿刺位置和方法。小的穿刺损伤可通过按压处理，大的血肿如影响患者活动，则需要穿刺减压或外科干预。

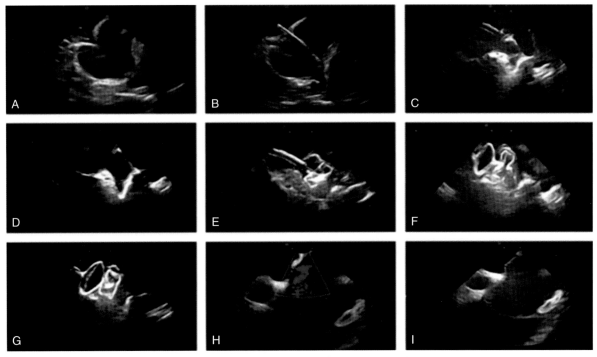

图 15-6　LAAC 术中关键步骤的 ICE 图像。
A. 穿刺房间隔；B. 输送导管放入肺静脉；C. 调整输送导管朝向左心耳；D. 左心耳图像；E. 打开封堵器固定盘；
F. 打开封堵盘；G. 测试封堵器稳定性；H. 残余房间隔缺损；I. 完成左心耳封堵。图片引自参考文献 [17]

（二）预防房间隔穿刺并发症

ICE 指导 LAAC 时需将超声导管放置在左心房，需要进行房间隔穿刺，若房间隔穿刺不顺利而反复操作，可能造成医源性房间隔缺损，或穿刺方向发生改变而可能导致相邻器官的损伤，如穿刺方向偏前可能伤及主动脉，偏后可能刺穿右心房后壁，当穿刺点靠后下时，该处房间隔为肌性，不易穿过，动作过大则可能刺穿左心房壁。虽然 ICE 的引导可在一定程度上减少或避免这些问题的发生，但仍有发生的风险，应注意预防。

（三）避免发生严重并发症

（1）心包压塞：若术者对 ICE 导管操作不熟练，可能导致心内严重并发症的发生，如导管推送动作粗暴可引起心壁穿孔致心包积液或心包压塞。术中除仔细操作外，尚应密切观察，一旦发生，及时处理。

（2）房颤患者的血栓发生率特别高，若手术过程中抗凝强度不足或操作时间过长则容易在导管表面形成血栓，如果脱落可能导致卒中或急性心肌梗死发生。

（3）提高术者的介入操作水平、严格医生资质管理及精细操作，是避免此类并发症的有效办法。

（四）加强团队合作

ICE 引导的 LAAC 术需要介入医生、超声医生、放射技师和护理人员共同完成。术中团队成员的通力合作、默契配合是手术成功的关键。介入医生应该熟练掌握 ICE 导管和探头的操作方法，能了解基本的超声切面，熟知探头位置与超声切面的对应关系，便于术中对超声图像的调节；超声医生能熟练操作成像设备，并对探头所在位置提供的解剖结构了如指掌，这样才能指导介入医生操作 ICE 探头，获得最优的成像，同时减少手术时间，防止并发症的发生。

第三节
心腔内超声在左心耳封堵术中的应用及评价

一、心腔内超声在左心耳封堵术中的应用

ICE 发展至今已有 30 多年的历史[18]。并于 2007 年 ICE 首次用于 LAAC 中[19]。既往因器材及技术的限制，ICE 探头仅置于右心房进行监测，对于心房较大的患者，由于探头距离左心耳相对较远，尤其是合并心房自发显影较重时，标准的右心房视野无法显示清晰完整的左心耳形态。2014 年一例个案报道了 ICE 首次穿过房间隔进入左心房指导 LAAC[16]。后来的趋势就是将 ICE 探头向左心房推进。初期 ICE 指导 LAAC 是两次穿刺房间隔，即 ICE 导管过房间隔和左心耳封堵装置过房间隔，二者的穿刺点不同。2017 年 Antonio 等[20] 开始只穿刺一次房间隔，ICE 导管与左心耳封堵装置均通过同一穿刺点进入左心房。

因 ICE 特有的近场优势，自应用在 LAAC以来，已有报道[9,20-22]证实其监测效果良好，可以很好地观察左心耳形态及探测有无左心耳血栓，测量左心耳大小，指导房间隔穿刺，引导装置封堵左心耳及术中监测封堵器周围漏，发现术中的并发症。进一步的研究主要考虑改善图像清晰度和精准度而着眼于 ICE 探头放置位置。研究表明 ICE 探头置于左心房、肺静脉处图像质量优于冠状静脉窦及右心房（图 15-7~15-10）[21-23]。ICE 探头放置于肺动脉、冠状静脉窦和右心房，也可以用来指导LAAC[16]，但是如何从这些部位获取足够的左心耳图像在技术上具有挑战性，尤其是冠状静脉窦管壁薄，将 ICE 导管放入时需要额外的设备[7]。Paiva 等[17]认为这些部位的图像通常不

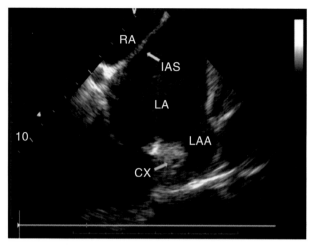

图 15-7　ICE 右心房水平观测左心耳
图片引自参考文献 [22]

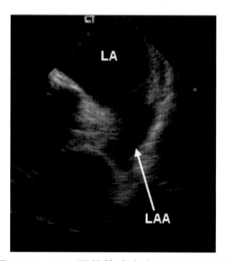

图 15-8　ICE 冠状静脉窦水平观测左心耳
图片引自参考文献 [23]

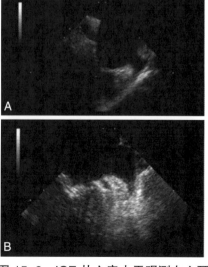

图 15-9　ICE 从心房水平观测左心耳
A. ICE 右心房水平观测左心耳；B. ICE 左心房水平观测左心耳。图片引自参考文献 [21]

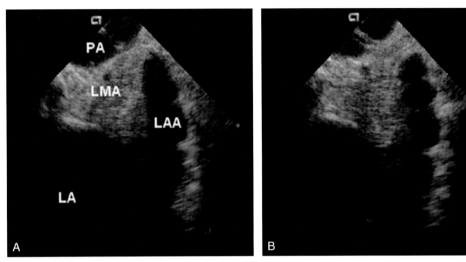

图 15-10 ICE 与 TEE 观测左心耳比较
A. ICE 肺动脉水平观测左心耳；B. TEE 观测左心耳。图片摘自参考文献 [23]

足以排除左心耳血栓或确保封堵器放置位置正确。Ren 等 [22] 认为 ICE 探头置于右心房或冠状静脉窦时，因平行的血流冲击造成 ICE 成像困难，不适宜在这两处单独对封堵器周围残余分流进行评估，应与血管造影相结合。探头置于左心房时，可经主动脉短轴切面及二尖瓣水平测量左心耳开口及其下 10mm 处封堵器安放区域（适用于盘式封堵器），获得的数据更准确。而将探头置于左心房或肺静脉则可在术中精确监测封堵器周围残余分流 [15]。但至今 ICE 探头的最佳放置位置尚未定论，需要更多的研究证明。

二、心腔内超声与 TEE 在左心耳封堵术中的应用比较

（一）TEE 在左心耳封堵术中应用的局限性

大量临床研究表明，TEE 是 LAAC 前排除左心耳血栓、评估左心耳形态大小的首选方法 [24-26]。TEE 一般在术中全身麻醉或深度镇静情况下引导封堵路径、指导释放和评估效果，但是 TEE 操作可能造成呼吸道及消化道的出血、喉痉挛、支气管痉挛等并发症，且其操作受限于食管的空间位置，无法实现类似 X 线多角度投射和立体评估，对部分患

者左心耳形态评估的准确性并不能达到最优。尤其当存在 TEE 禁忌证如食管损伤、食管静脉曲张、食管炎、食管憩室、吞咽困难及患者无法耐受全身麻醉时，可选择局部麻醉下的 ICE 作为补充手段。文献报道局部麻醉下应用 ICE 引导 LAAC 安全有效，且可避免全身麻醉及 TEE 操作造成的并发症，尤其以老年体弱患者受益更大 [27]。

（二）ICE 与 TEE 在左心耳封堵术中应用的对比研究

1. ICE 在左心耳封堵术中的应用优势

早期的回顾性研究 [28-30] 表明，ICE 在 LAAC 中的应用比较局限，仅作为 TEE 影像不佳时的补充。近年来随着左心耳封堵器及介入操作技术的发展，通过 ICE 指导 LAAC 的研究越来越多。但 ICE 是否可以取代 TEE 单独应用在 LAAC 中，仍无明确报道。

近年来国外的许多 LAAC 研究 [20,21,31] 报道指出，与 TEE 相比，ICE 图像分辨率高，指导 LAAC 具有以下优势：①可以准确测量左心耳直径，为封堵器型号的选择提供依据；② ICE 可以精确地探测到梳状肌间的血栓；③ ICE 可用来评估菜花型、仙人掌型等特殊形状的左心耳；④可从多位置、多维度更加立体、灵活地

评估及指导 LAAC。

由于 ICE 无需全身麻醉，减少了全身麻醉及插管的风险，避免了全身麻醉及 TEE 操作可能造成的并发症，改善了患者体验，操作更加安全；并且减少了麻醉师、超声医生等参与心导管手术室工作，缩减了人员，简化了工作流程[17]。

2. 左心耳封堵术中 ICE 切面与 TEE 切面的对比研究

（1）TEE 是引导 LAAC 的主要方法：在 LAAC 中，TEE 通过 0°、45°、90°、135° 四个角度成像评估左心耳形态、测量左心耳大小、评估封堵效果的权威性，已得到国内外公认。尤其是 TEE 110°~135° 切面反映了左心耳的长轴，常常是左心耳分叶显示最完全的切面，也是 LAAC 中发现封堵器周围残余分流的最佳切面[32]。

（2）ICE 的局限性：从成像原理来讲，ICE 依靠探头尖端的物理运动来获得图像，而 TEE 使用角度选择的电子成像。因此，与 TEE 相比，ICE 可获得的图像数量更少[17]。尽管将 ICE 探头放置在左心房中可以很好地评估左心耳并选择合适的封堵器 Amulet[33] 或 Watchman[34] 进行封堵，但是无法系统地获取对应于 TEE 110°~135°切面是 ICE 的局限之处。

（3）国内经验：宁波市第一医院的储慧民教授提出通过"三轴六向法"全维度评估左心耳（《国际循环》网络版），即常用的 ICE 导管工作位置为左肺静脉、右肺静脉口部及心耳下方的低位左心房。这三个扇面基本可以实现从互相垂直的正交 90° 去立体地观察左心耳。温州医科大学附一院的肖方毅教授则提出了"FLAVOR"（Four Long Axis Views around Orifice）法评估左心耳（2019 温州医科大学附属第一医院技术学术研讨会报道），即通过将 ICE 探头放置在左心房体部、左上肺静脉、左下肺静脉及二尖瓣口，围绕左心耳显示 4 个心耳长轴切面，以充分评估左心耳和封堵情况。

3. 左心耳封堵术中应用 ICE 所需费用及学习曲线研究

关于 ICE 应用在 LAAC 中是否增加手术时间和患者费用尚存在争议。Baran 等[23] 研究表明，ICE 对左心耳的检查延长了操作时间，增加了 X 线辐射暴露时间 6.8±3.8min，在腹股沟区增加穿刺位点，ICE 探头需配高性能的相控阵多普勒超声诊断仪，一定范围内增加了费用。而 Budts 等[35] 研究则指出，既往 LAAC 中常用全身麻醉及深度镇静，因此延长了手术时间，增加了费用及呼吸、精神障碍的风险，并且 TEE 探头在一定程度上会干扰 X 线成像；而使用 ICE，术中采用局部麻醉，术后不需要麻醉复苏，一定程度上可以提高手术周转率，减少的手术时间及麻醉费用，可与增加的 ICE 器材费用相抵。Majd 等[15] 的研究显示术中使用 ICE 或 TEE 整个过程时间没有差异，而 TEE 组麻醉加术后复苏的耗时，使其总的手术时间和透视时间长于 ICE 组。但这项研究中是由具有丰富使用 ICE 经验的操作人员完成的手术，这会影响其结果的可重复性，而两组患者的住院费用无明显差异。关于 LAAC 中使用 ICE 对手术时间及费用的影响还需要大样本的成本效益分析研究。最近的一项荟萃分析[36] 包括了 5 项研究共 1 122 例患者，分析结果显示各研究之间的封堵成功率无显著差异，ICE 与 TEE 组手术相关并发症的发生率无显著性差异，各研究间的总手术时间和透视时间有显著性差异，但汇总分析 ICE 和 TEE 两组间无显著性差异。但这项荟萃分析中的所有研究均采用非随机的观察设计，易出现明显的选择偏差；而 ICE 组中的 ICE 操作人员经验较丰富，这是对结果产生影响的一个因素。不能忽视的是 LAAC 中增加了 ICE 操作，术者的 ICE 操作技巧需要一定的学习曲线。有研究表明操作者经历28次训练后可获得足够的技能以完成ICE操作，从肺动脉水平处获得高质量ICE图像比率明显增加[23]。

4. 左心耳封堵术前检查及术后随访仍采用TEE

因ICE是有创性操作，目前国内外大多数医疗中心进行LAAC前基本采用相对无创的TEE来观察评估左心耳结构和大小。实际上，有关ICE是否适合进行左心耳评估和血栓排除的多个研究结果相互矛盾[9,23,33]。Paiva等[17]认为封堵器尺寸的选择应很大程度上取决于术前3D-TEE或心脏CT评估，因为ICE可能会由于轴对齐不充分而错估了实际的左心耳尺寸。结合X线透视及造影图像可补充完善对器械位置、尺寸及器械周围残余漏的评估。因此，在ICE引导的LAAC中应常规使用术前影像学检查和术中X线透视检查相结合。术中因ICE能很好地显示在X线下无法直接观察到的房间隔卵圆窝及其周围结构，能更直观精确地引导房间隔穿刺，有效避免并发症发生，且能更清晰地显示左心耳结构，指导左心耳封堵器的释放，因而在有条件的中心常采用ICE进行引导监测。而术后的随访因仅观察封堵器位置、有无残余分流以及封堵器表面有无血栓，采用TEE即可获得所需信息（图15-11）。

三、仍待完善的临床研究和ICE的发展前景

实时三维ICE的发展和应用[13]可以弥补ICE成像的局限性，可以对封堵器及其与相邻结构的关系进行出色的可视化，并可以评估左心耳开口形态，帮助封堵器选择和排除封堵后周边泄漏（图15-12）。此外，对不同厂家生产的ICE导管的操作方便性、探头固定的稳定性、图像质量等的研究也比较少，希望未来有更多相关的临床研究进行，也促使厂家提高技

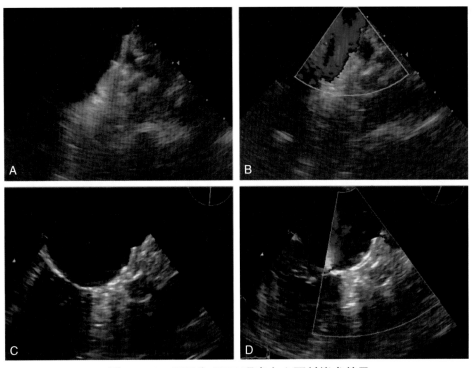

图15-11　ICE和TEE观察左心耳封堵术效果

A. ICE从左房水平显示封堵器安放后图像；B. ICE彩色血流显像检测封堵器周围血流情况；C，D. 术后3月TEE随访封堵器状态及封堵效果。图片引自参考文献[21]

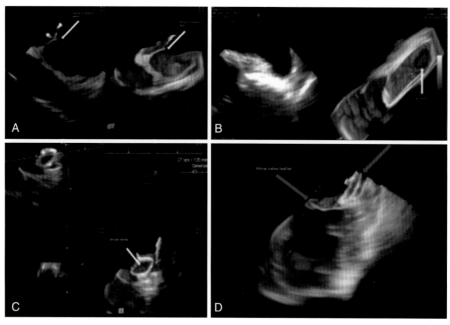

图 15-12　三维 ICE 图像

A. 房间隔穿刺；B. 左心耳口部三维图像；C. 三维显像下牵拉封堵器；D. 封堵器与周围结构的关系，蓝色箭头指向封堵器，红色箭头指向二尖瓣瓣叶。图片引自参考文献 [13]

术水平，改进不足，降低器械费用，推进 ICE 在临床的广泛应用，造福广大患者。

（四川大学华西医院　朱蔚　钟玥　饶莉）

参考文献

[1] Vaina S, Ligthart J, Vijayakumar M, et al. Intracardiac echocardiography during interventional procedures. EuroIntervention, 2006, 1(4): 454–464.

[2] Enriquez A, Saenz LC, Rosso R, et al. Use of intracardiac echocardiography in interventional cardiology: working with the anatomy rather than fighting it. Circulation, 2018, 137(21): 2278–2294.

[3] Alkhouli M, Hijazi ZM, Holmes DR, et al. Intracardiac echocardiography in structural heart disease interventions. JACC: Cardiovascular Interventions, 2018, 11(21): 2133–2147.

[4] Saw J. Intracardiac echocardiography for endovascular left atrial appendage closure: is it ready for primetime . JACC: Cardiovascular Interventions, 2017, 10(21): 2207–2210.

[5] Filgueiras-Rama D, Torres-Alba F, Castrejón-Castrejón S, et al. Utility of intracardiac echocardiography for catheter ablation of complex cardiac arrhythmias in a medium - volume training center. Echocardiography, 2015, 32(4): 660–670.

[6] Saksena S, Sra J, Jordaens L, et al. A prospective comparison of cardiac imaging using intracardiac echocardiography with transesophageal echocardiography in patients with atrial fibrillation the intracardiac echocardiography guided cardioversion helps interventional procedures study. Circulation: Arrhythmia and Electrophysiology, 2010, 3(6): 571–577.

[7] Korsholm K, Jensen JM, Nielsen-Kudsk JE. Intracardiac echocardiography from the left atrium for procedural guidance of transcatheter left atrial appendage occlusion. JACC: Cardiovascular Interventions, 2017, 10(21): 2198–2206.

[8] Hutchinson MD, Jacobson JT, Michele JJ, et al. A comparison of intracardiac and transesophageal echocardiography to detect left atrial appendage thrombus in a swine model. Journal of interventional cardiac electrophysiology, 2010, 27(1): 3–7.

[9] Berti S, Paradossi U, Meucci F, et al. Periprocedural intracardiac echocardiography for left atrial appendage closure: a dual-center experience. JACC: Cardiovascular Interventions, 2014, 7(9): 1036–1044.

[10] Nucifora G, Faletra FF, Regoli F, et al. Evaluation of the left atrial appendage with real-time 3-dimensional transesophageal echocardiography implications for catheter-based left atrial appendage closure. Circulation: Cardiovascular Imaging, 2011, 4(5): 514–523.

[11] Blendea D, Heist EK, Danik SB, et al. Analysis of the left atrial appendage morphology by intracardiac echocardiography in patients with atrial fibrillation[J]. Journal of interventional cardiac electrophysiology, 2011, 31(3): 191–196.

[12] Glikson M, Wolff R, Hindricks G, et al. EHRA/EAPCI expert consensus statement on catheter-based left atrial appendage occlusion-an upate. Euro Intervention, 2020, 15:1133–1180.

[13] Berti S, Pastormerlo L E, Celi S, et al. First-in-human percutaneous left atrial appendage occlusion procedure guided by real-time 3-dimensional intracardiac echocardiography. JACC: Cardiovascular Interventions, 2018, 11(21): 2228–2231.

[14] Di Biase L, Santangeli P, Anselmino M, et al. Does the left atrial appendage morphology correlate with the risk of stroke in patients with atrial fibrillation. Results from a multicenter study. J Am Coll Cardiol, 2012, 60: 531–538.

[15] Majd E, Kenji K, Paul A, et al. Left Atrial Appendage Closure with the Watchman Device Using Intracardiac vs Transesophageal Echocardiography: Procedural and Cost Considerations. Heart Rhythm,2019, 16(3): 334–342.

[16] Gaetand F, Antonio D, Sergio C, et al. An alternative transseptal intracardiac echocardiography strategy to guide left atrial appendage closure: The first described case. J Cardiovasc Electrophysiol, 2014,25:1269–1271.

[17] Paiva LV, Costa MP, Barra SC, et al. Intracardiac echography for left atrial appendage closure: A step-by-step tutorial. Catheter Cardiovasc Interv,2019,93(5):E302–E310.

[18] Glassman E, Kronzon I. Transvenous intracardiac echography. Am J Cardiol, 1981, 47:1255–1259.

[19] Ivan CK, Neuzil P, Tomas M, et al. Use of intracardiac echocardiography to guide implantation of a left atrial appendage occlusion device (PLAATO). Heart Rhythm, 2007, 4: 567–571.

[20] Antonio H, Jasmina A, Christian T, et al. Intracardiac versus transesophageal echocardiography for left atrial appendage occlusion with watchman. Catheter Cardiovasc Interv,2017,90(2):331–338.

[21] Masson JB, Kouz R, Riahi M, et al. Transcatheter left atrial appendage closure using intracardiac echocardiographic guidance from the left atrium. Canadian Journal of Cardiology, 2015, 31(12):1497.e7–1497.e14.

[22] Ren JF, Callans DJ, Meucci FE, et al. Intracardiac echocardiographic imaging of the left atrial appendage and detection of a peridevice leak after device occlusion. JACC Cardiovasc Interv, 2015, 8(1 Pt A):124–126.

[23] Baran J, Stec S, Pilichowska-Paszkiet E, et al. Intracardiac echocardiography for detection of thrombus in the left atrial appendage: comparison with transesophageal echocardiography in patients undergoing ablation for atrial fibrillation. The Action-Ice I Study. Circ: Arrhythm Electrophysiol, 2013, 6(6):1074–1081.

[24] Manning WJ, Silverman DI, Gordon SP, et al. Cardioversion from atrial fibrillation without prolonged anticoagulation with use of transesophageal echocardiography to exclude the presence of atrial thrombi. NewEngland Journal of Medicine, 1993, 328(11):750–755.

[25] Looney YM, Chandrasekaran V, Crerar-Gilbert A. Diagnosis of left atrial appendage thrombus in the presence of sinus rhythm with the aid of transesophageal echocardiography during coronary artery bypass grafting. Journal of Cardiothoracicand Vascular Anesthesia, 2006, 20(1): 96–97.

[26] Camm AJ, Kirchhof P, Lip GY, et al. Guidelines for the management of atrial fibrillation：The Task Force for the Management of Atrial Fibrillation of the European Society of Cardiology (ESC). Eur Heart J, 2001, 31:2369–2429.

[27] MacDonald ST, Newton JD, Ormerod OJ. Intracardiac echocardiography of pister closure of the left atrial appendage using ICE and local anesthesia. Catheter Cardiovasc Interv, 2011, 77(1):124–127.

[28] Urena M, Rodes-Cabau J, Freixa X, et al. Percutaneous left atrial appendage closure with the Amplatzer cardiac plug device in patients with nonvalvular atrial fibrillation and contraindications to anticoagulation therapy. J Am Coll Cardiol,2013, 62:96–102.

[29] Lopez-Minguez JR, Eldoayen-Gragera J, Gonzalez-Fernandez R, et al. Immediate and one-year results in 35 consecutive patients after closure of left atrial appendage with the Amplatzer cardiac plug. Rev Esp Cardiol(Engl Ed),2013, 66:90–97.

[30] Sievert H, Lesh MD, Trepels T, et al. Percutaneous atrial appendage transcatheter occlusion to prevent stroke in high-risk patients with atrial fibrillation early clinical experience. Circulation, 2002, 105(16):1887–1889.

[31] Mruz T, Neuzil P, Mandysova E, et al. Role of echocardiography in percutaneous occlusion of the left atrial appendage. Echocardiography, 2007,24(4):401–404.

[32] Jaguszewski M, Manes C, Puippe G, et al. Cardiac CT and echocardiographic evaluation of peridevice flow after percutaneous left atrial appendage closure using the AMPLATZER cardiac plug device. Catheter Cardiovasc Interv, 2015, 85:306–312.

[33] Anter E, Silverstein J, Tschabrunn CM, et al. Comparison of intracardiac echocardiography and transesophageal echocardiography for imaging of the right and left atrial appendages. Heart Rhythm, 2014, 11:1890–1897.

[34] Wunderlich NC, Beigel R, Swaans MJ, et al. Percutaneous interventions for left atrial appendage exclusion: Options, assessment, and imaging using 2D and 3D echocardiography. JACC. Cardiovasc Imaging, 2015, 8:472–488.

[35] Budts W, Troost E, Voigt JU, et al. Intra-cardiac echocardiography in atrial septal interventions: impact on hospitalization cost. Acta Cardiol, 2010, 65(2):147–151.

[36] Joana MR, Rogério T, Luís P, et al. Comparison of intracardiac and transoesophageal echocardiography for guidance of percutaneous left atrial appendage occlusion: A meta-analysis. Echocardiography, 2019, 36(7):1330–1337.

第16章

3D 打印技术在左心耳封堵术中的应用及评价

第一节
3D 打印技术的介绍及应用

一、3D 打印的概念及原理

3D（Three-dimensional）打印，又称三维打印，它是以电脑中预先设计出来的数据模型为基础，运用逐层打印方式，将塑料或者粉末金属等一系列黏合材料通过激光束、热熔嘴等技术将物体快速构造成型的一种技术。

简单来说，3D 打印是一种增材制造技术（一层层增加材料），将打印材料一层层叠加起来，最终将计算机上设计的 3D 图纸打印为实物。与传统的减材制造技术相比，它的优点是节省材料成本和材料加工时间，使制造精细的物品更加容易。

二、3D 打印技术的发展历史

3D 打印技术的概念在 1980 年前后由 4 个人各自独立提出，分别为美国的艾伦·赫伯特、美国的查克·赫尔、日本的小玉秀男和日本的丸谷洋二。在 1986 年，查克·赫尔提出了光固化方法，并成立了 Systems 公司，这是世界上首家 3D 打印公司，并在 1988 年生产了世界上首台 3D 打印机，使得 3D 打印技术成为现实。此后，这一技术开始在不同的领域获得推广，包括航天、国防、医疗设备、高科技、教育业以及制造业等[1,2]。在医学领域，3D 打印可用于多种目的，包括教学、外科规划、开发新颖和 / 或个性化的可植入设备，也可用于创建组织工程和人工功能组织再生的支架[3]。3D 打印技术自推出以来，主要在颌面外科和骨科领域的应用得到了极大的扩展，可以个性化地定制所需要的植入器官[4]。

三、3D 打印机简介

3D 打印需借助 3D 打印机，而 3D 打印机在过去的几年里经历了巨大的发展。不同类型 3D 打印机的制造，取决于用途、材料和准确性。最近，一系列的开发人员和公司提出市场的桌面 3D 打印机的概念，并作为一个新的个人电脑革命的品牌。虽然台式机，从家庭组装零件的成本约为 200~3 000 美元，但专业的 3D 打印机则是非常昂贵的，可以成本高达 5 亿美元以上。目前市场上常用的 3D 打印机包括以下几种类型。

（一）FDM 打印机

FDM 打印机采用的是熔融沉积快速成型的打印技术，它的打印材料主要是 ABS 和 PLA。

其优点是打印效率高且无异味无污染，打印出的物品成型后变形小，容易更换以及存放。缺点是打印精度不高，且打印速度相对缓慢，打印的物品表面时支撑效果相对较差，会对打印物品的精度产生影响，且打印成型后冷却速度较慢。

（二）SLA 打印机和 DLP 打印机

SLA 打印机（图 16-1A）和 DLP 打印机都是采用立体光固化成型工艺，采用的打印材料都是光敏树脂。这两种打印机的优点是打印的精度都很高。缺点是打印好的物品加工为成品的步骤较为烦琐：当打印机打印完成后，还需要清理打印出来的物体上多余的树脂，然后去除打印物体时的内部支撑部件，最后还需要将打印出的物品放在紫外灯下进行二次固化。

（三）SLS 打印机

SLS 打印机（图 16-1B）的打印技术为选择性激光烧结技术，主要打印材料为粉末材料。

（四）LOM 打印机

LOM 打印机采用的打印技术为层叠实体制造技术，这种打印机主要打印材料为打印材料纸、金属膜、塑料薄膜等，其中最为成熟的打印材料为涂有热敏胶的纤维纸。

四、3D 打印在结构性心脏病介入治疗中应用简介

随着 3D 打印技术和精准医学的发展，其在心血管病介入治疗中的应用逐渐增多，尤其在结构性心脏病介入治疗中发挥着越来越重要的作用。本节仅就 3D 打印在常见结构性心脏病介入治疗中的应用作一简要介绍。

随着个体化介入治疗的开展，新兴的 3D 打印技术进入心脏疾病诊疗领域，不仅能够提供更加全面、直观的视觉感受，提高心脏疾病诊断精度，还能提供触觉感受，使术者更加真实地理解手术过程中由于外界压力导致组织产生的位移和形变，进行术前规划及术中导航，提高手术成功率。与心脏外科医生相比，心血管病介入诊疗医师在导管介入治疗中不能直接观察或触诊解剖结构，严重依赖影像学来理解复杂的解剖结构[5]。但是，目前的影像学成像方式在准确描绘心脏解剖结构方面有着严重的局限性。尽管 3D 成像技术的进步使 3D 图像得以显示，但它仍然只显示在平板电脑屏幕上。在结构性心脏病中，3D 打印技术在诊断、治疗策略指导，程序模拟，加强介入训练，以及促进患者与临床医生的交流等方面发挥了非常重

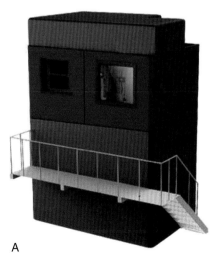
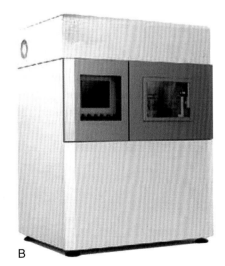

A   B

图 16-1　常用 3D 打印机图片
A. SLA 3D 打印机；B. SLS 3D 打印机

要的作用[6-9]。虽然 3D 打印技术能使术者对心脏解剖特征的了解更加直观，并允许进行体外介入装置测试，达到个体化优化介入手术的需要。但 3D 打印技术在结构性心脏病介入治疗中的应用仍处于临床探索阶段。

（一）3D 打印在心肌梗死后室间隔穿孔介入治疗中的应用

2015 年，Lazkani 等[10] 报道一例用 3D 打印技术指导心肌梗死后室间隔穿孔的病例，患者为 57 岁女性，临床诊断非 ST 段抬高型心肌梗死，行冠状动脉前降支和回旋支支架植入术，术后 1 周患者出现心悸、气促等不适，经胸超声心动图提示为室间隔穿孔，直径 12mm。治疗过程中，患者临床情况恶化并出现心源性休克，该团队经商定拟行室间隔穿孔封堵术。为了更好地弄清楚室间隔穿孔的周围情况，搜集患者的心脏 CT 造影（CTA）数据并完成了 3D 打印，通过打印出的心脏模型（图 16-2），弄清了室间隔穿孔的形态及周边结构情况，筛选出了合适的封堵器。于心肌梗死后 14d，在杂交手术室完成了室间隔穿孔封堵治疗，达到了精准封堵的目的。由于术前准备充分，手术顺利，术后患者临床症状好转出院。

（二）3D 打印在心脏瓣膜病介入治疗中的应用

Fujita 等[11]曾报道了一例患者，82 岁女性，有严重主动脉瓣狭窄，1982 年行二尖瓣置换和三尖瓣成形手术，2013 年因房颤伴房室传导阻滞、心率缓慢而行人工心脏起搏器植入术。此次入院时患者有心悸、气促表现，NYHA 心功

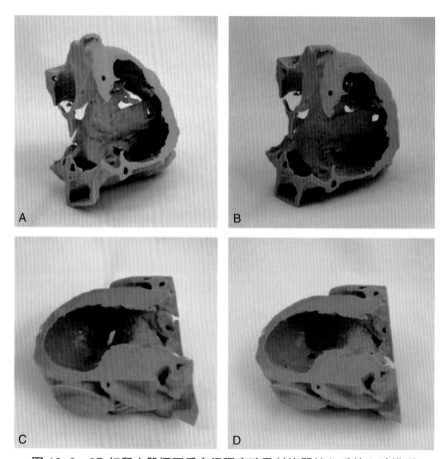

图 16-2　3D 打印心肌梗死后室间隔穿孔及封堵器植入后的心脏模型

A. 3D 打印患者心脏模型，证实为室间隔穿孔（右室面观）；B. 用 20mm Amplatzer 肌部室间隔缺损封堵器封堵室间隔穿孔后（右心室面观）；C. 3D 打印患者的心脏模型，证实为室间隔穿孔后（左心室面观）；D. 用 20mm Amplatzer 肌部室间隔缺损封堵器封堵室间隔穿孔成功（左心室面观）

能 Ⅲ 级，心脏超声示主动脉瓣面积是 $0.89cm^2$，左心室射血分数 62%，左心室舒张末期容积 56mm，左心室直径 74mm，多排 CT 显示主动脉瓣环和二尖瓣瓣膜距离是 9.8mm，主动脉瓣环面积是 $478mm^2$，股动脉直径大于 8 毫米。通过术前行 3D 打印重建了主动脉瓣及其周围组织模型，该模型能显示瓣口大小，及瓣膜状况、钙化点位置及主动脉瓣的毗邻关系，为临床医生提供最直观可见的参考，并且预先评估了手术中可能出现的问题，最终患者成功的实施了手术（图 16-3）。

第二节
3D 打印的常用技术与方法

一、3D 打印的常用技术

目前 3D 打印的常用技术主要包括丝状材料选择性熔覆工艺（fused deposition modeling, FDM）、光敏树脂选择性固化工艺（stereo lithography, SLA）和粉末材料选择性烧结工艺（selected laser sintering, SLS）三种[12]。

（一）FDM 3D 打印技术

该技术是以丝状的 PLA，ABS 等热塑性材料为打印原料，在计算机打印系统的自动控制下，经过 3D 打印机加工头的加热挤压，逐层进行堆积从而完成对构件的加工制造。FDM 工艺具有如下优点：

（1）没有有毒有害气体和物质生成，打印过程安全，而且有利于环境保护。

（2）打印过程一次完成，没有废料的产生，也因此更加环保。

（3）打印中可以使用水溶性支撑材料帮助工件分离，进而方便加工瓶状工件等。

（4）打印加工过程中使用的打印材料相比于其他工艺更方便进行运输存储及更新，节约了很多成本。

（二）SLA 3D 打印技术

该技术是利用立体雕刻的原理进行打印。常用成型材料为液态光敏树脂，工业应用级设备和材料主要依靠进口，价格比较昂贵，成型工艺较简单，设备操控技能要求较高。

（1）光敏树脂材料具有优良的液体流动性以及快速光固化特性，是打印定制高精度塑性

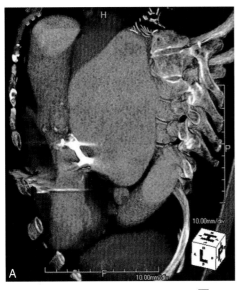
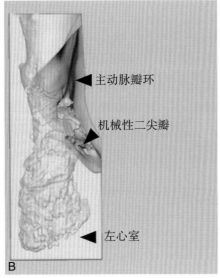
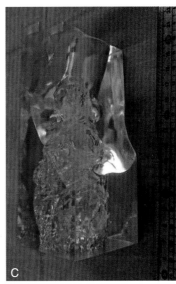

图 16-3 心脏 CT 三维成像与 3D 打印模型
A. 重建 CT 三维显像；B. 电脑设计的心脏模型；C. 3D 打印的心脏模型。图片引自参考文献 [11]

零件的首选材料，激光照射固化成型零件耐磨性好、强度高、色彩丰富、表面光滑、失蜡铸造效果好，可做最终零部件使用。

（2）但 SLA 打印机和材料价格昂贵，目前在医疗领域应用较多，如医疗器械定制、骨骼修复、牙科矫正等个性定制制造领域显现出突出的优势。

（3）SLA 具有如下优点：①表面质量较好；②成型精度较高；③打印出的实物具有较高的分辨率。

（三）SLS 3D 打印技术

该技术在产品设计和零件功能测试中发挥出了较好的效果。

（1）常用成型材料为尼龙/玻纤复合材料或陶瓷材料，成型材料呈粉末状，高端工业应用级设备和材料主要依靠进口，设备和材料的价格昂贵，成型工艺复杂，设备操控技能要求很高。尼龙/玻纤复合材料是一种白色的粉末，激光选择烧结后的尼龙零件具有质量轻、强度高、耐高温、韧性好、摩擦因数低、抗拉伸强度高、阻燃绝缘等优点，尼龙粉末的粒径小，烧结件不需要特殊的后期处理，表面为不光滑的颗粒磨砂表面，零件制作精度较高（高于 FDM，但略低于 SLA），可做承压受力终端零件使用。

（2）缺点是设备操作和成型工艺较复杂，烧结成型过程中需要较高的预热温度，需要保护气氛，需要有经验人员对设备进行专业操作及维护，目前主要用于电子消费品、汽车、家电等领域快速模具制造或单件小批受载荷塑性零件定制。

二、各种影像学技术在心血管内科 3D 打印中的应用

目前用于心血管疾病 3D 打印的影像学主要包括心脏 CTA、心脏核磁共振成像（MRI）和超声心动图，清晰的图像是完成 3D 打印的前提和基础。因此，充分掌握每种成像方式的优点和局限性，对制作一个完美的 3D 打印至关重要。

（1）心脏 CTA 代表了 3D 打印的首选成像技术，因为它可以提供组织的亚毫米分辨率。在心血管领域，心脏 CTA 是模拟心腔内（心房和心室）和心外（大血管）结构的有利选择[13]。此外，心脏 CTA 能够清楚地识别骨和病理性钙沉积，并能对心脏起搏器、人工瓣膜和金属植入物与心脏 MRI 扫描不兼容的患者进行成像[14]。

（2）心脏 CTA 的主要局限性是暴露于由 X 线辐射引起的辐射，这与癌症风险的增加有关[15]。

（3）心脏 MRI 可以在不使用电离辐射的情况下获得高分辨率图像。这种成像方式主要用于软组织的可视化。例如，它被用于创建心腔和血管系统的三维模型，以及心内肿瘤的重建[16]。

（4）与心脏 CTA 相比，心脏 MRI 的局限性在于其空间分辨率较低，这限制了其用于评价冠状动脉或心脏瓣膜复合体内的小形态特征的应用。

（5）三维超声心动图是一种应用广泛、成本相对较低的超声成像技术，与磁共振成像类似，无电离辐射。可以对心室腔、心脏瓣膜、房间隔及室间隔进行三维建模，但其受人为因素的影响，不适合于显示心脏外的大血管结构，如主动脉和肺动脉[17]。

综上所述，在行左心耳封堵术时，基于心脏超声和心脏 CTA 的 3D 打印技术更有发展空间。

三、3D 打印的主要步骤

医学 3D 打印模型的获取是基于符合医学数字成像和通信（digital imaging and communications in medicine, DICOM）的图像，心脏及大血管 3D

打印的主要步骤包括：①医学影像图像的获取；②图像的分割与处理，提取感兴趣区域（region of interest，ROI），分离出需要重建和打印的部分；③三维建模，生成 STL 模型；④将 STL 模型输入 3D 打印机进行打印[18]（图 16-4）。

（一）医学图像的获取

准确可靠的影像学数据是获得精确 3D 打印模型的基础。目前临床常用的心血管影像学检查包括心脏 CTA、心脏 MRI 和超声心动图检查。心脏 CTA 作为常用的心血管检查方式，具有较高的空间分辨率和密度分辨率，在多数临床研究中为心脏模型获得的数据源。但并非所有心脏结构或所有患者均适合使用心脏 CT 作为源数据，在心脏软组织或心脏瓣膜的显示中，心脏 MRI 较心脏 CTA 有一定的优势[19]。同时，随着超声心动图技术的发展，经胸及经食管三维超声心动图的空间分辨率和时间分辨率显著提高，三维超声心动图也被证实可以作为 3D

打印的可靠来源[20]。

因此，在进行 3D 打印前，应根据所需打印部位组织结构特点，选择最优的影像学检测方法进行检测，以获取高质量的图像。

（二）图像的分割与处理

分割是将用于 3D 打印的 ROI 从图像中分离出来的图像后处理过程，精确地分割是获得准确模型的基础。通过特定的软件可对医学 DICOM 图像进行分割，常用的数据处理软件包括 Mimics、OsriX、MeshLab 等[21]。

（1）阈值分割是 3D 图像分割最重要的方法，通过设定特定的密度阈值，保留图像中特定密度阈值范围的信息，同时去除密度范围以外的图像内容。

（2）在心脏 CT 血管造影图像中，设定分割阈值为对比剂密度可以快速地分离心脏、大血管及冠状动脉。

（3）阈值分割决定 ROI 的范围，因而阈

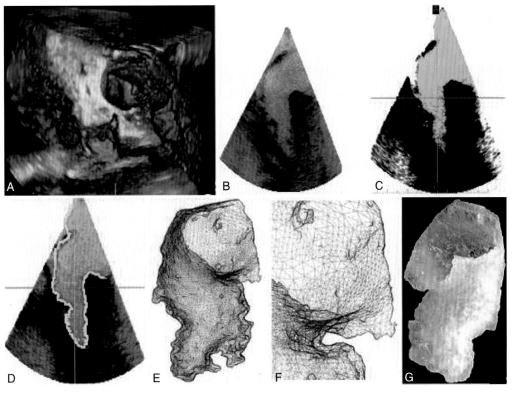

图 16-4　基于超声心动图的 3D 打印模型获取步骤

A. 获取经食管超声心动图 DICOM 图像；B，C. 阈值分割；D~F. 三维建模生成 STL 图像；G. 生成 3D 打印模型

值的确定是决定分割精确度的重要因素。由于不同患者不同时相心脏密度值均有差别，因而需针对每一患者进行个体化阈值分割。在阈值分割不能完全分离的区域，同时需要辅助交互式分割等方法进行心血管图像的进一步处理。

（三）三维建模

三维建模是指将经过三维图像处理后的目标体数据进一步经过网格生成获得容积图像表面模型，进而获得可以被打印机识别的数据格式 STL（standard tessellation language, STL）模型的过程[22]。

（四）3D 打印模型的制作及打印方式

（1）3D 打印模型的制作一般经过 3 个步骤：模型获取、3D 打印及打印后处理。

（2）打印机将获取的 3D 数字模型分割为多层 2D 图像，类似计算机断层扫描的显示方式，然后使用 3D 打印机逐层成型，进而获得空间立体的 3D 打印模型。

第三节
3D 打印技术在左心耳封堵术中的应用

经导管左心耳封堵术作为预防非瓣膜病性房颤患者血栓栓塞事件的新方法，其临床获益及安全性已被多个临床研究所证实[23-25]。但由于左心耳形态多变，开口不规则，行经皮左心耳封堵术时可能有残余分流等发生，直接影响左心耳封堵术的效果[26]。经食管超声心动图（transesophageal echocardiography, TEE）及心脏 CTA 检查，是目前进行左心耳封堵前的常规检查方法[27]，但其检测结果与患者的实际情况往往存在差异。如前所述，3D 打印技术是将心脏超声、CT 等检测的数据转化为三维数据、

并打印出三维立体结构的一项新技术，在医学领域的应用发展迅速[28,29]，但在左心耳封堵术中应用仅见少量病例报道[30-32]。

一、左心耳解剖与 3D 打印的关系

左心耳是胚胎时期原始左心房的残余结构，胚胎时期的左心房主要由原始肺静脉及其分支融合而成。成熟的左心耳是一个左心房体旁手指样结构，其与左心房相连处可以很容易通过左心耳上的狭窄辨别。在多数情况下，左心耳位于左心房前壁与后壁之间。其尖部朝向前上，并覆盖右心室流出道或肺动脉干的左侧边界，以及冠状动脉左主干或冠状动脉左回旋支。但是，尖部向后外侧的左心耳并不罕见。一小部分人群的左心耳尖部走行于动脉根部后侧，并进入心包横窦处。从外观上来看，左心耳是一个轻度扁平伴有锯齿状物的管状结构，通常有一个或多个弯曲及尖端结构。在空间上，左心耳覆盖于左心室上，位于纤维心包膜下。在内部结构方面，左心耳内部窦道多呈椭圆形，亦可见圆形、三角形及水滴状，其左边侧嵴从左心耳窦道分割出左肺静脉，但是左心耳窦道水平与静脉孔的距离变异性较大，左心房前部的平滑肌把左心耳窦道与二尖瓣分隔开来。左心耳的形态结构因人而异。主要可分为菜花型、风向标型、鸡翅型、仙人掌型。而左心耳大小、形状以及心房连接处与左心耳自身结构的关系都存在较大的变异性，要产生最佳的封堵效果，需要术前对患者左心耳的形态非常了解。

因此，在行左心耳封堵术前需要先行 CTA、TEE 等检查，以明确左心耳的形态特征，然后再根据 CTA 及 TEE 提供的数据，通过 3D 打印技术打印出左心耳模型（图 16-5），以指导左心耳封堵术中封堵器的型号选择。

二、3D 打印技术在左心耳封堵术中的应用

要想在 3D 打印技术支持下成功进行左心

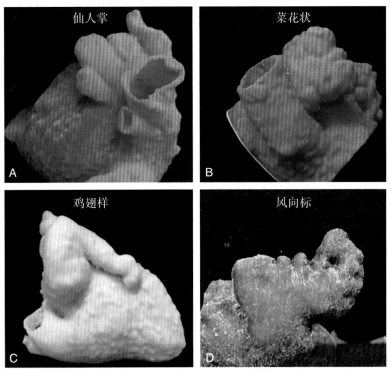

图 16-5　左心耳 3D 打印形状
A. 仙人掌；B. 菜花状；C. 鸡翅样；D. 风向标

耳封堵手术，需要医院强大的心血管影像团队、心血管病介入治疗团队及 3D 打印技术团队的密切合作。首先，需要心血管影像团队采集 TEE、心脏 CTA 或 MRI 的图像。而后，需要 3D 打印技术团队将获取的 3D 图像经后处理，获取 STL 格式文件，然后输出至 3D 打印机打印出患者的左心耳模型。最终心血管介入治疗团队根据打印出的左心耳模型，为房颤患者制订个性化的封堵方案。

由于左心耳形态结构变异大，对于一些左心耳形态结构复杂的患者，术前预测封堵难度很高，若放置位置过深，伞状封堵器打开，会撑破损伤左心耳壁，引起心脏压塞等并发症。若封堵器放置位置过浅，不仅达不到完全封堵的目的，同时也影响封堵器的稳定性。直接影响左心耳封堵术的成功率与封堵效果。而 3D 打印的心耳模型，可让术者预先摸清"作战地形"，术前就对患者的心耳结构了然于心，并为其制订出最佳的封堵方案，提高手术成功率。下面就基于 TEE 图像和 CTA 图像的 3D 打印技

术在左心耳封堵中的应用做分别阐述。

（一）基于 TEE 图像 3D 打印技术在左心耳封堵中的应用

TEE 能对心脏组织直接成像，可实时动态监测感兴趣区在心动周期中的变化情况，在心血管疾病的诊断及治疗中均已广泛应用。TEE 作为 3D 打印技术获取图像的重要手段之一，在心脏结构及功能的评估方面占有重要的优势。基于 TEE 数据的 3D 打印技术通过构建心脏疾病模型来实现术前评估、医疗装置设计、血流动力学模拟及医疗教育，可以为临床提供更准确、直观的信息。

加丹等[33] 通过对比 TEE 与 CTA 重建左心耳 3D 模型的数据，发现 TEE 在评估左心耳大小、形态方面与 CTA 一致性较高，证实经食管三维超声心动图（3D-TEE）可以提供 3D 打印左心耳的数据集。Song 等[34] 研究表明，基于 TEE 数据的 3D 打印技术打印左心耳模型准确可行，该模型对左心耳形态、分类与 CTA 结果一致性较强。基于 TEE 数据的 3D 打印左心耳模型具

有容易获取数据、准确后处理、实现模拟操作的优点，有望为左心耳封堵术提供个体化诊疗方案。Pellegrino 等[35]研究证实了基于造影及 TEE 打印的左心耳 3D 模型有助于左心耳封堵术中封堵盘大小及放置位置的选择。Liu 等[36]研究表明基于 TEE 数据的 3D 打印模型通过术前模拟可以让介入医师充分考虑到影响封堵器释放的因素（如左心耳内径、深度、叶数及梳状肌厚度），在前期预测手术难度和并发症方面要优于单纯的二维超声心动图图像，3D 模型可以为介入医师的手术计划和决策提供快速评估。Fan 等[37]报道了 1 例基于 TEE 数据的 3D 打印模型成功指导介入医师制订双叶左心耳封堵方案的病例，该例患者左心耳为双叶解剖结构，以后叶为主，前叶为辅，应用封堵盘同时封堵两个叶手术难度较大，通过 TEE 获取左心耳动态影像学数据，使用 3D 打印技术打印出模型并进行模拟手术，从而找到合适的封堵位置，术后证实封堵盘的位置与术前模拟的位置完全吻合，证实了 3D 打印模型指导左心耳封堵术的优势，尤其对于复杂解剖结构的左心耳。Obasare 等[38]基于 TEE 图像打印出左心耳模型，选取 21mm 封堵器在 3D 模型上进行术前模拟操作，术中根据选择的封堵器进行左心耳封堵并获得成功，手术时间明显缩短，术后无相关并发症。宋宏宁等[39]使用基于 TEE 数据的 3D 打印技术建立左心耳封堵模拟系统，体外模拟封堵器的选择和释放，并通过微型水泵模拟左心耳血流动力学状态，评估封堵器释放后有无残余漏，增强了左心耳封堵术前评估及演练的效果。结果表明 3D 打印模型能精准、直观地展示左心耳的解剖细节，在 3D 打印模型中封堵器置入效果较好，能为介入医师提供参考，使基于 3D-TEE 和 3D 打印技术的左心耳封堵术前模拟系统可以实现左心耳封堵的术前演练及评估，成为左心耳封堵术前准备的重要补充。

基于 TEE 数据的 3D 打印技术在心血管领域应用空间巨大，开发打印具有生物活性的组织或结构直接应用于人体，是未来的发展方向。但 3D-TEE 发展的时间尚短，由于心脏结构和功能的复杂性，目前只能局限于打印一些简单的结构，现阶段基于 TEE 的 3D 打印技术仍存在以下局限性：① 3D-TEE 的分辨率有待提高，以便显示心脏更细微的结构，3D 打印多次后处理过程中可能会过滤掉细微解剖结构，导致最终获取模型与原始数据间的细小差异；②心脏及其内部结构是动态的，而目前 3D 打印出的模型都是静态的，无法模拟动态实体，无法直观、便捷地评价心脏的动态特征；③目前打印心脏的材料大部分为硬质材料，不能精确地反映心肌组织的柔软度。

（二）基于心脏 CTA 图像的 3D 打印技术在左心耳封堵中的应用

心脏 CTA 因其高分辨率、多层次性和非侵入性，在左心耳封堵术前和术后均具有极高的应用价值，基于心脏 CTA 的 3D 打印模型，可直观地反映左心耳的解剖结构，预手术效果和实际手术效果相当，使学习曲线更加平滑，3D 打印模型在左心耳封堵术后续的发展中，将起到重要的指导作用。

Edinrin Obasare 等[40]报道了一例应用 3D 打印技术指导左心耳封堵术获得成功的病例。该患者 68 岁，有高血压病、糖尿病和卒中病史，曾记录到阵发性房颤发作，CHA$_2$DS$_2$-VASc 评分 6 分，HAS-BLED 评分 8 分。从术前 TEE 测量的左心耳大小来看，患者可能不能耐受最小的左心耳封堵器，故采用了 3D 打印技术指导左心耳封堵，达到精准封堵、无残余分流的目的（图 16-6）。

Otton 等[41]也报道了一例用 3D 打印指导左心耳封堵术获得成功的病例。患者 74 岁，有阵发性房颤发作，CHA$_2$DS$_2$-VASc 评分 6 分，既往有卒中和缺血性心肌病病史，且不能耐受华法林药物治疗，因此选择行左心耳封堵

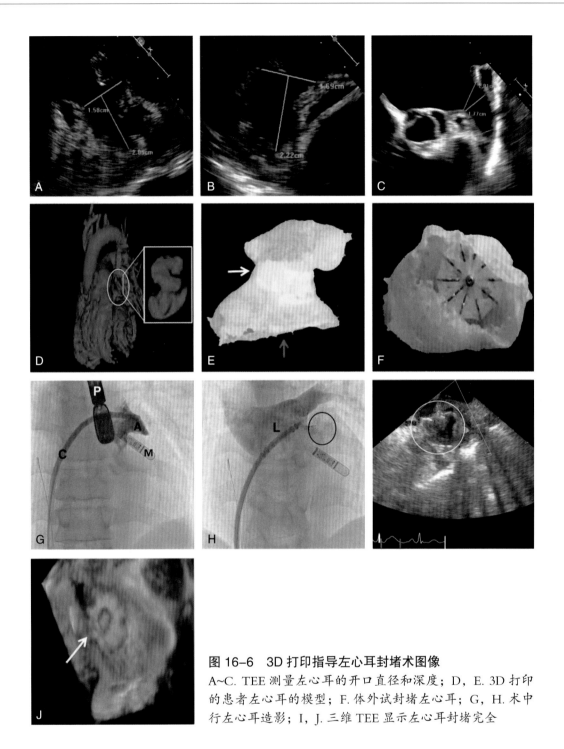

图 16-6　3D 打印指导左心耳封堵术图像

A~C. TEE 测量左心耳的开口直径和深度；D, E. 3D 打印的患者左心耳的模型；F. 体外试封堵左心耳；G, H. 术中行左心耳造影；I, J. 三维 TEE 显示左心耳封堵完全

术。术前行 TEE 检测显示，左心耳开口直径为 15mm 和 18mm，按照封堵标准，可选用 21mm 的封堵器进行封堵。术前行 CTA 检查了解左心耳的形态，并用 3D 打印技术打印出左心耳模型，分别选用 21mm、24mm、27mm 封堵器进行试封堵，结果显示 21mm 封堵器封堵不完全，27mm 封堵器则过大，而 24mm 封堵器最合适，而在术中直接选择 24mm 封堵器封堵，达到完全堵闭的目的（图 16-7）。

Hachulla 等[42] 报道应用 3D 打印技术指导左心耳封堵术（应用 Amulet 封堵器）。共入选患者 15 例，平均年龄 75.4±8.5 岁，术前完善 3D-TEE 和心脏 CTA 检查，使用 Vitrea 软件半自动算法分割左心耳图像，用 1.5mm 厚的左心耳外形以立体平版印刷格式输出，并采用 Tango Plus 柔性材料打印，然后应用不同尺寸

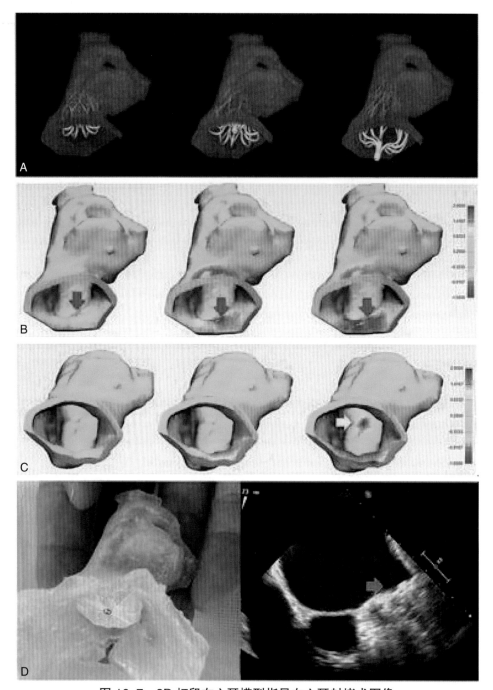

图 16-7 3D 打印左心耳模型指导左心耳封堵术图像

A. 从左到右，21mm、24mm 和 27mm 封堵器在左心耳模型中；B，C. 显示 21mm 和 27mm 封堵器对左心耳口部的影响；D. 术前用 24mm 封堵器模拟封堵完全，术后用食管超声证实

的 Amulet 封堵器在 3D 打印的模型上进行试封堵，根据封堵器近侧盘对左心耳口的封闭情况和左房耳内远侧叶的受压情况确定封堵器的大小。运用 3D 打印模型预估封堵器尺寸，并与经 3D-TEE、CTA 预估尺寸及患者最终植入封堵器尺寸相比较。结果 3D-TEE 和 CTA 预估的封堵器尺寸分别有 8/15（53%）、10/15（67%）与实际植入的封堵器尺寸一致。应用 3D 打印模型预估封堵器尺寸准确预估了所有封堵器尺寸，且与左心耳壁完美贴合，未出现封堵器不稳定与过度压缩的情况。应用 3D 打印技术能够显示封堵器的形变及其位置与肺静脉的关系，

有助于为 15 例患者选择最佳的封堵器尺寸（图 16-8）。

三、单中心经验与体会

作者所在团队从 2014 年开展左心耳封堵术，2015 年 5 月至 2016 年 2 月就 3D 打印技术在左心耳封堵术中的应用进行了系统研究，并取得了初步经验与体会，介绍如下[32]。

（一）研究对象与方法

（1）研究对象与分组：选择 2015 年 5 月 1 日至 2016 年 2 月 20 日在第三军医大学西南医院住院并接受左心耳封堵术的 42 例持续性 NVAF 患者为研究对象，其中男性 20 例、女性 22 例，平均年龄 69.3±7.8 岁，年龄范围为 51~80 岁，房颤持续时间为 2.9±2.3 年。随机分为 3D 打印组和对照组，每组 21 例。

（2）3D 打印组系根据术前进行的心脏 CTA 提供心脏灌注图像，将 Dicom 数据经 Materialise Mimics 17.0 图像分割建出左心耳 STL 模型，再将构建出的左心耳 STL 模型导入 Geomagic Studio 2013 逆向处理生成 STP 模型，导入 Siemens Unigraphics NX 8.5 制作生成左心耳模型，测量左心耳的最大口径和深度。

（3）然后在 3D 打印出的模型上进行试封堵（封堵器直径较左心耳开口直径≥（4~6）mm，以此选择合适的左心耳封堵器（图 16-9）。

（4）对照组则按左心耳封堵术常规，根据 TEE、心脏 CTA 及术中左心耳造影测得左心耳口径和深度选择左心耳封堵器，封堵器直径一般较左心耳开口直径≥（4~6）mm。

（5）比较两组在手术操作时间、X 线曝光量、造影剂用量及残余分流情况的差异。

（二）研究结果

（1）3D 打印组与对照组患者的临床基本特征无显著差异。

（2）所有患者均使用 Watchman 封堵器一次封堵成功，3D 打印组使用的封堵器大小与术前模拟封堵选择的封堵器大小一致，两组所用

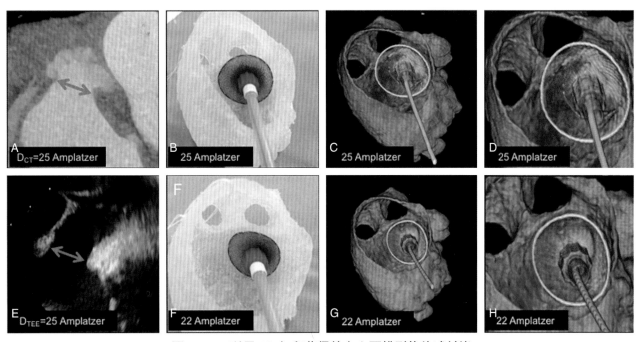

图 16-8　利用 3D 打印获得的左心耳模型体外试封堵

A. 心脏 CTA 显示左心耳的开口；B. 应用 25mm Amulet 封堵器进行模拟封堵；C，D. 显示 25mm Amulet 封堵器虽完全封堵了左心耳，但影响了肺静脉开口；E. TEE 显示左心耳的形态，从心脏 CTA 和 TEE 预测需要 25mm Amulet 封堵器；F. 应用 22mm Amulet 封堵器进行模拟封堵；G，H. 22mm Amulet 封堵器不但完全封堵了左心耳，而且不影响肺静脉开口

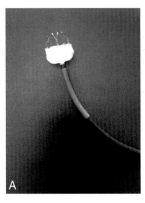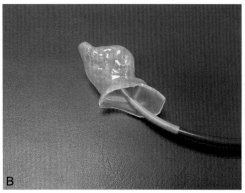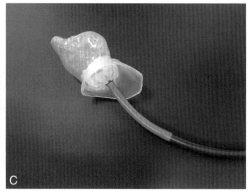

图 16-9　应用 3D 打印模型模拟左心耳封堵术
A. Watchman 左心耳封堵器；B. 将封堵器送入左心耳模型内；C. 推出左心耳封堵器

封堵器大小无统计学差异。

（3）封堵后即刻 TEE 检测显示对照组 3 例存在少量缝隙分流，而 3D 打印组无残余分流现象。

（4）3D 打印组与对照组比较，手术操作时间、X 线曝光量及造影剂用量均明显减少（$P<0.05$）。

（5）对照组 3 例残余分流患者中 2 例于术后 45d 消失、1 例于术后 3 个月消失。

（6）无手术并发症、器械相关血栓及缺血性事件发生。

（三）体　会

（1）在 3D 打印组，由于左心耳封堵术前在体外模拟了左心耳封堵过程，确定了拟选封堵器的大小，故术中操作更加流畅，封堵效果更好。与对照组比较，3D 打印组患者手术操作时间更短，造影剂用量及 X 线曝光量更少，且无残余分流现象发生（对照组患者则有 3 例发生残余分流）。

（2）将 3D 打印技术用于指导左心耳封堵术，不仅可提高手术效率，尚可确保封堵效果，达到精准治疗之目的。故认为在行左心耳封堵术时，使用 3D 打印技术具有重要的临床价值，可在有条件的医院推广使用。

（3）但应用 3D 打印技术不可避免会增加患者的经济负担，故不推荐所有左心耳封堵术患者均使用 3D 打印技术。

四、未来展望

3D 打印是一种新的工具，随着心血管病介入技术的不断发展，其介入治疗适应证不断扩展，以前只能行外科手术的主动脉瓣置换术、二尖瓣成形术等患者的介入治疗也已逐步成熟。但随之而来的许多问题更加复杂，需要对患者病变的解剖情况作更为详细的了解。

毋庸置疑，三维心脏超声、心脏 CTA 或 MRI 成像能提供高质量的数据，对复杂心血管疾病的诊断具有重要价值。但某些特殊情况下，这些成像技术还是存在一定的局限性，为复杂心血管病的介入手术操作带来困难。而 3D 打印技术可以根据三维心脏超声、心脏 CTA 或 MRI 等提供的数据，重建心脏或血管模型，使手术医生能更直观的了解病情，在体外模拟操作，为患者制订个性化手术预案，提高心血管疾病介入治疗成功率与临床疗效。相信未来 3D 打印技术在心血管疾病介入治疗领域的应用将会更加广泛，为更多复杂心血管病患者带来福音 [43,44]。

（陆军军医大学西南医院　李华康　宋治远）

参考文献

[1] Paul GM, Rezaienia A, Wen P, et al. Medical Applications

for 3D Printing: Recent Developments. Mo Med, 2018, 115: 75–81.

[2] Hull C. Apparatus for production of three-dimensional object by stereolithography. 4575330 A.US patent,1986.

[3] Vaccarezza M., Papa V. 3D printing: A valuable resource in human anatomy education. Anat Sci Int, 2015, 90:64–65.

[4] Lau I, Wong YH, Yeong CH, et al. Quantitative and qualitative comparison of low- and high-cost 3D-printed heart models. Quant Imaging Med Surg, 2019, 9:107–114.

[5] Wang DD, Gheewala N, Shah R, et al. Three-Dimensional Printing for Planning of Structural Heart Interventions. Interv Cardiol Clin, 2018, 7:415–423.

[6] Bompotis G, Meletidou M, Karakanas A, et al. Transcatheter Aortic Valve Implantation using 3-D printing modeling assistance. A single-center experience. Hellenic J Cardiol, 2019.

[7] Yang DH, Kang JW, Kim N, et al. Myocardial 3-Dimensional Printing for Septal Myectomy Guidance in a Patient With Obstructive Hypertrophic Cardiomyopathy. Circulation, 2015, 132:300–301.

[8] Mashari A, Knio Z, Jeganathan J, et al. Hemodynamic Testing of Patient-Specific Mitral Valves Using a Pulse Duplicator: A Clinical Application of Three-Dimensional Printing. J Cardiothorac Vasc Anesth, 2016, 30:1278–1285.

[9] Costello JP, Olivieri LJ, Su L, et al. Incorporating three-dimensional printing into a simulation-based congenital heart disease and critical care training curriculum for resident physicians. Congenit Heart Dis, 2015, 10:185–190.

[10] Lazkani M, Bashir F, Brady K, et al. Postinfarct VSD management using 3D computer printing assisted percutaneous closure. Indian Heart J. 2015, 67(6): 581-585.

[11] Fujita T, Saito N, Minakata K, et al. Transfemoral transcatheter aortic valve implantation in the presence of a mechanical mitral valve prosthesis using a dedicated TAVI guidewire: utility of a patient-specific three-dimensional heart model. Cardiovasc Interv Ther, 2016 Aug 27. [Epub ahead of print]

[12] Liu YF, Xu LW, Zhu HY, et al. Technical procedures for template-guided surgery for mandibular reconstruction based on digital design and manufacturing. Biomed Eng Online, 2014, 13:63.

[13] Byrne N, Velasco Forte M, Tandon A, et al. A systematic review of image segmentation methodology, used in the additive manufacture of patient-specific 3D printed models of the cardiovascular system. JRSM Cardiovasc. Dis, 2016, 5:2048004016645467.

[14] Vukicevic M, Mosadegh B, Min JK, et al. Cardiac 3D Printing and its Future Directions. JACC Cardiovasc. Imaging, 2017, 10:171–184.

[15] Brenner DJ, Hall EJ. Computed tomography—An increasing source of radiation exposure. N Engl J Med, 2007, 357:2277–2284.

[16] Bateman MG, Durfee WK, Iles TL, et al. Cardiac patient-specific three-dimensional models as surgical planning tools. Surgery, 2019, 167:259–263.

[17] Shah BN. Echocardiography in the era of multimodality cardiovascular imaging. BioMed Res Int, 2013, 2013: 310483.

[18] 宋宏宁，郭瑞强 . 基于医学影像学的 3D 打印技术在心血管疾病诊疗中的应用现状及研究进展 . 中国医学影像技术 , 2017, 33(3):375–380.

[19] Greil GF, Wolf I, Kuettner A, et al. Stereolithographic reproduction of complex cardiac morphology based on high spatial resolution imaging. Clin Res Cardiol, 2007, 96(3):176–185.

[20] Olivieri LJ, Krieger A, Loke YH, et al. Three-dimensional printing of intracardiac defects from three-dimensional echocardiographic images:Feasibility and relative accuracy. J Am Soc Echocardiogr, 2015, 28(4):392–397.

[21] Olszewski R. Three-dimensional rapid prototyping models in cranio-maxillofacial surgery: Systematic review and new clinical applications. Proc Belg R Acad Med, 2013, 2(1):43–77.

[22] Huotilainen E, Jaanimets R, Valáek J, et al. Inaccuracies in additive manufactured medical skull models caused by the DICOM to STL conversion process. J Craniomaxillofac Surg, 2014, 42(5):e259–e265.

[23] Reddy VY, Doshi SK, Sievert H, et al. Percutaneous left atrial appendage closure for stroke prophylaxis in patients with atrial fibrillation: 2.3 year follow-up of the PROTECT AF (WATCHMAN Left Atrial Appendage System for Embolic Protection in Patients with Atrial Fibrillation) trial. Circulation. 2013, 127:720–729.

[24] Holmes DR, Kar S, Price MJ, et al. Prospective randomized evaluation for the WATCHMAN left atrial appendage closure device in patients with atrial fibrillation versus long-term warfarin therapy: the PREVAIL trial. J Am Coll Cardiol, 2014, 64:1–12.

[25] Reddy VY, Mbius-Winkler S, Miller MA, et al. Left atrial appendage closure with the Watchman device in patients with a contraindication for oral anticoagulation:the ASAP study (ASA Plavix Feasibility Study With Watchman Left Atrial Appendage Closure Technology). J Am Coll Cardiol, 2013, 61:2551–2556.

[26] Masoudi FA. The evolution of left atrial appendage occlusion: EWOLUTION and the WATCHMAN in practice. Eur Heart J, 2016.[Epub ahead of print], http:// eurheartj. oxfordjournals.org/10.1093/j.eurheartj,2016.04.027.

[27] Beigel R, Wunderlich NC, Ho SY, et al. The left atrial appendage: anatomy, function, and noninvasive evaluation. JACC Cardiovasc Imaging, 2014, 7(12):1251–1265.

[28] Boucebci S, Pambrun T, Velasco S, et al. Assessment of normalleftatrial appendage anatomy and function over gender and ages by dynamic cardiac CT. Eur Radiol, 2016, 26(5):1512–1520.

[29] Jungen C, Zeus T, Balzer J, et al. Left Atrial Appendage Closure Guided by Integrated Echocardiography and Fluoroscopy Imaging Reduces Radiation Exposure.PLoS One. 2015 Oct 14;10(10):e0140386. doi: 10.1371/journal.pone.0140386. eCollection 2015.

[30] Little SH, Vukicevic M, Avenatti E, et al. 3D Printed Modeling for Patient- Specific Mitral Valve Intervention: Repair With a Clip and a Plug. JACC Cardiovasc Interv. 2016, 9(9):973–975.

[31] Farooqi KM, Saeed O, Zaidi A, et al. 3D Printing to Guide Ventricular Assist Device Placement in Adults With Congenital Heart Disease and Heart Failure. JACC Heart Fail, 2016, 4(4):301–311.

[32] Huakang Li, Qingyao, Bingshen, Maoqin Shu, Lizhong, Xueqin Wang,Zhiyuan Song. Application of 3D Printing Technology to Left Atrial Appendage Occlusion. Int J Cardiol,2017, 231:258–263.

[33] 加丹，周青，宋宏宁，等．应用超声和CT 3D DICOM 数据重建左心耳3D 模型的对比研究．中华超声影像学杂志，2017, 26(6):484–489.

[34] Song H, Zhou Q, Zhang L, et al. Evaluating the morphology of the left atrial appendage by a transesophageal echocardiographic 3-dimensional printed model. Medicine(Baltimore), 2017, 96(38):7865.

[35] Pellegrino PL, Fassini G, DI Biase M, et al. Left atrial appendage closure guided by 3D printed cardiac reconstruction: emerging directions and future trends J Cardiovasc Electrophysiol, 2016, 27(6):768–771.

[36] Liu P, Liu R, Zhang Y, et al. The value of 3D printing models of left atrial appendage using real –time 3D transesophageal echocardiographic data in left atrial appendage occlusion：applications toward an era of truly personalized medicine. Cardiology, 2016, 135(4):255–261.

[37] Fan Y, Kwok KW, Zhang Y, et al. Three -dimensional printing for planning occlusion procedure for a double-lobed left atrial appendage .Circ Cardiovasc Interv, 2016, 9(3):e003561.

[38] Obasare E, Melendres E, Morris DL, et al. Patient specific 3D print of eft atrial appendage for closure device. Int J Cardiovasc Imaging, 2016, 32(10):1495–1497.

[39] 宋宏宁，周青，陈金玲，等．基于经食管三维超声心动图和3D 打印的左心耳封堵术前模拟系统的建立和评估。中华超声影像学杂志，2017, 26(1):1–6.

[40] Pellegrino PL, Fassini G, DI Biase M, et al. Left Atrial Appendage Closure Guided by 3D Printed Cardiac Reconstruction: Emerging Directions and Future Trends. J Cardiovasc Electrophysiol, 2016, 27(6):768–771.

[41] Otton JM, Spina R, Sulas R, Subbiah RN, Jacobs N, Muller DW, Gunalingam B. Left Atrial Appendage Closure Guided by Personalized 3D-Printed Cardiac Reconstruction. JACC Cardiovasc Interv, 2015, 8(7):1004–1006.

[42] Hachulla AL, Noble S, Guglielmi G, et al. 3D- printed heart model to guide LAA closure: useful in clinical practice. Eur Radiol, 2019, 29(1):251–258.

[43] Fan Y, Wong RHL, Lee AP. Three-dimensional printing in structural heart disease and intervention. Ann Transl Med. 2019, 7(20):579.

[44] Wang DD, Eng M, Kupsky D, et al. Application of 3-Dimensional Computed Tomographic Image Guidance to WATCHMAN Implantation and Impact on Early Operator Learning Curve: Single-Center Experience. JACC Cardiovasc Interv, 2016, 28,9(22):2329–2340.

第 17 章

特殊类型左心耳的封堵策略与技巧

左心耳（left atrial appendage）是沿左心房前侧壁向前下延伸的狭长、弯曲的盲端结构，具有主动舒缩和分泌功能[1]。在心血管疾病中，左心耳特殊的解剖结构和功能特点使其成为心腔内血栓形成的主要部位。左心耳位于左心室（left ventricle）上方，肺动脉及升主动脉左侧，左上肺静脉和二尖瓣环之间，多呈狭长、弯曲的管状盲端，形态变异较大，容积为 0.77~19.20mL，长 16~51mm，开口直径最小 5~27mm，最大 10~40mm，70% 的左心耳主轴明显弯曲或呈螺旋状[2]。与发育成熟的左心房不同，左心耳内壁附有丰富的梳状肌及肌小梁，97% 的梳状肌直径大于 1mm；耳缘有锯齿状切迹，呈分叶状，80% 具有多个分叶[3]。左心耳接受回旋支或右冠状动脉房室结支血液供应，受交感神经和迷走神经纤维支配。研究表明，90% 以上的非瓣膜性房颤（NVAF）和 60% 的瓣膜性房颤患者中心房血栓发生于左心耳内[4-5]。基于该理论基础，众多临床试验表明经皮左心耳封堵术（left atrial appendage closure，LAAC）在预防 NVAF 患者卒中事件的发生是可行的，LAAC 具有操作简便易行、创伤小、成功率高等众多优点，在临床上得到了广泛应用。

2012 年，Di Biase 等[6]发表一项研究，通过对 932 例接受导管消融的房颤患者进行术前心脏 CT/MRI 检查，将左心耳解剖形态分为 4 种（图 17-1）：即"仙人掌"形、"鸡翅"形、"风向袋"形、"菜花"形。4 种类型分别为 278 例（30%）、451 例（48%）、179 例（19%）、24 例（3%）。在校正了 CHA_2DS_2 评分、性别和房颤类型后发现，"鸡翅"形左心耳的患者卒中风险最低，"菜花"形则有最高的卒中发生率。该研究表明左心耳解剖形态与房颤卒中的发生有密切关系。但在临床 LAAC 实际操作中，我们发现单纯地将左心耳形态分为上述 4 种类型并不完全涵盖所有临床左心耳形态，对 LAAC 操作的指导意义不大，有些具有特殊解剖特点的左心耳在封堵中具有一定的困难，需要选择合适的封堵策略和技巧。这类特殊形态的左心耳以短鸡翅、反鸡翅、大肚菜花及裤衩样心耳为典型代表，下面以这 4 种左心耳为例讲解特殊类型左心耳的封堵策略与技巧。

第一节
短鸡翅形左心耳

左心耳从空间结构上可分为口部、体部和远侧部。绝大多数患者的左心耳口部非常光滑；

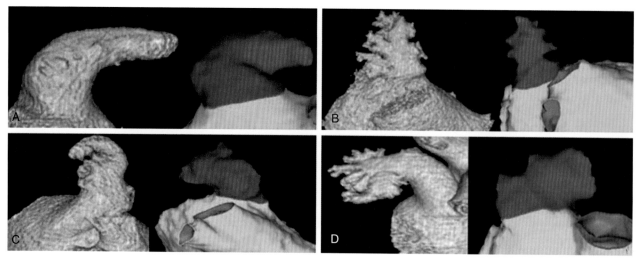

图 17-1 心脏 CT（左侧）/ 心脏 MRI（右侧）显示左心耳的解剖形态

A. 鸡翅形左心耳；B. 仙人掌形左心耳；C. 风向袋形左心耳；D. "菜花"形左心耳。图片引自参考文献[6]

体部可成角，且每个人的左心耳体部角度都不同。对于多数的人群，左心耳远侧部都是有分叶的，根据解剖学统计，分为两叶的占 54%，三叶的占 34%。LAAC 是一项复杂的介入技术，具有显著的学习曲线，该技术的主要挑战之一与左心耳的解剖形态不规则，变异多有关。鸡翅形（牛角形）是一种常见的左心耳形状，其特征是左心耳的主叶近端或中部存在明显的弯曲。如果主叶近段与远段成角 >180°（主叶远端朝足）临床上一般定义为常规鸡翅形；如果主叶近段与远段成角 <180°（主叶远端朝头部）临床上一般定义反鸡翅形（图 17-2）[7]。一般来说，这种严重弯曲的存在是成功植入封堵装置的一个重要挑战，尤其是当鸡翅的近段比较短时。当反折点离左心耳开口距离 <20mm 时，左心耳的工作深度小于临床常用封堵器械的工作深度，会给临床封堵带来极大的挑战，将此类左心耳定义为短鸡翅形心耳。理论上短鸡翅心耳分正的短鸡翅和反的短鸡翅，但临床上常将前者称为短鸡翅心耳，后者称为反鸡翅心耳。

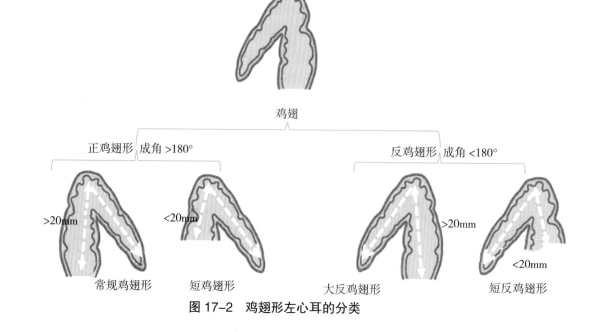

图 17-2 鸡翅形左心耳的分类

病例 1：假短鸡翅左心耳的封堵策略

短鸡翅形左心耳封堵操作的难点是由于左心耳近段太短，导致操作空间有限，不能很好容纳封堵器械。因此，明确鸡翅形左心耳的有效工作深度至关重要，但由于左心耳形态的呈现与测量因成像角度变化而变化，导致鸡翅形心耳工作深度的评价有时并不容易，通常情况下往往是过低的估计工作深度。

【一】病例资料

（1）术前行心脏 CT 检查，在常规角度（RAO 30°＋CAU 20°）左心耳呈短鸡翅形，工作深度仅为 16.8mm（<20mm），见图 17-3。

（2）术中常规体位（RAO 30°＋CAU 20°）行左心耳造影也显示为短鸡翅形态，鸡翅折弯前很短，且呈敞口形状，梳状肌不丰富（图 17-4）。预测封堵操作困难，甚至考虑放弃。

【二】封堵策略与技巧

（1）旋转左心房三维 CT 影像，在非常规角度（RAO 50°）寻找到与鸡翅近段垂直的观察角度，充分展开其长度。测量左心耳有效工作深度为 30mm（>20mm），见图 17-5。

（2）根据心脏三维 CT 的观察结果，重新在 RAO 50° 进行左心耳造影，测量左心耳工作深度为 27.0mm，开口 20.4mm（图 17-6）。

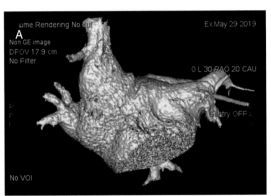
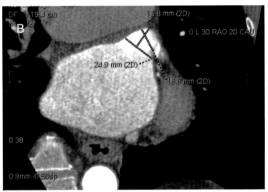

图 17-3　心脏 CT 检测左心耳

A. 心脏 CT 三维容积成像；B. 常规工作角度（RAO 30°、CAU 20°）左心耳有效工作深度为 16.8mm（<20mm）

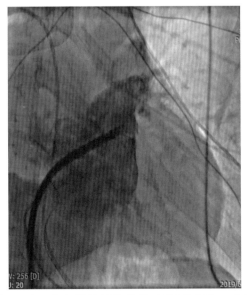

图 17-4　术中常规工作体位（RAO 30°＋CAU 20°）造影显示左心耳呈短鸡翅形

（3）随后选用 27mm WATCHMAN 封堵器按常规操作一次封堵成功（图 17-7）。经食管超声心动图（TEE）检查显示满足左心耳封堵器释放的 PASS 原则（图 17-8）。遂释放 WATCHMAN 封堵器。

【三】操作要点与注意事项

（1）操作要点：①术前利用 CT 选择最佳投照角度；②术中多角度造影，一般可通过加大右前斜角度获得左心耳最大工作深度。

（2）注意事项：①该患者常规角度检测左心耳显示为短鸡翅只是一种假象（假短鸡翅形左心耳）；②当常规角度检测显示为短鸡翅心耳时，一定要在多个非常规角度再

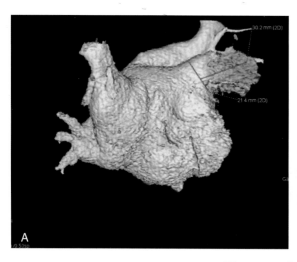
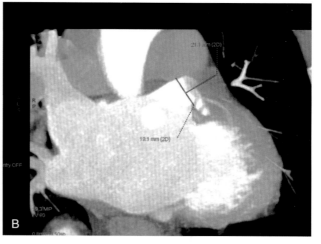

图 17-5　心脏 CT 检测左心耳

A. 心脏 CT 三维容积成像；B. 常规 CT 示非常规工作角度（RAO 50°）左心耳有效工作深度为 30mm（>20mm）

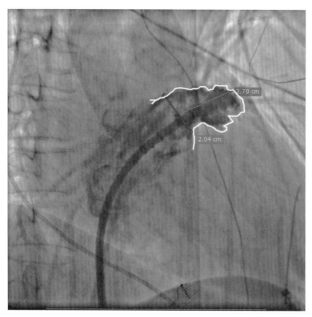

图 17-6　术中非常规工作体位（RAO 50°）造影显示左心耳工作深度为 27.0mm，开口尺寸为 20.4mm

观察，尽可能找到能充分展开鸡翅近段的角度，避免错误判断；③左心耳的有效深度对于 LAAC 的成功至关重要，应注意精确测量与判断。

病例 2：短鸡翅形左心耳的封堵策略

（一）病例资料

（1）某患者，术前常规角度心脏 CT 成像检测显示为短鸡翅形左心耳，工作深度 <20mm（图 17-9）。

（2）术中造影为短鸡翅形左心耳，测量口部直径 19mm，左心耳有效工作深度为 18.9mm（<20mm），见图 17-10。拟选用 Watchman 24mm 左心耳封堵器似乎深度不够。

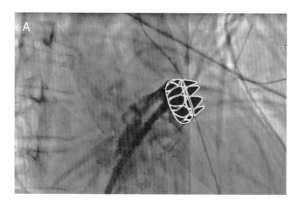
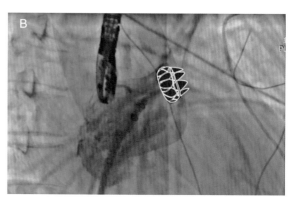

图 17-7　选用 27mm WATCHMAN 封堵器一次封堵成功

A. 未释封堵器前；B. 释放封堵器后造影

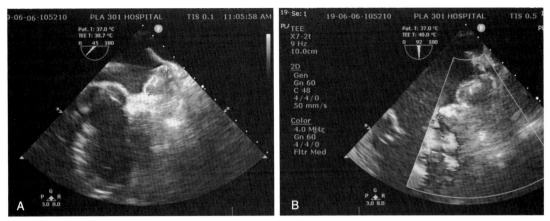

图 17-8 多角度 TEE 检测符合左心耳封堵 PASS 原则（封堵器压缩比 25%）

A.45°；B.90°

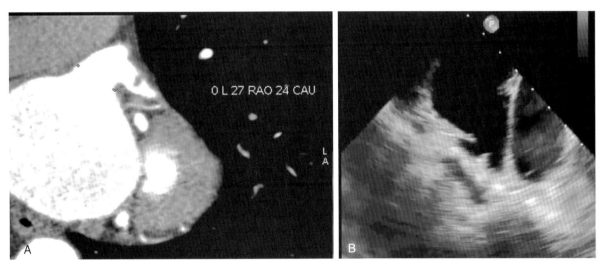

图 17-9 术前心脏 CT（A）及 TEE 135° 影像（B）均示左心耳有效工作深度为 <20mm

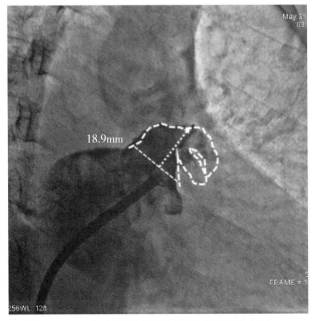

图 17-10 左心耳造影显示左心耳深度 18.9mm
（<20mm），开口直径 19mm

（二）封堵策略与技巧

（1）对于 Watchman 封堵器，有一种"误解"，认为左心耳工作深度要大于所选封堵器的直径。"误解"来源于"理想化的操作规范"要求输送鞘进入左心耳的深度等于封堵器直径。如图 17-11 所示，Watchman 封堵器导引鞘标记环有 21mm、27mm、33mm 三个刻度，根据选择的封堵器大小使对应的输送鞘标记环与左心耳口部对齐来定位释放后封堵器的位置。实际上预装器械长度约等于器械伞直径，但封堵器完全展开口器械长度显著小于器械伞面直径与预装器械长度。

（2）如图 15-10 所示，该患者有效工作深度 18.9mm，开口直径 19mm。如果选用 24mm

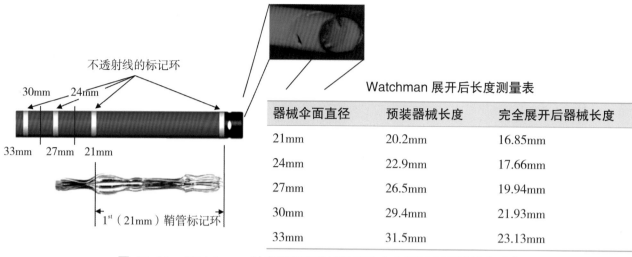

Watchman 展开后长度测量表		
器械伞面直径	预装器械长度	完全展开后器械长度
21mm	20.2mm	16.85mm
24mm	22.9mm	17.66mm
27mm	26.5mm	19.94mm
30mm	29.4mm	21.93mm
33mm	31.5mm	23.13mm

图 17-11　Watchman 封堵器预装器械长度和完全展开后器械长度对比

Watchman 封堵器实际展开长度为 17.66mm，小于有效工作深度。综合 TEE 和左心耳造影测量结果，决定选择 24mm 的 Watchman 封堵器植入。由于深度不够，故首先采取预载鞘管"借"深度的办法，如图 17-12 所示，充分进行系统排气后，将封堵器轻轻前送约 3mm，可见封堵器的前端已经超过标记环约 3mm。

（3）预借 3mm 深度后维持轴向缓慢释放封堵器，过程中可以通过逆时针调整输送鞘轴向（图 17-13）；同时务必固定住输送鞘，避免随封堵器释放向外移位；密切观察封堵器远端的位置，必要时在封堵器前端释放至约 1/3 时，通过冒烟确认封堵器位置后略微将封堵器往心耳内部推送，达到二次借深度。

（4）放置封堵器后经输送鞘管造影及 TEE

检测，见放置好的 Watchman 封堵器符合 PASS 原则，无明显露肩与残余分流，达到完美封堵效果（图 17-14）。遂释放封堵器。

（三）操作要点与注意事项

（1）操作要点：①充分预借深度（巧借深度、顺应形态）；②必要时二次借深度，实现对左心耳的完美封堵。

（2）注意事项：短鸡翅形左心耳的特点是有效深度不足，如何理解深度，并通过预借深度是达到"完美封堵"的关键。

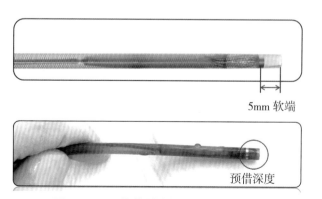

图 17-12　装载封堵器时预借深度示范

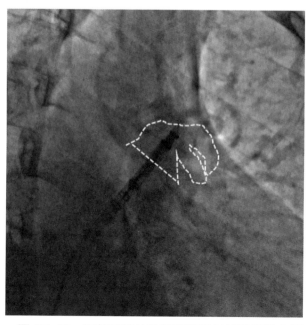

图 17-13　调整及维持输送鞘管及封堵装置轴向图

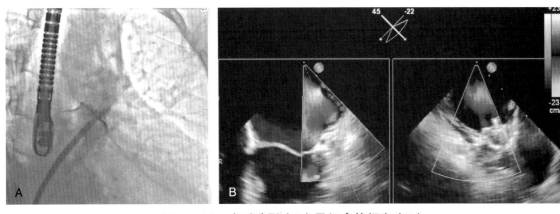

图 17-14　术后造影（A）及经食管超声（B）

第二节
反鸡翅形左心耳

理论上反鸡翅型心耳根据前近段长度可分为两大类：大反鸡翅和短反鸡翅型。大反鸡翅从封堵技巧与短反鸡翅封堵策略完全不同，因此我们分别针对此两种类型左心耳进行详细探讨。

病例 1：大反鸡翅形心耳的封堵策略

（一）病例资料

（1）该患者术前常规 TEE 大角度显像提示左心耳折角，心耳远端背离心尖，提示左心耳为反鸡翅心耳（图 17-15）。测量左心耳开口 25~28mm，深度 28mm。

（2）术中造影证实患者的心耳为反鸡翅形心耳，心耳近段长度较大，测量值 28mm（>20mm），口部直径 27mm。术中造影左心

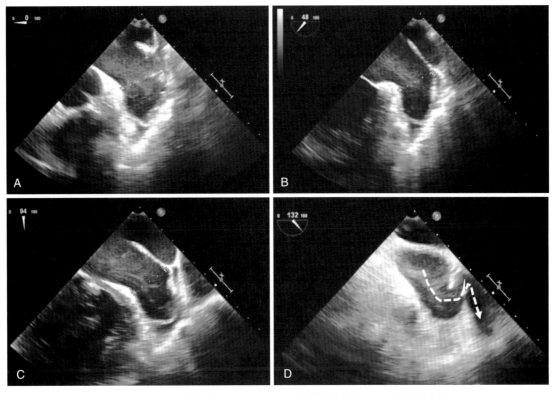

图 17-15　术前 TEE 多角度显示左心耳，虚线箭头显示心耳折角方向

A. 0°；B. 48°；C. 94°；D. 132°

耳近远段重叠，展开不充分，但可见明显反折线（图17-16中虚线），左心耳颈部长。

（二）封堵策略与技巧

（1）此病例心耳虽然呈反鸡翅形状，但近段有效深度足够，对操作影响较小，考虑选用Watchman 33mm封堵器直接封堵近段策略可行。

（2）尝试用33mm Watchman封堵器封堵左心耳，封堵后明显露肩。TEE示封堵器下缘露肩12mm，>1/3封堵器直径（33mm），全回收封堵器（图17-17）。

（3）第二次尝试仍使用33mm Watchman封堵器封堵，预装封堵器时预借3mm深度。保持轴向后缓慢释放封堵器，造影与TEE显示封堵器放置位置过深，可见残余分流，分流2.67mm（图17-18）。半回收封堵器后再释放，造影显示封堵器位置良好，造影剂未进入左心耳内，提示无残余分流（图17-19）。

（4）TEE显示封堵器位置良好，压缩比15%~20%，无残余分流，无明显露肩，牵拉稳定后释放封堵器（图17-20）。

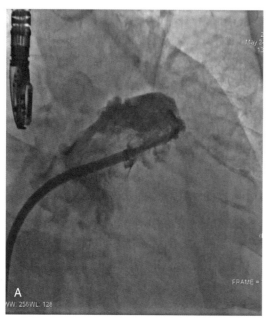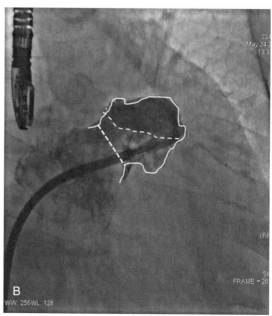

图17-16 术中左心耳造影

A. 造影；B. 虚线未反折线

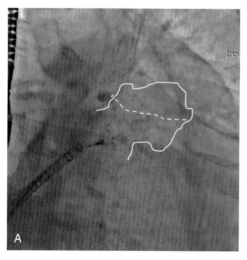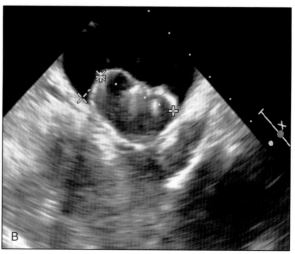

图17-17 第一次尝试封堵后X线（A）及TEE影像（B）显示露肩明显

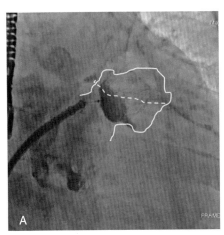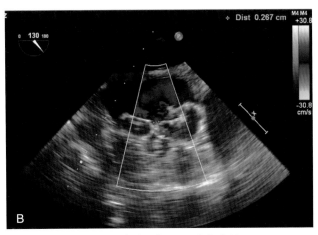

图 17-18　第二次尝试封堵后 X 线影像（A）及 TEE 影像（B）显示残余分流 2.67mm

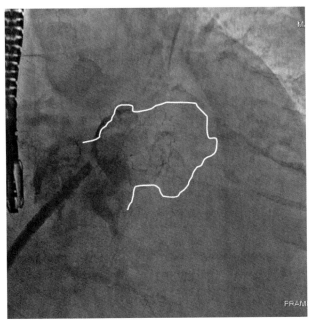

图 17-19　半回收封堵器重新放置后造影未见残余分流

（三）操作要点与注意事项

（1）操作要点：①充分预借深度；②半回收 / 微回收调整封堵器位置从而达到减少残余分流，实现完美封堵。

（2）注意事项：左心耳造影图像显示心耳反折造成近远段心耳重叠，可能导致高估左心耳近段深度，在行 LAAC 时应特别注意。

病例 2：短反鸡翅形左心耳（Watchman 封堵器）封堵策略

（一）病例资料

（1）该患者术前心脏 CT 成像显示左心耳造影剂充盈欠佳，但清楚显示远段与近段成角，心耳远端朝向头端，明确为反鸡翅左心耳，测量左心耳开口 19mm（图 17-21）。

（2）与病例 1 相比，该病例的左心耳近段较短，直接封堵左心耳近段困难。同时近段远段成角大，远端空间难以利用，封堵极具挑战。

（二）封堵策略与技巧

（1）针对短反鸡翅形心耳，房间隔穿刺时应尽量选择靠下的位置穿刺。同时该类型心耳开口往往偏前，因此穿刺时需要选择偏前的位置，从而达到更可能好的轴向。可根据术前的 CTA 选择合适的角度，充分显示左心耳远段，避免心耳重叠导致的心耳误判。部分短反鸡翅形心耳 TEE 大角度仍不能充分显示左心耳远段折角，术前 CTA 可以更充分显示心耳解剖结构，尤其是心耳的折角与开口朝向，从而规划房间隔穿刺和封堵策略。该病例我们结合术前 CT 情况，术中选择尽量靠下偏前位置穿刺房间隔（图 17-22）。

（2）术中行左心耳造影时应尽量将猪尾导管送至左心耳远端，采用输送鞘管与猪尾导管同时造影充分显示左心耳开口及远端（图 17-23）。

（3）充分显示左心耳是术中评估左心耳大小及尺寸的必要前提。将输送鞘管沿猪尾导管尽量送至左心耳末端，左手尽量保持逆时针旋

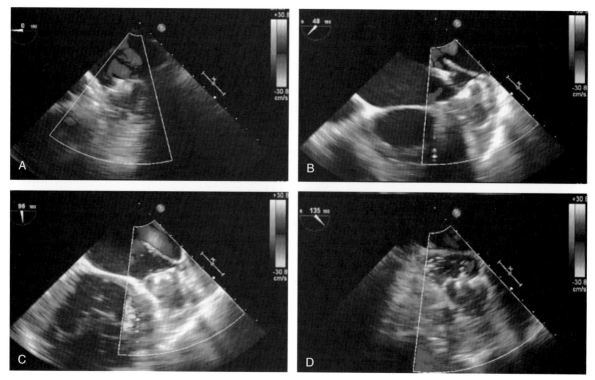

图 17-20　释放封堵器后 TEE 多角度观察影像图

A. 0°；B. 45°；C. 90°；D. 135°

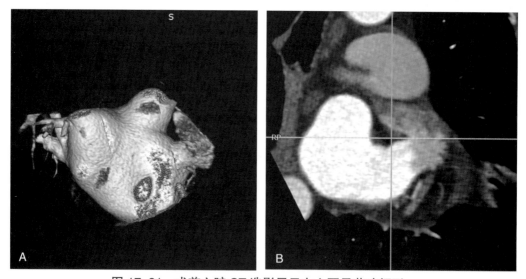

图 17-21　术前心脏 CT 造影显示左心耳呈范鸡翅形

A. 三维 CT 图；B. 二维 CT 图

转，避免将输送鞘管拧折，同时避免过度用力导致输送鞘管在心耳内 360° 旋转；若支撑力差情况，可将加硬导丝送至猪尾导管内增加支撑力（图 17-24）。

（4）将 Watchman 左心耳封堵器尽可能送至心耳远端。第一次释放后显示封堵器上缘位于左心耳反折里，下缘残余分流 >5mm；半回

收后封堵器较第一次明显靠外，且无明显残余分流（图 17-25）。

（5）TEE 四个角度提示封堵器位置良好，TEE 115° 提示封堵器露肩 6mm，彩色多普勒未见残余分流（图 17-26）。与其他类型左心耳相比，该类型心耳露肩多为上缘露肩。

（6）X 线透视及 TEE 显示牵拉试验时封

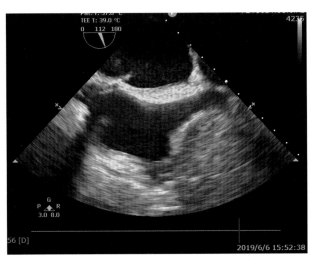

图 17-22 TEE 指导下房间隔穿刺

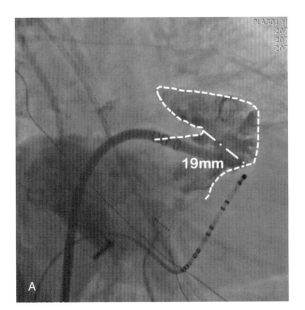

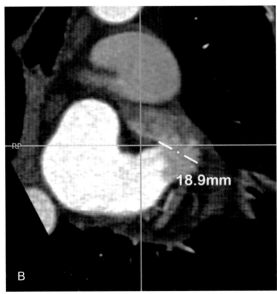

图 17-23 术中左心耳造影图（A）与 B 心脏 CT 造影三维重建图（B）对比

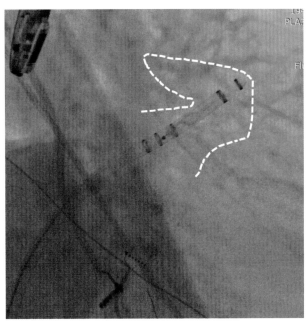

图 17-24 术中要保持好输送鞘管轴向

堵轴向成角大，封堵器锚定稳定，释放张力后封堵器回到原位（图 17-27）。脱离牵拉张力后封堵器顺应左心耳轴向，TEE 提示大角度封堵器露肩明显改善（图 17-28）。

（三）操作要点与注意事项

（1）操作要点：①房间隔穿刺点需要选择靠下偏前；②封堵时尽量将鞘管送至远端，封堵器上缘尽量靠近甚至越过左心耳反折处；③放置封堵器后要进行有效的牵拉试验，确认封堵器稳定性。

（2）注意事项：①反鸡翅形态左心耳封堵难度大，封堵器脱落风险高，初学者应在充分掌握封堵技巧后再尝试该类型心耳封堵；②房间隔穿刺点需要选择靠下偏前，术前影像学评估明确左心耳解剖可以显著减少该类型心耳术中再次穿刺的概率；③由于反鸡翅成角大导致封堵轴向差，输送钢缆与封堵器成角，导致牵拉力与封堵器长轴成角，易造成封堵器稳定性评价出现偏差；④封堵器解离后钢缆侧向牵拉力消失，封堵器向对侧摆动以顺应左心耳轴向，可能导致上缘露肩增多，增加了脱落的风险；⑤解离封堵器后最好观察 10min，避免封堵器早期脱落。

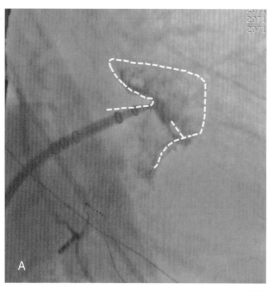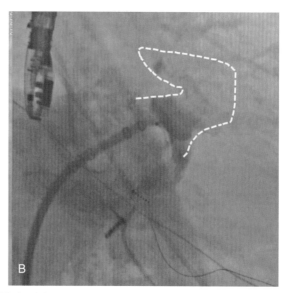

图 17-25　封堵器放置过程

A. 第一次放置；B. 半回收后重新放置

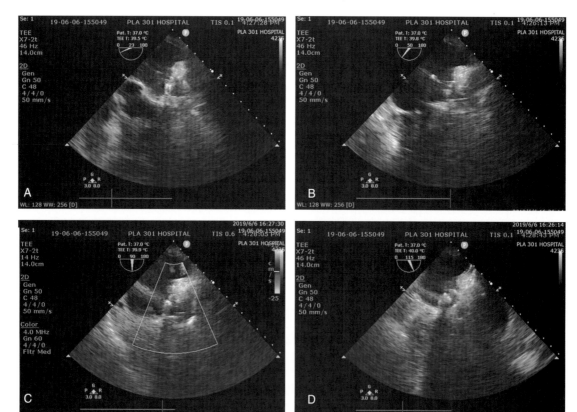

图 17-26　Watchman 封堵器放置好后多角度 TEE 观察

A. 0°；B. 45°；C. 90°；D. 135°

病例 3：短反鸡翅形心耳（ACP 封堵器）封堵策略

反鸡翅形态左心耳封堵难度大，脱落风险高。选用 Watchman 封堵器封堵该类型左

心耳对操作技巧要求较高，可考虑选用分体式封堵器对该类型左心耳进行封堵。分体式封堵器由锚定盘与封堵盘构成，两者之间的连接部分可以在一定范围内弯曲，从而顺应

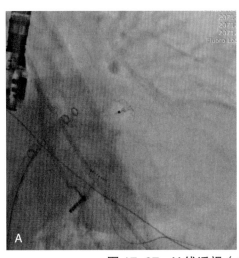
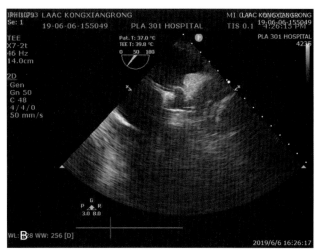

图 17-27　X 线透视（A）及 TEE（B）观察下行牵拉试验

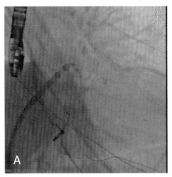
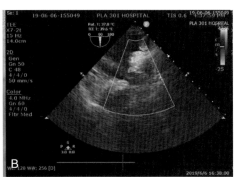
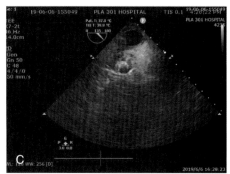

图 17-28　左心耳封堵器解离后的影像学评价

A. X 线影像；B，C. TEE 影像

心耳的成角。锚定盘变形能力大对心耳空间要求较低。因此，分体式封堵器对操作轴向要求相对较低。

（一）病例资料

（1）该患者术前心脏 CT 成像和 TEE 检测显示左心耳远端朝向头端，明确为反鸡翅形左心耳，测量左心耳开口 22mm（图 17-29、17-30）。

（2）左心耳造影右肩位显示为鸡翅形，肝位显示心耳为反鸡翅形，呈哑铃型，着陆区 15mm（图 17-31）。

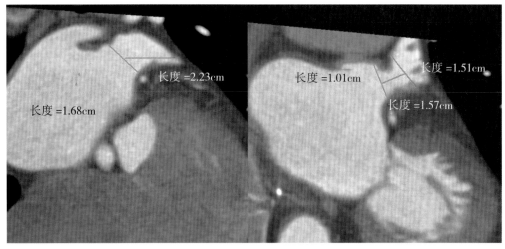

图 17-29　术前心脏 CT 成像显示左心耳呈反鸡翅形

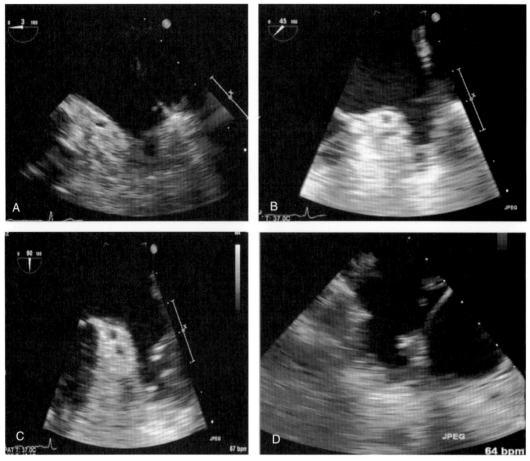

图 17-30　术前多角度 TEE 显示左心耳呈反鸡翅形
A. 0°；B. 45°；C. 90°；D. 135°

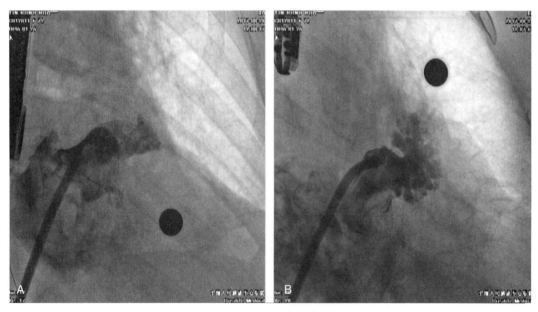

图 17-31　左心耳造影图
A. 右肩位显示为鸡翅形；B. 肝位显示心耳为反鸡翅形

（二）封堵策略与技巧

（1）选用 20mm ACP 左心耳封堵器行 LAAC，将封堵器锚定盘越过折角、尽量送至左心耳远端，缓慢推出封堵盘堵闭左心耳口部；锚定盘在有限的空间内变形为"头盔"形（图 17-32）。

（2）牵拉封堵器封堵盘呈菱形维持 1min 证实其稳定性。

（3）术后复查造影与 TEE 检测证实封堵器完全封堵左心耳口部（图 17-33）。

（三）操作要点与注意事项

（1）操作要点：①针对短反鸡翅形心耳，

可根据术前的 CTA 选择合适的角度，充分评估左心耳锚定区，选择合适的封堵策略；②选择合适的着陆区释放锚定盘；③封堵过程中尽量将输送鞘送至左心耳远端，必要时可采用回退鞘管释放锚定盘的方式将锚定盘尽量送至心耳远端。

（2）注意事项：①反鸡翅形态左心耳封堵难度大，采用分体式封堵器能降低其操作难度，提高成功率；②选择封堵器时应充分考虑心耳远端空间，避免"解纽扣现象"导致的封堵器脱落。

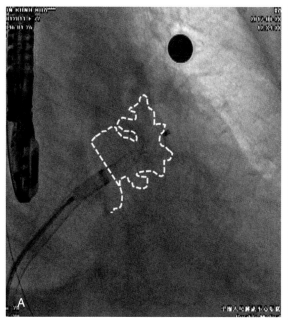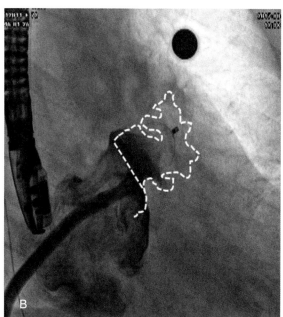

图 17-32 选用 ACP 封堵器行 LAAC

A. 推出固定盘至折角远端；B. 推出封堵盘堵闭左心耳口部

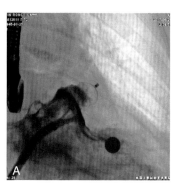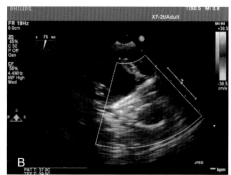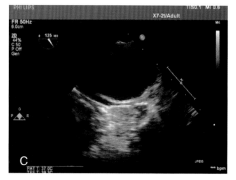

图 17-33 术后复查造影（A）及 TEE 检测结果（B、C）

第三节
大肚菜花形左心耳

一、病例资料

（1）该病例术前心脏CT成像显示左心耳呈大肚子菜花形，开口直径22.7mm，肚子直径29.8mm（图17-34）。

（2）术中左心耳造影显示左心耳呈口小肚子大（呈大肚菜花形左心耳），开口直径22mm，肚子最大直径28mm（图17-35）。

二、封堵策略与技巧

（一）封堵策略

针对该形态的左心耳的封堵，有两种封堵策略（图17-36）。

（1）策略A：封堵左心耳开口位置，考虑使用27mm封堵器。

（2）策略B：封堵左心耳肚子处，考虑使用33mm封堵器。

（二）两种策略的评价与选择

（1）两种策略各有优缺点，策略A封堵较完美，但容易向内或向外移位；策略B选择

较大的封堵器封堵肚子不容易移位，但下缘容易露肩。

（2）口小肚子大心耳还要充分考虑到心耳"肚子"的空间大可能导致封堵器在心耳内部翻转。

（3）同时还应考虑封堵器倒刺固定位置，策略A封堵器小可能倒刺无法贴壁，综合考虑选择策略B。

（三）封堵技巧

（1）选择33mm Watchman封堵器行LAAC，预借深度2mm，沿着左心耳最大工作深度轴向缓慢释放左心耳内（图17-37）。

（2）放置封堵器后造影可见封堵器位置良好，造影未见残余分流（图17-38 A）。解离释放封堵器后复查造影仍未见明显造影剂进入左心耳（图17-38 B）。

三、随访结果

术后3个月行心脏CT成像随访，显示封堵器位置良好，无明显移位与翻转，可见少量残余分流（1.66mm），见图17-39 A、B。MPR可见左心耳形态良好，封堵器最大直径31mm，最小直径30mm（图17-39 C）。

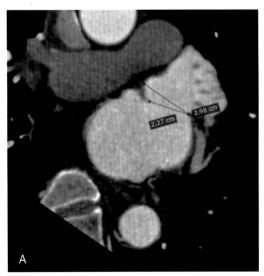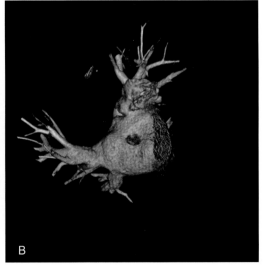

图17-34 术前心脏CT成像左心耳呈大肚子菜花形
A. 二维CT图；B. 三维CT图

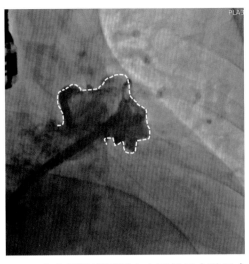

图 17-35　左心耳造影显示左心耳呈口小肚子大（大肚菜花形）

四、操作要点与注意事项

（一）操作要点

（1）根据左心耳"肚子"的尺寸选择封堵器。

（2）封堵心耳"肚子"部位。

（3）避免封堵器在心耳"肚子"内翻转。

（二）注意事项

（1）该类型左心耳封堵的主要难点在于左心耳"肚子"较大的空间会导致封堵器的移位和翻转，封堵时优先考虑用大的封堵器封堵左心耳"肚子"部位。

（2）测量心耳大小时应根据肚子的尺寸选

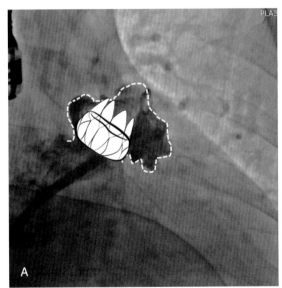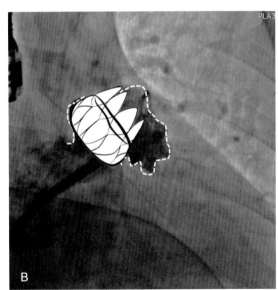

图 17-36　大肚菜花形左心耳封堵策略选择

A. 封堵开口；B. 封堵肚子

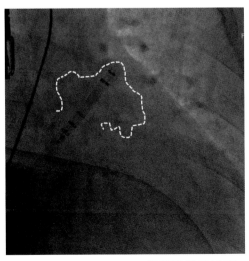

图 17-37　Watchman 封堵器放置过程

择合适的封堵器。如果针对左心耳开口部封堵可能会出现封堵器向心耳内部或心耳外移位的可能。

（3）在解离封堵器之前，由于钢缆对封堵器的牵拉会限制封堵器的翻转，当封堵器解离后可能出现封堵器在左心耳"肚子"内翻转，提示我们在封堵策略选择时就应该充分考虑左心耳肚子的空间。

（4）如果封堵左心耳"肚子"部位，部分患者会残留封堵器上缘残腔。也应特别注意。

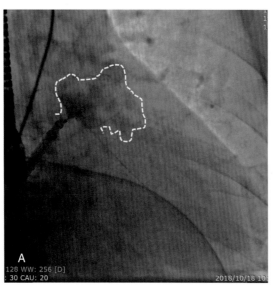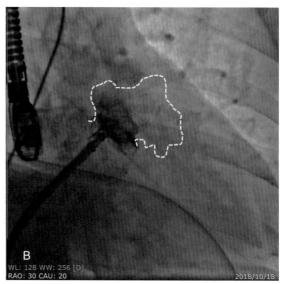

图 17-38 Watchman 封堵器放置后（A）及解离释放后（B）造影

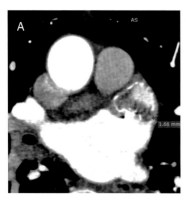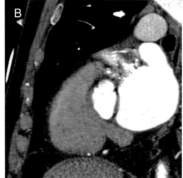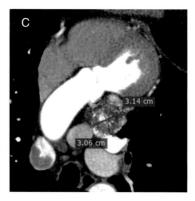

图 17-39 LAAC 后 3 个月心脏 CT 成像检查结果

第四节
裤衩样左心耳

裤衩样左心耳的解剖特点是有较短的颈部，粗大梳状肌将左心耳分为两个较大的分叶，且颈部直径与远端分叶直径相差较大。心耳颈部过短和粗大的梳状肌给 LAAC 操作带来诸多挑战。Watchman 封堵器进入远端分叶，封堵器受空间限制不能充分展开，导致颈部不能完全封堵。使用常规尺寸的分体式封堵器，锚定盘在颈部着陆，锚定盘往往不够大，难以固定。使用合适尺寸的锚定盘固定于远端分叶，则封堵盘会偏小不足以完全封闭左心耳开口。使用

较大尺寸的锚定盘固定于远端分叶，会由于空间有限导致封堵器锚定盘压缩比过大甚至从分叶内被挤出来。

对于裤衩样左心耳有单伞或双伞两种封堵策略。单伞策略可考虑使用根据左心耳形态定制封堵器——小锚定盘、大封堵盘封堵器封堵该类型心耳。双伞封堵策略目前有使用包括 Watchman、ACP/Amulet 和 LAmbre 中两个产品或任意两种封堵器组合的相关报道[8-12]。

病例 1：Watchman 封堵器封堵颈部

（一）病例资料

患者术前 TEE 多角度显示左心耳开口 18.9mm，最大深度 29mm。0°、45° 和 90° 显示左心耳

呈单叶，135° 显示左心耳远端分为两叶，近端共干较长（10mm），心耳轴向与心尖方向一致（图 17-40）。

（二）封堵策略与技巧

（1）因心耳轴向向下向前，故在 TEE 引导下选择偏后偏下位置行房间隔穿刺（图 17-41）。

（2）术中造影显示左心耳呈裤衩样，距离开口约 10mm 处分为两个大叶，开口直径 21mm，深度 28mm（图 17-42）。

（3）针对该例患者左心耳形态，有三种封堵策略可以选择（图 17-43）：策略 A：使用 Watchman 封堵共干区；策略 B：使用双伞技术封堵；策略 C：使用双盘式封堵器。拟尝试 27mm Watchman 封堵器封堵，若封堵失败考

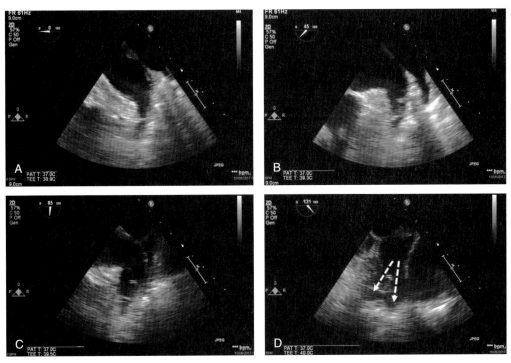

图 17-40　术前 TEE 多角度（A~D）显示左心耳形态

虚线箭头显示为双分叶（D）

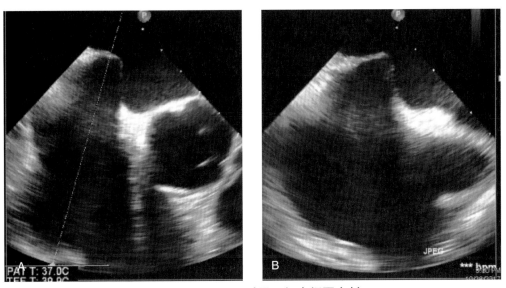

图 17-41　TEE 引导下行房间隔穿刺

A. 主动脉短轴切面；B. 上下腔静脉切面

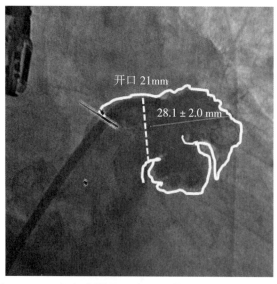

图 17-42　术中造影显示左心耳靠近开口约 10mm
处分为两叶，呈裤衩样

虑策略 B。

（4）将输送鞘送入左心耳上叶，将 27mm Watchman 封堵器维持逆时针旋转释放（图 17-44 A），封堵器将分叉处梳状肌挤压向对侧，左心耳封堵器充分膨胀，肩部覆盖开口。造影提示左心耳封堵完全（图 17-44 B）。

（5）行牵拉试验显示封堵器稳定，随后解离释放。TEE 显示 Watchman 封堵器位置良好，压缩比范围 26%~29%，无残余分流（图 17-45）。行三维 TEE 检测显示封堵器位置良好，无明显露肩（图 17-46）。

（三）操作要点与注意事项

（1）操作要点：①首选单个封堵器封堵

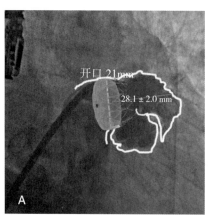
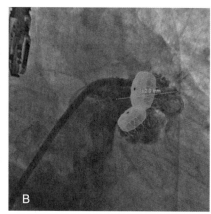
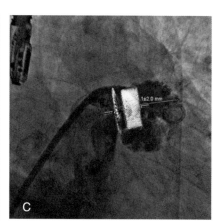

图 17-43　该例患者左心耳呈裤衩样，有 3 种封堵策略
A.Watchman 封堵器封堵颈部；B. 双伞封堵策略；C. 分体式封堵器封堵口部

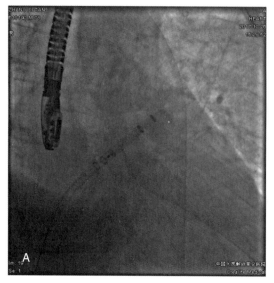
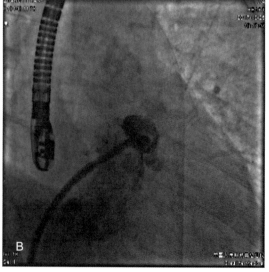

图 17-44　Watchman 封堵器放置过程（A）及放置后造影图（B）

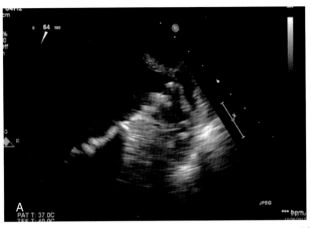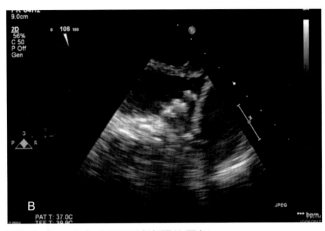

图 17-45　释放 Watchman 封堵器后 TEE 多角度显示封堵器位置好

A. 64°；B. 106°

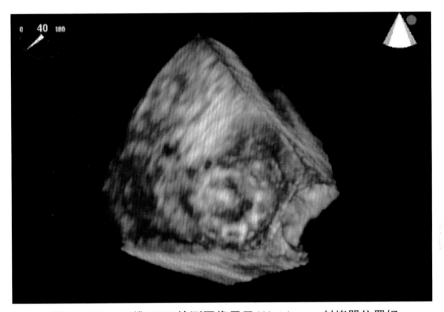

图 17-46　三维 TEE 检测图像显示 Watchman 封堵器位置好

颈部；②将封堵器放置在上叶，放置封堵器时维持逆时针旋转，确保其轴向与左心耳长轴一致；③根据左心耳形态必要时考虑封堵器适当的露肩。

（2）注意事项：①该类型左心耳封堵的主要难点在于左心耳梳状肌的分布与强度，单伞封堵仍是目前针对裤衩形左心耳封堵的首选；②封堵时要维持好的左心耳轴向，从而达到精准封堵的目标；③封堵时尽量避免将封堵器释放过深，导致封堵器展开不佳同时调整困难；④必要时可在维持轴向的同时微回收或半回收，从而通过适当的下缘露肩，左心耳封堵器肩部

得以充分膨胀达到完全封堵下叶的目的；⑤三维 TEE 可以在术中有效地评估露肩情况，从而进一步评价封堵器的稳定性。

病例 2：双伞封堵裤衩形左心耳

（一）病例资料

（1）术前 TEE 多角度显示左心耳开口 28mm，最大深度 31mm。0°、45° 和 90° 显示左心耳呈单叶，135° 显示左心耳远端分为两叶，近端共干约 10mm（图 17-47）。

（2）术中造影显示左心耳呈裤衩样，距离开口约 10mm 处分为两个大叶，开口直径

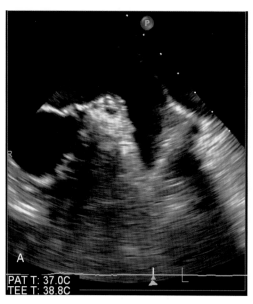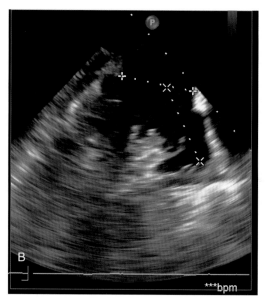

图 17-47　术前 TEE 检测左心耳形态

A. 45° 示左心耳未见异常；B. 135° 示左心耳呈两叶

30mm，深度 30mm（图 17-48）。

（二）封堵策略与技巧

（1）先用 33mm Watchman 左心耳封堵器进行尝试封堵，虽通过不断调整位置，即使左心耳封堵器露肩 10mm 时下缘仍可见显著残余分流（>5mm），表明单一 Watchman 左心耳封堵器难以成功封堵，故将封堵器全回收（图17-49）。

（2）该患者还有两种封堵策略可选择：策略 A 使用双盘式封堵器；策略 B 使用双伞进行

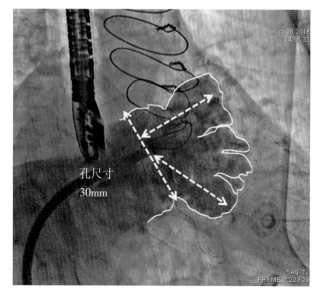

图 17-48　术中左心耳造影示左心耳呈裤衩样

封堵（图 17-50）。

（3）考虑该患者左心耳共干处直径与分叶差距大，且最大尺寸的 ACP 封堵器仍不能完全锚定于左心耳内，故决定组选择双伞分别封堵左心耳上下叶。考虑上叶难度大，先尝试封堵上叶。

（4）将输送鞘送入左心耳上叶并维持逆时针旋转趋势，将 24mm Watchman 封堵器输送到位后释放。TEE 检测显示左心耳上叶被完全封堵、未见残余分流，且封堵器位置良好，压缩比 26%~29%，牵拉稳定，符合 PASS 原则，遂解离上叶封堵器（图 17-51）。

（5）将外鞘及猪尾导管送至左心耳下叶内再次进行选择性造影，充分显示下叶左心耳。并将输送鞘送入下叶远端，选用 27mm Watchman 封堵器进行封堵，维持顺时针趋势并放置封堵器（图 17-52）。

（6）Watchman 封堵器充分膨胀，TEE 检测显示左心耳下叶完全堵闭，下缘可见 2mm 残余分流，两封堵器之间无缝隙，牵拉稳定，符合 PASS 原则后解离第二个封堵器（图 17-53）。随访 1 年未见器械表面血栓形成及其他不良事件。

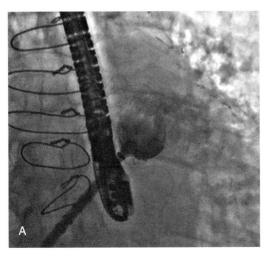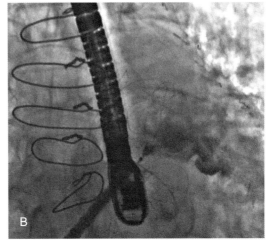

图 17-49 尝试用 33mm Watchman 封堵器封堵，露肩（A）及残余分流（B）

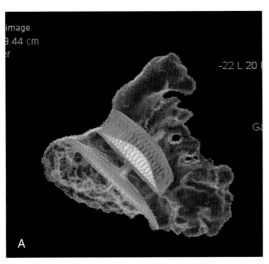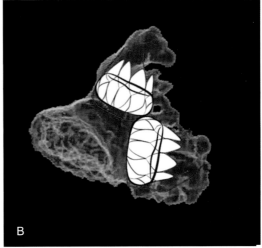

图 17-50 两种封堵策略
A. 使用分体式封堵器；B. 双伞分别封堵上、下叶

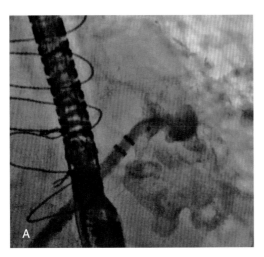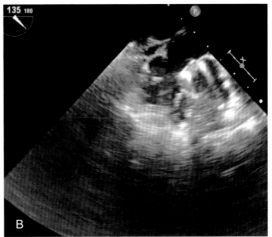

图 17-51 封堵左心耳上叶过程（A）与释放封堵器后 TEE 检测（B）

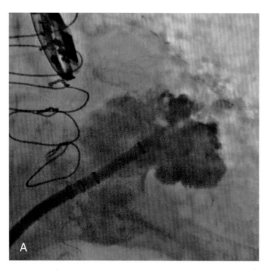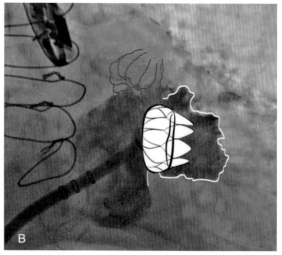

图 17-52　第二次造影（A），用第二个 Watchman 封堵器封堵左心耳下叶策略（B）

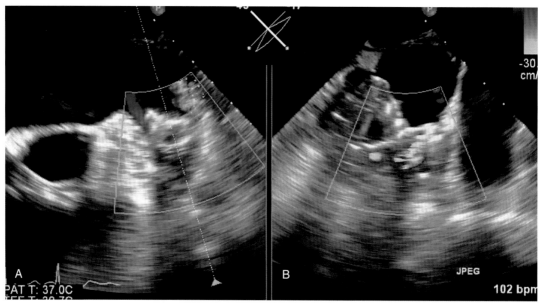

图 17-53　用 2 个 Watchman 封堵 B 器成功封堵左心耳后 TEE 检测图

A. 45° 切面；B. 135° 切面

（三）操作要点与注意事项

（1）操作要点：①因该患者房间隔穿刺困难，且输送鞘与下叶轴向尚可，故选择单鞘管策略进行分叶封堵；②把两个分叶当作两个独立的"左心耳"分别进行封堵；③两个封堵器务必各自牢固稳定，且尽量不互相挤压。

（2）注意事项：①针对双叶左心耳形态，应优先考虑单伞封堵。当单伞封堵失败后，需及时再次充分评价左心耳解剖结构，从而选择合理的封堵策略。②对于双叶左心耳应注意判断是否为两个独立的分叶，两分叶开口距离共干口的距离多少？选择什么型号的封堵器更合适？该例患者从影像学上可见粗大的梳状肌将左心耳完全分为两个独立的分叶，故选用两个 Watchman 封堵器，将两个叶作为两个独立的左心耳进行封堵。③用双伞封堵裤衩样左心耳时，一般是用双鞘双伞法，并使双鞘各自与两个分叶保持同轴性，分别送入封堵器进行封堵，同时进行双伞牵拉试验。如果双伞均符合 PASS 原则方可逐一解离封堵器。④对于房间隔穿刺困难的患者，也可采用单鞘法分别封堵两个分叶，但应注意的是，行房间隔穿刺时要兼顾两个叶的轴向，一般先封堵难度较大的分叶，避免封堵较为简单的分叶后另一叶无法完成封堵导致手术失败；同时，也可避免放置第二个封堵器时反复操作而对第一个封堵器造成影响。⑤置入双伞时应尽量避免两个封堵器间过多的相互作用，解离第一个封堵器前应对其稳定性进行充分评估后方可释放，置入第二个封堵器时应尽量避免碰触第一个封堵器。⑥对置入双伞的患者远期随访非常重要，因封堵成功只是手术完成并非最终效果的达成，部分患者存在器械相关血栓及残余分流的风险，也应引起特别注意。

（中国人民解放军总医院 郭军 陈韬）

参考文献

[1] Uretsky S, Shah A, Bangalore S, et al. Assessment of left atrial appendage function with transthoracic tissue Doppler echocardiography. Eur J Echocardiogr, 2009, 10: 363–371.

[2] Ernst G, Stöllberger C, Abzieher F, et al. Morphology of left atrial appendage. Anat Rec, 1995, 242: 553–561.

[3] Veinot JP, Harrity PJ, Gentile F, et al. Anatomy of the normal left atrial appendage: a quantitative study of age-related changes in 500 autopsy hearts: implications for echocardiographic examination.Circulation, 1997, 96: 3112–3115.

[4] Donal E, Yamada H, Leclercq C, et al. The left atrial appendage, a small, blind-ended structure: a review of its echocardiographic evaluation and its clinical role. Chest, 2005, 128: 1853–1862.

[5] Acar J, Cormier B, Grimberg D, et al. Diagnosis of left atrial thrombi in mitral stenosis-usefulness of ultrasound techniques compared with other methods. Eur Heart J, 1991, 12(Suppl B):70–76.

[6] Di Biase L, Santangeli P, Anselmino M, et al. Does the left atrial appendage morphology correlate with the risk of stroke in patients with atrial fibrillation? Results from a multicenter study. J Am Coll Cardiol, 2012, 60: 531–538.

[7] Freixa X, Tzikas A, Basmadjian A, et al. The chicken-wing morphology: an anatomical challenge for left atrial appendage occlusion. J Interv Cardiol, 2013, 26: 509–514.

[8] Chen T, Zhu H, Mu Y,et al. Occlusion of a big cauliflower left atrial appendage using two Watchman devices. Eur Heart J Cardiovasc Imaging, 2020, 21:427.

[9] Jiang L, Duenninger E, Muenzel M, et al. Percutaneous left atrial appendage closure with complex anatomy by using the staged 'kissing-Watchman' technology with double devices. Int. J. Cardiol., 2018, 265: 58–61.

[10] Guérios ÊE, Gloekler S, Schmid M, et al. Double device left atrial appendage closure. EuroIntervention, 2015, 11: 470–476.

[11] Alkhouli M, Chaker Z, Mills J, et al. Double Device Closure for Large or Bilobar Left Atrial Appendage Anatomy. Euro Intervention, 2019.

[12] Alkhouli M, Mills J, Zeb I. Double-Device Closure of a Large Left Atrial Appendage. JACC Cardiovasc Interv, 2019, 12:1080–1084.

第 18 章

左心耳封堵术围手术期的管理与随访

经皮左心耳封堵术（left atrial appendage closure，LAAC）自 2001 年开始临床应用以来，取得了快速发展。其安全性和有效性已得到充分验证，对于降低非瓣膜性房颤（non valvular atrial fibrillation，NVAF）患者的血栓栓塞事件和出血事件的发生率均具有重要价值，并被众多国内外指南 / 专家共识推荐用于 NVAF 患者卒中的预防[1-5]。在临床开展 LAAC 时，应强调围手术期的规范化管理与术后随访，以确保手术的顺利成功及患者安全，使患者临床获益最大化。本章将就 LAAC 的术前准备、术中配合、术后观察护理及随访等问题进行系统阐述，供临床应用参考。

第一节
术前准备

一、患者准备

对于拟行 LAAC 的 NVAF 患者，首先进行适应证及禁忌证评估，并完善以下几个方面的术前准备工作。

（一）术前常规检查

（1）实验室检查：包括血尿便常规、肝肾功能、血糖、血脂、电解质、凝血功能、血型、输血前 ICT 等。

（2）影像学检查：包括经胸超声心动图（TTE）、X 线胸片、常规 12 导联心电图等。头颅 CT 或 MRI 检查不作为常规检查项目，可视患者的具体情况而定。

（二）特殊检查

（1）经食管超声心动图（TEE）：TEE 检查是 LAAC 术前 1 d 必须完成的检查项目，主要目的是明确左心房及左心耳内有无血栓形成，了解左心耳的解剖结构，测量左心耳的口径及深度，协助评估有无 LAAC 的适应证。护士的主要职责是通知患者禁食，并督促到指定地点进行 TEE 检查，同时将检查结果及时通知医生。

（2）肺功能检查：主要用于患者术前的麻醉评估。护士除通知患者到指定地点进行肺功能检查外，尚应将检查结果及时通知管床医生。

（3）心脏 CT 成像（CCTA）：CCTA 可显示左心耳外部形态结构、毗邻结构关系及大小，也可用于排查心耳内血栓情况。有研究显示[6]，与 TEE 检查相比较，CCTA 检查对于排除左心耳血栓的阴性预测价值大，其准确度和灵敏度为 100%；但阳性预测结果差异较大（准确率为 41%~92%），故在判断阳性结果时需仔细甄别。目前，对拟行 LAAC 的患者，术前并不要求全部行 CCTA 检查。对于术前不愿意或无法进行 TEE 检查的患者，则需行 CCTA 检查。

（三）术前用药与饮食指导

（1）用药指导：中国左心耳封堵预防心房颤动卒中专家共识（2019）[3]对于 LAAC 术期抗凝药的应用指出：一旦患者经评估具备 LAAC 适应证，并同意手术，即开始启动抗凝治疗，并建议：①术前服用新型口服抗凝药（NOAC）者，术前 1d 继续使用，手术当日早上停用 1 次；②术前服用华法林者，每天监测国际标准化比值（INR），术前 1d 继续使用，手术当日早上停用；③术前未接受抗凝治疗者，入院后直接给予低分子肝素皮下注射直至手术前 1d，手术当日早上暂停 1 次。

管床医生及临床护士均应按照上述"共识"建议，督促并指导患者按时用药，及时检测 INR，并将检测结果及术前用药情况及时通知手术医生。

（2）饮食指导：因 LAAC 绝大多数在全身麻醉下操作，故应按医嘱通知并指导患者术前 1d 进食易消化的食物，术前 6~8h 禁食、禁水。

（四）心理护理

因 LAAC 是一项预防 NVAF 患者卒中发生的新技术，患者本人及家属对手术的具体过程及术中感觉并非了解，难免会有些疑问、顾虑，甚至紧张情绪。为缓解患者及家属的紧张情绪，护士应在力所能及的范围内，仔细向患者及家属介绍 LAAC 的原理、手术途径、大概经过及注意事项等，必要时可请医生协助讲解，以消除患者及家属的疑问与顾虑，缓解患者的紧张情绪，以增强其信心。

（五）术前谈话及签字

LAAC 前的谈话与签字由手术医生完成。谈话内容及知情同意可按各医院具体情况，事先打印成固定格式。重点告知患者及家属以下几方面的内容，征得患者及家属同意并签字。

（1）LAAC 的主要目的、安全性及有效性。LAAC 的目的是为了隔离血栓源、预防 NVAF 患者发生卒中风险，避免长期口服抗凝药。已有众多临床研究及临床实践证明其安全、有效。

（2）简要告知其 LAAC 的大致操作流程及注意事项，以取得患者及家属的积极配合。

（3）告知患者及家属，LAAC 虽较安全，但少数患者仍有发生并发症的风险，严重者甚至需行紧急外科开胸手术等。

（4）征得患者及家属同意后，分别签署 LAAC 知情同意书、手术麻醉知情同意书及 TEE 检查知情同意书等。

（六）其他准备

（1）术前 1d 请麻醉科医生对患者进行麻醉评估。

（2）术前 1d 督促或协助患者洗澡以清洁皮肤，指导患者在床上练习大小便。

（3）术前一晚对睡眠障碍者，可给予适当的辅助睡眠药物。

（4）观察并记录患者足背动脉搏动情况及肢端皮肤温度、颜色，以便与术后对照。

（5）手术当日建立左上肢留置针静脉通道。

二、器械及药品准备

（一）常规器械准备

（1）股静脉穿刺套装。

（2）房间隔穿刺套装。

（3）造影、测压装置：包括环柄注射器、三联三通、测压延长管、50mL 螺口注射器、5F/6F 猪尾造影导管及 260cm 加硬导丝等。

（4）心电、血压监护仪及活化凝血时间（ACT）检测仪。

（5）麻醉机及相关设备。

（6）TEE 诊断仪。

（二）左心耳封堵装置

按单位现有左心耳封堵装置进行准备。最好同时准备两种不同类型（内塞型及外盖型）的左心耳封堵器（如 Watchman 封堵器与 ACP/LAmbre/LACbes 封堵器）及导引系统，型号齐全。

（三）急救药品与器材

施行 LAAC 的术者及其团队必须具备应对紧急处置心脏穿孔及封堵器脱落的能力[7]。备好急救药品与器材。除各导管室急救车常规准备的急救药品与器材外，尚应针对心脏穿孔及封堵器脱落准备好以下物品。

（1）心脏穿孔：①心包穿刺套件；②鱼精蛋白（用以中和肝素）；③人凝血酶原复合物（600U），人纤维蛋白原（1g），常用两组。

（2）器械脱落：① 14~16F 长鞘管（如房间隔缺损封堵术长鞘）；②鹅颈式抓捕器套件，或鳄嘴钳等，用以抓捕脱落的封堵器；③冰盐水（协助抓捕封堵器时使用）。

第二节
术中配合与观察

一、一般准备

（1）安置患者去枕平卧位，连接心电监护仪及心电生理记录仪，连接静脉输液通路。

（2）准备好相关的手术物品、器械及急救设备。

（3）配合麻醉医生实施全身麻醉，协助气管插管，呼吸机辅助呼吸。

二、TEE 检查的配合

（1）检查前将 TEE 探头用消毒剂浸泡5~10min，然后用流动水反复冲洗。

（2）取下患者活动假牙，嘱患者咬紧咬口器，协助心脏超声医生将 TEE 探头通过患者口腔及咽部插入食管内，并在适当部位进行 TEE 检查。

（3）对在全身麻醉下操作的患者，应在全身麻醉后，与麻醉医生共同协助放入 TEE 探头。

（4）在进行 TEE 检查过程中，护士应严密观察患者心律、心率、血压、血氧饱和度及麻醉机的各种参数等，一旦发生不良反应，立即报告，并协助超声医生撤出食管超声探头，进行相应处理。

（5）待手术结束后，撤出食管超声探头，并立即用清水清洗。

三、术中监测

导管室护士要清楚 LAAC 的手术过程及每一个环节可能出现的并发症，并在术中密切观察患者心律、心率、血压、血氧饱和度及心电图等变化，一旦发现异常，立即报告手术医生，并积极协助进行处理。术中的常见并发症及观察要点如下：

（一）室性心律失常

进行 LAAC 的绝大多数为持续性房颤患者，若在手术操作过程中心电监护上突然出现室性心律失常，包括频发室性早搏、室性心动过速或心室颤动等，应立即报告手术医生，并酌情进行处置。

（1）室性早搏及短阵室性心动过速多与术中导管刺激有关，大多为一过性发生，停止操作或调整导管位置多可自行消失。对持续不消失者，应积极查找原因，必要时应用抗心律失常药物或电复律治疗。

（2）持续性室性心动过速及心室颤动是 LAAC 中最严重的并发症之一，一旦发生，必须立即停止操作，并配合手术医生进行紧急电除颤及心肺复苏术。

（3）注意：若封堵器释放后发生脱落，进入左心室可导致室性心律失常发生。故在释放封堵器后，应特别注意心电监护及血压监测，如有异常，立即报告。

（二）心室率过快或过慢

在进行 LAAC 中，心室率最好控制在60~100/min。若心电监护上突然出现心室率过快或过慢,都应立即报告手术医生及麻醉医生。

房颤患者心室率突然的变化可发生于 LAAC 操作过程的任何一个环节,故术中应密切观察心室率变化。一旦发生,应积极查找原因,并作相应处理。若心室率过快、又无心力衰竭征象时,可给予艾司洛尔 0.25~0.5mg/kg,控制心室率;若心室率过快,同时伴有心力衰竭征象时,可静脉注射毛花苷 C。

(三)心脏压塞

心脏压塞是 LAAC 的严重并发症之一,多发生在房间隔穿刺及在左心耳内操作(置入鞘管、造影、放置封堵器等)环节。主要表现为血压下降、心室率增快、面色苍白、出汗、颈静脉怒张等;在局麻下操作的患者还可表现为突发的心前区压迫感及呼吸困难等。

在施行 LAAC 操作过程中(特别是进行上述关键操作环节时),护士要密切观察患者的血压、心率、血氧饱和度及面色等变化。一旦发现异常,立即报告手术医生,并请超声医生检测心包情况。若确诊为急性心脏压塞,应协助医生进行紧急心包穿刺引流。

(四)空气/血栓栓塞

空气/血栓栓塞是 LAAC 中较常见的并发症,主要包括脑栓塞和冠状动脉栓塞。若在全身麻醉下进行手术操作,脑栓塞的症状被掩盖,难以及时发现。而空气导致的冠状动脉短暂栓塞相对较为常见。据文献报道,几乎所有左心耳封堵装置在临床应用中均有气栓栓塞发生,其发生多与手术操作有关[8-11]。

冠状动脉空气/血栓栓塞的主要表现是:心率突然减慢、血压下降及心电监护上出现明显 ST-T 改变(多数为抬高,少数表现压低),局麻下操作的患者,尚可表现为突发的胸痛、胸闷等。故在放置输送鞘管及展开封堵器的过程中,护士应密切观察病情变化,尤其注意心电图及血压的变化。若发现异常,立即报告手术医生,并进行相应处理。

(五)其他注意事项

(1)因患者是在禁食、禁水的情况下接受 LAAC,部分患者可能会存在血容量不足,特别是当血压偏低时,应想到血容量不足的可能。应遵医嘱适当补充液体,但在补液过程中注意补液速度,防止因快速补液引发的急性心功能障碍和肺水肿发生。

(2)ACT 监测:因该手术操作需要患者全身肝素化,除遵医嘱确保肝素(80~100U/kg)按时应用外,尚应定时进行 ACT 检测(使 ACT 保持在 200~300s)。并将 ACT 检测结果及时报告医生,以确定是否追加肝素。

四、手术结束后的观察与护理

(1)协助手术医生处理血管穿刺口,加压包扎。应在麻醉清醒前包扎好,以免发生迷走反射(可出现心慌、胸闷、血压下降、心室率增快、面色苍白、出汗等,类似心脏压塞的表现)。

(2)提醒超声医生复查 TEE,观察封堵器有无移位及有无心包腔积液。

(3)协助麻醉医生拔出气管插管,在拔管过程中密切观察心电监护与动脉血氧饱和度的变化。

(4)待患者清醒后,协助医生检查患者的意识状况、言语及四肢运动情况,以便及时发现脑栓塞并发症。

(5)待患者完全清醒、呼吸平稳,意识状况及四肢运动均正常后,再去除用于监护心电、血压及血氧饱和度的导线。

第三节
术后观察与护理

本节内容主要是指患者返回病房的观察与护理,目的是有效预防和(或)尽早发现术后相关并发症,确保患者安全与康复。

一、一般观察与护理

（1）患者术后入住CCU病房，严密监测生命体征，持续行心电、血压、血氧饱和度监测24h，若有并发症发生或病情不稳定，应酌情延长监护时间。

（2）穿刺部位的护理：股静脉穿刺部位用弹力绷带加压包扎，术侧肢体制动6h，严密观察伤口有无出血、渗血及皮下血肿，观察肢端皮肤颜色及温度，及早发现血管穿刺并发症。

（3）术后去枕平卧2h，定时心脏听诊了解有无心脏杂音。

（4）生活护理：在全身麻醉下进行LAAC的患者，术后6h内禁食、禁水，并协助患者大小便（必要时可留置导尿6~8h）。

二、术后用药指导

（1）静脉补液：由于患者禁食，血容量相对不足，术后即开始静脉输液，可使用输液泵，24h静脉补液量1mL/（kg·h），总量1500~2000mL。如患者心脏功能允许，第1个小时补液量为200mL/h，以后60~80mL/h维持。不仅可补充血容量，也可预防造影剂肾病。静脉补液期间应注意观察小便量及心功能变化。

（2）低分子肝素的应用：遵医嘱于术后2~4h开始皮下注射低分子肝素0.4mL，之后每12h注射1次，连续2~3次（主要视术后所选择抗栓治疗方案而定）。

（3）LAAC后当日或次日即开始用抗栓药物治疗，具体方案见本章第四节。

（4）用药后的观察：重点观察患者有无出血倾向，如皮肤瘀斑、出血点、血尿、血便、痰中带血等情况。

三、术后常规检查与检验

（一）常规检查[12-14]

（1）LAAC后当日复查12导联心电图一次。

（2）LAAC后24h内复查TTE，观察有无心包积液及封堵器脱落等情况。

（3）必要时，可于术后24h拍摄X线胸部正位片，以明确封堵器位置。

（二）常规检验

建议于术后48h内复查血常规、电解质、凝血功能、肝肾功能及大小便等，并与LAAC前的结果进行对照。

四、常见并发症观察与护理

据文献报道[15]，LAAC后第一天严重不良事件发生率为3%，其中心包积液和（或）心脏压塞占16%。因此，在患者术后住院期间，应针对常见并发症的临床表现特点进行严密观察与护理。

（一）心脏压塞

LAAC后患者可发生延迟性急性心脏压塞，主要表现为呼吸困难、心慌、胸闷、出汗，心动过速或过缓，血压下降甚至休克。因此，LAAC后要密切观察患者的心率、呼吸、血压等变化；若出现上述异常、特别是血压显著降低而无法用其他情况解释时，要高度警惕急性心脏压塞，立即报告相关医生，及时复查TTE，并做好急救准备。

（二）静脉血栓与急性肺栓塞

老年患者LAAC后因血管穿刺处加压包扎及下肢制动，若卧床时间过长，可致下肢静脉血栓形成，待患者起床活动后、下肢静脉血栓脱落，即可引发急性肺栓塞，表现为晕厥及呼吸、心搏骤停，死亡率高。因此，在LAAC后要密切观察有无下肢单侧（术侧）水肿，以便及时发现静脉血栓。此外，督促、检查抗凝药（低分子肝素等）应用情况，鼓励患者多饮水，减少卧床时间，并尽可能协助患者进行术侧肢体按摩等，均有助于预防下肢静脉血栓形成。

（三）穿刺部位出血与血肿

LAAC虽然只是穿刺股静脉，但因鞘管较粗（若操作不当，可引起股静脉撕裂或静脉内膜损伤），且有时可能会误穿股动脉，术后有发生局部出血、血肿和（或）假性动脉瘤的可能。因此，术后要注意观察血管穿刺局部变化，特别是患者下床活动后突然出现的局部肿胀或疼痛。一旦发现，及时报告相关医生，必要时行血管超声检查。若确定为血肿或假性动脉瘤，应及时处理（详见相关章节）。

（四）警惕封堵器脱落并发症

如 LAAC 后患者突然出现不明原因的呼吸困难、晕厥、频发室性早搏甚至短阵室性心动过速时，应引起高度重视，及时复查心脏超声，以明确有无封堵器脱落并发症。因封堵器脱落至心室常导致室性心律失常，严重者可发生心脏骤停。故术后密切心电监护十分重要。

五、出院指导

LAAC 患者出院时，应向患者及家属详细介绍相关注意事项，并进行指导。

（1）按时服药：根据患者所用抗栓治疗方案，检查其所带药品数量，告知用法，并嘱其按时服药。

（2）自我观察：除告知患者出院后注意观察自身病情变化外，还应注意观察有无突发的头昏、心慌、胸闷、呼吸困难等，以及大小便颜色有无变化，皮肤、黏膜有无出血点等。若发现异常，及时就诊。

（3）及时随访：出院时告知患者按要求定期来院复查（详见本章第四节）。

第四节
术后抗栓方案与随访

对 LAAC 后患者进行规范的抗栓治疗及定期随访，有助于预防器械相关性血栓（DRT）形成及出血事件等并发症发生，使患者的临床获益最大化。本节将就 LAAC 后抗栓方案的选择及随访时间、随访内容作一简要阐述。

一、抗栓治疗方案

LAAC 后的抗栓治疗方案目前仍存在较大争议。而植入器械多样性、患者存在口服抗凝药物禁忌或出血风险高、缺乏高质量的随机对照临床研究等因素，是 LAAC 术后抗栓方案难以统一的主要原因。PROTECT-AF 和 PREVAIL 研究[9,16,17]采用的抗栓治疗方案（华法林 + 阿司匹林 45d，后改为双联抗血小板药物 6 个月，6 个月后单用阿司匹林）适用于植入 Watchman 封堵器且无口服抗凝药禁忌的患者。近期研究表明，NOAC 也许可以取代华法林作为 LAAC 术后初始抗栓治疗的药物之一。而在没有严格规范标准的临床注册研究中，术后抗栓药物的应用情况更为复杂。EWOLUTION 注册研究[8]共纳入 1020 例卒中高危患者（CHA_2DS_2-VASc 评分 4.5），其中 72% 的患者存在口服抗凝禁忌；LAAC 后口服抗凝药者仅占 27%，60% 的患者口服双联抗血小板药物，7% 的患者服用单一抗血小板药物，另 6% 的患者未用任何抗栓治疗药物。ASAP 研究[18]纳入 150 例有抗凝禁忌证的患者，LAAC 后全部使用双联抗血小板药物治疗。上述临床随机对照研究虽然术后抗栓方案不同，但其 DRT 发生率相似，且均使 NVAF 患者的卒中风险明显降低。

基于上述临床研究结果，2019 EHRA/EAPCI 经导管左心耳封堵专家共识[2]建议，对于口服抗凝药物禁忌者，LAAC 后可给予双联抗血小板药物治疗，但未确定具体的治疗时间。同时指出，若随访期间发现 DRT，则建议用肝素或 NOAC 或华法林治疗一段时间，待 TEE 及 CCTA 复查示血栓消失后可停药。2019 年，中华医学会心血管内科分会、中华医学会心脏起搏与电生理分会及中国医生协会心血管内科分会分别组织不同领域的专家，撰写并发表了

"中国左心耳封堵预防心房颤动卒中专家共识（2019）"[3]、"左心耳干预预防心房颤动患者血栓栓塞事件：目前的认识和建议（2019）"[4]及"中国经导管左心耳封堵术临床路径专家共识"[5]，3个"共识"均对LAAC后抗栓治疗给出了较为具体的建议。根据国内外专家共识建议、结合作者多年的临床实践，特提出以下3种抗栓治疗方案，供临床选择参考。

（一）华法林抗凝治疗方案

（1）口服华法林45~60d，维持INR 2.0~3.0。

（2）45~60d后改为双联抗血小板药物（阿司匹100mg/d + 氯吡格雷75mg/d），至术后6个月。

（3）6个月后改为单一抗血小板药物（阿司匹林100mg/d或氯吡格雷75mg/d），长期服用。

（二）NOAC治疗方案

（1）口服NOAC（利伐沙班15~20mg/d或达比加群酯150mg或110mg，每天2次）45~60d。NOAC具体药物及用量，由术者视患者具体情况而定。

（2）45~60d后改为双联抗血小板药物（阿司匹林100mg/d + 氯吡格雷75mg/d），至术后6个月。

（3）6个月后改为单一抗血小板药物（阿司匹林100mg/d或氯吡格雷75mg/d），长期服用。

（三）双联抗血小板治疗方案

（1）LAAC后口服双联抗血小板药物（阿司匹林100mg/d + 氯吡格雷75mg/d）治疗6个月。

（2）6个月后改为单一抗血小板药物（阿司匹林100mg/d或氯吡格雷75mg/d），长期服用。

二、术后随访

（一）随访时间及内容

（1）LAAC术后30d、45~60d、3个月、6个月、12个月各进行随访一次，除常规询问病情外，尚应复查心电图，了解患者用药情况及病情变化。

（2）LAAC后1个月、3个月、6个月及12个月随访时，复查TTE，了解有无心包积液及各心腔大小与心脏功能变化情况。

（3）LAAC术后45~60d随访时，要同时行TTE及TEE检查，重点了解有无DRT、残余分流及封堵器有无移位。对于不能耐受TEE检查者，应行CCTA检查，并对封堵器位置、残余分流及DRT等作出评估。

（二）特殊情况的处理

（1）随访期间如患者有消化道出血或皮肤黏膜出血倾向，应及时调整抗栓治疗方案，或者暂停抗栓治疗药物。

（2）术后45~60d复查TEE时，若发现有DRT，则应延长抗凝药治疗时间或调整抗栓治疗方案，并于继续抗凝治疗3个月后复查TEE，直至DRT消失。

（3）随访期间若发现封堵器脱落现象，应即刻予以处理（详见相关章节）。

（4）对于随访期间发现的心包积液及其他异常情况，则视患者具体情况酌情处理。

（陆军军医大学西南医院　周莲　姚青　宋治远）

参考文献

[1] January CT, Wann LS, Calkins H, et al. 2019 AHA/ACC/HRS focused update of the 2014 AHA/ACC/HRS guideline for the management of patients with atrial fibrillation: a report of the American College of Cardiology/ American Heart Association Task Force on Clinical Practice Guidelines and the Heart Rhythm Society. J Am Coll Cardiol, 2019, 74(1): 104–132.

[2] Glikson M, Wolff R, Hindricks G, et al. EHRA / EAPCI expert consensus statement on catheter - based left atrial appendage occlusion-an update. Euro intervention, 2020, 15(13):1133–1180.

[3] 中华医学会心血管病学分会，中华心血管病杂志编辑委员会。中国左心耳封堵预防心房颤动卒中专家共识（2019）. 中华心血管病杂志，2019，47（12）：937–955.

[4] 黄从新，张澍，黄德嘉，等. 左心耳干预预防心房颤动患者血栓栓塞事件：目前的认识和建议(2019). 中华心律失常学杂志, 2019, 23(5): 372–392.

[5] 中国医生协会心血管内科医生分会结构性心脏病专业委员会 . 中国经导管左心耳封堵术临床路径专家共识 . 中国介入心脏病学杂志，2019, 27(12): 661–672.

[6] Jorge Romero, Syed Arman Husain, Iosif Kelesidis, et al. Detection of Left Atrial Appendage Thrombus by Cardiac Computed Tomography in Patients With Atrial Fibrillation. Circ Cardiovasc Imaging, 2013, 6:185–194.

[7] Lewalter T, Ibrahim R, Albers B, et al. An update and current expert opinions on percutaneous left atrial appendage occlusion For stroke prevention in atrial fibrillation. Europace, 2013, 15(5)：652.

[8] Boersma LV, Schmidt B, BettsTR, et al. Implant success and safety of left atrial appendage closure with the WATCHMAN device: peri-procedural outcomes from the EWOLUTION registry. Eur Heart J, 2016, 37(31):2465–2474.

[9] Holmes DR, Reddy VY, Turi ZG, et al. Percutaneous closure of the left atrial appendage versus warfarin therapy for prevention of stroke in patients with atrial fibrillation: a randomised non-inferiority trial. Lancet, 2009, 374(9689):534–542.

[10] Park JW, Bethencourt A, Sievert H, et al. left atrial appendage closure with Amplatzer Cardiac Plug in atrial fibrillation: initial European experience. Catheter Cardiovasc Interv, 2011, 77(5):700–706.

[11]Tzikas A, Shakirs S, Gafoor S, et al. left atrial appendage occlusion for stroke prevention in atrial fibrillation: multicentre experience with Amplatzer Cardiac Plug. Euro Intervention, 2016, 11(10):1170–1179

[12] Sick PB, Schuler G, Hauptmann KE, et al. Initial worldwide experience with the WATCHMAN left atrial appendage system for stroke prevention in atrial fibrillation. J Am Coll Cardiol, 2007, 47(13):1490–1495.

[13] Ostermayer SH, Reisman M, Kramer PH, et al. Percutaneous left atrial appendage transcatheter occlusion (PLAATO system) to prevent stroke in high-risk patients with non-rheumatic atrial fibrillation :results from the international multi-center feasibility trials. J Am Coll Cardiol, 2005, 46(1):9–14.

[14] Fountain RB, Holmes DR, Chandrasekaran K, et al. The PROTECT-AF (WATCHMAN Left Atrial Appendage System for Embolic Protection in Patients with Atrial Fibrillation) trial. Am Heart J, 2006, 151(5):956–961.

[15] Boersma LV, Schmidt B, BettsT R, et al. Implant success and safety of left atrial appendage closure with the WATCHMAN device: peri-procedural outcomes from the EWOLUTION registry. Eur Heart J, 2016, 37(31):2465–2474

[16] Holmes DR Jr, Kar S, Price MJ, et al. Prospective randomized evaluation of the Watchman left atrial appendage closure device in patients with atrial fibrillation versus long-term warfarin therapy: the PREVAIL trial. J Am Coll Cardiol, 2014, 64(1):1–12.

[17] Reddy VY, Sievert H, Halperin J, et al. Percutaneous left atrial appendage closure vs warfarin for atrial fibrillation: a randomized clinical trial. JAMA, 2014, 312(19):1988–1998.

[18] Reddy VY, Mobius-Winkler S, Miller MA, et al. Left atrial appendage closure with the Watchman device in patients with a contrain dication for oral anticoagulation:the ASAP study (ASA Plavix Feasibility Study With Watchman Left Atrial Appendage Closure Technology). J Am Coll Cardiol, 2013, 61(25):2551–2556.

第19章

左心耳封堵术围手术期并发症及其防治

心房颤动（简称房颤）作为临床上最常见的心律失常之一，其所致的血栓栓塞是对房颤危害最大的并发症，尤其在 65 岁以上的老年人群中，有 15%~20% 的缺血性卒中与其相关。欧洲一项流行病学研究显示[1]，房颤的发病率在 50 岁以下的人群中低于 2%，50~61 岁人群增加到 2.1%~4.2%，62~72 岁人群为 7.3%~11%，73~79 岁人群为 14.4%，80 岁以上人群显著增加到 17.6%。2013 年美国流行病学调查资料显示[2]，美国房颤患者为 600 万 ~700 万例。 2014 年《中国心血管病报告》指出[3]，中国 30~85 岁人群房颤患病率为 0.77%，据此估算中国房颤患者约为 800 万 ~1000 万例。房颤是造成卒中、充血性心力衰竭、全因死因的重要危险因素。左心耳血栓是房颤卒中栓子最主要的来源[4]。房颤引起的各种症状和相关并发症已成为现代社会所面临的一项重大健康问题。目前，口服华法林或其他新型口服抗凝药物是预防 $CHA_2DS_2\text{-}VASc$ 评分 ≥ 2 分患者卒中及系统性栓塞的方案之一。但是对于某些特定人群也会导致较高的出血风险。既往研究显示[5,6]，90% 以上非瓣膜性房颤（NVAF）患者的血栓位于左心耳内，所以对于出血风险较高或抗凝禁忌证的患者，封闭左心耳、隔离血栓源已成为预防 NVAF 患者血栓栓塞并发症的新方法。

目前在临床上成熟开展的封闭左心耳的技术包括外科左心耳闭塞术、经导管左心耳封堵术（LAAC）、经胸腔镜 / 经皮心外膜左心耳套扎术等[7-10]。但是相关技术仍然需要不断发展和完善，需要进一步明确适应证及封堵器械的选择，积累手术经验，规范操作流程，明确左心耳的解剖特点和变异，否则可引起严重的并发症甚至导致患者死亡。经导管 LAAC 作为目前临床开展比较成熟的一项技术，虽然安全，但仍有可能发生一些手术相关并发症，需要广大手术医生（尤其是初学者）特别注意。本章将就 LAAC 围手术期主要并发症的发生原因、主要表现及防治措施做一些简要介绍，以供从事 LAAC 工作的广大临床医生参考。

第一节
左心耳封堵术围手术期
并发症发生情况

目前已用于人体且经过临床试验系统评价、并通过中国国家食品药品监督管理总局（CFDA）批准用于临床的左心耳封堵器械主要有 4 种，包括 Watchman 左心耳封堵器、Amplatzer cardiac plug（ACP）左心耳封堵装置以及国产的 LAmbre 左心耳封堵器（深圳先建公司研发）与 LACbes 左心耳封堵器（上海普实公司研发）。由于不同左心耳封堵装置的应用量及开始应用的时代不同，其并发症的发生情况也不一样。

一、围手术期并发症发生率

（一）早期并发症发生率高

LAAC 与其他心血管疾病介入治疗技术一样，围手术期并发症很难避免，且早期并发症发生率较高。早在 2007 年，Sick 等人[11]报道了应用第 1 代 Watchman 左心耳封堵装置的临床研究结果，共纳入了 66 例 NVAF 患者，器械植入成功率为 93%，发生围手术期并发症 7 例，占 10.6%。2011 年，Park 等人[12]报道了欧洲早期应用 ACP 封堵器多中心注册研究结果，共纳入 143 例 NVAF 患者，器械植入成功率为 96.4%，但并发症发生率高达 11.2%，其中严重并发症发生率为 7%，次要并发症发生率为 4.2%。即使是在 2005 年开展的应用 Watchman 左心耳封堵装置与华法林进行对照的前瞻性、多中心、临床随机对照研究（PROTECT-AF 研究）中，围手术期并发症发生率也高达 8.4%[13]。由此可见，在 LAAC 用于临床的早期，围手术期并发症发生率较高。

（二）并发症发生率随经验积累与技术提高而降低

随着施行 LAAC 的术者操作经验的不断积累与技术提高，LAAC 围手术期并发症的发生率也逐渐降低。2016 年，Tzikas 等人[14]报告了一项有关 ACP 封堵器安全性、可行性和有效性的多中心临床注册研究，共纳入了 22 个中心的 1047 例 NVAF 患者，器械植入成功率为 97.3%，严重并发症的发生率已降至 4.97%（52/1047）。Watchman 封堵器是目前临床应用最多的左心耳封堵装置，随着术者操作经验的积累，围手术期并发症发生率下降也较为明显。2010—2014 年开展的应用 Watchman 封堵器与华法林对照的另一项前瞻性、多中心、随机对照临床研究（PREVAIL 研究）中，器械植入成功率提高到 95.1%，7d 围手术期主要不良事件发生率则降至 4.2%[15]。2016 年发布的 EWOLUTION 多中心注册研究，共纳入了 1020 例 NVAF 患者，器械植入成功率则高达 98.5%，围手术期主要不良事件率则降低到 2.7%[16]。

最近，耶鲁大学医学院 James 教授公布了 NCDR 研究头 3 年的结果[17]。该研究的起止时间为 2016 年 1 月至 2018 年 12 月，美国共 1318 名医生在 495 家医院进行了 38 158 例 LAAC（Watchman 封堵装置）。与之前的 PROTECT-AF 研究及 PREVAIL 研究相比，患者年龄更大，血栓栓塞风险及出血风险更高。但器械植入成功率高达 98.3%，院内主要不良事件发生率仅为 2.16%。

（三）并发症发生率随"器械"改良而降低

通过改进的 ACP 封堵装置第 2 代产品 Amulet 封堵器于 2013 年获得 CE Mark。2019 年，在第 17 届中国介入心脏病学大会（CIT 年会）上，Sievert Horst 报告了 Amulet 封堵器多中心、前瞻性、临床注册研究结果，该研究共计纳入 17 个国家 61 家中心的 1088 例 NVAF 患者，装置植入成功率高达 99%，主要不良事件发生率为 3.2%。

美国波科公司也对 Watchman 左心耳封堵装置进行改良，研发出第 2 代产品 Watchman FLX 左心耳封堵装置。在刚刚结束的第 41 届美国心律学会年会（HRS 2020）上，美国电生理专家 Shephal Doshi 公布了 PINNACLE 研究近 1 年的随访数据。初步随访结果显示，Watchman FLX 器械植入成功率为 98.8%，围手术期手术并发症仅为 0.5%，无死亡、器械脱落及需外科干预的心包积液发生。

二、围手术期并发症的主要类型

根据现有文献报道，已用于临床的所有左心耳封堵装置均有并发症发生，且同一时期并发症发生率相似（如前所述）。不同封堵器、不同研究中并发症的主要类型如下。

（一）Watchman 封堵装置

在应用 Watchman 封堵器进行的早期临床研究中[11]，7 例主要并发症包括器械脱落 2 例，推送导丝断裂 1 例，空气栓塞 1 例及心包积液 3 例；虽有 2 例死亡，但与器械无关。在 PROTECT-AF 研究中[13]，主要并发症包括心包积液 22 例，空气栓塞 4 例，器械脱落栓塞 3 例。

EWOLUTION 研究[16]是第 1 个关于 Watchman 封堵器预防 NCAF 患者卒中的实体研究，并发症发生率虽较低，但并发症种类较多。术后 7d 发生严重并发症 28 例（2.7%），其中 25 例与器械和手术操作相关，包括：主要出血事件 7 例，心包积液 5 例，穿刺处血管损伤 4 例，术中空气栓塞 3 例及器械脱落 2 例；术后随访 30d，虽有 7 例死亡，但仅 1 例与 LAAC 操作相关（术中发生空气栓塞，术后 19d 死亡）。

2017 年，Reddy 等报道了 Watchman 封堵器在美国获批上市后的首个注册研究[18]。该研究连续选入 3822 例 NVAF 患者，Watchman 装置植入成功率为 95.6%。发生围手术期主要并发症 62 例，包括：①心包填塞 39 例。24 例经心包穿刺植入猪尾导管引流治疗，12 例行外科手术治疗，另外 3 例（0.078%）因心包压塞导致死亡。②不需要处理的心包积液 11 例。③操作相关卒中发生 3 例（0.078%）。④封堵器脱落 9 例，其中 3 例经导管取出，6 例经外科手术取出。

（二）ACP 封堵装置

在应用 ACP 左心耳封堵装置进行的早期临床研究中[12]，10 例严重并发症包括可能因空气栓塞或血栓栓塞导致的缺血性卒中 3 例，器械脱落 2 例（均通过经导管途径成功取出）及心包填塞 5 例。6 例次要并发症包括无需处理的心包积液 4 例及空气栓塞致一过性心肌缺血 2 例。

在使用 ACP 封堵器进行 LAAC 分析其安全性、可行性和有效性的多中心注册研究中[14]，共发生严重并发症 52 例，包括手术相关死亡 8 例，卒中 9 例，急性心肌梗死 1 例，心包填塞 13 例，主要出血事件 13 例（包括 8 例股动脉损伤、1 例肺动脉穿孔、2 例胃肠道出血及 2 例其他出血）以及封堵器脱落 8 例。16 例次要并发症中，短暂脑缺血发作（TIA）4 例、空气栓塞致一过性心肌缺血 5 例、器械相关血栓形成 3 例及外周血管并发症 4 例。

Lam 等人[19]报道了亚太地区最早应用 ACP 封堵器的经验，20 例 NVAF 患者中 19 例成功植入 ACP 封堵装置，发生围手术期不良事件 3 例，包括术中导管相关血栓形成事件 1 例，一过性右冠状动脉空气栓塞 1 例，TEE 检查致食管损伤 1 例。

其他类型的左心耳封堵装置因临床使用时间较短及应用量有限，尚未见有关并发症的系统研究报告。

综上所述，LAAC 围手术期并发症的发生主要与术者操作经验及技巧有关，而与左心耳封堵装置的型号无明显相关性。

第二节
左心耳封堵术常见并发症防治

一、心包积液与心包填塞

心包积液与心包填塞是 LAAC 术中最严重

的并发症之一，一旦发生需要积极识别和处理。

（一）发生原因

作为 LAAC 最常见的并发症，心包积液与心包填塞需要引起临床更多的关注，其发生原因多与手术操作及封堵器的选择有关，是可以预防的并发症。常见原因包括：

（1）房间隔穿刺时，穿刺针和（或）鞘管刺破心房后壁进入心包腔。

（2）导丝或鞘管操作不当，刺破左心房壁或左心耳壁。

（3）放置封堵器时，输送鞘管顶壁太紧，损伤左心耳。

（4）封堵器放置位置不当，反复调整封堵器位置，损伤左心耳。

（5）放置封堵器后行牵拉试验时，用力过猛或方法不当，使左心耳撕裂。

（6）封堵器倒钩过长、着陆过深，刺破左心耳壁等。

（二）临床表现

其临床表现与心包积液量及出血速度密切相关。若出血速度较慢、量较少时，其临床表现常不明显，易被忽略。若出血速度较快、出血量较大时，常发生心包填塞，如不能快速诊治，常危及生命。主要表现如下：

1. 症　状

（1）常见症状为突发胸闷、气短、呼吸急促、大汗、烦躁、神志淡漠等症状。严重者可发生意识丧失。

（2）若在全身麻醉下行 LAAC，术中发生心包积液或心包填塞时，上述症状无法显现。故难以观察到上述症状变化时，应重视其体征变化及辅助检查结果。

2. 体　征

（1）出现心包填塞时心室舒张受限，每搏量下降，反射性增加心率以维持心输出量。表现为收缩压降低，舒张压升高，脉压减小，脉搏增快，并可触及奇脉。

（2）听诊可见心率增快或减慢，心音减弱、遥远，甚至消失。

3. 辅助检查

（1）心电监护下见心率突然增快或减慢，严重者可发生心脏停搏。

（2）X 线透视下可见心影增大、搏动减弱。

（3）经胸超声心动图（TTE）及经食管超声心动图（TEE）检查：不仅可确诊心包积液，还可判断心包积液量（图 19-1）。①微量心包积液：心包腔内液体量为 30~50mL。胸骨旁长轴切面显示左心室后壁心包腔内液性暗区 <3mm。②少量心包积液：心包腔内液体量 50~200mL。胸骨旁长轴切面显示左心室后壁心包腔内液性暗区 <5mm，左心室后壁多无液性暗区。胸骨旁短轴切面显示左心室后壁心包腔内弧形液性暗区。③中量心包积液：心包积液量 200~500mL。胸骨旁长轴切面显示左心室后壁心包腔内液性暗区 10~20mm，右室前壁心包内可见液性暗区 5~10mm。胸骨旁短轴切面、心尖四腔切面均可见左右心室周围和心尖部的液性暗区 <20mm。④大量心包积液：心包腔内液体量 >500mL。胸骨旁长轴切面显示左心室后壁心包腔内液性暗区 >20mm，右室前壁心包内可见液性暗区 >10mm。心包积液量过大时，可见心脏在心包腔内无规律摆动。

（三）临床诊断

（1）在进行 LAAC 时，一旦出现上述临床表现，即应想到发生心包积液或心包填塞的可能，应立即行 X 线透视，如见心影增大及搏动减弱或消失时，若为操作导管过程中发生者，应从导管内立即注入造影剂，当发现心包显影且心影内随心脏搏动的半透亮环样带即可确诊（图 19-1）。或立即进行 TTE 或 TEE 检测。

（2）规范的 LAAC 应在 TEE 引导下进行，因术中行 TEE 持续监测，若有心包积液可被立即发现。故对术中发生者，诊断一般不难。但

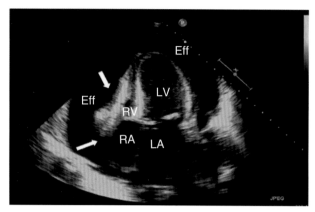

图 19-1　TTE 检查是大量心包积液
Hff：液性暗区；RV：右心室；RA：右心房；LV：左心室；LA：左心房

需提高警惕，尤其是在手术操作前及 LAAC 后应即刻重点观察心包情况。

（3）术后返回病房后，若患者出现上述临床表现，或血压下降、心率增快等休克表现时，应高度怀疑心包积液的可能性，及时进行 TTE 检查，明确诊断。

（四）处理策略

1. 急救处理

因心包压塞是 LAAC 最严重的并发症之一，发病迅猛，如救治不及时，常危及患者生命。紧急救治措施如下：

（1）立即行心包穿刺抽出积血。若出血量不太大且出血速度较慢时，可抽出积血后观察。

（2）对于血流动力学不稳定者应尽早在 TTE 和（或）X 线透视下行心包穿刺引流术，即在穿刺成功后可放置"猪尾形"引流管进行心包引流（图 19-2）。

（3）对出血量较大、血流动力学不稳定或持续出血者，可边抽出心包积血边经静脉鞘管行自体血回输治疗。

（4）若经上述处理措施后，患者症状和血流动力学仍无明显改善，应尽早请外科医生协助处理，行心包切开引流术。但在外科开胸之前应保持引流管通畅，并持续引流。

（5）出血量大、病情危重的患者，应及时给予输血治疗。

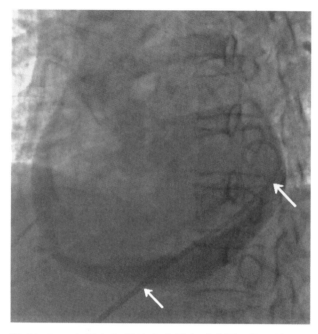

图 19-2　大量心包积液患者植入"猪尾形"导管（白色箭头）引流

2. 一般治疗

可作为紧急救治的辅助措施，或用于心包积液不多的患者。

（1）给予吸氧。

（2）心率减慢时可推注阿托品。

（3）建立静脉通路快速补液，必要时输血。

（4）应用多巴胺等血管活性药物维持血压于正常范围。

（5）立即停用肝素抗凝治疗，必要时用鱼精蛋白进行拮抗。

（6）如心包积液量较少，症状较轻，非持续性出血，可严密观察病情变化，必要时再心包穿刺引流。

（五）预防措施

主要是针对 LAAC 术中或术后发生心包积液或心包填塞的常见原因，采取相应的预防措施。

（1）最好在 TEE 指引下行房间隔穿刺术。

（2）严格遵循操作规范，推送导管或者导丝过程中动作要轻柔。

（3）在输送鞘进入左心耳时，要用猪尾造影导管进行保护。

（4）用 ACP 封堵器封堵左心耳时，因其专用输送鞘较长，猪尾造影导管无法伸出鞘管远端起保护作用；此时可将封堵器固定盘稍微推出鞘管并呈"小球状"，再缓慢推送鞘管进入左心耳。

（5）当输送鞘管到位后沿输送鞘送入封堵装置时，要牢牢固定鞘管，避免鞘管顶壁或者弹跳损伤左心耳。

（6）选择好合适的封堵器，力争一次到位、封堵成功，避免反复调整封堵装置而损伤左心耳。

（7）行牵拉试验时，用力要适度，避免暴力操作，导致左心耳撕裂伤。

（8）警惕封堵装置倒钩过深刺破左心耳壁，引发迟发性心包积液或心包填塞。术后要定期复查 TTE 或 TEE，以便及时发现、及时处理。

（9）LAAC 术前及术后，用 TEE 仔细观察心包积液情况。因少数患者术前有少量心包积液，术后重点观察其心包积液量有无增加。

二、封堵器周围残余漏

严格来讲，封堵器周围残余漏不属于 LAAC 围手术期并发症，但因其与 LAAC 后发生的器械相关血栓形成及卒中发生可能有关，故本章节将就其发生原因与预防、处理措施等做一简要介绍。

（一）评价与分级

LAAC 后部分患者可存在残余漏，需要对其进行评价与随访。目前临床应用的评价残余漏程度的方法有两种。

（1）X 线造影评价法，即在封堵器植入后通过放置在封堵器前的输送系统注射造影剂进行评价分级。①重度残余漏：造影剂完全填充左心耳；②中度残余漏：造影剂填充 2/3 左心耳；③轻度残余漏：造影剂填充 1/3 左心耳；④微量残余漏：几乎看不见造影剂填充左心耳；

⑤无残余漏：无造影剂填充左心耳。

（2）TEE 检测评价法，即在封堵器植入后，通过 TEE 检测观察封堵装置周围的多普勒信号进行评价分级。①极大量残余漏：可见多束或自由进出左心耳的血流信号；②大量残余漏：可见 >3mm 血流束信号（Watchman 封堵装置建议 ≤ 5mm 的血流束信号是可以接受的）；③中量残余漏：血流束 1~3mm；④少量残余漏：血流束 <1mm；⑤无残余漏：TEE 检测无血流束信号。

（二）发生率

Protect-AF 研究亚组分析[20]探讨了左心耳闭合不全和植入 Watchman 封堵装置后封堵器周围残余漏的发生率和临床影响，以及对主要有效性终点事件的影响，包括卒中、系统性栓塞或心源性死亡，封堵器周围残余漏定义为少量（<1mm）、中量（1~3mm）或大量（>3mm）。经 TEE 证实 LAAC 后任何程度的残余漏发生率在术后 45d 为 41%、6 个月为 34%、12 个月为 32.1%。通过分别对比封堵器周围有无残余漏的患者及不同程度残余漏的患者，在卒中、系统性栓塞或心源性死亡发生率方面均未观察到显著差异。

ACP 封堵器植入后的患者大约有 5% 会发生残余漏，并且绝大部分为小残余漏（<5mm），而 >5mm 的残余漏发生率为 1%。因此，残余漏的临床影响通常可以忽略不计。

（三）发生原因

有关 LAAC 的任何封堵装置及术式均可能导致左心耳闭合不全，且不论是 Watchman 封堵器还是 ACP 封堵器，由于植入患者心腔内的器械通常为圆形，而左心耳开口常常为椭圆形或不规则形，从而在解剖上存在残余漏发生的可能性。

此外，术者选择器械的型号及释放器械的位置也是残余漏发生的影响因素。根据 ACP 封堵器植入后远端伞叶的形态可以分为 3 种类型：

形变最佳"轮胎样"、形变过大"草莓样"及形变过小"方块样"。而 Freixa 等人[21] 的研究结果表明，封堵器的形态与残余漏的存在与否无关。

（四）处理措施

（1）既往大量临床研究均表明微小残余漏无需进行任何干预。

（2）如果左心耳的整个分叶未覆盖上而引起封堵器周围较大残余漏，则应使用第 2 个封堵器予以闭合。第 2 个封堵器可以选用专门的左心耳封堵器。此外，血管填塞器械或小号房间隔缺损封堵器同样显示出封堵有效的可能性。

（3）可以重新启用华法林或者新型口服抗凝药（NOAC）进行抗凝治疗，作为一种次选的解决办法。

（五）预防措施

虽然文献报道如果行外科手术闭合左心耳的患者出现闭合不完全的情况，与心源性栓塞事件风险增高有关，但是在 LAAC 中未观察到少、中量残余漏与血栓栓塞事件的相关性。尽管如此，考虑到完全闭合左心耳在理论上的价值，应尽量避免残余漏。

（1）根据 TEE 检测及左心耳造影结果，充分评估左心耳的开口形态与分叶状况，选择合适型号的左心耳封堵器（Watchman 封堵器较开口直径 >4~7mm，ACP 封堵器较着陆区直径 >2~4mm）。

（2）确定好封堵器的放置位置，以达到最好的封堵效果。

（3）封堵器放置好后，行多角度 TEE 检测及左心房造影，观察封堵效果，若有残余漏或残余漏过大，应及时调整封堵器位置或更换封堵器型号。

（4）若为分叶状左心耳或大裤衩状左心耳，一枚封堵器封堵困难时，可考虑用两枚封堵器进行封堵，以确保封堵效果。

三、空气／血栓栓塞

空气栓塞或血栓栓塞是 LAAC 的常见并发症，可发生在全身各动脉系统，多见于冠状动脉和脑动脉，产生相应供血区的缺血／栓塞症状。

（一）常见原因

LAAC 术中发生的空气／血栓栓塞多与手术操作有关。

1. 空气栓塞发生的原因

（1）房间隔穿刺导管或封堵器装置系统排气不彻底，或推注肝素生理盐水时未回抽见血，导致气体进入左心房。

（2）从输送鞘回撤猪尾管过快，造成鞘管内负压而吸入气体，在送入封堵器时，将鞘管内气体推入左心房。

（3）左心房内压力过低（如压力 <10mmHg，甚至负压），导致鞘管内负压而吸入气体导致空气栓塞。

2. 血栓栓塞发生原因

（1）术前未抗凝或者抗凝治疗不充分。

（2）术中导管、导丝用肝素盐水冲洗不够或未冲洗。

（3）术中未肝素化或肝素抗凝不充分，或手术时间过长疏于 ACT 监测和补充肝素不及时。

（4）部分患者属于高凝体质或存在肝素抵抗。

（5）术前或术中左心房／左心耳内发生血栓未及时发现，致使操作过程中血栓脱落导致栓塞。

（二）主要表现

空气／血栓栓塞的临床表现主要与栓塞部位及栓塞动脉所支配的供血范围有关。理论上，LAAC 出现空气／血栓栓塞可发生在任何体循环部位的血管，但最常见且最重要的部位是冠状动脉和脑动脉。

（1）冠状动脉栓塞：多见于空气栓塞，常表现为突发胸痛、胸闷，心率减慢。心电监护可见心率减慢（窦性心动过缓、房室传导阻滞）、ST 段一过性或持续性明显抬高（多出现在 II、III、avF 导联）。但由于 LAAC 时多数是在全身麻醉下进行操作，无法自述自觉症状，而心电图改变则成为重要的诊断线索。

（2）脑动脉栓塞：如果发生在无功能部位的小动脉则无任何临床表现，若发生在功能区，则出现相应的临床表现，如偏瘫（栓塞对侧肢体感觉障碍、运动障碍、面瘫、言语障碍等），突发意识障碍和肢体运动障碍，严重时可危及生命。若患者在全身麻醉下操作，上述表现难以及时发现，故在麻醉清醒后一定要检查患者的意识及肢体运动有无异常，以便及时发现、及时处理。

（三）处理措施

（1）如果气栓较小，多可自行吸收，无需特殊处理。

（2）对于术中发生的较大的空气 / 血栓栓塞事件，症状严重者应立即停止操作，给予吸氧及对症处理。

（3）当怀疑为冠状动脉栓塞时，可立即行冠状动脉造影检查，明确诊断。如确定为气栓，可经导管用肝素生理盐水或造影剂反复冲击，使其变为小气栓后自行吸收；确定为血栓者，可经导管反复抽吸血栓，必要时行溶栓治疗。

（4）对发生急性心肌梗死者，则按急性心肌梗死的救治原则进行处理。

（5）对怀疑脑栓塞的患者，应及时进行头颅 CT 检查，明确诊断后按脑栓塞处理原则进行相应的处理。

（四）预防措施

因空气 / 血栓栓塞的发生主要与手术操作有关，预防措施主要是针对其发生的常见原因。

1. 空气栓塞的预防

（1）导管或鞘管进入左心房后，每一步操作都要回抽见血后再进行相应的操作，以免将导管内残留气体推送至左心房或左心耳内。

（2）体外装载或准备封堵器时要仔细排气，以免气体残留在输送鞘管或封堵器内。

（3）输送鞘管进入左心耳后，不要顶壁太紧，应见回血后再送入封堵器。推送封堵器过程中应在 X 线透视下仔细观察，若发现封堵器前端气管内有气泡，应立即撤回封堵器，见鞘管内气体排出及回血后，再重新送入封堵器。

（4）房间隔穿刺成功后，监测左心房压力，若左心房或左心耳内平均压 <10mmHg 时，可行快速补液等，待左心房或左心耳内平均压 ≥ 10mmHg 时，再继续手术操作，以防气体进入左心房。

2. 血栓栓塞的预防

（1）导管、导丝及封堵器等在被送入体内前，需在体外用肝素盐水充分冲洗。

（2）术中应用肝素盐水冲洗导管、导丝，并在有关操作步骤前回抽见血后再进行下一步操作。

（3）房间隔穿刺成功后，经静脉注入肝素（80~100U/kg），以全身肝素化。若操作超过 1h，应追加肝素 1000U。

（4）术前仔细检查，及时发现是否为高凝状态及对肝素不敏感者，对此类患者，术中操作要格外注意，并酌情选用其他抗凝药物代替肝素。

（5）对于术前心脏 CT 检查或 TEE 检查发现左心耳血栓者，应列为 LAAC 的禁忌；对于术前 TEE 探查有左心耳内自发性显影者，应行充分抗凝治疗后再考虑行 LAAC，以免术中有新鲜血栓形成。

（6）需注意的是，X 线造影 / 透视条件下无法探测左心耳血栓，单纯在 X 线指导下实施 LAAC 可能会增加术中血栓并发症的风险。

四、封堵器脱落

封堵器脱落栓塞是 LAAC 最严重的并发症之一，多发生在围手术期内。

（一）发生率

虽然几乎所有大型临床研究均有封堵器脱落发生，但其发生率并不高。2017 年，Reddy 等报告的 Watchman 封堵器在美国获批上市后的首个注册研究中，封堵器脱落发生率为 0.24%[18]。截至 2019 年 3 月，国内已完成 10 000 例 LAAC，封堵器脱落发生率约 0.2%（会议资料，未发表）。目前，关于左心耳封堵器脱落的文献资料更多的是个案报道。

（二）常见原因

（1）选择的植入封堵器型号过小是导致封堵器脱落的主要原因之一，常见于以下情况：①术前观察左心耳的解剖结构时，因成像欠佳或测量时直径偏小，常导致所选封堵器过小，引起封堵器脱落；②某些术者过于追求完美，希望选择较小的封堵器以达到最佳治疗效果，也会造成封堵器脱落。

（2）封堵器放置得太靠外，固定不牢固。此外，某些患者左心耳形态特殊，术前检查欠仔细，未准确评估左心耳深度和开口大小，如患者左心耳深度过浅，封堵器植入后易被梳状肌弹出体部。

（3）封堵器预装不牢固，或封堵器全回收后推送杆与封堵器连接处发生解螺旋。

（4）释放封堵器时过度牵拉或推送，封堵器出现移位或脱落。

（5）也有报道显示，当患者从房颤心律转复为窦性心律时也会造成封堵器脱落。

（三）主要表现

根据封堵器脱落的位置不同，所导致的临床表现也不同。

（1）封堵器脱落至胸主动脉或腹主动脉时临床上可无任何表现，但可在 TTE 检查时发现。

（2）封堵器脱落至左心房或左心室内可引起二尖瓣功能障碍或左心室流出道梗阻，患者突然出现心悸、胸闷等不适，心电监护可见频发室性早搏或室性心动过速等心律失常，严重者可发生心脏骤停，导致严重后果。

（3）无临床症状的患者，多于复查 TTE 或 TEE 时发现封堵器脱落，此时应进一步检查，及时找到封堵器脱落部位。

（四）处理策略

放置左心耳封堵装置后，如 TEE 检查见封堵器出现移位，但无明显残余漏时，一般封堵器脱落的可能性较小，可密切观察。如果封堵器出现明显移位并有明显残余漏时，则脱落的可能性大，或已发生封堵器脱落时，应立即明确封堵器最终存在的部位。并根据具体情况采用导管介入法或外科手术取出封堵器，以避免进一步严重并发症甚至死亡的发生。

在一项有关封堵器脱落栓塞的系统性回顾分析中，共纳入了 29 例封堵器脱落栓塞事件，其中 9 例（30%）脱入主动脉、9 例（30%）脱入左心室、3 例（10%）脱入左心房。脱落的封堵器中 17 例（55%）通过经导管介入方法取出，10 例（32%）通过外科手术取出；相对于脱入左心房的封堵器，脱入左心室的封堵器更多依赖于外科手术方式进行回收[22]。

1. 导管法取出封堵器

（1）通常根据"先固定，后取出"的原则进行，即先用圈套器或异物钳将脱落封堵器固定或调整至相对安全或容易抓取的心腔内，然后再抓取封堵器并将其回撤至输送鞘内。

（2）对于脱落封堵器直径较大、难以回收至鞘内者，可经导管注入 4℃冷盐水（可使封堵器金属骨架变软、鞘管变硬）协助回收。

（3）操作时应冷静、轻柔、仔细，避免造成医源性心脏瓣膜装置、血管及重要脏器的损伤或其他严重并发症的发生。

（4）因为左心耳封堵器在设计上具有固定

在左心耳壁上的倒钩，导致通过介入导管法回收脱落封堵器可能会定植在心脏或主动脉及其附属结构上，当把封堵器回撤至鞘管内时，应排除或减少邻近结构和血管入路处的损伤。

（5）由于 Watchman 封堵器较 ACP 封堵器更难回撤至鞘管内，所以当封堵器脱落至左心室内或 Watchman 封堵器脱落，预估经导管取出可能性较小时，应考虑通过外科手术尽快取出。

左心耳封堵器脱落经导管法取出过程见图 19-3。

2. 外科手术取出

（1）对于无法通过导管法取出脱落封堵器的患者，应立即请心外科会诊，协助取出易脱落的封堵器。

（2）外科方法包括外科手术及经胸腔镜取出封堵器。

3. 注意事项

无论经导管介入法或外科手术（包括胸腔镜术），在取出封堵器过程中，都有可能对其周围结构和组织造成损伤，严重不良事件可能包括：

（1）封堵器导致主动脉瓣损伤，而需要进行主动脉瓣置换术。

（2）二尖瓣腱索断裂导致的重度二尖瓣反流，需行二尖瓣修补术、成形术或置换术。

（3）左心室流出道梗阻，心源性休克，甚至死亡。

2018 年，Alaaddin 等人 [23] 曾报道了 1 例 84 岁持续性房颤行 LAAC 的患者，植入 1 枚 25mm 的 AMPLATZER Amulet 左心耳封堵器，术后复查 TEE 示封堵器脱落至左心室流出道（图 19-4 A），经胸腔镜取出左心耳封堵装置，术中胸腔镜检查见二尖瓣下装置广泛损伤，需行二尖瓣置换术（19-4 B）。

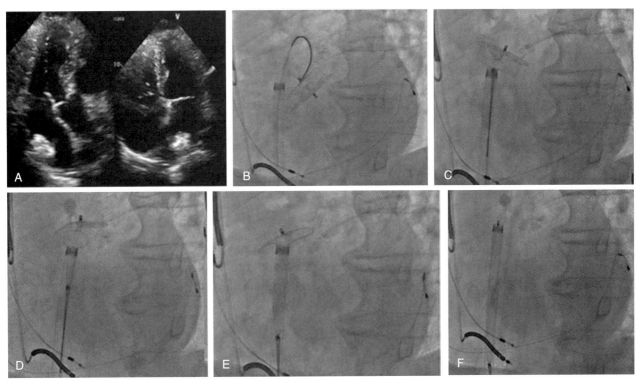

图 19-3　经导管方法回收脱落在左房内的 24mm ACP 装置

A. 经胸超声心动图显示脱落的封堵器（箭头所示）；B. X 线透视显示，25mm 鹅颈圈套器通过 16F 80cm 的 Checkflo 鞘管内的 5F EBU 导管输送至 ACP 装置末端螺母处并进行抓捕；C. 器械拉至与 16F 鞘管呈同轴方向；D. 随后，器械被紧紧抓牢，封堵器叶部部分回撤至鞘管内；E. 叶部完全回撤至鞘管内；F. 盘部完全回撤至鞘管内

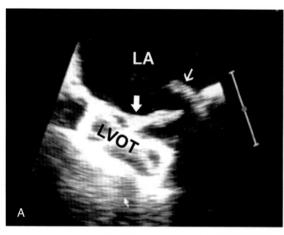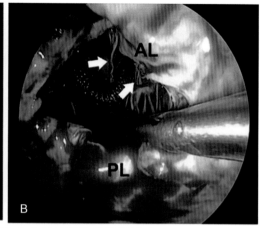

图 19-4　Amulet 封堵器脱落至左心室流出道经胸腔镜取出

A. TEE 检查见 Amulet 封堵器脱至左心室流出道（白色箭头）；B.胸腔镜下见二尖瓣装置损伤（白色箭头）。引自参考文献 [23]

（五）预防措施

（1）对拟行 LAAC 患者的左心耳形态、大小进行详尽的评估，是预防封堵器脱落最重要的措施之一。

（2）术前和术中要反复核对测量结果，选择型号合适的封堵器，避免封堵器型号过小或过大。

（3）封堵器植入后，要反复核对 X 线和 TEE 图像，以确保封堵器的位置与形态正确。

（4）重视 TEE 检测的封堵器压缩率。Watchman 左心耳封堵器说明书要求压缩率在 8%~20% 即可，我们在应用中发现 8% 的压缩率偏小，一般建议在 15%~25% 为宜。

（5）放置封堵器后一定要行牵拉试验，只有判断封堵器位置合适、稳定性好后才能释放封堵器。

（6）导管室应备有各种类型的异物钳或圈套器，以备封堵器脱落发生时使用。

五、血管损伤

血管损伤是所有心血管疾病介入诊疗室的常见并发症，主要包括血管穿刺部位的出血、血肿，动静脉瘘和假性动脉瘤形成等，在 Bajaj 等人 [24] 的 meta 分析中，此类并发症的累计发生率为 8.6%。

（一）常见原因

主要包括患者因素和操作因素两大方面。

（1）患者因素，包括年龄过大，存在血管硬化的病理基础，血管钙化、迂曲；凝血功能障碍或血小板严重减少，高血压，肥胖，术后制动不佳，活动过早；股动脉走行变异等。

（2）操作因素，包括：①反复穿刺致血管多处损伤或误穿股动脉；②穿刺部位不当，穿刺点选择过高或过低，致使穿刺针经股动脉再进入股静脉，而未及时发现并放置血管鞘；③输送鞘或导管型号偏大，血管壁损伤严重；④压迫止血手法不当，压迫位置不准确；⑤对于血管迂曲患者，操作时将导丝或导管穿透血管后壁等，造成了血管的损伤。

（二）主要表现

（1）股动静脉瘘：主要表现为股动静脉之间的左向右分流，可能引起下肢血流减少和左向右分流导致右心负荷过重，引起心力衰竭及血栓形成等。局部听诊可闻及连续性血管杂音。

（2）假性动脉瘤：主要表现为血管穿刺部位血液通过动脉壁穿刺口进入血管周围组织并形成瘤腔，形成动脉与瘤腔之间的通道，导致收缩期血液从动脉流入瘤腔内，舒张期血液回流到动脉内，存在破裂大出血的可能。体检可见血管穿刺部位有搏动性血肿。

（三）辅助检查

对于临床发现血管穿刺部位血肿，或怀疑发生股动静脉瘘及假性动脉瘤形成时，应及时行血管超声检查，明确诊断，及时处理。

（四）处理策略

（1）一旦血管穿刺处出现血管并发症应延长手动压迫时间，难以止血时可考虑应用血管闭合装置。

（2）如果发生血管破裂或大出血，可立即送入扩张鞘或球囊导管压迫止血，也可植入覆膜支架止血。

（3）有条件者可进行血管影像学检查，明确血管损伤类型和位置，以便进一步处理。

（4）对于假性动脉瘤患者，若压迫法难以奏效时，可在血管超声的引导下注入凝血酶，用以促进血液凝固，封闭瘤腔。

（五）预防措施

主要针对患者因素和操作因素两方面进行预防。

（1）纠正术前存在的凝血功能障碍或血小板异常情况。

（2）控制上呼吸道感染，防止剧烈和频繁咳嗽引起的腹压升高。

（3）控制围手术期高血压。

（4）提高血管穿刺技术是避免损伤血管并发症的重要措施。

（5）术后尽量手动压迫止血，不依赖于加压包扎，以确保压迫部位正确及压迫的止血效果。

（中国人民解放军总医院　朱航　王广义；中国人民解放军总医院海南医院 周超飞）

参考文献

[1] 马长生, 霍勇, 方唯一, 等. 介入心脏病学. 2 版. 北京：人民卫生出版社, 202:789–921.

[2] Vidal-Perez R, Otero-Ravina F, Turrado Turrado V, et al. Change in atrial fibrillation status, comments to Val-FAAP Registry. Rev Esp Cardiol (Engl Ed), 2012, 65(5):490–491.

[3] Colilla S, Crow A, Petkun W, et al. Estimates of current and future incidence and prevalence of atrial fibrillation in the U.S adult population. Am J Cardiol, 2013, 112(8):1142–1147.

[4] Maybrook R, Pillarisetti J, Yarlagadda V, et al. Electrolyteand hemodynamic changes following percutaneous left atrial appendage ligation with the LARIAT device. J Interv Card Electrophysiol, 2015, 43(3):245–251.

[5] Clader EL, Sjolander M, Eriksson M, et al. Persistent use of secondary prevention drugs declinesrapidly during the first 2 years after stroke. Stroke, 2010, 41:397–401.

[6] Landmesser U, Holmes Jr DR. Left atrial appendage closure:a percutaneous transcatheter approach for stroke prevention in atrial fibrillation. Eur Heart J, 2012, 33: 698–704.

[7] Johnson WD, Ganjoo AK, Stone CD, et al. The left atrial appendage:our most lethal human attachment! Surgical implications. Eur J Cardiothorac Surg, 2000, 17: 718–722.

[8] Ailawadi G, Gerdisch MW, Harvey RL, et al. Exclusion of the left atrial appendage with a novel device: early results of a multicenter trial. J Thorac Cardiovase Surg, 2011, 142:1002–1009, el.

[9] Price MJ, Gibson DN, Yakubov SJ, et al. Early safety and efficacy of percutaneous left atrial appendage suture ligation: results from the U. S. Trans-catheter LAA Ligation Consortium. J Am Coll Cardiol, 2014, 64: 565–572.

[10] Chatterjee S, Herrmann HC, Wilensky RL, et al. Safety and procedural success of left atrial appendage exclusion with the Lariat device: a systematic review of published reports and analytic review of the FDA MAUDE database. JAMA Intern Med, 2015, 175:1104–1109.

[11] Sick PB, Schuler G, Hauptmann KE, et al. Initial worldwide experience with the WATCHMAN lelt atrial appendage system for stroke prevention in atrial fibrillalion. J Am Coll Cardiol, 2007, 49(13):1490–1495.

[12] Park JW. Bethencourt A. Sievert H, et al. Left atrial appendage closure with Amplatzer cardiac plug in atrial fibrillation: initial European experience. Catheter Cardiovasc Interv, 2011, 77:700–706.

[13] Holmes DR, Reddy VY, Turi ZG, et al. Percutaneous closure of the left atrial appendage versus warfarin therapy for prevention of stroke in patients with atrial fibrillation: a randomised non-inferiority trial. Lancet, 2009, 374(9689):534–542.

[14] Tzikas A, Shakir S, Gafoor S, et al. Left atrial appendage occlusion for stroke prevention in atrial fibrillation: multicentre experience with the AMPLATZER Cardiac

Plug. Euro Intervention, 2016, 11(10):1170–1179.

[15] Holmes DJ, Kar S, Price MJ, et al. Prospective randomized evaluation of the Watchman Left Atrial Appendage Closure device in patients with atrial fibrillation versus long-term warfarin therapy: the PREVAIL trial. J Am Coll Cardiol, 2014, 64(1):1–12.

[16] Boersma LV, Schmidt B, Betts TR, et al. Implant success and safety of left atrial appendage closure with the WATCHMAN device: peri-procedural outcomes from the EWOLUTION registry. Eur Heart J, 2016, 37(31):2465–2474.

[17] Freeman JV, Varosy P, Price MJ, et al. The NCDR Left Atrial Appendage Occlusion Registry. JACC, 2020, 75(13):1503–1518.

[18] Reddy VY, Gibson DN, Kar S, et al. Post-Approval U.S. Experience With Left Atrial Appendage Closure for Stroke Prevention in Atrial Fibrillation. J Am Coll Cardiol, 2017, 69(3):253–261.

[19] Lam YY, Yip GW, Yu CM, et al. Lelt atrial aapependage closure with Ampatzer Cardiac Plug for stroke prevention in atrial fibrillation:initial Asia-Pacific experienee. Catheter Cardiovasclnterv, 2012, 79(5)794–800.

[20] Viles-Gonzalez JF, Kar S, Douglas P, et al. The clinical impact of incomplete left atrial appendage closure with the Watchman Device in patients with atrial fibrillation: a PROTECT-AF (Percutaneous Closure of the Left Atrial Appendage Versus Warfarin Therapy for Prevention of Stroke in Patients with Atrial Fibrillation) substudy. J Am Coll Cardiol, 2012, 59:923–929.

[21] Freixa X, Tzikas A, Sobrino A, et al. Left atrial appendage closure with the Amplatzer Cardiac Plug: Impact of shape and device sizing on follow-up leaks. International Journal of Cardiology, 2013, 168:1023–1027.

[22] Aminian A, Lalmand J, Tzikas A, et al. Embolization of Left Atrial Appendage Closure Devices: A Systematic Review of Cases Reported with the Watchman Device and the Amplatzer Cardiac Plug. Catheterization and Cardiovascular Interventions, 2015, 86:128–135.

[23] Yilmaza A, Starinieria P, Antonicb M. Thoracoscopic retrieval of an atrial appendage occlusion device after embolization into the left ventricular outflow tract and damaging the mitral valve requiring replacement. Interactive Cardiovascular & Thoracic Surgery, 2019, 28(4):650–651.

[24] Bajaj NS, Parashar A, Agarwal S, et al. Percutaneous left atrial appendage occlusion for stroke prophylaxis in non-valvular atrial fibrillation: A systematic review and analysis of observational studies. JACC Cardiovasc Interv, 2014, 7:296–304.

第20章

左心耳封堵术临床随机对照研究解读

心房颤动（简称房颤）是最为常见的心律失常之一，且随着年龄的增长，房颤发生率逐渐升高。流行病学资料显示：中国目前已经有着超过 1000 万的房颤患者，美国房颤患者也达到了 266 万，预计至 2050 年将增加 5 倍。房颤患者最重要的并发症是血栓栓塞事件，特别是缺血性卒中，致残及致死率高，严重危害着患者的健康。因此，在房颤的治疗策略中，预防血栓事件是核心。目前，各国的房颤管理指南及专家共识均强调长期使用抗凝药物在房颤血栓事件预防中的重要作用。但是，实际临床工作中确实存在患者使用抗凝药物时依从性差的情况，不愿或者不能长期坚持口服抗凝药的情况比较明显。据估计，我国房颤患者规范抗凝治疗者不足 10%。因此，探索新的预防房颤患者血栓栓塞事件的策略显得极其重要。

左心耳封堵术（left atrial appendage closure，LAAC）作为预防非瓣膜性房颤（NVAF）患者血栓事件的新技术，在临床上应用已近 20 年，且近年来发展较快。目前在国际上应用较广泛的左心耳封堵装置主要有 Watchman 左心耳封堵器及 Amplatzer Cardiac Plug（ACP）/Amulet 封堵器，其中 Watchman 封堵器（美国波科公司）是目前唯一获得美国食品药品监督管理局（FDA）批准用于临床的左心耳封堵装置，循证医学证据最多（包括两项随机对照研究），详见图 20-1。

美国 AGA 公司（现为雅培公司）研发的 ACP/Amulet 封堵器虽未获得美国 FDA 批准，但也获得了欧盟及其他许多国家批准用于临床，并进行了相关临床研究（图 20-2）。

现已公布的 LAAC 预防 NVAF 患者卒中的临床随机对照研究主要有 3 项，其中 2 项是与华法林进行对照（PROTECT-AF 研究及 PREVAIL 研究），另一项与是新型口服抗凝药（NOAC）进行对照研究（PRAGUE-17 研究）。本章将就上述 3 项随机对照研究做一系统的解读，以供临床参考。

第一节
左心耳封堵术与华法林随机对照研究

华法林作为传统的口服抗凝药，预防房颤患者发生卒中的临床疗效已被众多临床研究所证实。Hart 等通过对多项临床随机对照研究进行荟萃分析表明，华法林抗凝治疗可使房颤患者发生卒中的相对风险降低 64%，每年发生卒中的绝对风险降低 2.7%，且在房颤患者卒中一

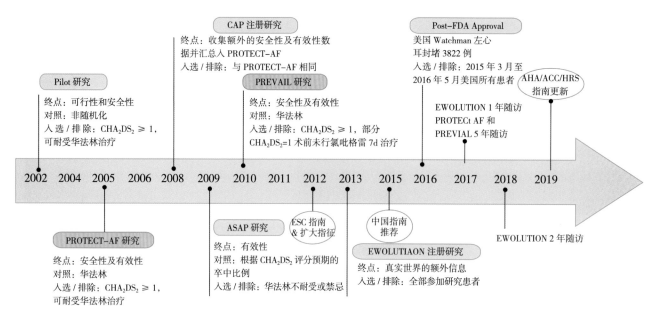

图 20-1　Watchman 左心耳封堵器已经公布的相关研究

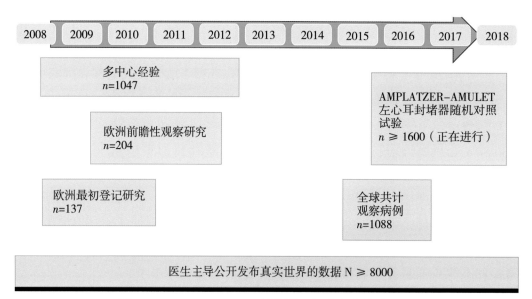

图 20-2　ACP/AMULET 封堵器已经发布的临床研究

级预防与二级预防中获益幅度相同[1]。LAAC 作为预防 NVAF 患者卒中发生的新技术，其临床应用的安全性与有效性如何以及能否替代口服华法林抗凝则是临床所关注的重要问题。而 PROTECT-AF 研究及 PREVAIL 研究给出了回答。

一、PROTECT-AF 研究

（一）研究设计

PROTECT-AF 研究是第一项用 Watchman

封堵器比较 LAAC 与口服华法林预防 NVAF 患者卒中疗效的多中心、前瞻性、随机化非劣效性临床试验[2,3]。该研究设计 LAAC 组与华法林组按 2∶1 的比例随机入组，有明确的纳入标准与排除标准。

（1）纳入标准：①年龄 ≥ 18 岁；② NVAF 患者（阵发性、持续性、永久性）；③ CHA_2DS_2 ≥ 1，同时具有下列条件之一者：卒中 / 短暂脑缺血发作（TIA）史；充血性心力衰竭，糖尿病，高血压，年龄 ≥ 75 岁。

（2）排除标准：①华法林禁忌；②非房颤引起的需长期抗凝治疗的疾病；③左心耳血栓；④卵圆孔未闭（PFO）＋房间隔瘤伴右向左分流；⑤左心室射血分数（LVEF）<30%；⑥活动性主动脉粥样硬化斑块；⑦症状性颈动脉疾病等。

（3）术后抗栓治疗方案：参照动物实验中封堵器的内皮化时间，研究者对术后抗栓策略的选择和时限制定了较为严格的方案。如果 LAAC 后周围残余漏 <5mm，采用华法林抗凝（INR 2.0~3.0）联合阿司匹林（81mg/d）治疗 45d，如 TEE 检测封堵器位置理想，无 DRT 和 5mm 以上的周围残余漏则换用阿司匹林（81~325mg/d）联合氯吡格雷（75mg/d）治疗 6 个月，最终阿司匹林（325mg/d）长期维持。

（4）随访：所有纳入研究的患者需要完成 45d、6 个月、9 个月、12 个月的随访，之后每半年随访 1 次。在基线、12 个月和 24 个月及发生神经事件时进行神经系统评估。

（5）研究终点与计算方法：该研究设立了两个终点。有效性复合终点包括缺血性卒中或出血性卒中、心血管性死亡或不明原因死亡和系统性栓塞。安全性主要复合终点包括严重出血（如颅内出血或胃肠道出血）及手术相关

并发症（如严重心包积液、器械脱落栓塞与手术相关的卒中）等。首次事件发生的时间是从随机化到事件发生的日期，或最后一个已知状态日期开始计算的。事件率计算为每 100（患者·年）的事件数。

（二）入选患者的特征

PROTECT-AF 研究始于 2005 年 2 月，由 Mayo 医学中心牵头、共 59 个医学中心参加，于 2008 年 6 月完成患者入选。先后共筛查了 4998 例 NVAF 患者，因各种原因剔除了 4291 例患者，最终纳入 707 例 NVAF 患者进行分组，LAAC 组 463 例、华法林组 244 例，详见图 20-3。纳入研究两组患者基线特征比较均无统计学差异，见表 20-1。

（三）1.5 年随访结果

2009 年，Holmes 等[3] 报道了 PROTECT-AF 研究器械植入及平均随访 18 个月的结果。LAAC 组 463 例患者中 14 例放弃，另 449 例进行 Watchman 封堵器植入，408 例成功，成功率达 91%（408/449）。408 例器械植入成功的患者完成了平均 18 个月的随访[1065（患者·年）]，随访结果如下。

（1）在 45d 的随访中，LAAC 组 86%（349/408）

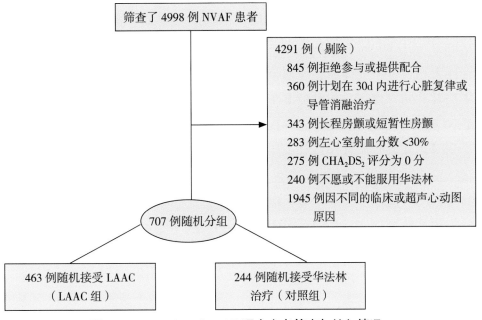

图 20-3　PROTECT-AF 研究患者筛查与纳入情况

表 20-1　纳入 PROTECT-AF 研究的 707 例 NVAF 患者的基线特征

	Watchman（n=463）	华法林（n=224 244）	P 值
年龄（岁）	71.7±8.8	72.7±9.2	0.18
男性	137（29.6%）	73（29.9%）	0.93
CHA_2DS_2 评分	2.2	2.3	0.07
充血性心力衰竭	124（26.8%）	66（27.0%）	0.94
高血压史	412（89.0%）	220（90.2%）	0.82
年龄≥75 岁	190（41.0%）	115（47.1%）	0.25
糖尿病	113（24.4%）	72（29.5%）	0.14
脑卒中/TIA	82（17.7%）	49（20.1%）	0.44
房颤类型			
阵发性	200（43.2%）	99（40.6%）	0.50
持续性	97（21.0%）	50（20.5%）	0.89
永久性	160（34.6%）	93（38.1%）	0.35
未知	64（1.3%）	2（0.8%）	0.72
LVEF	57.3%	56.7%	

的患者符合 TEE 标准，并停用华法林。在术后 6 个月内 TEE 达标者占 92%（355/385），主要原因是减少了封堵器周围残余漏。华法林对照组 INR（2.0～3.0）达标者占 66%。

（2）主要有效事件发生率：LAAC 组主要有效事件发生率为 3.0/100（患者·年）（95%CI 1.9～4.5），华法林对照组为 4.9/100（患者·年）（95%CI 2.8～7.1）。基于 2 倍的非劣效边缘，干预的非劣效概率大于 99.9%。表明 LAAC 组在减少心血管性死亡、卒中或体循环栓塞事件方面与单用华法林有同等作用，相对标准华法林治疗降低了 38% 的终点事件发生率，并使所有卒中降低了 29%，降低心血管死亡及不明原因死亡 38%。

（3）缺血性卒中发生率：LAAC 组缺血性卒中发生率高于华法林对照组。LAAC 组中，1 例患者在随机分组后预定行 LAAC 前发生卒中，另 1 例患者则于术中发生了空气栓塞。5 例与手术相关的卒中患者中 3 例无后遗症，2 例于出院后死亡。在围手术期后，LAAC 组

9 例发生缺血性卒中[1.3 次/100（患者·年）]，华法林对照组有 6 例发生缺血性卒中[1.6 次/100（患者·年）]。

（4）出血性卒中发生率：LAAC 组出血性卒中发生率低于对照组。华法林组 6 例出血性卒中患者 5 例死亡。LAAC 组 1 例发生出血性卒中，并于术后 45d 内死亡。

（5）死亡率比较：LAAC 组和华法林对照组 1 年累计死亡率分别为 3.0/100（患者·年）（95%CI 1.3～4.6）与 3.1/100（患者·年）（95%CI 0.8～5.4），2 年累计死亡率分别为 5.9/100（患者·年）（95%CI 2.8～8.9）与 9.1/100（患者·年）（95%CI 4.2～14.1）。LAAC 组死亡患者中无 1 例与 LAAC 操作相关。

（6）主要安全性事件：LAAC 组的主要安全事件发生率高于对照组。LAAC 组 49 例主要安全事件中 27 例（55%）发生在手术当天，而华法林对照组 16 例主要安全事件中 8 例（50%）发生在 45d 到 1 年之间。在随机分组后 2 年，LAAC 组累计主要安全事件发生率为 10.2/100

（患者·年）（95%CI 7.4~13.0），对照组为 6.8/100（患者·年）（95%CI 3.0~10.6）。LAAC组最常见的主要安全事件是严重心包积液，22例发生心包积液的患者中15例行心包穿刺术、7例行手术治疗，无死亡事件发生。3例发生器械脱落者中1例通过导管法（圈套器）取出，另2例经外科手术取出。

PROTECT-AF研究短期随访结果表明，用Watchman装置封堵左心耳预防NVAF患者卒中的总体有效性与华法林相当，达到了预期的研究目标。但LAAC仍存在一定的并发症。

（四）2.3年随访结果

2013年，Reddy等报道了PROTECT-AF研究平均2.3年[1500（患者·年）]的随访结果[4]。对临床用药情况进行了分析：LAAC组患者在45d、6个月和1年评估后停用华法林的患者分别占86.8%、92.2%与93.2%，少数患者继续服用华法林的原因是TEE检测发现有>5mm的残余分流。华法林组除3例外，其余241例均接受华法林治疗，INR（2.0~3.0）达标者占66%。随访2年时，16%的患者停用华法林。

研究者在平均2.3年随访结果中，对其疗效与安全性分别采用了两种分析方法进行分析，均显示LAAC具有良好的安全性与有效性。

（1）采用意向性治疗原则分析：LAAC组和华法林组首要有效终点（卒中、系统性栓塞和心源性死亡）发生率分别为3.0/100（患者·年）与4.3/100（患者·年），符合非劣效性检验标准；主要安全性终点LAAC组高于华法林组[5.5/100（患者·年）vs 3.6/100（患者·年），OR 1.53]。

（2）采用符合方案集分析：在采用符合方案集分析时，剔除了69例放弃手术者和41例器械植入失败者。结果显示，LAAC组在首要有效终点方面优于华法林组[2.5/100（患者·年）vs 4.3/100（患者·年）]。

（3）停药后事件率比较：由于PROTECT-AF研究中LAAC组术后先服用45d的华法林及5个月的双联抗血小板治疗，研究者进一步分析了停药之后两组有效终点的区别。结果显示，即使在停用华法林后，LAAC组在首要有效终点方面仍优于华法林组[2.3/100（患者·年）vs 4.1/100（患者·年）]；在停用双联抗血小板治疗后，LAAC组首要有效终点方面也优于华法林组[2.3/100（患者·年）vs 4.1/100（患者·年）]。该结果首次显示，LAAC在预防卒中的有效性方面优于华法林。

（4）亚组分析：为了比较LAAC在卒中二级预防中的作用，研究还对有卒中或TIA史的患者进行了亚组分析，无论是采用意向性治疗原则分析法还是采用符合方案集分析法，其结果均显示LAAC在预防卒中或TIA的有效性方面均明显优于华法林[5.3/100（患者·年）vs 8.2/100（患者·年）]。

总之，PROTECT-AF研究平均2.3年的随访结果显示，与华法林抗凝治疗比较，LAAC降低了29%的终点事件发生率，使所有卒中发生率降低了23%，并降低心血管死亡及不明原因死亡62%。

（五）3.8年随访结果

2014年，Reddy等[5]报道了PROTECT-AF研究3.8年[平均45个月，2621（患者·年）]的随访数据。结果显示，LAAC组与华法林组比较，有效性复合终点（包括缺血性卒中或出血性卒中、心血管性死亡或不明原因死亡和系统性栓塞）显著降低，达到了优效性的统计学标准。

（1）主要有效性终点：不良事件发生率LAAC组为2.3/100（患者·年）、华法林组为3.8/100（患者·年），与华法林比较，植入Watchman封堵器可使不良事件发生率降低40%。优效性的后验概率（Ps）为96%。

（2）所有卒中发生率：LAAC组为1.5/100（患者·年），华法林组为2.2/100（患者·年），与华法林比较，植入Watchman封堵器可使所有卒中发生率降低 32%。优效性的后验概率（Ps）>82.5%。

（3）全因死亡率：LAAC 组为 3.2/100（患者·年），华法林组为 4.8/100（患者·年），与华法林相比，植入 Watchman 封堵器可使全因死亡率降低 34%（P=0.037）。

（4）心血管性死亡率：LAAC 组为 1.0/100（患者·年），华法林组为 2.4/100（患者·年），与华法林相比，植入 Watchman 封堵器可使心血管死亡率降低 60%（P=0.004）。

PROTECT-AF 研究 3.8 年随访结果显示，随访时间越长，植入 Watchman 左心耳封堵器的临床获益越明显。表明 LAAC 在预防 NVAF 患者卒中方面的有效性与安全性，优于或不劣于口服华法林抗凝治疗。

二、PREVAIL 研究

PREVAIL 研究[6]是第 2 个植入 Watchman 左心耳封堵器与华法林比较的多中心、前瞻性、随机对照临床研究，该研究的目的是：①提供 Watchman 左心耳封堵器安全性和有效性进一步的信息；②确证 PROTECT-AF 试验中 Watchman 左心耳封堵器的有效性结论。

（一）研究设计

该研究设计与 PROTECT-AF 研究相似，仍以华法林为对照，LAAC 组与华法林组按 2∶1 的比例随机入组。与 PROTECT-AF 研究设计方案比较，PREVAIL 研究对患者的入选标准更加严格，而排除标准、术后抗栓治疗方案、随访时间及内容等均与 PROTECT-AF 研究相同，研究终点更加细化。

（1）入选标准：要求 NVAF 患者、$CHA_2DS_2 \geq 2$ 分。如果 CHA_2DS_2=1 分，而同时符合下列各项条件之一者也可纳入，包括：①女性且年龄 ≥ 75 岁；② 30 ≤ LVEF<35；③卒中/TIA 史；④年龄 65~74 岁且同时有糖尿病或冠心病；⑤年龄 ≥ 65 岁且有充血性心力衰竭。

（2）研究终点：PREVAIL 研究设立了一个安全性终点和两个主要疗效终点。主要安全性终点包括术后 7d 死亡、缺血性卒中、系统性栓塞及手术/器械相关的并发症（需要外科手术或血管内介入干预）的发生率。第一个主要疗效终点是 18 个月时卒中、系统性栓塞和心血管/不明原因死亡的复合终点；第二个主要疗效终点为 LAAC 7d 后缺血性卒中或系统性栓塞的复合终点。

（二）入选患者的特征

PREVAIL 研究由 Mayo 医学中心牵头，美国 41 个中心参加，共纳入 407 例 NVAF 患者（入组时间 2010—2012 年），其中 LAAC 组 269 例、华法林 138 例。两组患者的基线特征相似，除合并高血压患者比例华法林组高于 LAAC 组外（P=0.003），其余各项比较均无统计学差异（表 20-2）。

PREVAIL 研究在设计上弥补了 PROTECT-AF 研究的一些不足。首先，PROTECT-AF 允许纳入卒中低风险房颤患者，有 34% 的患者 CHA_2DS_2 评分仅为 1 分，这部分患者根据当时的指南建议可仅使用阿司匹林而不必非使用口服抗凝药[7]。相比之下，PREVAL 研究纳入 CHA_2DS_2 评分相对较高（2.6 ± 1.0 vs 2.2 ± 1.2）。其次，PROTECT-AF 研究允许两组入组患者术后长期使用阿司匹林和（或）氯吡格雷抗血小板治疗，这种混杂因素影响了其对终点事件的评价。而 PREVAIL 研究则排除了术后需要长期单独使用氯吡格雷的患者。第三，PROTECT-AF 研究发现 56% 的患者主要安全事件发生在手术当天，而研究方案缺少对术中安全性的检验假说。而 PREVAIL 研究则预先设定了一个共同主要安全终点假说来评估随机化以后到术后 7d 内的手术相关主要事件。

（三）随访结果

2014 年，Holmes 等[6]公布了 PREVAIL 研究的随访结果。LAAC 组 269 例中 4 例因术前左

表 20-2　PREVAIL 研究患者基线特征

项目	LAAC 组（n=269）	华法林组（n=138）	P 值
年龄（岁）	74.0 ± 7.4	74.9 ± 7.2	0.260
男性（%）	182（67.7%）	35（25.4%）	0.146
CHA_2DS_2 评分	2.6 ± 1.0	2.6 ± 1.0	0.838
CHA_2DS_2-VASc 评分	3.8 ± 1.2	3.9 ± 1.2	0.467
充血性心力衰竭	63（23.4%）	32（23.2%）	0.958
高血压	238（88.5%）	134（97.1%）	0.003
年龄 ≥ 75 岁	140（52.0%）	78（56.5%）	0.391
糖尿病	91（33.8%）	41（29.7%）	0.401
卒中 /TIA	74（27.5%）	39（28.3）	0.873
房颤类型			
阵发性	131（48.7%）	71（51.4%）	0.60
持续性	42（15.6%）	22（15.9%）	0.49
永久性	85（31.6%）	39（28.3%）	0.93
起搏器植入史	7（2.6%）	5（3.6%）	0.55
不确定	4（1.5%）	1（0.7%）	0.50
LVEF	55.4% ± 10.0%	56.0% ± 9.8%	0.571

心耳血栓及左心耳大小与形态不适合封堵等原因而放弃，265 例行 LAAC 的患者 252 例成功（占 95.1%）。平均随访时间 11.8 ± 5.8 个月，中位随访时间为 12.0 个月（范围 0.03~25.9 个月）。Watchman 封堵器植入成功后 45d、6 个月及 12 个月停用华法林者分别为 92.2%（227/246）、98.3%（235/239）与 99.3%（141/142）。

（1）第一个主要疗效终点：随访 18 个月，LAAC 组与华法林组缺血性卒中及出血性卒中、系统性栓塞、心血管性或不明原因死亡等无显著差异（0.064 vs 0.063）。因第一个主要疗效终点的 18 个月事件率相似且预期较低，平均 18 个月事件率为 1.07（95%CI 0.57~1.89），1.89 的上限不低于统计分析计划中预先规定的 1.75 的非劣效性标准。尽管如此，该研究结果仍被多数人认为有说服力，并被美国 FDA 接受[8]。

（2）第二个主要疗效终点：本研究对随机入组 7d 后的缺血性卒中、系统性栓塞的复合终点，LAAC 后 7d 至 18 个月的随访结果进行分析显示，植入 Watchman 封堵器的患者事件发生率低于预先设计的 0.027 5%，表明 LAAC 组与华法林组比较（事件率分别为 0.025 3% 与 0.020 0%）达到了非劣效标准。

（3）早期安全主要终点：PREVAIL 研究设立的早期安全性终点为 Watchman 封堵器植入后 7d 内心脏穿孔、心包积液和心包填塞、缺血性卒中、器械栓塞及其他血管并发症的发生，设立的上限为 2.67%。随访结果显示，2.20% 的患者发生早期安全事件，单侧 95%CI 的上限为 2.652%，达到了早期安全的主要终点目标要求。与 PROTECT-AF 研究相比，PREVAIL 研究并发症发生率显著降低（8.7% vs 4.2%，P=0.004）。需要手术修补的心包积液从 PROTECT-AF 的 1.6% 降至 0.4%（P=0.027），需要心包穿刺引流的心包积液发生率从

PROTECT-AF 的 2.9% 降至 1.5%（$P=0.36$），器械相关卒中发生率从 PROTECT-AF 研究的 2.9% 降至 1.5%（$P=0.007$）。

PREVAIL 研究结果显示，入选者的年龄更大、CHA_2DS_2 评分更高，即使是没有植入 Watchman 装置经验的新术者，器械植入成功率也高达 93.2%（有经验的术者器械植入成功率为 96.3%，$P=0.282$），且 PREVAIL 研究并发症发生率低于先前的其他研究（PROTECT-AF 研究等）。这些进一步表明使用 Watchman 封堵器行 LAAC 安全、有效。

三、PROTECT-AF 研究及 PREVAIL 研究 5 年随访

由于 PROTECT-AF 研究与 PREVAIL 研究均是与华法林进行比较的多中心临床随机对照研究，且这两项研究的设计方案（包括随机分组、纳入标准、排除标准、术后抗栓治疗方案及随访等）相似，Reddy 等[9] 于 2017 年对这两项研究长达 5 年的随访资料进行了汇总分析。

（一）汇总后人口基线特征

将 PROTECT-AF 研究与 PREVAIL 研究汇总后的患者基线特征显示，除华法林组 CHA_2DS_2-VASc 评分高于 Watchman 封堵器植入组（3.9 ± 1.5 vs 3.6 ± 1.4，$P=0.02$）外，其余各项指标比较均无统计学差异。详见表 20-3。

（二）5 年随访结果

在这 2 项试验中，患者均按照方案规定的最长 5 年时间进行随访，分别于 2013 年和 2017 年结束。PROTECT-AF 研究平均随访时间为 47.6 ± 21.3 个月，平均随访时间为 2717（患者·年）；而 PROTECT-AF 研究平均随访时间为 47.9 ± 19.4 个月，平均随访时间为 1626（患者·年）。两项研究共招募 1114 例患者，共计随访 4343（患者·年）。随访 5 年荟萃分析显示：

（1）LAAC 组与华法林组的卒中、系统性

表 20-3　PROTECT-AF 研究与 PREVAIL 研究汇总后的患者基线特征

项目	LAAC 组（$n=732$）	华法林组（$n=382$）	P 值
年龄（岁）	72.6 ± 8.4	73.5 ± 8.6	0.09
男性	69.4%	72.7%	0.42
CHA_2DS_2 评分	2.3 ± 1.1	2.4 ± 1.2	0.06
CHA_2DS_2-VASc 评分	3.6 ± 1.4	3.9 ± 1.5	0.02
风险因素			
充血性心力衰竭	25.5%	25.7%	0.97
高血压	89.2%	92.7%	0.06
年龄 ≥ 75 岁	40.4%	43.2%	0.38
糖尿病	27.9%	29.6%	0.55
卒中 /TIA	22.1	23.6	0.59
房颤类型			
阵发性	45.2%	44.5%	0.83
持续性	24.9%	23.3%	0.56
永久性	27.6%	30.1%	0.38
起搏器植入史	1.0%	1.3%	0.56
不确定	1.4%	0.8%	0.56

栓塞或心血管 / 不明原因死亡的复合发生频率相似（HR 0.82；95%CI 0.58~1.17；P= 0.27）。该复合终点的亚组分析显示，与临床特征（如 75 岁时的年龄二分法、性别、基线 CHA_2DS_2-VASc 评分和改良 HAS-BLED 评分）无明显交互作用。在有卒中 /TIA 史的患者中也观察到一致的治疗效果。

（2）两组间所有卒中或系统性栓塞发生率相似（HR 0.96；95%CI 0.60~1.54；P=0.87）。与华法林组比较，LAAC 组缺血性卒中或系统性栓塞的发生率较高，但无统计学差异（HR 1.71；95%CI 0.94~3.11；P=0.08）。如果排除与手术相关的卒中，缺血性卒中或系统性栓塞的差异仍然不显著（HR 1.40；95%CI 0.76~2.59；P=0.28）。

（3）与华法林组比较，LAAC 的优势：① LAAC 组出血性卒中发生率显著降低（HR 0.20；95%CI 0.07~0.56；P=0.002 2）；② LAAC 组的致残性 / 致死性卒中显著减少（HR 0.45；95% CI 0.21~0.94；P=0.034），较华法林组下降了 55%；③ LAAC 组心血管死亡或不明原因死亡发生率显著降低（HR 0.59；95%CI 0.37~0.94；P=0.027）；④ LAAC 组全因死亡率显著降低（HR 0.73；95%CI 0.54~0.98；P=0.035）；⑤ LAAC 组非手术相关大出血显著减少（HR 0.48；95%CI 0.32~0.71；P=0.000 3）。

上述结果表明，虽然 LAAC 组与华法林组比较总体事件发生率相似，但严重 / 致死性事件率明显降低，表明 LAAC 在预防 NVAF 患者卒中方面具有一定的优势。

第二节
左心耳封堵术与新型口服抗凝药随机对照研究

目前已上市用于临床的新型口服抗凝药（NOAC）主要有 Ⅱa 因子抑制剂达比加群酯及 Xa 因子抑制剂利伐沙班、阿哌沙班与依度沙班。在预防 NVAF 患者卒中方面，上述 4 种 NOAC 均与华法林进行了多中心随机对照试验。

RE-LY 试验[10] 是比较达比加群酯与华法林的多中心随机对照研究，共纳入 18 113 例 NVAF 患者。随访 2 年（中位数）结果显示：达比加群酯 110mg 组卒中及系统性栓塞年发生率与华法林相当，但大出血风险显著低于华法林；达比加群酯 150mg 组卒中及系统性栓塞年发生率较华法林组降低 35%，大出血风险与华法林组无显著差异。

ROCKET-AF 试验[11] 是比较利伐沙班与华法林的多中心随机对照研究，全球共 45 个国家 117 个中心参加，纳入 14 264 例 NVAF 患者。随访 19 个月（中位数）结果显示：利伐沙班预防卒中及系统性栓塞的疗效与华法林相当（具有非劣效性），但重要器官出血及致死性出血（尤其是颅内出血）的发生率显著低于华法林组。

ARISTILE 试验[12] 是比较阿哌沙班与华法林的多中心随机对照研究，共纳入 18 201 例 NVAF 患者，随机分配接受阿哌沙班（5mg，2/d）或华法林（INR 目标值 2.0~3.0），主要终点是卒中或系统性栓塞。结果显示，与华法林相比，阿哌沙班可减少卒中或系统性栓塞 21%，减少大出血 33%（其中脑内出血风险减少 49%），使全因死亡率降低 11%。

ENGAGE-AF TIMI 48 研究[13] 是比较依度沙班与华法林的多中心随机对照研究，共纳入 21 105 例 NVAF 患者，随机分为高剂量依度沙班组（60mg）、低剂量依度沙班组（30mg）及华法林组（INR 目标值 2.0~3.0）。平均随访 2.8 年结果显示，与华法林组相比，60mg 与 30mg 依度沙班分别使出血性卒中风险降低 46% 与 53%；两种剂量依度沙班组患者心血管死亡率均显著低于华法林组；高剂量依度沙班组缺血性卒中发生率与华法林组相似。提示依度沙班60mg/d预防NVAF患者血栓栓塞疗效优于华法林。

上述4项有关NOAC与华法林比较的临床随机对照研究结果均表明，在预防NVAF患者卒中方面，NOAC优于或不劣于华法林。而LAAC预防NVAF患者卒中与NOAC比较是否具有非劣性的临床疗效，则是临床关心的问题之一。PRAGUE-17研究是第一项比较LAAC与NOAC的多中心临床随机对照研究，在2019年ESC年会上，Osmancik教授代表研究团队公布了PRAGUE-17研究的患者入选情况与随访结果。

一、PRAGUE-17研究方案

早在2016年，研究者就在 *American Heart Journal* 上发表了PRAGUE-17研究的研究方案[14]，明确了患者的入选标准与排除标准。

（一）研究设计

PRAGUE-17研究是由研究者发起的前瞻性、多中心、非盲法、随机非劣效性试验；研究目标是比较LAAC和NOAC在高风险房颤患者卒中预防中作用。LAAC组与NOAC组按1:1匹配；病例数分块大小18~22例，根据CHA_2DS_2-VASc评分匹配。NOAC组：利伐沙班、阿哌沙班或达比加群酯按厂家推荐剂量，阿哌沙班为主。LAAC组：Amulet封堵装置（Abbott Inc, St. Paul, MN）或Watchman/Watchman-FLX封堵装置（Boston Scientific Inc, St. Paul, MN）。

（二）入选标准

阵发性、持续性或永久性NVAF患者，合并下列情况之一者：

（1）严重出血史（需要干预或住院治疗的出血），即使在出血事件发生时没有抗凝治疗；

（2）抗凝治疗时发生的血栓栓塞事件；

（3）$CHA_2DS_2-VASc \geq 3$分，HAS-BLED ≥ 2分。

（三）排除标准

（1）左心房或左心耳血栓；

（2）机械瓣膜置换术后；

（3）预期寿命不满2年者；

（4）除房颤外有其他抗凝适应证；

（5）合并PFO伴房间隔瘤；

（6）主动脉有活动斑块；

（7）症状性颈动脉粥样硬化；

（8）心包积液大于10mm者；

（9）30d内有临床显著出血者；

（10）术前30d内发生卒中或其他栓塞事件；

（11）术前90d内发生急性冠状动脉综合征；

（12）妊娠；

（13）严重心脏瓣膜病；

（14）肌酐清除率小于30mL/min。

（四）术后抗栓方案

LAAC组患者术后抗栓治疗方案分为标准化抗栓治疗与个性化治疗两种。

（1）标准化抗栓方案：双联抗血小板治疗（阿司匹林100mg/d+氯吡格雷75mg/d）3个月，并行TEE检查。3个月后停用氯吡格雷，阿司匹林长期服用。

（2）个性化抗栓方案：对于高出血风险患者，双联抗血小板治疗时间可缩短至6周；对于高血栓风险患者或Watchman封堵器植入的患者，使用NOAC替代双联抗血小板治疗3个月或NOAC治疗6周后改为双联抗血小板药物继续治疗6周至4.5月。

（五）终点事件与随访

（1）主要终点事件包括：卒中/TIA、系统性血栓事件、临床显著出血事件、心血管死亡事件或明显的手术或器械相关的并发症。

（2）国际血栓与止血协会（ISTH）主要出血的定义：①24h血红蛋白下降≥2.0g/dL；②输注红细胞悬液≥2单位；③重要脏器的出血（颅内、椎管内、眼内、心包、肌肉内出血合并筋膜腔综合征或腹膜后），或致死性出血。

（3）随访：入组后6周，3、6、9、12个月各随访1次，而后每半年随访1次。

（六）临床假设与数据分析

（1）主要临床假设：LAAC 不劣于 NOAC。

（2）主要分析法：为意向性治疗分析（ITT）。

（3）次要分析法：为实际处理分析及符合方案集分析。

（4）权重分析：预计每年主要终点事件 NOAC 为 13%，LAAC 为 10%；为达到非劣性研究，需要纳入至少 396 例患者。

二、入选患者特征

PRAGUE-17 研究由布拉格查尔斯大学及克拉洛夫斯基大学医院牵头，捷克的 10 家心脏中心参加。患者纳入时间为 2015 年 10 月至 2019 年 1 月。PRAGUE-17 研究共筛查 860 例 NVAF 患者，其中 445 例不愿意参加，415 例纳入随机分组。NOAC 组 202 例，其中 1 例在知情告知时退出；LAAC 组 213 例，因知情告知时退出 7 例，另 5 例因左心耳血栓不适合 LAAC。最终两组均纳入 201 例患者（图 20-4）。两组患者基线特征比较无显著差异（表 20-4）。

三、治疗特征

（一）LAAC 组

（1）LAAC 组 201 例患者中，14 例因以下原因转至 NOAC 组治疗。包括左心耳过大 3 例，心包积液 1 例，怀疑感染性心内膜炎 1 例，患者拒绝 9 例。

（2）187 例患者接受 LAAC，181 例成功，成功率为 96.8%。

（3）植入器械种类分别为：Amulet 封堵器占 61.3%，Watchman 封堵器占 35.9%，Watchman-Flex 封堵器为 2.8%。

（4）LAAC 后 82% 的患者接受双联抗血小板治疗。

（5）并发症：手术相关并发症发生率为 4.8%（9/187），包括 1 例因迟发性心包填塞死亡患者。

（二）NOAC 组

NOAC 组患者各种药物使用情况分别为：192 例（95.5%）患者使用阿哌沙班（159 例 5mg，2 次 / 天；33 例 2.5mg，2 次 / 天）；8 例（4.5%）患者使用达比加群酯（7 例 150mg，2

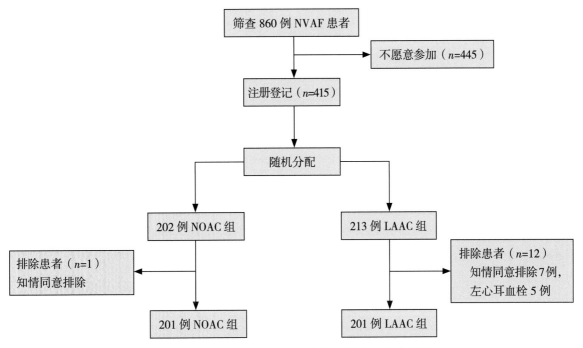

图 20-4 PRAGUE-17 研究患者筛查与纳入情况

表 20-4 NOAC 组与 LAAC 组患者基线特征

项目	NOAC 组（*n*=201）	LAAC 组（*n*=201）
年龄（岁）	73.2 ± 7.2	73.4 ± 6.7
男性	130（64.7%）	134（66.7%）
房颤类型		
阵发性	67（33.3%）	53（26.4%）
持续性	46（22.9%）	47（23.4%）
长程持续性	16（8.0%）	18（9.0%）
永久性	72（35.8%）	83（41.3%）
CHA_2DS_2-VASc 评分	4.7 ± 1.5	4.7 ± 1.5
CHA_2DS_2-VASc 评分 ≥ 6	54（26.9%）	56（27.9%）
HAS-BLED 评分	3.0 ± 0.9	3.1 ± 0.9
风险因素		
充血性心力衰竭	90（44.8%）	88（43.8%）
高血压	186（92.5%）	186（92.5%）
糖尿病	90（44.8%）	73（36.3%）
心脏栓塞事件史	69（34.3%）	73（36.3%）
心肌梗死史	39（19.4%）	30（19.4%）
出血史 / 出血倾向	95（47.3%）	109（54.2%）

次 / 天；1 例 110mg，2 次 / 天）；1 例（0.5%）患者使用利伐沙班（20mg/d）。

四、随访结果

PRAGUE-17 研究平均随访 20.8 ± 10.8 个月，得出以下主要研究结果。

（一）意向性治疗分析

（1）LAAC 组在主要研究终点事件累计发生率方面不劣于 NOAC 组（*P*=0.004）。

（2）卒中 /TIA 两组间比较无统计学差异（*P*=0.99）。

（3）心血管死亡两组间无统计学差异（*P*=0.46）。

（4）临床大出血两组间无统计学差异（*P*=0.51）。

（5）LAAC 组非主要出血少于 NOAC 组，但无统计学差异（*P*=0.07）。

（二）符合方案集分析

通过方案分析显示，LAAC 组在主要研究终点事件的累计发生率方面不劣于 NOAC 组（*P*=0.003）。

（三）实际处理分析

实际处理分析显示，LAAC 组在主要研究终点事件的累计发生率方面同样不劣于 NOAC 组（*P*=0.013）。

五、结论与局限性

PRAGUE-17 研究结果表明，在卒中高风险 NVAF 患者中，LAAC 在预防心脑血管事件方面不劣于 NOAC。但要充分保证 LAAC 的安全性，需要规范化的技术性操作、进一步加强和优化不同种类器械的研发。在目前 NOAC 广泛应用的时代，LAAC 与其具有相似的临床获益结果，可以作为 NVAF 患者的非药物性治疗手段之一。

该研究的局限性在于：①在评估两组间的主要终点事件中的单独事件（卒中、死亡、出血）的差异性方面强度仍不够充分；② NOAC 组没有进行 TEE 检查；③随访时间不够长，仍需要更长时间的随访来对比两组间的差异。

（珠海市人民医院 姜小飞； 四川大学华西医院 曾智）

参考文献

[1] Hart RG, Pearce LA, Aguilar MI. Meta analysis: antithrombotic therapy to prevent stroke in patients who have nonvular atrial fibrillation. Ann Intern Med, 2007, 146:857-867.

[2] Fountain RB, Holmes DR, Chandrasekaran K, et al. The PROTECT AF (WATCHMAN left atrial appendage system for embolic protection in patients with atrial fibrillation) trial. Am Heart J, 2006, 151(5):956.

[3] Holmes DR, Reddy V Y, Turi ZG, et al. Percutaneous closure of the left atrial appendage versus warfarin therapy for prevention of stroke in patients with atrial fibrillation: a randomized non-inferiority trial. The Lancet, 2009, 374(9689):534-542.

[4] Reddy VY, Doshi S, Sievert H, et al. Percutaneous left atrial appendage closure for stroke prophylaxis in patients with Atrial Fibrillation 2.3-year follow-up of the PROTECT AF(Watchman Left Atrial Appendage System for Embolic Protection in Patients With Atrial Fibrillation) Trial. Circulation, 2013, 127:720-729.

[5] Reddy VY, Sievert H, Halperin, et al. Percutaneous left atrial appendage closure vs warfarin for atrial fibrillation: a randomized clinical trial. JAMA, 2014, 312(19):1988-1998.

[6] Holmes DR, Kar S, Price MJ, et al. Prospective randomized evaluation of the Watchman Left Atrial Appendage Closure device in patients with atrial fibrillation versus long-term warfarin therapy: the PREVAIL trial. J Am Coll Cardiol, 2014, 64:1-12

[7] Fuster V, Rydén LE, Cannom DS, et al. ACC/AHA/ESC 2006 Guidelines for the Management of Patients with Atrial Fibrillation: a report of the American College of Cardiology/American Heart Association Task Force on Practice Guidelines and the European Society of Cardiology Committee for Practice Guidelines (Writing Committee to Revise the 2001 Guidelines for the Management of Patients With Atrial Fibrillation): developed in collaboration with the European Heart Rhythm Association and the Heart Rhythm Society. Circulation, 2006, 114(7):e257-354.

[8] Waksman R, Pendyala LK. Overview of the Food and Drug Administration circulatory system devices panel meetings on Watchman left atrial appendage closure therapy, Am J Cardiol, 2015, 115(3):378-384

[9] Reddy VY, Doshi SK, Kar S, et al. 5-year outcomes after left atrial appendage closure (from the PREVAIL and PROTECT AF trials). J Am Coll Cardiol, 2017, 70(24):2964-2975.

[10] Connolly SJ, Ezekowitz MD, Yusuf S, et al. Dabigatran versus warfarin in patients with atrial fibrillation. N Engl J Med, 2009, 361(12):1139-1152

[11] Patel MR, Mahaffey KW, Garg J, et al. Rivaroxaban versus warfarin in non valvular atrial fibrillation . N Engl J Med, 2011, 36(10): 883-898.

[12] Granger CB, Alexander JH, Mcmurray JJ, et al. Apixaban versus warfarin in patients with atrial fibrillation . N Engl J Med, 2011, 365(11):981-998.

[13] Giugliano RP, Ruff CT, Braunwald E, et al. Edoxaban versus warfarin in patients with atrial fibrillation . N Engl J Med, 2013, 369:2093-2113.

[14] Osmancik P, Tousek P, Herman D, et al. Interventional left atrial appendage closure vsnovel anticoagulation agents in patients with atrial fibrillation indicated for long-term anticoagulation (PRAGUE-17 study). Am Heart J, 2016, 183:108-114.

第 21 章

左心耳封堵术真实世界研究解读

心房颤动（简称房颤）是卒中及其他血管栓塞事件的重要病因之一已经成为大家的共识。非瓣膜性房颤（NVAF）患者比窦性心律患者的卒中概率高约 5 倍[1]。既往研究证实，长期抗凝治疗能够显著降低房颤卒中的风险。但由于长期抗凝疗法的固有缺陷(有一定的出血风险，长期应用依从性差，干扰其他的生活、医疗活动等)，所以长期抗凝疗法不能完全满足房颤卒中防治的需求。从 20 世纪 50 年代，人们就开始探索非药物因素预防房颤卒中。早在 1950 年，外科医生首先在外科风湿性心脏病的患者中进行心耳结扎以尝试降低心耳内血栓形成[2]。20 世纪 60 年代通过尸检证实了房颤卒中死亡的患者中左心耳里面经常出现血栓[3]。在进入 1990 年后，由于经食管超声心动图（TEE）的广泛应用，人们得以使用 TEE 来观察房颤患者的左心耳血栓的发病率。研究表明，在 NVAF 患者中血栓的起源地 90% 左右是左心耳[4]。这一结论在近 20 年的研究中反复得到确认[5]，已经成为干预左心耳降低房颤卒中风险的重要理论基础。为此，自 21 世纪初以来，众多学者对通过干预左心耳降低房颤卒中风险的方法进行了探索和研究。在这些方法中，迄今，使用最广的是 Watchman 系列和 Amplatzer Cardiac Plug （ACP）系列的经导管左心耳封堵系统，

在中国 LAMBRE 左心耳封堵系统也得到了较为广泛的应用。下面我们将和读者一起分享这几个系统在真实世界的典型相关研究。

第一节
Watchman 左心耳封堵器相关研究

经过 2002 年之后的一系列研究后，欧洲药品管理局认可了 Watchman 左心耳封堵系统对 NVAF 卒中防治的安全性和有效性，Watchman 左心耳封堵装置于 2005 年获得 CE mark 在欧洲上市应用。但美国食品药品监督管理局（FDA）却是在经过多轮投票后于 2015 年 3 月 13 日批准在美国上市应用。由于关于真实世界研究（一般指的是上市商用后临床相关数据产生的非随机对照研究）的定义有一定争议，在此我们主要向读者介绍业内比较认可的几项真实世界研究。

一、EWOLUTION 研究

EWOLUTION 研究是在欧洲完成的一项关于 Watchman 左心耳封堵装置的真实世界研究。

该研究具有分中心多、涵盖面广、入选病例较多、多时段随访及随访较为规范的特点。目前，研究者已先后发表了术后 30d、1 年及 2 年的随访结果[6-8]。这些研究数据为左心耳封堵，特别是 Watchman 左心耳封堵装置的临床应用提供了非常有意义的科学依据。

（一）入选患者基本情况与 Watchman 装置植入

EWOLUTION 研究的病例纳入时间为 2013 年 10 月至 2015 年 5 月，在欧洲及中东地区计划纳入 1047 例 NVAF 患者，最终 1025 例患者在 13 个国家的 47 个中心完成了研究[6]。取决于这些中心的规模和批准进入研究的时间不同，每个中心完成的病例为 1~86 例不等。为了尽可能地降低偏倚，研究者鼓励招募连续性患者。基线和立即植入的比例分别是 1021 例和 1019 例。约 60% 的研究入组患者为男性，平均年龄为 73.4±8.9 岁（范围 39~94）。研究中 30% 左右的患者有缺血性卒中或短暂性脑缺血发作史。61.8% 的患者被医生判定为不适合抗凝药物治疗。有出血性卒中史者占 15%，有大出血史者占 31%，大出血和易于出血者占 39%，平均 HAS-BLED 评分 2.3±1.2 分，其中约 40% 的患者 HAS-BLED 评分 ≥ 3 分。共 1019 例患者进行了植入 Watchman 封堵器的尝试，其中 5 例患者因解剖结构不适合植入封堵器而放弃。在 1019 例患者中，有 1004 例患者成功植入了 Watchman 封堵器，植入成功率达到 98.5%，这比既往研究所报道的结果都高。15 例（1.5%）尝试植入失败的患者因解剖学不合适和尺寸不匹配所致。在 1019 例患者的左心耳封堵装置植入过程中，术者共尝试使用了 1082 个封堵器（即平均每例患者尝试使用了 1.07 个封堵器）。92.7% 的患者使用了 1 个封堵器。71.1% 的患者一次释放成功，22.9% 的患者需要回收 1~2 次方植入成功。术中 TEE 检测即刻封堵效果显示：91.4% 的患者完全堵闭，7.9% 的患者有 ≤ 5mm 的残余漏，残余漏 >5mm 者仅占 0.7%。

（二）植入 Watchman 装置的安全性

研究者分别统计了 Watchman 封堵器植入后 7d 与 30d 的不良事件发生情况[6]。

（1）术后 7d 内不良事件：植入 Watchman 封堵装置后 7d 内，与器械相关的不良事件发病率为 2.8%，显著低于之前任何一项以前有关植入 Watchman 封堵装置研究的不良事件发病率。在第 1 天的不良事件中，有 28 例患者共发生了 31 例不良事件（有同一患者同时发生 2 例者）。25 例事件被研究者认为与器械和操作相关。31 例不良事件中，有 7 例大出血，5 例心包积液（其中 1 例为心包压塞），4 例腹股沟血管并发症，3 例气体栓塞，2 例器械脱落（1 例经皮抓取，1 例外科开刀），2 例因为残余漏过大重新封堵，还有几例单数事件。除 1 例不良事件外，其他不良事件都得到妥善处理，患者恢复良好。在植入 Watchman 器械后 7d 内 3 例患者死亡，但与植入器械或操作无关（1 例在手术当天右心衰竭死亡，1 例术后 4d 呼吸障碍，1 例术后 6d 心源性死亡）。

（2）术后 30d 不良事件：至术后 30d 共 7 例（0.7%）患者死亡，其中 6 例被认为与操作无关（含 7d 时 3 例，另 3 例分别为：1 例术后 10d 因梭状杆菌感染所致，另 2 例分别于 12d 和 15d 死于胃肠道出血），仅 1 例因术中空气栓塞导致在术后 19d 死亡。术后 30d 时，共 73 例患者发生 84 例不良事件（有患者同时发生 2 例不良事件）。84 例不良事件中 34 例不良事件（32 例患者）被判定与手术操作或器械相关，另 50 例不良事件（48 例患者）被报告与技术操作或器械无关。术后 30d 总不良事件发病率为 7.9%，而与操作及器械相关的不良事件发病率为 3.6%。由于大出血而输血的 17 例患者发生了最主要的不良事件，其中 8 例是因为腹股沟入路（包括 3 例假性动脉瘤和 2 例静脉断裂），4 例患者因胃肠道出血。在 17 例出血的患者中，

3 例术后口服抗凝剂，5 例服用单一抗血小板药物，7 例服用双联抗血小板药物，另 2 例未使用任何抗栓药物。7 例发生心包积液的患者中，3 例行剑下穿刺或外科心包引流，另 4 例行保守治疗，均未发生不良后果。3 例患者分别于术后 15d、21d 及 23d 发生缺血性卒中，但未造成死亡，其中 2 例患者完全恢复。3 例发生缺血性卒中的患者中 2 例（CHA_2DS_2 评分为 2 分及 3 分，CHA_2DS_2-VASc 评分为 3 分及 5 分）使用双联抗血小板药物，另外 1 例非常高风险患者（CHA_2DS_2 评分 5 分、CHA_2DS_2-VASc 评分 8 分）因之前的偏瘫和构音障碍加重，并认为与操作及植入器械相关，故仅使用氯吡格雷抗血小板治疗。

（3）亚组分析：30d 不良事件发病率与 CHA_2DS_2 及 CHA_2DS_2-VASc 评分无关，也与是否使用抗凝药物无关。HAS-BLED ≥ 3 分患者 30d 不良事件发病率较 HAS-BLED<3 分患者有增加趋势，但无统计学差异（9.9% vs 6.6%，P=0.078）。而 HAS-BLED ≥ 3 分患者 30d 出血发生概率则较 HAS-BLED<3 分患者显著升高（4.0% vs 1.7%，P=0.029）。因缺血性卒中发生概率太低而无法进行相关统计。

（4）与 Watchman 装置随机对照研究（PROTECT-AF[7] 及 PREVAIL 研究[8]）比较：①入选患者卒中与出血风险均高，纳入 EWOLUTION 研究的患者平均 CHA_2DS_2 评分 2.8 分，平均 CHA_2DS_2-VASc 评分 4.5 分，显著高于 PROTECT-AF 研究的 2.2 分与 3.4 分，以及 PREVAIL 研究的 2.6 分与 4.0 分。此外，EWOLUTION 研究 40% 的患者 HAS-BLED 评分 ≥ 3 分，而 PROTECT-AF 研究与 PREVAIL 研究 HAS-BLED 评分 ≥ 3 分者只有 20% 与 30%。② EWOLUTION 研究器械植入成功率高达 98.5%，高于 PROTECT-AF 研究的 91% 与 PREVAIL 研究的 95.1%。③与操作及器械相关的卒中率，EWOLUTION 研究（0.1%）显著低于 PROTECT-AF 研究（0.9%）及 PREVAIL 研究（0.4%）。④术后 7d 不良事件发病率，EWOLUTION 研究（2.8%）也低于 PROTECE-AF 研究（8.7%）与 PREVAIL 研究（4.2%）。

总之，EWOLUTION 研究作为 Watchman 封堵装置上市后第一项大型注册研究，反映了临床应用的真实情况，提示 Watchman 封堵器植入成功率高且较安全。

（三）EWOLUTION 研究随访结果分析

2017 年与 2019 年，Boersma 等先后发表了 EWOLUTION 研究 1 年与 2 年的随访结果[9,10]，就患者在器械植入后的抗栓治疗及随访结果方面进行了系统阐述。

（1）EWOLUTION 研究入选患者随访情况：Boersma 等报道的 2 年随访结果[10] 显示，EWOLUTION 研究共纳入试验者 1025 例，5 例患者因发现左心耳解剖形态不合适而放弃。共 1020 例接受 Watchman 封堵装置植入，其中 1005 例（98.5%）器械植入成功并纳入随访。此数据较 Boersma 等[6]2016 年报道的多 1 例（当时为 1019 例中 1004 例植入成功，占 98.5%），其原因未见说明。在 1005 例 Watchman 封堵装置植入成功的患者中，2 年内终止研究者 221 例（死亡 161 例，退出随访 18 例，失访患者 42 例），完成 2 年随访患者 784 例，占 78%（784/1005）。随访期间，1005 例患者中 835 例（83%）接受 TEE/ 心脏 CT 检查 1145 次，平均每例患者 1.4 次。

（2）术后抗栓治疗与 DRT：Watchman 封堵装置植入术后即刻抗栓药物应用情况：口服华法林及 NOAC 者分别占 16% 与 11%，60% 的患者口服双联抗血小板药，7% 的患者服用单一抗血小板药，另 6% 的患者未用任何抗栓药物。随访 3 个月时，高达 84% 的患者服用抗血小板药（单一抗血小板药 58%，双联抗血小板药 26%），仅 8% 的患者服用抗凝药，另 8% 的患者停用抗血栓药物。随访 2 年时，14% 的患者停用抗栓药物，78% 的患者服用抗血小板药（单一抗血小板药 71%，双联抗血小板药 7%），8% 的患者仍服用抗凝药物。随访 1 年时 875 例（87%）患者接受了 TEE 检查，DRT 的检出率为 3.7%。随访 2 年时，TEE 显示 4.1% 的患者有 DRT。术后服用华法林、NOAC、双联抗血小板药、单一抗血小板药及未用抗栓药各组患者 DRT 的发病率分别为 0.8%、4.8%、4.9%、4.5% 及 2.0%（$P=0.208$）。由此可见，EWOLUTION 研究 DRT 的发病率与与文献报道相似[11,12]，且其发生与术后抗栓治疗方案选择无明显相关性。

（3）临床疗效分析：EWOLUTION 研究随访 1 年结果显示，卒中年发病率为 1.1%，与未使用抗凝药、按 CHA$_2$DS$_2$-VASc 评分预估的 7.2% 卒中风险比较，下降 84%；无出血性卒中发生。大出血年发病率 2.6%，与 HAS-BLED 评分预估的华法林治疗大出血发病率（5.0%）比较下降 48%。排除手术操作相关出血后，大出血发病率下降了 54%。随访 2 年时，年缺血性卒中发病率为 1.3%，较按 CHA$_2$DS$_2$-VASc 评分预估的 7.2% 卒中风险降低了 83%；大出血年发病率（2.7%）也较预期降低了 46%。表明用 Watchman 装置封堵左心耳可有效降低卒中与大出血事件发病率。

（4）随访期间患者死亡与原因：在平均 2 年的随访期间，共有 161 例患者死亡，占 15.8%（161/1020）。其中因出血致死 10 例（6.2%），因血管死亡 46 例（28.6%），非血管死亡 75 例（46.6%），不明原因死亡 30 例（18.6%）。在 10 例死于出血的患者中，6 例系消化道出血，4 例为脑出血。此 10 例患者发生出血事件时的用药情况为：7 例使用双联抗血小板药物，1 例服用单一抗血小板药，1 例服用华法林，另 1 例未有任何抗血栓药无。但所有死亡患者，均未发现与手术操作及植入器械的晚期并发症存在相关性。

二、美国注册研究

尽管美国很早就在进行 Watchman 左心耳封堵装置预防 NVAF 患者卒中试验，但直到 2015 年 3 月美国 FDA 才批准 Watchman 装置在美国上市应用。但美国对"左心耳封堵"技术推进较快，2018 年全美共植入 Watchman 封堵装置 19 910 例。迄今为止，已有 3 项临床注册研究公开发表。

（一）美国上市后注册研究

2017 年，Reddy 等报道了 Watchman 封堵器在美国获批上市后的首个注册研究（Post-Approval U.S. Experience With Left Atrial Appendage Closure for Stroke Prevention in Atrial Fibrillation）[13]。2015 年 3 月至 2016 年 5 月，全美 169 个中心、382 位术者（其中 71% 的术者无植入 Watchman 封堵器的经验），连续纳入 3822 例 NVAF 患者，Watchman 装置植入成功率为 95.6%（3653/3822）。术后用药按 PROTECT-AF 研究方案：阿司匹林 81mg/d 及华法林（维持 INR 2.0~3.0），至术后 45d，复查 TEE，若残余分流 <5mm，则停用华法林抗凝治疗，改为双联抗血小板治疗（阿司匹林 81mg/d 及氯吡格雷 75mg/d）6 个月，之后长期使用单一抗血小板药物（阿司匹林 81mg/d）。

该研究围手术期并发症发病率为 1.6%（62/3822），包括：①心包填塞 39 例，其中 24 例经心包穿刺植入猪尾导管引流治疗，12 例行外科手术治疗，另 3 例（0.078%）因心包压塞导致死亡。②心包积液 11 例，不需要处理。③操作相关卒中 3 例（0.078%）。④封堵器脱落 9 例（0.24%），其中 3 例经导管取出，6 例经外科手术取出。由此可见，该研究围手术期并发症发病率低于之前其他相关研究的报道。表明 Watchman 封堵器植入成功率高，并发症发病率低。即使无植入经验的术者，也可成功植入且较安全。

（二）基于医保数据的真实世界研究

2019 年，Kabra 等报道了美国医保系统里所有接受 LAAC 患者的真实世界随访结果[14]。2015 年 1 月至 2017 年 11 月，共 13 627 例 65 岁以上 NVAF 患者接受 Watchman 封堵器植入治疗，平均年龄 78 岁，有高血压史者占 91.8%，41.9% 的患者合并充血性心力衰竭。平均 CHA_2DS_2-VASc 评分 4.4 分。

1 年随访结果显示，仅 1.2% 患者因缺血性卒中或短暂性脑缺血发作（TIA）而再入院治疗，不同 CHA_2DS_2-VASc 评分患者缺血性事件发病率均比预期下降 60% 以上。死亡率为 7.5%，低于 EWOLUTION 研究。作者还系统地分析了 3 组不同 CHA_2DS_2-VASc 评分（0~3 分、4~5 分、≥ 6 分）下缺血性卒中和 TIA 事件的发生情况。结果显示，对于极高风险的房颤患者（≥ 6 分），用 Watchman 装置封堵左心耳可降低卒中风险 69%；对于中低危风险的房颤患者，亦可降低缺血性卒中风险 60% 以上。该研究结果表明，高龄房颤患者往往合并其他类型疾病且面临高出血风险，进行左心耳封堵对于高龄的房颤患者而言，显示了较好的卒中预防效果，可以作为药物抗凝的替代治疗手段，尤其适用于不能长期耐受规范抗凝治疗的房颤患者。

由于该研究数据来自美国医保体系，具有较广泛覆盖性，故认为其结果比自行设计的注册研究偏倚性更小。

（三）NCDR 注册研究

最近，耶鲁大学医学院 James V. Freeman 教授在 2020 美国心脏病学会（ACC）年会上公布了 LAAC National Cardiovascular Data Registry（NCDR）研究头 3 年结果，并同步刊登在 JACC 杂志上[15]。该研究的起止时间为 2016 年 1 月至 2018 年 12 月，美国共有 1318 名医生在 495 家医院进行了 38 158 例 LAAC。患者平均年龄 76.1 ± 8.1 岁，平均 CHA_2DS_2-VASc 评分

4.6 ± 1.5 岁，平均 HAS-BLED 评分 3.0 ± 1.1 分。手术成功率高达 98.3%，与早期的 PROTECT-AF 研究和 PREVAIL 研究相比更优。院内主要不良事件发病率仅为 2.16%，最常见并发症为心包积液（1.39%）、大出血（1.25%）、卒中（0.17%）及死亡（0.19%）。

NCDR 研究结果在 ACC 年会上发布后，引起了广泛关注。James V. Freeman 博士表示，Watchman 装置在美国上市后人们热衷于为房颤患者寻找抗凝治疗的替代方案。在真实世界中接受 LAAC 的患者通常比进行临床试验的患者年龄更大、病情更重，但是手术安全性结果令人放心。

基于以上几项真实世界的研究，大致可以得出以下结论：Watchman 左心耳封堵器已经在全球许多地区广泛应用。其是一种非常有效的非药物降低房颤卒中发病率的方法，可以有效替代长期药物抗凝。必须提醒大家，目前 LAAC 作为一项有创性治疗方式仍然有一定的并发症，但随着经验的增加及规范操作的提升能够显著降低并发症的发病率。据悉在中国，也正在开展一项全国的上市后注册研究以期回答 Watchman 在中国上市后真实世界的应用情况。

第二节
其他类型左心耳封堵器相关研究

一、ACP 左心耳封堵装置的真实世界研究

ACP 是一款较早上市商业应用的左心耳封堵器。其设计理念借鉴于先天性心脏病封堵器，采用的是内塞外盘的方式来关闭左心耳。之后的诸多盘式封堵器，多在其基础上进行改进，所以关于 ACP 左心耳封堵装置真实世界的研究

比较引人关注。我们在此介绍一项影响较大关于 ACP 左心耳封堵装置的临床注册研究[16]。

该研究起止时间为 2008 年 12 月至 2013 年 11 月，在 22 个中心连续纳入了 1047 例使用 ACP 封堵装置关闭左心耳的 NVAF 患者。最初要求年植入量 >25 例、有 1 年以上经验、数据随访率 95% 以上的中心参加，后来也有年植入量 <25 例的中心参加。术后抗栓药物使用是按照制造商的推荐：术后 1~3 个月内，使用阿司匹林 80~100mg/d ＋氯吡格雷 75mg/d。而后继续使用阿司匹林 80~100mg/d 至少 3 个月。然而，抗血栓治疗的选择和持续时间主要取决于患者病史、LAAC 适应证和医生的偏好。

参加该研究的 22 个中心共连续纳入 1053 例患者，其中 6 例因数据不完整而排除，共 1047 例患者纳入分析。患者平均年龄 75 ± 8 岁，年龄 >75 岁者占 55%。永久性房颤 594 例（57%），404 例（39%）患者有卒中 /TIA 史。平均 CHA_2DS_2 评分为 2.8 ± 1.3 分，平均 CHA_2DS_2-VASc 评分为 4.5 ± 1.6 分（预估年血栓栓塞预期风险为 5.7%）。平均 HAS-BLED 评分 3.1 ± 1.2 分（预估年大出血风险为 5.4% ± 3.8%）。患者获益的评估参考的是与 CHA_2DS_2-VASc 评分及 HAS-BLED 评分预估的卒中及出血风险相比下降的百分数。开展 LAAC 的适应证中前几位分别是：有大出血病史（47%）、有出血高危风险（35%）、进行冠心病三联抗栓治疗（22%）及使用华法林仍然发生卒中者（16%）。之前有出血病史（大小出血）和出血高风险患者占 73%。器械植入成功率为 97.3%。950 例（90.7%）患者通过穿刺房间隔途径，其余患者则是通过卵圆孔未闭进行 LAAC。951 例（93.3%）患者第一次选择的器械就是最终植入器械。最终选用器械较第一次选用器械更大者 28 例（2.8%）、更小者有 37 例（3.6%）。有 216 例（20.6%）患者 LAAC 和其他操作一起完成，最常见的是冠状动脉造影（10.2%），其他包括冠状动脉

介入治疗（PCI，5.2%）、卵圆孔未闭封堵术（5.8%）、房间隔缺损缺封堵术（1.0%）、房颤导管消融术（1.7%）、经皮主动脉瓣植入术（TAVI，1.5%）、二尖瓣钳夹术(Mitraclip，0.6%）。该研究共发生围手术期不良事件 52 例（4.97%），包括与操作相关的死亡 8 例（0.76%）、卒中 9 例（0.86%）、心肌梗死 1 例（0.1%）、心脏压塞 13 例（1.24%）、大出血事件 13 例（1.24%，8 例与股动脉相关）、需要外科手术的器械脱落 1 例（0.1%）及器械脱落经过抓捕器取出者 7 例（0.67%）。

该研究临床随访率较高，随访率达 98.2%（1001/1047）。平均随访时间 13 个月（范围 6~25 个月），共计随访 1349（患者·年）。从开始至最后一次随访时抗栓药物应用的变化是：阿司匹林单药比例从 31% 增长至 64%，华法林用药比例从 16% 下降至 1.6%。平均双联抗血小板治疗时间为 3.8 个月。随访期间共 63 例（6.0%）死亡，其中全因死亡率为 4.4%（46/1047）、心血管死亡率为 1.6%（17/1047）。无器械相关的死亡发生。完成随访的 1001 例患者中，年卒中实际发病率为 2.3%［31/1349（患者·年）］，较该组患者 CHA_2DS_2-VASc 评分 4.43 分的预估卒中风险 5.6% 下降了 59.1%。在围手术期和随访期内大出血实际发病率为 2.08%［28/1349（患者·年）］，较该组患者 HAS-BLED 评分 3.12 分预估大出血风险 5.34% 下降了 61%。

TEE 随访结果：该研究共有 63%（632/1001）的患者完成了 TEE 随访（3~11 个月），共 73 例（11.6%）患者显示有器械周围残余漏。残余漏为微量、少量和显著的患者分别有 27 例（4.3%）、34 例（5.4%）及 12 例（1.9%）。TEE 显示 DRT 的发病率为 4.4%（28/632），分别采取短期口服抗凝或低分子肝素治疗，DRT 消失。进一步分析显示，残余漏及 DRT 与随访期间的不良事件无关。

上述结果表明，ACP 左心耳封堵器同样具有很高的植入成功率和较少的围手术期并发症。1 年随访显示可以明显降低房颤卒中发病率及出血事件的发生。

二、LAmbre 左心耳封堵装置的相关研究

LAmbre 左心耳封堵器是第一个获得中国国家食品药品监督管理总局（CFDA）批准用于临床的国产左心耳封堵装置，由深圳先建科技公司研发，具有完全自主知识产权。但由于 LAmbre 封堵装置上市时间相对较晚，故其循证医学证据相对较少。迄今，还没有有关 LAmbre 左心耳封堵器的大规模临床随机对照研究和临床注册研究。此处简要介绍 LAmbre 左心耳封堵装置上市前的一项前瞻性多中心研究结果 [17]，使广大读者对该装置临床应用的有效性和安全性有一初步了解。该项研究共纳入了 153 例患者，患者平均年龄 69.3 ± 9.4 岁，其中男性占 56.2%，有卒中或 TIA 史者占 64.7%。房颤类型中阵发性房颤、持续性房颤与永久性房颤分别占比 16.3%、55.6%、28.1%。平均 CHA_2DS_2 评分为 2.5 ± 1.1 分，平均 CHA_2DS_2-VASc 评分为 4.0 ± 1.7 分。在 152 例患者中成功植入了 LAmbre 左心耳封堵装置（成功率 99%），其中 87% 的患者一次植入成功。平均操作时间 66 ± 24min。残余漏发病率为 15.3%（<1mm 的残余漏为 1.3%、1~3mm 的残余漏为 13.3%、>3mm 的残余漏为 0.7%）。主要并发症发病率为 3.3%，其中需要干预的心包积液为 2.0%，卒中为 0.7%，大出血为 0.7%。次要并发症发病率为 2.6%，其中腹股沟血肿发病率为 1.3%，动静脉瘘发病率为 0.7%，假性动脉瘤发病率为 0.7%。这些数据，促使 CFDA 批准了 LAmbre 左心耳封堵装置在中国上市。在之后不久，LAmbre 左心耳封堵装置也通过了欧洲药品管理局的批准上市。目前 LAmbre 左心耳封堵装置正在中国进行上市后多中心注册研究，其

结果值得期待。

经过近 20 年的发展，LAAC 作为一项降低房颤卒中发病率的重要治疗手段，已经给临床医生和患者展现了强大的效能和吸引力。我们相信，随着越来越多临床证据的公布，LAAC 会在房颤卒中预防中起到越来越重要的作用，使更多房颤患者获益。

（四川省人民医院　曾杰）

参考文献

[1] Wolf PA, Abbott RD, Kannel WB. Atrial fibrillation as an independent risk factor for stroke: the Framingham Study. Stroke,1991,22(8):983–988.

[2] BARONOFSKY ID, SKINNER A. Ligation of left auricular appendage for recurrent embolization. Surgery,1950, 27(6):848–852.

[3] Hall J, Dobbs RH. Cerebral emboli from aneurysm of left atrial appendage. Proc R Soc Med,1969, 62(9):911–915.

[4] Stoddard MF, Dawkins PR, Prince CR, et al. Left atrial appendage thrombus is not uncommon in patients with acute atrial fibrillation and a recent embolic event: a transesophageal echocardiographic study. J Am Coll Cardiol,1995,25(2):452–459.

[5] Lip GY, Hammerstingl C, Marin F, et al. Left atrial thrombus resolution in atrial fibrillation or flutter: Results of a prospective study with rivaroxaban (X-TRA) and a retrospective observational registry providing baseline data (CLOT-AF). Am Heart J,2016,178:126–134.

[6] Boersma LV, Schmidt B, Betts TR, et al. Implant success and safety of left atrial appendage closure with the WATCHMAN device: peri-procedural outcomes from the EWOLUTION registry. Eur Heart J,2016,37(31):2465–2474.

[7] Holmes DR, Reddy VY, Turi ZG, et al. PROTECT AF Investigators. Percutaneous closure of the left atrial appendage versus warfarin therapy for prevention of stroke in patients with atrial fibrillation: a randomised non-inferiority trial. Lancet,2009,374:534–542.

[8] Holmes DR Jr, Kar S, Price MJ, et al. Prospective randomized evaluation of the Watchman left atrial appendage closure device in patients with atrial fibrillation versus long-term warfarin therapy: the PREVAIL trial. J Am Coll Cardiol,2014,64(1):1–12.

[9] Boersma LV, Ince H, Kische S, et al. Efficacy and safety of left atrial appendage closure with WATCHMAN in patients

with or without contraindication to oral anticoagulation: 1-Year follow-up outcome data of the EWOLUTION trial. Heart Rhythm,2017,14(9):1302–1308.

[10] Boersma LV, Ince H, Kische S, et al. Evaluating Real-World Clinical Outcomes in Atrial Fibrillation Patients Receiving the WATCHMAN Left Atrial Appendage Closure Technology: Final 2-Year Outcome Data of the EWOLUTION Trial Focusing on History of Stroke and Hemorrhage. Circ Arrhythm Electrophysiol,2019,12(4): e006841.

[11] Reddy VY, Sievert H, Halperin J, et al. Percutaneous left atrial appendage closure vs warfarin for atrial fibrillation: a randomized clinical trial. JAMA,2014,312(19): 1988–1998.

[12] Reddy VY, Mobius-Winkler S, Miller MA, et al. Left atrial appendage closure with the Watchman device in patients with a contrain dication for oral anticoagulation:the ASAP study (ASA Plavix Feasibility Study With Watchman Left Atrial Appendage Closure Technology). J Am Coll Cardiol,2013,61(25):2551–2556.

[13] Reddy VY, Gibson DN, Kar S, et al. Post-Approval U.S. Experience With Left Atrial Appendage Closure for Stroke Prevention in Atrial Fibrillation. J Am Coll Cardiol,2017,69(3):253–261.

[14] Kabra R, Girotra S, Vaughan Sarrazin M. Clinical Outcomes of Mortality, Readmissions, and Ischemic Stroke Among Medicare Patients Undergoing Left Atrial Appendage Closure via Implanted Device [published correction appears in JAMA Netw Open. 2019; 2(11):e1917818].

[15] Freeman JV, Varosy P, Price MJ, et al. The NCDR Left Atrial Appendage Occlusion Registry. JACC, 2020,75(13):1503–1518.

[16] Tzikas A, Shakir S, Gafoor S, et al. Left atrial appendage occlusion for stroke prevention in atrial fibrillation: multicentre experience with the AMPLATZER Cardiac Plug. Euro Intervention,2016,11(10):1170–1179.

[17] Huang H, Liu Y, Xu Y, et al. Percutaneous Left Atrial Appendage Closure With the LAmbre Device for Stroke Prevention in Atrial Fibrillation: A Prospective, Multicenter Clinical Study. JACC CardiovascInterv, 2017,10(21):2188–2194.

第 22 章

房颤导管消融与左心耳封堵术"一站式"治疗

第一节
"一站式"治疗的理论基础与可行性

心房颤动（简称房颤）是最常见的快速性心律失常。房颤的危害主要表现在两个方面：①房颤，尤其是阵发性房颤患者自觉心悸、气促、胸闷等，影响生活质量；房颤会导致患者心功能降低，引发或加重心力衰竭，使患者活动耐量降低。②房颤会显著增加血栓栓塞事件的风险，非瓣膜性房颤（NVAF）患者发生缺血性卒中的风险是窦性心律者的5~7倍，而在所有卒中患者中15%~20%为房颤所致[1,2]。因此，目前房颤的治疗主要从上述两方面入手，一是转复并维持患者的窦性心律，二是预防血栓栓塞事件。

一、导管消融术治疗症状性房颤安全有效

由于抗心律失常药物在房颤患者中维持窦性节律的效果差强人意，且长期使用副作用不容忽视，而房颤的导管消融近年来进展显著，无论有效性还是安全性都显著提高。2018年在心律协会（HRS）年会上公布的CABANA研究是迄今为止比较房颤导管消融和药物治疗效果

的规模最大的临床随机对照研究[3]。该研究发现，经过48个月的随访，与药物治疗相比，导管消融房颤复发的概率降低了48%。因此，在包括2019年美国房颤管理指南[4]在内的多国最新房颤诊疗指南中将导管消融列为症状性房颤节律控制的Ⅰ类推荐，而且有替代药物成为症状性房颤节律控制初始治疗措施的趋势。目前无论阵发性房颤还是持续性房颤，导管消融的核心是肺静脉隔离，在此基础上增加左房顶部线、左房底部线、二尖瓣峡部线、基质消融、碎裂电位消融等，是否可以改善消融效果、提高长期窦性心律维持率？目前尚无定论。

二、房颤导管消融术后仍需要抗凝治疗

理论上房颤导管消融后长期维持窦性心律的患者，血栓栓塞风险将显著降低，但遗憾的是目前为止的众多随机对照试验并未证实房颤导管消融可降低缺血性卒中风险。这可能与导管消融术后房颤复发有关，阵发性房颤术后1年维持窦性心律的比例在70%~80%，而非阵发性房颤长期维持窦性心律的比例仅50%左右。此外，存在部分无症状房颤患者也是一个重要的因素。因此，目前房颤诊治指南对导管消融术后的患者仍然推荐根据CHA_2DS_2或CHA_2DS_2-VASc评分评估血栓栓塞风险，若为

高风险者应在术后继续坚持抗凝治疗，而并非根据房颤类型、术后是否复发等决定抗凝与否。但导管消融术后长期抗凝治疗无疑会增加患者出血风险。丹麦国家注册研究（Danish national registry）发现，房颤导管消融术后中断抗凝治疗的患者发生缺血性卒中的风险高于继续抗凝治疗者，但继续抗凝者发生严重的出血事件而导致预防卒中的获益大大降低。

三、口服抗凝药的优点与不足

无论是否接受房颤导管消融，抗凝都是房颤治疗的基石，是大量循证证据证实能改善患者预后的重要治疗措施。目前国内外相关指南推荐的口服抗凝药物包括维生素 K 拮抗剂（华法林）及 Ⅱ / Ⅹ a 因子拮抗剂等新型口服抗凝药（NOAC）。

（1）华法林：华法林是传统的口服抗凝药物，使用历史悠久、疗效确切，积累了大量的循证证据。随机对照研究证实，华法林可使房颤患者缺血性卒中的发病率较预期降低 64%。但华法林治疗窗窄、出血风险高、多种食物、药物可干扰其抗凝效果、需定期检测 INR，这些因素使得患者使用华法林的依从性较差[5]。

（2）NOAC：NOAC 具有使用简单、固定剂量、无需定期检测凝血功能等优势。多个临床随机对照研究证实不同类型的 NOAC 预防房颤缺血性卒中的效果不劣于华法林，但出血的风险显著降低。但在这些研究中都存在相当比例的患者中断抗凝治疗。如在 RE-LY 研究中[6]，达比加群组与华法林组分别有 10% 及 17% 的患者中断抗凝治疗。而在 ROCKET-AF 研究中[7]，利伐沙班和华法林组分别有 24% 和 22% 的患者中断抗凝治疗。

四、左心耳封堵术预防房颤血栓栓塞并发症安全有效

左心耳封堵术（LAAC）用于临床已近 20 年，众多临床研究证实其预防 NVAF 患者血栓栓塞并发症是安全有效的。

Watchman 左心耳封堵装置是目前唯一获得美国食品药品监督管理局（FDA）批准用于临床的左心耳封堵装置，临床循证医学证据最多，包括 2 项多中心、随机对照研究及多项临床注册研究。

（1）PROTECT-AF 研究[8]是首个用 Watchman 装置行 LAAC 与华法林对照，预防 NVAF 缺血性卒中的多中心、随机对照研究。该研究发现 LAAC 预防缺血性卒中的效果不劣于华法林。延长随访时间发现，与华法林相比，LAAC 可将缺血性卒中、系统性栓塞、心血管死亡等复合终点的发病率降低 40%，提示 LAAC 中长期有效性优于华法林。

（2）PREVAIL 研究[9]是继 PROTECT-AF 研究后，又一个比较 Watchman 左心耳封堵装置与华法林预防 NVAF 患者缺血性卒中的随机对照研究。该研究进一步证明了 LAAC 在预防缺血性卒中方面至少与华法林效果相当。与 PROTECT- AF 研究相比，PREVAIL 研究的围手术期并发症发病率显著降低。

（3）EWOLUTION 研究[10]是一项非随机的观察性研究，其目的是评价 Watchman 左心耳封堵装置在预防 NVAF 患者卒中的手术成功率、并发症和长期预后中的效果。结果发现，随着技术进步和操作者更加熟练，LAAC 已经成为一个手术成功率极高、围手术期风险极低，即使在出血高风险人群中围手术期并发症也很低的治疗措施。

五、房颤导管消融与左心耳封堵"一站式"治疗的可行性

（一）"一站式"治疗是房颤两种治疗策略的优势互补

长期以来有关房颤的临床治疗策略包括 3 个方面：心率控制、节律控制与卒中预防。

房颤导管消融属于房颤节律控制策略，是目前转复并维持窦性心律的最有效治疗措施，但无法降低房颤血栓栓塞风险。LAAC属于房颤卒中预防策略，可以明显降低房颤患者血栓栓塞风险，但对转复与维持窦性心律又无帮助。如果在一次手术中完成房颤导管消融及LAAC两项操作（简称"一站式"治疗），则既可以维持窦性心律、降低房颤负荷，同时在不长期使用口服抗凝药的情况下显著降低房颤血栓栓塞的风险。由此可见，房颤导管消融术同期行LAAC的"一站式"治疗，是房颤两种治疗策略的优势互补。

（二）"一站式"治疗概念的提出与临床实践

2012年，荷兰Swaans团队首次提出了对NVAF患者行导管射频消融联合LAAC的"一站式"手术概念并付诸临床[11]。对30例NVAF患者先通过射频消融进行肺静脉隔离，随后在经食管超声心动图（TEE）及X线透视引导下用Watchman左心耳封堵装置行LAAC。结果显示，手术时间并无大幅延长，手术成功率为100%，有3例围手术期发生轻微出血。术后60d随访时，无残余漏>5mm的患者，而残余漏<5mm的患者占23%。术后180d随访时，93%的患者未见残余分流，80%的患者停用口服抗凝药。1年随访时，无患者发生卒中，70%的患者维持窦性心律，与该团队所在单位单纯房颤射频消融长期窦性心律维持率相当。上述结果初步证实了"一站式"手术的有效性和可行性。同年，Walker等[12]完成了26例"一站式"治疗，研究结果与Swaans团队的结果相似。此后数年，相继报道了多个小样本的"一站式"治疗的临床研究。

（三）"一站式"的安全性与有效性

2018年，Philips等[13]对EWOLUTION研究和WASP研究的数据进行分析，共分析了139例接受"一站式"治疗的临床资料，结果显示：手术成功率为100%，术后30d 97%的患者左心耳无残余漏。而围手术期安全性方面，心包积液发病率为1.4%，无卒中、死亡发生。同年，Wintgens等[14]报道了一项前瞻性多中心"一站式"治疗的研究结果。该研究共纳入349例房颤患者，平均随访时间为34.5个月，是目前规模最大、随访时间最长的研究。该研究围手术期并发症发病率仅为2.2%，且多为轻微的穿刺部位血肿，无植入器械相关并发症发生。其围手术期并发症发病率低于PROTECT-AF[8]、PREVAIL[9]及EWOLUTION[10]3项经典的临床研究。并进一步证实了"一站式"治疗的长期有效性，患者卒中及大出血发病率分别较预期降低了75%与71%，年均发病率仅为0.7%与1.1%，84.9%的患者未继续使用口服抗凝药。

随着越来越多临床证据的积累，房颤导管消融联合LAAC的"一站式"治疗已由一个概念变成了切实可行的一项治疗措施，其围手术期风险并不高于单纯的LAAC，而在长期预防血栓、降低出血发生等方面的效果与单纯LAAC相当，在长期窦性心律维持率方面也与单纯射频消融相当。与分次完成房颤导管消融和LAAC相比，"一站式"治疗降低了因多次外周及房间隔穿刺所增加的风险，同时减少了患者的治疗费用。

（四）指南推荐

2019年，中华医学会心脏起搏与电生理分会、中华医学会心血管内科分会、中国医师协会心血管内科分会结构性心脏病专业委员会，分别组织不同领域专家撰写了3部专家共识[15-17]，均对房颤导管消融联合LAAC"一站式"治疗给出了明确建议：对于有高卒中风险（CHA$_2$DS$_2$-VASc评分≥2分），不能耐受或不依从长期抗凝治疗的NVAF患者，如果存在症状，同时具备导管消融和LAAC的适应证，在有条件的中心可以施行导管消融+LAAC"一站式"联合手术。中国专家共识的推荐建议，为房颤导管消融联合LAAC"一站式"治疗的合理性奠定了基础。

第二节
"一站式"治疗的操作要点与注意事项

房颤导管消融同期行LAAC的"一站式"治疗包含两项手术操作，无论是术前准备、术中操作及术后管理均不同于单纯的房颤导管消融术或LAAC，但两者又存在相似或共同之处。

一、术前准备

"一站式"治疗术前准备的要点是适应证的把握，要求必须同时具备房颤导管消融术与LAAC的适应证，方可进行"一站式"治疗。本节将重点介绍"一站式"治疗术前准备的特殊性，至于其他常规检查与物品准备本处将不再赘述。

（一）术前心脏影像学检查

（1）经胸超声心动图（TTE）：重点检测各心腔大小（包括左心房、右心房、左心室、右心室），各组心脏瓣膜（二尖瓣、三尖瓣、主动脉瓣与肺动脉瓣）结构与功能，左心室射血分数（LVEF），有无心包积液及积液量的多少。上述检测结果有助于房颤导管消融术与LAAC适应证的选择与把握（详见相关章节）。

（2）TEE：可清晰地显示左心耳的形态结构，多角度（0°、45°、90°、135°）测量左心耳开口直径、着陆区直径（用于"盘式"封堵器植入）及深度。并可明确显示左心房及左心耳内有无血栓或自发性显影，确定有无"一站式"治疗的禁忌证。

（3）心脏CT血管造影（CTA）及三维重建：心脏CTA检查除可清晰显示左心房、四支肺静脉及左心耳的形态及走向外，还可测量左心耳的大小，显示左心耳与左上肺静脉、左冠状动脉回旋支等结构的毗邻关系，同时可用于检测左心房及左心耳内有无血栓。不仅可用于患者术前适应证的筛查，也可用于患者术后随访。

（二）术前用药

（1）抗凝药的使用：术前最好使用抗凝药物至少3周。尽管术前TEE检查已排除左心耳血栓的存在，但由于计划完成"一站式"治疗的患者多处于高危卒中状态，48h的安全期并不能完全消除新生血栓形成风险。

术前不需停用抗凝药物。如停用正在使用的抗凝药物，应使用低分子肝素进行桥接治疗。

（2）抗生素的使用：由于"一站式"治疗手术操作时间相对较长，且要植入左心耳封堵装置，故建议术前静脉给予一剂抗革兰氏阳性菌的抗生素或广谱抗生素。

（3）抗心律失常药物的使用：术前可考虑使用一段时间的抗心律失常药物，以减少导管消融术后房颤早期复发的频率。

二、操作要点及注意事项

（一）麻醉方式选择

（1）全身麻醉：目前一般是在全身麻醉、TEE全程引导下完成操作，尤其是在初期开展"一站式"治疗、经验不太丰富的中心，选择全身麻醉下操作更加安全。

（2）局部麻醉+静脉深度镇静：即在局部麻醉下完成房颤导管消融术，后在静脉深度镇静下行TEE引导，完成LAAC。对于经验丰富的术者，也可先在局部麻醉下完成房颤导管消融及LAAC，后在静脉镇静下插入TEE探头，对植入的左心耳封堵装置进行检测评估。

（3）局部麻醉：在有条件的中心，可在局部麻醉、心腔内超声（ICE）引导下完成房颤导管消融及LAAC。

（二）静脉途径

通常选择右股静脉穿刺途径进行"一站式"治疗。因在行心腔内电生理标测及导管消融时，往往需要放入 2~3 根血管鞘及导管，目前，临床上常用的的方法是右股静脉同时放入 2 个血管鞘。由于输送左心耳封堵器的外鞘直径较粗（14F），为防止损伤右股静脉，建议采取以下措施：

（1）穿刺双侧股静脉，经右股静脉放入房间隔穿刺鞘及消融导管，经左股静脉放入电生理标测电极导管。在房颤导管消融后，再经右股静脉送入左心耳封堵器输送鞘管。

（2）若选择经右股静脉同时放入消融导管及标测导管者，建议左心耳封堵输送鞘经消融导管径路置入，同时将放置标测导管的鞘管退至体外，仅留标测导管（相对较细）预防出血。

（三）房间隔穿刺

（1）房颤导管消融术对房间隔穿刺部位要求不高，现今技术支持下，穿过房间隔的任何部位，对房颤导管消融操作基本没有影响。

（2）由于左心耳大多走行于左心房的左前上方，而现今封堵器输送鞘非弯型可调。因此，计划放置左心耳封堵器的患者，房间隔穿刺点应尽可能偏下偏后。

（3）对行"一站式"治疗的患者，行房间隔穿刺时应兼顾导管消融与 LAAC 两项操作要求，尽量靠近房间隔的后下部穿刺房间隔，而 TEE 或 ICE 指导下的房间隔穿刺有一定优势。

（四）操作顺序

关于房颤导管消融与 LAAC 操作顺序尚无统一标准，也没有证据表明导管消融与 LAAC 的先后顺序对手术安全性与有效性有何种影响。

1. 先行房颤导管消融后行 LAAC 术式

目前大多中心均采用此种术式。其优点是：①有经验的术者可以在局部麻醉下先完成导管消融术及 LAAC，而后再在静脉深度镇静下行 TEE 检测评估，使操作简化；②股静脉穿刺部

位的鞘管置入由细变粗，不易引起局部出血；③避免植入封堵器后再行导管消融时的后续操作，造成封堵器移位或脱落。但应用该术式时应特别关注以下两点。

（1）左心房后壁消融有可能造成食管损伤，后行 LAAC 时的 TEE 检查，有可能加重食管损伤。

（2）左侧肺静脉嵴部消融后可能会发生局部水肿，并可能影响到左心耳开口径的测定，使封堵器选择困难，并可能在 LAAC 后局部水肿消退而出现封堵器周围残余漏。但现有的证据并不支持以上推测。

作者曾遇到 1 例在导管消融术后出现左侧肺静脉嵴部水肿，后用 Watchman 封堵装置行 LAAC，封堵器位于水肿嵴部内侧，密闭性好，无残余分流（图 22-1）。

随着房颤冷冻球囊消融术的应用与推广，有经验的术者也在尝试房颤冷冻球囊消融与 LAAC 的"一站式"治疗，而房颤冷冻球囊消融同样可引起左肺静脉嵴部水肿。作者对 1 例

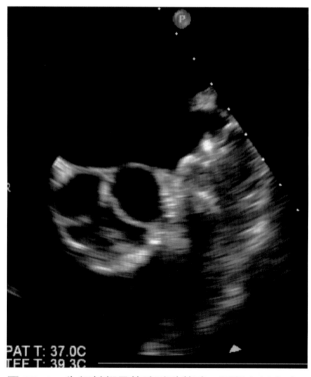

图 22-1　先行射频导管消融肺静脉、再行 LAAC 患者 TEE 图

NVAF 患者行冷冻球囊消融 +LAAC "一站式"治疗，发现冷冻球囊消融术后左肺静脉嵴部明显水肿（较射频导管消融术后水肿带增宽），但并未影响随后的 Watchman 封堵器的植入（图 22-2）。

2. 先行 LAAC 后行导管消融术式

目前，部分有经验的术者在尝试先行 LAAC、后行导管消融术的"一站式"治疗术式，并取得了初步的经验。但该术式最大的关注点在于随后导管消融中导管操作的安全性，尤其是"盘式"封堵器，巨大的外盘有可能影响导管消融放电的有效性。同时，导管对封堵器的碰触，有可能导致封堵器渗漏增加或移位，目前尽管还没有这方面的证据，但需引起注意。

（五）注意事项

（1）导管消融心房内膜面的损伤，会增加血栓形成的机会，术中全程 ACT 监测尤为重要，应维持 ACT 300~350s 的水平。

（2）由于"一站式"术式操作时间总体较长，以及患者术前因麻醉要求而禁食，有可能出现血容量不足，因此要求术中测定左心房压力，要求左心房平均压力 ≥ 12mmHg。

（3）关于麻醉方式的选择，局部麻醉、深度镇静及全身麻醉都是合理的，应依据各中心导管室条件、术者经验及患者具体情况而定。

三、术后用药与随访

（一）抗凝药物

（1）药物选择：术后抗凝药物选择华法林或 NOAC 均可，推荐优先选择 NOAC。对部分出血风险高、同时合并严重冠状动脉硬化性心脏病者，也可选择双联抗血小板药物治疗。

（2）重启时机：应同时考虑患者临床特征（年龄、出血史、肝肾功能、伴随治疗等）和手术因素，从术前最后一次服药开始计算，高出血风险患者，即出血频率高和（或）存在重要临床影响的出血风险，48~72h 后服用；低出血风险患者，即出血频率低和（或）存在轻微影响的出血风险，术后 24h 后考虑服用。对合并肾功能障碍的患者，相应推迟服药时间。

（3）疗程：术后抗凝方案有多种，但术后抗凝药物至少服用 3 个月。前 45d（左心耳封堵器内皮化时间）联合一种抗血小板药物。3 个月后，如 TEE 未见心房血栓和器械相关血栓（DRT）形成，可停用抗凝药物，改为双联抗

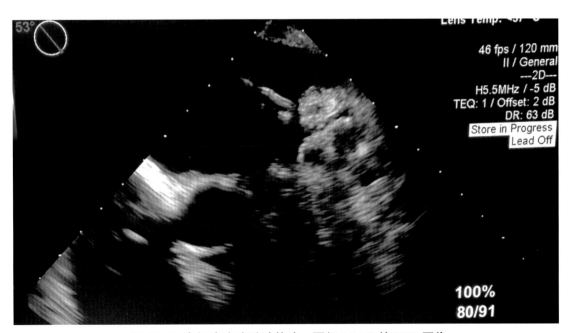

图 22-2 先行冷冻消融肺静脉、再行 LAAC 的 TEE 图像

血小板药物治疗至术后 6 个月，再用单一抗血小板药物治疗至术后 1 年。术后 1 年是否继续服用抗血小板药物，依患者具体情况而定。

（二）术后随访

（1）要求术后 1、2、3、6 及 12 个月时各随访一次，1 年后每半年随访一次。每次随访均应复查心电图及 TTE，重点观察患者窦性心律维持情况及各心腔大小与 LVEF 的变化，必要时需行 24h 动态心电图（Holter）监测。

（2）要求术后 45~60d 复查 TEE，观察封堵器有无移位及 DRT 形成。如首次复查 TEE 时发现 DRT，应延长口服抗凝药物时间，并于 2~3 个月后再次复查 TEE，直至 DRT 消失。

第三节
"一站式"治疗的临床应用及评价

一、"一站式"治疗国外经验

（一）"一站式"治疗安全、有效、可行

早在 2012 年，Swaans 等[11]首次报道了对 NVAF 患者同时行射频导管消融与 LAAC "一站式"治疗研究。该研究共入选了 30 例 NVAF 患者（平均年龄 62.8 ± 8.5 岁，女性 30%），CHA_2DS_2-VASc 评分中位数为 3 分，77% 的患者既往有卒中史，而 HAS-BLED 评分中位数为 2 分，27% 的患者有使用华法林的禁忌证。手术平均时间为 97min，成功率为 100%，围手术期 3 例发生轻微出血。术后 60d 随访时行 TEE 检查，见 23 例（77%）左心耳被完全堵闭，7 例患者（23%）显示 <5mm 的残余漏。术后 6 个月随访时复查 TEE，28 例（93%）患者未见残余漏，80% 的患者停用口服抗凝药。在 1 年的随访中，21 例（70%）患者维持窦性心律，9 例房颤复发患者中持续性房颤 6 例、阵发性

房颤 3 例。随访期间无卒中发生。

Walker 等[12]在 2012 年报道了对 26 例 NVAF 患者施行射频导管消融与 LAAC "一站式"治疗及随访结果。26 例患者中男 20 例、女 6 例，平均年龄 63 ± 7 岁，平均 CHA_2DS_2 评分 1.9 分，平均 CHA_2DS_2-VASc 评分 2.6 分。手术平均时间 233min，即刻成功率为 100%，术后即刻 1 例患者显示 4mm 的残余漏，无围手术期并发症发生。所有患者均接受抗凝药物治疗（华法林 21 例、达比加群 5 例）。术后 6 周随访时，5 例患者新出现残余漏（最大 3mm），其中 4 例在术后 6 个月随访时见残余漏消失。术后 3 个月，所有患者均停用口服抗凝药，改用单一抗血小板药物。在术后 1 年的随访中，20 例房颤无复发；所有患者均未发生缺血性卒中。1 例患者在术后 5 个月自杀，尸检排除了心脏的严重疾病，同时发现植入的左心耳封堵装置已完全内皮化。

与之前的研究相比，2015 年 Alipour 等[18]报道的"一站式"研究显示，研究样本量明显扩大，随访时间更长，为临床提供了"一站式"术后中长期随访的结果与经验。该研究起止时间为 2009 年 9 月至 2013 年 10 月，共纳入了 62 例 NVAF 患者，其中男 40 例、女 22 例，平均年龄为 64 ± 8 岁，平均 CHA_2DS_2 评分 2.5 分。术中 5 例患者发生手术相关并发症，但均为轻微出血，无心包填塞、卒中等危及患者生命的严重并发症发生。中位随访时间 38 个月（范围 24~45），结果显示 95.2% 的患者达到左心耳被成功封堵的标准；58% 的患者长期维持窦性心律；78% 的患者停用口服抗凝药。随访期间 3 例患者发生卒中，年均卒中发病率为 1.7%，较该组患者预期的年卒中发病率（6.5%）降低了 74%。

上述研究报道均证实了在 NVAF 患者中同期行导管消融及 LAAC "一站式"治疗的安全性、有效性与可行性。

（二）冷冻消融与左心耳封堵术

冷冻消融作为一种新的消融能量形式，相比于射频消融的优势在于：①导管不易移位，增加手术安全性；②减少心脏传导组织不可逆性损伤的发病率；③对组织结构影响较小，减少血栓、心房食管瘘及肺静脉狭窄等并发症的发病率。Kuck 等在射频消融与冷冻球囊消融的随机性对比研究中纳入 769 例药物治疗无效的阵发性房颤患者，结果显示冷冻消融在效率和安全性方面不劣于射频消融，且缩短了手术时间。

2016 年，Fassini 等[19]首次尝试房颤冷冻球囊消融联合 LAAC 的"一站式"治疗，共对 35 例房颤患者采用冷冻球囊进行肺静脉隔离，随后采用 Watchman 或 ACP 装置进行 LAAC。随访的中位时间为 24 个月，80% 的患者维持窦性心律，92% 的患者无残余漏，而存在残余漏者均 <5mm。表明房颤冷冻消融联合 LAAC 的"一站式"治疗同样是安全有效的。

（三）左心耳电隔离与左心耳封堵术

近年来，随着对房颤产生和维持机制认识的更新及房颤导管消融和左心耳封堵技术的发展进步，房颤导管消融联合 LAAC "一站式"治疗这一概念，也被赋予了更多新的内涵。

一些研究发现，左心耳的电活动在 NVAF 的产生和维持中可能扮演了重要的角色。因此，有学者尝试在此类房颤患者的射频消融术中增加左心耳电隔离可能提高长期窦性心律的维持率。但随之而来的一个问题是，完成左心耳电隔离后左心耳的机械收缩完全丧失，这无疑增加了左心耳内血栓形成的风险。因此，目前多数意见是进行左心耳隔离后需终生使用口服抗凝药。2016 年，Panikker 等[20]尝试在长程持续性房颤患者中同时进行肺静脉隔离、左心耳隔离及 LAAC 的"一站式"治疗，共完成 20 例患者，术中无严重并发症发生。术后 9 个月随访时，有 1 例存在 >5mm 的残余漏。19 例（95%）术后 3 个月后停用口服抗凝药。术后 1 年，19 例（95%）维持窦性心律，而与之匹配的仅进行肺静脉隔离的对照组窦性心律维持率仅为 63%。据此，初步确定了肺静脉隔离、左心耳隔离及 LAAC "一站式"治疗的可行性，且该治疗方案可提高持续房颤消融的成功率，同时避免长期服用抗凝药物。

近期发表的两项研究显示，左心耳隔离后左心耳血栓形成 / 血栓栓塞事件的发病率增加[21,22]。2019 年 EHRA/EAPCI 共同发布的经导管左心耳封堵专家共识[23]，建议将左心耳电隔离术后患者作为一种特殊类型适应证考虑，认为虽然目前数据较少，且无随机对照研究比较口服抗凝药与 LAAC，然而，根据临床经验认为，如果抗凝治疗不完善时，LAAC 预防左心耳电隔离患者的卒中可能是一种合理的方法。

（四）"一站式"治疗并发症不容忽视

根据既往文献报道，房颤导管消融与 LAAC "一站式"治疗总体是安全的。2018 年，Philips 等对 EWOLUTION 和 WASP 研究的数据进行分析，共分析了 139 例接受 "一站式"治疗患者，心包积液发病率为 1.4%，无卒中、死亡发生。Wintgens 等报道的一项前瞻性多中心"一站式"治疗研究中，围手术期并发症发病率为 2.2%，且多为轻微的穿刺部位血肿，无植入器械相关并发症发生。其围手术期并发症发病率低于 PROTECT-AF、PREVAIL 及 EWOLUTION 等临床研究。

2019 年，Han 等[24]对 2012 年以来的"一站式"治疗相关的研究进行了荟萃分析。共纳入 13 项研究、952 例患者。结果显示：①围手术期心包积液发病率为 3.15%；②围手术期出血事件发病率为 5.02%，但其中 84% 为轻微出血；③围手术期安全指标与单纯的 LAAC 相近。

2015 年，Calvo 等[25]报道了 35 例 NVAF 患者行"一站式"治疗结果，其与先前研究报道中均采用 Watchman 封堵装置不同的是，该研究使用了 Watchman 及 ACP 两种左心耳封堵装置。即植入 Watchman 封堵装置者 29 例（82%）、植入 ACP 装置者 6 例（18%）。器械植入成功率虽达 97%，但围手术期有 3 例发生心包填塞，高于先前研究报道，其中 1 例发生在射频消融后，另 2 例发生于 LAAC 结束后。研究者认为，因为采用了 Watchman 及 ACP 两种左心耳封堵装置，造成术者的学习曲线延长，是围手术期严重并发症增加的主要原因。

上述研究报道及资料分析显示，房颤导管消融联合 LAAC "一站式" 治疗虽较安全，但仍有并发症发生。其并发症既可发生在导管消融术中，也可发生在 LAAC 操作过程中，尤其是心包填塞。而提高对 "一站式" 治疗并发症的认识，严格把握适应证，规范操作，则是房颤导管消融与 LAAC "一站式" 治疗手术安全性的保证。

二、"一站式" 治疗国内经验

近年来，房颤导管消融联合 LAAC 的 "一站式" 治疗在国内多个中心相继开展，积累了较多经验，国内学者在国际医学期刊上也发表了多篇有关 "一站式" 手术的研究结果，为这一新的手术方式的开展提供了中国经验。

四川大学华西医院付华教授团队于 2016 年在国内率先开展房颤射频导管消融联合 LAAC 的 "一站式" 治疗，并于 2018 年在 PACE 杂志上发表了 34 例 "一站式" 术式患者围手术期及术后 45d、90d 的随访情况 [26]。与先前发表的国外相关研究相比，该组患者的卒中风险和出血风险都极高，平均 CHA_2DS_2-VASc 评分为 4.1 分，平均 HAS-BLED 评分为 3.8 分。采用先行导管消融、后行 LAAC 的手术策略，29 例植入 Watchman 封堵装置，5 例植入 ACP 封堵装置。手术成功率为 100%，术中 TEE 证实无明显残余漏发生。术后 45d 及 90d 随访，无死亡、缺血性卒中或出血性卒中、血栓栓塞、大出血及

DRT 等事件发生。

2019 年，储慧民等 [27] 报道了多中心开展导管消融联合 LAAC "一站式" 治疗的结果。共纳入 122 例 NVAF 患者，平均 CHA_2DS_2-VASc 评分为 4.3 分，平均 HAS-BLED 评分为 3.3 分。其中 83 例植入 Watchman 封堵装置，39 例植入 ACP 封堵装置。手术成功率为 100%。术后即刻及长期随访中未发现 >5mm 的残余漏。平均随访时间为 11.5 个月，76.2% 的患者维持窦性心律，无卒中及大出血等事件发生。

2019 年，吴书林等 [28] 报道了另外一项多中心研究的结果。该研究共纳入 NVAF 患者 50 例，其中 40 例采用射频导管消融，10 例采用冷冻球囊消融；48 例植入 Watchman 封堵装置，2 例植入 ACP 封堵装置。围手术期发生心包填塞 2 例，1 例发生外周血管并发症，1 例发生轻微空气栓塞。平均随访 20.2 个月，房颤复发率为 36%，91.8% 的患者未观察到残余漏。在停用口服抗凝药后，2 例出现短暂性脑缺血发作（TIA），1 例发生缺血性卒中。此外，李毅刚等对 53 例接受房颤射频导管消融及 Watchman 装置植入的 "一站式" 治疗患者进行了随访，重点是评估左心耳结构的改变。结果显示，术后 6 个月时，79.2% 的患者维持窦性心律，而维持窦性心律的患者左心耳体积较术前明显缩小。

LAmbre 左心耳封堵系统是国内第一个自主研发并具有自主知识产权的左心耳封堵装置。2019 年，李毅刚等 [29] 报道了 17 例采用 LAmbre 装置行 LAAC 的初步结果，其中 6 例为 "一站式" 治疗患者，11 例为单纯 LAAC。单纯 LAAC 组术后 1 例出现心包填塞。术后 3 个月随访 TEE，未见 >5mm 的残余漏。该研究证明了采用 LAmbre 装置进行 "一站式" 治疗的有效性及安全性。

三、"一站式" 治疗的争议及相关研究

对于房颤导管消融联合 LAAC "一站式"

治疗的适应证虽已达成共识，但在两种手术操作的先后顺序及术后抗栓方案等具体细节上仍存在一些争议，有待进一步研究解答。

（一）是否应该先行LAAC再行房颤导管消融术？

支持与反对先行LAAC再行房颤导管消融术观点的理由与证据如下：

（1）因在进行左上肺静脉隔离时，尤其在峰部消融时，该结构毗邻左心耳，且厚度较厚消融能量较高，因此可能造成左心耳基底部的水肿。此后，随着水肿消退可能造成封堵装置与左心耳开口的不匹配，导致术后残余分流增加。

（2）早在2012年，Walker等[12]就观察到拟行"一站式"治疗的患者，在完成房颤射频消融后11.5%的患者左心耳开口直径较消融术前减少了1mm。术后即刻观察仅1例患者存在4mm的残余漏。但在术后6周时，又有5例出现了新发的残余漏。

（3）Singh等[30]就房颤导管消融完成肺静脉隔离后患者左心耳口径大小及组织学特征变化进行了研究。该研究共纳入8例患者，在导管消融后48h及3个月分别行心脏磁共振检查以观察上述指标的变化。结果发现，接受房颤导管消融的患者在术前、术后48h及3个月均未发现左心耳直径、面积或组织学特征的显著变化。初步结果提示，先行消融再行LAAC可能并不增加残余漏的发生。

（4）Kumar等提出，先行房颤射频消融、再行LAAC，在放置TEE探头时造成食管损伤的风险可能会增加。但很多临床研究并未观察到这一结果。

（二）"一站式"治疗时两种手术操作顺序的相关研究

在行房颤导管消融与LAAC"一站式"治疗时，究竟是先行导管消融？还是先行LAAC？目前仍存在争议。多数研究采用的是先行导管消融、后行LAAC，但也有研究尝试采用先行LAAC、后行导管消融的顺序。

（1）2015年，Heeger等[31]报道了8例在LAAC后（7例用Watchman装置、1例用APC装置）行导管消融术的患者，探讨了先LAAC、后导管消融的可行性与有效性，该术式成功率为100%，无围手术期并发症发生。术后113~1006d的随访结果显示，所有患者均未出现残余漏和封堵器脱落，无卒中和出血，窦性心律维持率为63%。提示两种不同类型封堵器植入都不会影响后续的房颤导管消融治疗。

（2）2018年，Du等[27]比较了先LAAC后导管消融及先导管消融后LAAC两种手术顺序的研究结果。结果显示，先导管消融后LAAC组新出现残余漏的比例高于LAAC后导管消融组，但两组患者的其他安全性和有效性指标并无显著差异。该研究结果提示，两种手术顺序的实际效果可能并无实质性差异。但有待今后更多临床研究进一步证实。

（3）封堵器类型对手术操作顺序的影响。有学者提出，先行LAAC时要尽量选用单纯"塞子"型封堵器（Watchman装置），避免使用"盖子"型封堵器（如ACP装置等），因植入"盖子"型封堵器后可能遮挡左上肺静脉与左心耳之间的峰部，而导致消融线不完整。2015年，Calvo等[25]开展了房颤导管消融后用Watchman装置或ACP装置进行LAAC的对照研究，随访3个月，所有患者都达到成功封堵标准，两种封堵装置在安全性及有效性方面并无显著差异。

（三）"一站式"治疗术后抗栓方案

"一站式"治疗后的抗栓治疗方案仍争议不断。

（1）目前单纯LAAC后的主流抗栓方案是短期口服抗凝药+单联抗血小板治疗，然后过渡至双联抗血小板治疗3~6个月，此后长期单联抗血小板治疗。

（2）单纯房颤射频消融术后通常需使用口服抗凝药2~3个月，然后再根据患者血栓风险决定是否后续口服抗凝药治疗。

（3）两项手术一起做，术后抗栓方案目前没有统一标准。较之目前的抗栓治疗现状，是否适当延长抗凝治疗时长，探索更优化的抗栓治疗强度与时程，是未来研究需要解答的问题。

虽然房颤导管消融与LAAC"一站式"治疗仍存在一些争议，但随着临床研究数据与经验的不断积累，一些有争议的问题将会逐渐明了。而随着未来多中心、前瞻性、随机对照临床研究的开展，以临床询证医学证据为支撑的指南及专家共识定将会对"一站式"治疗给出合理推荐，并制定出一套规范的操作流程与术后管理方案。

（四川大学华西医院　陈石　付华）

参考文献

[1] Benjamin EJ, Virani SS, Callaway CW, et al. Heart Disease and Stroke Statistics- 2018 Update: A Report From the American Heart Association. Circulation, 2018, 137:e67–e492.

[2] Xiaomeng Yang, Shuya Li, Xingquan Zhao, et al. Atrial Fibrillation Is Not Uncommon Among Patients With Ischemic Stroke and Transient Ischemic Stroke in China. BMC Neurol, 2017, 17:207.

[3] Packer DL, Mark DB, Robb RA, et al. Effect of Catheter Ablation vs Antiarrhythmic Drug Therapy on Mortality, Stroke, Bleeding, and Cardiac Arrest Among Patients With Atrial Fibrillation: The CABANA Randomized Clinical Trial. JAMA, 2019, 321:1261–1274.

[4] Craig T January, L Samuel Wann, Hugh Calkin, et al. 2019 AHA/ACC/HRS Focused Update of the 2014 AHA/ACC/HRS Guideline for the Management of Patients With Atrial Fibrillation: A Report of the American College of Cardiology/American Heart Association Task Force on Clinical Practice Guidelines and the Heart Rhythm Society. J Am Coll Cardiol, 2019, 74(1):104–132.

[5] Samsa GP, Matchar DB, Goldstein LB, et al. Quality of anticoagulation management among patients with atrial fibrillation: results of a review of medical records from 2 communities. Arch Intern Med, 2000, 160:967–973.

[6] Connolly SJ, Ezekowitz MD, Yusuf S, et al. RE-LY Steering Committee and Investigators et al; RE-LY Steering Committee and Investigators. Dabigatran versus warfarin in patients with atrial fibrillation. N Engl J Med, 2009, 361:1139–1151.

[7] Patel MR, Mahaffey KW, Garg J, et al. ROCKET AF Investigators et al. Rivaroxaban versus warfarin in nonvalvular atrial fibrillation. N Engl J Med, 2011, 365:883–891.

[8] Holmes DR, Reddy VY, Turi ZG, et al. PROTECT AF Investigators. Percutaneous closure of the left atrial appendage versus warfarin therapy for prevention of stroke in patients with atrial fibrillation: a randomised non-inferiority trial. Lancet, 2009, 374:534–542.

[9] Holmes DR, Kar S, Price MJ, et al. Prospective randomized evaluation of the watchman left atrial appendage closure device in patients with atrial fibrillation versus long-term warfarin therapy. J Am Coll Cardiol, 2014, 64:112.

[10] Boersma LV, Schmidt B, Betts TR, et al. EWOLUTION: design of a registry to evaluate real–world clinical outcomes in patients with AF and high stroke risk–treated with the WATCHMAN left atrial appendage closure technology. Catheter Cardiovasc Interv, 2016, 88:460-465.

[11] Swaans MJ, Post MC, Benno JWM, et al. Ablation for atrial fibrillation in combination with left atrial appendage closure: first results of a feasibility study. J Am Heart Assoc, 2012, 1:e002212.

[12] Walker DT, Humphries JA, Phillips KP. Combined Catheter ablation for atrial fibrillation and Watchman® left atrial appendage occlusion procedures: a single centre experience. J Atr Fibrillation, 2012, 5:687.

[13] Phillips KP, Pokushalov E, Romanov A, et al. Combining Watchman left atrial appendage closure and catheter ablation for atrial fibrillation: multicentre registry results of feasibility and safety during implant and 30 days follow - up. Europace, 2018, 20:949–955.

[14] Wintgens L, Romanov A, Phillips K, et al. Combined atrial fibrillation ablation and left atrial appendage closure: long-term follow-up from alarge multicentre registry. Europace,2018, 31:1783–1785.

[15] 黄从新, 张澍, 黄德嘉, 等. 左心耳干预预防心房颤动患者血栓栓塞事件：目前的认识和建议2019. 中国心脏起搏与心电生理杂志, 2019, 33:385–401.

[16] 中国医师协会心血管内科医师分会结构性心脏病专业委员会. 中国经导管左心耳封堵术临床路径专家共识. 中国介入心脏病学杂志, 2019,27:661–672.

[17] 中华医学会心血管病学分会, 中华心血管病杂志编辑委员会. 中国左心耳封堵预防心房颤动卒中专家共识(2019). 中华心血管病杂志,2019,47:937–955.

[18] Alipour A, Swaans MJ, Van Dijk VF, et al. Ablation for atrial fibrillation combined with left atrial appendage closure. JACC Clin Electrophysiol, 2015, 1:486–495.

[19] Fassini G, Gasperetti A, Italiano G, et al. Cryoballoon pulmonary vein ablation and left atrial appendage closure combined procedure: a long term follow up analysis. Heart Rhythm, 2019, 16:1320–1326.

[20] Panikker S, Jarman EWJ, Virmani R, et al. Left atrial appendage electrical isolation and concomitant device occlusion to treat persistent atrial fibrillation. Circ Arrhyhtm Electrophysiol, 2016, 9: e003710.

[21] Fink T, Schlter M, Heeger CH, et al. Combination of Left Atrial Appendage Isolation and Ligation to Treat Nonresponders of Pulmonary Vein Isolation. JACC Clin El ectrophysiol,2018,4:1569–1579.

[22] Kim YG, Shim J, Oh SK, et al. Electrical isolation of the left atrial appendage increases the risk of ischaemic stroke and transient ischaemic attack regardless of postisolation flow velocity. Heart Rhythm,2018,15:1746–1753.

[23] Glikson M, Wolff R, Hindricks G, et al. EHRA/EAPCI expert consensus statement on catheter-based left atrial appendage occlusion-an upate. Euro Intervention, 2020, 15:1133–1180.

[24] Han Z, Wu X, Chen Z, et al. Residual flow may increase the risk of adverse events in patients received combined catheter ablation and transcatheter left atrial appendage closure for nonvalvular atrial fibrillation: a meta-analysis. BMC Cardiovasc Disord,2019,19(1):138.

[25] Calvo N, Salterain N, Arguedas H, et al. Combined catheter ablation and left atrial appendage closure as a hybrid procedure for the treatment of atrial fibrillation. Europace, 2015, 17:1533–1540.

[26] Hu H, Cui K, Jiang J, et al. Safety and efficacy analysis of one-stop intervention for treating nonvalvular atrial fibrillation. Pacing & Clin Electrophysiol, 2018, 41:28–34.

[27] Du X, Chu H, Ye P, et al. Combination of left atrial appendage closure and catheter ablation in a single procedure for patients with atrial fibrillation: Multicenter experience. J Formos Med Assoc, 2019, 118:891–897.

[28] Liu FZ, Lin WD, Liao HT, et al. Mid-term outcomes of concomitant left atrial appendage closure and catheter ablation for non-valvular atrial fibrillation: a multicenter registry. Heart Vessels, 2019, 34:860–867.

[29] Feng XF, Zhang PP, Sun J, et al. Feasibility and Safety of Left Atrial Appendage Closure Using the LAmbre Device in Patients with Nonvalvular Atrial Fibrillation with or Without Prior Catheter Ablation. Int Heart J, 2019, 60:63–70.

[30] Singh SM, Jimenez-Juan L, Danon A, et al. Magnetic resonance imaging of the left atrial appendage post pulmonary vein isolation: Implications for percutaneous left atrial appendage occlusion. J Arrhythm, 2015, 31:108–113.

[31] Heeger CH, Rillig A, Lin T. et al. Feasibility and clinical efficacy of left atrial ablation for the treatment of atrial tachyarrhythmias in patients with left atrial appendage closure devices. Heart Rhythm, 2015,12:1524–1531.

第 23 章

房间隔缺损 / 卵圆孔未闭合并房颤的处理策略

随着心脏外科体外循环技术及微创介入治疗技术的不断发展,先天性心脏病(简称先心病)患者存活率和预期寿命明显增加[1,2]。成年先心病患者数量也逐渐增多,与年龄因素相关的冠心病、高血压、糖尿病、肥胖、肾病及心律失常并发症的发生,直接影响着先心病相关的病死率。Bouchardy 等根据加拿大魁北克省 3 个行政数据库(医生服务和药物索赔数据库、医院出院汇总数据库和健康保险委员会数据库)建立全省先心病数据库,分析了房性心律失常患病率及其终生风险等,共纳入 1983—2005 年成人先心病 38 428 例,5812 例患者并发房性心律失常,占 15.1%。按年龄段分析显示,先心病患者终生具有发生房性心律失常风险(20 岁及 55 岁时房性心律失常累计发生率分别为 7% 与 38%,65 岁时高达 50%)[3]。

心房颤动(简称房颤)是房性心律失常的最常见类型,已成为成年先心病患者的常见并发症。一项心血管流行病学调查显示,在先心病中房颤发病率为 31%,尤其与年龄增长及先心病心脏结构改变密切相关[4]。文献报道未经手术治疗的成人先心病患者房颤发病率为 14%~22%,最高可达 50%,且单纯应用药物很难控制[5],对复律、射频消融及手术干预的反应呈多样性,使成人先心病的心律失常很难控制,相对风险约为正常同期对照组的 100 倍,是住院、卒中、猝死增加的主要原因[6,7]。房间隔缺损(atrial septal defect,ASD)及卵圆孔未闭(patent foramen ovale,PFO)作为最常见的成人先心病,常常合并房颤,成为患者发生心功能不全、缺血性卒中及死亡的主要原因。为提高广大医护人员对 ASD/PFO 合并房颤患者临床危害的认识,并给予恰当、合理的治疗措施,本章将就 ASD/PFO 合并房颤的临床流行病学特点及处理策略作一系统阐述。

第一节
ASD/PFO 合并房颤的临床特点

一、ASD 概述

ASD 是临床常见先心病,约占成人先心病的 20% ~30%,女性多见,男女发病率之比为 1∶1.5~3.0。根据 ASD 胚胎学发病机制和解剖学特点分为继发孔型 ASD 和原发孔型 ASD,前者占 ASD 的 60% ~70%,是介入治疗主要选择的类型;后者占 ASD 的 15% ~20%,需手术矫治。人类最早认识 ASD 始于 1934 年,1954 年

Gibbon 采用体外循环方式实施 ASD 修补术，并成为至今仍然沿用的治疗 ASD 的标准外科手术方式。1976 年 Mills 和 King 通过导管放置闭合器关闭继发孔型 ASD 获得成功，1997 年 Amplatzer 封堵器的问世，为临床推广 ASD 介入治疗铺平了道路，目前已成为继发孔型 ASD 的主要治疗方法，我国每年有近万人次进行 ASD 介入封堵治疗。

大多数 ASD 患者在儿童期一般无症状，亦不影响活动，到了青春期后才出现症状。大、中型 ASD 在 20~30 岁会发生充血性心力衰竭和肺动脉高压，特别是 35 岁后病情发展迅速，如果不采取干预措施，患者会因肺动脉高压而使右心系统容量及压力负荷增加，进而出现右心衰竭，而且无论是否手术治疗，均可在成人阶段出现房性心律失常（心房扑动或房颤），部分患者因矛盾性血栓而引起脑血管栓塞。对于手术干预的预后，据 Murphy 报道，术前无肺动脉高压、心力衰竭及房颤的患者，早期施行关闭手术，存活率与正常人相同。临床研究发现，24 岁前实施手术者，长期存活率与正常同龄同性别的对照组相同，40 岁以后手术者，存活率仅 40%，且房颤发病率明显升高。因此，对于成人 ASD 患者，只要超声心动图检查有右心容量负荷增加的证据，均应尽早关闭 ASD。以往认为小型 ASD 不需要治疗，近年发表的一项丹麦全国性注册研究证实，ASD 患者比普通人群有更高的死亡率，主要是肺炎、房颤和卒中的风险升高。

二、PFO 概述

卵圆孔是胚胎时期维持胎儿血液循环的房间隔上重要通道，来自母亲的脐静脉血液经过此通道进入胎儿的左心系统，提供胎儿发育所需的氧气和营养物质。出生后，随着正常肺循环的建立，右心压力降低，卵圆孔逐渐发生功能性闭合，1 年后达到解剖上的闭合。如至 3 岁仍未闭合者，则称为 PFO。正常情况下，左心房压力高于右心房，卵圆孔处于关闭状态无分流或有少量左向右分流。当瓦氏动作末、咳嗽、潜水，或肺动脉高压、慢性阻塞性肺疾病等引起右心房压力升高时，可出现一过性或持续性右向左分流，致使发生反常栓塞、卒中或偏头痛等相关临床综合征。反常栓塞的概念最早（1887 年）由德国病理学家 Cohnheim 提出，1985 年心脏超声证实 PFO 处有骑跨血栓[8]。现已发现，不明原因卒中、偏头痛、斜卧呼吸－直立型低氧血症、神经减压病、冠状动脉正常的心肌梗死、阻塞性睡眠呼吸暂停综合征、高原性肺水肿、脑白质病变、原因不明的急性缺血性事件（急性肾栓塞、急性下肢动脉栓塞）等均与 PFO 有关。研究发现，PFO 约占人群总数的 25%~30%[9]。另据文献报道，50%~60% 的隐源性卒中患者中存在 PFO，是与矛盾性栓子相关最常见的房间交通[10]。检测 PFO 的常用方法是经食管超声心动图（transesophageal echocardiography，TEE）[11]，TEE 加右心声学造影检测敏感度可达 63%~100%[12]。经颅超声多普勒（transcranial doppler，TCD）检查比 TEE 更敏感，可作为复发性卒中的有力预测指标[13]。各种检查的敏感度差异可以通过在射频消融术中，即肺静脉隔离术中通过跨房间隔膜的导丝，扩张器和鞘管穿过 PFO 得到证实，无须使用房间隔穿刺针进行穿刺。Ozdemir 等认为房颤患者卒中发作时有呼吸困难，偏头痛，瓦氏动作可诱发卒中，静脉血栓栓塞或睡眠呼吸暂停史等均提示 PFO 可能与隐源性卒中存在因果关系[14]。数十年的多项临床随机对照研究和 PFO 封堵术后的长期随访研究，已证明 PFO 封堵术比药物治疗能更好地预防不明原因卒中和短暂性脑缺血发作，并且明显降低死亡率[15-17]。国内外专家共识和指南建议不明原因卒中的 PFO 患者选择介入封堵术优于单纯药物治疗。

三、房间隔膨出瘤与 ASD/PFO

房间隔膨出瘤是一种少见的先天性心脏结构发育异常，国外报道正常人群发病率仅为 0.2%~1.1%[18]。房间隔膨出瘤常与 ASD/PFO 合并存在，并增加患者发生血栓栓塞的风险。TEE 比经胸超声心动图（transthoracic echocardiography，TTE）能更清楚地显示房间隔形态，更容易发现房间隔膨出瘤的存在。临床上约 47% 的房间隔膨出瘤患者被 TTE 漏诊，并最终由 TEE 确诊。房间隔膨出瘤合并 ASD 相对少见，但合并 PFO 的比例可高达 60%，存在房间隔膨出瘤时不仅预示有 PFO，而且发生房性心律失常和反常性栓塞的概率显著增加。房间隔膨出瘤可累及整个房间隔，也可仅局限于卵圆窝，超声心动图下可见房间隔上呈半环形"风袋状"或"气球状"膨出的瘤体，且随心动周期来回摆动。由于存在形态异常的房间隔，当血流进入心房时，在膨出的区域内血流速减低，形成涡流，给血栓的形成提供了有利条件。房间隔膨出瘤患者原位血栓的形成可能是心源性卒中的潜在来源，这些患者卒中检出率与正常人相比显著升高（24% *vs* 4.7%）。

四、ASD 与房颤

（一）ASD 患者房颤发生率

在各型先心病中，ASD 患者房颤发生率最高，且随着年龄增加，房颤发生率呈明显上升趋势。据文献报道，年龄 >40 岁的 ASD 患者中房颤的检出率明显高于普通人群，年龄 ≥ 60 岁的 ASD 患者中房颤检出率更高达 52%[19]。Attie 等报道了 473 例年龄 >40 岁的 ASD 患者，房颤的发生率为 21.3%（101/473）[20]。秦永文团队报告了年龄 >40 岁的 ASD 患者 289 例，房颤的发生率是 21.8%（63/289）[21]。作者统计了一组本院资料进一步证实这种改变，于 2004—2012 年收治 1099 例平均年龄 42±14 岁（范围 18~80）的 ASD 患者，其中 139 例（12.65%）

伴有房颤，男性 64 例，女性 75 例，年龄 ≥ 40 岁者房颤明显增加，40~60 岁 ASD 患者中男性 51.55%、女性 25.1% 存在房颤。

（二）ASD 患者发生房颤的相关因素

ASD 易发生房颤主要与患者年龄及缺损大小有关。大型 ASD 患者血流动力学改变明显，大量的心房水平左向右分流，致使右心房、右心室及肺动脉容量负荷增加，长时间的容量负荷过重可导致右心房扩大，心房壁的压力和伸展力增加，心房壁间质纤维化而发生解剖结构重构及电重构，故易于发生房颤。年龄较大的 ASD 患者，由于长时间的心房水平左向右分流，也可导致右心房、肺动脉平均压力增高及右心房结构重构等；此外，年龄大患者常伴有肥胖、高血压、冠心病等，使左心房和左心室舒张末期内径扩大，左心室射血分数降低，导致房颤发生，且男性多见[22]。超声心动图右心功能斑点追踪技术研究显示，ASD 患者右心房相关参数变化与阵发性房颤关系密切[23]。

需要注意的是，未经修复的成人小型 ASD 也会增加房性心律失常的隐性负担。Udholm 等对 151 例小型 ASD 患者（平均年龄 31.9 岁）观察研究显示，80% 有自发性闭合，经 7d 动态心电图检测，发现存在隐匿性心律失常，其中室上性心动过速 24 例（16%），非持续性房性心律失常 21 例（14%），房颤 2 例，非持续性室性心动过速 12 例（8%）。在自发性闭合的小型 ASD 中 1/5 的患者有心律失常，随着年龄增长，右心负荷进一步加重，右心重构增加心律失常风险，其中 16% 患者无症状，提示此类患者每 5 年左右应该重新进行评估，强调长期随访的重要性[24]。

（三）ASD 患者存在房颤与卒中的长期风险

临床研究显示，ASD 患者存在房颤与卒中的长期风险，且与是否经过 ASD 闭合治疗无关。一项 ASD 封堵术后长期结果的 Meta 分析显示，ASD 封堵术后患者房性心律失常发生率为 6.5%，房颤发生率为 4.9%，卒中加权比例为 2.1%。ASD 封堵术后新发房颤明显低于外科手术，对于成年 ASD 患者术前无房颤或阵发性房颤患者，ASD 封堵术可减少发展为房颤的概率[25]。Nyboe 等报道 1168 例 ASD 患者长期随访结果，发现 ASD 患者房颤风险是普通人群的 10 倍，经药物治疗后，卒中风险是普通人群的 2.6 倍，ASD 闭合后卒中风险减至 1/2，但仍有新发房颤的风险[26]。

Karunanithi 等根据丹麦国家注册资料，对 1963—2011 年诊断为 ASD 的患者中 1111 例符合入选标准（18 岁前确诊 ASD）者进行了系统研究，旨在评估儿童 ASD 患者是否存在发生房颤和卒中的长期风险。研究中每例患者均按年龄和性别与 10 例对照者配对，用 Cox 比例风险回归模型评估房颤和卒中风险，中位随访时间 24 年（范围 1~49）。1111 例 ASD 者中 694 例进行 ASD 闭合术（81.6% 行外科手术，9.8% 行介入封堵术，8.6% 闭合技术不详），417 例 ASD 未进行闭合。结果显示，与对照组比较，18 岁前确诊 ASD 的患者（无论是否行闭合术治疗）在成年期发生房颤与卒中的风险均显著增加（$P<0.000\ 1$）。但 ASD 闭合组与未闭合组比较，发生房颤的风险（HR 18.5% vs 16.4%，$P=0.864$）及卒中的风险（HR 5.0% vs 2.1%，$P=0.183$）均无显著差异[27]。表明儿童 ASD 患者存在房颤与卒中的长期风险。

五、PFO 与房颤

PFO 患者因血流动力学改变不明显（安静时无分流或少量左向右分流），一般无右心系统容量负荷过重及右心房扩大与重构，早期很少发生房颤。目前，PFO 合并房颤的确切发病率及机制均不十分清楚。Bonvini 等[28]针对不明原因卒中患者，就 PFO 封堵术后房颤发病率进行了前瞻性随访研究；92 例接受 PFO 封堵术者为研究组，另 51 例使用药物治疗者为对照组。

采用系统性的心律失常随访方法评估房颤发病率，在 PFO 封堵术后第 1 天、6 个月及 12 个月时分别进行连续 7d 的动态心电事件记录，并与对照组进行比较。结果显示，两组 12 个月的随访期间房颤发病率相似（PFO 封堵组为 7.6%，药物对照组为 7.8%，$P=1.0$）。多变量 Cox 比例风险回归分析证实，较大的 PFO 是唯一显著的房颤发生危险因素（$P=0.021$）。本研究提示，伴 PFO 的原因不明卒中患者，在 12 个月随访期内有相当高的房颤发病率，无论 PFO/ 小 ASD 是否被成功封堵或药物干预，房颤的发病率相似。

由于 PFO 患者多无临床症状，临床多因房颤或其他原因就诊，而行 TTE 或 TEE 检查时发现。因检查方法不同，临床检测的阳性率也不一样。有研究显示，应用 TEE 检测房颤患者 PFO 阳性率为 18.7%，而在经导管肺静脉隔离术中证实 PFO 的阳性率为 57.3%，推测房颤患者 PFO 阳性率在临床上可能被低估[29]。

此外，PFO 封堵术后发生的房颤，除与 PFO 本身因素有关外，尚应重视植入 PFO 封堵器的影响。Saber 等针对 *Neurology* 上公布的 6 项随机对照试验进行了 Meta 分析，其目的在于比较 PFO 封堵术、抗血小板治疗及口服抗凝药对隐源性卒中二级预防的疗效。共 3497 例 PFO 患者，包括 PFO 封堵术 1732 例、抗血小板治疗 1252 例、口服抗凝药 513 例。结果提示，PFO 封堵术和口服抗凝药在预防卒中复发方面是等效的，但 PFO 封堵术增加房颤风险，口服抗凝药增加出血风险[30]。

第二节
ASD/PFO 合并房颤的治疗选择

对于 ASD/PFO 合并房颤患者，传统治疗方法是采用外科手术或介入封堵术闭合 ASD/PFO，技术成熟、安全可靠。而对所伴发的房颤则不予处理，或给予口服抗凝药预防卒中（详见相关章节）。多项临床随访研究结果均提示，单纯闭合 ASD/PFO（外科手术或介入封堵术）并不减少房颤的发生率，亦不能消除心房肌纤维化所致的电生理紊乱改变，更不会增加 ASD/PFO 术后房颤转为窦性心律的概率。由此可见，ASD/PFO 合并房颤患者，传统治疗方法虽可矫正先天性心脏畸形，但房颤与卒中风险持续存在并逐年增加，需终身服用抗凝药物治疗。

鉴于 ASD/PFO 合并房颤的传统治疗方法存在一定的不足或缺陷，近年来临床科学家们不断在探索既能闭合 ASD/PFO，又能使患者房颤终止、长期维持窦性心律或避免长期口服抗凝药治疗的新疗法。

一、ASD 修补术同期行房颤迷宫术治疗

对于无介入封堵治疗适应证的 ASD 伴房颤患者，可选择外科修补 ASD 的同时行房颤复律迷宫（Maze）手术。祁明等对 269 例 ASD 合并房颤患者同期行 ASD 修补术和房颤迷宫Ⅲ手术治疗[31]，术后 6、12、24 个月保持窦性心律的比例分别为 89%、87%、81%。另有文献报道显示，外科矫治心内畸形同时进行迷宫Ⅲ手术，随访 1 年后，其中未服用抗心律失常药物者窦性心律维持率仅 55%，服用抗心律失常药物者可达 92.1%。随着心脏外科改良迷宫技术的发展，需外科手术的 ASD 合并房颤患者，选择同期行 ASD 修补术与房颤迷宫术治疗，可能会有较高的窦性心律维持率。但由于 ASD 手术修补同期行房颤迷宫术治疗，存在手术创伤大、手术时间长以及房颤复发等不足，目前尚难以推广。此外，目前还缺乏大样本临床研究，故其远期疗效尚待进一步评估。

二、同期行 ASD/PFO 封堵术与房颤导管消融术

随着心脏电生理技术与心脏三维标测系统的不断发展，房颤射频导管消融术（radiofrequency catheter ablation）及冷冻球囊消融术（cryoballon ablation）已在临床广泛应用，并取得了较高的成功率。文献报道显示，合并 ASD 的房颤患者射频导管消融术成功率为 72%~77%[32,33]。Philip 等[34]对 36 例先心病（ASD 占 61%）伴房颤及 355 例无先心病的房颤患者，同期进行了一次性射频导管消融术后随访观察，发现 300d 维持窦性心律分别为 42% 与 53%，4 年有效随访比各降至 27% 与 11%。桑才华等[35]报道了 16 例 ASD 封堵术后半年以上的房颤患者，经 ASD 封堵器周边或封堵器上穿刺进行导管消融术，平均随访 16±6 个月，12 例（75%）患者维持窦性心律。但在 ASD 封堵术后再行射频导管消融术时，穿刺房间隔及推送鞘管与消融导管的难度增加，手术操作时间延长，并对术者操作技巧要求增高。因此，有条件者，可在 ASD/PFO 封堵术同期行房颤导管消融术。

房颤导管消融术虽可使患者恢复窦性心律，但术后长期随访显示其成功率仍较低。Ganesan 等[36]所进行的荟萃分析显示，19 项研究 6167 例接受射频导管消融术的房颤患者平均随访时间 ≥ 24 个月（范围 28~71），均行 ≥ 24h 动态心电图监测。长期随访结果提示，单次导管消融术总成功率为 53.1%，其中阵发性房颤为 54.1%、非阵发性房颤为 41.8%。2016 ESC 房颤管理指南明确指出，对于高卒中风险的患者，房颤导管消融术后仍需继续抗凝以预防卒中[37]。

2014 年美国儿科和先天性电生理协会（PACES）/ 美国心律学会（HRS）发布成人先心病心律失常识别和管理的专家共识建议，对成人先心病合并有症状、药物治疗无效的房

颤，导管消融隔离肺静脉是有效的（推荐等级Ⅱa，证据等级C）[38]。但2016 ESC房颤管理指南推荐[37]：①40岁以前行ASD闭合治疗，以减少房颤发病率（推荐等级Ⅱa，证据等级C）；②如果ASD行外科手术治疗，术前有房颤病史，可在外科手术同时行房颤消融（推荐等级Ⅱa，证据等级C）。该指南并未对ASD合并房颤的导管消融治疗进行推荐。

目前，ASD/PFO伴发房颤同期行ASD/PFO封堵术及房颤导管消融术的文献报道较少。其原因可能与以下几点有关：①ASD/PFO封堵术及房颤导管消融术分别由结构性心脏病医生和心脏电生理医生完成，不方便同期完成两种不同的技术操作；②ASD/PFO患者血流动力学特点是右心房、右心室容量负荷过重，导致右心房扩大（可能是发生房颤的主要原因），而房颤导管消融术（肺静脉隔离术）主要针对左心房病变；③导管消融术后房颤复发率较高，仍需要继续抗凝治疗。故认为同期行ASD/PFO封堵术与房颤导管消融术不是理想的治疗选择。

三、同期行ASD/PFO封堵术与左心耳封堵术

ASD/PFO封堵术技术成熟、安全可靠，已在临床普遍应用。对于ASD/PFO合并房颤患者，如何处理房颤？则成为临床普遍关注的热点问题。众所周知，房颤对人体的主要危害是导致卒中发生。因此，预防卒中发生已成为当前处理房颤的关键问题之一。研究显示，左心耳是非瓣膜性房颤患者最主要的血栓形成位置及来源[39]。而针对左心耳采取的预防房颤卒中措施——左心耳封堵术（left atrial appendage closure，LAAC）的疗效与安全性已被临床认可。与华法林进行对照的两项随机对照研究（PROTECT-AF研究和PREVAIL研究）长期随访结果显示，LAAC在预防卒中方面不劣于华法林，在降低心血管病死亡率，不明原因死亡率，致死致残性卒中、出血性卒中及主要出血事件发病率方面则明显优于华法林[40]。

近年来，随着LAAC预防非瓣膜性房颤卒中临床研究结果的不断公布，国内外相关指南均对LAAC的临床应用进行明确推荐。2018年中国房颤指南对LAAC的推荐级别为Ⅱa类，建议对CHA₂DS₂-VASc评分≥2分的非瓣膜性房颤患者，具有下列情况之一者进行LAAC：①不适合长期规范抗凝治疗；②长期规范抗凝治疗的基础上仍发生血栓栓塞事件；③HASBLED评分≥3分，可行经皮左心耳封堵术预防血栓栓塞事件（证据等级B）。2016 ESC房颤管理指南[37]及2019 AHA/ACC/HRS房颤管理指南[41]则建议对房颤卒中高风险患者，如存在长期抗凝禁忌，可行LAAC（推荐等级Ⅱb，证据等级B）。

鉴于ASD/PFO封堵术及LAAC的技术操作均较成熟，且疗效安全可靠，故对ASD/PFO合并房颤患者建议同期行ASD/PFO封堵术与LAAC（"一站式"封堵治疗）。如若只行LAAC、不封堵ASD/PFO，则不能矫正心脏畸形，且仍有发生反常性卒中的风险。若只封堵ASD/PFO、不处理左心耳，仍需长期口服抗凝药预防房颤卒中；即使以后想行LAAC，也增加了穿刺房间隔及行LAAC的难度。因此，中华医学会心血管病学分会/中华心血管病杂志编辑委员会发布的"中国左心耳封堵预防心房颤动卒中专家共识（2019）"明确指出[42]，非瓣膜性房颤合并中-大量反向分流的PFO，同时具备LAAC和PFO封堵适应证者，可考虑LAAC同时行PFO封堵术。合并ASD，如果ASD解剖学特征适合LAAC者，可考虑LAAC同时行ASD封堵术。

2019欧洲心律学会（EHRA）/欧洲经导管介入学会（EAPCI）联合发布经皮左心耳封堵专家共识[43]更是提出了"对左心房增大、有高风险发展为房颤而无房颤的ASD患者，超早

期 LAAC 预防未来发生房颤卒中"的建议。目前，这一建议在临床上还存在一定的争议。但作者认为，对有适应证的 ASD/PFO 合并房颤患者，同期行 ASD/PFO 封堵术与 LAAC "一站式"治疗是合理的。

第三节
ASD/PFO 封堵术与左心耳封堵术"一站式"治疗

一、"一站式"治疗患者选择

ASD/PFO 封堵术与 LAAC "一站式"治疗是指同期行 ASD/PFO 封堵术与 LAAC，适用于 ASD/PFO 合并房颤患者，需要患者同时具有 ASD/PFO 封堵术适应证与 LAAC 适应证。

（一）ASD 封堵术适应证与禁忌证

根据中国医师协会心血管内科分会先心病工作委员会在 2011 年发表的常见先天性心脏病介入治疗中国专家共识[44]，ASD 封堵术适应证与禁忌证如下：

（1）适应证：①年龄 ≥ 3 岁；②缺损直径 ≥ 5mm，伴右心容量负荷增加，直径 ≤ 36mm 左向右分流的继发孔型 ASD；③缺损边缘至冠状静脉窦，上、下腔静脉及肺静脉的距离 ≥ 5mm，至房室瓣 ≥ 7mm；④房间隔直径大于所选用封堵伞左心房侧的直径；⑤不合并必须外科手术的其他心脏畸形。

（2）相对适应证：①年龄 <2 岁，但伴有右心系统负荷增加；② ASD 前缘残端缺如或不足，但其他边缘良好；③缺损周围部分残端不足 5mm；④特殊类型 ASD，如多孔型或筛孔型 ASD；⑤伴有肺动脉高压，但 QP/QS ≥ 1.5，肺总阻力 ≤ 4 WoodU，动脉血氧饱和度 ≥ 92%，可试行封堵。

（3）禁忌证：①原发孔型 ASD 及静脉窦型 ASD；②感染性心内膜炎及出血性疾病；③封堵器安置处有血栓存在，导管插入处有静脉血栓形成；④严重肺动脉高压导致右向左分流；⑤伴有与 ASD 无关的严重心肌疾病或瓣膜疾病；⑥近 1 个月内患感染性疾病，或感染性疾病未能控制者；⑦患有出血性疾病，未治愈的胃、十二指肠溃疡；⑧左心房或左心耳血栓，部分或全部肺静脉异位引流，三房心，左心房或左心室发育不良。

（二）PFO 封堵术适应证与禁忌证

2017 年中华医学会心血管内科分会、中国医师协会心血管内科分会发表的《卵圆孔未闭预防性封堵术中国专家共识》[45] 对 PFO 封堵术适应证与禁忌证建议如下：

（1）适应证：①不明原因卒中 / 短暂性脑缺血发作（TIA）合并 PFO，有 1 个或多个 PFO 的解剖学高危因素；②不明原因卒中 / TIA 合并 PFO，有中 – 大量右向左分流，合并 1 个或多个临床高危因素；③ PFO 相关脑梗死 / TIA，有明确深静脉血栓形成或肺栓塞，不适宜抗凝治疗者；④ PFO 相关脑梗死 / TIA，使用抗血小板或抗凝治疗仍有复发；⑤不明原因卒中或外周栓塞合并 PFO，有右心或植入器械表面血栓；⑥年龄 >16 岁（有明确反常栓塞证据者，年龄可适当放宽）。

（2）相对适应证：①不明原因卒中 / TIA 合并 PFO，有下肢静脉曲张 / 瓣膜功能不全；② PFO 伴颅外动脉栓塞；③正在使用华法林治疗的育龄期妇女伴 PFO，中 – 大量右向左分流，有怀孕计划，既往发生过不明原因卒中者。

（3）禁忌证：①可以找到任何原因的脑栓塞；②抗血小板或抗凝治疗禁忌，如 3 个月内有严重出血情况，明显的视网膜病，有其他颅内出血病史，明显的颅内疾病；③下腔静脉或盆腔静脉血栓形成导致完全梗阻，全身或局部感染，败血症，心腔内血栓形成；④合并肺动脉高压或 PFO 为特殊通道；⑤ 4 周内大面积脑梗死。

（三）LAAC 适应证与禁忌证

综合多项临床研究及国内外指南推荐，建议 LAAC 适应证与禁忌证如下。

（1）适应证：① 年龄 ≥ 18 岁的非瓣膜性房颤患者，卒中风险评分系统 CHA_2DS_2 评分 ≥ 2 分；② 有华法林应用禁忌证或无法长期服用华法林，出血风险 HAS-BLED 评分 ≥ 3 分；③ 术后可口服阿司匹林和氯吡格雷。

（2）禁忌证：① 必须长期服用华法林抗凝药物；② 瓣膜性房颤（中度以上二尖瓣狭窄、心脏机械瓣置换术后等）；③ 左心耳及左心房存在明确血栓；④ 心功能分级（NYHA）Ⅳ级，左心室射血分数 <30%；⑤ 合并感染、肿瘤、出血或脑血管意外；⑥ 存在 TEE 禁忌证，如食管病变、麻醉药过敏等。

综合上述各类操作的适应证与禁忌证，建议对有适应证的成人 ASD/PFO 伴房颤患者同期行 ASD/PFO 封堵术与 LAAC "一站式"治疗。

二、操作原则与注意事项

（一）术前检查与评估

对拟行"一站式"封堵治疗的 ASD/PFO 伴房颤患者，术前常规行血常规、肝肾功能、血电解质、出凝血时间、传染病相关指标、心脏 X 线片、心电图、TTE 及 TEE 等检查。行 TEE 检查时，除常规测量 ASD/PFO 大小及边缘情况外，尚应从 4 个不同角度（0°，45°，90°，135°）对左心耳的口径、深度及有无血栓进行检测。对患者的心脏及其他脏器功能作出全面评估，排除传染性和出血性疾病，以确定是否具备"一站式"封堵治疗的适应证。

（二）在全身麻醉及 TEE 全程监测下操作

全身麻醉的目的是为了更便于开展 TEE 监测。虽然 ASD/PFO 伴房颤患者在行 LAAC 时不需要穿刺房间隔，但 TEE 监测对完成"一站式"封堵治疗仍至关重要，其主要目的是：① 再次确认左心耳大小、形态及有无新鲜血栓形成；② 协助选择合适的左心耳封堵器；③ 观察左心耳封堵器位置、压缩率、稳定性及密闭性，判断左心耳封堵效果；④ 指导 ASD/PFO 封堵及封堵效果判断。

（三）"一站式"封堵治疗顺序

（1）先行 LAAC，再行 ASD/PFO 封堵术。

（2）对于巨大型 ASD 或 ASD 边缘部分不足，成功封堵的把握不大时，可先行 ASD 试封堵，待确定 ASD 可成功封堵后，回收 ASD 封堵器，而后再按先封堵左心耳、再行 ASD 封堵的顺序进行。切忌在完成 LAAC 后，无法对 ASD 成功封堵，而转外科手术治疗。

（四）术中肝素应用与检测

在施行 ASD/PFO 封堵术与 LAAC "一站式"治疗时，要求术中肝素化。对术前已用华法林抗凝、且 PT-INR 达标者（INR 2.0~3.0），术中肝素可按 80U/kg 剂量应用；对术前未用华法林抗凝或虽已应用、但 PT-INR 不达标者，肝素按 100U/kg 应用；对已用新型口服抗凝药的患者，术前 24h 停用，术中肝素按 100U/kg 应用。并按要求检测活化凝血时间（ACT），使之维持在 250~350s 为宜。

三、"一站式"封堵治疗操作示例

（一）单孔型 ASD 伴房颤

1. 病例资料

63 岁女性患者，因先心病 ASD（单孔型）伴房颤入院。既往有 TIA 病史，CHA_2DS_2-VASc 评分 4 分。

2. TTE 与 TEE 检查结果

（1）TTE 检测：显示单孔中央型 ASD，直径 20mm。

（2）TEE 检测：TEE 检测可见单处穿间隔花色血流频谱，测量 ASD 直径同上。多角度 TEE 检测左心耳开口径与深度：① 0°：开口直径 16mm、深度 31mm；② 45°：开口直径 16mm、深度 27mm；③ 90°：开口直径 21mm、深度 29mm；④ 135°：开口直径 18mm、深度 29mm。左心房及左心耳内无血栓形成。见图 23-1。

3. ASD 封堵术与 LAAC 操作

在全身麻醉及 TEE 全程监测下完成操作。因患者年龄≥ 50 岁，故先行冠状动脉造影检查及右心导管检查。而后按下列步骤进行操作。

（1）导管经房间交通至左心房→左肺上静脉末端，导入 0.035in（1in=2.54cm）260cm 加硬钢丝；沿导丝送入合适型号输送鞘管至左心

房，于鞘管内送入 6F 猪尾导管，送入左心耳，行右前斜 30°＋头 20° 体位造影，测量左心耳开口直径 27.1mm，着陆区直径 26.6mm，深度 33.5mm；再行右前斜 30°＋足 20° 体位造影，测量左心耳开口直径 27.3mm，着陆区直径 25.3mm，深度 33.0mm，结合术中 TEE 测量值选择国产上海普实公司 28mm LACBES 左心耳封堵器（图 23-2 A）。

（2）在输送鞘管导引下，植入 LACBES 左心耳封堵器，行牵拉试验封堵器无移动后，经 TEE 和鞘管内手推对比剂检测，确认左心耳封堵器位置良好无残余分流后释放封堵器（图 23-2 B）。

（3）根据 ASD 大小选用 28mm 上海形状

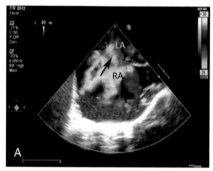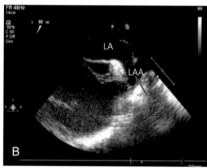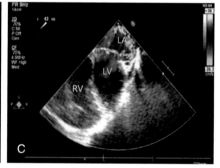

图 23-1　TEE 显示 ASD 及左心耳的形态

A. TEE 示经 ASD 血流（黑色箭头）；B. TEE 45° 显示左心耳形态（红色箭头）；C. TEE 示二尖瓣轻度返流（黑色星号）

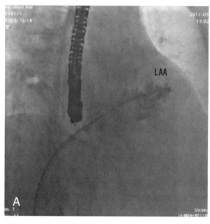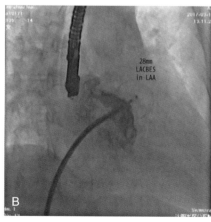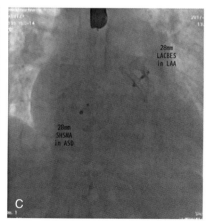

图 23-2　左心耳封堵同期行 ASD 封堵过程

A. 经房间交通送入猪尾导管行左心耳造影呈分叶型；B. 应用 LACBES 封堵器完全释放后，造影见左心耳封堵器位置良好无残余分流；C. 同期左心耳和 ASD 封堵术后 X 线下封堵器形态及位置。LAA：左心耳；ASD：房间隔缺损；SHSMA：上海形状记忆公司 ASD 封堵器；LACBES：上海普实医疗公司左心耳封堵器

记忆公司 ASD 封堵器，封闭房间交通。经 TTE/TEE 监测无房间残余分流，对周围组织无影响，释放封堵器（图 23-2 C）。再次 TEE 检查确定 ASD 封堵器与左心耳封堵器位置良好（图 23-3）。撤出输送鞘管，局部压迫止血，麻醉苏醒后返回病房。

4. 操作体会

（1）该患者为单孔型 ASD 合并房颤，有同期行 LAAC 与 ASD 封堵术适应证。但术前必须确定 ASD 有封堵术适应证时可进行 LAAC。

（2）应按先行 LAAC，后行 ASD 封堵术的原则进行。

（3）根据造影及超声选择合适大小左心耳

封堵器、尽量避免重复操作，是预防封堵器脱落及心包压塞的重要因素。

（二）双孔型 ASD 伴房颤

（本病例由陆军军医大学西南医院提供）

1. 病例资料

51 岁女性患者，因先心病、ASD（双孔型）及房颤入院。既往有高血压病史，CHA$_2$DS$_2$-VASc 评分 2 分。

2. TTE 与 TEE 检查结果

（1）TTE 检测：显示两处 ASD 直径分别为 11mm 与 13mm，两处 ASD 间距 10.5mm。

（2）TEE 检测：显示两处 ASD 直径及间距同上，TEE 检测可见两处穿间隔花色血

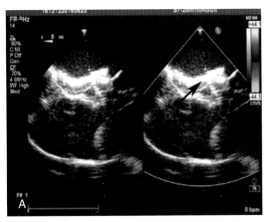
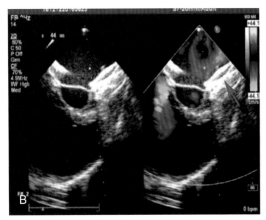

图 23-3　LAAC+ASD 封堵术后 TEE 超声图像

A. ASD 封堵器（黑色箭头）无残余分流；B. LACBES 左心耳封堵器（红色箭头）形态良好，位置固定，封堵器边缘未见残余分流束

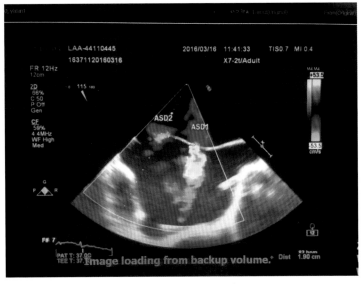

图 23-4　TEE 显示双孔 ASD

流频谱（图 23-4）。TEE 多角度检测左心耳开口直径与深度：① 0°：开口直径 26mm、深度 31mm；② 45°：开口直径 26mm、深度 33mm；③ 88°：开口直径 26mm、深度 31mm；④ 133°：开口直径 26mm、深度 32mm。左心房及左心耳内无血栓形成。见图 23-5。

3. ASD 封堵术与 LAAC 操作

在全身麻醉及 TEE 全程监测下完成操作。

（1）常规穿刺双侧股静脉留置鞘管，经右股静脉送入端孔导管行右心导管检查。而后将右心导管经 ASD 送入左肺上静脉，导入 260cm 加硬导丝，沿导丝送入 Watchman 左心耳封堵装置输送鞘管至左心房．

（2）经输送鞘管送入 6F 猪尾造影导管至左心耳，行右前斜 30°＋足 20° 造影，测量左心耳开口直径及深度分别为 25.6mm、31mm（图 23-6 A）。

（3）选择 33mm Watchman 左心耳封堵器行 LAAC，植入封堵器后分别行牵拉试验、左心耳造影及 TEE 检测封堵器位置、压缩率等，TEE 下未见残余漏，遂释放封堵器（图 23-6 B，C）。

（4）经左右股静脉分别送入两根 12 F ASD 传送鞘管，选择 22mm 与 24mm 两个 ASD 封堵器（上海形状记忆科技有限公司）分别封闭双孔型 ASD（图 23-6D）。

（5）经 TEE 监测 ASD 封堵器位置正常，稳定性好，无房间残余分流，且对周围组织无影响，并逐一释放封堵器（图 23-6 E，F）。

4. 操作体会

（1）该患者为双孔型 ASD 合并房颤，有同期行 LAAC 与 ASD 封堵术适应证。但术前必须确定两处 ASD 均有封堵术适应证时才能进行 LAAC。

（2）应按先行 LAAC，后行 ASD 封堵术

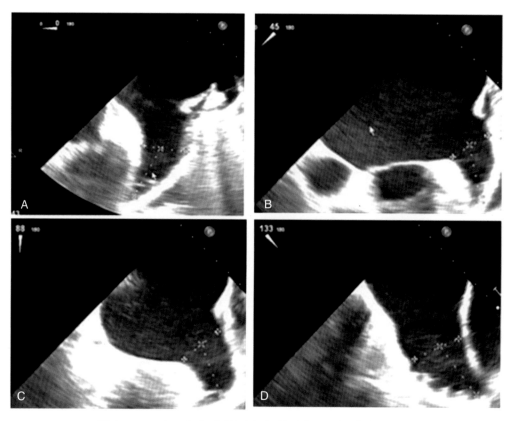

图 23-5　TEE 多角度检测左心耳形态、开口直径及深度
A. 0°；B. 45°；C. 90°；D. 133°

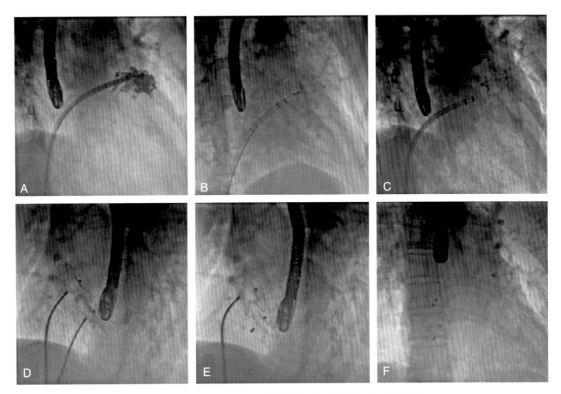

图 23-6　LAAC+ASD 封堵术"一站式"治疗过程

A. 右前斜 30°＋足 20° 体位造影；B. 植入 33mm Watchman 左心耳封堵器；C. 释放左心耳封堵器；D. 植入 22mm、24mm ASD 封堵器（上海形状公司）；E. 逐一释放 ASD 封堵器；F. 正位观察 ASD 封堵器与左心耳封堵器

的原则进行。

（3）对双孔型 ASD 患者，最好同时穿刺两侧股静脉，把两枚 ASD 封堵器都放置好后，再同时检测两枚 ASD 封堵器的位置与稳定性，只有确定两处 ASD 封堵器位置合适、稳定性好后，再逐一释放。

（三）巨大型 ASD 伴房颤

（本病例由陆军军医大学西南医院提供）

1. 病例资料

61 岁男性患者，因先心病、巨大型 ASD 合并房颤入院。入院前曾在外院行 ASD 封堵术失败。CHA$_2$DS$_2$-VASc 评分 2 分。

2. TTE 与 TEE 检查结果

（1）TTE 检测：显示左心房内径 39mm，右心房内径 64mm，右心室内径 36mm，左心室内径 37mm；ASD 最大径 31mm，ASD 距主动脉根部无边，其余边缘充足（图 23-7）。

（2）TEE 检测：TEE 显示 ASD 最大径 38mm，距主动脉根部无边，其余边缘充足（图 23-8 A,B）。TEE 多角度检测左心耳开口直径与深度：① 0°：开口直径 19.9mm、深度 33.8 mm；② 45°：开口直径 18.5mm、深度 31.5mm；③ 90°：开口直径 18.4mm、深度 28.3 mm；④ 135°：开口直径 17.1mm、深度 25.6mm。左心房及左心耳内无血栓形成（图 23-8 C,D,E,F）。

3. ASD 封堵术与 LAAC 操作

在全身麻醉及 TEE 全程监测下完成操作。

（1）常规穿刺双侧股静脉，经右股静脉送入端孔导管行右心导管检查。而后将导管经 ASD 送至左肺上静脉。

（2）沿导管送入 260cm 加硬导丝，再沿导丝送入 14F ASD 传送鞘管至左上肺静脉，选择 44mm ASD 封堵器（上海形状记忆科技有限公司)采用肺静脉释放法封堵 ASD(图 23-9 A）。

（3）经 TEE 检测 ASD 封堵器位置正常，

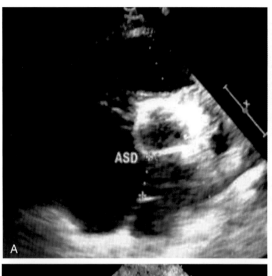

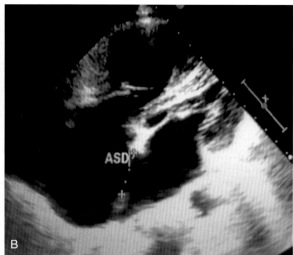

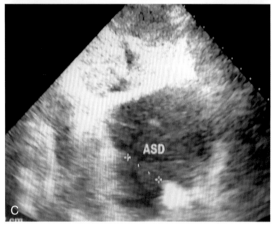

图 23-7　TTE 多切面显示 ASD 情况
A. 大动脉短轴切面；B. 四腔心切面；C. 剑下双房切面

稳定性好，且对邻近的心脏组织无影响后，将 ASD 封堵器收入传送鞘管内，并留置在左心房。

（4）经左侧股静脉送入端孔导管，再经 ASD 送至左上肺静脉；沿导管送入 260cm 加硬导丝，再沿导丝送入 Watchman 左心耳封堵器输送鞘管至左心房（图 23-9 B）。

（5）经输送鞘管送入 6F 猪尾造影导管至左心耳，行右前斜 30° +足 20° 造影，测量左心耳开口直径及深度分别为 21mm 与 25mm（图 23-9 C）。

（6）选择 27mm Watchman 左心耳封堵器行 LAAC，牵拉试验见封堵器无移位，重复造影及 TEE 检测见封堵器位置好，且无残余分流，遂释放左心耳封堵器（图 21-9 D,E）。

（7）重新放置 ASD 封堵器行 ASD 封堵术，在 X 线透视及 TEE 监测下行牵拉试验，见 ASD 封堵器位置正常，稳定性好，且对周围组织无

影响，遂释放 ASD 封堵器（图 23-9 F,G,H）。

（8）Watchman 左心耳封堵器及 ASD 封堵器均释放后，复查 TEE 及 TTE，见左心耳封堵器及 ASD 封堵器形态、位置好（图 23-10）。

4. 操作体会

（1）该例系一巨大型 ASD 合并房颤患者，应该行 LAAC 与 ASD 封堵术"一站式"治疗。因患者 ASD 巨大，且有外院行 ASD 封堵术失败的经历，故不敢确保 ASD 封堵能够成功。

（2）对于巨大型 ASD 合并房颤患者，因无法确保 ASD 能够成功封堵，可先行试封堵。当确认 ASD 能成功封堵后，再回收 ASD 封堵器，并行 LAAC。

（3）穿刺双侧股静脉，可在 ASD 试封堵成功后仅将 ASD 封堵器回收至鞘管内，不必撤出体外。再在 LAAC 后重新放置 ASD 封堵器，行 ASD 封堵术。如此操作，可以简化操作步骤、

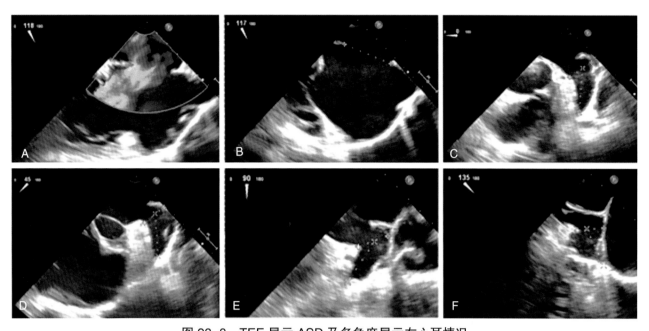

图 23-8　TEE 显示 ASD 及多角度显示左心耳情况

A.TEE 示经 ASD 血流；B.TEE 测量 ASD 直径；C~F. 0°、45°、90° 及 135° 显示左心耳形态

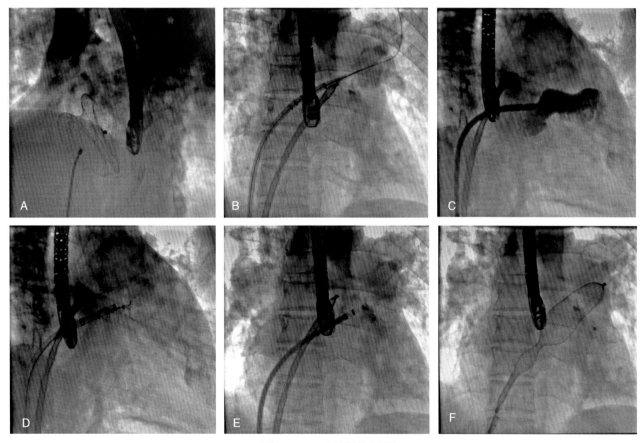

图 23-9　手术操作过程

A. 试封堵 AS；B. 回收 ASD 封堵器后，经另一静脉通道送入左心耳传送鞘管；C. 左心耳造影；D. 植入 Watchman 左心耳封堵器；E. 释放左心耳封堵器；F. 再次在左上肺静脉打开 ASD 封堵器封堵 ASD；G. 释放 ASD 封堵器，左前斜 50°＋头位 20°；H. 释放 ASD 封堵，正位

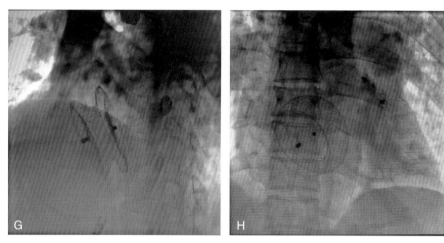

图 23-9（续）

节约时间、增加手术安全性。

（四）PFO 伴房颤

1. 病例资料

64 岁女性患者，因 PFO 合并房颤入院。同时伴有高血压、糖尿病、脑梗死病史，CHA_2DS_2-VASc 评分 5 分，患者长期服用抗凝药物依从性差，HAS-BLED 评分 4 分。

2. TTE 与 TEE 检查结果

（1）TTE 检测：提示 PFO。右心声学造影示心房水平可见大量右向左分流（图 23-11A）。

（2）TEE 检测：TEE 检测可见过房间隔左向右五彩镶嵌分流束 2mm（图 23-11B）。TEE 多角度检测左心耳开口直径与深度：① 0°：开口直径 11mm、深度 8mm；② 45°：开口直径 16mm、深度 10mm；③ 90°：开口直径 22mm、深度 33mm；④ 135°：开口直径 18mm、深度 19mm。左心房及左心耳内无血栓形成。见图 23-11C。

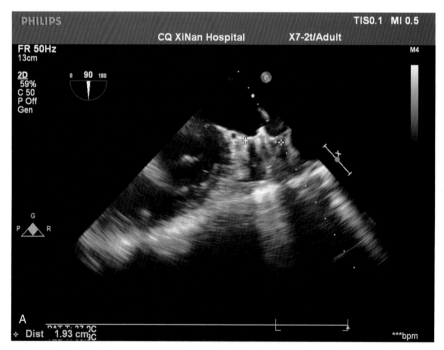

图 23-10　左心耳封堵器及 ASD 封堵器均释放后 TEE 及 TTE 检测图像

A.TEE 90° 显示封堵完全的左心耳；B. TEE 显示 ASD 封堵器位置良好；C. TTE 四腔心切面显示 ASD 封堵器；D.TTE 大动脉短轴切面显示 ASD 封堵器

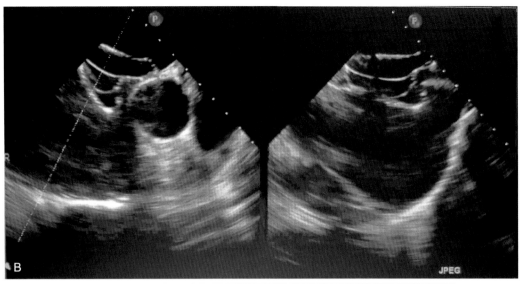

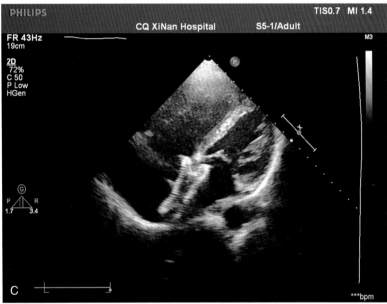

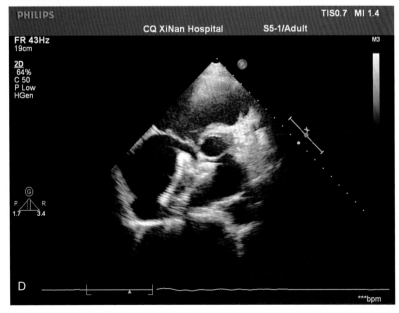

图 23-10（续）

3. PFO 封堵术与 LAAC 操作

在全身麻醉及 TEE 全程监测下完成操作。

（1）因患者年龄 64 岁，故先行冠状动脉造影及右心导管检查。

（2）导管经 PFO 至左心房及左肺上静脉，导入 0.035in（1in=2.54cm）260cm 加硬钢丝，沿导丝送入 F14 号输送鞘管至左心房。

（3）于鞘内送入 6F 猪尾导管至左心耳内，行右前斜 30°＋头 20° 体位造影，测量左心耳开口直径 18.0mm，着陆区直径 21.2mm，深度 25.7mm（图 23-12 A）。结合术中 TEE 测量值选择上海普实医疗公司 22mm LACBES 左心耳封堵器。

（4）在输送鞘管导引下，植入左心耳封堵器，行牵拉试验封堵器无移动后，经造影及 TEE 检测，确认左心耳封堵器位置良好、无残余分流后释放封堵器（图 23-12 B,C,D）。

（5）根据 PFO 大小选用 34mm 美国 AGA 公司 PFO 封堵器，封闭房间交通。经 TTE/TEE 监测无房间残余分流，对周围组织无影响，释放封堵器（图 23-12 E,F），撤出输送鞘管，局部压迫止血，麻醉苏醒后返回病房。

4. 操作体会

（1）该患者为 PFO 合并房颤，有脑梗死病史，有同期行 LAAC 与 PFO 封堵术适应证。

（2）应按先行 LAAC，后行 PFO 封堵术的原则进行。

（3）绝大多数 PFO 合并房颤患者，可通过 PFO 通路顺利完成 LAAC。我中心 3 例经 PFO 封堵左心耳均获成功，提示经 PFO 行 LAAC 的可行性大[46]。但少数患者经 PFO 通路行 LAAC 有可能同轴性不好，使 LAAC 操作难度增大，需要重新穿刺房间隔进行 LAAC。

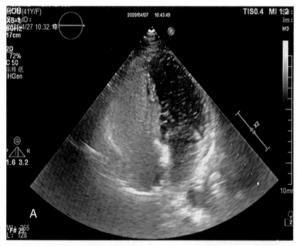

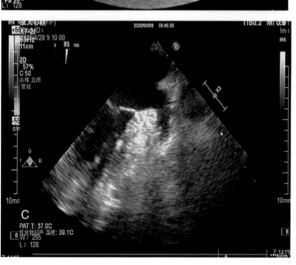

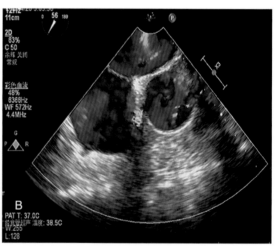

图 23-11　右心声学造影、TEE 显示 PFO 及左心耳情况

A. 右心声学造影示心房水平大量右向左分流；B.TEE 可见过房间隔左向右分流束；C.TEE 85° 显示左心耳形态（心耳内无血栓）

四、术后管理与随访

（一）术后管理

（1）术后入住 CCU，持续心电、血压监测 24h。

（2）术后 4h 皮下注射低分子肝素 4100U，间隔 12h 后再次给予低分子肝素 4100U。

（3）术后 24h 复查 TTE，观察封堵器有无移位等。

（4）术后即按下述方案进行抗栓治疗。

（二）抗栓治疗方案

（1）口服华法林 45~60d，INR 维持在 2.0~3.0；而后改为双联抗血小板治疗（氯吡格雷 75mg/d，阿司匹林 100mg/d），至术后 6 个月。

（2）对华法林过敏或不能耐受者，可直接口服双联抗血小板药物（氯吡格雷 75mg/d，阿司匹林 100mg/d）6 个月。

（3）有条件者，可服用新型口服抗凝药（利伐沙班或达比加群酯）6 个月。

至于 ASD/PFO 封堵术与 LAAC "一站式"治疗 6 个月后是否仍需要服用一种抗血小板药物，目前尚无临床研究证据参考，可视患者具体情况而定。

（三）随访

（1）随访时间：术后 1、2、3、6、12 个月各进行随访一次，而后每年随访一次。

（2）每次随访均应询问病情，并进行心电图及 TTE 检查。

（3）术后 45~60d 复查 TEE，观察封堵器有无移位及器械相关血栓（device related thrombus, DRT）形成。若发现 DRT，则应延长抗凝治疗时间或更换抗栓治疗方案，并于术后 6 个月再次复查 TEE。

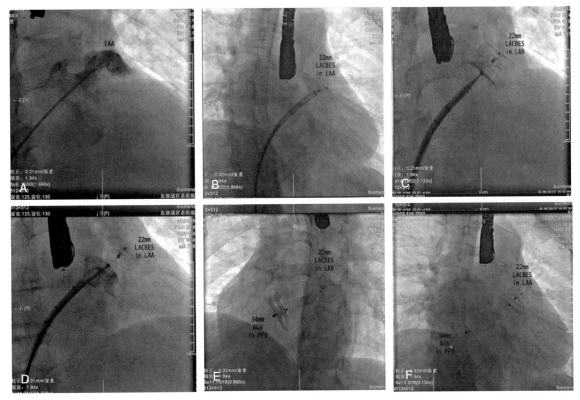

图 23-12 用 LACBES 封堵器行左心耳封堵及 PFO 封堵术过程

A. 左心耳造影示心耳呈鸡翅形；B. 推出 LACBES 封堵器固定盘，并使其锚定于着陆区；C. 推出封堵盘，使其覆盖左心耳开口，封堵器形态好；D. 封堵器完全释放后造影显示左心耳封堵器位置好，无残余分流；E. 行 PFO 封堵术，左前斜位同时可见左心耳与 PFO 封堵器；F. X 线前后位图像同时可见左心耳与 PFO 封堵器。LAA：左心耳；PFO：卵圆孔未闭；LACBES：上海普实医疗公司的左心耳封堵器

五、并发症防治

有关 LAAC 并发症防治已在本书第 17 章中详细叙述，本章将就 ASD/PFO 封堵术与 LAAC "一站式"治疗的特殊性及可能的相关并发症作一简要阐述（有关其治疗部分，参见相关章节）。

（一）心脏压塞

ASD/PFO 伴发房颤患者，由于房间交通的存在，一般不需要穿刺房间隔（个别 PFO 患者行 LAAC 时，因同轴性不好，需要重新穿刺房间隔），可以避免穿刺房间隔时所造成的心脏压塞并发症发生[47]。但在左心房或左心耳操作导丝、鞘管或封堵器时，仍可导致心房或心耳壁损伤，发生急性心脏压塞[48]。而反复操作、多次更换左心耳封堵器也是造成心脏压塞的高危因素。故应特别引起注意，术中仔细操作，严防心包填塞发生。

此外，对于 ASD/PFO 封堵与 LAAC "一站式"治疗患者，应警惕术后迟发性心脏压塞[49]，术后定期复查 TTE，可以及时发现，尽早处理。

（二）气栓及血栓

在 ASD 封堵术中发生空气栓塞已有文献报道[50]。同期进行 ASD 封堵术与 LAAC，则更增加空气栓塞发生的概率。注意排气、仔细操作，是预防术中发生空气栓塞的关键。由于术中患者处于全身麻醉状态，脑部气栓不易及时发现。但气栓常可引起右冠状动脉栓塞，心电监护可见心率减慢及 ST 段抬高。仔细观察，一般不难发现。

术中新鲜血栓形成与栓塞，是 ASD/PFO 封堵与 LAAC "一站式"治疗的另一重要并发症，由于需要同期完成两种封堵术，操作时间相对较长，术中肝素化及用肝素盐水仔细冲洗鞘管，可达到预防新鲜血栓形成与栓塞的目的。

（三）封堵器脱落

ASD 封堵器及左心耳封堵器均有脱落报

告[51,52]。故在进行 ASD/PFO 封堵与 LAAC "一站式"治疗时需特别注意警惕封堵器脱落，因同时植入两个以上封堵器，一旦发生脱落，处理则非常麻烦。选择合适封堵器、仔细判断各个封堵器是否稳固，是预防封堵器脱落的重要环节。另需要注意的是，在完成 LAAC 后进行 ASD/PFO 封堵时，操作一定要仔细，切忌后续操作对左心耳封堵器的影响，避免造成左心耳封堵器移位或脱落。

（四）器械相关血栓形成

DRT 是 LAAC 后晚发的较常见并发症[53]，发生原因可能与封堵器形态、放置位置、残余分流及术后抗栓治疗是否规范等有关（详见相关章节）。ASD/PFO 封堵与 LAAC "一站式"治疗患者，由于同时植入 ASD 与左心耳封堵器，更应警惕术后 DRT 的发生，不仅需要规范抗栓治疗，尚应定期复查 TEE，以便及时发现，尽早处理。

陆军军医大学西南医院曾遇见 1 例同期行 PFO 封堵术与 LAAC 的患者，术后给予利伐沙班抗凝治疗，术后 2 个月复查 TEE，显示 PFO 封堵器与左心耳封堵器表面均有 DRT 附着（图 23-13）；进而更换为华法林抗凝（INR 2.0~3.0），3 个月后复查 TEE 见封堵器表面 DRT 消失（图 23-14）。

第四节
同期 ASD/PFO 与左心耳封堵术的临床应用

2012 年 Versaci 等首次报道 1 例 PFO 并房颤患者，因有短暂性脑缺血史且无法耐受抗凝药物治疗，同期行 PFO 封堵术与 LAAC 治疗，初步证实该技术可行且操作简便[54]。2016 年

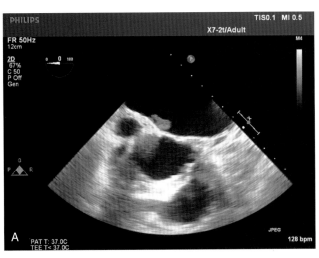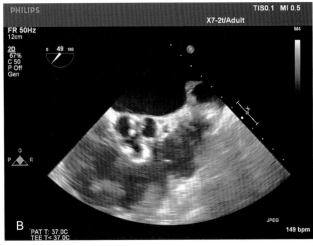

图 23-13 术后 2 个月复查 TEE，显示器械相关血栓附着

A. PFO 封堵器上血栓附着；B. 左心耳封堵器上血栓附着

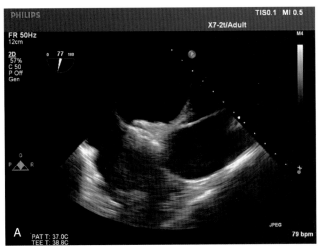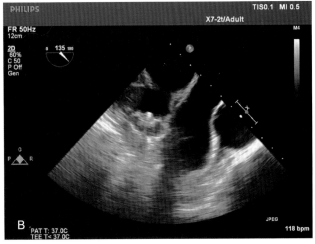

图 23-14 服用华法林 3 个月后，复查 TEE 示封堵器上血栓消失

A. TEE 显示 PFO 封堵器上无血栓；B. 左心耳封堵器上无血栓

Cruz-González 等报道 1 例既往接受过二尖瓣置换术及房间隔修补术的持续性房颤患者，因房间隔修复缝合处裂开并为预防脑卒中同期行 LAAC 和残余 ASD 封堵术获得成功，随访期间未见相关并发症[55]。Gafoor 等回顾 17 例 ASD/PFO 伴房颤患者行 LAAC 的临床经验，同期先行 LAAC 再行 ASD/PFO 封堵术，仅 1 例穿刺位点出血，无严重并发症[56]。先前我中心已报道 21 例房间隔交通（ASD18 例，PFO3 例）合并房颤患者成功经房间隔交通行 LAAC，并同期行 ASD/PFO 封堵一站式治疗，短中期随访结果良好[46]。

Yu 等通过回顾性研究发现[57]，LAAC 与 ASD/PFO 封堵组较单纯 LAAC 组相比，男性患者比例及术前栓塞发生率更高，两组在长期随访中栓塞事件发生率、DRT、出血事件及心源性死亡率方面无统计学差异。Kaplan-Meier 分析显示，LAAC 及 ASD/PFO 封堵组与单纯 LAAC 组比较，在降低栓塞及出血风险上获益更大。一项经房间隔穿刺与经 ASD/PFO 行 LAAC 的对比研究结果表明，两种途径在围术期及远期随访安全性及有效性相似，同期"一站式"封堵治疗可额外获益而不增加风险[58]。陆军军医大学西南医院已完成 51 例 ASD/PFO

合并房颤同期行"一站式"封堵治疗的临床资料分析与随访（平均随访时间 19.5±12.3 个月），其中 ASD 合并房颤 25 例、PFO 合并房颤 26 例，所有患者"一站式"封堵治疗均获成功，无围手术期并发症发生。1 例同期行 LAAC 与 PFO 封堵术患者于术后发生 DRT，用华法林抗凝治疗 3 个月，DRT 消失。其余患者在随访期间均无卒中、TIA 及其他血栓栓塞事件发生（论文待发表）。表明 ASD/PFO 封堵同期行 LAAC 是安全的，术后抗栓治疗及 DRT 发生情况与单纯 LAAC 患者相似，不增加患者痛苦及风险。

2018 年，Kuwata 等对无房颤的 ASD/PFO 患者，同期行 ASD/PFO 封堵与 LAAC 进行探索[59]，13 例患者平均年龄 58±9 岁，54% 女性，ASD 直径 ≥ 20mm，PFO 并左心房增大 ≥ 40mm。所有患者心电图检查排除房颤诊断，亦无房颤症状，术后中期随访 2.0±0.8 年，无不良事件发生，无有效性安全性主要终点事件发生，均无房颤发作。提出了对易于发生房颤的中老年 ASD 和伴左心房增大的 PFO 患者，在行 ASD/PFO 封堵时，同期"一站式"行 LAAC，防止术后出现房颤、卒中和出血等并发症的超早期预防理念。这些年龄 ≥ 40 岁的 ASD 患者，双心房明显增大，房间交通闭合后，术后出现房颤概率大，需长期口服抗凝药亦有出血的风险，再行 LAAC 时手术难度和风险增加。为避免再次穿刺房间隔或封堵器的弊端发生，对术后易出现房颤的 ASD/PFO 患者同期"一站式"封堵，既能纠正血流动力学障碍，又能最大限度降低未来卒中的风险，达到一举两得的治疗目的。因此，2019 年 EHRA/EAPCI 联合发布的经皮左心耳封堵专家共识[43]，则将其作为 LAAC 特殊亚组人群对待，建议"对左心房增大，有高风险发展为房颤而无房颤的 ASD 患者，超早期 LAAC 预防将来发生房颤卒中"。此条建议虽依据了一项临床研究结果，但其病例数较少，故国内专家对该建议存在质疑，认为其证据不足。所以，

在最近发表的"中国左心耳封堵预防心房颤动卒中专家共识（2019）"中[42]，并未完全照搬国外专家共识，而是建议：①非瓣膜性房颤合并中 – 大量反向分流的 PFO，同时具备 LAAC 和 PFO 封堵适应证者，可考虑 LAAC 同时进行 PFO 封堵术；②合并 ASD，如果 ASD 解剖学特征适合者，可考虑 LAAC 同时行 ASD 封堵术。

由于 ASD/PFO 封堵术与 LAAC"一站式"治疗虽较安全，但目前临床应用报道资料有限，并缺乏大样本临床研究数据支撑。但鉴于 ASD/PFO 患者房颤发生率高，即便行 ASD/PFO 封堵术后仍有较高房颤发生率，需要终生行抗凝治疗。而同期行 ASD/PFO 封堵术与 LAAC"一站式"治疗，既避免了日后再行 LAAC 时的操作困难，又能最大限度减少 ASD/PFO 封堵术后卒中发生与出血的风险，使患者终生获益，可谓是一种两全其美的治疗方法。因此，作者建议有条件的单位，应积极开展 ASD/PFO 封堵术与 LAAC"一站式"治疗，并不断积累临床经验，为 ASD/PFO 合并房颤患者选择最佳治疗方案提供循证医学证据支撑。

（北部战区总医院　王建铭　朱鲜阳）

参考文献

[1] Khairy P, Ionescu-Ittu R, Mackie AS, et al. Changing mortality in congenital heart disease. J Am Coll Cardiol, 2010, 56(14):1149–1157.

[2] van der Bom T, Zomer AC, Zwinderman AH, et al. The changing epidemiology of congenital heart disease. Nat Rev Cardiol, 2011, 8(1):50–60.

[3] Bouchardy J, Therrien J, Pilote L, et al. Atrial arrhythmias in adults with congenital heart disease. Circulation, 2009, 120(17):1679–1686

[4] Kirsh JA, Walsh EP, Triedman JK. Prevalence of and risk factors for atrial fibrillation and intra-atrial reentrant tachycardia among patients with congenital heart disease. Am J Cardiol, 2002, 90(3):338–340.

[5] Sherwin ED, Triedman JK, Walsh EP. Update on interventional electrophysiology in congenital heart disease: evolving solutions for complex hearts. Circ Arrhythm

Electrophysiol, 2013, 6(5):1032–1040.

[6] Nieminen HP, Jokinen EV, Sairanen HI. Causes of late deaths after pediatric cardiac surgery: a population-based study. J Am Coll Cardiol, 2007, 50(13):1263–1271

[7] Verheugt CL, Uiterwaal CS, van der Velde ET, et al. Mortality in adult congenital heart disease. Eur Heart J, 2010, 31(10):1220–1229.

[8] Nellessen U, Daniel WG, Matheis G, et al. Impending paradoxical embolism from atrial thrombus: correct diagnosis by transesophageal echocardiography and prevention by surgery. J Am Coll Cardiol, 1985;5(4):1002–1004.

[9] Hagen PT, Scholz DG, Edwards WD. Incidence and size of patent foramen ovale during the first 10 decades of life: an autopsy study of 965 normal hearts. Mayo Clin Proc, 1984,59(1):17–20.

[10] Windecker S, Stortecky S, Meier B. Paradoxical embolism. J Am Coll Cardiol, 2014, 64(4):403–415.

[11] Rana BS, Thomas MR, Calvert PA, et al. Echocardiographic evaluation of patent foramen ovale prior to device closure. JACC Cardiovasc Imaging, 2010, 3(7):749–760.

[12] Onorato E, Casilli F. Influence of patent foramen ovale anatomy on successful transcatheter closure. Invervent Cardiol Clin, 2013, 2(1):51–84.

[13] Tobe J, Bogiatzi C, Munoz C, et al. Transcranial doppler is complementary to echocardiography for detection and risk stratification of patent foramen ovale. Can J Cardiol, 2016,32(8):986 e989–986 e916.

[14] Ozdemir AO, Tamayo A, Munoz C, et al. Cryptogenic stroke and patent oramen ovale: clinical clues to paradoxical embolism. J Neurol Sci, 2008, 275(1-2):121–127.

[15] Mas JL, Derumeaux G, Guillon B, et al. Patent foramen ovale closure or anticoagulation vs. antiplatelets after stroke. N Engl J Med, 2017, 377(11):1011–1021.

[16] Saver JL, Carroll JD, Thaler DE, et al. Long-term outcomes of patent foramen ovale closure or medical therapy after stroke. N Engl J Med , 2017, 377(11):1022–1032.

[17] Sondergaard L, Kasner SE, Rhodes JF, et al. Patent foramen ovale closure or antiplatelet therapy for cryptogenic stroke. N Engl J Med, 2017, 377(11):1033–042.

[18] 陈火元，朱鲜阳，张平，等 . 房间隔缺损合并房间隔膨出瘤介入治疗临床研究 . 临床军医杂志 , 2017，45(11): 1130–1133.

[19] Lelakowska M, Matusik PT, Podolec PS, et al. Transcatheter closure of atrial septal communication: Impact on quality of life in mid-term follow-up. Adv Clin Exp Med, 2019, 28(8):1079–1085.

[20] Attie F, Rosas M, Granados N, et al. Surgical treatment for secundum atrial setal defects in patients >40 years old. A randomized clinical trial. J Am Coll Cardiol, 2001, 38(7):2035–2042.

[21] Chen L, Bai Y, Wang FY, et al. Transcatheter closure of atrial setal defects improves cardiac remodeling and function of adult patients with permanent atrial fibrillation. Chin Med J (Eng), 2015, 128(6):780–783.

[22] Tutarel O, Kempny A, Alonso-Gonzalez R, et al. Congenital heart disease beyond the age of 60: emergence of a new population with high resource utilization, high morbidity, and high mortality. Eur Heart J, 2014,35(11):725–732.

[23] Vitarelli A, Mangieri E, Gaudio C, et al. Right atrial function by speckle tracking echocardiography in atrial septal defect: Prediction of atrial fibrillation. Clin Cardiol, 2018, 41(10):1341–1347.

[24] Udholm S, Nyboe C, Redington A, et al. Hidden burden of arrhythmias in patients with small atrial septal defects: a nationwide study. Open Heart, 2019, 6(1):e001056.

[25] Oster M, Bhatt AB, Zaragoza-Macias E, et al. Interventional Therapy Versus Medical Therapy for Secundum Atrial Septal Defect: A Systematic Review (Part 2) for the 2018 AHA/ACC Guideline for the Management of Adults With Congenital Heart Disease: A Report of the American College of Cardiology/American Heart Association Task Force on Clinical Practice Guidelines. J Am Coll Cardiol, 2019, 73(12):1579–1595.

[26] Nyboe C, Olsen MS, Nielsen-Kudsk JE, et al. Atrial fibrillation and stroke in adult patients with atrial septal defect and the long-term effect of closure. Heart. 2015; 101(9): 706–711

[27] Karunanithi Z, Nyboe C, Hjortdal VE. Long-term risk of atrial fibrillation and stroke in patients with atrial septal defect diagnosed in childhood. Am J Cardiol. 2017, 119(3):461–465.

[28] Bonvini RF, Sztajzel R, Dorsaz PA, et al. Incidence of atrial fibrillation after percutaneous closure of patent foramen ovale and small atrial septal defects in patients presenting with cryptogenic stroke. Int J Stroke, 2010, 5(1):4–9.

[29] Daher G, Hassanieh I, Malhotra N, et al. Patent foramen ovale prevalence in atrial fibrillation patients and its clinical significance; A single center experience. Int J Cardiol, 2020, 300:165–167.

[30] Saber H, Palla M, Kazemlou S, et al. Network meta-analysis of patent foramen ovale management strategies in cryptogenic stroke. Neurology,2018, 91(1):e1–e7.

[31] 祁明，袁辉，郑萍，等 . 同期行修补和迷宫手术治疗成人房间隔缺损合并心房颤动的疗效分析 . 现代医药卫生 , 2014, 30(14): 2094–2096.

[32] Kamioka M, Yoshihisa A, Hijioka N, et al. The efficacy of

combination of transcatheter atrial septal defects closure and radiofrequency catheter ablation for the prevention of atrial fibrillation recurrence through bi-atrial reverse remodeling. J Interv Card Electrophysiol, 2019, DOI:10, 1007/s10840-019-00656-2.

[33] Nakagawa K, Akagi T, Nagase S, et al. Efficacy of catheter ablation for paroxysmal atrial fibrillation in patients with atrial septal defect: a comparison with transcatheter closure alone. Europace, 2019, 21(11):1663–1669.

[34] Philip F, Muhammad KI, Agarwal S, et al. Pulmonary vein isolation for the treatment of drug-refractory atrial fibrillation in adults with congenital heart disease. Congenit Heart Dis, 2012, 7(4):392–399.

[35] 桑才华，董建增，马长生，等. 房间隔缺损封堵术后合并心房颤动的房间隔穿刺及导管消融. 中国心脏起搏与心电生理杂志，2014, 28(4):326–329.

[36] Ganesan AN, Shipp NJ, Brooks AG, et al. Long-term outcomes of catheter ablation of atrial fibrillation: a systematic review and meta-analysis. J Am Heart Assoc. 2013, 2(2):e004549

[37] Kirchhof P, Benussori S, Kotecha D, et al. 2016 ESC Guidelines for the management of artrial fibrillation developed in collaboration with EACTS. Eur Heart J, 2016, 37(38):2893–2962.

[38] Khairy P, Van Hare GF, Balaji S, et al. PACES/HRS expert consensus statement on the recognition and management of arrhythmias in adult congenital heart disease: developed in partnership between the Pediatric and Congenital Electrophysiology Society (PACES) and the Heart Rhythm Society (HRS). Endorsed by the governing bodies of PACES, HRS, the American College of Cardiology (ACC), the American Heart Association (AHA), the European Heart Rhythm Association (EHRA), the Canadian Heart Rhythm Society (CHRS), and the International Society for Adult Congenital Heart Disease (ISACHD). Heart Rhythm. 2014;11(10):e102–165.

[39] Cresti A, Garcia-Femandez MA, Sievert H, et al. Prevalence of extra-appendage thrombosis in non-valvular atrial fibrillation and atrial flutter in patients undergoing cardioversion: a large transesophageal echo study. Euro Intervention. 2019, 15:e225–e230.

[40] Reddy VY, Doshi SK, Kar S, et al. 5-year outcomes after left atrial appendage closure from the PREVAIL and PROTECT AF trials. J Am Coll Cardiol, 2017, 70:2964–2975

[41] January CT, Wann LS, Calkins H, et al. 2019 AHA/ACC/HRS Focused Update of the 2014 AHA/ACC/HRS Guideline for the Management of Patients With Atrial Fibrillation: A Report of the American College of Cardiology/American Heart Association Task Force on Clinical Practice Guidelines and the Heart Rhythm Society. J Am Coll Cardiol, 2019, 74(1): 104–132.

[42] 何奔，马长生，吴书林. 中华医学会中华心血管病学分会，中华心血管病杂志编辑委员会. 中国左心耳封堵预防心房颤动卒中专家共识（2019）. 中华心血管病杂志，2019, 47(12):937–955.

[43] Glikson M, Wolff R, Hindricks G,et al. EHRA/EAPCI expert consensus statement on catheter-based left atrial appendage occlusion-an update. Eurointervention, 2019, DOI: 10.4244/EIJY19M08_01.

[44] 中国医师协会心血管内科分会先心病工作委员会. 常见先天性心脏病介入治疗中国专家共识. 介入放射学杂志，2011,20(1):1–8.

[45] 张玉顺，朱鲜阳，孔祥清，等. 卵圆孔未闭预防性封堵术中国专家共识. 中国循环杂志，2017; 32(3):209-214.

[46] 崔春生，王建铭，朱鲜阳，等. 左心耳封堵术治疗先天性心脏病合并房颤临床观察. 临床军医杂志，2016,44(10):1087–1089.

[47] 王建铭，崔春生，盛晓棠，等. 同期行经皮左心耳封堵术与房间交通封堵术的临床研究. 中国介入心脏病学杂志，2018,26(10):559–565.

[48] Sarcon A, Roy D, Laughrun D, et al. Left atrial appendage occlusion complicated by appendage perforation rescued by device deployment. Journal of Investigative Medicine High Impact Case Reports, 2018, 6:1–4

[49] Wang JM, Wang QG, Zhu XY. Delayed cardiac tamponade after simultaneous transcatheter atrial septal defect closure and left atrial appendage closure device implantation: a particular case report. J Geriatr Cardiol, 2019,16(12):898–901.

[50] 徐仲英，徐立，张戈军，等. 经导管植入 Amplatzer 封堵器治疗二孔型房间隔缺损术中并发冠状动脉空气栓塞（附 5 例报告）. 临床放射学杂志，2000, 19(12):786–788

[51] 徐争鸣，郑宏，蒋世良，等. 房间隔缺损封堵器脱落及相关并发症原因分析. 中国介入心脏病学杂志，2012, 20(1):28–31

[52] Ha KS, Choi JY, Jung SY, et al. A novel double snare technique to retrieve embolized septal and left atrial appendage occluders. J Interven Cardiol, 2018, 1–8.

[53] Fauchier L, Cinaud A, Brigadeau F, et al. Device-related thrombosis after percutaneous left atrial appendage occlusion for atrial fibrillation. J Am Coll Cardiol, 2018, 71(14):1528-1536.

[54] Versaci F, Sacca S, Mugnolo A, et al. Simultaneous patent foramen ovale and left atrial appendage closure. J Cardiovasc Med (Hagerstown), 2012, 13(10):663-664.

[55] Cruz-Gonzalez I, Rama-Merchan JC, Rodriguez-Collado J, et al. Simultaneous percutaneous closure of left atrial

appendage and atrial septal defect after mitral valve replacement. JACC Cardiovasc Interv, 2016, 9(13): e129–130.

[56] Gafoor S, Franke J, Boehm P, et al. Leaving no hole unclosed: left atrial appendage occlusion in patients having closure of patent foramen ovale or atrial septal defect. J Interv Cardiol, 2014, 27(4):414–422.

[57] Yu J, Liu X, Zhou J, et al. Long-term safety and efficacy of combined percutaneous LAA and PFO/ASD closure: a single-center experience (LAAC combined PFO/ASD closure). Expert Rev Med Devices, 2019, 16(5):429–435.

[58] Kleinecke C, Fuerholz M, Buffle E, et al. Amplatzer left atrial appendage closure: access via transseptal puncture versus patent foramen ovale or atrial septal defect. Euro Intervention, 2019, DOI:10.4244/EIJ-D-19-00442.

[59] Kuwata S, Vierecke J, Gloekler S, et al. Left atrial appendage closure for "primary primary" prevention during percutaneous closure of septal defects in patients with large atria but no atrial fibrillation. Cardiol J, 2018, 25(2):179–187.

第 24 章

冠心病合并房颤的处理策略

心房颤动（简称房颤）和冠状动脉粥样硬化性心脏病（简称冠心病）是临床上常见的两种心血管疾病。房颤和冠心病有诸多共同的危险因素，如高龄、高血压及糖尿病等，因此临床实践中两种疾病常常共存。据估计，我国有超过 1000 万房颤患者，疾病负担非常沉重。而在这些庞大的房颤人群中，又有相当高比例的患者合并有冠心病。本章将就冠心病合并房颤的流行病学、抗栓治疗策略等相关问题进行系统阐述，供临床参考。

第一节
冠心病合并房颤的流行病学

一、房颤患者合并冠心病情况

近年来，国内外临床研究均显示，房颤患者常常合并冠心病。美国 NCDR PINNACLE 注册研究共纳入近 43 万例房颤门诊患者，其中近半数（49.7%）患者同时合并冠心病[1]。欧洲心脏病学会（ESC）开展了欧洲心脏调查房颤研究[2]，2012 年 2 月到 2013 年 3 月，9 个参与 ESC 的国家的心脏病专家进行了房颤患者的连续住院和门诊登记，共登记了 3119 例房颤患者，其中 3049 例（平均年龄 68.8 岁）获得临床亚型的完整数据并纳入研究，其中合并冠心病者占 36.4%。

非瓣膜病房颤患者全球抗凝注册研究（GARFIELD 研究）是一项全球性、前瞻性伴部分回顾性多中心观察性注册研究，包括前瞻性队列和回顾性队列两个部分。GARFIELD 研究在中国按地域分布简单随机抽样法选取了 29 家医院，从 2009 年 12 月至 2011 年 10 月，共纳入 805 例非瓣膜病房颤（NVAF）患者进入分析。GARFIELD 研究中国亚组数据显示[3]，我国房颤患者合并冠心病者占 32.4%（261/805），高于世界平均水平（19.4%）。2015 年，杨艳敏教授发表的一项前瞻性多中心注册研究显示[4]，就诊于急诊科的房颤患者中，合并冠心病的比例更是高达 41.8%。2016 年，我国学者发表了一项前瞻性多中心房颤注册研究[5]，该研究对 2008 年 11 月至 2011 年 10 月在我国 20 家医院连续住院的房颤患者进行登记，主要终点包括 1 年全因死亡率、卒中、非中枢神经系统栓塞和大出血。结果显示，1947 例房颤患者中 40.5% 合并有稳定型冠心病，合并冠心病者的平均 CHA_2DS_2 评分明显高于未合并冠心病者（2.4 vs 1.4，$P<0.001$），而且合并冠心病与

不合并冠心病的房颤患者比较，1 年全因死亡率（16.8% vs 12.9%，P=0.017）、卒中发生率（9.0% vs 6.4%，P=0.030）均明显增高。经多变量调整后显示，稳定型冠心病与 1 年全因死亡率增加独立相关（HR 1.35，95%CI 1.01~1.80，P=0.040），但与卒中无关（HR 1.07，95%CI 0.72~1.58，P=0.736）。

二、冠心病患者房颤发生率高、危害大

冠心病作为房颤的常见病因之一，临床研究显示 10%~15% 的冠心病患者伴发房颤，而经皮冠状动脉介入术（PCI）后患者房颤的发生率为 5%~7%。2014 年，解放军总医院报告了一项中国队列研究[6]，共纳入 1050 例年龄 ≥ 60 岁的冠心病患者，平均随访 417d，结果显示冠心病合并房颤的比例高达 20.9%（219/1050），其中阵发性房颤 128 例（12.2%）、持续性房颤 44 例（4.2%）、永久性房颤 47 例（4.5%）。

冠心病合并房颤不仅比例高，而且危害大，二者并存时将显著增加死亡及卒中风险。2015 年，Rohla 等报道了一项奥地利 Wilhelminen 医院单中心、前瞻性、注册研究事后分析研究，共纳入该院 2003—2012 年间的 2890 例 PCI 术后患者，其中 1434 例稳定型冠心病患者中合并房颤 146 例（10.2%）、1456 例急性冠状动脉综合征（ACS）患者中合并房颤 93 例（6.4%），平均随访 4.8 年，评估房颤对冠心病患者死亡率的影响。结果显示，无论稳定型冠心病合并房颤患者还是急性冠状动脉综合征合并房颤患者，均可显著增加死亡相对风险（P<0.01）[7]。

全球急性冠状动脉综合征注册（Global Registry of Acute Coronary Events，GRACE）研究是一项大规模、多国家、观察性研究，2000—2007 年共纳入 59 032 例急性冠状动脉综合征住院患者，其中入院前已有房颤者 4494 例（7.6%），住院期间新发房颤 3112 例（5.3%）。研究终点包括心源性休克、持续性室性心动过速、心力衰竭、大出血、住院期间卒中、住院死亡率及出院后 30d 死亡率。结果显示，无论既往发生房颤或住院新发房颤，均可显著增加急性冠状动脉综合征患者事件发生率[8]。

第二节
冠心病合并房颤的抗栓治疗

一、抗栓治疗策略

冠状动脉内血栓（动脉血栓）和房颤时心房血栓（静脉血栓）的形成机制不同，两者抗栓治疗策略也不一样。抗血小板药物治疗是冠心病二级预防的基础和关键，而房颤则依靠口服抗凝药物降低卒中等血栓栓塞事件风险。冠心病合并房颤的治疗难点在于抗血小板药物和抗凝药物不能完全替代，故既需要抗凝治疗，又需要抗血小板治疗，而联合应用又面临着出血风险的增加。因此，如何在最大获益的同时将出血风险降至最低，是制定冠心病合并房颤抗栓治疗方案的关键。

对于冠心病合并房颤患者，抗栓治疗策略及方案的决定因素包括：房颤患者卒中风险及出血风险，冠心病类型（稳定型心绞痛、急性冠状动脉综合征），是否需要行 PCI 治疗，PCI 治疗时植入支架的类型及患者自身并发症对抗栓治疗的影响等。CHA_2DS_2-VASc 评分及 HAS-BLED 评分被广泛应用于房颤患者栓塞及出血评估，是决定冠心病合并房颤患者是否需要抗凝治疗的基础。目前针对冠心病常使用 GRACE 评分、CRUSADE 评分及 SYNTAX 评分对患者进行危险分层，决定 PCI 治疗及抗血小板治疗的方案。需要强调的是，在面对出血高危患者时，应积极调整可纠正的导致出血高风险的因素（如高血压、饮酒等），而不应盲目

停用抗凝药物。近期越来越多的证据表明，上述评分在各自的交叉领域也有一定的预测价值，但其实际的应用价值仍不明确，提示应综合评估冠心病合并房颤这一特殊人群的相对缺血 / 出血风险，力求实行精准化、个体化的抗栓治疗方案。

既往针对冠心病合并房颤患者主要有以下 5 种治疗方案[9]：①单用阿司匹林抗血小板治疗；②双联抗血小板治疗（阿司匹林与氯吡格雷合用）；③单用口服抗凝药治疗；④阿司匹林或氯吡格雷与口服抗凝药联合；⑤三联抗栓治疗（阿司匹林、氯吡格雷及华法林联合）。而临床对于冠心病合并房颤患者抗栓方案的制定，则应以使患者在取得最大抗栓获益的同时将出血风险降至最低为原则。

二、抗栓治疗相关研究进展

冠心病合并房颤患者的最优抗栓治疗方案一直是临床研究的热点。

（一）华法林与抗血小板药物的相关研究

来自丹麦的一项队列研究共纳入 8700 例房颤合并稳定型冠心病患者，平均随访 3.3 年。结果显示，与华法林单药相比，华法林 + 阿司匹林或华法林 + 氯吡格雷两种方案在急性心肌梗死 / 冠心病死亡率和血栓栓塞事件发生率方面类似，却显著增加了大出血风险。该研究结果同时表明，该队列急性心肌梗死 / 冠心病死亡发生率略高于血栓栓塞事件发生率 [7.2/100（患者·年）*vs* 3.8/100（患者·年）]，而血栓栓塞事件发生率与严重出血事件发生率类似 [3.8/100（患者·年）*vs* 4.0/100（患者·年）]。这一结果是否预示此类特殊人群冠心病相关缺血风险大于房颤卒中相关缺血风险？仍需进一步研究证实[10]。CORONOR 研究结果也显示，尽管在稳定型冠心病患者中大出血事件发生率较低，但与死亡密切相关，其中华法林治疗相关出血风险的增加在联合使用抗血小板药物时

更为明显[11]。因此，相关指南均推荐对于稳定型冠心病合并房颤患者，单用华法林治疗是可行的。需要注意的是，此类患者应局限于急性冠状动脉综合征和 PCI 术后 1 年及未行 PCI 术的冠心病患者。

据估测，5%~15% 的房颤患者会接受 PCI 治疗。对于房颤合并急性冠状动脉综合征及 PCI 术后患者而言，抗血小板药物联合抗凝治疗更具挑战性，因为这类患者发生急性冠状动脉综合征或 PCI 术后再发心血管事件风险较高，故常需使用双联或三联抗栓治疗。一项纳入 426 例 PCI 术后合并房颤患者的回顾性研究显示，与传统阿司匹林 + 氯吡格雷的双联抗血小板药物治疗相比，三联抗栓治疗（华法林 + 阿司匹林 + 氯吡格雷）方案可显著降低主要不良心血管事件风险，出血风险无显著差异，而未接受抗凝治疗的患者全因死亡风险显著升高[12]。尽管该项研究纳入人群较少，仅 40.1% 的患者接受了药物洗脱支架的植入，且随访中患者不良事件率较高（主要心血管事件发生率为 36.6%，大出血事件发生率为 12.3%），但仍为未来联合抗栓治疗方案的制定贡献了宝贵的经验。WOEST 研究是首个对比双联抗栓治疗（华法林 + 氯吡格雷）与三联抗栓治疗（华法林 + 阿司匹林 + 氯吡格雷）有效性与安全性的随机对照试验。随访 1 年结果发现，双联抗栓治疗组出血发生率明显下降，且未增加支架内血栓形成、卒中和心肌梗死等缺血事件的风险[13]。这一研究为华法林 + 氯吡格雷的双联抗栓治疗策略的有效性和安全性提供了依据，但需指出的是：①多数相似研究随访时间较短，纳入研究例数较少，不足以评价不同抗栓策略对支架内血栓等长期结局的影响；②研究中所选用的抗栓治疗时间与目前指南所推荐的抗栓治疗时程不一致，可能导致结果的误读；③由于研究进行时间较早，部分入院患者仍使用的是裸金属支架或第一代药物洗脱支架，且入选

人群并未全部接受抗凝治疗，可能造成潜在偏倚。近期多项大型队列研究再次证实，华法林＋阿司匹林＋氯吡格雷组成的三联抗栓治疗，出血风险随出院时间延长呈下降趋势，但仍显著高于双联抗栓治疗[14-15]。因此，尽量缩短三联抗栓时程对减少不良事件至关重要。

（二）新型口服抗凝药与抗血小板药物的相关研究

目前临床常用的新型口服抗凝药（NOAC）有利伐沙班、达比加群酯等。COMPASS 研究选用的 NOAC 是利伐沙班，结果显示，小剂量利伐沙班（2.5mg，每天 2 次）联合阿司匹林的抗栓治疗策略在不增加颅内 / 致死性出血的前提下可显著降低患者的主要不良心血管事件（心血管死亡、卒中和心肌梗死）风险，但单用小剂量利伐沙班（5mg，每天 2 次）却不能改善心血管结局，反而会增加出血风险[16]。这可能由于利伐沙班较"单一"且"特异"的作用机制影响了该药对冠心病相关血栓形成的抑制作用。这一研究为冠心病合并房颤患者的抗栓治疗提供了新的思路及治疗选择，但对其他房颤患者而言，往往需要使用较大剂量的利伐沙班（15~20mg）抗凝治疗，单独大剂量利伐沙班或其他 NOAC 能否适用于房颤合并稳定型冠心病患者尚缺乏确凿证据。既往 4 项大规模 NOAC 的 Ⅲ 期临床研究显示，15%~20% 的房颤患者合并陈旧性心肌梗死，亚组分析显示陈旧性心肌梗死对 NOAC 的疗效及安全性无交互作用[17-20]。来自丹麦的最新队列研究显示，服用 NOAC 的房颤患者，其心肌梗死的 1 年绝对风险在 1.1%~1.2%，服用华法林组则为 1.6%[21]。因此认为 NOAC 单药治疗在稳定型冠心病患者中可行[22]。

PIONEER AF-PCI 研究[23] 及 RE-DUAL PCI 研究[24] 被认为是冠心病合并房颤患者抗栓治疗研究中具有里程碑式的意义。PIONEER AF-PCI 研究纳入了 2124 例非瓣膜性房颤（NVAF）并接受 PCI 治疗的患者，随机分为三组：Ⅰ组

709 例，利伐沙班（15mg/d）+ 氯吡格雷（75mg）治疗 12 个月；Ⅱ组 709 例，利伐沙班（2.5mg，每天 2 次）+ 阿司匹林（75~100mg/d）+ 氯吡格雷（75mg/d）治疗 12 个月；Ⅲ组 706 例，华法林 + 阿司匹林（75~100mg/d）+ 氯吡格雷（75mg/d）三联抗栓治疗 12 个月。主要终点为大出血、小出血和需要治疗的出血；次要终点为心血管死亡、心肌梗死、卒中和支架内血栓。结果显示，基于利伐沙班的双联或三联抗栓治疗方案出血发生率明显低于传统的三联抗栓方案，两个试验组的获益主要来自出血及心血管原因所致再住院率的降低，三组死亡率相似[23]。然而，由于研究样本量导致的统计学效能不足，尚不能得出有效性不劣于或优于华法林为基础的三联抗栓方案的结论。RE-DUAL PCI 研究是一项前瞻性、随机对照、盲法评估、多中心、事件驱动性 Ⅲ b 期研究，共纳入 2502 例行 PCI 治疗的 NVAF 患者，随机分为达比加群（150mg，每天 2 次）+P2Y12 抑制剂组，达比加群（110mg，每天 2 次）+P2Y12 抑制剂组及华法林（INR 2.0~3.0）+ 双联抗血小板药组。主要研究终点为发生首次 ISTH（国际血栓与止血学会）定义的大出血事件或临床相关非大出血事件。与传统华法林三联抗栓治疗组相比，达比加群 110mg 和 150mg+P2Y12 抑制剂两个治疗组分别降低 ISTH 大出血或临床相关的非大出血事件风险 48% 和 28%。三组的疗效终点事件（心肌梗死、卒中、全身性栓塞及计划外的冠状动脉血运重建）比较无显著差异，表明其预防所有血栓栓塞事件效果不劣于传统华法林三联抗栓治疗[24]。上述两项研究的优势在于为房颤患者 PCI 术后抗栓治疗提供了全新的思路与选择，其三联抗栓治疗时限的决策由患者的风险分层所决定，与目前指南推荐一致，反映了当前最新的实践背景下的 NOAC 优势。最新的荟萃分析进一步证实[25]，阿司匹林联合 NOAC 的双联抗栓治疗方案在安全性及有效性方面均

优于传统阿司匹林联合华法林的传统抗栓治疗。

（三）其他相关研究

尽管既往有研究提示，为减少联合抗栓治疗所带来的出血风险增加，可考虑为房颤合并冠心病患者植入裸金属支架。但 LEADER FREE 研究则证实，使用最新的无聚合物药物涂层支架患者接受短期的（1 个月）双联抗血小板治疗的安全性与有效性优于传统裸金属支架[26]。从远期预后来看，使用药物洗脱支架可减少由于支架再狭窄所导致的再次血运重建，进而避免再次 PCI 治疗时所带来的联合抗栓治疗问题[27]。

ISAR-TRIPLE 研究则从不同三联抗栓治疗时间角度对房颤合并 PCI 术后患者最佳抗栓方案进行了探索，604 例植入药物洗脱支架患者被随机分为三联抗栓治疗 6 周组（6 周后停用氯吡格雷，继续阿司匹林 + 华法林治疗）和治疗 6 个月组。结果表明，两组患者 9 个月主要复合终点、缺血性结局或严重出血事件均无明显差异[28]。此研究为出血高危房颤合并 PCI 术后患者短期（1 个月）三联抗栓治疗提供了进一步的依据，临床医生可根据患者的缺血及出血风险调整抗栓方案，对于缺血风险较高的患者则可适当延长三联抗栓治疗时程，在 1~3 个月内逐步降级至双联抗栓治疗。需要强调的是，联合抗栓治疗的时长还取决于原本双联抗血小

板治疗的时程。在 PCI 领域，双联抗血小板治疗评分被广泛用于评估患者是否需要长期（>12 个月）双联抗血小板治疗[29]，这一评分是否适用于评估房颤合并冠心病患者联合抗栓治疗时程，以及未来是否需要更加细化的评分系统仍不得而知。而针对卒中风险较低、出血风险较高的房颤患者，在发生急性冠状动脉综合征后可暂考虑不使用抗凝药物，使用传统双联抗血小板治疗作为初始治疗选择似乎更加合理。

三、相关指南推荐

关于冠心病合并房颤患者的抗栓治疗，近年来的国内外相关指南均给予明确建议，简述如下：

（一）2016 ESC 房颤管理指南

在 2016 年 8 月欧洲心脏病学会（ESC）年会上公布的 2016 ESC 房颤管理指南[30]对稳定型冠心病及急性冠状动脉综合征 PCI 后合并房颤患者的抗栓治疗均给出不同的建议方案，详见表 24-1。

（二）2017 中国心房颤动患者卒中预防规范

2018 年 1 月，由国家卫生和计划生育委员会脑卒中防治专家委员会房颤卒中防治专业委员会编写的中国心房颤动患者卒中预防规范（2017）[31]正式发表，并针对房颤合并急性冠状动脉综合征、房颤合并择期 PCI 患者的联合

表 24-1　冠心病合并房颤患者的抗栓治疗建议

推荐	推荐等级	证据级别
稳定型冠心病合并有卒中风险的房颤患者，择期支架植入术后推荐使用阿司匹林、氯吡格雷和口服抗凝药物三联治疗 1 个月，以预防复发冠状动脉和脑缺血事件	Ⅱa	B
植入支架的急性冠状动脉综合征合并有卒中风险的房颤患者，推荐使用阿司匹林、氯吡格雷和口服抗凝药物三联治疗 1~6 个月，以预防复发冠状动脉和脑缺血事件	Ⅱa	C
未植入支架的急性冠状动脉综合征合并卒中风险的房颤患者，推荐使用阿司匹林或氯吡格雷和口服抗凝药物双联治疗 12 个月，以预防复发冠状动脉和脑缺血事件	Ⅱa	C
双联抗栓治疗治疗，尤其是三联抗栓治疗，应权衡冠状动脉缺血事件和出血风险，尽量缩短治疗时间	Ⅱa	B
部分患者使用氯吡格雷（75mg/d）加口服抗凝药物的双联抗栓治疗可代替三联治疗	Ⅱb	C

表 24-2　房颤合并冠心病联合抗栓治疗建议

推荐	出血风险
房颤合并急性冠状动脉综合征患者联合抗栓治疗建议	
出血风险高：三联抗栓治疗（华法林或 NOAC、阿司匹林联合氯吡格雷）1 个月，其后应用华法林或 NOAC 与一种抗血小板药物（阿司匹林或氯吡格雷）的两联抗栓治疗至急性冠状动脉综合征和（或）PCI 术后 1 年	高
出血风险低：三联抗栓治疗 6 个月，其后应用华法林或 NOAC 与一种抗血小板药物（阿司匹林或氯吡格雷）的两联抗栓治疗至急性冠状动脉综合征和（或）PCI 术后 1 年	低
需要抗凝治疗的房颤合并择期 PCI 患者联合抗栓治疗建议	
出血风险高：三联抗栓治疗 1 个月，其后用华法林或 NOAC 与一种抗血小板药物（阿司匹林或氯吡格雷）的两联抗栓治疗至 PCI 术后 6 个月。之后单用口服抗凝药	高
出血风险低：三联抗栓治疗 1 个月，其后应用华法林或 NOAC 与一种抗血小板药物（阿司匹林或氯吡格雷）的两联抗栓治疗至 PCI 术后 1 年	低

抗栓治疗提出了具体建议，详见表 24-2。

（三）2019 AHA/ACC/HRS 房颤管理指南

2019 年 1 月 28 日，AHA/ACC/HRS 共同发布了"2019 AHA/ACC/HRS 心房颤动患者管理指南"[32]。该指南针对急性冠状动脉综合征行 PCI 的高卒中风险房颤患者的抗栓治疗进行了推荐，详见表 24-3。

不可否认，冠心病合并房颤患者的抗栓治疗是一个棘手的临床问题。不少临床研究及临床实践均显示，口服抗凝药物联合双联抗血小板治疗可增加患者出血风险。2017 年，美国家庭医师学会（American Academy of Family Physicians, AAFP）更新发布了新发现房颤的药物治疗指南，其目的是为 NVAF 患者初级药物治疗提供指导建议，该指南强烈反对大多数房颤患者使用抗凝药 + 双联抗血小板治疗（强推荐，中等质量证据），认为其可明显增加出血风险[33]。

因此，探索冠心病合并房颤患者更加安全的处理策略始终是临床关注的热点问题之一。左心耳封堵术（LAAC）的临床应用及预防 NVAF 卒中的有效性与安全性，为冠心病合并房颤患者的合理治疗提供了新的思路与策略。

表 24-3　急性冠状动脉综合征行 PCI 术的高卒中风险房颤患者抗栓治疗建议

推荐	推荐级别	证据级别
因急性冠状动脉综合征行 PCI 术的高卒中风险房颤患者，双联抗栓治疗（P2Y12 抑制剂 + 华法林或利伐沙班 15mg qd 或达比加群 150mg bid）较三联抗栓治疗能有效降低出血风险	Ⅱa	B
因急性冠状动脉综合征行 PCI 术的高卒中风险房颤患者，如果给予三联抗栓治疗（口服抗凝药 + 阿司匹林 +P2Y12 抑制剂），建议 4~6 周转换为双联抗栓治疗（口服抗凝药 +P2Y12 抑制剂）	Ⅱb	B
行 PCI 术的高卒中风险房颤患者，如果给予三联抗栓治疗（口服抗凝药 + 阿司匹林 +P2Y12 抑制剂），选择氯吡格雷优于普拉格雷	Ⅱa	B

第三节
冠心病合并房颤患者的
"一站式"介入治疗

冠心病合并房颤患者的"一站式"介入治疗是指在 PCI 同期行 LAAC。PCI 作为冠心病非药物治疗技术已在临床得到了广泛应用与推广，LAAC 虽是近年发展起来的一项新技术，但发展较快，操作技术也较成熟。表明冠心病合并房颤患者同期行 PCI 与 LAAC "一站式"治疗在技术上可行，但临床医生更关心的是 LAAC 预防房颤卒中的效果（能否替代口服抗凝药）及"一站式"介入治疗后的抗栓治疗方案问题。

一、LAAC 预防房颤卒中的循证医学证据

LAAC 作为预防 NVAF 患者卒中的新技术近年来发展较快，循证医学证据也愈来愈多。

PROTECT-AF 研究[34]与 PREVAIL 研究[35]是比较 LAAC 与华法林进行对照的临床多中心随机对照试验，此两项研究的设计、入选标准及排除标准相似，均使用 Watchman 封堵器，且与华法林对照，故 Reddy 等[36]对该两项随机对照研究的 5 年随访资料进行了汇总分析（LAAC 组 732 例、华法林组对照组 382 例），结果显示：LAAC 与华法林两组的主要疗效终点发生率相当（$P=0.3$），所有卒中 / 系统性栓塞发生率相似（$P=0.9$）；但与华法林比较，LAAC 可明显减少出血性卒中（$P=0.002\,2$）、心血管死亡（$P=0.03$）、全因死亡（$P=0.04$）及非手术相关大出血（$P=0.000\,3$），并可使致死、致残性卒中风险降低 55%。表明 LAAC 在预防 NVAF 患者卒中方面的临床疗效与安全性不劣于或优于华法林。

PRAGUE-17 研究是第一个比较 LAAC

和 NOAC 预防 NVAF 患者卒中的临床随机对照研究，早在 2016 年，研究者就发表了 PRAGUE-17 的研究方案[37]。在 2019 ESC 会上，Pavel Osmancik 教授公布了 PRAGUE-17 的研究结果。NOAC 组与 LAAC 组各 201 例 NVAF 患者完成 20.8 个月的随访，两组患者年龄（73.2 ± 7.2 岁 vs 73.4 ± 6.7 岁）、CHA_2DS_2-$VASc$ 评分（4.7 ± 1.5 分 vs 4.7 ± 1.5 分）、HAS-BLED 评分（3.0 ± 0.9 分 vs 3.1 ± 0.9 分）及合并心力衰竭（44.8% vs 43.8%）、高血压（92.5% vs 92.5%）的比例均无显著性差异。随访结果显示，两组患者全因卒中 /TIA、心血管死亡、临床大出血事件及非手术相关出血事件均无统计学差异。表明 LAAC 在预防 NVAF 患者卒中及其他心血管事件方面不劣于 NOAC。

EWOLUTION 研究[38]是一项使用 Watchman 左心耳封堵器行 LAAC 的前瞻性、单组、多中心注册研究，从 2013 年 10 月至 2015 年 5 月，共纳入 1020 例患者，患者平均年龄 73 岁。2019 年，Boersma 等[39]报道的 EWOLUTION 研究 2 年随访结果显示，该组患者缺血性卒中实际发生率为 1.3%，较预估 7.2% 的卒中率相比下降了 83%，主要出血性事件发生率比预期降低 46%。表明 LAAC 的真实世界研究同样显示出较好的临床疗效。

综上所述，LAAC 预防 NVAF 患者卒中发生的循证医学证据充分，显示出良好的安全性与有效性。

二、"一站式"介入治疗后抗栓治疗

众所周知，PCI 术后患者需要常规双联抗血小板治疗，但 PCI+LAAC 后只用双联抗血小板治疗是否可行？能否增加左心耳封堵器相关血栓形成（DRT）的发生则是临床关注的问题之一。

PROTECT-AF 研究共纳入 707 例 NVAF

患者，在 LAAC 组术后抗栓治疗方案是：口服华法林 + 阿司匹林 45 例，45d 后口服双联抗血小板治疗至 6 个月，而后单服阿司匹林抗血小板治疗。随访结果显示，DRT 的发生率为占 5.7%[40]。而 ASAP 研究中，患者在成功植入 Watchman 封堵器后只接受双联抗血小板治疗，平均随访 14.4 个月，DRT 的发生率为 4.2%[41]。EWOLUTION 研究是一项由欧洲及中东地区 47 家中心参加的多中心临床注册研究，共纳入 1020 例 NVAF 患者，器械植入成功率 98.5%。术后抗栓治疗为：60% 服用双联抗血小板药物，27% 口服抗凝药，7% 的患者单用阿司匹林，6% 的患者未用抗栓治疗药物。第一次 TEE 随访停药之后，口服抗凝药者降至 8%，双联抗血小板治疗者降至 28%，55% 的患者单用阿司匹林，另 9% 的患者未用抗栓治疗药物。TEE 随访率达 87%，随访 1 年时 DRT 发生率为 3.7%[42]。2019 年公布的 EWOLUTION 研究 2 年随访结果显示，835 例患者采用 TEE 随访，34 例患者存在 DRT，发生率为 4.1%[39]。

上述研究结果表明，LAAC 后仅行双联抗血小板治疗并不增加 DRT 的发生率。此结果为冠心病合并房颤患者行 PCI+LAAC "一站式"治疗后继续沿用 PCI 后双联抗血小板治疗方案的合理性提供了依据。

三、PCI 与 LAAC "一站式"治疗临床实践

冠心病合并房颤患者 PCI+LAAC "一站式"治疗尚未见系统研究报道。ACP（AMPLATZER Cardiac Plug）左心耳封堵装置的临床注册研究[43]共由 22 家中心参加，连续纳入了 1047 例 NVAF 患者，器械植入成功率为 97.3%，其中 54 例（5.2%）同期行 PCI。术后 1~3 个月内，使用阿司匹林 80~100mg/d + 氯吡格雷 75mg/d，而后继续使用阿司匹林 80~100mg/d 至少 3 个月。年卒中实际发生率（2.3%）较该组患者 CHA_2DS_2-VASc 评分 4.43 分的预估卒中风险 5.6% 下降了

59.1%，随访期内大出血实际发生率（2.08%）较该组患者 HAS-BLED 评分 3.12 分预估大出血风险 5.34% 下降了 61%。虽然该研究未对冠心病合并房颤患者同期行 PCI+LAAC "一站式"治疗单独进行分析，但也部分说明同期行 PCI+LAAC 安全、有效。

笔者所在中心也对冠心病合并房颤患者同期行 PCI+LAAC "一站式"治疗进行了初步探讨，先后完成 12 例 PCI+LAAC "一站式"治疗，均为先行 LAAC，再行 PCI。全部成功，无并发症发生。术后给予双联抗血小板治疗，并完成了 6 个月以上随访，全部患者于术后 45~60d 复查 TEE，未发现 DRT。我们认为，在行 PCI+LAAC "一站式"治疗时应注意以下几点：①应选择较为简单的冠状动脉病变患者，而急诊 PCI 及慢性闭塞病变患者，不适合 "一站式"治疗；②先行冠状动脉造影，确定有无 PCI 适应证；③至于先行 PCI 还是先行 LAAC？视患者及各中心的具体情况而定；④ LAAC 的操作应在全身麻醉及 TEE 全程监测下完成；⑤术后常规行双联抗血小板治疗即可。

虽然目前尚缺少有关 PCI+LAAC "一站式"治疗的系统研究报道，现有指南及专家共识也未进行推荐。但 LAAC 的临床应用毕竟为冠心病合并房颤的合理治疗多了一项选择，PCI+LAAC "一站式"治疗后不需要长期口服抗凝药，使冠心病合并房颤患者的临床用药简单化。因此，建议有条件的中心可根据患者的具体情况规范开展，使患者临床获益最大化。

（陆军军医大学西南医院 张志辉 曲小龙 刘建平 宋治远）

参考文献

[1] Hsu JC, Maddox TM, Kennedy KF, et al. Oral Anticoagulant Therapy Prescription in Patients With Atrial Fibrillation Across the Spectrum of Stroke Risk: Insights From the NCDR PINNACLE Registry. JAMA Cardiol, 2016, 1(1):55–62.

[2] Lip GY, Laroche C, Dan GA, et al . A prospective survey in European Society of Cardiology member countries of atrial fibrillation management: baseline results of EURObservational Research Programme Atrial Fibrillation（EORP-AF）Pilot General Registry. Europace，2014, 16(3):308–319

[3] 孙艺红，胡大一 . 非瓣膜病心房颤动患者全球抗凝注册研究中国亚组基线数据分析 . 中华心血管病杂志，2014, 42(10):846–850.

[4] Yang YM, Shao XH, Zhu J, et al. One-Year Outcomes of Emergency Department Patients With Atrial Fibrillation: A Prospective, Multicenter Registry in China. Angiology, 2015, 66(8):745–752.

[5] Bai Y, Zhu J, Yang YM, et al. Clinical characteristics and one year outcomes in Chinese atrial fibrillation patients with stable coronary artery disease: a population-based study. J Geriatr Cardiol, 2016, 13(8):665–671.

[6] Fu S, Liu T, Luo L, et al. Different types of atrial fibrillation, renal function, and mortality in elderly Chinese patients with coronary artery disease. Clin Interv Aging, 2014, 9:301–308.

[7] Rohla M, Vennekate CK, Tentzeris I, et al. Long-term mortality of patients with atrial fibrillation undergoing percutaneous coronary intervention with stent implantation for acute and stable coronary artery disease. Int J Cardiol, 2015, 184:108–114

[8] McManus DD, Huang W, Domakonda KV, et al. Trends in atrial fibrillation in patients hospitalized with an acute coronary syndrome. Am J Med, 2012, 125(11):1076–1084.

[9] 马长生，郭雪原 . 冠心病合并心房颤动的抗栓治疗策略 . 中华心血管病杂志 , 2014, 42(5):372–373.

[10] Lamberts M, Gislason GH, Lip GY, et al. Antiplatelet therapy for stable coronary artery disease in atrial fibrillation patients taking an oral anticoagulant: a nationwide cohort study. Circulation, 2014, 129(15):1577–1585.

[11] Hamon M, Lemesle G, Tricot O, et al. Incidence, source, determinants, and prognostic impact of major bleeding in outpatients with stable coronary artery disease. J Am Coll Cardiol, 2014, 64(14):1430–1436.

[12] Ruiz-Nodar JM, Marin F, Hurtado JA, et al. Anticoagulant and antiplatelet therapy use in 426 patients with atrial fibrillation undergoing percutaneous coronary intervention and stent implantation implications for bleeding risk and prognosis. J Am Coll Cardiol, 2008, 51(8):818–825.

[13] Dewilde WJ, Oirbans T, Verheugt FW, et al. Use of clopidogrel with or without aspirin in patients taking oral anticoagulant therapy and undergoing percutaneous coronary intervention: an open-label, randomised, controlled trial. Lancet, 2013, 381(9872):1107–1115.

[14] Lamberts M, Olesen JB, Ruwald MH, et al. Bleeding after initiation of multiple antithrombotic drugs, including triple therapy, in atrial fibrillation patients following myocardial infarction and coronary intervention: a nationwide cohort study. Circulation, 2012, 126(10):1185–1193.

[15] Hansen ML, Sorensen R, Clausen MT, et al. Risk of bleeding with single, dual, or triple therapy with warfarin, aspirin, and clopidogrel in patients with atrial fibrillation. Arch Intern Med, 2010, 170(16):1433–1441.

[16] Eikelboom JW, Connolly SJ, Bosch J, et al. Rivaroxaban with or without Aspirin in Stable Cardiovascular Disease. N Engl J Med, 2017, 377(14):1319–1330.

[17] Granger CB, Alexander JH, McMurray JJ, et al. Apixaban versus warfarin in patients with atrial fibrillation. N Engl J Med, 2011, 365(11):981–992.

[18] Connolly SJ, Ezekowitz MD, Yusuf S, et al. Dabigatran versus warfarin in patients with atrial fibrillation. N Engl J Med, 2009, 361(12):1139–1151.

[19] Giugliano RP, Ruff CT, Braunwald E, et al. Edoxaban versus warfarin in patients with atrial fibrillation. N Engl J Med, 2013, 369(22):2093–2104.

[20] Patel MR, Mahaffey KW, Garg J, et al. Rivaroxaban versus warfarin in nonvalvular atrial fibrillation. N Engl J Med, 2011, 365(10):883–891.

[21] Lee CJ, Gerds TA, Carlson N, et al. Risk of Myocardial Infarction in Anticoagulated Patients With Atrial Fibrillation. J Am Coll Cardiol, 2018, 72(1):17–26.

[22] Kirchhof P, Benussi S, Kotecha D, et al. 2016 ESC Guidelines for the management of atrial fibrillation developed in collaboration with EACTS. Eur Heart J, 2016, 37(38):2893–2962.

[23] Gibson CM, Mehran R, Bode C, et al. Prevention of Bleeding in Patients with Atrial Fibrillation Undergoing PCI. N Engl J Med, 2016, 375(25):2423–2434.

[24] Cannon CP, Bhatt DL, Oldgren J, et al. Dual Antithrombotic Therapy with Dabigatran after PCI in Atrial Fibrillation. N Engl J Med, 2017, 377(16):1513–1524.

[25] Bennaghmouch N, de Veer A, Bode K, et al. Efficacy and Safety of the Use of Non-Vitamin K Antagonist Oral Anticoagulants in Patients With Nonvalvular Atrial Fibrillation and Concomitant Aspirin Therapy: A Meta-Analysis of Randomized Trials. Circulation, 2018, 137(11):1117–1129.

[26] Ruiz-Nodar JM, Marin F, Sanchez-Paya J, et al. Efficacy and safety of drug-eluting stent use in patients with atrial fibrillation. Eur Heart J, 2009, 30(8):932–939.

[27] Urban P, Meredith IT, Abizaid A, et al. Polymer-free Drug-Coated Coronary Stents in Patients at High Bleeding Risk. N Engl J Med, 2015, 373(21): 2038–2047.

[28] Fiedler KA, Maeng M, Mehilli J, et al. Duration of Triple Therapy in Patients Requiring Oral Anticoagulation After Drug-Eluting Stent Implantation: The ISAR-TRIPLE Trial. J Am Coll Cardiol, 2015, 65(16):1619–1629.

[29] Yeh RW, Secemsky EA, Kereiakes DJ, et al. Development and Validation of a Prediction Rule for Benefit and Harm of Dual Antiplatelet Therapy Beyond 1 Year After Percutaneous Coronary Intervention. JAMA, 2016, 315(16):1735–1749.

[30] Kirchhof P, Benussi S, Kotecha D, et al. 2016 ESC guidelines for the management of atrial fibrillation developed in collaboration with EACTS. Europace, 2016, 18(11):1609–1678.

[31] 张澍，杨艳敏，黄从新，等 . 中国心房颤动患者卒中预防规范（2017）. 中华心律失常学杂志 , 2018, 22(1):17–30.

[32] January CT, Wann LS, Calkins H, et al. 2019 AHA/ACC/HRS Focused Update of the 2014 AHA/ACC/HRS Guideline for the Management of Patients With Atrial Fibrillation: A Report of the American College of Cardiology/American Heart Association Task Force on Clinical Practice Guidelines and the Heart Rhythm Society. J Am Coll Cardiol, 2019, 74(1): 104–132.

[33] Hauk, Lisa. Newly Detected Atrial Fibrillation: AAFP Updates Guideline on Pharmacologic Management. American Family Physician, 2017, 96(5):332–333.

[34] Holmes DR, Reddy VY, Turi ZG, et al. Percutaneous closure of the left atrial appendage versus warfarin therapy for prevention of stroke in patients with atrial fibrillation: a randomised non inferiority trial. Lancet, 2009, 374(9689): 534–542.

[35] Holmes DR Jr, Kar S, Price MJ, et al. Prospective randomized evaluation of the Watchman left atrial appendage closure device in patients with atrial fibrillation versus long term warfarin therapy: the PREVAIL trial. J Am Coll Cardiol, 2014, 64(1):1–12.

[36] Reddy VY, Doshi SK, Kar S, et al. 5 Year outcomes after left atrial appendage closure: from the PREVAIL and PROTECT AF trials. J Am Coll Cardiol, 2017, 70(24):2964–2975.

[37] Pavel Osmancik, Petr Tousek, Dalibor Herman, et al. Interventional left atrial appendage closure vs novel anticoagulation agents in patients with atrial fibrillation indicated for long-term anticoagulation (PRAGUE-17 study). Am Heart J, 2016;183:108–114

[38] Boersma LV, Ince H, Kische S, et al. Efficacy and safety of left atrial appendage closure with WATCHMAN in patients with or without contraindication to oral anticoagulation: 1 Year follow up outcome data of the EWOLUTION trial. Heart Rhythm, 2017, 14(9): 1302–1308.

[39] Boersma LV, Ince H, Kische S, et al. Evaluating Real-World Clinical Outcomes in Atrial Fibrillation Patients Receiving the WATCHMAN Left Atrial Appendage Closure Technology: Final 2-Year Outcome Data of the EWOLUTION Trial Focusing on History of Stroke and Hemorrhage. Circ Arrhythm Electrophysiol, 2019, 12:e006841. DOI: 10.1161/CIRCEP.118.006841

[40] Main ML, Fan D, Reddy VY, et al. Assessment of Device-Related Thrombus and Associated Clinical Outcomes With the WATCHMAN Left Atrial Appendage Closure Device for Embolic Protection in Patients With Atrial Fibrillation (from the PROTECT-AF Trial) . Am J Cardiol, 2016, 117:1127–1134.

[41] Reddy VY, Mobius-Winkler S, Miller MA, et al. Left atrial appendage closure with the Watchman device in patients with a contraindication for oral anticoagulation: the ASAP study (ASA Plavix Feasibility Study With Watchman Left Atrial Appendage Closure Technology). J Am Coll Cardiol, 2013, 61:2551–2556.

[42] Boersma LV, Ince H, Kische S, et al. Efficacy and safety of left atrial appendage closure with WATCHMAN in patients with or without contraindication to oral anticoagulation: 1-Year follow-up outcome data of the EWOLUTION trial. Heart Rhythm, 2017,14(9):1302–1308.

[43] Tzikas A, Shakir S, Gafoor S, et al. Left atrial appendage occlusion for stroke prevention in atrial fibrillation: multicentre experience with the AMPLATZER Cardiac Plug. Euro Intervention, 2016, 11(10):1170–1179.

第 25 章

左心耳封堵术后器械相关血栓防治进展

心腔内植入器械的发明和临床应用对结构性心脏病的治疗带来了革命性变化。从先天性心脏病系列封堵器到近年来广泛应用的心脏瓣膜支架和左心耳封堵装置，无一不在各自领域取得了骄人的成就。经过近二十年的发展，经导管左心耳封堵术（LAAC）已成为非瓣膜性房颤（NVAF）患者预防卒中及栓塞不良事件的一种有效干预措施。多项临床试验和真实临床世界的观察结果显示，对于有适应证的 NVAF 患者，植入左心耳封堵器后可明显降低卒中的发生，其效果不劣于口服抗凝药物，尤其在减少出血事件方面，LAAC 有更明显的优势。目前临床上应用的多种左心耳封堵器绝大多数由镍钛合金丝编织或雕刻而成，同时封堵器的周围或封堵器内均附有膜样材料。因此，作为一种金属异物，左心耳封堵器植入心腔内后，存在激活体内血小板和凝血成分的过程，容易在封堵器表面形成血栓，尤其是在自身内皮组织未完全覆盖包裹封堵器的"窗口期"内。尽管器械相关血栓（Device Related Thrombus，DRT）有一定的发生率并可能引起血栓栓塞事件，但积极识别和控制危险因素，规范抗栓治疗和影像学随访，做到早发现、早治疗，则能将 DRT 的发生及其引起的血栓栓塞事件控制在较低水平。

第一节
器械相关血栓形成的发生率

临床上对于 LAAC 后的患者，均需应用一段时间的抗栓药物，根据封堵器类型不同，说明书或指南与共识中推荐的抗栓策略也不同。如 Watchman 封堵器植入后推荐 45 d 抗凝治疗，Amulet 封堵器植入后，推荐双联抗血小板治疗（Dual Antiplatelet Therapy，DAPT）3 个月等。但随着 LAAC 的广泛开展和病例数的迅速增加，越来越多的研究和临床观察均发现，不少患者在接受了 LAAC 后，在其定期的临床随访尤其是经食管超声心动图（TEE）随访中发现 DRT 形成。目前关于 LAAC 后 DRT 的发生率各家报道不一，这与随访手段、随访时间及术后抗栓策略均有一定的关系。

一、临床试验中器械相关血栓的发生率

从左心耳封堵器的进化演变过程来看，在 LAAC 发展史上比较重要的临床试验，主要有 PLAATO 研究、PROTECT-AF 研究、PREVAIL 研究、ASAP 研究等。2005 年 PLAATO 封堵器的首个国际多中心研究结果公布，108 例患

者成功植入了左心耳封堵器，其术后的抗栓策略在欧洲的几家中心主要是术后口服阿司匹林 300~325mg/d，是否加用氯吡格雷不作统一规定，由主管医生根据患者的具体情况决定。而美国入组的中心，在给予患者口服阿司匹林的同时，还额外加用氯吡格雷 75mg/d，共 4~6 周。平均随访 9.8 个月，无一例发生 DRT[1]。LAAC 里程碑式的临床试验 PROTECT-AF 研究中，有 27 例患者经 TEE 证实有 DRT，其发生率为 5.7%[2]。但在 PROTECT-AF 研究的 2.3 年和 5 年随访结果中，并未专门对 DRT 的发生规律进行报道[3-4]。在 ASAP 研究中，142 例成功植入 Watchman 封堵器的患者术后只接受抗血小板治疗，6 例患者出现 DRT，发生率为 4.2%[5]。PREVAIL 研究共给 252 例患者植入了 Watchman 封堵器，在其随访 18 个月的时间里，研究者并未对 DRT 的发生做详细介绍，故暂无 DRT 发生率[6]。

二、真实临床实践中器械相关血栓的发生率

美国 FDA 批准 Watchman 封堵器的临床应用后，LAAC 例数在美国迅速增长，Reddy 教授报道了从 2015 年 3 月到 2016 年 5 月间 3822 例接受 LAAC 患者的随访资料，3653 例患者成功植入了封堵器，但因缺乏长期随访，故没有报道 DRT 相关数据[7]。2017 年的 HRS 大会上，Lucas Boersma 教授发布了 EWOLUTION 研究一年随访结果，该研究中的绝大多数抗凝禁忌的患者都采用了双联抗血小板治疗的用药策略，其 TEE 和临床随访结果显示，术后 DRT 的发生率为 3.7%。笔者认为该数据较为可信，因为其 TEE 随访率高达 87%，较为真实地反映了 LAAC 后 DRT 的情况。2019 年公布的 EWOLUTION 研究两年随访结果显示，835 例患者采用 TEE 随访，34 例患者存在 DRT，发生率为 4.1%[8]。除此之外，多数有关 LAAC 后 DRT 的研究均为小样本单中心报道。如 2013

年 Plicht 等报道了 34 例房颤患者接受 ACP 封堵器植入后，在 6 个月的随访期内，6 例患者出现 DRT，其 DRT 发生率高达 17.6%，但这可能与总体样本量偏少有关[9]。2019 年 Bai 等随访了德国单中心共 319 例患者，均接受 Watchman 封堵器植入，术后随访 4 年期间，共 14 例患者出现 DRT，发生率约为 4.49%[10]。

三、针对 DRT 的多中心汇总研究

目前公开报道的专门针对 LAAC 后 DRT 研究多中心汇总研究或系统综述共有 4 项。2017 年 Lempereur 等汇总了 30 项有关 DRT 的研究，其中 1 项为随机对照研究，其余为多中心注册研究、单中心回顾及病例报道。共有 2118 例患者，其中 82 例患者随访期间出现 DRT，总体发生率为 3.9%，其中 Watchman 封堵器植入共 1184 例，40 例 DRT，发生率为 3.4%。ACP 系列封堵器植入共 757 例，有 35 例 DRT，发生率为 4.6%（图 25-1）[11]。2019 年 Aminian 等[12]报道了 Amulet 封堵器植入后 DRT 发生规律的全球观察性研究结果，1078 例植入该封堵器的房颤患者，在随访 1 年时 17 例出现 DRT，年发生率为 1.7%，其中有 1 例患者反复出现 DRT。2018 年 Circulation 和 JACC 杂志分别发表了在左心耳封堵领域引发较大关注的两项有关 DRT 的研究。Dukkipati 等[13]在 Circulation 杂志撰文，他们汇总了 PROTECT-AF（n=463）、

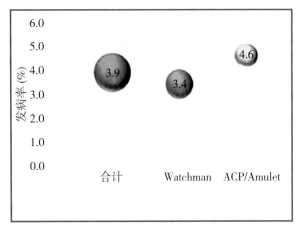

图 25-1 不同研究 DRT 发病率汇总图

PREVAIL（$n=269$）、CAP（$n=566$）和CAP2（$n=578$）四项研究，其DRT的发生率为3.74%。Fauchier等[14]回顾性分析了法国8家中心的LAAC数据，469例患者平均随访13个月时间，DRT发生率为7.2%。Alkhouli等对DRT的相关文献进行了一项荟萃分析，共纳入66项研究，总例数为10 153例，其中DRT 351例，发生率为3.8%[15]。

第二节
器械相关血栓形成的原因与预防

作为直接暴露在血液循环中的心腔内植入物，DRT的发生及其引起的血栓栓塞并发症一直是广大医生无法回避的临床问题。Krumsdorf等[16]总结了1000例行房间隔缺损或卵圆孔未闭封堵的患者，发现尽管DRT的发生率在不同封堵器之间有所差异，但总体发生率低并且绝大部分能够通过抗凝或抗血小板治疗溶解。目前认为，植入器械的内皮化进程和植入后患者体内凝血系统的反应性激活是DRT形成的两大关键机制。除此之外，患者自身的个体化差异、植入器械的材料和术者操作技术等因素也在DRT形成中扮演重要角色。

一、左心耳封堵器相关血栓发生的机制

（一）左心耳封堵器植入后的内皮化进程

早在房间隔缺损封堵器研发的动物实验中，封堵器内皮化进程即成为重要的观察指标，完全内皮化不仅有助于器械在体内位置的稳定，同时能有效避免DRT的发生。Lock[17]和Sharafuddin等[18]分别在羊和猪房间隔缺损封堵的动物实验中发现，封堵器植入后1个月开始内皮化，3个月后则被新生内皮细胞和纤维组织完全覆盖。由于左心耳开口于左心房，

左心耳封堵器植入后承受的血流剪切力和血液环境与房间隔缺损封堵器左盘面相似，因此它们的内皮化进程也相仿。目前国内上市的Watchman、ACP、LAmbre和LACBES 4种左心耳封堵器都进行了相关动物实验。2010年，Schwartz等[19]应用Watchman封堵器进行动物实验，解剖学和组织学研究发现：封堵器植入30d后其表面即开始形成纤维蛋白薄膜，植入45d后其左房面形成以内皮细胞和平滑肌细胞为主的内膜组织，90d后封堵器表面完全被内皮和纤维结缔组织覆盖。此外，Watchman封堵器植入后4例人体尸检标本的组织学研究也观察到类似的内皮化进程。Bass等[20]应用ACP封堵器进行的动物实验也表明，封堵器植入90d后即被新生内膜组织覆盖。Kar等[21]进行的动物实验比较了这两种封堵器的短期内皮化程度。结果发现，植入28d后，Watchman封堵器表面和铆钉处即可达到完全内皮化，而ACP封堵器的内皮化进程相对缓慢。这可能是由于随访时间过短，两种封堵器植入技术的不同和实验动物数量过少导致。林逸贤等[22]采用LAmbre封堵器进行22只犬的动物实验，解剖学结果表明，封堵器植入1个月后表面形成内膜组织，3个月后则完全内皮化（图25-2）。长海医院心内科秦永文等[23]研发的LACBES封堵器动物实验表明，植入80~110d后封堵器左房盘面达到完全内皮化，并且扫描电镜和免疫荧光染色证实了内膜的规则覆盖和新生血管的形成（图25-3）。

犬类左心耳的解剖结构与人类相似，因此上述四种左心耳封堵器的动物实验能在一定程度上反映了其在人体中的内皮化进程。这些实验表明，不同类型的左心耳封堵器植入90d左右可达到完全内皮化，这也是目前推荐植入术后封堵器内皮化"空窗期"抗栓治疗以预防封堵器相关血栓形成的基础。但需要指出的是，由于患者个体的不同以及封堵器植入后形态位

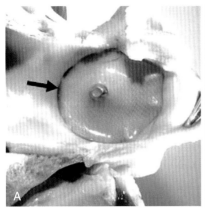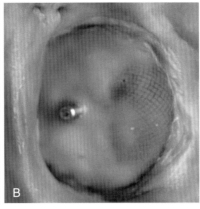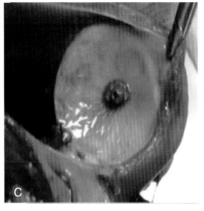

图 25-2　3 种左心耳封堵器动物实验的内皮化程度

A. Watchman 封堵器植入犬左心耳 45d 后覆盖白色内膜组织；B. ACP 封堵器植入犬左心耳 90d 后内皮化程度；C. LAmbre 封堵器植入犬左心耳 90d 后的内膜覆盖情况

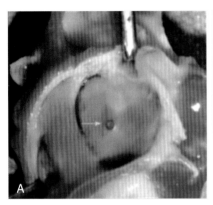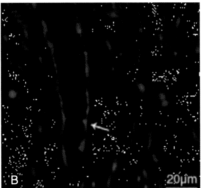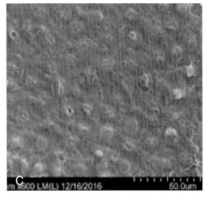

图 25-3　LACBES 左心耳封堵器动物实验的内皮化程度

A. LACBES 封堵器植入犬左心耳 110d 心房盘面和铆钉处后覆盖白色内膜组织；B. 免疫荧光染色提示内皮细胞标志物 CD31 的表达；C. 扫描电镜提示内膜组织的规则覆盖

置等的差别，封堵器内皮化进程可能有所不同，需要根据临床情况相应改变用药策略和用药时间进行个体化治疗，防止 DRT 的发生。为缩短封堵器内皮化进程，现有封堵器的结构改进和新型封堵器的研发工作正在进行中。比如新一代 Watchman Flx 封堵器与 Amplazter Amulet 封堵器将与推送杆连接的金属铆钉进行的隐藏式设计，可能会加速封堵器表面内皮化。此外，生物可吸收封堵器、内皮友好合金框架和新型覆膜材料的研发和应用也具有良好的前景。

（二）左心耳封堵器植入后凝血系统的反应性激活

与先天性心脏病封堵器类似，镍钛合金骨架和聚酯纤维覆膜是目前左心耳封堵器主要

的两种结构，植入后其内皮化过程伴随着体内凝血系统的反应性激活，因此可能是 DRT 形成的重要原因也是进行术后抗凝治疗的基础。凝血酶原片段 1+2（prothrombin fragment 1 + 2, F 1+2）是血流凝固过程中 Xa 因子复合物水解凝血酶原后形成的多肽片段，其在血液中的浓度直接反映凝血酶的生成量，因此也是判断凝血系统早期激活的标志物。最初的体外研究发现，聚对苯二甲酸乙二酯（polyethylene terephthalate，PET）和聚对苯二甲酸丁二酯（polybutylene terephthalate，PBT）膜在暴露于富含血小板的血浆后，F 1+2 和纤维蛋白肽 A 水平显著升高，提示凝血系统的激活[24]。此外，封堵器内皮化过程中内皮细胞活跃的分泌

功能，组织因子的表达，血小板的黏附和聚集都为血栓形成提供了平台。Josep 等[25]采集了房间隔缺损封堵术后 1d、7d、30d 和 90d 患者的血样，发现 F 1+2 含量在术后第 7 天显著升高，术后 90d 恢复至基线水平，而反映血小板活性的 P-selectin 含量无明显变化。值得注意的是，存在封堵术后残余分流患者的凝血活性更高。对于 LAAC 后患者体内凝血系统和血小板活性的变化，Josep 等[26]也做了类似的凝血功能检测。共有 43 例患者入组此项研究，其中接受 Watchman 封堵的 26 例，接受 ACP 封堵的 17 例。术后服用阿司匹林和氯吡格雷双联抗血小板治疗的 27 例，阿司匹林单药治疗 13 例，氯吡格雷单药治疗 3 例。结果显示，F 1+2 和凝血酶 - 抗凝血酶Ⅲ水平在术后第 7 天显著升高，30d 急剧下降，至 180d 基本恢复至基线水平。而无论是 LAAC 还是抗血小板药物联用与否，反映血小板活性的可溶 P-selectin 和 CD40 配体无显著变化。有 1 例植入 Watchman 封堵器并服用双联抗血小板治疗的患者在术后第 6 周通过 TEE 检查发现 DRT，换用华法林 8 周内 DRT 完全溶解，无栓塞事件发生。值得注意的是，该患者血标本中 F 1+2 和凝血酶 - 抗凝血酶Ⅲ在术后 30d 仍显著高于基线水平。该研究提示 LAAC 后患者凝血系统存在短暂的反应性激活，可能需要行抗凝治疗以预防 DRT 的发生。然而需要指出的是，该研究仅仅是血液指标的观测，病例数较少且缺乏对照组，植入封堵器后相关凝血物质的监测能否用来预测 DRT 的形成仍然需要更多数据支持。因此，结合 Watchman 封堵器及 ACP 封堵器的几项多中心临床试验、真实世界研究数据及荟萃分析结果，LAAC 后抗凝和抗血小板治疗仍是预防 DRT 发生的基石。

二、左心耳封堵器相关血栓形成的危险因素

尽管左心耳封堵器 DRT 形成的总体发生率

较低，但由 DRT 直接导致的卒中、系统栓塞等并发症的发生风险是否增加，DRT 形成的危险因素和可靠的预测因子目前还有争议。

（一）DRT 的血栓栓塞风险

有学者认为 DRT 即使形成，但大都坚固稳定且不会受到来自肺静脉血流的直接冲击，因此不易脱落，多数 DRT 在发现后重启或加强抗凝治疗可被溶解。Boersma 等[8]发表纳入 1020 例的 EWOLUTION 真实世界研究的 2 年随访结果，发现 4.1% 最终诊断有 DRT 的患者没有远期卒中发生的相关关联，其中只有 1 例卒中患者发现 DRT 的存在，DRT 与非 DRT 患者血栓栓塞事件的年发生率分别是 1.7% 与 2.2%。Saw 等[27]分析 344 例 ACP 封堵器植入后的患者也未发现 DRT 的形成与相关血栓栓塞事件有相关性。但 Dukkipati 等[13]分析 PROTECT-AF、PREVEIL、CAP 和 CAP2 四项针对 Watchman 封堵器的前瞻性临床研究数据，发现 65 例存在 DRT 的患者中有 17 例在诊断 DRT 后 1~6 个月时发生了栓塞事件，DRT 和无 DRT 患者缺血性卒中或系统性栓塞事件的发生率分别是 25% 与 6.8%（P<0.001），相应的年发生率分别是 7.46% 与 1.78%（P<0.001）。Fauchier 等[14]发表的 RELEXAO 真实世界回顾性研究同样发现 DRT 的形成与缺血性卒中及短暂脑缺血发作（TIA）的发生相关。一项纳入 66 项研究总计 12 033 例患者的荟萃分析显示，DRT 相较非 DRT 患者增加了 4~5 倍的缺血事件发生率[15]。因此，积极认识 DRT 的危险因素并加以预防对于 LAAC 后患者的管理和预防栓塞事件的发生有重要意义。如前文所述，DRT 形成的机制主要是植入器械的内皮化进程和凝血系统的反应性激活。事实上，临床实践中 DRT 的发生均受多种因素的影响，如患者的一般情况、术后抗栓治疗策略、封堵器的选择及术者的操作技巧等。

（二）DRT 形成的患者个体化因素

Main 等[2]曾初步分析了 PROTECT-AF 研

究中 35 例 Watchman 封堵器植入后发生 DRT 患者的 93 次 TEE 结果，发现年龄和永久性房颤可能是 DRT 的两大诱因。Kaneko 等[28] 报道一组单中心 78 例 Watchman 封堵器植入术后的 TEE 随访数据，发现女性、慢性肾病、较高的 CHA_2DS_2-VASc 评分和 HAS-BLED 评分可能与 DRT 的形成相关。Dukkipati 等[13] 对四项 Watchman 封堵器的前瞻性临床数据分析发现，永久性房颤、卒中或短暂性脑缺血发作史、血管疾病、左心耳增大、低左心室射血分数（LVEF<40%）可能是 DRT 的独立预测因子。Fauchier 等[14] 的研究也发现，年龄和卒中史是 DRT 形成的独立预测因子。此外，几项针对 ACP/Amulet 封堵器的研究发现，吸烟、血小板计数、左心耳血栓史、左心耳峰值排空速率降低（<20cm/s）、自发性心脏超声显影（spontaneous echocardiographic contrast, SEC）等可能是 DRT 发生的危险因素[9,27,29]。Kubo 等[30] 分析了 119 例 LAAC 术后患者的 SEC 强度，发现 DRT 患者的 SEC 强度（2.50±0.58）显著高于无 DRT 患者（0.47±0.65）。另一项德国单中心经验也显示，92.9% 的 DRT 患者术前 TEE 检查中 SEC≥3，提示 SEC 可能与 DRT 的形成有关[10]。上海中山医院周达新团队单中心 221 例 Watchman 封堵术后 60d 的 Cox 多因素回归模型分析显示，术前 TEE 提示左心房自发显影与术后 DRT 形成相关（HR 4.76，95%CI 1.36~16.28，P=0.023），而年龄、男性、CHA_2DS_2-VASc 评分和既往 TIA/ 脑梗死病史并非术后 DRT 形成的预测因子[31]。Alkhouli 等[15] 纳入 66 项临床试验共计 12 033 例患者的荟萃分析显示，年龄、性别、心力衰竭、糖尿病、CHA_2DS_2-VASc 评分、卒中病史等因素均不能用于解释 DRT 形成的原因。Saw 等[32] 认为，目前关于发生 DRT 患者个体差异危险因素的研究较少且结论都所有不同，但也总结认为，对于左心房容易形成血栓、有出血倾向、依从性

和药物反应性差及封堵器内皮化速度较慢的患者可能是 DRT 形成患者个体相关的因素。此外，由于阿司匹林 + 氯吡格雷双联抗血小板治疗是目前 LAAC 后推荐且常用的抗栓策略之一，有学者提出患者如存在氯吡格雷抵抗可能会增加 DRT 形成的风险。一项纳入 46 例行 LAAC 的小样本研究显示，4 例在术后 6 个月通过 TEE 诊断 DRT 形成的患者中有 3 例存在氯吡格雷抵抗[33]。而另一项针对 ACP 封堵器的研究提示，尽管 DRT 形成可能与术前血小板计数升高有关，但凝血Ⅱ、Ⅴ因子和 CYP2C19 的遗传变异在 DRT 患者中并不常见[11]。由于氯吡格雷抵抗在人群中的发生率并不低，因此可能需要更大样本量的前瞻性研究来确定氯吡格雷抵抗在 DRT 发生中的作用。

（三）术后抗栓治疗策略对 DRT 形成的影响

术后早期抗栓治疗的本质即为了在封堵器植入后达到完全内皮化前防止 DRT 形成和卒中栓塞事件的发生。与行卵圆孔未闭合房间隔缺损封堵术的患者不同，为预防卒中行 LAAC 的房颤患者往往高龄，同时伴有高血栓形成和高出血风险，临床特征复杂多样，因此其抗栓策略选择往往面临两难境地。如 RELEXAO 研究[14] 中，入选患者平均 HAS-BLED 评分达 3.7 分，36.2%（170/469）的患者术后使用单一抗血小板药物治疗，另有 7.5%（35/469）的患者没有任何抗栓治疗。按 LAAC 后不同抗栓治疗方案分析显示，DRT 的发生率分别为：单一抗血小板药物 6.5%（11/170），双联抗血小板药物 0.9%（1/109），口服抗凝药物 7.4%（10/155），同时服用抗凝药物 + 抗血小板药物者未发生 DRT，而既未服用抗凝药物又未服用抗血小板药物者高达 11.4%（4/35）。因此，不规范的术后抗栓治疗方案可能是造成该研究 7.2% DRT 发生的主要原因。然而，该研究中 90.1% 的患者有既往出血史，72.8% 的患者存在抗凝药禁

忌证，这可能是研究者选择抗栓方案较为保守的原因。同时，该研究的统计学结果也提示，出院时处方双联抗血小板及口服抗凝治疗是DRT的保护性因素。Lempereur等[11]发表的一项荟萃分析显示，早期停用抗栓药物、患者抗栓治疗依从性差和口服华法林患者INR不达标是DRT发生的危险因素。

（四）器械和操作技术对DRT形成的影响

左心耳封堵器使用的材料和结构在一定程度上决定了封堵器的内皮化时间。动物实验表明，Watchman封堵器所使用的聚对苯二甲酸乙二酯（PET）覆膜内皮化约需45d，ACP封堵器伞盖使用的聚四氟乙烯（PTFE）覆膜则需要约90d达到内皮化。值得注意的是，这两种封堵器都存在突出于左房面的铆钉，这也是封堵器较难内皮化的部分并且易于DRT附着（图25-4A）[9,27]。新一代的Watchman Flx封堵器和Amplatzer Amulet封堵器均采取了隐藏型铆钉的设计改进，可能有利于内皮化的进程[34]。与PET和PTFE覆膜封堵器不同，新研发的Ultraseal左心耳封堵器采用了聚乙酸乙烯酯覆膜，最近完成的一项多中心研究表明，该封堵器DRT发生率为5.6%，因此该材料对血栓形成和抗栓药物的反应仍需要进一步研究[35]。Kaneko等[28]分析78例Watchman封堵器植入

后TEE随访影像资料，并把封堵器植入后超过冠状动脉回旋支和左上肺静脉嵴边缘的连线定义为植入过深，其中4例DRT形成患者中有3例存在封堵器植入过深而形成心耳残腔，因此左心耳封堵器的植入深度可能也是DRT形成的原因之一。另一项纳入24例行Amulet封堵器植入患者的小样本研究表明，4例出现DRT患者的血栓均位于封堵器左心房盘面和左上肺静脉嵴之间[29]。因此，对于Amulet封堵器，左心房盘面如果没有完全覆盖左上肺静脉嵴的边缘，也会形成心耳残腔从而影响左心房盘面的内皮化，导致DRT发生（图25-4B）。

除此之外，无论内塞式还是盘式左心耳封堵器，如果选择的尺寸不适合导致压缩比过大，可能会由于封堵器左心房面的形变而难于内皮化导致DRT形成[36]。封堵器周围残余漏是否为形成DRT甚至栓塞事件的因素之一，也备受关注。由于封堵不完全造成的封堵器周围残余漏为心耳腔和心房提供了通道，LAAC后心耳腔的血栓有进入循环造成栓塞事件的风险，而且残余漏本身也减慢了封堵器内皮化进程。外科左心耳结扎术提供的经验表明，结扎术后残端>1cm即有可能发生血栓形成和血栓栓塞事件[37-38]。左心耳封堵器周边残余漏形成后由于受到血流冲击可能导致血小板黏附和DRT形

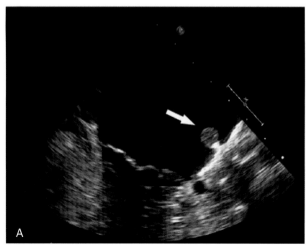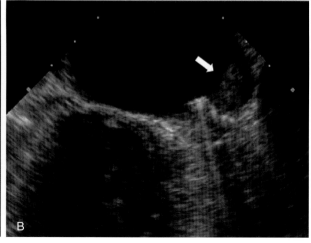

图25-4 DRT易形成的部位

A.封堵器铆钉处附着的血栓（白色箭头处）；B.靠近肺静脉嵴处的血栓（白色箭头处）

成。一般认为，小血栓无法通过 <5mm 的残余漏进入体循环。但是，>5mm 的残余漏可能需要警惕 DRT 的形成和栓塞风险，建议长期抗栓治疗并积极随访[32]。此外，长海医院心内科赵仙先团队对单中心 203 例行 Watchman 封堵器植入患者随访中共发现 5 例 DRT，特征分析发现，在"极简式"封堵缺乏术中 TEE 实时监测的情况下，封堵器未到达最佳位置即被释放，可能是造成 DRT 发生的原因。因此，LAAC 中结合造影和 TEE 实时监测，进一步规范操作流程对优化封堵器的选择、监测植入位置从而预防 DRT 形成有重要意义。

由于真实世界中患者个体差异较大，可能存在不同危险因素的组合，DRT 发生率本身较低，所以目前的临床数据样本量仍然不足，也没有专门针对 DRT 危险因素和防治设计的前瞻性研究，加上缺乏有效判断封堵器完全内皮化时间的方法，因此对于 DRT 的危险因素的识别和危险因子的预测仍然没有统一的标准。笔者认为，根据现有临床数据并结合患者个体化差异，做好影像学随访，做到抗栓治疗策略的个体化，早期发现和早期治疗是目前防治 DRT 发生的重要策略和手段。

三、左心耳封堵器相关血栓形成的预防

尽管 LAAC 后 DRT 的发生有时难以避免，但对于危险因素的控制和预防仍有可能将 DRT 及其引发栓塞事件的发生率控制在较低水平。目前预防 DRT 发生最重要的方法是术后规范的抗栓治疗。但是抗栓治疗方案和持续时间仍没有统一的标准，需要根据临床研究数据、患者自身特征及医生的经验做出个体化治疗。在 Watchman 封堵器上市前进行的 PROTECT-AF 研究和 PREVAIL 研究中，参照动物实验中封堵器的内皮化时间，研究者对术后抗栓策略的选择和时限制定了较为严格的方案。如果 LAAC 后周围残余漏 <5mm，采用华法林抗凝（INR 2.0~3.0）联合阿司匹林（81mg/d）治疗 45d，如 TEE 检测封堵器位置理想，无 DRT 和 >5mm 的周围残余漏则换用阿司匹林（81~325mg/d）联合氯吡格雷（75mg/d）治疗 6 个月，最终阿司匹林（325mg/d）长期维持[39]。

真实世界中患者往往由于出血倾向无法耐受包括华法林在内的标准抗栓治疗，因此相当一部分患者采用了不同的抗栓组合方案。目前应用最多的术后抗栓方案是阿司匹林 + 氯吡格雷的双联抗血小板治疗。此外，新型口服抗凝药（novel oral anticoagulant，NOAC），阿司匹林单一抗血小板治疗，甚至不进行任何抗栓治疗的患者也占了相当一部分比例。ASAP 研究共纳入了 150 例行 Watchman 封堵器植入术的患者，结果显示，术后采用双联抗血小板治疗方案的患者 DRT 发生率约为 4%，血栓栓塞发生率为每年 2.3%[5]。目前，更大规模的 ASAP-TOO 前瞻性研究正在进行中，相信最终研究结果能为双联抗血小板治疗在 LAAC 术后的应用带来新的证据。EWOLUTION 真实世界的研究共纳入了 1020 例行 Watchman 封堵器植入的患者，出院时有 60% 的患者采用双联抗血小板治疗，16% 的患者服用华法林，11% 的患者服用 NOAC，7% 的患者单纯服用阿司匹林抗血小板治疗，另有 6% 的患者未进行抗栓治疗。两年随访结束时，71% 患者仅采用阿司匹林抗血小板治疗，14% 的患者未用任何抗栓治疗，8% 的患者口服抗凝治疗，另 7% 的患者采用双联抗血小板治疗。最终两年 835 例有影像学随访资料患者的分析表明，总体 DRT 发生率为 4.1%，不同的抗栓治疗方案在 DRT 发生方面并无差别[8]。Amulet 封堵器上市后注册研究共纳入了 1088 例患者，其中 54.3% 的患者术后采用双联抗血小板治疗，23% 的患者仅采用阿司匹林抗血小板治疗，18.9% 的患者口服抗凝药物，另有 2% 的患者未行抗栓治疗。673 例患者的首次 TEE 随访结果显示，DRT 的发生率仅为 1.2%[40]。

已有多项临床试验结果显示，NOAC 在预防 NVAF 卒中和房颤合并冠心病 PCI 术后的有效性和安全性，尤其显示出了比华法林更低的 TIMI 出血事件。因此，NOAC 也被越来越多用于 LAAC 后替代华法林的抗栓组合中。Enomoto 等[41] 回顾性分析了 214 例行 Watchman 封堵器植入患者，其中 46% 服用阿哌沙班，46% 服用利伐沙班，7% 服用达比加群，另有 1% 服用依度沙班。结果显示，服用 NOAC 患者 DRT 的发生率为 1.4%，与华法林组相比无统计学差异。但是 LAAC 后采用不同 NOAC 抗栓治疗 DRT 的发生率可能也有所不同。中山医院周达新团队[31] 报道了单中心 221 例 Watchman 封堵器植入术后 60d 的随访结果，所有患者术后均进行了抗血栓治疗，达比加群组 78 例（35.3%），利伐沙班组 50 例（22.6%），华法林组 42 例（19.0%），双联抗血小板组 51 例（23.1%）。术后 60d，达比加群组 DRT 的发生率最高，共 6 例（7.7%），其中 1 例于术后 48d 时发生了缺血性卒中。华法林组和双联抗血小板治疗组分别有 1 例发生 DRT，发生率分别为 2.4% 和 2.0%，利伐沙班组未发生 DRT。该研究提示利伐沙班可能相比达比加群更安全，然而该研究中这两种 NOAC 的剂量分别是达比加群 110mg（每天 2 次，达比加群组），利伐沙班 20mg/d（利伐沙班组）。因此，受限于国内剂型，大剂量达比加群（150mg，每天 2 次）给药方式对 LAAC 后 DRT 的预防效果仍然值得进一步研究。武汉亚洲心脏病医院苏晞团队[42] 报道了单中心 189 例 LAAC 后短期（45d）TEE 随访结果，其中 29 例术后服用达比加群（110mg，每天 2 次）或利伐沙班（15mg/d），160 例服用华法林。NOAC 组发现了 2 例 DRT，华法林组发现了 3 例 DRT，两组间 DRT 发生率无统计学差异。因此，DRT 术后应用 NOAC 的种类和剂量仍然需要随机对照的前瞻性试验以进一步明确。

对于一些出血风险极高或有颅内出血史

的患者，用阿司匹林单药抗血小板治疗或不进行任何抗栓治疗也占有部分比例。一项单中心研究纳入了 110 例行 ACP/Amulet 封堵器植入的患者，其中 87.8% 的患者术后采用阿司匹林单药抗血小板治疗，12.2% 采用双联抗血小板治疗。结果显示，仅有 1.9% 的患者发生 DRT[43]。另一项来自法国双中心的研究纳入了 76 例行 ACP 封堵器植入的患者，术后所有患者服用阿司匹林（80~325mg，每天 1 次）或氯吡格雷（75mg/d）至少 1 年。随访 3 个月发现了 5 例（6.8%）DRT 患者，随访 13 个月死亡、卒中和主要出血事件发生率分别为 2.6%、4% 与 1.3%。该文作者认为 LAAC 后单用阿司匹林抗血小板治疗策略可能是一种合理的选择[44]。此外，EWOLUTION 研究[8] 和 Amulet 封堵器上市后注册研究[40] 结果也提示单用阿司匹林抗血小板治疗和未进行抗栓治疗组并没有更高的 DRT 发生率。然而，RELEXAO 研究[14] 却提示单用阿司匹林抗血小板治疗和不进行抗栓治疗这些 "不规范" 的术后抗栓策略可能会导致 DRT 发生率增加。因此，仅仅使用阿司匹林抗血小板治疗仍然具有较高 DRT 发生风险，需要有大规模的临床试验数据支持，同时也需要术者根据患者情况仔细权衡。不进行任何抗栓治疗的方案目前不建议使用。

西南医院宋治远团队[45] 对 259 例患者采用了 3 种不同的抗栓治疗方案（在最初 2 个月内分别采用口服华法林抗凝、NOAC 及双联抗血小板药物治疗），且均按方案要求正规服药。其中华法林组 108 例（42.2%）、NOAC 组 72 例（28.1%）、双联抗血小板药物治疗组 76 例（29.7%）。LAAC 后 45~60d 复查 TEE 时，发生 DRT 7 例（2.7%），且 3 种抗栓治疗方案 DRT 的发生率差异无统计学意义（分别为 2.78%、2.78% 与 2.63%）。该 7 例 DRT 患者均经延长抗凝治疗时间及更换抗凝药物后消失，未发生血栓栓塞事件。

虽然真实世界的数据证明了 LAAC 后采用双联抗血小板药物治疗或 NOAC 抗栓方案的有效性和安全性，但仍需要进一步严格设计的前瞻性随机对照试验支持。目前，欧美国家主要基于患者出血风险和既往出血史来制定 LAAC 后抗凝方案[46]，参见表 25-1。

由于接受 LAAC 的房颤患者多数具有较高的卒中风险，出血风险差异较大，而且部分患者因存在严重的肾功能障碍不能耐受 NOAC。因此，中国左心耳封堵预防心房颤动卒中专家共识（2019）建议，LAAC 后患者 DRT 的预防应根据患者肾功能情况 [用肾小球滤过率（GFR）评价] 和出血风险（用 HAS-BLED 评

分评价）给予个体化的抗栓治疗方案[47]，参见表 25-2。

第三节
器械相关血栓形成的诊断与治疗

DRT 的早期诊断、早期治疗、积极随访对于预防相关血栓栓塞事件具有重要意义。TEE 目前仍然是诊断 DRT 的"金标准"，但有些患者由于无法耐受 TEE 或者不适合行 TEE 检查，可以选择心脏 CT 成像（cardiac computed

表 25-1 基于出血风险制定对 LAAC 术后抗栓治疗方案

患者能够耐受短期全量口服抗凝治疗	华法林或 NOAC 联合阿司匹林治疗 45d 后更换氯吡格雷联合阿司匹林治疗 3 ~ 6 个月	
患者不能耐受短期全量口服抗凝治疗	华法林或 NOAC 联合阿司匹林治疗 3 ~ 6 个月	6 个月后单用阿司匹林治疗至少 12 个月
	氯吡格雷联合阿司匹林治疗 1 ~ 6 个月	
	低剂量 NOAC 联合阿司匹林治疗 3 ~ 6 个月	
	单用阿司匹林至少 12 个月	

表 25-2 中国左心耳封堵预防心房颤动卒中专家共识（2019）[4] 建议 LAAC 后抗栓治疗方案

无严重肾功能不全（GFR ≥ 30 mL/min）	出血风险小（HAS-BLED 评分 <3 分）	NOAC 或华法林 + 氯吡格雷或阿司匹林联合治疗 3 个月，3 个月时复查 TEE，如果排除 DRT 和 >5mm 的残余分流，改用阿司匹林 + 氯吡格雷双联抗血小板治疗 3 个月	术后 6 个月时复查 TEE，如排除 DRT 和 >5mm 的残余分流，予阿司匹林长期维持治疗（如阿司匹林不耐受，可用氯吡格雷替代）
	出血风险较高（HAS-BLED 评分 ≥3 分）	单独使用常规剂量的 NOAC 或华法林治疗 3 个月；3 个月时复查 TEE，如果排除 DRT 和 >5mm 的残余分流，改用阿司匹林 + 氯吡格雷继续治疗 3 个月。	
存在严重肾功能不全（GFR< 30 mL/min）	出血风险小（HAS-BLED 评分 <3 分）	使用华法林 + 阿司匹林联合抗凝 3 个月（维持 INR 2.0~3.0），3 个月时复查 TEE，如果排除 DRT 和 >5mm 的残余分流，改用阿司匹林 + 氯吡格雷继续治疗 3 个月	
	出血风险较高（HAS-BLED 评分 ≥3 分）	在严密监测 INR 情况下（维持 INR 2.0~3.0）单用华法林抗凝 3 个月，3 个月时复查 TEE，如果排除 DRT 和 >5mm 的残余分流，改用阿司匹林 + 氯吡格雷继续治疗 3 个月；或者 LAAC 术后直接使用阿司匹林 + 氯吡格雷双联抗血小板治疗 6 个月。	

tomography angiography，CCTA）作为备选方案进行随访。一旦检出 DRT 发生，往往需要调整抗栓治疗药物，延长抗凝时间或增加抗凝药物强度，大部分 DRT 通过抗凝治疗能够溶解，但也有少数较大的 DRT 或者在抗凝治疗的基础上反复发生血栓栓塞事件，此时可能需要手术切除。

一、DRT 的影像学诊断

TEE 的实时 2D 或 3D 影像能从不同角度对 DRT 形态、质地和活动度进行评估，同时这些超声影像特征也有助于鉴别高危 DRT，为抗凝治疗的强度和持续时间提供依据。TEE 下 DRT 具有以下特征：①与周围组织界限分明；②具有高密度回声，且质地均匀一致；③表明光滑

或不规则，可有根蒂与封堵器相连；④好发于封堵器左房面铆钉处或封堵器与心耳组织连接处，尤其是左心耳未能完全封堵而形成的残腔处。较大的 DRT（>10mm）和具有一定活动度的 DRT 可能是血栓栓塞事件发生的独立危险因素，需要特别注意[11]。此外，DRT 需要与封堵器表面内皮化组织相鉴别，封堵器表面内皮化组织在 TEE 下往往呈光滑、均匀、较薄的回声，不具有活动性（图 25-5）。

对于一些可能无法耐受、有禁忌证或拒绝 TEE 检查的患者，CCTA 也可以作为 LAAC 术后影像学随访的替代方案。DRT 在 CCTA 中的特征为封堵器左房面出现造影剂的充盈缺损图像（图 25-6）。Saw 等[48]对 45 例 LAAC 后患

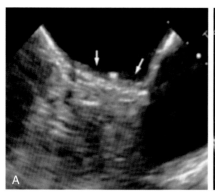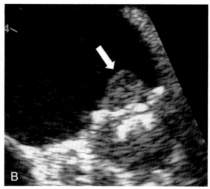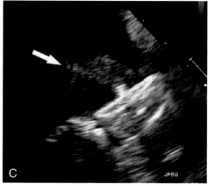

图 25-5　TEE 下 DRT 的影像学特征

A. 封堵器表面内皮化回声（厚度 <1mm）；B. 附着于封堵器表面相对固定的 DRT；C. 附着于封堵器铆钉处有活动度的 DRT

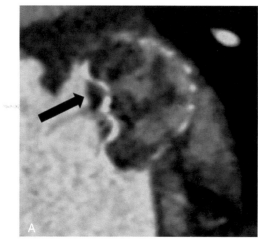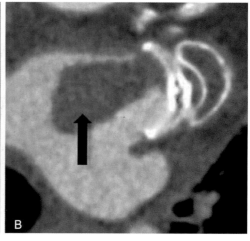

图 25-6　CCTA 下 DRT 的特征

A. Watchman 封堵器左房面的充盈缺损（黑色箭头处）；B. ACP 封堵器左房面的巨大充盈缺损，延伸至左心房（黑色箭头处）

者进行了 CCTA 随访，其中一例患者术后 78d 的 CCTA 影像提示 DRT 出现在封堵器铆钉处和与封堵器相邻的左房壁。Cochet 等[49]分析了 117 例 LAAC 后患者的 CCTA 影像，结果发现有 19 例（16%）可能存在 DRT，并且充盈缺损同时存在于动脉相和静脉相。随后 TEE 检测确认了其中 5 例，另外 14 例由于厚度 <1mm 被认为是封堵器表面内皮化组织。此外，Qamar 等[50]报道了 102 例 LAAC 后 TEE 和 CCTA 随访的对比研究，其中仅有的 1 例 DRT 均被 TEE 和 CCTA 检测出。因此，CCTA 和 TEE 对 DRT 检出的特异性和灵敏度以及两者之间的优劣性仍然需要更多临床数据和专门设计的"头对头"研究进行比对。此外，严重肾功能不全的患者由于造影剂肾病的发生风险较高，不建议采用 CCTA 随访。

由于患者个体化因素、手术操作技术及术后抗栓治疗策略的不同，封堵器内皮化进程和 DRT 形成的时间也因人而异。Lempereur 等[11]的荟萃分析报道，DRT 的平均检出时间为术后 45d。EWOLUTION 研究[8]的最终两年随访结果提示绝大部分 DRT 在术后 90d 内检出，平均检出时间为 54d。基于动物实验观察到的封堵器内皮化时间和 CAP、CAP2 的研究结果，美国 FDA 建议分别在 Watchman 封堵器植入术后 45d 和 1 年行影像学随访，观察封堵器位置、DRT 形成和封堵器周围残余漏情况。临床实践中，大部分术者建议患者术后 6 ~ 12 周行 TEE 随访，并且以此为依据决定是否改变患者术后抗栓治疗策略。然而，由于封堵器内皮化时间的差异，一部分患者降低抗栓强度后仍有可能存在 LAAC 后晚期 DRT 形成的风险，因此影像学随访的时间点仍然需要做到个体化。Massarenti 等[51]曾报道 1 例患者尽管在 Watchman 封堵器植入术后进行了标准抗栓治疗，停药后仍然发生了 TIA，手术取出封堵器时发现植入 10 个月后仍然未见明显内皮化。在

PROTECT-AF 研究中，DRT 大多数出现在术后 6 个月和 12 个月的随访时间点，提示术后晚期 DRT 形成可能与抗栓治疗强度的降低和停用有关[2]。一项纳入了 66 项研究共计 10 154 例 LAAC 患者的荟萃分析显示，术后 90d 内 DRT 的检出率为 42%，90 ~ 365d 为 57%，另有 1% 于术后 1 年以上检出[15]。Pracon 等[52]发表的一项前瞻性研究纳入了 102 例行 LAAC 的患者，并且依据检出时间将 DRT 形成定义为早期（1.5 个月）、晚期（3 ~ 6 个月）和极晚期（12 个月）。该研究共有 99 例获得了完整的影像学资料，在 7 例发现 DRT 的患者中，有 2 例为早期形成，2 例为晚期，3 例为极晚期。因此，影像学检查时间点应该结合临床研究并采取个体化策略。如果患者存在明确的 DRT 形成危险因素，尤其是低 LVEF 值、存在 SEC、既往 DRT 或相关栓塞 /TIA 发生病史、活动度较大的 DRT、封堵器位置不理想、存在封堵器周围漏等，不仅需要考虑较为严格的抗栓药物强度和时间，也需要适当增加影像学随访的频次和时限，做到 DRT 的早发现、早治疗。Saw 等[32]在总结临床数据并结合封堵器周围漏及 DRT 的影像学随访和治疗的基础上，提出 LAAC 后 DRT 的筛查和处理策略，具有一定的借鉴和指导意义（图 25-7）。

二、DRT 的治疗

由于 DRT 的形成与血栓栓塞事件相关，因此一旦 DRT 诊断成立，需要立即开始抗凝治疗或增加抗凝治疗的强度以尽快溶解 DRT。目前，对于 DRT 发生后的抗栓治疗并没有统一的方案，但术后采用抗血小板治疗的患者应该换用或加用抗凝药物治疗。目前常用的治疗方案为口服抗凝药或低分子肝素（low molecular weight heparin，LMWH）抗凝治疗。一项欧洲心律学会的调查显示[53]，33 个欧洲左心耳封堵中心有 43% 采用 LMWH，29% 采用口服抗

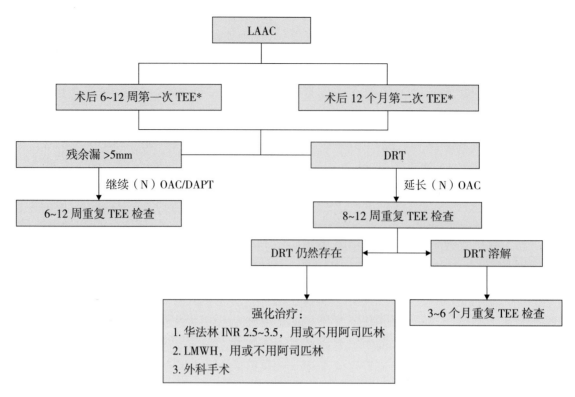

图 25-7　LAAC 后的影像学随访策略与流程
*如不能耐受 TEE 则选择 CTA

凝药治疗 DRT。Lempereur 等[11] 对 30 项关于 DRT 的研究进行荟萃分析并对治疗策略进行了总结，其中 45.5% 的患者采用 LMWH，平均治疗 2 周，36.4% 的患者采用口服华法林，平均治疗 3 个月。TEE 随访显示，采用 LMWH 治疗的患者 DRT 全部溶解，采用华法林治疗的患者 89.5% 的 DRT 溶解。此外，对于肾功能不全不适合应用 LMWH 的患者，可选择静脉注射肝素以达到抗凝治疗的目的。尽管缺乏临床数据支持，一些个案报道显示 NOAC 对于治疗 DRT 也具有一定作用。Freixa 等[54] 曾经报道一例 61 岁男性患者 Amulet 封堵器植入术后 9 个月出现 DRT，采用阿哌沙班治疗 6 个月后 DRT 消失。长海医院赵仙先团队对 5 例 DRT 患者中的 4 例予利伐沙班，1 例予华法林治疗。随访中，2 例服用利伐沙班患者 DRT 消失，1 例服用华法林治疗患者 DRT 缩小，2 例未复诊。其中 1 例为巨大 DRT，经利伐沙班治疗 5.5 个月后，血栓完全消失（图 25-8）。

然而，LAAC 后服用达比加群相比其他 NOAC 可能更容易形成 DRT，而且有个案报道提示达比加群溶解 DRT 的效果不佳[55]。因此，应该避免采用达比加群治疗 DRT。Saw 等[32] 总结目前 DRT 的治疗策略，建议首先推荐华法林治疗 8 ～ 12 周，维持 INR 2.0 ～ 3.0，对于已经在服用华法林者，建议维持 INR 2.5 ～ 3.5；同等推荐最大耐受剂量的 NOAC 8 ～ 12 周，优先选择阿哌沙班、利伐沙班，避免使用达比加群；对于巨大（>15mm）或活动度较大的 DRT，推荐皮下注射 LMWH 2 ～ 4 周（对于肾功能不全者可用静脉注射肝素替代），并且在 2 周内行影像学检测治疗效果；对于上述治疗失败、反复血栓栓塞或者巨大血栓，可考虑外科切除。对于低出血风险患者，可在上述药物治疗的基础上加用小剂量的阿司匹林（表 25-3）。

总之，大部分研究报道 LAAC 后 DRT 的发生率在 0.9% ～ 7.2%，尽管整体发生率不高，但 DRT 与血栓栓塞事件发生相关，需要引起重

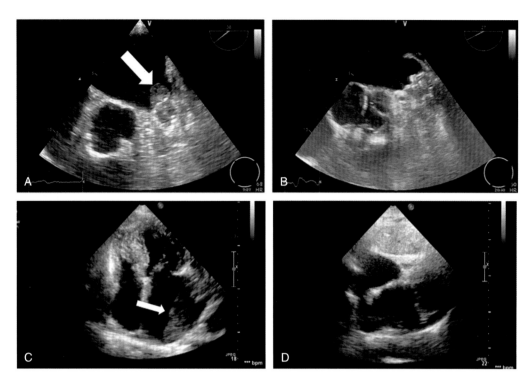

图 25-8　TEE 检测 2 例 Watchman 封堵器植入后发生 DRT 及用利伐沙班治疗后 DRT 消失图像

A. LAAC 后 7.5 个月 TEE 检查示 DRT（白色箭头）；B. 利伐沙班治疗 4 个月后 TEE 提示 DRT 溶解；C. LAAC 后 5 个月 TTE 检查示 DRT（白色箭头）；D. 利伐沙班治疗 5.5 个月后 TEE 提示 DRT 溶解

表 25-3　DRT 治疗策略推荐表

策略选择	持续时间	
华法林	8 ~ 12 周	INR 维持 2.0 ~ 3.0
		正在使用华法林 INR 维持 2.5 ~ 3.5
		视出血风险可考虑联用阿司匹林
NOAC	8 ~ 12 周	全量用药
		首选阿哌沙班及利伐沙班；避免使用达比加群
		视出血风险可考虑联用阿司匹林
LMWH	2 ~ 4 周	血栓较大（>15mm）
		肾功能不全考虑静脉普通肝素
		视出血风险可考虑联用阿司匹林
外科手术		抗凝治疗失败
		反复发生栓塞事件
		超大血栓

NOAC：新型口服抗凝药；LMWH：低分子肝素

视。DRT 的发生与多种因素相关，包括患者一般情况、封堵器的选择、植入技巧、术后抗栓治疗策略等。预防 DRT 的发生需要术者针对危险因素，结合临床研究结果和患者一般情况制定个体化的手术策略和抗栓治疗方案。术后需要重视影像学随访，一旦检出 DRT 需要及时启动抗凝治疗并检测治疗效果。

（海军军医大学长海医院　朱霓　白元　赵仙先）

参考文献

[1] Ostermayer SH, Reisman M, Kramer PH, et al. Percutaneous left atrial appendage transcatheter occlusion(PLAATO system)to prevent stroke in high-risk patients with non-rheumatic atrial fibrillation: results from the international multi-center feasibility trials. J Am Coll Cardiol, 2005, 46:9–14.

[2] Main ML, Fan D, Reddy VY, et al. Assessment of Device-Related Thrombus and Associated Clinical Outcomes With the WATCHMAN Left Atrial Appendage Closure Device for Embolic Protection in Patients With Atrial Fibrillation(from the PROTECT-AF Trial). Am J Cardiol, 2016, 117:1127–1134.

[3] Reddy VY, Doshi SK, Sievert H, et al. Percutaneous left atrial appendage closure for stroke prophylaxis in patients with atrial fibrillation: 2.3-Year Follow-up of the PROTECT AF (Watchman Left Atrial Appendage System for Embolic Protection in Patients with Atrial Fibrillation) Trial. Circulation, 2013, 127:720–729.

[4] Reddy VY, Doshi SK, Kar S, et al. 5-Year Outcomes After Left Atrial Appendage Closure: From the PREVAIL and PROTECT AF Trials. J Am Coll Cardiol, 2017, 70:2964–2975.

[5] Reddy VY, Mobius-Winkler S, Miller MA, et al. Left atrial appendage closure with the Watchman device in patients with a contraindication for oral anticoagulation: the ASAP study (ASA Plavix Feasibility Study With Watchman Left Atrial Appendage Closure Technology). J Am Coll Cardiol, 2013, 61:2551–2556.

[6] Holmes DR, Kar S, Price MJ, et al. Prospective randomized evaluation of the Watchman Left Atrial Appendage Closure device in patients with atrial fibrillation versus long-term warfarin therapy: the PREVAIL trial. J Am Coll Cardiol, 2014, 64:1–12.

[7] Reddy VY, Gibson DN, Kar S, et al. Post-Approval U.S. Experience With Left Atrial Appendage Closure for Stroke Prevention in Atrial Fibrillation. J Am Coll Cardiol, 2017, 69:253–261.

[8] Boersma LV, Ince H, Kische S, et al. Evaluating Real-World Clinical Outcomes in Atrial Fibrillation Patients Receiving the WATCHMAN Left Atrial Appendage Closure Technology: Final 2-Year Outcome Data of the EWOLUTION Trial Focusing on History of Stroke and Hemorrhage. Circ Arrhythm Electrophysiol, 2019, 12:e006841.

[9] Plicht B, Konorza TF, Kahlert P, et al. Risk factors for thrombus formation on the Amplatzer Cardiac Plug after left atrial appendage occlusion. JACC Cardiovasc Interv, 2013, 6:606–613.

[10] Bai Y, Xue X, Duenninger E, et al. Real-world survival data of device-related thrombus following left atrial appendage closure: 4-year experience from a single center. Heart Vessels, 2019, 34:1360–1369.

[11] Lempereur M, Aminian A, Freixa X, et al. Device-associated thrombus formation after left atrial appendage occlusion: A systematic review of events reported with the Watchman, the Amplatzer Cardiac Plug and the Amulet. Catheter Cardiovasc Interv, 2017, 90:E111–E121.

[12] Aminian A, Schmidt B, Mazzone P, et al. Incidence, Characterization, and Clinical Impact of Device-Related Thrombus Following Left Atrial Appendage Occlusion in the Prospective Global AMPLATZER Amulet Observational Study. JACC Cardiovasc Interv, 2019, 12:1003–1014.

[13] Dukkipati SR, Kar S, Holmes DR, et al. Device-Related Thrombus After Left Atrial Appendage Closure: Incidence, Predictors, and Outcomes. Circulation, 2018, 138:874–885.

[14] Fauchier L, Cinaud A, Brigadeau F, et al. Device-Related Thrombosis After Percutaneous Left Atrial Appendage Occlusion for Atrial Fibrillation. J Am Coll Cardiol, 2018, 71:1528–1536.

[15] Alkhouli M, Busu T, Shah K, et al. Incidence and Clinical Impact of Device-Related Thrombus Following Percutaneous Left Atrial Appendage Occlusion: A Meta-Analysis. JACC Clin Electrophysiol, 2018, 4:1629–1637.

[16] Krumsdorf U, Ostermayer S, Billinger K, et al. Incidence and clinical course of thrombus formation on atrial septal defect and patient foramen ovale closure devices in 1,000 consecutive patients. J Am Coll Cardiol, 2004, 43:302–309.

[17] Lock JE, Rome JJ, Davis R, et al. Transcatheter closure of atrial septal defects. Experimental studies. Circulation, 1989, 79:1091–1099.

[18] Sharafuddin MJ, Gu X, Titus JL, et al. Transvenous closure of secundum atrial septal defects: preliminary results with a new self-expanding nitinol prosthesis in a swine model. Circulation, 1997, 95:2162–2168.

[19] Schwartz RS, Holmes DR, Van Tassel RA, et al. Left atrial appendage obliteration: mechanisms of healing and intracardiac integration. JACC Cardiovasc Interv, 2010, 3:870–877.

[20] Bass JL. Transcatheter occlusion of the left atrial appendage--experimental testing of a new Amplatzer device. Catheter Cardiovasc Interv, 2010, 76:181–185.

[21] Kar S, Hou D, Jones R, et al. Impact of Watchman and Amplatzer devices on left atrial appendage adjacent structures and healing response in a canine model. JACC Cardiovasc Interv, 2014, 7:801–809.

[22] Lam YY, Yan BP, Doshi SK, et al. Preclinical evaluation of a new left atrial appendage occluder (Lifetech LAmbre device) in a canine model. Int J Cardiol, 2013,168:3996–4001.

[23] Tang X, Zhang Z, Wang F, et al. Percutaneous Left Atrial Appendage Closure With LACBES®Occluder- A Preclinical Feasibility Study. Circ J, 2017, 82:87–92.

[24] Cenni E, Ciapetti G, Cervellati M, et al. Activation of the plasma coagulation system induced by some biomaterials. J Biomed Mater Res, 1996, 31:145–148.

[25] Rodes-Cabau J, Palacios A, Palacio C, et al. Assessment of the markers of platelet and coagulation activation following transcatheter closure of atrial septal defects. Int J Cardiol, 2005, 98:107–112.

[26] Rodes-Cabau J, O'Hara G, Paradis JM, et al. Changes in Coagulation and Platelet Activation Markers Following Transcatheter Left Atrial Appendage Closure. Am J Cardiol, 2017, 120:87–91.

[27] Saw J, Tzikas A, Shakir S, et al. Incidence and Clinical Impact of Device-Associated Thrombus and Peri-Device Leak Following Left Atrial Appendage Closure With the Amplatzer Cardiac Plug. JACC Cardiovasc Interv, 2017, 10:391–399.

[28] Kaneko H, Neuss M, Weissenborn J, et al. Predictors of thrombus formation after percutaneous left atrial appendage closure using the WATCHMAN device. Heart Vessels, 2017, 32:1137–1143.

[29] Sedaghat A, Schrickel JW, Andrie R, et al. Thrombus Formation After Left Atrial Appendage Occlusion With the Amplatzer Amulet Device. JACC Clin Electrophysiol, 2017, 3:71–75.

[30] Kubo S, Mizutani Y, Meemook K, et al. Incidence, Characteristics, and Clinical Course of Device-Related Thrombus After Watchman Left Atrial Appendage Occlusion Device Implantation in Atrial Fibrillation Patients. JACC Clin Electrophysiol, 2017, 3:1380–1386.

[31] 陈莎莎, 潘文志, 金沁纯, 等. 经皮左心耳封堵术后早期抗血栓的单中心经验. 中国介入心脏病学杂志, 2019, 27:428–432.

[32] Saw J, Nielsen-Kudsk JE, Bergmann M, et al. Antithrombotic Therapy and Device-Related Thrombosis Following Endovascular Left Atrial Appendage Closure. JACC Cardiovasc Interv, 2019, 12:1067–1076.

[33] Ketterer U, D'Ancona G, Siegel I, et al. Percutaneous left atrial appendage occlusion: Device thrombosis in clopidogrel non-responders. Int J Cardiol, 2016, 204:196–197.

[34] Tzikas A, Bergmann MW. Left atrial appendage closure: patient, device and post-procedure drug selection. EuroIntervention, 2016, 12 Suppl X:X48–X54.

[35] Asmarats L, Masson JB, Pagnotta PA, et al. Percutaneous Left Atrial Appendage Closure With the Ultraseal Device: Insights From the Initial Multicenter Experience. JACC Cardiovasc Interv, 2018, 11:1932–1941.

[36] Ellis CR, Piccini JP. Left Atrial Appendage Closure: Two Steps Forward, One Step Back. Circulation, 2018, 138: 886–888.

[37] Kanderian AS, Gillinov AM, Pettersson GB, et al. Success of surgical left atrial appendage closure: assessment by transesophageal echocardiography. J Am Coll Cardiol, 2008, 52:924–929.

[38] Garcia-Fernandez MA, Perez-David E, Quiles J, et al. Role of left atrial appendage obliteration in stroke reduction in patients with mitral valve prosthesis: a transesophageal echocardiographic study. J Am Coll Cardiol, 2003, 42:1253–1258.

[39] Holmes DR, Reddy VY, Turi ZG, et al. Percutaneous closure of the left atrial appendage versus warfarin therapy for prevention of stroke in patients with atrial fibrillation: a randomised non-inferiority trial. Lancet, 2009, 374:534–542.

[40] Landmesser U, Schmidt B, Nielsen-Kudsk JE, et al. Left atrial appendage occlusion with the AMPLATZER Amulet device: periprocedural and early clinical/echocardiographic data from a global prospective observational study. EuroIntervention, 2017, 13:867–876.

[41] Enomoto Y, Gadiyaram VK, Gianni C, et al. Use of non-warfarin oral anticoagulants instead of warfarin during left atrial appendage closure with the Watchman device. Heart Rhythm, 2017, 14:19–24.

[42] 陈雨意, 陈艳红, 张勇华, 等. 新型口服抗凝药物用于经皮左心耳封堵术中、术后抗凝的初步临床随访结果. 中国介入心脏病学杂志, 2018, 26:547–552.

[43] Bergmann MW, Betts TR, Sievert H, et al. Safety and efficacy of early anticoagulation drug regimens after WATCHMAN left atrial appendage closure: three-month data from the EWOLUTION prospective, multicentre, monitored international WATCHMAN LAA closure registry. EuroIntervention, 2017, 13:877–884.

[44] Jalal Z, Dinet ML, Combes N, et al. Percutaneous left atrial appendage closure followed by single antiplatelet therapy: Short- and mid-term outcomes. Arch Cardiovasc Dis, 2017, 110:242–249.

[45] 姚青, 宋治远, 郭燕丽, 等. 经皮左心耳封堵术在非瓣膜性心房颤动患者中的应用——单中心经验. 中国介入心脏病学杂志, 2018, 26:553–558.

[46] Glikson M, Wolff R, Hindricks G, et al. EHRA/EAPCI expert consensus statement on catheter-based left atrial

appendage occlusion—an update. Europace, 2019.

[47] 中华医学会心血管病学分会, 中华心血管病杂志编辑委员会. 中国左心耳封堵预防心房颤动卒中专家共识（2019）. 中华心血管病杂志， 2019, 47:937–955.

[48] Saw J, Fahmy P, DeJong P, et al. Cardiac CT angiography for device surveillance after endovascular left atrial appendage closure. Eur Heart J Cardiovasc Imaging, 2015, 16:1198–1206.

[49] Cochet H, Iriart X, Sridi S, et al. Left atrial appendage patency and device-related thrombus after percutaneous left atrial appendage occlusion: a computed tomography study. Eur Heart J Cardiovasc Imaging, 2018, 19:1351–1361.

[50] Qamar SR, Jalal S, Nicolaou S, et al. Comparison of cardiac computed tomography angiography and transoesophageal echocardiography for device surveillance after left atrial appendage closure. EuroIntervention, 2019, 15:663–670.

[51] Massarenti L, Yilmaz A. Incomplete endothelialization of left atrial appendage occlusion device 10 months after implantation. J Cardiovasc Electrophysiol, 2012, 23:1384–1385.

[52] Pracon R, Bangalore S, Dzielinska Z, et al. Device Thrombosis After Percutaneous Left Atrial Appendage Occlusion Is Related to Patient and Procedural Characteristics but Not to Duration of Postimplantation Dual Antiplatelet Therapy. Circ Cardiovasc Interv, 2018, 11:e005997.

[53] Tilz RR, Potpara T, Chen J, et al. Left atrial appendage occluder implantation in Europe: indications and anticoagulation post-implantation. Results of the European Heart Rhythm Association Survey. Europace, 2017, 19:1737–1742.

[54] Freixa X, Scalone G, Martin-Yuste V, et al. Large protruding thrombus over left atrial appendage occlusion device successfully treated with apixaban. Eur Heart J, 2015, 36:1427.

[55] Ternacle J, Lellouche N, Deux JF, Hosseini H, Teiger E and Lim P. Left atrial appendage occluder thrombosis after successful implantation. Circulation, 2014, 129:2576–2577.

第**26**章

左心耳封堵术对机体生理功能影响的研究进展

经皮左心耳封堵术（percutaneous left atrial appendage closure，LAAC）是预防非瓣膜病房颤（NVAF）相关卒中的新技术，其有效性和安全性被多项大规模、多中心、随机对照研究及临床注册研究证实，应用左心耳封堵术对有效预防房颤引起的卒中具有良好的临床应用前景[1-6]。该技术在临床迅速推广应用，尤其对于有卒中高风险、因各种原因无法长期口服抗凝药治疗或无法坚持长期口服抗凝药物的NVAF患者，无疑是一种有益的选择。左心耳（left atrial appendage）虽为心脏的附属结构，并不是被动器官，而是主动器官，具有一定的生理功能，在房性心律失常发生中也具有作用。经导管封堵左心耳或外科手术处理左心耳后，对左心耳及左心房的生理功能的影响及意义是临床所关注的重要问题之一。本章结合相关研究进展，阐述左心耳封堵术对左心耳生理功能的影响。

第一节
左心耳的生理功能

一、左心耳的起源与结构特点

左心耳是胚胎时期原始左心房的残余结构，胚胎第8周左右原始左心房出现肺静脉开口时形成[7-8]。胚胎时期的左心房主要由原始肺静脉及其分支融合而成。在原始肺静脉插入左心房的过程中，左心房内膜的血管壁成分逐渐增多，而冠状静脉窦来源的心肌成分逐渐缩小并包绕原始左心房。胚胎形成6周后，原始左心房壁出现2个肺静脉开口；第8周原始左心房扩展把肺静脉根部及其左、右分支并入左心房，左心房有了4条肺静脉，此部分成为左心房的光滑部，而被包绕原始左心房则分割成为左心耳。左心耳比右心耳小，位于左心室上方，肺动脉及升主动脉左侧，左上肺静脉和二尖瓣环之间，多呈狭长、弯曲的管状盲端，形态变异较大。左心耳接受回旋支或右冠状动脉房室结支血液供应，受交感神经和迷走神经纤维支配。Ernst等[9]对220例尸体解剖进行研究，发现左心耳容积为0.77~19.2ml，长16~51mm，开口直径最小 5~27mm、最大 10~40mm，70% 的左心耳主轴明显弯曲或呈螺旋状。与发育成熟的左心房不同，左心耳内壁附有丰富的梳状肌及肌小梁，97% 的梳状肌直径大于 1mm；心耳缘有锯齿状切迹，呈分叶状，80% 具有多个分叶[10]。组织胚胎学证实，左心耳口部没有血管壁成分，其内膜由富含弹性纤维的胶原层和少量散杂的心肌细胞组成，是多条优势传导通路如 Bachmann 束和 Marshall 韧带等的交汇处[11]。Marshall 韧带是左心耳和左上肺静脉之间的心外膜标志。左心耳覆盖着包含左回旋支和心大静脉的房室沟（图 23-1）。左侧膈神经位于左心耳的纤维心包表面，Bachmann 束穿过房间沟并连接左右心房，围绕左心耳颈部的心外膜[12]。

二、左心耳的生理功能

多年以来，左心耳一直被认为是一胚胎学残留物。实际上，左心耳结构较为复杂，是有功能的器官，左心耳具有的收缩特性有助于适应心脏血流动力学变化，可分泌神经激素肽，有助于维持内环境稳定。当左心耳功能异常时，易形成血栓并造成血栓栓塞事件。因此，左心耳已作为降低卒中风险的治疗靶点。另外，左心耳是房速、房颤等快速房性心律失常的触发部位，电隔离消融左心耳，在维持窦性心律方面显示出可喜的结果。

（一）机械功能

左心耳靠近左心室游离壁的心包处，位置高于左心房，会随着左心室的舒缩活动而排空或者充盈。因此，左心耳的延展性比左心房腔更好。左心耳内存在粗大的梳状肌，其特性与心室肌细胞、骨骼肌细胞相似，因此左心耳具有主动收缩性，且收缩幅度比左心房更大，顺应性也强于左心房[13]。左心耳的排空与充盈除了左心耳的主动收缩外，左心室舒张对左心耳产生的吸力和对左心耳中下部的压力也对排空

和充盈产生重要影响，表明左心耳对保证心输出量起重要作用，左心耳对左心房的血流动力学具有重要的调节作用。

窦性心律且心率较慢时，经食管超声心动图（TEE）检查可检测到由 4 个波形成的左心耳血流周期：心房收缩期左心耳排空波、心室收缩期左心耳充盈波、心室舒张期较小的左心耳排空波及心房收缩期前出现的较小左心耳充盈波。正常窦性心律下，左心耳收缩速度为 50~83cm/s，充盈速度为 46~60cm/s[14]。心动过速时，左心耳收缩的四个时相不易区分，舒张排空早期和晚期合并，且反射波消失[15]。左房大小和体表面积不影响左心耳血流速度，但左心耳的大小可影响左心耳血流速度；血流速度随着左房张力增加、左房压升高而降低，左心耳增大其收缩力减弱[16]。左心室收缩和（或）舒张功能也影响左心耳的收缩功能，左心室舒张功能受损则左心耳舒张早期血流量下降。此外，左心耳血流速度与左心耳形态独立相关。与仙人掌形和菜花形左心耳相比，鸡翅形左心耳的血流速度更高[17]。与心脏节律无关，二尖瓣狭窄通过影响左心耳主动和被动排空降低血流速度，血流速度下降程度与瓣膜狭窄程度相关。二尖瓣扩张术后左心耳功能恢复[18]。冠状动脉搭桥或二尖瓣手术患者术中行血流动力学检查发现，夹闭左心耳后，可导致即刻左心房平均压、二尖瓣口和肺静脉口舒张期血流速度上升，舒张期跨二尖瓣和肺静脉的血流速度加快，左房平均压力和左房容积也增大。外科手术切除左心耳后，左心房的顺应性明显降低。由此可见，在左心房压力、容量负荷增加时，左心耳对左心房的血流动力学具有重要的调节作用。无论心脏节律如何，CHA_2DS_2-VASc 评分的增加与左心耳血流速度降低均独立相关，左心耳功能不全是 NVAF 患者血栓形成的强预测因子。

（二）神经内分泌功能

左心耳是一个重要的内分泌器官。左心耳具有分泌心钠肽（atrial natriuretic peptide，ANP）的功能，是分泌 ANP 的主要部位之一，左心耳内 ANP 颗粒浓度是其余左房结构的 40 倍，人体 30% 的 ANP 由心耳产生。发生房颤时，心耳和心室也释放脑钠肽（brain natriuretic peptide，BNP），两种肽都作用于 ANP 受体，发挥相似的生理效应，包括肾脏排钠增加、细胞外体积减小、血管扩张和降压[19]，当左心房压力负荷增加时（如血容量增多、中心静脉压升高），心房壁受牵拉，左心耳除扩张以减轻左心房压力外，可刺激 ANP 释放，通过释放 ANP 产生利尿排钠的作用降低左房压力。迷宫术中行双侧心耳切除的患者，术后 ANP 水平下降，长期并维持低水平，引起水钠潴留，提示术后肾脏对容量负荷反应下降[20]。此外，左心耳的牵张受体可能介导低血容量时的口渴反射。因此，左心耳在保持心输出量和调节低血容量时的口渴中起有一定的作用[21-22]。

左心耳对其他神经激素也有调节作用，在一项研究中，76 例患者接受 LARIAT 装置左心耳隔绝手术，患者术后即刻和术后 6 个月血压都显著降低，ANP 水平术后即刻下降，这种下降并没有维持 6 个月，血压降低的机制尚不清楚[23]。一项前瞻性、单中心观察性研究[24]，对比了切除/结扎左心耳和经皮左心耳封堵手术前后神经激素的变化，该研究共入选了 77 例非瓣膜性房颤患者，38 例患者接受心外膜切除/结扎左心耳，39 例行心内膜左心耳封堵。所有患者在术前即刻、术后即刻、术后 24h 及 3 个月时评估包括肾上腺素能系统（肾上腺素、去甲肾上腺素），RAAS 系统（醛固酮、肾素），代谢系统（脂联素、游离脂肪酸、胰岛素、β-羟基丁酸酯和游离甘油），ANP/BNP 水平，并监测血压，发现心外膜结扎左心耳后肾上腺素系统、肾素-醛固酮系统显著下调。巧合的是，

全身性血压，血浆肾上腺素、去甲肾上腺素、醛固酮和肾素，术后 24h 和术后 3 个月均下降，心外膜切除/结扎左心耳组 ANP 和 BNP 3 个月后回到基线，而肾素-血管紧张素-醛固酮系统（RAAS）继续下调，其机制可能是因为左心耳封堵后左心耳脂肪垫坏死影响自主神经平衡。此外，心外膜左心耳结扎可导致脂联素、胰岛素和游离脂肪酸升高，提示左心耳参与调节脂肪和葡萄糖代谢，这两种作用均可能由左心耳分布较密集的自主神经进行调节。应用 Watchman 左心耳封堵装置封堵左心耳后未观察到类似结果，除了 ANP，可能还有另外生理机制影响 RAAS，左心耳结扎后 RAAS 下调的一种假设是左房在血管紧张素转换酶活性下降和血管紧张素 Ⅱ（AT Ⅱ）1 型受体减少。房颤时，血管紧张素转换酶活性升高和 AT Ⅱ 1 型受体上调。值得关注的是，正如房颤中所观察到的 RAAS 的上调，随着时间的推移可导致心房纤维化和肌细胞肥大。左心耳封堵后 RAAS 的下调，可能起积极的重塑并改善血流动力学[25-26]。

（三）左心耳的电生理特性

左心耳内交感神经和迷走神经的传出纤维分布丰富，对维持左心房正常的电生理活动具有重要意义。胚胎学上，左心耳源自心房管，而左心房源自肺静脉，导致组织学特性存在差异，心肌从左房向左心耳过渡时的不连续被认为是引起心律失常的潜在基质，与阵发性房颤患者相比，持续性房颤患者有更厚的间质胶原纤维，这已被证明与传导异常相关，因此可能是引起心律失常的基质。

近几年，越来越多的证据表明左心耳是房颤发生的主要触发部位，Di Base 等[27] 研究了 987 例接受再次导管消融治疗房颤患者，发现 27% 的患者存在左心耳触发现象，8.7% 的房颤患者左心耳是房颤的唯一来源。Hocini 等[28] 进一步证实左心耳是持续性房颤患者异位触发和折返性房性心动过速的源头。另外，约 3% 的

无心脏疾病青年心律失常患者人群，左心耳可能是心律失常发生的原因[29-30]。

由于左心耳与多条优势传导通路（Bachmann束、Marshall韧带等）关系密切，成为潜在的折返性心律失常的关键传导区。此外，左心耳在解剖学上与二尖瓣峡部关系密切，二尖瓣峡部参与的折返环在慢性持续性房颤维持中起重要作用。

第二节
外科干预左心耳对机体生理功能的影响

一、外科干预左心耳的方法

外科干预左心耳预防房颤血栓栓塞的方法主要包括左心耳缝扎术、左心耳切除术。早在1947年，Hellerstein团队建立了世界上第一个左心耳切除术动物模型。研究显示，左心耳切除术后心房缝合部位可以完全内皮化。1949年，Madden等完成了世界首例左心耳切除术，系一例38岁二尖瓣狭窄伴左髂动脉血栓栓塞的女性患者，术后患者生活质量明显提高[31]。之后，外科医生们又先后发明了多种手术技术用于干预左心耳，主要包括：①左心耳缝扎术；②荷包缝合法；③左心耳内口闭合术；④荷包缝合+连续缝合法；⑤左心耳切除术；⑥心内膜–心外膜左心耳套扎（LARIAT装置）。

与左心耳切除术比较，左心耳缝扎术是一种比较简单的技术，是外科预防房颤血栓发生方法的基础。术者可在直视下用弯血管钳钳夹左心耳基底部，随后用1-0或0号不可吸收缝线沿着血管钳进行连续缝合。当打结完毕后，移除弯钳，剩余缝线固定结扎左心耳。

无论左心耳缝扎术还是左心耳切除术，都

对左心耳结构产生了不同程度的损害，这些损害是否会影响左心耳的生理功能始终是临床医生所关注的问题之一。

二、外科干预左心耳对生理功能的影响

（一）对左心房功能的影响

外科干预左心耳对机体生理功能的影响目前研究证据逐渐增多，由于左心房收缩功能主要由左心耳完成；当左心耳隔离后，左心房收缩功能严重受损。在大鼠的研究中发现，左心耳贮备有多种类型的前体细胞[32]。随后越来越多的研究证实这些前体细胞参与心脏损伤后的再生修复。目前，尚无左心耳切除后与心脏组织再生功能之间的研究，但生理学家认为此影响不能被完全忽视。有学者认为，切除左心耳后，心房功能的顺应性下降，同时导致左心充盈压力和心房功能的改变[33]。左心耳排血量约占左心房排血量的17%，去除左心耳可能影响左心房泵血功能。为评估左心耳切除术对降低房颤患者心内血栓形成的有效性及对患者心房功能的影响，方方等[34]报道了2012年1~9个月阜外医院行全胸腔镜下左房后壁隔离法治疗非瓣膜性房颤患者15例的结果，术中并以EZ60软组织切割吻合器行左心耳切除术。15例中男性13例、女性2例，年龄55.2±4.1岁，术前超声心动图检测示左房前后径43.5±3.9mm，术后3个月复查显示左房前后径为41.2±2.1mm，未见左房容积较术前有明显改变。表明左心耳切除术对患者术后早期左房功能没有明显影响。

（二）对内分泌功能的影响

如前所述，30%的ANP由左心耳分泌，因此，左心耳切除术是否影响ANP的分泌与功能也备受临床关注。理论上左心耳切除后可导致体液潴留和心功能不全，动物实验显示心耳切除后ANP释放受抑制[35-36]，接受迷宫手术及双侧心耳切除的患者，术后ANP水平下

降，并长期维持低水平，提示术后肾脏对容量负荷反应下降[31]。北京安贞医院张振华等[37]较系统地观察了房颤患者胸腔镜下射频消融并左心耳切除前后 ANP 的变化，共 26 例（男性 18 例、女性 8 例，年龄 60.8±9.9 岁）阵发性房颤患者接受外科微创治疗（胸腔镜辅助双侧肋间小切口行肺静脉射频消融隔离、左心耳切除及 Marshall 韧带离断），结果显示，患者术前、术后 7d、术后 3 个月时血浆内 ANP 浓度分别为 2.86±1.47pg/mL、2.83±1.08pg/mL 和 2.75±0.87pg/mL（P=0.801），表明左心耳切除术后短期内 ANP 的分泌无明显影响。Grieshaber 等[38] 报道接受冠状动脉和（或）瓣膜外科手术的房颤患者同期行射频消融术 + 左心耳切除术后，术后行左心耳切除术和未行左心耳切除术两组的 proANP、BNP 水平均明显升高，两组间无明显差异。左心耳切除组术后 proANP 水平术后 7d 保持升高，但在第 31 天降至基线水平，术后 800d 仍保持在基线水平。术后 2 年的临床随访显示，两组之间心力衰竭症状或需要心力衰竭药物治疗之间无差异。提示外科切除左心耳术后对长期脑钠肽水平和心力衰竭的进展均无明显影响。

近几年，文献报道的应用 LARIAT 装置左心耳隔绝手术对左心耳分泌功能的影响引起了关注，结扎左心耳会造成左心耳坏死（与经皮封堵左心耳装置不同），一项单中心前瞻性研究显示，66 例患者左心耳结扎后，术前和术后 3 个月随访，平均 ANP 和 BNP 没有显著性差异[39]。一项前瞻性、单中心观察性研究[24]，对比了 38 例心外膜切除 / 结扎左心耳和 39 例应用 Watchman 左心耳封堵装置封堵左心耳，术前术后各神经激素的变化，接受 LARIAT 装置隔绝左心耳后肾上腺素系统、肾素 – 醛固酮系统显著下调，血压、血浆肾上腺素、去甲肾上腺素、醛固酮和肾素在术后 24h 和术后 3 个月均下降；同时可导致脂联素、胰岛素和游离

脂肪酸升高。提示左心耳参与调节脂肪和葡萄糖代谢，这两种作用均可能由左心耳分布较密集的自主神经调节。这项研究的重要之处在于在心外膜封堵组中 ANP 和 BNP 3 个月后回到基线，RAAS 继续下调，除了 ANP，可能还有另外的生理机制影响 RAAS，可能有积极的重塑并改善血流动力学作用[25-26]。

第三节
左心耳封堵术对机体
生理功能的影响

一、对左心房功能的影响

左心耳具有体循环贮存容量的功能，在窦性心律时，左心耳可参与调节各种血流动力学因素作用下导致的心房压力升高。动物实验中观察到左心耳切除或者钳夹术后，左心房的心房压升高、顺应性下降、左房增大、肺静脉和二尖瓣流速增快等，并与左心室、左房充盈和左房功能的显著变化有关。在房颤的状态下，左心房和左心耳的收缩和舒张功能是下降的，表现为左心耳内径变小和多普勒血流速度下降。长期房颤患者心房的重构过程使得左心耳更趋向于一个静止的"口袋"，此时的左心耳对于左心房的调节功能也明显下降。

左心耳封堵后可引起左房几何形状的变化，左心耳作为体循环贮存容量的功能是否同时丧失，目前尚不清楚，这种变化是否具有远期的临床意义也不明确。

早期研究显示，对植入 PLAATO 封堵器的房颤患者随访 6 个月，因为术后 6 个月时发现封堵器已经稳定植入左心耳，左心耳口部完全闭合，而且成功完成内皮化，因而可以代表长期的随访结果。随访发现，封堵器植入术后左

上肺静脉的内径、最大收缩期流速和舒张期流速较之前均无明显变化，左心房内径、二尖瓣反流程度和二尖瓣 E 峰波速度也无明显变化。可见左心耳封堵器对左心房和左上肺静脉结构及功能均无明显影响。有病例报道显示封堵器术后 1 个月后复查心脏超声，左心房内径较术前扩大，因而左心耳封堵术后是否会影响到左心房功能还有待进一步研究证明。

值得关注的是，PREVAIL 研究中，左心耳封堵器组的阵发性房颤患者占 48.7%[40]。阵发性房颤意味着患者有自行恢复窦性心律的可能，而在窦性心律情况下，左心耳口部面积在舒张时较收缩时明显扩大，提示左心耳具有明显的收缩功能，参与血流动力学的调节，如果这类患者植入左心耳封堵器，有可能阻碍左心耳的收缩。

二、对神经激素分泌的影响

生理状态下，左心耳除了具有收缩功能，还具有分泌神经激素例如 ANP 及 BNP 等功能[41]。当左心室容量负荷或压力负荷变化导致心肌张力增高时，心脏会反应性地产生 ANP 和 BNP 并释放到血循环中去，而 ANP 和 BNP 则通过利尿、利钠、血管舒张效应对血压和容量进行调节，同时它们还具有抑制交感神经、RAAS 系统的作用。BNP 在多种心血管疾病中都会升高，例如充血性心力衰竭、扩张型心肌病、肥厚型心肌病或高血压性心脏病等，房颤患者血浆 BNP 水平也高于窦性心律的患者。此外，BNP 也是房颤导管消融后房颤复发的强有力的预测指标，甚至有研究认为 BNP 是房颤患者卒中重要的危险标记物。因此，目前左心耳封堵术后对于神经内分泌的影响也集中于术后 BNP 及 ANP 变化的研究。

Majunke 等[42] 研究了接受 Watchman 封堵器进行左心耳封堵术的 31 例患者术前、术后即刻及出院前血清 ANP 和 BNP 的变化，研究

发现与基线相比，左心耳封堵术后即刻 ANP 和 BNP 水平较手术前显著升高，术后 24h 内则下降。分析其原因，左心耳封堵术后即刻 ANP 和 BNP 水平的升高可能主要与术中造影剂注射、封堵器对心耳的牵拉等手术操作相关；而 24h 内显著下降可能主要源于封堵器植入后早期左心耳血流持续受限。随着封堵器表面完全内皮化后，致使左心耳分泌 ANP 和 BNP 功能完全丧失，可能会使得 ANP 和 BNP 水平进一步下降。Cruz-Gonzalez 等[43] 对 34 例接受 ACP 或 Watchman 封堵器进行左心耳封堵术的患者血清中 BNP 水平进行了术后 24h 及 45~60d 的随访，发现术后 24h 血清中 BNP 水平与术前基线水平相比轻度增高，但其差异并没有统计学意义；而术后 45~60d 随访中 BNP 显著低于基线水平，考虑术后 24h 血清中 BNP 水平的轻度增高可能是左心耳封堵术中在左心耳内推注造影剂及术中操作刺激引起，鉴于既往研究发现术后 45~60d 封堵器表面已经内皮化，推测这种下降是封堵器表面内皮化后左心耳与体循环完全隔离导致 BNP 分泌水平下降[44-45]。此外，还有研究认为右心耳在心脏的神经内分泌中也具有一定的作用，当左心耳丧失神经内分泌功能时，右心耳可能会增强分泌 ANP 和 BNP 来进行补偿，从而减缓 BNP 水平下降的速度，这种解释还有待进一步临床试验证明[46]。

一项前瞻性、单中心观察性研究[24]，观察了 38 例心外膜切除/结扎左心耳和 39 例应用 Watchman 左心耳封堵装置封堵左心耳，术前术后各神经激素的变化，应用 Watchman 装置封堵左心耳，术后 24h 和术后 3 个月未观察到肾上腺素系统、肾素—血管紧张素—醛固酮系统显著下调，提示应用 Watchman 左心耳封堵器对神经内分泌无明显影响。

三、不同类型左心耳封堵器的影响

不同类型左心耳封堵器的设计理念不同，

堵塞左心耳的部位不同，其对左心房的影响可能也不一样。目前研发的左心耳封堵器多为镍钛合金材料的自膨胀性框架及能够阻隔血流的涤纶膜组成，临床常用的左心耳封堵器主要有两种，一种以 Watchman 装置为代表的单盘型封堵器，术中需要将封堵器植入心耳内封堵体部及口部，而另一种是以 ACP 封堵器为代表的双盘型封堵器，该型封堵器有一个植入心耳颈部的盘片及可覆盖心耳开口的盘片，术中只需要将心耳内盘片植入心耳颈部的着陆区（landing zone），心耳内的盘片可以覆盖开口。

由于左心耳及其周围结构较为复杂，与左上肺静脉、二尖瓣瓣环、冠状动脉的左主干、回旋支、前降支及心大静脉比邻。因此不同类型的左心耳封堵器植入后可能对周围结构影响不同。Kar 等 [44] 对比了 6 例实验犬及 19 例人体心脏标本后认为实验犬与人体心脏的左心耳解剖学特性具有可比性的前提下，分别对 6 只实验犬植入了 Watchman 封堵器及 ACP 封堵器，随访 28d 后观察大体标本及光镜下分析内皮化程度，发现相对于 ACP 封堵器，Watchman 封堵器植入左心耳内部，对于左心耳周围的结构影响较小，随访时包括固定封堵器的螺旋铆都已经内皮化，而 ACP 封堵器心耳内的盘片边缘小部分延伸至左上肺静脉与左心耳之间的韧带处及二尖瓣瓣环，相同时间内两种封堵器内皮化程度不同，ACP 封堵器完全内皮化时间较长，可能与 ACP 封堵器的心耳内盘片较大及与左房没有形成较紧密的接触有关。该研究提示植入不同的封堵器对于患者心房功能的影响可能存在差别，目前尚缺乏临床研究证据。

结 语

由于左心耳封堵术是近年来发展较快的非冠状动脉介入治疗，为高卒中风险合并长期口服抗凝药物治疗禁忌证或无法长期坚持抗凝治疗的房颤患者带来了福音，目前的临床资料更

加趋向于左心耳封堵术后并不会影响左心房的功能和顺应性，对于左心耳封堵术后神经内分泌功能的影响是短暂或轻微的，随着临床研究的不断增多，左心耳封堵术的适应证也在不断扩展，仍会面临很多问题需深入探讨，需更多的病例、更长时间的随访观察。

（海军军医大学长海医院 张志钢 吴弘）

参考文献

[1] Holmes DR, Doshi SK, Kar S, et al. Left Atrial Appendage Closure as an Alternative to Warfarin for Stroke Prevention in Atrial Fibrillation: A patient-Level Meta-Analysis. J Am CollCardiol, 2015, 65(24):2614–2523.

[2] Fountain RB, Holmes DR, Chandrasekaran K, et al. The PROTECT AF (WATCHMAN left atrial appendage system for embolic protection patients with atrial fibrillation) trial. Am Heart J, 2006, 151(5):956.

[3] Holmes DR, Reddy VY, Turi ZG, et al. Percutaneous closure of the left atrial appendage versus warfarin therapy for prevention of stroke in patients with atrial fibrillation: a randomized non inferiority trial. The Lancet, 2009, 374(9689):534.

[4] Reddy VY, Doshi S, Sievert H, et al. Percutaneous left atrial appendage closure for stroke prophylaxis in patients with Atrial Fibrillation 2.3-year follow-up of the PROTECT AF (WATCHMAN left atrial appendage system for embolic protection patients with atrial fibrillation) trial. Circulation, 2013, 127:720–729.

[5] Reddy VY, Sievert H, Halperin J, et al. Percutaneous left atrial appendage closure vs warfarin for atrial fibrillation: a randomized clinical trial. JAMA, 2014, 312(19):1988–1998.

[6] Holmes DR, Kar S, Price MJ, et al. Prospective randomized evaluation of the Watchman left atrial appendage closure device in patients with atrial fibrillation versus long term warfarin therapy: the PREVAIL trial. J Am CollCardiol, 2014, 64:1–12.

[7] Hara H, Virmani R, Holmes DR, et al. Is the left atrial appendage more than a simple appendage? Catheter CariovascInterv, 2009, 74:234–242.

[8] Douglas YL, Jonqbloed MR, Gittenberger-de Groot AC, et al. Histology of vascular myocardial wall of left atrial body after pulmary venous in corporation. Am J Cardiol, 2006, 97:662–670.

[9] Ernst G, Stollberger C, Abzieher F, et al. Morphology of left atrial appendage. Anat Rec, 1995, 242:553–561

[10] Veinot JP, Harrity PJ, Gentile F, et al. Anatomy of the normal left atrial appendage: a quantitative study of age related changes in 500 autopsy hearts: implications for echocardiographic examination. Circulation, 1997, 96:3112–3115.

[11] Cabrera JA, Saremi F, Sánchez-Quintana D. left atrial appendage: anatomy and imaging land-marks pertinent to percutaneous transcheter. Heart, 2014, 10:1–15

[12] Ho SY, Cabrera JA, Sanchez-Quintana D. Left atrial anatomy revisited. Circ Arrhythm Electrophysiol, 2012, 5:220–228.

[13] Pollick C, Taylor D. Assessment of left atrial appendage function by transesophageal echocardiography. Implications for the development of thrombus. Circulation, 1991, 84:223–231

[14] Beigel R, Wunderlich NC, Ho SY, et al. The left atrial appendage: anatomy, function, and noninvasive evaluation. JACC Cardiovasc Imaging, 2014, 7:1251–1265.

[15] Bansal M, Kasliwal RR. Echocardiography for left atrial appendage structure and function. Indian Heart J, 2012; 64:469–475.

[16] Agmon Y, Khandheria BK, Meissner I, et al. Left atrial appendage flow velocities in subjects with normal left ventricular function. Am J Cardiol, 2000, 86:769–773.

[17] Porte JM, Cormier B, Iung B, et al. Early assessment by transesophageal echocardiography of left atrial appendage function after percutaneous mitral commissurotomy. Am J Cardiol, 1996, 77:72–76.

[18] Fukushima K, Fukushima N, Kato K, et al. Correlation between left atrial appendage morphology and flow velocity in patients with paroxysmal atrial fibrillation. Eur Heart J Cardiovasc Imaging, 2016, 17:59–66.

[19] Pandey KN. Guanylyl cyclase/atrial natriuretic peptide receptor-A: role in the pathophysiology of cardiovascular regulation. Can J Physiol Pharmacol, 2011, 89:557–573.

[20] Yoshihara F, Nishikimi T, Kosakai Y, et al. Atrial natriuretic peptide secretion and body fluid balance after bilateral atrial appendectomy by the maze procedure. J Thorac Cardiovasc Surg, 1998, 116:213–219.

[21] Benjamin BA, Metzler CH, Peterson TV. Chronic atrial appendectomy alters sodium excretion in conscious monkeys. Am J Physiol, 1988, 254:R699–705.

[22] Stewart JM, Dean R, Brown M, et al. Bilateral atrial appendectomy abolishes increased plasma atrial natriuretic peptide release and blunts sodium and water excretion during volume loading in conscious dogs. Circ Res, 1992, 70:724–732.

[23] Maybrook R, Pillarisetti J, Yarlagadda V, et al. Electrolyte and hemodynamic changes following percutaneous left atrial appendage ligation with the LARIAT device. J Interv Card Electrophysiol, 2015, 43:245–251.

[24] Lakkireddy D, Turagam M, Afzal MR, et al. Left atrial appendage closure and systemic homeostasis: the LAA HOMEOSTASIS study. J Am CollCardiol, 2018, 71:135–144

[25] Turagam MK, Vuddanda V, Verberkmoes N, et al. Epicardial left atrial appendage exclusion reduces blood pressure in patients with atrial fibrillation and hypertension. J Am Coll Cardiol, 2018, 72(12):1346–1353.

[26] Murtaza G, Yarlagadda B, Akella K, et al. Role of the Left Atrial Appendage in Systemic Homeostasis, Arrhythmogenesis, and Beyond. Card Electrophysiol Clin, 2020, 12:21–28

[27] Di Base L, Burkhardt JD, Mohanty P, et al. Left atrial appendage: an under recognized trigger site of atrial fibrillation. Circulation, 2010, 122(2):109–118.

[28] Hocini M, Shah AJ, Nault I, et al. Localized reentry within the left atrial appendage: arrhythmogenic role in patients undergoing ablation of persistent atrial fibrillation. Heart Rhythm, 2011, 8:1853–1861.

[29] Naksuk N, Padmanabhan D, Yogeswaran V, et al. Left atrial appendage: embryology, anatomy, physiology, arrhythmia and therapeutic intervention. JACC Clin Electrophysiol, 2016, 2(4):403–412.

[30] Wang YL, Li XB, Quan X, et al. Focal atrial tachycardia originating from the left atrial appendage: electrocardiographic and electrophysiologic characterization and long-term outcomes of radiofrequency ablation. J Cardiovasc Electrophysiol, 2007, 18:459–464, 37.

[31] Madden JL. Resection of the left auricular appendix: a prophylaxis for recurrent arterial emboli. J Am Med. Assoc, 1949, 140:769–772.

[32] Leinonen JV, Emanuelov AK, Platt Y, et al. Left atrial appendage from adult hearts contain a reservoir of diverse cardiac progenitor cell. Plos One, 2013, 8:e59228.

[33] Sakellaridis T, Argiriou M, Charitos C, et al. Left atrial appendage exclusion- Where do we stand? J Thorac Dis, 2014, 6:S70–77.

[34] 方方，郑哲 . 全胸腔镜下左心耳切除术对房颤术后患者卒中发生风险和左房功能影响的评估 . 2013, 中国心脏大会论文汇编 .

[35] Stewart JM, Dean R, Brown M, et al. Bilateral atrial appendectomy abolishes increased plasma atrial natriuretic peptide release and blunts sodium and water excretion during volume loading in conscious dogs. Circ Res, 1992, 70:724–732.

[36] Benjamin BA, Metzler CH, Peterson TV. Chronic atrial appendectomy alters sodium excretion in conscious

monkeys. Am J Physiol, 1988, 254:R699–705.

[37] 张振华，张海波，孟旭，等 . 房颤患者胸腔镜下射频消融并左心耳切除对 ANP 分泌的影响 . 中华胸心血管外科杂志，2014，30(10):603–605.

[38] Grieshaber P, Arneth B, Steinsberger F, et al. Influence of Left Atrial Appendage Amputation on Natriuretic Peptides—A Randomized Controlled Trial. Thorac Cardiovasc Surg, 2019. DOI https://doi.org/10.1055/s-0039-1683955.

[39]Bartus K, Podolec J, Lee RJ, et al. Atrial natriuretic peptide and brain natriuretic peptide changes after epicardial percutaneous left atrial appendage suture ligation using LARIAT device. J Physiol Pharmacol, 2017, 68:117–123.

[40] Belgaid DR, Khan Z, Zaidi M, et al. Prospective randomized evaluation of the watchman left atrial appendage closure device in patients with atrial fibrillation versus long-term warfarin theray. International Journal of Cardiology, 2016, 219:177–179.

[41] Tabata T, Oki T, Yamada H, et al. Relationship between left atrial appendage function and plasma concentration of atrial natriuretic peptide. Eur J Echocardiogr, 2000, 1(2):130–137.

[42] Majunke N, Sandri M, Adams V, et al. Atrial and brain Natriuretic Peptide Secretion After Percutaneous Closure of the Left Atrial Appendage With the Watchman Device. J Invasive Cardiol, 2015, 27(10):448–452.

[43] Cruz-Gonzalez I, Palazuelos Molinero J, Valenzuela M, et al. Brain natriuretic peptide levels variation after atrial appendage occlusion. Catheter CariovascInterv, 2016, 87(1):E39–E43.

[44] Kar S, Hou D, Jones R, et al. Impact of Watchman and Amplatzer Devices on Left Atrial Appendage Adjacent Structures and Healing Response in a Canine Model. JACC：Cardiovascular Interventions, 2014, 7(7):801–809

[45] Schwartz RS, Holmes DR, Van Tassel RA, et al. Left Atrial Appendage Oblieration. JACC: Cardiovascular Interventions, 2010, 3(8):870–877.

[46] Kim BK, Heo JH, Lee JW, et al. Correlation of Right Atrial Appendage Velocity with Left Atrial Appendage Velocity and Brain Natriuretic Peptide. J Cardiovasc Ultrasound, 2012, 20(1):37.

第 27 章

左心耳封堵术：中外指南变迁与 2019 指南共识解读

缺血性卒中的发生与心房颤动（简称房颤，atrial fibrillation）的存在密切相关，房颤相关性卒中较非房颤相关性卒中具有较高的发病率和死亡率[1]。全球 28% 近期卒中与房颤相关[2]。全球每年约有 1500 万人发生卒中[3]，中国每年新发卒中病例有 250 万人，其中缺血性卒中所占比例约 70%~80%[4]。房颤患者常伴有脑白质病变、认知功能障碍、生活质量下降或情绪低落，而其年住院率达 10%~40%[5-10]。房颤在英国的疾病经济负担中约占所有疾病的 1%[11]；美国 2008 年的统计显示，房颤及其并发症在当年造成的经济负担是 60 亿~260 亿美元[12]。如果房颤得不到及时有效的治疗，这个数字将会进一步增长。

因此，针对房颤患者卒中的预防，抗凝治疗必不可少。口服抗凝药治疗已成为房颤卒中预防的标准治疗[13-15]。但传统的口服抗凝药物华法林因治疗窗窄且与其他药物及食物有相互作用、需定时监测国际化比值（INR）调整剂量及存在严重出血并发症等原因[16-17]，患者的依从性和耐受性较差，约有 30%~50% 的房颤患者因华法林禁忌或长期服药依从性差等原因，不能规范用药或停药，使患者仍暴露于卒

中风险之中[18-20]。近年来，多种新型口服抗凝药（NOAC）用于临床，经过大规模临床研究证实，其在非瓣膜病性房颤（nonvalvular atrial fibrillation, NVAF）患者卒中预防中的有效性和安全性方面不劣于华法林。尽管 NOAC 无华法林需检测凝血功能及调整剂量等缺点，但因其价格昂贵、不良反应及远期疗效的不确定，依然有 10%~20% 的患者停用[21-23]，我国房颤患者接受有效抗凝的比例仍然较低。因此，探索并寻找更便捷、安全、依从性高的替代治疗方法，已成为该领域临床研究的热点。

左心耳封堵术（left atrial appendage closure, LAAC）是近十几年来开展的一项预防房颤卒中的新技术，其作为一种药物的替代治疗方法，得到了广泛的重视及发展[24]。随着众多 LAAC 相关临床试验结果的揭示，特别是以两项随机对照研究（PROTECT-AF 及 PREVAIL 试验）为代表的长期随访结果的公布[25-30]，LAAC 作为预防 NVAF 患者缺血性卒中的新技术已被临床普遍认可，国内外相关指南均给予推荐。本章将就国内外相关指南变迁及 2019 指南共识推荐作一系统阐述，供临床应用参考。

第一节
中外相关指南共识的变迁

LAAC 作为预防 NVAF 患者卒中的新技术，临床对其疗效与安全性的认识也是一个逐步深入的过程。不同时期，指南与专家共识的推荐也不相同，本节将就欧美及我国相关指南共识的变迁作一简要阐述。

一、欧洲指南共识变迁

（一）2010 年 ESC 房颤管理指南

2010 年，欧洲心脏病学会（ESC）房颤管理指南[31]指出：基于 PLAATO 及 Watchman 封堵装置的临床试验研究结果，在预防房颤卒中的非药物治疗方法中强调，对长期抗凝治疗有禁忌证的 NVAF 患者可考虑使用 LAAC，但文中提到"might be"，仅以"旁观者"的角度提及，未进行正式推荐，认为尚需要更多的循证医学证据。

（二）2012 年 ESC 房颤管理指南

由于 2010 年 PROTECT-AF 试验的长期随访研究结果以及 2011 年后 ACP 左心耳封堵装置的多个临床研究结果发表，均显示出 LAAC 不劣于华法林的预防 NVAF 患者血栓栓塞事件的良好效果。2012 年 ESC 的房颤管理指南在全球范围内首次将 LAAC 写入正式指南推荐中，将高卒中风险、长期抗凝存在禁忌的 NVAF 患者行 LAAC 列为 Ⅱ b 类适应证（证据水平 B）[32]。尽管推荐等级不高，但已经迈出了 LAAC 进入指南的第一步，有着"里程碑"的意义。

（三）2014 年 EHRA/EAPCI 经导管左心耳封堵专家共识

2014 年 8 月，欧洲心律学会（EHRA）联合欧洲经皮心血管介入学会（EAPCI）共同发布了基于导管的 LAAC 专家共识[33]，对经导管 LAAC 的适应证、操作、随访提出了专家意见，对临床规范实施 LAAC 治疗提供了指导意见。

（四）2016 年 ESC 房颤管理指南

当人们期待房颤管理新指南在 LAAC 推荐等级上有提高之时，在 2016 年 8 月 27 日 ESC 年会上，2016 年版房颤管理指南面世了[34]。与 4 年前的 2012 年 ESC 房颤管理指南[32]相比，2016 年 ESC 房颤管理指南在 NOAC 的使用地位等方面有了较大更新。令人遗憾的是，该指南对经皮 LAAC 的推荐仍然为 Ⅱ b 类适应证，即有长期应用抗凝药物禁忌的 NVAF 患者（例如：过往发生过危及生命的出血性事件且无可纠正出血原因者）可以考虑行 LAAC 以预防卒中。也就是说，2016 年版房颤管理新指南仍未能在临床工作中对经皮 LAAC 的选择给予直接、明确的指导。

（五）2019 年 EHRA/EAPCI 基于导管的左心耳封堵术专家共识

2019 年 EHRA 与 EAPCI 共同发布了基于导管的左心耳封堵术专家共识[14]，对左心耳封堵装置类型进行介绍，同时对经导管 LAAC 的操作手法、适应证、随访提出了专家意见，并通过多项临床试验对 LAAC 的效果及安全性进行阐述，为临床左心耳封堵患者选择及规范实施 LAAC 治疗提供了指导意见（详见第二节）。

二、美国指南共识变迁

（一）2006 年 AHA 房颤管理指南

基于 PLAATO 装置的早期研究结果，180 例 CHA_2DS_2 评分为 2 分的 NVAF 研究中[35]，162 例成功实施了 LAAC，129 例完成了 1 年的随访，卒中年发生率为 2.3%，显著低于该组患者的预期卒中年发生率（6.6%）。这项开拓性的工作使 2006 年美国心脏协会（AHA）房颤管理指南在预防栓塞事件的非药物途径中首次提及 LAAC，并提出关注在临床实践中应用 LAAC 是否比抗凝治疗的安全性、疗效性更强。这是

LAAC 第一次出现在房颤管理指南中。

（二）2011 年 ACC/AHA/HRS 房颤管理指南

随着 Watchman 封堵器多中心、前瞻性、随机对照临床研究（PROTECT－AF 研究[36]）初步结果的公布，在 2011 ACC/AHA/HRS 房颤管理指南[37]中，编写委员会的推荐中仅提到 Watchman 封堵器的存在，称其结果尚在观测中。

（三）2014 年 ACC/AHA/HRS 房颤管理指南

随着 PROTECT－AF 研究平均 2.3 年随访结果的公布[38]及美国 AGA 公司研制的 ACP（Amplatzer cardiac plug）左心耳封堵器在临床中的应用[39]，LAAC 预防 NVAF 患者卒中的临床疗效与安全进一步受到关注。2014 年 ACC/AHA/HRS 房颤管理指南[40]用多个段落对 LAAC 进行了大篇幅叙述。但出于手术技术不一致、封堵成功率差异性、围手术期安全性、封堵装置对未来血栓事件的长期不确定性（已报道的最长随访时间不到 3 年）等因素的考虑，该指南并未对 LAAC 给予正式推荐。但外科术中同时切除左心耳预防血栓为Ⅱb 类适应证建议，提示左心耳干预预防房颤患者血栓栓塞受到重视。

（四）2014 年 AHA/ASA 卒中和短暂性脑缺血发作二级预防指南

2014 年 5 月 1 日，AHA 和美国卒中协会（ASA）共同发布了 2014 年缺血性卒中和短暂性脑缺血发作（TIA）二级预防指南[41]。该指南在有关 NVAF 的建议中指出："伴有房颤的缺血性卒中或 TIA 患者，应用 Watchman 装置进行左心耳封堵的价值尚不明确（Ⅱb 类，B 级证据）。"指南认为，PROTECT－AF 研究提示，使用 Watchman 装置进行 LAAC 可能使部分卒中高危且不适于抗凝药物治疗的患者获益。对此尚需更多的研究论证。

（五）2015 年 SCAI/ACC/HRS 经皮植入左心耳封堵装置推荐声明

2014 年，Reddy 等[26]报道了 PROTECT－AF 研究 3.8 年的随访结果。结果显示，与华法林比较，Watchman 封堵组可减低卒中发生率 32%，降低心血管死亡率 60%，降低全因死亡率 34%。表明随访时间越长，LAAC 的效果越显著，患者获益越大。同年，Watchman 封堵器第二个多中心、前瞻性、随机对照临床研究（PREVAIL 研究）结果发表[42]，进一步验证了 Watchman 装置封堵左心耳预防 NVAF 卒中的疗效与安全性。

鉴于上述研究结果，美国 FDA 于 2015 年 3 月 13 日批准 Watchman 左心耳封堵装置用于临床。同年，ACC/HRS/ 美国心血管造影与介入治疗学会（SCAI）联合颁布了"经皮植入左心耳封堵装置推荐声明"[43]。声明中突出了 LAAC 的关键问题，旨在促进患者、家庭、保健医生、心脏病专家和其他心脏团队成员及手术专家的对接和协作。所涉及的左心耳封堵装置包括 Watchman、ACP、Lariat、WaveCrest、LAmbre 和 Atri Clip 等。声明建议，当患者考虑接受 LAAC 时，应组建多学科心脏团队并进行讨论。同时明确了 LAAC 的适应证、操作流程，对介入医师及机构资质提出相应的要求，并对术后患者的长期随访提出了相关的建议。该共识的推出，为 LAAC 在全球范围内的规范开展提出了标准化的建议。

（六）2019 年 AHA/ACC/HRS 房颤管理指南

2019 年 1 月 28 日，AHA/ACC/HRS 共同发布了"2019 AHA/ACC/HRS 心房颤动患者管理指南"[13]。该指南是在 2014 年 AHA/ACC/HRS 房颤管理指南的基础上进行了更新。有关 LAAC 预防 NVAF 患者卒中方面进行了深入描述，并引用了大量临床研究证据。首次对 LAAC 预防 NVAF 患者卒中给予明确推荐，认为对卒中风险增加、存在长期抗凝禁忌证的

表 27-1　2019 AHA/ACC/HRS 房颤患者管理指南对 LAAC 及手术关闭左心耳的推荐

推荐等级	推荐内容	更新内容
Ⅱb	在卒中风险增加但存在长期抗凝治疗禁忌证的 AF 患者，可考虑行 LAAC（证据等级：B- 非随机对照试验）	临床试验证据及 FDA 批准 Watchman 设备促使本推荐提出
Ⅱb	在实施心脏外科手术的 AF 患者，作为心脏团队实施房产管理的一部分，可考虑关闭左心耳（证据等级：B- 非随机对照试验）	证据等级："C"→"B- 非随机对照试验"

NVAF 患者，可考虑 LAAC（Ⅱb，B 级证据）。同时对实施心脏外科手术的房颤患者，手术关闭左心耳的证据等级进行了更新，由"C"改为"B"。详见表 27-1。

三、中国指南共识变迁

中华医学会心电生理和起搏分会自 2001 年开始制定"心房颤动：目前的认识和治疗建议"以来，已经过数次更新。在 2006 年更新的"心房颤动：目前的认识和治疗建议"中首次提到了"LAAC 和闭合术"，但认为"LAAC 和闭合术"尚无大型系列研究进行客观评价，故未推荐。此后的几次更新及发布的"左心耳干预预防房颤患者血栓栓塞事件：目前的认识和建议"，对 LAAC 预防 NVAF 卒中均进行了较为详尽的介绍与推荐，分述如下：

（一）左心耳干预预防房颤患者血栓栓塞事件：目前的认识和建议

2014 年，中华医学会心电生理和起搏分会、中华医学会心血管病学分会、中国医师协会心律学专业委员会先后联合发布的"左心耳干预预防房颤患者血栓栓塞事件：目前的认识和建议"[44]，明确提出了 LAAC 的适应证与禁忌证。

1. 适应证

LAAC 的适应证为：CHA_2DS_2-VASc 评分 ≥ 2 分的 NVAF 患者，同时具有下列情况之一者：①不适合长期口服抗凝者；②服用华法林，国际标准化比值（INR）达标的基础上仍发生卒中或栓塞事件者；③ HAS-BLED 评分 ≥ 3 分者。术前应进行相关影像学检查以明确左心耳结构，应除外其结构不宜植入封堵器者。考虑到左心耳封堵器植入初期学习曲线及风险，建议应在心外科条件较好的医院开展此项技术。

该适应证的要求与 2014 年欧洲经导管左心耳封堵专家共识的要求基本吻合。但比欧洲的专家共识适应证更明确，也有一定的扩展，提出对于适合口服抗凝药治疗的患者仍应告知 LAAC 治疗选择，并且对于有口服抗凝药相对禁忌的阵发性房颤患者，也可考虑射频消融术联合 LAAC 治疗。

2. 禁忌证

LAAC 的禁忌证包括：①左心房内径 > 65mm、经 TEE 发现心内血栓 / 左心耳浓密的自发显影、严重二尖瓣病变或心包积液 >3mm 者；②预计存活期 < 1 年的患者；低卒中风险（CHA_2DS_2-VASc 评分 0 或 1 分）或低出血风险（HAS-BLED 评分 <3 分）者；③需华法林抗凝治疗的除房颤外的其他疾病患者；④存在卵圆孔未闭（PFO）合并房间隔瘤和右向左分流，升主动脉 / 主动脉弓处存在复杂可移动 / 破裂 / 厚度 >4mm 的动脉粥样硬化斑块者；⑤有胸膜粘连（包括曾经做过心脏手术，心外膜炎及胸部放疗）者，不建议应用 LARIAT 封堵左心耳；⑥需要接受择期心外科手术者；⑦目前虽无直接证据证实心功能低下为 LAAC 的不利因素，但对于左心室射血分数 <35% 或纽约心功能分级Ⅳ级且暂未纠正者，不建议 LAAC。

（二）心房颤动：目前的认识和治疗建议 -2015

由中华医学会心电生理和起搏分会、中国

医师协会心律学专业委员会心房颤动防治专家工作委员会发布的"心房颤动：目前的认识和治疗建议 –2015"[45] 对 LAAC 适应证建议更加明确。明确推荐为 Ⅱa 类适应证（证据级别 B）：对于 CHA_2DS_2-VASc 评分 ≥ 2 分的 NVAF 患者，如具有下列情况之一者可行 LAAC 预防血栓栓塞事件：①不适合长期规范抗凝治疗；②长期规范抗凝治疗基础上仍发生卒中或栓塞事件；③ HAS-BLED 评分 ≥ 3 分。术前应进行相关影像学检查以明确左心耳结构特征，以便除外左心耳结构不适宜手术者。考虑到 LAAC 的初期学习曲线及风险，建议在心外科条件较好的医院开展此项技术。

（三）心房颤动：目前的认识和治疗建议 –2018

2018 年，中华医学会心电生理和起搏分会、中国医师协会心律学专业委员会心房颤动防治专家工作委员会发布了"心房颤动：目前的认识和治疗建议 2018"[46]，其在"心房颤动：目前的认识和治疗建议 –2015"的基础上，不仅补充了国外有关 LAAC 预防 NVAF 卒中多项临床研究及长期随访结果，尚增加了国产 LAmbre 封堵器预防 NVAF 患者卒中的有效性和安全性的前瞻性、多中心临床研究数据，该项研究共入选 12 个中心的 153 例患者。结果显示，手术成功率达 99.4%，围手术期严重并发症发生率为 3.3%，随访 1 年期间缺血性卒中的实际发生率为 1.3%，较预期发生率降低 80%，提示中国房颤患者使用 LAmbre 封堵器预防 NVAF 卒中安全、有效[47]。仍建议 LAAC 预防 NVAF 卒中为 Ⅱa 类适应证（证据级别 B）。对于 CHA_2DS_2-VASc 评分 ≥ 2 分的 NVAF 患者，具有下列情况之一：①不适合长期规范抗凝治疗；②长期规范抗凝治疗的基础上仍发生血栓栓塞事件；③ HAS-BLED 评分 ≥ 3 分，可行 LAAC 预防血栓栓塞事件。

（四）2019 年中国专家共识

2019 年，中华医学会中华心血管病学分会及《中华心血管病杂志》编辑委员会联合发布了"中国左心耳封堵预防心房颤动卒中专家共识（2019）"[15]。中华医学会心电生理和起搏分会、中国医师协会心律学专业委员会心房颤动防治专家工作委员会、左心耳封堵工作委员会联合发布了"左心耳干预预防房颤患者血栓栓塞事件：目前的认识和建议 –2019"[48]。均对 LAAC 预防 NVAF 卒中进行了详细描述与推荐（详见本章第三节）。

第二节
2019 EHRA/EAPCI 经导管左心耳封堵专家共识解读

在 2019 年的 ESC 会议上，EHRA/EAPCI 共同发布了经导管左心耳封堵专家共识（以下简称共识）[14]。该"共识"是在"2014 年 EHRA/EAPCI 经导管左心耳封堵专家共识"的基础上，依据近年来丰富的循证依据进行更新，对 LAAC 的相关工作提出了具体建议与指导。概括如下：

一、进一步论证了 LAAC 的合理性

该"共识"系统地回顾了左心耳血栓形成的机制，认为血栓形成是左心耳特殊形态结构、内部血流淤滞、凝血功能异常及心房内膜（尤其是靠近左心耳的区域）的特殊分泌特征等因素共同作用的结果。正因为左心耳血栓是房颤患者继发血栓栓塞事件的关键环节，所以抗凝药物或 LAAC 可以达到预防 NVAF 卒中的目的。由此可见，该"共识"从左心耳血栓形成机制及病理生理学方面充分论证了 LAAC 的合理性。

二、较详细地介绍了 LAAC 的操作流程

"共识"不仅对 LAAC 术者的操作技能和医疗机构的相关基础设施提出了严格要求，还详细介绍了 Watchman 封堵器、Amplatzer Amulet 封堵器的植入过程，包括股静脉穿刺、左心耳测量、房间隔穿刺、装置植入及回收等细节，并强调术者应在经验丰富的中心接受标准化培训。充分表明 LAAC 操作流程标准化的重要性，其不仅可以提高 LAAC 的成功率，尚可进一步减少并发症发生率、提高 LAAC 的安全性。

三、强调了影像学评估的重要性

"共识"认为，准确、全面的影像学评估是成功实施 LAAC 的关键。强调术者不仅需具备全面的心脏及左心耳的解剖学知识，还需要了解各种影像学评估方法的特点、熟悉不同类型左心耳封堵器的特性。要求手术团队中必须有影像专科医师共同参与 LAAC 方案的制定。该"共识"明确提出，LAAC 前应通过各种影像学手段排除左心耳血栓，并进行左心耳大小的评估测量。目前常用的影像学评估方法包括心脏 CT、经食管超声心动图（TEE）和 X 线透视下造影。对于操作者不太熟悉心脏及左心耳的解剖结构，或左心耳形态过于复杂时，可借助 3D 打印技术制定 LAAC 方案。同时指出，若患者无法耐受全身麻醉或存在 TEE 检查禁忌者，心腔内超声（ICE）也是指导 LAAC 操作的安全、有效方式。

四、列举了大量临床研究证据

在"2019 EHRA/EAPCI 左心耳封堵专家共识"制定时，PRAGUE-17 研究（第一个比较 LAAC 和 NOAC 的随机对照研究）的结果尚未公布（该研究结果与"共识"同在 2019 年 ESC 会上公布）。故"共识"指出，关于 LAAC 临床随机对照研究目前只有 PROTECT-AF 和

PREVAIL 研究两项，且涉及的封堵器种类均为 Watchman 封堵器。近年来，多项注册研究结果公布，积累了丰富的临床证据，而两项随机对照研究的长期随访结果及其相关汇总分析也已完成。这些研究结果进一步证实了采用 Watchman 封堵器行 LAAC 预防 NVAF 卒中效果不劣于华法林。"共识"指出，除 Watchman 封堵器外，ACP 封堵器及其改良的 Amplatzer Amulet 封堵器相关注册研究也获得了类似的结果。同时还介绍了我国自主研发 LAmbre 封堵器在德国开展的注册研究结果，12 个月随访结果显示 152 例成功行 LAAC 的患者中仅 2 例出现缺血性卒中，证实了 LAmbre 封堵器的有效性与安全性。这些临床研究结果，为"共识"对 LAAC 的临床应用推荐提供了有力的循证证据支撑。

然而，"共识"也较全面地总结了 LAAC 后封堵器周围残余漏及封堵器相关血栓（DRT）的发生情况及其与患者不良事件发生风险的关系。PROTECT-AF 研究及 ACP 注册研究结果显示，封堵器周围残余漏的发生率分别为 32% 和 12.5%，DRT 的发生率分别为 3.4% 和 3.2%，二者均与卒中及心血管不良事件风险无关。一项涉及 ACP 封堵器和 Watchman 封堵器的 Meta 分析同样发现 DRT 与卒中风险无关。更多的研究结果显示，DRT 与封堵器的种类、抗栓药物种类和治疗时间，以及随访时间等相关。法国的一项注册研究发现，DRT 发生风险为 7.2%，其中 Amplatzer Amulet 封堵器发生 DRT 的比例高达 25%。但该项研究纳入患者 LAAC 后并未接受规范的抗凝药物或抗血小板药物治疗，且为回顾性研究，因此结果的可信度不高。虽然 DRT 和较小的封堵器周围残余漏与不良事件无明确相关性，但在临床工作中仍应强调 LAAC 的标准化操作与规范管理，最大限度地减少 LAAC 并发症，提高安全性。

五、对 LAAC 适应证进行细化

"共识"中对 NVAF 患者卒中预防策略决策的基本框架与既往的推荐建议类似。目前 NVAF 患者预防卒中的首选方式仍然是 NOAC，如果患者存在 NOAC 的绝对禁忌或服用 NOAC 后患者出血风险大于 NVAF 预防卒中的获益，应考虑进行 LAAC。

该"共识"指出，CHA_2DS_2-VASc 评分 ≥ 2 分（女性 ≥ 3 分）的 NVAF 患者，需要预防卒中和血栓栓塞。以下五种临床情况作为 LAAC 的适应证：

· 需要长期口服抗凝药物的 NVAF 患者。

· 有口服抗凝药禁忌的患者。

· 长期口服抗凝药物出血风险增高的患者。

· 不愿意或不能口服抗凝药物的患者。

· 特殊亚组：口服抗凝药物无效的患者（服用抗凝药物仍然发生卒中）；左心耳电隔离后患者；一站式房颤消融和左心耳封堵的患者；超早期预防的 LAAC 患者。

根据证据等级不同，该"共识"将 LAAC 的适用强度表述为"应该（should）""可以（may）"和"不应该（shouldn't）"三类。将前四种临床情况的治疗理念及推荐建议汇总列表如下（表 27-2）。其临床决策流程图见图 27-1。

六、特殊情况特殊对待

该"共识"的另一特点是提出了 LAAC 适应证的特殊亚组人群，虽然现有研究数据并没有提供足够的证据对其作出具体推荐，但作为特殊人群，在特殊情况下仍可考虑行 LAAC。

（1）口服抗凝药无效的患者（服用抗凝药物仍然发生卒中）。临床上，尽管足够的口服

表 27-2　NVAF 患者临床情况、治疗理念与推荐建议

临床情况	治疗理念	推荐建议
可以耐受长期口服抗凝药物的 NVAF 患者	符合长期口服抗凝药条件且同时需要预防卒中和栓塞的患者应接受口服抗凝药，最好是 NOAC 治疗	应该做
	符合长期口服抗凝药条件且同时需要预防卒中和栓塞的患者，只有在不顾解释而拒绝口服抗凝药的情况下，才可接受 LAAC 而不是长期口服抗凝药	可以做
有口服抗凝药禁忌的患者	对于 CHA_2DS_2-VASc 评分 ≥ 2 分（女性为 3 分）且对长期口服抗凝药有绝对禁忌的房颤患者，可以耐受单一抗血小板治疗的最小周期（2~4 周），可考虑 LAAC	应该做
长期口服抗凝药物出血风险增高的患者	在长期口服抗凝治疗出血风险升高的患者中（如既往曾发生颅内出血），需要在选择口服抗凝药物与 LAAC 之前进行个体化风险效益评估	应该做
	在长期口服抗凝药期间出血风险升高的患者，可行 LAAC	可以做
非依从性患者（不愿意和不能服用抗凝药）	任何卒中和栓塞风险升高并且无口服抗凝药禁忌证的房颤患者，都应该进行个体详细建议，根据目前的证据，长期口服抗凝药治疗是首选的预防策略	应该做
	对于卒中和栓塞风险高的房颤患者，在接受个体详细的建议后仍拒绝口服抗凝药者，可考虑行 LAAC	可以做
	对于不按要求服用药物等患者，在尝试解决不按要求服药原因之后，LAAC 可以作为一种治疗方法	可以做
	在拒绝长期口服药物患者中，LAAC 目前并不是一种简单而同样有效的治疗方法	不可以做

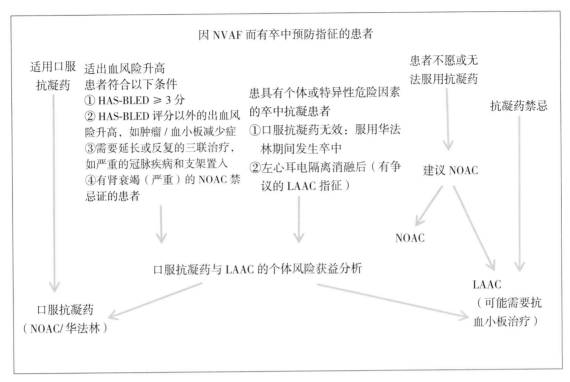

图 27-1　需要预防卒中和栓塞的 NVAF 患者临床决策流程图

如严格禁忌抗血小板治疗，则患者可能不符合左心耳封堵置入条件，但有心外膜左心耳封堵或胸腔镜左心耳切除的适应证

抗凝药物已经作为一种更强化的抗凝治疗策略实施，但栓塞性卒中高风险的 NVAF 患者栓子仍然很可能是来自左心耳（如左心耳内的移动性血栓）。为了避免长期双重或三重抗栓治疗，LAAC 可作为一种潜在的替代方案应用。

（2）左心耳电隔离术后患者。近期发表的两项研究报道显示，左心耳隔离后左心耳血栓形成 / 血栓栓塞事件的发生率增加[49-50]。虽然目前数据很少，且无随机研究比较口服抗凝药与 LAAC；然而，根据临床经验认为，如果抗凝治疗不完善时，LAAC 预防左心耳电隔离患者的卒中可能是一种合理的方法。

（3）房颤消融术与 LAAC 的"一站式"治疗。"共识"认为，对于出血和卒中风险较高的患者进行房颤导管消融术，同期行 LAAC 可能是一个合适的治疗选择。目前已有一些小的队列研究报道，其可行性已经得到证实，但将同期与分期治疗进行比较的试验仍然缺失[50-51]。同时指出，在高危患者中不仅应遵循 LAAC 的适应证，同样需要与未行房颤导管消融的患者进行相同的风险效益评估，要求术者不应降低"一站式"治疗的标准。

（4）超早期预防的 LAAC 患者。与既往的专家共识不同是，此次更新的专家共识提出了 LAAC 的超早期预防（"零"级预防）建议，即有高风险发展为房颤但目前无房颤的房间隔缺损（ASD）患者，LAAC 可使患者获益。对于 ASD 封堵术后的患者，仍面临着房颤持续或新发房颤的风险。而对 ASD 封堵术后再行 LAAC 治疗，手术难度和风险亦相应增加。因此，"共识"提出了 ASD 封堵联合 LAAC 作为适应证的亚组，即不伴有房颤的 ASD 患者，若满足一定条件，仍然是 LAAC 的适应证，既能闭合 ASD，纠正血流动力学障碍，又能最大限度地降低卒中的发生率。由此可见，ASD 封堵术与 LAAC "一站式"治疗，可谓是一箭双雕。但目前对于无房颤的 ASD 患者超早期施行 LAAC 的"零"级预防策略，尚缺乏大样本量的数据支持，国内同行专家也存在一些争议。尽管如此，该"共识"仍为我们在处理 ASD 患者时，如何进行临床决策提供了新的思路。

第三节
2019 年中国专家共识解读

2019 年，我国的相关专家在各学会的领导下，先后公布了两项专家共识，现就其要点分别简要介绍如下。

一、左心耳干预预防心房颤动患者血栓栓塞事件：目前的认识和建议 –2019

2019 年，中华医学会心电生理和起搏分会、中国医师协会心律学专业委员会组织相关专家在 2014 年发表的"共识"基础上，结合国内外的研究成果，并参考"2019 EHRA/EAPCI 经导管左心耳封堵专家共识"的有关章节，撰写并发表了"左心耳干预预防心房颤动患者血栓栓塞事件：目前的认识和建议 –2019"[48]。该"认识和建议"共分为十个部分，分别是：①左心耳结构和功能；②左心耳与房颤血栓形成；③房颤左心耳干预的适应证和禁忌证；④左心耳干预的方法；⑤经皮左心耳封堵的装置；⑥经皮左心耳封堵的麻醉选择；⑦左心耳干预围手术期管理；⑧左心耳干预的并发症及处理；⑨左心耳干预的随访；⑩左心耳封堵联合导管消融（一站式）。对于左心耳的干预，在重点介绍经皮 LAAC 的基础上，又对外科干预左心耳相关内容进行了阐述。本节将对 LAAC 的适应证与禁忌证、麻醉选择、围手术期管理及 LAAC 联合导管消融的"一站式"治疗等"建议"作重点介绍。

（一）LAAC 的适应证和禁忌证

该"认识与建议"认为，LAAC 是近年来发展起来的一种创伤较小、操作简单、耗时较少的治疗方法，其预防血栓栓塞的效果不亚于华法林抗凝。对 LAAC 的适应证与禁忌证建议如下：

（1）适应证：CHA_2DS_2-VASc 评分 ≥ 2 分（女性 ≥ 3 分）的 NVAF 患者，同时具有下列情况之一：①不适合长期规范抗凝治疗；②长期规范抗凝治疗的基础上仍发生血栓栓塞事件；③ HAS–BLED 评分 ≥ 3 分。术前应进行相关影像学检查以明确心耳结构，应除外其结构不宜植入封堵器者。考虑到左心耳封堵器植入初期学习曲线及风险，建议应在心外科条件较好的医院开展此项技术。

（2）禁忌证：①左房前后径 >65mm，经 TEE 发现心内血栓 / 疑似血栓；严重二尖瓣进展性病变（例如二尖瓣瓣口面积 <1.5cm^2）或不明原因的心包积液 >5mm 或急慢性心包炎患者；②预计存活期 <1 年的患者；③需华法林抗凝治疗的除房颤外其他疾病者；合并尚未纠正的已知或未知高凝状态的疾病，如心肌淀粉样变；④孕妇或计划近期受孕者、心脏肿瘤、30d 内新发卒中或 TIA、14d 内发生的大出血 [出血学术研究会（BARC）定义的出血积分 > 3 分]；⑤需要接受择期心外科手术或心脏机械瓣植入术后的患者。"建议"同时认为，目前虽无直接证据证实心功能低下为 LAAC 的不利因素，但对于左心室射血分数（LVEF）<30% 或纽约心功能分级Ⅳ级且暂未纠正者，不建议行 LAAC。

（二）LAAC 的麻醉选择

该"建议"对 LAAC 的麻醉选择作了较系统的阐述。

（1）首先推荐全身麻醉、全程使用 TEE 监测下完成 LAAC 操作。认为其有以下优点：全程麻醉管理，患者无痛，体验度好；便于 LAAC 操作，TEE 监测有无心包积液和评估封堵器展开情况，利于术者集中精力关注操作环节；麻醉深度易于调节，生命体征监护规范。同时也列举了全身麻醉的缺点：需要专业的麻醉医生全程参与；基础情况较差患者的麻醉风险会相应增加；成本费用相对较高。

（2）该"建议"还推荐了使用丙泊酚、咪达唑仑和芬太尼进行深度镇静的"麻醉"方式，并分别指出了"深度镇静"下完成 LAAC 操作的优点与不足。优点包括：操作较全身麻醉简便，大幅节约成本；无须气管插管，甚至不需要麻醉医生。缺点是：镇静深度判断有一定难度，麻醉深度不易控制；患者对 TEE 耐受性不佳，难以全程使用，术中可能发生身体移动等风险，有时需要应用心腔内超声（ICE）替代 TEE。仍有部分患者无法耐受短时间的食管探头插入，最后需要全身麻醉或者深度镇静；重度呼吸睡眠暂停综合征和肺功能不良的患者，不宜应用深度镇静。

（3）至于"局部麻醉"行 LAAC，可在完成左心耳封堵器植入后，用利多卡因或丁哌卡因胶浆局部麻醉口咽部或鼻咽部，短时间内行 TEE 监测，于封堵器释放前评估封堵效果。虽然目前仅有小样本报道 LAAC 中仅用 DSA 指导下植入封堵器，探索单纯根据造影评估封堵效果，无需 TEE 或 ICE 监测评估。但"建议"认为，该方法有一定局限性，需要术者及团队具备丰富的手术经验，且仍需要大样本研究来验证其安全性和长期有效性。

（三）LAAC 的围手术期管理

该"建议"就 LAAC 的围手术期管理进行了较为详细叙述，除常规介绍了术前准备与手术操作外，并对 LAAC 的术后管理给出了较为具体的建议。

（1）术后所有患者住院监护至少 24h，严密监测生命体征。

（2）术后当天应行床旁经胸超声心动图（TTE）检查，以明确有无心包积液和（或）心脏压塞，如明确有心脏压塞，则应及时行心包穿刺引流。

（3）术后 48h 内应复查血常规、凝血功能、肝肾功能。

（4）术后根据患者个体情况、卒中及出血风险，选择个体化抗凝方案（Ⅰ类推荐，证据级别 A）。

（5）术后常规推荐 45d 口服抗凝治疗，45d 确认封堵成功后，改为双联抗血小板治疗，6 个月复查正常后更改为单药治疗。

（6）对于抗凝禁忌的患者，一种可行的方案是术后 3~6 个月内双联抗血小板治疗，再转为长期单用阿司匹林。

（四）LAAC 联合导管消融的"一站式"治疗

依据国内外多个中心先后积累的射频消融或冷冻球囊消融联合 LAAC"一站式"治疗经验，提出了导管消融联合 LAAC"一站式"治疗的适应证与禁忌证。

"建议"认为，LAAC 联合导管消融治疗主要适用于符合以下 A+B/C 指征的 NVAF 患者：①症状反复发作，经 ≥ 2 种Ⅰ类或Ⅲ类抗心律失常药物治疗无效。② CHA_2DS_2-VASc 评分 ≥ 2 分，尤其是有卒中 /TIA/ 血栓栓塞病史，同时合并以下任意一条：HAS-BLED 评分 ≥ 3 分；不能耐受或拒绝长期口服抗凝者；口服抗凝治疗下仍发生卒中 /TIA/ 血栓栓塞事件者；存在相对或绝对抗凝禁忌者。③在导管消融过程中发现自发性左心耳电静止者，和（或）需要进行左心耳电隔离的房颤患者，包括左房线性消融过程中自然隔离左心耳者，或初次 / 再次手术时发现左心耳参与房颤的触发和维持机制者。

建议同时指出：开展 LAAC 联合导管消融治疗时，需充分考虑到术者及所在中心的经验、患者获益 / 风险比、患者意愿等。存在左房 / 左心耳血栓是手术的绝对禁忌。此外，考虑到 LAAC 联合房颤导管消融治疗术后需进行 2 ~ 3 个月抗凝治疗，对如因活动性大出血或凝血功能障碍而无法耐受术后短期抗凝的治疗者，应视为手术禁忌。

鉴于 LAAC 联合导管消融"一站式"治疗的特殊性，该"建议"还对其手术流程与围手术期管理进行了阐述。

二、中国左心耳封堵预防心房颤动卒中专家共识（2019）

2019 年，中华医学会心血管病学分会和《中华心血管病杂志》编辑委员会组织不同领域和亚学科的专家，经过多轮讨论，编写了"中国左心耳封堵预防心房颤动卒中专家共识（2019）"，并发表在《中华心血管病杂志》上 [15]。该"共识"内容包括"房颤流行病学、房颤卒中风险的评估和抗凝治疗、LAAC 的理论基础、技术可行性及循证医学证据、LAAC 的适应证与禁忌证建议、术前准备、LAAC 手术过程、术后观察及护理（住院期间）、LAAC

术后抗凝管理及影像学随访、LAAC 围手术期并发症的识别及处理、LAAC 的其他问题"十个部分。既有国外临床研究数据支撑，又紧密结合国内工作实际。对 LAAC 的推荐级别，借鉴了国际最新的表述方法，分别以"适合"（具有合理性，采用该技术患者很可能有更多临床获益或更少操作相关并发症）、"不确定"（具有一定合理性，但常规使用是否获益尚需积累更多证据）、"不适合"（不一定合理，采用该技术不大可能有临床获益或可能有更多的操作相关并发症）三种表述方式。现就该"共识"的部分内容重点作一介绍。

（一）LAAC 的适应证与禁忌证建议

1. LAAC 适应证建议

"共识"对 LAAC 预防 NVAF 血栓事件适应证建议详见表 27-3。

表 27-3 LAAC 预防 NVAF 血栓事件的建议

建议	推荐级别
具有较高卒中风险（CHA_2DS_2-VASc 评分：男性 ≥ 2 分，女性 ≥ 3 分），对长期抗凝药有禁忌证，但能耐受短期（2~4 周）单药抗凝或双联抗血小板治疗者	适合
具有较高卒中风险，口服抗凝药期间曾发生致命性或无法 / 难以止血的出血事件者（如脑出血 / 脊髓出血，严重胃肠道 / 呼吸道 / 泌尿道出血等	
具有较高卒中风险，长期口服抗凝药存在较高的出血风险（HAS-BLED 评分 ≥ 3 份）	不确定
具有较高卒中风险，且服用抗凝药间曾发生缺血性卒中或其他系统性血栓栓塞事件	
具有较高卒中风险，且存在不能依从 / 不能耐受长期口服抗凝治疗的临床情况（如独居、痴呆、残疾等），但能耐受短期（2~4 周）单药抗凝或双联抗血小板药物治疗者	
无论卒中风险评分高低，既往 TEE 或 CCTA 检查曾探查到明确的左心耳内血栓形成，但经抗凝治疗后溶解者	
具有较高卒中风险，且 HAS-BLED 评分 <3 分，不存在长期抗凝治疗禁忌者，如果抗凝治疗依从性差或不愿长期坚持者，可根据患者意愿考虑 LAAC	
左心耳曾行电隔离消融治疗者，可在导管消融同期或分期行 LAAC	
具有较低卒中风险（CHA_2DS_2-VASc 评分：男性 ≤ 1 分），既往 TEE 或 CCTA 检查未探查到明确的左心耳内血栓形成	不适合
虽具有较高卒中风险，但 HAS-BLED 评分 <3 分，且没有抗凝禁忌，患者也愿意接受并坚持长期口服抗凝药者	
在 NVAF 基础上发生严重致残性缺血性卒中，虽经积极康复治疗仍残存严重肢体活动障碍、失语、长期卧床等情形或预期寿命 <1 年，预估临床获益价值不大者，不建议行 LAAC	

LAAC：左心耳封堵；NVAF：非瓣膜性房颤；TEE：经食管超声心动图；CCTA：心脏 CT 成像

2. LAAC 禁忌证及排除指征

专家共识认为，患者存在下列任何一种情况，均不适合立即进行 LAAC。

· TEE 或心脏 CT 成像（CCTA）探测到左心房或左心耳内血栓或疑似血栓者。

· 术前 TEE 检查提示左心耳解剖结构复杂（如左心耳开口过小或过大，或解剖结构复杂无合适封堵器选择），在现有技术和设备条件下不适合行 LAAC。

· TTE 检查提示 LVEF<30% 者。

· TTE 检查提示心底部或后壁存在 10mm 以上心包积液，且原因未明者。

· 存在需要长期抗凝治疗的除房颤以外的其他疾病（如机械瓣换瓣术后、自发或复发性静脉血栓栓塞等）。

· 存在风湿性心脏瓣膜病、二尖瓣狭窄（瓣口面积 <1.5cm^2）或机械瓣换瓣术后。

· 存在严重的心脏瓣膜病或心脏结构异常需要外科处理，或者严重的冠心病需行冠状动脉旁路移植术者。

· 新发缺血性卒中 /TIA 不伴有出血转化，但经美国国立卫生研究院（NIH）卒中量表评分和神经内科医师评估不适合启动抗凝治疗者。

· 急性缺血性卒中伴出血转化或口服抗凝治疗引发颅内出血，经多学科评估不适合重启抗凝治疗者。

· 预计存活期 <1 年及未控制的纽约心功能分级Ⅳ级的患者。

（二）围手术期用药

该"共识"针对 LAAC 围手术期用药进行了详细阐述（图 27-2），并就 LAAC 后的抗凝治疗管理给出了具体建议。详见表 27-4。

（三）影像学在 LAAC 术中及术后随访中的应用

该"共识"还就影像学检测在 LAAC 术中及术后随访中的应用，给出了较为具体建议，详见表 27-5 与表 27-6。

（四）"一站式"治疗建议

该"共识"还就 LAAC 同期进行"一站式"治疗等问题进行较多描述，并就房颤患者导管消融同期行 LAAC "一站式"治疗及房颤合并 ASD/PFO 患者同期行 LAAC 及 ASD/PFO 封堵

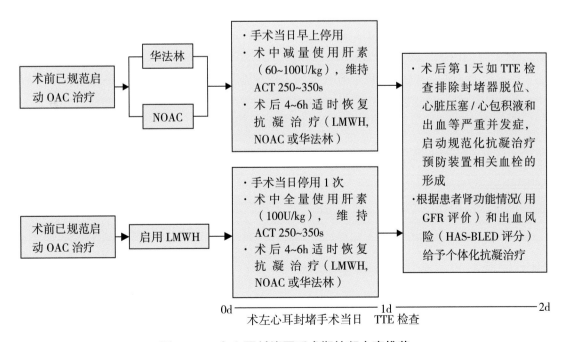

图 27-2　左心耳封堵围手术期抗凝方案推荐

OAC：口服抗凝药；NOAC：新型口服抗凝药；LMWH：低分子肝素；ACT：活化凝血时间；TTE：经胸心脏超声心动图

表 27-4　LAAC 后抗凝治疗管理建议

时间	建议	推荐级别
术后 3 个月内	如 GFR ≥ 30ml/min，且 HAS-BLED 评分 <3 分，建议：使用 NOAC+ 氯吡格雷或阿司匹林 3 个月，或华法林（INR 2.0~3.0）+ 氯吡格雷或阿司匹林 3 个月	适合
	如 GFR ≥ 30ml/min，且 HAS-BLED 评分 ≥ 3 分，建议：单独使用标准剂量 NOAC(利伐沙班、依度沙班、阿哌沙班或达比加群）3 个月或单独使用华法林 (INR 2.0~3.0) 抗凝 3 个月	
	如 GFR<30ml/min，且 HAS-BLED 评分 <3 分，建议：使用华法林（INR 2.0~3.0）+ 阿司匹林 3 个月	
	如 GFR<30ml/min，且 HAS-BLED 评分 ≥ 3 分，建议：单独使用华法林（INR 2.0~3.0）3 个月，或使用阿司匹林 + 氯吡格雷双联抗血小板 3 个月	
	术后使用阿司匹林或氯吡格雷单联抗血小板治疗	不适合
	术后不给予任何抗凝或抗血小板治疗	
术后 3~6 个月	推荐停用口服抗凝药，予阿司匹林 + 氯吡格雷双联抗血小板治疗 3 个月	适合
	继续给予抗凝药治疗（包括华法林或 NOAC）	不确定
	停用口服抗凝药，单用阿司匹林或氯吡格雷治疗	不适合
	停用任何抗血小板或抗凝治疗药物	
6 个月后	推荐阿司匹林长期治疗（如果不能耐受阿司匹林，可使用氯吡格雷替代）	适合
	6 个月后仍给予抗凝药	不适合
	6 个月后停用任何抗血小板治疗	
特殊情况	术后任何时候如探测到 5mm 以上残余分流，视为封堵失败，如无补救措施，维持长期抗凝治疗	适合
	如抗凝治疗期间发生严重出血，应立即停用，必要时给予抗凝药物的选择性拮抗剂，出血控制后可用低强度抗凝或双联抗血小板治疗，必要时缩短抗凝或抗血小板治疗时间	
	如术后 TEE 或 CCTA 随访提示 DRT 形成，应加强抗凝（可用华法林或 NOAC 联合氯吡格雷或阿司匹林）2~3 个月后复查 TEE，直至 DRT 消失。如用华法林建议 INR 2.5~3.5，NOAC 建议用标准剂量，也可用低分子肝素 2~4 周	

GFR：肾小球滤过率；NOAC：新型口服抗凝药；TEE：经食管超声心动图；CCTA：心脏 CT 成像；DRT：装置相关血栓

术的适应证与禁忌证给出了具体建议。详见表 27-7。

三、中国经导管左心耳封堵术临床路径专家共识

2019 年，中国医师协会心血管内科医师分会结构性心脏病专业委员会组织相关专家制定了"中国经导管左心耳封堵术临床路径专家共识"[52]。该临床路径的专家共识从 LAAC 的发展史、LAAC 团队的建立、LAAC 围手术期的影像学评估手段、LAAC 适应证及禁忌证、规范化 LAAC 流程、LAAC 围手术期管理、"一站式"介入治疗、极简式 LAAC 及 LAAC 护理九个方面进行了系统阐述。本章仅就其特色之处进行简要介绍。

表 27-5　LAAC 术中影像学指导、评估和操作建议

建议	推荐级别
全身麻醉后先行 TEE 检查，再次确认左心耳 / 左房内有无血栓，并进一步明确左心耳解剖特征	适 合
TEE 可清楚显示房间隔的上、下和前、后位置，建议常规使用 TEE 和 X 线引导下穿刺房间隔	
通常在右前斜位 30°＋足位 20°或其他合适体位行左心耳造影，根据 DSA 和 TEE 测量左心耳开口宽度和可用深度选择合适封堵器	
封堵器在左心耳内打开后应常规多角度（0°、45°、90°、135°）TEE 评判，并在 TEE 或 DSA 观察下行牵拉试验评价封堵器的稳定性，评估是否符合释放标准（如 PASS 原则和 COST 原则），如符合释放标准，则完全释放封堵器	
封堵器完全释放后再次多角度行 TEE 检查，评价封堵器释放效果，是否存在封堵器移位情况和对邻近结构如肺静脉和二尖瓣的影响，观察有无心包积液及程度等	
如果患者存在食管疾患不能耐受 TEE 或 TEE 探头插入困难，在术前 CCTA 检查已明确左心耳解剖特征和排除血栓情况下，可考虑在局麻下使用 ICE 指导和监控 LAAC 手术	不确定
如无 TEE/ICE 指导，不推荐仅在 DSA 下实施 LAAC 手术	不适合

ICE：心腔内超声心动图；DSA：数字血管造影；PASS 原则：内塞型封堵器释放标准；COST 原则：外盖型封堵器释放标准

表 27-6　LAAC 术后影像学随访建议

方法	建议	推荐等级
TTE	术后 1、3、6 个月时常规行 TTE 检查，明确心包积液情况及程度，封堵器是否在位及左心耳邻近结构情况等	适合
TEE	术后 3、6 个月常规进行 TEE 检查，明确有无残余分流、DRT、内皮化、是否存在封堵器移位及心包积液等	
CCTA	如果患者存在食管疾患不能耐受 TEE 或 TEE 探头插入困难，可考虑在术后 3、6 个月 CCTA 检查替代 TEE	不确定

TTE：经胸超声心动图；TEE：经食管超声心动图；CCTA：心脏 CT 成像

表 27-7　房颤导管消融 +LAAC"一站式"治疗及房颤合并 ASD/PFO 的处理建议

术式	建议	推荐等级
导管消融 +LAAC "一站式"	NVAF 患者具有明显症状和高卒中风险（CHA$_2$DS$_2$-VASc 评分：男性≥ 2 分，女性 3 ≥分），同时具备导管消融和 LAAC 适应证者，有条件的中心和有经验的术者可在消融手术同期进行 LAAC	不确定
	低卒中风险（CHA$_2$DS$_2$-VASc 评分≤ 1 分）的房颤患者，不建议导管消融同期行 LAAC	不适合
合并 ASD/ PFO 的手术方式	NVAF 患者合并中、大量反向分流的 PFO，同时具备 LAAC 和 PFO 封堵适应证者，可考虑 LAAC 同期行 PFO 封堵	适合
	NVAF 患者合并 ASD，如 ASD 解剖学特征适合介入治疗者，可考虑 ASD 封堵同期行 LAAC	
	NVAF 合并巨大 ASD，如 ASD 解剖特征不适合介入封堵或合并严重肺动脉高压者，不建议行 LAAC	不适合

ASD：房间隔缺损；PFO：卵圆孔未闭

（一）LAAC 围手术期的影像学评估

该共识就目前常用的 LAAC 围手术期影像学评估手段进行了较为系统的介绍，包括 TTE、TEE、多层螺旋 CT（MDCT）及 ICE 等。

TTE：二维及三维 TTE 在术前可提供左心房、左心室大小及功能参数，排除瓣膜性房颤、左心室血栓、合并需要手术干预或长期抗凝治疗的瓣膜病史。尚可评估术中及术后有无急性或亚急性心包积液等并发症发生。

TEE：①用于术前评估左心耳形态、结构，精确测量左心耳深度及口径，排除左心耳内血栓形成；②术中引导房间隔穿刺，监测封堵器释放过程，观测封堵位置、锚定、稳定性，测量封堵器大小及压缩比，检查封堵器周围有无残余分流及残余分流大小，检查封堵器对周围结构的影响、是否有心包积液或心脏压塞等并发症；③术后定期随访复查 TEE，观察封堵器械是否稳定、有无器械相关血栓及封堵器边缘残余分流变化。

MDCT：①术前评估左心耳及周围结构的解剖形态、结构；②术前对房间隔穿刺位点、封堵器释放最佳轴向进行预测；③测量左心耳开口周长作为预测实际选择封堵器种类和型号的参考指标；④对于不能耐受 TEE 者，可用作术后随访的手段，但其对封堵器内皮化程度的识别仍无法代替 TEE。

ICE：优点是可在局部麻醉下全程指导 LAAC，可以作为 TEE 无法耐受患者的术中替代监测和评估技术。ICE 不足是价格昂贵，且操作比较烦琐，故临床应用受限。

（二）LAAC 适应证及禁忌证

该共识对 LAAC 的适应证与禁忌证的建议简单明了，便于临床掌握使用。

适应证：LAAC 适用于 CHA_2DS_2-VASc 评分 ≥ 2 分的 NVAF 患者，同时具有以下情况之一：①不适合长期规范抗凝治疗；②长期规范抗凝治疗的基础上仍发生卒中或栓塞；③HAS-BLED 评分 ≥ 3 分；④需要合并应用抗血小板药物治疗；⑤不愿意长期抗凝治疗者。

禁忌证：①左心房内径 >65mm；② TEE 发现左心耳内血栓或重度自发显影；③严重的二尖瓣瓣膜病或中大量心包积液；④低危卒中风险（CHA_2DS_2-VASc 评分 ≤ 1 分）；⑤凝血功能障碍；⑥近期活动性出血患者；⑦除房颤外同时合并其他需要继续华法林抗凝的疾病者；⑧需要接受外科开胸手术者。

（三）极简式 LAAC

对极简式 LAAC 的描述与建议是本共识的特色之一。国内部分中心在积累实战经验后已逐步开始进行局部麻醉下的 LAAC。建议各中心早期开展时，选择全身麻醉，经验积累后可根据左心耳形态、大小、轴向等尝试局部麻醉 / 镇静麻醉下的 LAAC。

（河北医科大学第一医院　王震　张大红；南京医科大学第一附属医院　孔祥清）

参考文献

[1] Chugh SS, Havmoeller R, Narayanan K, et al. Worldwide epidemiology of atrial fibrillation: a Global Burden of Disease 2010 Study. Circulation, 2014, 129(8):837–847.

[2] Perera KS, Vanassche T, Bosch J, et al. Global survey of the Frequency of Atrial Fibrillation-Associated Stroke: Embolic Stroke of Undetermined Souece Global Registry. Stroke, 2016, 47(9):2197–2202.

[3] Berglund A, Schenckgustafsson K, Von EM. Sex differences in the presentation of stroke. Maturitas, 2017, 99:47.

[4] Heuser RR. The Role for Cardiologists in Stroke Intervention. Progress in Cardiovascular Diseases, 2017, 59:549–554.

[5] Knecht S, Oelschlager C, Duning T, et al. Atrial fibrillation stroke-free patients is associated with memory impairment and hippocapal atrophy. Eur Heart J, 2008, 29(17): 2125–2132.

[6] Ball J, Carrington MJ, Stewart S, et al. Mild cognitive impairment in high-risk patients with chronic atrial fibrillation: a forgotten component of clinical management. Heart, 2013, 99(8):542–547.

[7] MarzonaI, 'Donnell M, Teo K, et al. Increased risk of cognitive and functional decline in patients with atrial

fibrillation: results of the ONTARGET and TRANSCEND studies. CMAJ, 2012, 184 (6):E329–E336.

[8] Steinberg BA, Kim S, Fonarow GC, et al. Drivers of hospitalization for patients with atrial fibrillation: Results from the Outcomes Registry for Better Informed Treatment of Atrial Fibrillation(OR-BIT-AF). Am Heart J, 2014, 167(5): 735–742.

[9] Kirchhof P, Schmalowsky J, Pittrow D, et al. Management of patients with atrial fibrillation by primary-care physicians in Germany: 1-year results of the ATRIUM registry. Clin Cardiol, 2014, 37 (5):277–284.

[10] Conen D, Rodondi NM, ller A, et al. Relationships of overt and silent brain lesions with cognitive function in patints with atrial fibrillation. J Am Coll Cardiol, 2019, 73(9):989–999.

[11] Stewart S, Murphy NF, Walker A, et al. Cost of anemerging epidemic: an economic analysis of atrial fibrillation in the UK. Heart, 2004, 90(3):286–292.

[12] Kim MH, Johnston SS, Chu BC, et al. Estimation of total incremental health care costs in patients with atrial fibrillation in the United States. Circ Cardiovasc Qual Outcomes, 2011, 4(3): 313–320.

[13] January CT, Wann LS, Calkins H, et al. 2019 AHA/ACC/HRS Focused Update of the 2014 AHA/ACC/HRS Guideline for the Management of Patients With Atrial Fibrillation: A Report of the American College of Cardiology/American Heart Association Task Force on Clinical Practice Guidelines and the Heart Rhythm Society. J Am Coll Cardiol, 2019, 74(1): 104–132.

[14] Glikson M, Wolff R, Hindricks G, et al. EHRA/EAPCI expert consensus statement on catheter-based left atrial appendage occlusion—an upate. Euro Intervention, 2020, 15:1133–1180.

[15] 何奔，马长生，吴书林，等 . 中国左心耳封堵预防心房颤动卒中专家共识（2019）. 中华心血管病杂志，2019，47(12):937–955.

[16] Dentali F, Riva N, Crowther M, et al. Efficacy and safety of the novel oral anticoagulants in atrial fibrillation: asystematic review and meta-analysis of the literature. Circulation, 2012, 126(20):2381–2391.

[17] Hart RG, Pearce LA, Aguilar MI. Adjusted-dose warfarin versus aspirin for preventing stroke in patients with atrial fibrillation. Ann Intern Medi, 2007, 147(8):590–592.

[18] Bungard TJ, Ghali WA, Teo KK, et al. Why do patients with atrial fibrillation not receive warfarin? Arch Intern Med, 2000, 160(1):41–46.

[19] Nieuwlaat R, Capucci A, Camm AJ, et al. Atrial fibrillation management: a prospective survey in ESC member countries: the Euro Heart Survey on Atrial Fibrillation. Eur Heart J, 2005, 26(22):2422–2434.

[20] Glader EL, Sjolander M, Eriksson M, et al. Persistent use of secondary preventive drugs declines rapidly during the first 2 years after stroke. Stroke, 2010, 41(2):397–401.

[21] Connolly SJ, Ezekowitz MD, Yusuf S, et al. Dabigatran versus warfarin in patients with atrial fibrillation. N Engl J Med, 2009, 361:1139–1151.

[22] van Walraven C, Hart RG, Singer DE, et al. Oral anticoagulants vs aspirin in nonvalvular atrial fibrillation:anindividual patient metaanalysis. JAMA, 2002, 288:2441–2448.

[23] Connolly SJ, Eikelboom J, Joyner C, et al. Apixaban in patients with atrial fibrillation. N Engl J Med, 2011, 364:806–817.

[24] Lewalter T, Kanagaratnam P, Schmidt B, et al. Ischaemic stroke prevention in patients with atrial fibrillation and high bleeding risk: opportunities and challenges for percutaneous left atrial appendage occlusion. Europace, 2014, 16(5):626–630.

[25] Holmes DR, Reddy VY, Turi ZG, et al. Percutaneous closure of the left atrial appendage versus warfarin therapy for prevention of stroke in patients with atrial fibrillation: a randomised non inferiority trial. Lancet, 2009, 374:534–542.

[26] Reddy VY, Sievert H, Halperin J, et al. Percutaneous left atrial appendage closure vs warfarin for atrial fibrillation: a randomized clinical trial. JAMA, 2014, 312(19) :1988–1998.

[27] Reddy VY, Doshi SK, Kar S, et al. 5-Year Outcomes Afte r Left Atrial Appendage Closure. From the PREVAIL and PROTECT AF Trials. J Am Coll Cardiol, 2017, 70(24):2964–2975.

[28] Alli O，Doshi S，Kar S，et al. Quality of life assessment in the randomized PROTECT AF（Percutaneous Closure of the Left Atrial Appendage Versus Warfarin Therapy for Prevention of Stroke in Patients With Atrial Fibrillation）trial of patients at risk for stroke with nonvalvular atrial fibrillation. J Am Coll Cardiol, 2013, 6(17):1790–1798.

[29] Holmes DR, Reddy VY, Gordon NT, et al. Long-Term Safety and Efficacy in Continued Access Left Atrial Appendage Closure Registries. Journal of the American College of Cardiology, 2019, 74(23):2878–2889.

[30] Brouwer T F, Whang W, Kuroki K, et al. Net Clinical Benefit of Left Atrial Appendage Closure Versus Warfarin in Patients With Atrial Fibrillation: A Pooled Analysis of the Randomized PROTECT-AF and PREVAIL Studies. Journal of the American Heart Association, 2019, 8(23):e13525.

[31] Camm AJ, Kirchhof P, Lip GY, et al. Guidelines for the management of atrial fibrillation: Task Force for the

Management of Atrial Fibrillation of the European Society of Cardiology (ESC). Eur Heart J, 2010, 31(19):2369–2429.

[32] Camm AJ, Lip GY, De Caterina R, et al. 2012 focused up date of the ESC guidelines for the management of atrial fibrillation. An up date of the 2010 ESC Guidelines for the management of atrial fibrillation Developed with the special contribution of the European Heart Rhythm Association. Eur Heart J, 2012, 33 (21): 2719–2747.

[33] Lip GYH, Lopez-Minguez J, Roffi M, et al. EHRA/EAPCI expert consensus statement on catheter-based left atrial appendage occlusion. Euro Intervention, 2015, 10:1109–1125

[34] Kirchhof P, Benussi S, Kotecha D, et al. 2016 ESC guidelines for the management of atrial fibrillation developed in collaboration with EACTS. Europace, 2016, 18(11):1609–1678.

[35] Bayard YL, Omran H, Neuzil P, et al. PLAATO (percutaneous left atrial appendage transcatheter occlusion) for prevention of cardioembolic stroke in non-anticoagulation eligible atrial fibrillation patients: results from the European PLAATO study. Euro Intervention, 2010, 6(2):220–226.

[36] Sick PB, Schuler G, Hauptmann KE, et al. Initial world wide experience with the WATCHMAN left atrial appendage system for stroke prevention in atrial fibrillation. J Am Coll Cardiol, 2007, 49 (13):1490–1495.

[37] Valentin F, Lars ER, Davis SC, et al. 2011 ACCF/AHA/HRS focused updates incorporated into the ACC/AHA/ESC 2006 guidelines for the management of patients with atrial fibrillation: a report of the American College of cardiology Foundation/American Heart Association Task Force on practice guidelines. Circulation, 2011, 123(10):e269–e367.

[38] Reddy VY, Doshi SK, Sievert H. et al. Percutaneous left atrial appendage closure for stroke prophylaxis in patients with atrial fibrillation: 2.3-Year Follow-up of the PROTECTAF, (Watchman Left Atrial Appendage System for Embolic Protection in Patients with Atrial Fibrillation) Trial. Circulation, 2013, 127 (6):720–729.

[39] Park JW, Bethencourt A, Sievert H, et al. Left atrial appendage closure with Amplatzer cardiac plug in atrial fibrillation: initial European experience. Catheter Cardio vascInterv, 2011, 77(5):700–706.

[40] January CT, WannL S, Alpert JS, et al. 2014 AHA/ACC/HRS guideline for the management of patients with atrial fibrillation: a report of the American College of Cardiology/American Heart Association Task Forceon

Practice Guidelines and the Heart Rhythm Society[J]. J Am Coll Cardiol, 2014, 64 (21): e1–76.

[41] Kernan WN, Ovbiagele B, Black HR, et al. Guidlines for the prevent of stroke in patients with stroke and transient ischemic attack: a guidline for healthcare professionals from the American Heart Association/American Stroke Association. Stroke, 2014, 45(7):2160–2236.

[42] Holmes JR, Saibal K, Matthew JP, et al. Prospective Randomized Evaluation of theWatchman Left Atrial Appendage Closure Devicein Patients With Atrial Fibrillation Versus Long-Term Warfarin Therapy. The PREVAIL Trial, JACC, 2014, 64(1):1–12.

[43] Masoudi FA, Calkins H, Kavinsky CJ, et al. 2015 ACC/HRS/SCAI left atrial appendage occlusion device societal overview. J Am Coll Cardiol, 2015, 66(13):1497–1513.

[44] 中华医学会心生理和起搏分会，中华医学会心血管病学分会，中国医师协会心律学专业委员会. 左心耳干预预防心房颤动患者血栓栓塞事件：目前的认识和建议. 中国心脏起搏与心电生理杂志，2014, 28(6):471–486.

[45] 黄从新，张澍，黄德嘉，等. 心房颤动：目前的认识和治疗建议 –2015. 中国心脏起搏与心电生理杂志，2015, 29(5):377–434.

[46] 黄从新，张澍，黄德嘉，华伟，等. 心房颤动：目前的认识和治疗建议 –2018. 中国心脏起搏与心电生理杂志，2018, 32(4):315–368.

[47] Huang H, Liu Y, Xu Y, et al. Percutaneous Left Atrial Appendage Closure With the LAmbre Device for Stroke Prevention in Atrial Fibrillation: A Prospective, Multicenter Clinical Study[J]. JACC Cardiovasc Interv, 2017, 10 (21):2188–2194.

[48] 黄从新，张澍，黄德嘉，等. 左心耳干预预防心房颤动患者血栓栓塞事件：目前的认识和建议 –2019. 中国心脏起搏与心电生理杂志，2019, 33(5):385–401.

[49] Fink T, Schlter M, Heeger CH, et al. Combination of Left Atrial Appendage Isolation and Ligation to Treat Nonresponders of Pulmonary Vein Isolation. JACC Clin Electrophysiol, 2018, 4:1569–1579.

[50] Kim YG, Shim J, Oh SK, et al. Electrical isolation of the left atrial appendage increases the risk of ischaemic stroke and transient ischaemic attack regardless of postisolation flow velocity. Heart Rhythm, 2018, 15:1746–1753.

[51] Calvo N, Salterain N, Arguedas H, et al. Combined catheter ablation and left atrial appendage closure as a hybrid procedure for the treatment of atrial fibrillation. Europace, 2015, 17:1533–1540.

[52] 中国医师协会心血管内科医师分会结构性心脏病专业委员会. 中国经导管左心耳封堵术临床路径专家共识. 中国介入心脏病学杂志，2019, 27(12):661–672

第 28 章

国外其他新型左心耳封堵器的研制

近十余年的循证医学已经证明，经导管左心耳封堵在预防非瓣膜性房颤并发卒中方面有明确的效果和潜在的发展前景。目前临床上广泛应用的几种封堵器如 Watchman、Amulet、LAmbre 和 LACbes 等不仅证明了这一技术安全、可行、有效，而且为后续左心耳封堵系统的设计和研发奠定了坚实的基础。随着经验的积累和病例数的增加，左心耳封堵器的研发进度明显加快，多款新型的左心耳封堵器均已完成动物实验或开始了临床应用，本章简要介绍国外除 Watchman 和 Amulet 之外其他公司研发的左心耳封堵器。

第一节
PLAATO 左心耳封堵器

根据目前的资料记载，世界上最先诞生的左心耳封堵器是 PLAATO 封堵器。1996 年，Michael Lesh 医生在德国波恩举办的一个学术会议上介绍房颤射频消融进展的时候，专门提出了经导管左心耳封堵术可能是预防血栓栓塞的一个重要办法，并同时进行了相关的器械研发，1998 年，Michael Lesh 发明了第一个左心耳封堵器，这个封堵器的专利授予了位于美国加利福尼亚州的 Appriva 公司。当时封堵器的全称为 Percutaneous Left Atrial Appendage Transcatheter Occlusion，各取每个单词的第一个字母即是 PLAATO 封堵器。

一、封堵系统的结构特征与操作要点

PLAATO 左心耳封堵系统由一个封堵器和一个输送导管组成。封堵器直径 15~32mm，封堵器的骨架系统为激光雕刻的镍钛合金管，具有自膨胀性能，骨架的表面覆盖有弹性的聚四氟乙烯膜，此膜可阻断左心房与左心耳之间的血流，镍钛合金支架（骨架）杆上有三排锚状结构（图 28-1）[1]，用于将封堵器固定在左心耳开口处，可促进周围组织增生。PLAATO 封堵器有一个特殊设计的房间隔穿刺鞘和一个可指向左心耳的输送封堵器的鞘管，输送鞘管（steerable sheath）的管径为 12F。封堵器心房侧有一根绳索固定，当 X 线和经食管超声心动图（TEE）确认封堵器位置合适后，解离绳索，便可彻底释放封堵器（图 28-2）[1]。

二、动物实验及临床应用效果

2002 年，Nakai 等报告了 PLAATO 左心耳封堵器的动物实验结果，25 只实验犬均成功地

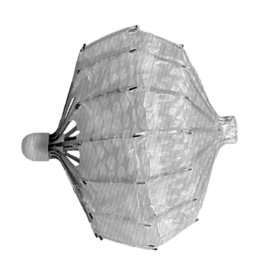

图 28-1　PLAATO 左心耳封堵器
引自参考文献 [1]

置入了封堵器，仅 1 只犬出现少量心包积液。随访 12 个月，封堵器无移位、变形，封堵器表面无血栓形成。术后 1 个月，封堵器左心房侧表面内皮覆盖率为 90%，术后 3 个月内皮覆盖率达到 100%[2]。

2001 年 8 月，Horst Sievert 医生率先成功地将 PLAATO 左心耳封堵系统植入存在华法林抗凝禁忌的卒中高危房颤患者体内。2002 年，Horst Sievert 等[3]首次报道了用 PLAATO 封堵器预防房颤患者血栓栓塞事件的研究结果，15 例（年龄 59~78 岁）有卒中高危风险但不适合长期华法林治疗的慢性房颤患者均成功实施了左心耳封堵术，其中 1 例在第一次手术时发生心包积血，1 个月后行第二次手术封堵成功，

围手术期无其他并发症发生。术后所有的患者均给予终生口服阿司匹林治疗。此外，术后 6 个月内，还需每天口服氯吡格雷 75mg。1 个月随访时，胸部 X 线透视和 TEE 检查显示封堵器无移位或无血栓形成。2005 年，Ostermayer 等[4] 报告的 PLAATO 多中心、前瞻性试验是关于 PLAATO 系统规模最大的多中心研究，该试验共入选了 111 例永久性或阵发性房颤患者，108 例左心耳封堵成功，成功率 97.3%。有 2 例患者分别于术后第 173 天和第 215 天发生脑卒中，与预计的年卒中率比较，使用 PLAATO 封堵器可使卒中风险降低 54%[3]。2009 年，Block 等进一步报道了上述研究中 64 例患者随访 5 年的结果，其中死亡 7 例、重症卒中 5 例、小卒中 3 例、疑似脑出血 1 例、心肌梗死 1 例、心包压塞 1 例。卒中发生率为 3.8%，较预测的卒中发生率 6.6% 明显降低[4]。随后公布的欧洲 PLAATO 研究结果显示，180 例 CHADS$_2$ 评分为 2 分的房颤患者中，162 例左心耳封堵术获得成功（成功率 90%），2 例（1.2%）患者术后 24h 死亡，6 例（3.7%）发生心脏压塞，其中 2 例（1.2%）需行外科手术治疗，1 例（0.6%）由于选择的封堵器太小，导致安装后脱落并堵塞于主动脉，经套圈器取出并成功植入新的 PLAATO 封堵器。162 例中 129 例患者完成了 1 年的随访，在 1 年随访期间有 3 例发生卒中，发生率为 2.3%，远低于 CHADS$_2$ 评分预测的卒

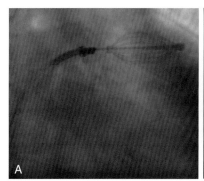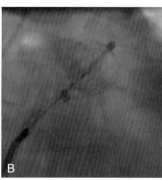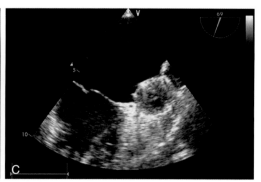

图 28-2　PLAATO 封堵器的应用
A.PLAATO 封堵器输送至心耳内；B.PLAATO 封堵器完全张开；C.PLAATO 封堵器释放后的 TEE 监测影像。引自参考文献 [1]

中发生率 6.6%，提示用 PLAATO 系统封堵左心耳可有效预防房颤患者卒中的发生，但其安全性问题不容忽视 [4]。

虽然 PLAATO 封堵器的早期临床试验结果显示了其安全性和可行性，但在当时的学术界，很多专家认为左心耳封堵是一项预防性技术，因此必须首先保证其安全性。对于经导管左心耳封堵术中出现的心包填塞、封堵器脱落、封堵器表面血栓等并发症问题，后续并无临床试验进行进一步的验证和评价。因此，Appriva 公司在 2005 年底就终止了相关的研究，PLAATO 封堵器最终未能在临床上广泛推广应用。但是，此项开创性的研究为后续左心耳封堵器的研制和临床应用提供了有用的证据。

第二节
Occlutech 左心耳封堵器

一、封堵系统的结构特征与操作要点

Occlutech 左心耳封堵系统由德国的 Occlutech 公司研发，Occlutech 公司是开发结构性心脏病治疗产品的一家著名企业。该公司的产品有房间隔缺损、卵圆孔未闭、瓣周漏、动脉导管未闭封堵器。在此基础上研发的 Occlutech 左心耳封堵也由镍钛合金网制成，主体部分为圆柱状，圆柱近端直径较大，用于封闭左心耳口部，且该部分的镍钛合金丝编织较柔软，可以适应各种形状的左心耳开口，而圆柱的远端周围有一圈横向突起的小的环形结构，作用相当于倒刺，将封堵器固定于左心耳体部，封堵器的周围覆盖了一层纳米级聚氨酯膜（图 28-3），不仅有很好的密封性，而且有利于加速内皮化。此外，与之配套的输送鞘管头端可做 180° 的旋转，因此，手术时鞘管方向可调节，进入左心耳比较容易 [5]。

该封堵器在临床应用时，首先测量左心耳着陆区的直径大小，然后选择圆柱体远端直径较着陆区大 3~4mm 的封堵器进行封堵。目前该封堵器的规格从 15~39mm，共 9 种规格，输送鞘的直径为 12F 和 14F 两种。相比目前的 watchman 封堵器，Occlutech 封堵器远端周围的一圈环状回折环不仅能较好地对封堵器进行固定，而且环形的设计可以减少对心耳壁的损伤。该封堵器的推送系统为 Flex II 推送杆，因其封堵器的近端盘面中央连接处并非螺丝，而是球形钳夹结构，故可在其末端任意调整方向。本封堵系统的创新点有三，一是远端发夹样的

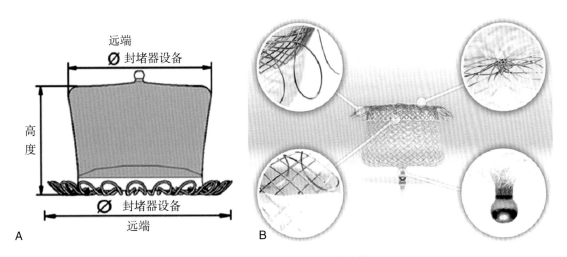

图 28-3　Occlutech 封堵器
A.Occlutech 封堵器模式图；B.Occlutech 封堵器实物及细节展示。引自参考文献 [5]

回折环作为防滑装置，二是圆筒样的主体，三是封堵器的输送连接部分为圆球形。发夹样回折环不易引起心壁穿孔，但防滑作用可能不如倒钩，脱落的概率高；圆筒样主体增加了封堵器的稳定性，圆筒较长，放置后必然与左心耳的长轴平行，封堵更完全，不易出现残余漏；解脱部分为光滑的圆球形结构，与大多数封堵器采用的螺母相比，不易在其表面形成血栓。

二、动物实验及临床应用效果

Occlutech 左心耳封堵器最先在 12 只实验猪体内进行了动物实验，其中 10 只实验猪成功植入了该封堵器。随访 6 周后，大体解剖发现封堵器均在位，完全封闭了左心耳口部，无残余漏，无脱落，仅 3 只实验猪的心耳被封堵器远端金属环损伤，但未出现心包填塞等症状，封堵器的左心房侧均有新生内膜组织覆盖，尺寸小的封堵器表面已完全被组织覆盖，大尺寸的封堵器表面的连接金属球上内膜覆盖不完全。此后，该公司对 Occlutech 左心耳封堵器又进行了改进，他们将该封堵器的远端盘面设计成向内凹的弧形，避免了释放时向前膨出，并再次在 5 只实验犬体内进行了动物实验，同样证实了该封堵器的优越性能（图 28-4）[6-7]。

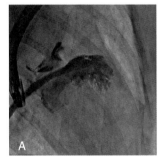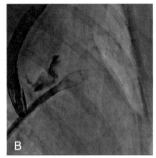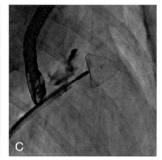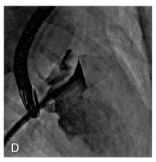

图 28-4　Occlutech 左心耳封堵器在实验犬的植入过程
A. 左心耳造影；B. 开始释放封堵器；C. 封堵器完全张开；D. 封堵器植入后造影。引自参考文献 [6]

2012—2016 年，在德国科堡的一家医院，进行了 Occlutech 左心耳封堵器临床试验，入组 30 例房颤患者，28 例手术成功，其中 1 例患者还植入了 2 枚封堵器。术后均口服 3 个月的双联抗血小板药物。术后 2 例患者出现心包填塞，经引流后好转。1 年随访时，无一例患者出现明显的神经功能障碍（图 28-5）[5]。但在此后的临床应用中，据欧洲专家介绍，这款封堵器术后脱落率较高，已于 2018 年被公司召回，没有进一步在临床应用，笔者登陆 Occlutech 公司网站，也未再见到这款左心耳封堵器的相关介绍。

第三节
Cardia/Ultrasept 左心耳封堵器

一、封堵系统的结构特征与操作要点

2012 年的经导管心血管治疗学术年会（TCT）会议上，Cardia/Ultrasept 左心耳封堵器首次面世，该封堵器分为两部分，远端的球笼状部分用于固定封堵器，而近端的帆状盘用于封闭左心耳口部。整个封堵器由镍、钛、铂、铱四种金属成分组成，其中骨架部分为镍钛合金，金属丝的连接部有铂铱合金成分，球笼部周围的一圈倒钩为铂铱合金，共计六对倒钩。

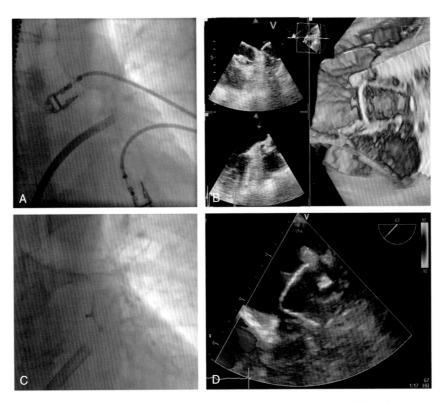

图 28-5　Occlutech 左心耳封堵器人体植入过程及影像学评估

A. 输送鞘管送至心耳内；B. 封堵器植入后超声多角度及三维成像评估；C. 封者器释放后影像；D. 封堵器释放
后超声心动图评估。引自参考文献 [5]

帆状盘表面覆盖有聚乙烯醇薄膜，不同于其他
封堵器覆盖的 PTFE 膜（图 28-6）。铂铱合金
使得该封堵器在 X 线下的可视性增加，有助于
封堵器的定位。近端的盘片较远端球笼部直径
大 4mm，盘和球笼部的距离为 7~8mm，以远端
球笼直径为标准，该封堵器目前共有 16~32mm
五种规格，采用 10~12F 的输送鞘管。与 ACP
封堵器不同，该封堵器的远端球笼部和近端盘

面之间的长度较长，且中间连接部分为万向轮
装置，可任意自适应性调整方向，特别是在左
心耳主轴弯曲角度较大时放置封堵器，封堵器
的球笼和盘片之间的角度可随左心耳的轴向改
变。这款封堵器的输送鞘即可作为穿刺房间隔
的鞘管，故与 Occlutech 左心耳封堵器类似，穿
刺房间隔完成后无需更换鞘管。封堵器的心房
侧与推送钢缆以钳夹式结构相连（图 28-7）。

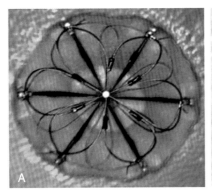
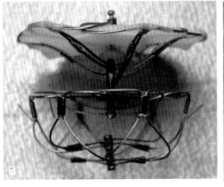
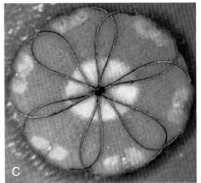

图 28-6　Cardia/Ultrasept 左心耳封堵器的不同角度观

A. 近面观；B. 侧面观；C. 远面观

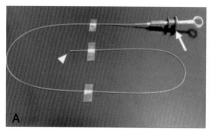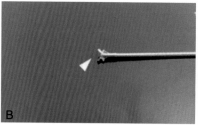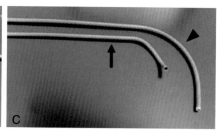

图 28-7　Cardia/Ultrasept 左心耳封堵器配套输送系统
A. 输送系统内芯全貌；B. 输送系统内芯前端连接钳；C. 两种输送鞘管的头端弯曲部

本封堵器的优点是设计新颖，封堵盘呈花瓣形组合成圆形，边缘薄，外向张力可自行适应性调整，放置在左心耳的口内侧也不易并发心耳壁磨损和穿孔；与盖口的盘片之间是以万向轮样结构连接，放置时能使覆盖盘与左心耳长轴平行，保证封堵器的覆盖盘盖口完全。但是固定盘为无覆盖膜的空心结构，一旦覆盖盘片与左心耳长轴不平行，出现偏斜时，则必然出现残余分流，这些在后期的多中心临床试验中也得到印证。另外，球笼结构处无阻隔膜，一旦倒刺刺破左心耳壁，不宜止血。

二、动物实验及临床应用效果

2013 年，Cardia/Ultrasept 封堵器的动物实验完成，在 5 只实验犬体内成功完成封堵器植入，仅有 1 只动物出现心包积液，给予心包引流后存活，术后给予双联抗血小板药物，随访30d 后的组织学检查证实，所有封堵器表面均覆盖了完整的纤维组织，局部炎症反应轻微（图28-8）[8]。

2016 年，Cardia/Ultrasept 封堵器首次在6 例患者体内进行临床应用，最终有 5 例患者顺利植入，1 例患者因左心耳解剖形态不能植入该封堵器，术后 1 个月随访结果显示，封堵器位置合适，无残余漏和封堵器相关血栓[9]。2018 年，Cardia/Ultrasept 封堵器在欧洲和加拿大的 15 个医学中心完成了 126 例患者的多中心临床试验，共有 122 例（97%）患者成功植入了该封堵器，但有 3 例患者术后的残余漏大于 5mm，未成功的 4 例患者中，2 例由于心耳太浅，2 例由于心耳开口过大而放弃植入。随访期间，有 2 例患者出现卒中，但比预期的卒中发生率下降了 63%。7 例患者随访期间死亡，但均与封堵器和手术操作无直接关系（图 28-9）[10]。

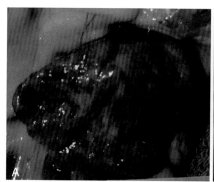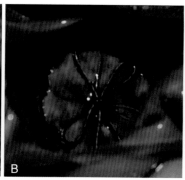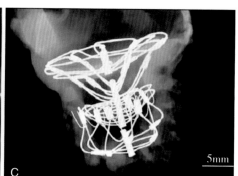

图 28-8　Cardia/Ultrasept 封堵器植入实验犬后 1 个月大体解剖
引自参考文献 [8]

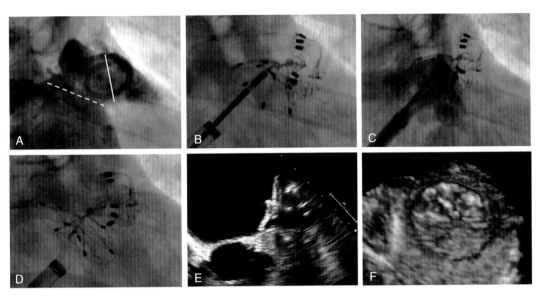

图 28-9　Cardia/Ultrasept 封堵器的体内植入过程与 TEE 评估图

引自参考文献 [10]

第四节
Coherex WAVECREST
左心耳封堵器

一、封堵系统的结构特征与操作要点

2013 年 Coherex 公司的 Coherex WAVECREST

封堵器获得了 CE 认证，2015 年该公司被强生 Biosense Webster 公司收购。Coherex WAVECREST 封堵器材料也为镍钛合金，其外形为穹顶状，貌似打开的"雨伞"，"雨伞"顶端与推送杆相连，镍钛合金伞的表面覆盖有 PTFE 膜，而伞的内侧则为塑料泡沫层，延伸至远端，且分布有 20 个倒钩用于固定封堵器，该封堵器用于封堵左心耳口部，共有 22mm、27mm 和 32mm 三种规格（图 28-10）。操作时，经过 TEE

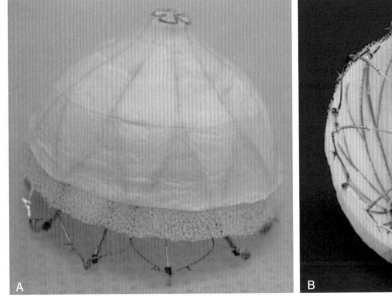
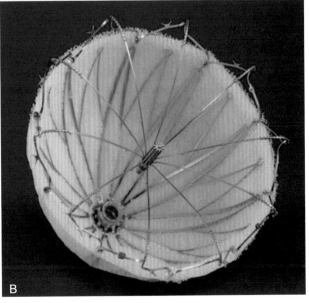

图 28-10　Coherex WAVECREST 封堵器的正位观（A）与侧位观（B）

和 X 线确定封堵器位置后，即可释放锚定装置，完成封堵。与其他类型封堵器不同的是，Coherex WAVECREST 封堵器在植入后不仅可以通过输送鞘管进行左心房造影，而且在封堵器的远端也可经中空推送杆进行远端造影，从而更全面地评估封堵器的位置和稳定性，输送系统先后进行了改进，目前应用的是 1.3 版本（图 28-11）。同时，该封堵器用于封堵左心耳口部，故鞘管无需进入左心耳太深，这样可以减少左心耳穿孔风险，且对左心耳深部的解剖结构无特殊要求，对于较小内径的左心耳也可用此封堵器进行封堵。但该封堵器释放后，其心房面呈半球形，虽然封堵了左心耳远端，但其近端与心耳壁之间容易产生一圈凹陷，有可能形成血栓。

二、动物实验及临床应用效果

2012 年 TCT 会议的壁报中公布了该封堵器的动物实验结果，共在 6 只实验犬体内进行了实验，有 2 只犬有轻度的封堵器周围漏，但均小于 3mm。动物随访 1 个月后行大体解剖发现封堵器完全封闭左心耳口，表面有完整的内皮覆盖，动物的其他组织和器官均未见异常（图 28-12）[11]。

Coherex WAVECREST 封堵器的第一代产品于 2014 年曾在 92 例患者体内进行应用，但 Coherex WAVECREST 封堵器 I 期临床试验即 Coherex WAVECREST I 于 2014 年 9 月开始入组，计划入组 155 例患者。在 2015 年时，已经入选了 73 例房颤患者，近 1/3 的患者在接受

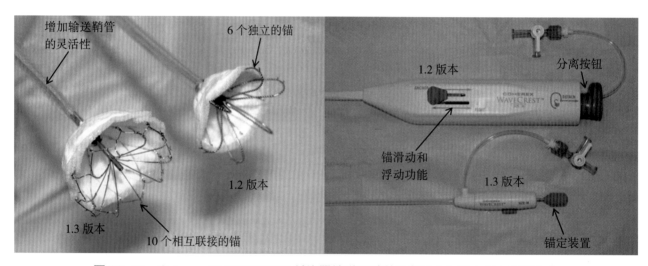

图 28-11 Coherex WAVECREST 封堵器输送系统的比较（1.3 版本与 1.2 版本）

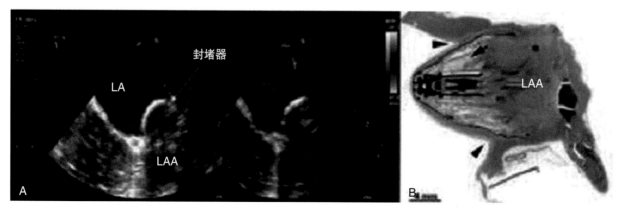

图 28-12 Coherex WAVECREST 封堵器动物实验超声图像（A）与组织学检查（B）
LA：左心房；LAA：左心耳。引自参考文献 [11]

左心耳封堵术前曾发生卒中，平均 CHADS₂ 评分为 2.5 分。70 例患者成功完成了该手术，平均手术时间为 67min，其中 67 例患者术后残余分流小于 3mm，手术成功率 92%。术后 2 例患者出现心包积液，经心包穿刺引流后好转。目前上述临床试验的结果尚未见报道。笔者检索 ClinicalTrials.gov 网站的资料显示，2017 年，比利时启动了 WAVECREST Post Market Clinical Follow-Up（PMCF）研究，入组 65 例患者，于 2020 年 1 月底完成入组，目前正在随访中，预计 2021 年 3 月会公布结果。WAVECREST Ⅱ 试验也已于 2017 年启动，拟入组 1250 例房颤患者，并与 Watchman 封堵器进行对比，目前还在入组过程中。此外，2015 年强生公司收购 Coherex 公司后，于 2018 年启动了 Wave Crest Investigational Device Exemption（IDE）试验，2018 年 1 月正式入组首例患者，目前该试验正在进行中。

第五节
经导管可吸收封堵装置（Prolipsis）

一、封堵系统的结构特征与操作要点

希腊的一家医疗器械公司研发了一种可经导管输送的补片装置，名称为 Prolipsis 补片，该补片由可脱卸的可吸收球囊和外覆在球囊外的聚氨酯泡沫材料组成。固定在左心耳的设计有两种，一是通过充盈球囊固定在左心耳内，另一种是充盈球囊和外科黏合剂固定在左心耳内。外科黏合剂为聚乙二醇，其黏合原理是聚乙二醇在酸性溶液中呈失活状态，在碱性溶液中呈激活状态，激活后使聚氨酯海绵与左心耳壁黏合。术中临时将酸性溶液溶解的聚乙二醇

涂在球囊的前部。经导管穿刺房间隔后将补片送至左心耳部内，之后用造影剂将球囊充盈，由于黏合剂处在 A 液中时未激活，当导管进入左心耳，球囊充盈后，可再经导管内注入 B 液，使得黏合剂环境变为碱性。在一定的 pH 环境中，补片便和黏合剂发挥作用，黏合剂将补片黏在左心耳内，大约 45min 后，可完成左心耳封堵（图 28-13）。TEE 或者左心房造影确认封堵效果后，可以解离补片，完成封堵。但目前只能用于解剖结构较为简单的左心耳，解剖结果较为复杂或者左心耳口部直径过大的左心耳使用该方法封堵容易出现封堵器周围漏。而且，黏合剂发挥作用目前需要在术中等待 45min。近期有资料显示，可换用其他类型的黏合剂以缩短等待时间。术后患者需口服阿司匹林抗血小板。不用外科黏合剂的补片释放方法与使用外科黏合剂的补片大致相似，前者通过充盈球囊将补片固定在左心耳内，从而完全封堵左心耳。

二、动物实验及临床应用效果

2006 年该补片的动物实验就已完成，植入体内 4 个月，解剖发现左心耳口部被完全封堵，表面自身组织生长，表面光滑（图 28-14）。

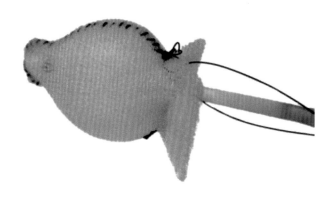

图 28-13 Prolipsis 封堵器

外覆聚氨酯海绵，经剪裁成与球囊匹配的形态，应用 2mm 直径尼龙线缝合在球囊上。球囊大小规格为 15~25mm。尼龙线与封堵装置尾端连接，释放时拉出尼龙线的一头，可释放出封堵器。引自参考文献 [12]

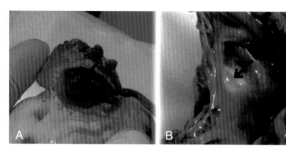

图 28-14　Prolipsis 封堵器植入动物体内 4 个月后大体解剖可见表面愈合光滑（A，B）

引自参考文献 [12]

临床早期通过仅充盈球囊的方法植入补片 10 例，全部成功。2011 年一项临床研究报道应用了经导管放置有外科黏合剂的补片。该研究入选 20 例特发性房颤患者，17 例手术成功，左心耳口部直径为 14~24mm，手术释放时间均为 45min。有外科黏合剂的 17 例患者中，1 例存在残余漏，1 例发现封堵器相关血栓。提示应用有或无外科黏合剂补片封堵血栓栓塞高危房颤患者的左心耳是可行、安全和有效的（图 28-15）[12-13]。与传统的金属左心耳封堵器相比，其优点包括可降低远期心脏穿孔的风险，减少血栓形成及血栓栓塞事件。但术中对比剂的应用可影响补片与左心耳的黏合固定，可能的机制是对比剂的应用改变了左心耳局部微环境的酸碱度，从而影响外科黏合剂的作用，故文章

作者建议该补片在释放前尽量采用 TEE 进行监测，减少对比剂的使用。近期又对该补片装置进行了改进，新的补片系统在释放后等待的时间更短，无需 45min。2017 年，Sideris 医生在 TCT 公布了全部（32 例）患者的数据，29 例成功。目前仍在长期随访中。

第六节
PFM 左心耳封堵器

PFM 左心耳封堵器由德国科隆的 PFM medical 公司研发，PFM 的设计者认为 watchman 和 ACP 等封堵器均有倒刺结构，且植入心耳内，均需满足封堵器的直径大于心耳的解剖直径，因此既往的封堵器对心耳壁有可能造成损伤，引起心包填塞。PFM 封堵器由镍钛合金编织而成，整个装置由三部分构成，远端的锚定盘、中部长度可调节的连接部，以及封闭左心耳口部的盘片（图 28-16）。PFM 封堵器与其他封堵器最大的不同之处在于该封堵器周围无倒刺结构，因其中间部分的长度可调节，故适用于不同解剖长度的左心耳。因此，早期的动

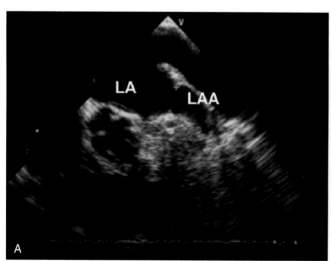

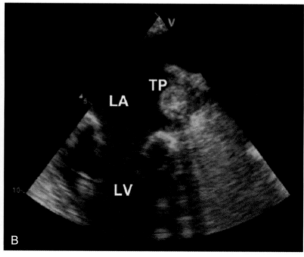

图 28-15　Prolipsis 封堵器植入前后的 TEE 图像

A. 植入前；B. 植入后。LA：左心房；LV：左心室；TP：心脏总能量；LAA：左心耳。引自参考文献 [13]

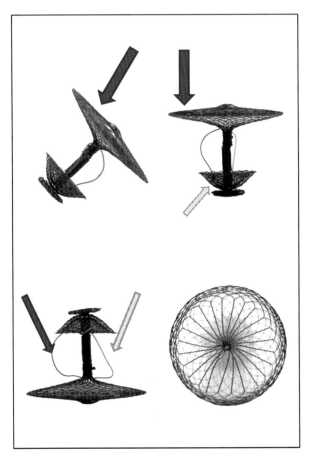

图 28-16　PFM 封堵器的各个角度观

第七节
其他尚未上市的新型
左心耳封堵器

一、Conformal 左心耳封堵器

Conformal 左心耳封堵器是一种新研制的左心耳封堵系统，与 Watchman 类似，为预装载模式。其主体结构类似塞子型，体部为圆柱形，左心房侧表面为圆形穹顶，圆柱的左心耳远侧端为开放设计。主体骨架由镍钛管雕刻成网状，再经热处理定型。钢梁外覆盖聚四氟乙烯泡沫海绵。Conformal 封堵器主要特点如下。

（1）封堵器的左心房面为平整的平面，取消了与输送钢丝的连接铆，取而代之的是用尼龙线进行释放控制。

（2）镍钛合金的骨架上雕刻两排倒刺，共 20 根，呈对称性分布在封堵器表面。

（3）封堵器的高度为 10~15mm，封堵器远端避免了锐利的尖端，有泡沫保护。

整个装置的释放系统是环形回折的尼龙丝（图 28-18）。鉴于上市封堵器的规格较多，使用及选择不便，Conformal 左心耳封堵器仅设计了两种规格，可适应不同大小的左心耳封堵。Conformal 左心耳封堵器的动物实验显示植入后

物实验中，44 只实验犬无一例出现心包积液，证实其导致左心耳穿孔的风险极低，对冠状动脉回旋支的影响也小。且该型封堵器所需的鞘管直径较小，在动物实验中输送装置直径为 10~12F。PFM 封堵器植入的动物实验及影像评估见图 28-17。目前 PFM 的临床应用尚未见报道。

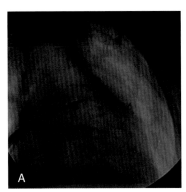
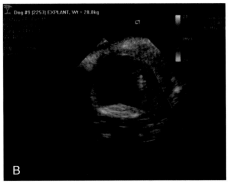
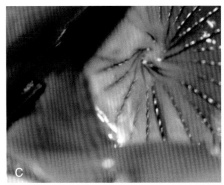

图 28-17　PFM 封堵器植入后
A.PFM 封堵器植入后影像；B. 植入后 TEE 评估；C. 植入后 1 个月大体解剖

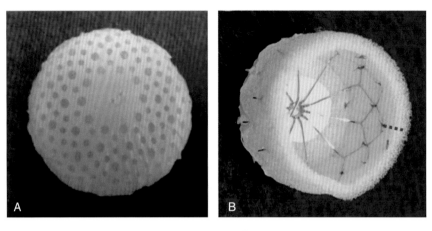

图 28-18　Conformal 左心耳封堵器左心房侧观（A）与左心耳侧观（B）

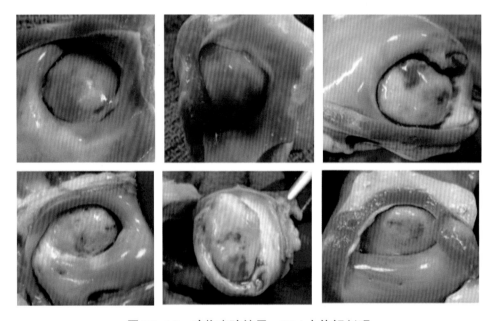

图 28-19　动物实验结果，60d 大体解剖观

60d 可完成封堵器表面内皮化，无残余漏（图 28-19）。目前这款左心耳封堵器的多中心临床试验正在进行中，已经成功治疗 20 多例患者。临床应用显示该封堵器使用方便、安全，甚至可以在左心耳长轴与封堵器不同轴（off-axis）放置封堵器。

二、Omega 左心耳封堵器

Omega 封堵器是一种自膨式铂金涂层的镍钛合金封堵器，属于盘式封堵器类型，由双层盘片和一个杯形的固定盘组合而成（图 28-20）。其主要结构特点如下。

（1）封堵器固定盘由形状记忆镍钛丝反向折叠成双层杯，在其表面外挂 8 对倒刺，呈对称性分布，保证封堵器固定在左心耳的颈部。

（2）封堵器腰部柔软，有利于封堵器与复杂的左心耳形态相适应。

（3）该封堵器的镍钛丝表面涂铂金层，能够提供更为有利的生物相容性。

Omega 封堵器的动物实验在 2018 年完成，实验结果证明其操作简便，容易放置，可回收和重新定位，封堵完全。该封堵器的临床试验正在进行中。

三、Acoredis 左心耳封堵器

Acoredis 左心耳封堵器也与盘式封堵器类

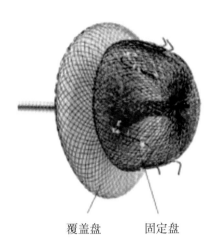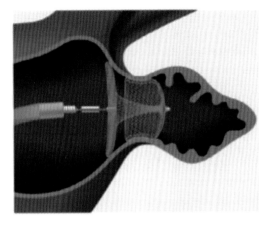

覆盖盘　　固定盘

图 28-20　Omega 左心耳封堵器

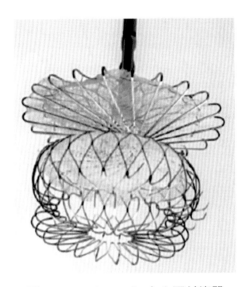

图 28-21　Acoredis 左心耳封堵器

似。其结构由自膨式镍钛丝制成的覆盖盘和固定盘组成，在固定盘上有倒刺（图 28-21）。固定盘的镍钛丝骨架设计的目的是降低径向张力，增加 X 线的可视性。封堵器腰部的软性设计可更好地适应封堵盘的自行定向。封堵盘的平整平面可缩短内皮化的时间。早期的动物实验中，植入该封堵器后 12 周显示封堵器表面内皮化良好。该封堵器的临床试验正在进行中。

（海军军医大学附属上海长海医院　白元
秦永文）

参考文献

[1] Omran H, Tzikas A, Sievert H, et al. A history of percutaneous left Atrial appendage occlusion with the PLAATO device. Interv Cardiol Clin, 2018, 7(2): 137–142.

[2] Nakai T, Lesh M D, Gerstenfeld E P, et al. Percutaneous left atrial appendage occlusion (PLAATO) for preventing cardioembolism: first experience in canine model. Circulation, 2002, 105(18): 2217–2222.

[3] Ostermayer S H, Reisman M, Kramer P H, et al. Percutaneous left atrial appendage transcatheter occlusion (PLAATO system) to prevent stroke in high-risk patients with non-rheumatic atrial fibrillation: results from the international multi-center feasibility trials. Journal of the American College of Cardiology, 2005, 46(1): 9–14.

[4] Block P C, Burstein S, Casale P N, et al. Percutaneous left atrial appendage occlusion for patients in atrial fibrillation suboptimal for warfarin therapy: 5-year results of the PLAATO (Percutaneous Left Atrial Appendage Transcatheter Occlusion) Study. JACC Cardiovasc Interv, 2009, 2(7): 594–600.

[5] Bellmann B, Schnupp S, Kühnlein P, et al. Left Atrial Appendage Closure With the New Occlutech® Device: First in Man Experience and Neurological Outcome. Journal of cardiovascular electrophysiology, 2017, 28(3): 315–320.

[6] Kim J, Lee S, Bong S, et al. Preclinical assessment of a modified Occlutech left atrial appendage closure device in a canine model. International journal of cardiology, 2016, 221: 413–418.

[7] Park J, Sherif M A, Zintl K, et al. Percutaneous left atrial appendage closure with a novel self-modelizing device: a pre-clinical feasibility study. International journal of cardiology, 2014, 177(3): 957–963.

[8] Cheng Y, Conditt G, Yi G, et al. First in vivo evaluation of a flexible self-apposing left atrial appendage closure device in the canine model. Catheterization and cardiovascular interventions: official journal of the Society for Cardiac

Angiography & Interventions, 2015, 86(1): 173–181.

[9] Sabiniewicz R, Hiczkiewicz J, Wańczura P, et al. First-in-human experience with the Cardia Ultraseal left atrial appendage closure device: The feasibility study. Cardiology journal, 2016, 23(6): 652–654.

[10] Asmarats L, Masson J, Pagnotta P A, et al. Percutaneous left Atrial appendage closure with the ultraseal device: insights from the initial multicenter experience. JACC Cardiovasc Interv, 2018, 11(19): 1932–1941.

[11] Greg kaluza, Yanping Cheng, Jenn McGregor, et al. Safety and biocompatibility of the coherex WaveCrest™ left atrial appendage occluder in a 30-Day canine study. USA:

Elsevier, 2012:B222–B223.

[12] Toumanides S, Sideris E B, Agricola T, et al. Transcatheter patch occlusion of the left atrial appendage using surgical adhesives in high-risk patients with atrial fibrillation. Journal of the American College of Cardiology, 2011, 58(21): 2236–2240.

[13] Toumanides S, Sideris E, Agricola T, et al. The Transcatheter Patch: awireless absorbable device for left atrial appendage obliteration-Advantages and disadvantages of the different models //Nuno silva. Atrial fibrillation: causes, diagnosis and treatment options. Hauppauge: Nova Publishers, 2013:325–334.

第 **29** 章
国产其他新型左心耳封堵器的研制

近年来，随着左心耳封堵术（LAAC）预防非瓣膜性房颤（NVAF）患者血栓栓塞事件循证医学证据的逐渐增多，LAAC 在临床上的应用得到了快速发展，同时也促进了国产左心耳封堵装置的研发。目前，除 LAmbre 左心耳封堵器（深圳先健科技有限公司）及 LACbes 左心耳封堵器（上海普实医疗器械科技有限公司）已获得中国国家食品药品监督管理总局（CFDA）批准用于临床外，尚有多个类型国产左心耳封堵装置已经完成或正在进行临床研究。本章将选择几个较成熟的国产左心耳封堵装置进行介绍。

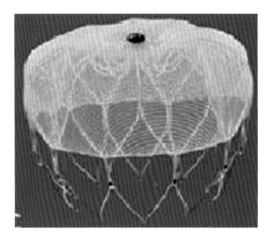

图 29-1　Lefort 左心耳封堵器

21mm、24mm、27mm、30mm、33mm 五种规格，推送鞘内径 12F，外径 14F[1]。

第一节
Lefort 左心耳封堵器

一、Lefort 左心耳封堵器结构特点

Lefort 左心耳封堵器是由乐普医疗旗下的上海形状记忆合金材料有限公司设计研发。其形态呈半球开放型（图 29-1）。与 Watchman 封堵器的外形大致相似，该封堵器为一体化的左心耳封堵器，由 10 个带倒钩的镍钛合金金属构架和位于金属构架表面的阻隔膜组成，共有

二、Lefort 左心耳封堵器操作要点

（1）Lefort 左心耳封堵器与其他封堵器一样，术前应完善各项检查。尤其是经食管超声心动图（TEE）检查，以明确是否存在封堵器置入的禁忌证及左心耳的解剖是否适合置入 Lefort 左心耳封堵器。

（2）Lefort 封堵器的置入与 Watchman 封堵器相同，均采用全身麻醉或局麻，在 X 线透视及 TEE 引导下进行操作。

（3）Lefort 封堵器主要封堵左心耳的颈部，操作步骤类似于 Watchman 封堵器的置入过程。

（4）符合 PASS 原则后方可释放封堵器。①位置（Position）：封堵器定位于左心耳底部，若固定在口部，则突出的左心耳部分小于封堵器整体高度的 1/3 也可接受。②稳定性（Anchor）：回拉封堵器弹性好、无移位。③大小（Size）：放置封堵器后要求其压缩率在 8%~20%。④残余分流（Seal）：TEE 测量封堵器周围无残余分流或残余分流 <5mm。

此外，上海市第十人民医院徐亚伟团队在原标准手术流程基础上改良了 Lefort 左心耳封堵器的置入过程[2-3]，结合了三次 Overlay 技术。第一次 Overlay 指导加硬导丝进入左上肺静脉；第二次 Overlay 指导输送鞘进入左心耳底部并指导预装封堵器的输送内鞘安全到达释放前位置；第三次 Overlay 指导封堵器释放后缓慢自膨胀过程中的实时位置及周围结构。通过这种改良，Lefort 封堵器置入更加简明直观。

（5）Lefort 左心耳封堵器置入后常规使用华法林抗凝至少 45d，然后口服阿司匹林及氯吡格雷双联抗血小板药物治疗至少 6 个月，6 个月后继续口服阿司匹林抗血小板聚集，预防血栓[2]。

三、Lefort 左心耳封堵器的临床应用现状

Lefort 左心耳封堵器由北京阜外医院、上海市第十人民医院、复旦大学附属中山医院、兰州大学第一医院等多家医院进行多中心临床研究，已经完成了 1 年临床随访。研究结果正在上报和审批过程中。

第二节
LAMax 左心耳封堵器

一、LAMax 封堵器结构特点

解放军总医院第三医学中心马东星教授团队参与研制的 LAMax 左心耳封堵器，其主要结构和材料与 LAmbre 左心耳封堵器相似，针对单叶和双叶左心耳分别设计了覆盖盘比固定盘直径大 6mm 和大 12mm 的两种封堵器。前者应用于单叶型左心耳，后者应用于双叶型左心耳和大开口的左心耳（图 29-2）。宽边的左心耳封堵器（较固定盘直径大 12mm 的封堵器）也

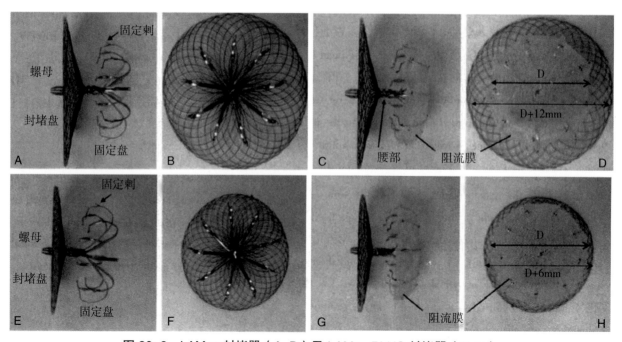

图 29-2　LAMax 封堵器（A~D）及 LAMax PLUS 封堵器（E~H）

称为 LAMax plus。

二、LAMax 封堵器动物实验研究

LAMax 封堵器的最初动物实验由孟越之等人在 2016 年报道[4]，他们进行了三只犬的动物实验并获得即刻手术的成功，此后进一步开展了后续动物实验研究。

吴晓霞等人 2018 年及 2019 年先后报道了后续动物实验研究结果[5-6]。

（一）实验动物基本情况

（1）从 2015 年 8 月至 2017 年 1 月，共完成 30 只健康犬的实验研究。

（2）平均体重 27.8 ± 3.7kg（24.5~36.0kg），心电图示 30 只犬均为窦性心律。

（二）左心耳封堵操作

（1）在全身麻醉下，经静脉途径，通过穿刺房间隔完成 LAAC。

（2）TEE 测量 30 只犬左心耳开口为 16.6 ± 2.8mm、深度为 24.0 ± 4.1mm，二尖瓣环至左上肺静脉开口距离为 25.9 ± 2.9mm。

（3）封堵盘实际直径 25.7 ± 2.4mm，术后 TEE 测量封堵盘直径 23.7 ± 2.6mm。

（三）左心耳封堵即刻结果

（1）LAAC 后即刻复查 TEE 显示 30 只犬的封堵器形态良好。

（2）5 只犬发现残余分流（1 只分流束宽度约 5mm，其余 4 只均 <3mm）。

（3）3 只犬发现少量心包积液（1 只为即刻组，复查后处死）。

（4）4 只犬封堵盘对二尖瓣环有压迫，其中 1 只压迫二尖瓣环的同时亦遮挡左上肺静脉开口。

（四）随访结果

（1）术后 23 只犬完成随访（包括 1 个月组、2 个月组、3 个月组及 6 个月组），复查 TEE 显示，封堵器均覆盖于左心耳开口，表面均未见血栓。

（2）术后即刻发现封堵盘压迫二尖瓣环的 4 只犬中，2 只复查 TEE 可见封堵盘对二尖瓣环的压迫减轻，未对二尖瓣后叶运动造成影响。

（3）2 只术后即刻发现心包积液的犬，在 1 个月复查时心包积液消失。

（4）彩色多普勒血流显像（CDFI）显示残余分流的 5 只犬中（1 个月组及 2 个月组各 1 只，3 个月组 3 只），术后 1 个月复查 TEE 显示，1 个月组和 2 个月组的 2 只犬残余分流消失，3 个月组的 3 只犬仍可见残余分流。2 个月复查 TEE 时，见 3 个月组中 1 只残余分流消失，另 2 只在术后 3 个月复查 TEE 时仍可见残余分流。

（五）封堵器内皮化情况

研究发现，植入时封堵盘的形态影响后续的封堵盘表面内皮化。

（1）封堵盘被完全拉入左心耳，开口呈新月形犬，1 个月时心内膜即可完全覆盖封堵盘心房面，有的甚至完全覆盖中央螺栓。

（2）封堵盘呈现其他形态或未完全覆盖小叶的犬，有的 3 个月还尚未完全覆盖。

（3）TEE 显示小叶未封堵并有残余分流的 3 个月组犬，1 只犬解剖可见封堵盘一侧边缘陷入左心耳开口，另 1 只封堵盘表面覆盖组织，光滑，表面内皮化完整，但封堵盘边缘陷入左心耳处可见一细小缝隙，可以通过 18 号针头（图 29-3）。

（4）TEE 显示封堵盘悬空于左心房内，未与左心耳开口完全贴合的 2 只犬，锚定盘封堵于左心耳颈部。锚定盘亦可通过新生组织与心房结合紧密，1 个月时封堵盘表面有较薄内皮覆盖，中央螺栓裸露。3 个月时锚定盘位于左心耳开口，完全内皮化，封堵盘表面亦完全内皮化，两者中部的连接杆上亦完全附着新生组织。

（5）术后 6 个月组 5 只犬封堵盘表面已完全内皮化，其中 2 只封堵盘未被拉入左心耳内

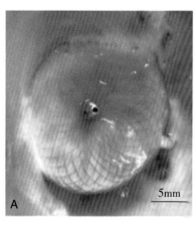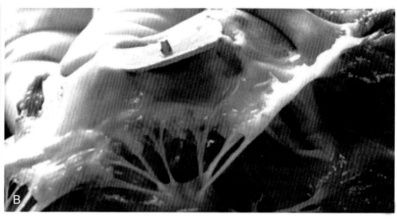

图 29-3　彩色多普勒血流显像示术后 3 个月仍可见残余分流的 1 只犬解剖结果

A. 解剖可见封堵盘心房面已完全内皮化，左上 180° 与周围心房壁已经紧密结合，右下 180° 左右范围未与心房壁融合，仍有一缝隙与心房交通；B. 从二尖瓣侧检查发现封堵盘悬挂在左心耳开口之上，仍有缝隙与左心房交通

的犬封堵盘表面及背面均已内皮化。封堵盘边缘压迫二尖瓣环及部分遮挡肺静脉开口者，封堵盘表面内皮化并与肺静脉开口及二尖瓣环摩擦处形成类似新生肉芽组织。封堵盘下缘超过二尖瓣环约 3mm，与二尖瓣环摩擦部位见类似新生肉芽组织。

（六）局部解剖情况

（1）30 只犬的 LAMax 锚定盘均固定于左心耳内壁，未见穿出，即刻组可见锚定盘固定区局部有水肿，1 个月以上各组左心耳壁组织水肿消失。

（2）锚定盘与封堵盘之间连接杆固定良好。

（3）因锚定区与封堵盘间距离较短，解剖可见完全封堵后，锚定盘后部的左心耳腔因无血流进，左心耳前后壁完全粘连、完全封闭左心耳腔，但有残余分流者左心耳前后壁不能完全粘连。

（七）组织切片

1 个月、2 个月、3 个月、6 个月的 LAMax 封堵盘左心房侧的病理切片中可见封堵盘心房侧新生内膜覆盖，新生内膜从封堵盘延续至左心房表面，并与之黏连，显示其愈合良好。

（八）研究结论

（1）实验结果显示 LAMax 左心耳封堵器

应用安全、封堵有效，按照"完全覆盖"原则置入封堵器的犬愈合反应较好。

（2）实验结果提示，封堵器的封堵盘应完全覆盖左心耳开口，且不宜选择过大的封堵盘。

（3）封堵器的轴向与左心耳轴向不一致时或封堵器选择偏小时，有可能出现封堵盘滑入左心耳口内，其结果是可能磨损肺静脉嵴，导致心包压塞，或在另一侧发生翘边，留下难以愈合的漏口。

（4）过大的封堵盘对二尖瓣的影响也至关重要，轻则磨损，重则影响二尖瓣的功能。

（5）动物实验结果对临床封堵器的选择和释放标准制定有重要参考价值。

第三节
LEFTEAR 左心耳封堵器

LEFTEAR 左心耳封堵器系统（以下简称 LEFTEAR）由上海市第十人民医院心脏中心徐亚伟团队结合本中心左心耳封堵经验自主研发，由广东脉搏医疗科技有限公司生产并持有专利，是新型"盘式"左心耳封堵器。由于其独特的设计，理论上该型封堵器具有更好的固定性及封堵性能，又能减少术后内皮化时间。目前该产品已获得发明专利，通过 NMPA 产品检验，注册了商标。

一、LEFTEAR 左心耳封堵器

（一）形态与结构

LEFTEAR 左心耳封堵器系统为新型"盘式"左心耳封堵器。由固定盘、封堵盘及连接杆组成，固定盘类似伞形，8 个"伞骨"上分别有 8 组 1mm 倒刺，能稳定地固定在左心耳内壁，可重复回收及定位。"伞骨"上覆盖阻流膜，可进一步阻断血流，不易导致微小血栓脱落。封堵盘为等腰梯形的立体网状结构，更贴合左心耳口部，可使左心耳封堵更严密，同时，又不增加内皮化面积，不影响周边的心脏组织。（图 29-4 A）。

（二）型号设计

该左心耳封堵器设计有两种型号：即"常规"型与"小伞大盘"型，两种类型封堵器均有多种尺寸，可实现对各种类型左心耳封堵的最佳定位、固定及密封，操作简便，对左心耳损伤小。

（1）"常规"型封堵器：固定盘共有 15mm、17mm、19mm、21mm、23 mm、25mm、27mm、29mm、31mm 及 33mm 十种规格，封堵盘比固定盘大 4mm。

（2）"小伞大盘"型，固定盘共有 15mm、17mm、19mm、21mm、23mm 和 25mm 六种规格，封堵盘比固定盘大 12mm。

二、输送系统

输送系统由输送鞘管、扩张器、输送钢缆和装载器组成（图 29-4 B）。输送鞘管为 10F（外

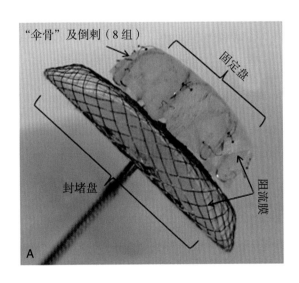

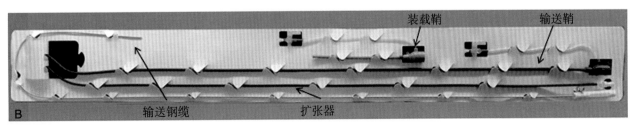

图 29-4 LEFTEAR 左心耳封堵器系统

A. 左心耳封堵器（实物图片，规格 25mm×37mm）；B. 输送系统（实物图，规格 10F），由输送鞘管、扩张器、输送钢缆和装载器组成

径 4mm，内径 3.5mm），有效长度 850mm；扩张器有效长度 900mm；输送钢缆有效长度 1150mm；装载器有效长度 136mm。

该封堵器配套的输送鞘管径是目前同类产品中最小的，可减少对心脏和血管的损伤。

已完成的动物实验提示，LEFTEAR 左心耳封堵系统具有以下特点：①安全性好，没有排斥反应；②植入体内后很快内皮化，表面没有血栓形成；③植入后完全封闭和隔离左心耳；④有可供选择的各种尺寸，几乎兼顾到了所有类型左心耳解剖形态；⑤完全释放前可经导管多次回收及再回收、定位及再定位、释放及再释放，操作简单；⑥不影响二尖瓣、肺静脉的血流以及左房功能；⑦结构稳定，植入体内后不破损、移位、变形等。

三、操作要点

（一）封堵器选择策略

（1）用 LEFTEAR 封堵器进行 LAAC 时，封堵器选择策略与其他"盘式"封堵器的选择策略相似。

（2）首先要确定左心耳的可用深度，要求左心耳可用深度 >10mm，同时测量固定区直径。

（3）一般"单叶"型左心耳首选"常规"型封堵器，选择固定盘直径比固定区直径大 3~5mm。双叶或多叶型左心耳，首选"小伞大盘"型封堵器，要求固定盘直径比固定区直径大 3~5mm。

（二）操作流程

（1）封堵器选型完毕后，推送外鞘定位在左心耳开口向内 5~10mm 左右的固定区。

（2）将封堵器手动压缩后连接输送钢缆，严格排气排水。

（3）固定外鞘前，送内鞘缓慢打开固定盘至锚定区，确认固定稳妥。

（4）保持内鞘不动，回撤外鞘，展开封堵盘。

（三）评估释放原则

固定盘需要评估锚定位置和固定效果，评估封堵盘对左心耳开口的封堵效果，当满足封堵器释放的"CODIS"原则，即可释放封堵器。"CODIS"原则包括以下 5 个方面。

（1）C（Circumflex）：固定盘在回旋支后面展开。

（2）O（Open）：固定盘充分展开（固定的末端与连接在密封盘和固定盘之间的显影标志在一条线）。

（3）D（Dish）：封堵盘要有一定的相对凹陷。

（4）I（Insurance）：确保封堵盘稳固，通过牵拉试验等。

（5）S（Sealing）：密封盘达到最佳的密封。

四、临床试验

目前已经完成了"评价 LEFTEAR 左心耳封堵器系统对 NVAF 患者卒中及系统性栓塞预防的有效性和安全性临床试验"的入组与短期随访，该试验由葛均波院士与徐亚伟教授共同牵头，复旦大学中山医院、上海市第十人民医院、上海市东方医院、北京大学第一医院、浙江大学医学院附属第二医院、厦门大学附属心血管病医院、四川大学华西医院、西安交通大学第一附属医院及天津医科大学总医院九家单位参加。

（一）试验设计

（1）本试验为评价 LEFTEAR 左心耳封堵器系统预防 NVAF 患者卒中及系统性栓塞的有效性和安全性的前瞻性、多中心、单组目标值的临床试验。

（2）随访时间点：术中即刻，出院前或术后第 7 天，术后第 30 天、术后 3 个月、术后 6 个月及术后 12 个月。

（3）有效性指标：12 个月内复合终点事件发生率，包括出血性 / 缺血性脑卒中、系统性栓塞、心源性 / 不明原因死亡。

（4）安全性指标：12 个月内不良事件发生率，包括心包积液、心脏压塞、封堵相关脑卒中、封堵器脱落栓塞、封堵器心房表面血栓形成、出血、穿刺部位血肿、动静脉瘘、心律失常、假性动脉瘤等。

（二）入选患者的基本特征

（1）共入组 200 例 NVAF 患者，平均年龄 68.3 ± 8.71 岁（范围 38~89），其中 ≥ 75 岁者占 22%（44/200），男性占 56%（112/200）。

（2）平均 CHA_2DS_2-VASc 评分为 3.5 ± 1.44 分。

（3）平均 HAS-BLED 评分为 2.5 ± 1.18 分。

（三）手术方式选择

200 例入组患者中 133 例（67%）采用房颤导管消融 +LAAC "一站式" 治疗，63 例（31%）接受单纯 LAAC，另 4 例（2%）为 "其他方式"（3 例行 LAAC+ 房间隔缺损封堵术，1 例行 LAAC+ 经皮冠状动脉介入术）。

（四）术后即刻效果

（1）入组的 200 例患者中 196 例（98%）植入 LEFTEAR 封堵器，另 4 例因左心耳形态结构不合适或房颤导管消融术后发现心包积液（2 例）而放弃。

（2）196 例植入了 LEFTEAR 左心耳封堵器的患者，植入后即刻 TEE 评价均达到成功封堵的标准，总体植入成功率达到 100%。其中 178 例（90.8%）未见封堵器周围残余分流，18 例（9.2%）见少量残余分流（≤ 3mm）。

（五）围手术期不良事件

（1）共记录到 9 例不良事件，包括心包填塞 6 例，封堵器脱落 / 移位 3 例。

（2）4 例患者于出院前取出封堵器，包括 3 例封堵器脱落 / 移位患者经导管取出，1 例因大量心包积液行外科手术时取出（术中发现封堵器损伤肺动脉）。

（六）随访结果

（1）共 192 例纳入随访，截至 2019 年 12 月 31 日，平均随访 7 个月。其中 51 例（25.5%）完成 12 个月随访，109 例（54.5%）完成术后 6 个月随访，9 例（4.5%）尚未进入 3 个月随访期。

（2）无出血性 / 缺血性脑卒中、系统性栓塞、心源性 / 不明原因死亡的复合终点事件发生。

（3）所有患者至少接受了 1 次随访及 TTE 和（或）TEE 检查，发现心包积液 3 例，其中 1 例行心包穿刺引流，另 2 例 "保守治疗" 后消失。

（4）192 例纳入随访的患者中，153 例（79.7%）至少已完成 1 次 TEE 检查。其中 128 例（83.6%）无残余分流，23 例残余分流量 ≤ 3mm，此 151 例（98.7%）符合封堵成功标准。另 2 例残余分流量分别为 4mm 及 6mm，判定为封堵不成功。

五、对 LEFTEAR 左心耳封堵系统的评价

（1）从 LEFTEAR 左心耳封堵器初步临床应用情况看，该封堵器几乎适合于各种类型左心耳的形态解剖结构，且操作简便，易于掌握，植入成功率高。

（2）从临床试验短期随访结果看，该封堵器堵塞效果好，密闭性强。

（3）该临床试验接受单纯 LAAC 者不足 1/3（31.6%），有 2/3 以上的患者同期行房颤导管消融 +LAAC（67.8%）或其他 "一站式" 治疗，这在既往其他左心耳封堵器上市前临床研究中是没有的 [7-13]。

（4）LEFTEAR 左心耳封堵器整体临床试验结果令人满意。

（海军军医大学长海医院 秦永文；上海市第十人民医院 陈维 李双 常晓鑫）

参考文献

[1] 霍勇，葛均波，方唯一 .2015 现代心脏病学进展 . 北京：人民军医出版社 ,2015: 30–40.

[2] 李双 , 徐大春 , 朱梦云 . 三种左心耳封堵器的初步植入经验 . 上海医学 ,2015, 38(03):189–192.

[3] 李双 , 朱梦云 , 唐恺 , 等 . 应用 Overlay 技术改良经皮左心耳封堵术 . 中国实用内科杂志 ,2015,35(12):998–1000.

[4] 孟越之 , 吴晓霞 , 王喜福 , 等 .LAMaxTM plus 左心耳封堵器封堵犬双叶宽开口左心耳的可行性和即刻有效性 . 武警医学 ,2016,6:589–592.

[5] 吴晓霞 , 黄伟 , 马东星 , 等 . 国产左心耳封堵器 LAMax(TM) 动物实验研究 . 中国循环杂志 ,2018, 12:1228–1232.

[6] 吴晓霞 , 马东星 , 孟越之 , 等 . 从内皮化进程评价 LAMaxTM 左心耳封堵器的有效性 . 中国循环杂志 ,2019, 11:1117–1122.

[7] Fountain RB, Holmes DR, Chandrasekaran K, et al. The protect AF (WATCHMAN left atrial appendage system for embolic protection in patients with atrial fibrillation) trial. Am Heart J, 2006, 151(5):956–961.

[8] Holmes DR, Reddy VY, Turi ZG, et al. Percutaneous closure of the left atrial appendage versus warfarin therapy for prevention of stroke in patients with atrial fibrillation: a randomised non-inferiority trial. Lancet, 2009, 374(9689): 534–542.

[9] Holmes DR Jr, Kar S, Price MJ, et al. Prospective randomized evaluation of the watchman left atrial appendage closure device in patients with atrial fibrillation versus long-term warfarin therapy: the PREVAIL trial. J Am Coll Cardiol, 2014, 64(1): 1–12.

[10] Lam YY, Yip GW, Yu CM, et al. Left atrial appendage closure with AMPLATZER cardiac plug for stroke prevention in atrial fibrillation: initial Asia-Pacific experience. Catheter Cardiovasc Interv, 2012, 79(5): 794–800.

[11] Huang H, Liu Y, Xu Y, et al. Percutaneous left atrial appendage closure with the LAmbre device for stroke prevention in atrial fibrillation: a prospective, multicenter clinical study. JACC Cardiovasc Interv, 2017, 10(21):2188–2194.

[12] Park JW, Leithauser B, Gerk U, et al. Percutaneous left atrial appendage transcatheter occlusion (PLAATO) for stroke prevention in atrial fibrillation: 2-year outcomes. J Invasive Cardiol, 2009, 21(9): 446–450.

[13] Chen S, Schmidt B, Bordignon S, et al. Feasibility of percutaneous left atrial appendage closure using a novel LAmbre occluder in patients with atrial fibrillation: Initial results from a prospective cohort registry study.J Cardiovasc Electrophysiol, 2017. doi: 10.1111/jce.13385.

第 **30** 章

瓣膜性房颤患者左心耳封堵治疗的初步探索

左心耳封堵术（LAAC）给血栓栓塞、高出血风险的非瓣膜性房颤（NVAF）患者提供了良好的器械抗栓治疗选择。众多临床研究显示，LAAC 在预防 NVAF 患者血栓栓塞及出血并发症方面优于或不劣于传统口服抗凝药华法林（详见本书相关章节）。虽然 LAAC 相关的国际大规模随机对照临床研究中并没有涉及瓣膜性房颤，但瓣膜性心脏病在我国并不少见，且常常合并房颤[1]。当瓣膜病合并房颤时，抗栓策略又将何去何从？行 LAAC 是否有章可循？这都是我们需要进一步了解的内容。

第一节
瓣膜性心脏病简介

一、心脏瓣膜病的定义

人体的心脏分为左心房、左心室和右心房、右心室四个心腔，两个心房分别和两个心室相连，两个心室和两个大动脉相连。心脏瓣膜就生长在心房和心室之间、心室和大动脉之间，起到单向阀门的作用，保证血流单方向运动，

在保证心脏的正常功能中起重要作用。人体的四个瓣膜分别称为二尖瓣、三尖瓣、主动脉瓣和肺动脉瓣。

心脏瓣膜病是指二尖瓣、三尖瓣、主动脉瓣和肺动脉瓣的瓣膜，因风湿热、黏液样变性、退行性改变、先天性畸形、缺血性坏死、感染或创伤等出现了瓣膜结构（包括瓣叶、瓣环、腱索和乳头肌）的功能或结构异常，导致了瓣口的狭窄和（或）关闭不全，影响血流的正常流动，从而导致心房或心室结构改变和功能失常，最终出现心力衰竭、心律失常等临床表现。病变可累及一个瓣膜，也可累及两个以上瓣膜，后者称多瓣膜病。

心脏瓣膜病是我国一种常见的心脏病，其中以风湿热导致的瓣膜损害最为常见。随着人口老龄化加重，老年性瓣膜病及冠心病、心肌梗死后引起的瓣膜病变也越来越常见。风湿性心脏病患者中二尖瓣最常受累，其次为主动脉瓣；而老年退行性瓣膜病则以主动脉瓣病变最为常见，其次是二尖瓣病变。

二、常见心脏瓣膜病

（一）二尖瓣狭窄

二尖瓣狭窄是风湿性心脏瓣膜病中最常见

的类型，其中25%的患者为单纯性二尖瓣狭窄。由于反复发生的风湿热，早期二尖瓣狭窄以瓣膜交界处及其基底部水肿、炎症及赘生物（渗出物）形成为主，后期在愈合过程中由于纤维蛋白的沉积和纤维性变，逐渐形成前后瓣叶交界处粘连、融合，瓣膜增厚、粗糙、硬化、钙化，以及腱索缩短和相互粘连，限制了瓣膜的活动能力和开放，致瓣口狭窄。少见病因主要为老年性二尖瓣环或环下钙化以及婴儿或儿童的先天性畸形。罕见病因为类癌瘤及结缔组织等疾病。

正常成人二尖瓣瓣口面积为4~6cm²。根据二尖瓣瓣口面积，可将二尖瓣狭窄分为轻、中、重度。轻度狭窄二尖瓣瓣口面积为1.5~2.0cm²；中度狭窄二尖瓣瓣口面积1.0~1.5cm²；重度狭窄二尖瓣瓣口面积<1.0cm²。

（二）二尖瓣关闭不全

二尖瓣结构包括瓣叶、瓣环、腱索、乳头肌等四部分，正常的二尖瓣功能有赖于此四部分及左心室的结构和功能完整性，其中任何一个或多个部分发生结构或功能失调均可引起二尖瓣关闭不全，当左心室收缩时，血液反向流入左心房。

既往认为二尖瓣关闭不全的原因主要为风湿热，随着心脏瓣膜病手术治疗的开展及尸检资料的累积，发现单纯性风湿性二尖瓣关闭不全占全部二尖瓣关闭不全患者的比例逐渐减少。非风湿性单纯性二尖瓣关闭不全的病因，以腱索断裂最常见，其次是感染性心内膜炎、二尖瓣黏液样变性、缺血性心脏病等。缺血性心脏病造成二尖瓣关闭不全的机制可能与左心室整体收缩功能异常、左心室节段性室壁运动异常以及心肌梗死后左心室重构有关。

二尖瓣关闭不全的主要病理生理变化是左心室每搏喷出的血流一部分反流入左心房，使前向血流减少，同时使左心房负荷和左心室舒张期负荷增加，从而引起一系列血流动力学变化。

（三）主动脉瓣狭窄

主动脉瓣狭窄的病因主要包括先天性病变、退行性变和炎症性病变。单纯性主动脉瓣狭窄，多为先天性或退行性变，极少数为炎症性，且男性多见。风湿性心脏病炎症性病变导致主动脉瓣狭窄的病因主要为风湿热（其他少见病因为结缔组织疾病）。风湿性炎症导致瓣叶交界处融合，瓣叶纤维化、钙化、僵硬和挛缩畸形，可引起主动脉瓣狭窄。风湿性主动脉瓣狭窄常伴主动脉瓣关闭不全和二尖瓣病变。

（四）主动脉瓣关闭不全

主动脉瓣关闭不全主要由主动脉瓣膜本身病变、主动脉根部疾病所致。根据发病情况又分为急性和慢性两种。

（1）急性主动脉瓣关闭不全：病因主要包括感染性心内膜炎，胸部创伤致升主动脉根部、瓣叶支持结构和瓣叶破损或瓣叶脱垂，主动脉夹层血肿使主动脉瓣环扩大，瓣叶或瓣环被夹层血肿撕裂等。

（2）慢性主动脉瓣关闭不全：老年退行性钙化性主动脉瓣狭窄中75%合并关闭不全，主动脉瓣黏液样变性可致瓣叶舒张期脱垂入左心室。另外，风湿性心脏病、先天性二叶式主动脉瓣、主动脉瓣穿孔及感染性心内膜炎等，导致主动脉瓣本身发生病变，引起慢性主动脉瓣关闭不全。

Marfan综合征、梅毒性主动脉炎、高血压性心脏病、特发性升主动脉扩张、主动脉夹层形成、强直性脊柱炎等，引起主动脉根部扩张、瓣环扩大、瓣叶舒张期不能对合，导致主动脉瓣关闭不全。

第二节
瓣膜性房颤定义的变迁

顾名思义，瓣膜性房颤是在瓣膜性心脏病

基础上发生的房颤，定义主要用于区别房颤患者是否合并有瓣膜性心脏病。既往一般概念是，只要是瓣膜病合并的房颤就认为是瓣膜性房颤；反之，房颤无瓣膜病就是 NVAF。事实上，瓣膜性房颤的定义主要目的是区分哪些患者只能用华法林抗凝，而不是评估患者是否合并有瓣膜性心脏病。

一、瓣膜性房颤的早期概念

2012 年欧洲心脏病学会（ESC）房颤管理指南指出，瓣膜性房颤与 NVAF 目前尚无满意或统一的定义。瓣膜性房颤暂定义为：风湿性心脏瓣膜病（二尖瓣狭窄为主）与心脏瓣膜置换术后的房颤[2]。

2014 年，美国心脏协会（AHA）、美国心脏病学会（ACC）及美国心律学会（HRS）联合发布的房颤管理指南对 NVAF 的定义为：在不合并风湿性二尖瓣病变、机械或生物瓣膜置换术，以及二尖瓣成形术的情况下出现的房颤[3]。同样提示二尖瓣病变和瓣膜置换术后（无论机械瓣膜还是生物瓣膜）的房颤均划分为瓣膜性房颤，而不适用于其他疾病相关的二尖瓣病变，以及风湿性的其他瓣膜病变。

在 2015 年《中国心房颤动患者卒中预防规范》[4] 中，将瓣膜性房颤定义为风湿性二尖瓣狭窄、机械瓣或生物瓣置换术后或二尖瓣修复术后合并的房颤。该指南在欧美相关指南的基础上进一步结合国人现状，划分出栓塞高风险类型的瓣膜性房颤，此类房颤需长期有效的抗凝治疗。

随着抗凝治疗药物的革新，一些临床研究发现部分原先定义下的瓣膜性房颤患者也可以从新型口服抗凝药（NOAC）中获益[5-7]。因而，瓣膜性房颤患者是否必须使用华法林的治疗意见逐渐出现了分歧。自 2015 年以来，从如何选择房颤患者抗栓方案的角度出发，欧洲及美国陆续出台的房颤管理指南对瓣膜性房颤进行重新界定。更新定义的初衷仍是区分哪些患者可以用华法林抗凝，哪些可以使用 NOAC，但与患者是否合并心脏瓣膜病变无关。

二、瓣膜性房颤与非瓣膜性房颤概念变迁

2015 年的欧洲心律协会（EHRA）更新了 2013 版房颤患者使用 NOAC 的指南，提出瓣膜性房颤是指植入机械瓣膜后或存在中重度二尖瓣狭窄的房颤[8]，而将轻度二尖瓣狭窄患者从该范畴中去除。2016 年 ESC 房颤管理指南中[9]，将 2012 版指南中的瓣膜性房颤（风湿性心脏瓣膜病与瓣膜置换术后的房颤）重新定义为主要指风湿性心脏瓣膜病（二尖瓣狭窄为主）或机械瓣膜置换术后的房颤，而生物瓣膜置换术后的房颤不再归属于该范畴。值得注意的是，除二尖瓣狭窄外，并无临床研究数据支持其他瓣膜疾病可明显增加房颤血栓栓塞事件的风险，因此该指南取消了 NVAF 这一术语。

2018 版 EHRA 公布了房颤患者非维生素 K 拮抗剂（VKA）口服抗凝药使用指南，新增了 NOAC 用于预防房颤患者卒中的适应证和禁忌证章节，并弃用了 NVAF 这一术语，与之对应的是首次依据患者使用的口服抗凝药的种类将房颤分为 EHRA Ⅰ型房颤和Ⅱ型房颤[10]。这是因为 NVAF 的定义（在不合并机械性人工心脏瓣膜或中重度二尖瓣狭窄的情况下出现的房颤）与瓣膜性房颤的定义（风湿性心脏瓣膜病与心脏瓣膜置换术后的房颤），这两个概念容易引起混淆和误解。其实 2016 年 ESC 发布的房颤患者管理指南中就已经摒弃了"非瓣膜性房颤"这一术语，而提出了心脏瓣膜病（valvular heart disease，VHD）这一概念。但由于药品监管部门批准的适应证和禁忌证是基于药物临床试验中纳入和排除标准中所使用的术语，故 NVAF 这一术语在 NOAC 的药品说明书中仍然会存在。

三、瓣膜性房颤的最新定义

2019 年美国 AHA/ACC/HRS 房颤管理指南更新了 2014 版[3]对于 NVAF 的定义[11]，指出 NVAF 是指无中重度二尖瓣狭窄或机械瓣置换术后的房颤，将原瓣膜性房颤定义中的轻度二尖瓣狭窄、其他类型的二尖瓣病变、生物瓣膜置换术后以及二尖瓣成形术后的房颤统一纳入 NVAF 的范畴。

在我国，暂无新的指南或专家建议将瓣膜性房颤与 NVAF 进行定义，但随着 NOAC 的普及，华法林不再是瓣膜病变患者的唯一选择，瓣膜性房颤的重新界定也必将到来。

第三节
瓣膜病合并房颤左心耳封堵的依据

虽然国内外相关指南均对瓣膜性房颤与 NVAF 给出了明确定义，但临床工作中常见有房颤患者合并不同程度的心脏瓣膜损害，如二尖瓣轻度狭窄、二尖瓣关闭不全、主动脉瓣狭窄及关闭不全等，当这些患者未进行心脏瓣膜置换术时，按照指南的定义应归于 NVAF，但其又确实合并有瓣膜性疾病。对这类患者应如何处理？能否进行 LAAC？这是临床医师感到困惑并且非常关切的问题。因此，本节将分为"合并瓣膜病的 NVAF"与"瓣膜性房颤（主要是中重度二尖瓣狭窄伴房颤）"进行阐述。

一、合并瓣膜病的 NVAF 的左心耳封堵

（一）合并瓣膜病的 NVAF 的抗凝

63.5% 的房颤患者伴有瓣膜异常，包括轻度瓣膜异常。不合并瓣膜疾病的房颤者的卒中发生率为每年 2%~10%，合并瓣膜性疾病的房颤者其卒中发生率高达 17%~18%，因此合并瓣膜性疾病的房颤者推荐口服华法林抗

凝，而 NVAF 患者则根据 CHA_2DS_2-VASc 评分指导抗凝治疗。随着对瓣膜性房颤认识的改变，对于瓣膜病合并房颤的药物抗凝亦发生了改变。

一般认为，在房颤的 NOAC 试验中，往往将伴有高血栓栓塞风险的瓣膜病合并房颤作为排除标准，例如房颤伴二尖瓣狭窄、机械瓣膜置换术后等。如 RE-LY 试验中[6]，主要排除标准为瓣膜置换术、明显的二尖瓣狭窄及与血流动力学相关需要手术干预的瓣膜性疾病。ROCKET-AF 试验中，主要排除标准为有明显血流动力学改变的二尖瓣狭窄及瓣膜置换术。ARISTOLE 与 ENGAGE 试验中，主要排除标准均为中重度二尖瓣狭窄。事实上，有近 20% 的各种瓣膜问题合并房颤的患者参与了 NOAC 治疗的临床试验，部分患者甚至经历了瓣膜修复或成形术[5-6]。一项荟萃分析研究表明，与华法林相比，NOAC 可降低患有各种瓣膜病的房颤患者卒中与周围动脉栓塞的风险[7]。

Loire Valley 房颤的临床研究共纳入 8962 例房颤患者，其中 10% 的房颤患者符合 2012 年 ESC 房颤指南中瓣膜性房颤的定义，其余 90% 为 NVAF 患者。在这些 NVAF 患者中，85% 不合并瓣膜性疾病，其余 15% 则合并有指南定义之外的瓣膜性疾病（不包括风湿性二尖瓣狭窄或瓣膜置换），指南定义之外的瓣膜性疾病患者年龄更大、CHA_2DS_2-VASc 评分更高，并且血栓栓塞事件风险更高。研究发现，CHA_2DS_2-VASc 评分在两组中均有较高的血栓栓塞预测价值，而伴有瓣膜性疾病并非是栓塞事件的独立危险因素，这类患者栓塞事件风险增加的罪魁祸首是 CHA_2DS_2-VASc 评分较高。可见，对于合并瓣膜病的 NVAF 可以应用 NOAC 来抗凝。

2018 版 EHRA 房颤患者非 VKA 口服抗凝药使用指南[10]则提出直接根据 EHRA I 型房颤和 II 型房颤指导 NOAC 的应用。① EHRA I

型房颤是指需要使用 VKA 治疗的合并瓣膜性心脏病的房颤，包括中重度二尖瓣狭窄（多为风湿性）和人工机械瓣膜置换术后的患者。对于 EHRA Ⅰ型房颤患者，NOAC 均为禁忌使用药物。这是因为在所有 NOAC 对比华法林的Ⅲ期临床试验中，EHRA Ⅰ型房颤患者均被排除在外。此外，在 2011 年开展的一项评估机械瓣植入术后口服达比加群酯的安全性和药代动力学研究的Ⅱ期临床试验（$n=252$）结果中，由于达比加群酯组患者血栓栓塞和出血事件过多，该试验最后提前中止。并且 2012 年美国食品药品管理局（FDA）也专门发布了一份药物安全通讯，警告达比加群酯不得用于机械瓣术后患者的抗凝治疗，故指南指出 NOAC 应禁用于人工机械瓣术后的患者。② EHRA Ⅱ型房颤是指需要使用 VKA 或 NOAC 进行血栓栓塞预防的瓣膜性心脏病，包括原有瓣膜狭窄和功能不全以及二尖瓣修复、生物瓣膜置换术和经主动脉瓣介入治疗的患者。指南推荐 NOAC 可以用于 EHRA Ⅱ型心脏瓣膜病患者。这是因为在 ROCKET-AF 试验中纳入的心脏瓣膜病患者的结果中，除了利伐沙班对比华法林显示出了更高的出血风险外，其他 NOAC 纳入 EHRA Ⅱ型房颤心脏瓣膜病患者的试验结果中，其有效性和安全性均显示不劣于华法林。

对于植入生物瓣或瓣膜修复术后的房颤患者，指南指出 NOAC 是有效的选择，这是因为在纳入了此类患者的试验中，NOAC 均显示不劣于华法林，并且由于在瓣膜手术后，这些患者大多不需要长期口服抗凝药治疗，栓塞风险较低。但对于合并生物二尖瓣假体植入的风湿性二尖瓣狭窄的房颤患者，指南不推荐使用 NOAC。这是因为尽管这些患者在二尖瓣置换术后二尖瓣血流恢复正常，但其心房通常仍然很大并且病情严重。因此，对于这些患者，VKA 仍是首选。对于合并房颤的经皮主动脉瓣介入术（包括经皮腔内主动脉瓣膜成形术或经导管主动脉瓣植入术）后的患者，由于 NOAC 尚无可用的前瞻性研究结果，因此，对于其联合使用抗血小板治疗的方案和疗程，指南并没有给出具体的推荐。

合并有瓣膜性疾病的 NVAF 患者，是否需要口服抗凝药治疗，$CHA_2DS_2\text{-}VASc$ 评分也是一种参考依据。但迄今为止，尚未有关于其对卒中影响的数据。另一方面，瓣膜性疾病的严重程度与卒中及系统性栓塞之间并无独立相关性。而且，除二尖瓣狭窄外，并无临床研究数据支持其他瓣膜疾病可增加房颤血栓栓塞事件的风险。

（二）瓣膜病合并房颤抗凝治疗的缺陷

2020 年丹麦学者 Melgaard 等[12]报道了 10 043 例使用抗凝治疗的瓣膜病合并房颤患者的临床研究，发现不同类型的瓣膜病合并房颤患者使用抗凝治疗 1 年后发生血栓栓塞的风险和出血风险不同。① 327 例（占 3.3%）二尖瓣狭窄患者，在诊断房颤 1 年后，使用 VKA 者发生血栓栓塞风险为 4.6%，但发生大出血风险约 5.5%，均为瓣膜病合并房颤的高危亚组。② 5190 例（51.7%）主动脉瓣狭窄患者，在诊断房颤 1 年后，使用 VKA 或 NOAC 者发生血栓栓塞的风险为 2.6%，而使用 VKA 者发生大出血的风险约 5.5%，使用 NOAC 者发生大出血的风险为 3.7%。③ 1788 例（17.8%）主动脉瓣关闭不全患者，使用 VKA 或 NOAC 的血栓栓塞风险为 1.5%~1.8%，使用 VKA 治疗者大出血风险为 3.3%~4.0%，使用 NOAC 治疗者发生大出血的风险为 2.5%。④ 2738 例（27.3%）二尖瓣关闭不全患者，使用 VKA 或 NOAC 的血栓栓塞的风险为 1.5%~1.8%，使用 VKA 治疗的大出血风险为 3.3%~4.0%，使用 NOAC 治疗者发生大出血的风险为 2.5%。

在这些瓣膜病合并房颤的患者中，无论是使用 VKA 还是 NOAC 来进行抗凝治疗，均有血栓栓塞风险以及明显升高的大出血风险。

（三）合并瓣膜病的 NVAF 的左心耳封堵

从瓣膜病合并房颤的定义我们已经明确，除外中重度二尖瓣狭窄或机械瓣膜置换术后的房颤，都可以理解为 NVAF，也就是说对于这部分合并瓣膜病的 NVAF 患者，进一步的抗凝治疗策略需要参考 CHA_2DS_2-VASc 评分。这部分患者，不仅可以应用华法林，也可以应用 NOAC 进行抗凝。瓣膜病合并房颤的抗凝，无论采用哪一种抗凝方案，都有较高的血栓栓塞风险和大出血风险。这样 LAAC 的意义就更大，亦有充分的理论依据，因此，我们应该遵循左心耳封堵的相关共识或指南。

风湿性心脏病二尖瓣轻度狭窄合并房颤就是最新概念下最为典型的 NVAF 的代表。西安交通大学第一附属医院 1 例 58 岁女性患者，患有风湿性心脏病二尖瓣狭窄伴房颤，未服用抗凝药。因右上肢动脉栓塞（图 30-1）入院，经胸超声心动图（TTE）检查发现：双房扩大，二尖瓣轻度狭窄，瓣口面积 $1.9cm^2$（图 30-2），符

合 NVAF 的概念。在上肢动脉溶栓治疗稳定后，经食管超声心动图（TEE）检查未发现心耳血栓（图 30-3），遂行 LAAC（图 30-4）。术后随访 2 年，未再发生栓塞或出血。迄今为止，西安交通大学第一附属医院曾对 20 余例轻度

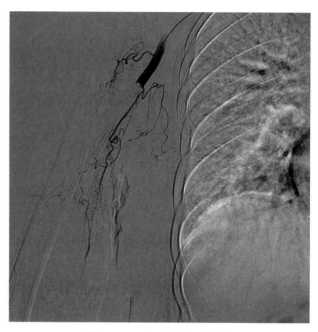

图 30-1　右上肢动脉栓塞

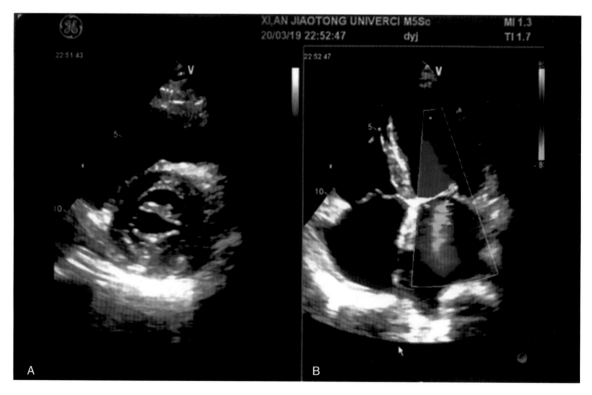

图 30-2　TTE 检查示左、右房扩大，二尖瓣狭窄，瓣口面积 $1.9cm^2$
A. TTE 二尖瓣水平短轴切面显示二尖瓣口狭窄；B.TTE 四腔心切面显示左右心房扩大，二尖瓣口狭窄

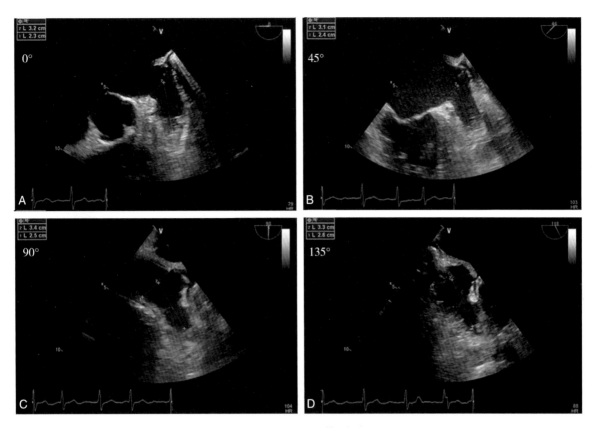

图 30-3 TEE 检测图

心耳未发现血栓。A. 0°；B. 45°；C. 90°；D. 135°

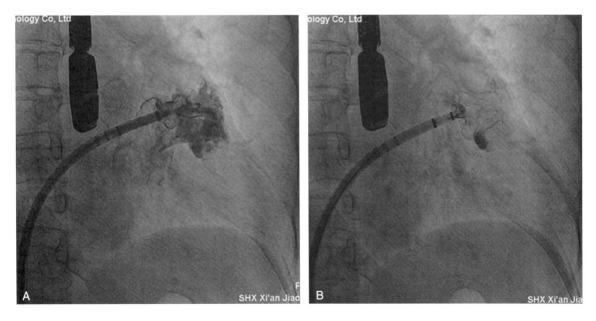

图 30-4 植入 27mm Watchman 封堵器，压缩比 21%

A. 造影提示左心耳呈菜花形；B. 左心耳封堵器形态正常

二尖瓣狭窄合并房颤伴血栓栓塞的患者，进行了 LAAC，随访 6 个月至 2 年，未再发生血栓栓塞事件，并对其后期抗栓治疗策略进行了探讨。

（四）单中心经验

西安交通大学第一附属医院对 32 例房颤合并二尖瓣轻度狭窄患者与 100 例非二尖瓣狭窄的房颤患者 LAAC 的安全性与有效性进行了比较，结果提示：与非二尖瓣狭窄的房颤患者相比，轻度二尖瓣狭窄患者具有年龄偏小、女性比例高、外周动脉栓塞的发生率更高的特点；该组患者平均二尖瓣口面积为 $1.9 \pm 0.1 cm^2$，其中 56% 的患者合并肺动脉高压（TTE PASP>40mmHg），25% 的患者 TEE 显示左心耳自发显影；CHA_2DS_2-VASc 评分较低，说明该评分系统在合并瓣膜病变的房颤患者中敏感度不足。就 LAAC 适应证而言，本组 1 例患者在术前使用华法林抗凝中出现较为严重的鼻出血，3 例患者在充分抗凝下仍出现不同部位的动脉栓塞，这些情况下的左心耳封堵是合理的选择。

所有患者随访 6 个月以上，其中 74.2% 的患者随访 1 年以上，平均随访时间为 13.9 ± 8.1 个月。术后第 45 天 TEE 检查显示封堵器均稳定。两组的残余漏无明显统计学差异，但二尖瓣狭窄组出现 2 例（6.3%）封堵器相关血栓（DRT），给予延长抗凝剂治疗 1 个月后复查 TEE 见血栓消失。随访结束时未观察到卒中、短暂脑缺血发作（TIA）、周围动脉栓塞或其他并发症发生，没有患者显示出胃肠道出血、泌尿道出血和颅内出血的迹象。

本研究结果证实，LAAC 在这一类患者中具有较好的安全性与有效性，但 DRT 风险相对较高，需长期随访评价远期疗效。尤其是这些患者往往伴有左心房增大，左心房内血栓形成的风险仍高，因此，LAAC 后内皮化之前的抗栓治疗方案的制定尤为重要，如是否合并自发性显影、左心房内径偏大、肺动脉高压、二尖瓣反流等都可能是危险因子。

二、瓣膜性房颤左心耳封堵的争议

（一）外科左心耳切除的获益与启示

外科处理左心耳开始于 1987 年，由 James L. Cox 教授首先设计迷宫术式，到今天改良迷宫 IV 型手术，左心耳处理是一个 30 年不变的主题。左心耳闭合是房颤治疗的重要步骤。房颤治疗由于机制的困惑带来治疗的不确定性，单纯的电生理隔离不是一劳永逸的。封堵 / 闭合左心耳是房颤治疗的必要补充，其主要依据就是 NVAF 患者 90% 以上的血栓来源于左心耳。成功地处理左心耳对于房颤患者（包括房颤治疗复发者）远期降低卒中的发生率有重要意义。心脏外科经典的去除左心耳的方法包括：经心外膜切除缝合、经心外膜结扎、经心内膜缝合及通过 stapler 切除左心耳；以及最新的左心耳闭合装置，如 AtriClip（Atricure Inc，Westchester，Ohio，USA），已通过欧盟 CE 和美国 FDA 双重认证，左心耳闭合率高达 95.7%。单独外科闭合或去除左心耳尚有争议，但在外科手术时常同时行左心耳的去除。

虽然瓣膜性房颤（主要是二尖瓣狭窄）来源于左心耳的血栓为 57%~60%，其余来源于左心房，但临床中仍然在二尖瓣手术时去除左心耳。最近，美国 Mayo Clinic 报道了一项关于二尖瓣手术同时行左心耳切除是否可减少房颤患者的脑血管事件的研究。在筛选的 1352 例患者中纳入 281 例，其中 188 例同时行左心耳切除（有 73.9% 的患者术中同时接受了射频消融术）。主要研究终点是术后 5 年内发生的卒中和 TIA。研究发现，左心耳切除可明显减少脑血管事件的发生。对于同时接受外科射频消融治疗者，效果更为显著。

García-Villarreal 等研究认为，外科二尖瓣修补术（MVR）中同时行左心耳切除术可降低此类永久性房颤的卒中风险[14]。美国一项纳入 1304 例行外科瓣膜修复手术患者的大型多中心临床研究显示，同时行左心耳切除的患者明显降低了住院期间脑血管事件发生率以及死亡率，并能明显缩短住院时间；虽然左心耳切除组合并较多的心包积液，但整体出血事件无明显增加（图 30-5，图 30-6）[15]。

上述研究结果提示，左心耳亦是瓣膜性房颤患者的重要血栓来源，在心脏瓣膜外科术中同步切除左心耳可使患者临床获益最大化。

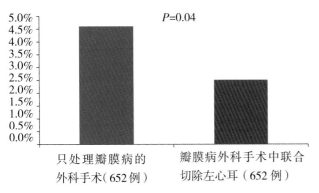

图 30-5　急性脑血管事件发生率
引自参考文献 [15]

（二）中重度二尖瓣狭窄伴房颤同期行经皮二尖瓣球囊扩张术与左心耳封堵

1. 二尖瓣狭窄与球囊扩张术

二尖瓣是风湿性心脏瓣膜病中最常受累的部位，二尖瓣狭窄最为常见，其中 25% 患者为单纯性二尖瓣狭窄。正常二尖瓣瓣口面积为 $4\sim6\mathrm{cm}^2$。根据二尖瓣瓣口面积，可将二尖瓣狭窄分为轻度（$1.5\sim2.0\mathrm{cm}^2$）、中度（$1.0\sim1.5\mathrm{cm}^2$）与重度狭窄（$<1.0\mathrm{cm}^2$）。高达 80% 的二尖瓣狭窄患者伴发房颤及全身性栓塞。既往研究显示，房颤患者卒中风险是普通人群的 $5\sim6$ 倍，而合并有二尖瓣狭窄的房颤患者，其卒中风险可提升至 15 倍，其栓塞事件复发率亦是所有房颤中最高的。有研究者认为，这可能与左心房内的低血流量有关。尚无随机对照研究比较不同抗凝策略在二尖瓣狭窄房颤患者中的疗效差异，目前指南推荐的抗凝治疗也是基于回顾性研究的结果。二尖瓣狭窄的房颤患者血栓栓塞风险极高，尤其是中重度二尖瓣狭窄者，需要长期抗凝治疗预防血栓栓塞。

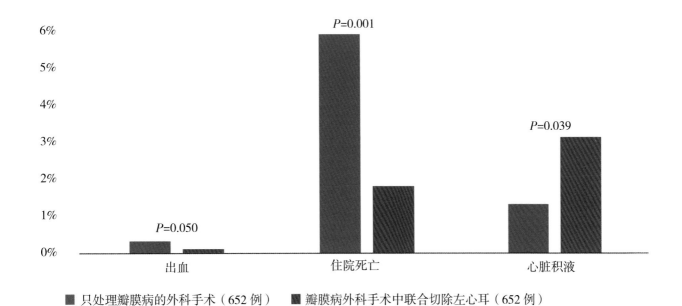

图 30-6　出血事件、住院死亡及心包积液发生率
引自参考文献 [15]

有症状的中重度二尖瓣狭窄患者，药物治疗效果通常欠佳，需要早期积极进行手术或介入处理。早在 1984 年，日本学者 Inoue 等[16]就首先提出了经皮二尖瓣球囊扩张术（PMBV），即通过介入导管将球囊输送至二尖瓣区，然后用球囊扩张狭窄的二尖瓣，从而缓解患者病情。其后的随访研究表明，PMBV 具有良好的即时、短期和中长期治疗效果[17]。因此，PMBV 逐渐成为二尖瓣狭窄的主要治疗措施之一。1985 年，陈传荣、李华泰和戴汝平等相继开展了 PMBV，到目前为止，国内已广泛开展这一技术，不论在数量上还是质量上均处于国际先进水平。我国一项多中心临床研究报道，4832 例接受 PMBV治疗的患者手术成功率达到 99.3%，术后严重二尖瓣关闭不全率为 1.41%，病死率仅 0.12%[18]。

2."一站式" PBMV 和左心耳封堵

（1）尚不成熟的理论依据：早在 10 余年前，一项研究显示窦性心律的二尖瓣狭窄患者，在 PBMV 术后，超声自发显影较前明显减少，左心房、左心耳和右心耳收缩功能有所改善[19]。这表明二尖瓣狭窄的缓解不仅可以改善症状，带来明显的血流动力学益处，还会对未来血栓栓塞并发症产生有利影响。因此，早期 PBMV

干预有利于预防窦性心律二尖瓣狭窄患者房颤及系统性栓塞的发生。当重度二尖瓣狭窄患者接受 PBMV 手术后，其左心房及左心耳功能的明显改善，大大减轻了患者左心房内血栓形成的可能，但这些益处更多的是在窦性心律的前提下实现的。所以中重度二尖瓣狭窄经 PBMV术变为轻度二尖瓣狭窄的患者，若伴随有房颤，则左心耳处血栓形成风险较前明显提高，对这类患者实施 LAAC 也是合理的选择。有学者参考外科手术去除左心耳的经验，在存在抗凝禁忌与抗凝后仍反复发生血栓栓塞的二尖瓣狭窄伴房颤患者中，实施 PBMV 来解除二尖瓣的梗阻，改善左心房内血流瘀滞状态，同时进行LAAC 去除额外的血栓源，进一步降低血栓栓塞风险，但尚缺乏大数据研究。

（2）临床数据多来自个案报道

2014 年 Murdoch 等[20]报道了 1 例二尖瓣狭窄伴房颤患者，该患者口服华法林导致胃肠道大出血，选择"一站式" PBMV 和左心耳封堵手术。先行二尖瓣球囊扩张术，然后置入Watchman 左心耳封堵器，术后服用阿司匹林、氯吡格雷，半年后单用阿司匹林治疗，随访 1 年，期间患者未出现栓塞事件（图 30-7，图 30-8）。

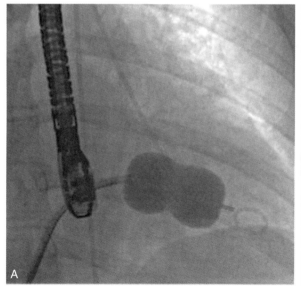
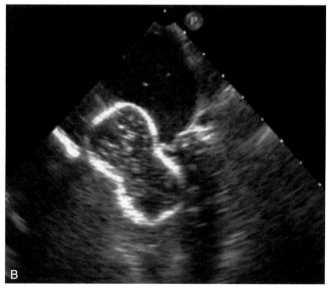

图 30-7　用 28mm 球囊行二尖瓣扩张术
A.X 线影像；B.TTE 影像。引自参考文献 [20]

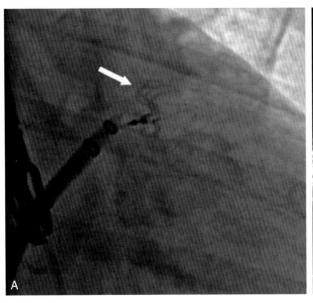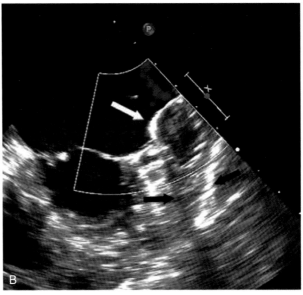

图 30-8　植入 21mm Watchman 封堵器
A.X 线影像；B.TEE 影像。引自参考文献 [20]

2016 年西班牙 Gemma 等 [21] 报道 1 例 57 岁严重二尖瓣狭窄合并永久性房颤患者。该患者在过去 4 年中，尽管充分口服抗凝药治疗，但仍出现了几次栓塞事件。对患者进行了 PBMV 及 LAAC 治疗，患者未发生明显的急性并发症，术后抗凝联合抗血小板治疗 3 个月，经过 1 年的随访，没有新的栓塞或其他并发症发生。

这两例患者在术后随访 1 年均没有发生出血或栓塞并发症，此结果提示在 PBMV 术中同步行 LAAC 是安全可行的，LAAC 在二尖瓣狭窄解除、血流动力学异常纠正后，预防血栓栓塞的发生是有效的。

中国学者亦在探索在二尖瓣狭窄伴房颤患者中实施"一站式"PBMV 和 LAAC。西安交通大学第一附属医院已完成 10 余例，其中 2 例患者曾分别在 15 年前及 20 年前行 PBMV 手术，不规律服用抗凝药物，因下肢动脉栓塞和缺血性卒中住院，TTE 发现二尖瓣中度狭窄。考虑 PBMV 手术维持了 10 余年，效果满意，而且患者年龄均为 60 岁以上，故实行了 PBMV 及 LAAC "一站式"治疗。术后随访 2 年，TTE 示二尖瓣轻度狭窄，服用阿司匹林，但未发生血栓栓塞事件。

（三）中重度瓣膜性心脏病患者左心耳封堵缺少理论依据

在 2020 年的 ACC 大会上，来自堪萨斯大学医疗中心的学者公布了 621 例植入 Watchman 左心耳封堵器患者的安全性和有效性的多中心临床研究结果，其中 60 例患有瓣膜性心脏病，包括中重度的二尖瓣反流或主动脉瓣反流、中重度的二尖瓣狭窄及二尖瓣或主动脉修补或置换术后。其中男性较多，合并左心房射血分数偏低（LVEF）。随访结果提示，术后 45d 和 1 年的血栓栓塞事件与 DRT 事件在组间无明显差异，术后 45d 与 1 年的大出血并发症在组间无明显差异 [22]。

从现有理论看，很显然对于中重度二尖瓣狭窄未经任何处理使其变为轻度二尖瓣狭窄的患者，行 LAAC 缺少合理性。但如果瓣膜置换为生物瓣，而非机械瓣，依据现代概念，亦不是 NVAF。虽然心外科换瓣膜同时去除左心耳似乎有一定的合理性，但上述数据至少可以说明，中重度瓣膜性心脏病患者行 LAAC 仍有足够的安全性。

第四节
合并瓣膜病的 NVAF "一站式" 治疗

一、"一站式" 经导管二尖瓣夹合术与左心耳封堵

（一）二尖瓣关闭不全的病因与危害

二尖瓣结构包括瓣叶、瓣环、腱索、乳头肌等四部分，正常的二尖瓣功能有赖于此四部分及左心室的结构和功能完整性，其中任何一个或多个部分发生结构或功能失调均可引起二尖瓣关闭不全，当左心室收缩时，血液反向流入左心房。

二尖瓣关闭不全的原因主要为风湿热，其次有退行性病变、腱索断裂、感染性心内膜炎、二尖瓣黏液样变性、缺血性心脏病、二尖瓣脱垂等。二尖瓣关闭不全的主要病理生理变化是左心室每搏喷出的血流一部分反流入左心房，使前向血流减少，同时使左心房负荷和左心室舒张期负荷增加，从而引起一系列血流动力学变化。长期中重度及以上的二尖瓣关闭不全可引起左心室重构、扩大，房颤和肺动脉高压等，最终将引起心力衰竭，导致患者死亡。

（二）经导管二尖瓣夹合术的临床应用

外科手术修复或二尖瓣置换是治疗二尖瓣关闭不全的主要方法，近年来经导管二尖瓣修复或置换术、经导管二尖瓣夹合术（MitraClip）也越来越受到重视。MitraClip 技术通过股静脉输送导管，穿刺房间隔后送至左心系统，应用夹子将二尖瓣的前叶和后叶夹住，形成"二孔化"二尖瓣，从而减轻或者消除二尖瓣反流（MR）。MitraClip 源于 1992 年 Otavio ALFIERI 发明的"缘对缘"缝合技术。2003 年，St Goar 等 [23] 首先通过对实验动物猪开胸的方式成功完成了 MitraClip，证明了其可行性。随后开展的

EVEREST 研究证实了 MitraClip 的安全性（并发症较少）和有效性（2/3 以上的患者 MR 症状显著减轻）。即使 MitraClip 操作失败，外科手术仍然是可行的替代治疗方案 [24]。随机多中心临床试验 EVEREST II 研究 [25] 比较了 MitraClip 和传统外科手术的安全性和有效性，发现 MitraClip 治疗可减轻 77% 的 MR 患者的症状，但是主要终点劣于外科手术，分析其主要原因是有 20% 的患者因二尖瓣功能障碍需要外科手术。但是，高危亚组研究显示与常规组相比，MitraClip 能够改善这些患者的临床症状，显著逆转左心室重构，提高一年存活率（76% vs 55%）。EVEREST II 研究的 4 年随访结果显示，MitraClip 组和外科手术组的复合终点率（未发生死亡、手术、MR3+ 或 MR4+）分别为 39.8% 和 53.4%，然而两组的死亡率、MR3+ 或 MR4+ 并无差别。MitraClip 治疗组相对外科手术治疗组发生的残余 MR 更多，但是主要是发生于 MitraClip 治疗后的 1 年内。

MitraClip 在世界各地迅速开展。2008 年 MitraClip 系统通过欧盟 CE 认证，2012 年被 ESC 和欧洲心胸外科协会（EACTS）推荐用于高外科手术风险者（II b 级，证据级别 C）[26]，2013 年通过美国 FDA 审批，2014 年被 AHA 和 ACC 推荐用于退行性 MR[27]。

2012 年葛均波等 [28] 在国内率先成功开展 MitraClip 以来，浙江大学医学院附属第二医院完成 MitraClip 11 例，手术即刻成功率为 100%，未出现严重并发症，患者术后心功能明显改善 [29]。虽然目前国内在此领域仅为初步尝试阶段，但需求巨大，前景广阔。

（三）MitraClip 与 LAAC "一站式" 治疗的初步经验

二尖瓣关闭不全常与风湿性二尖瓣狭窄相伴，若同时伴发房颤，患者血栓栓塞风险将显著升高。但在非风湿性房颤（包括非风湿性瓣膜疾病、腱索或乳头肌功能障碍及瓣环扩张）中发生的二尖瓣反流，则并不一定升高血栓栓

塞风险。一些研究表明，轻中度反流可增加血栓栓塞事件风险，而重度反流则降低血栓栓塞风险，尤其是伴有左心房扩大的情况，二尖瓣反流反而成为卒中的保护因素。

在临床上二尖瓣关闭不全合并房颤的患者较为普遍，尤其是很多 Mitraclip 植入术后的患者常伴有房颤。这些患者还常常伴有各种并发症，身体情况比较脆弱，血栓栓塞和出血事件的风险均明显增加，这些特点为长期口服抗凝药治疗带来了额外的挑战。

Jabs 等[30] 在 2012 年报道了 1 例先后实施 MitraClip 和 LAAC 的病例。该患者 73 岁，有严重的功能性二尖瓣关闭不全，4 年前因前壁心肌梗死行左前降支裸金属支架植入治疗，永久性房颤，并因有症状的缓慢性心律失常而行 VVI 心脏起搏器植入术，周围动脉疾病导致的反复血运重建，左颈总动脉和右颈内动脉闭塞合并严重的脑血管病，Ⅲ 期慢性肾脏疾病，高血压，2 年前口服抗凝药出现严重的下消化道出血。LVEF 为 45%，双房大，由于瓣叶运动受限和瓣环扩张而导致的功能性二尖瓣反流。右心导管检查发现肺动脉压升高（平均肺动脉

压 35mmHg，肺毛细血管楔压 25mmHg）。由于患者卒中风险过高，外科医生和患者均拒绝手术。随后成功植入了 MitraClip，术后长期口服苯普洛蒙（INR 值 2.0~2.5）和阿司匹林。数月后因消化道大出血再次入院，于是选择植入 Watchman 左心耳封堵器。LAAC 术后最初的几天均未给予苯普洛蒙和低分子肝素抗凝。5 周后 TEE 证实 Watchman 封堵器位置正常，无残余漏与 DRT，MitraClip 位置和功能良好，二尖瓣关闭不全减轻（图 30-9）。术后每天给予 100mg 阿司匹林和 75mg 氯吡格雷。

2017 年，ARG 等[31] 报道了 5 例"一站式"LAAC+MitraClip 的经验，并对其可行性进行了评估。作者认为，尽管该组患者存在严重的心脏和非心脏的并发症，而该方法治疗仍产生了极好的即刻和短期结果：所有患者术后二尖瓣关闭不全至少减少两个级别，封堵器位置良好，无相关并发症，心功能（NYHA）至少减少一个级别，其中，4 例患者在术后 1 个月随访时 NYHA 心功能 I 级。研究提示在遇到 MR 外科手术高风险 + 房颤 + 高出血风险 + 高栓塞风险的患者时，可由经验丰富的团队采用

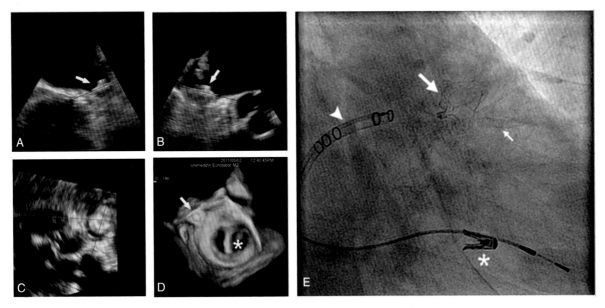

图 30-9 二尖瓣夹合术 + 左心耳封堵术

A~D. 经食管超声心动图可见 Watchman 左心耳封堵器位置良好；A~C. 不同二维切面；D. 三维经食管超声心动图；E.X 线下见二尖瓣夹子（星号）与 Watchman 左心耳封堵器（箭头）。引自参考文献 [30]

LAAC 和 MitraClip "一站式"联合治疗，其近期和短期内都是可行、安全且有效的。

不论是 PBMV 还是 MitraClip 都与 LAAC 手术操作流程有很多的协同性，例如，都需要行房间隔穿刺，一次手术可降低总 X 线透视时间和总放射线剂量。ARG 等认为"一站式"手术应首先行 LAAC，然后再行 MitraClip，基于鞘管使用直径依次增大的原理，该策略可降低穿刺部位出血，减轻房间隔的创伤，而且 Watchman 封堵装置的存在可作为 MitraClip 传送系统操作的解剖参考。国内 MitraClip 治疗的经验较少，处于探索阶段，但长远来看，这一术式可能会被普遍推广应用，"一站式"MitraClip+LAAC 将为患者提供更为合理的外科手术的替代选择。

二、"一站式"经导管主动脉瓣植入与左心耳封堵

（一）主动脉瓣狭窄的病因与危害

主动脉瓣狭窄的病因包括先天性病变、退行性变和炎症性病变。与年龄相关的退行性主动脉瓣狭窄已成为成人最常见的主动脉瓣狭窄的原因。据估计，约有 2% 的 65 岁以上的老年人患有此病，超过 85 岁者则高达 4%。退行性病变过程包括增生性炎症、脂类聚集、血管紧张素转换酶激活、巨噬细胞和 T 淋巴细胞浸润，最后钙化。由于钙质沉积于瓣膜基底而使瓣尖、瓣叶活动受限，引起主动脉瓣口狭窄。主动脉瓣钙化与冠心病相似，并与冠状动脉钙化相关性极高，高血压、血脂异常、糖尿病及吸烟是其发生的危险因素，他汀类药物可延缓老年退行性主动脉瓣狭窄的进展。

人群中约 1% 的个体出生时主动脉瓣呈二叶瓣畸形，男性多见。其本身不引起狭窄，但随着年龄的增长，结构异常的瓣膜导致素流的发生，损伤瓣叶，进而纤维化、钙化，瓣膜活动度逐渐减低，最后造成瓣口狭窄。约 1/3 瓣膜发生狭窄，另 1/3 发生关闭不全，其余可能只会造成轻微的血流动力学异常。这一过程需数十年，故通常在 40 岁后发病。先天性二叶瓣畸形为成人孤立性主动脉瓣狭窄的常见原因，易并发感染性心内膜炎。

正常成人主动脉瓣口面积为 $3\sim4cm^2$。主动脉瓣口面积减少至正常面积的 1/3 前，血流动力学改变不明显。当主动脉瓣口面积 $<1.0cm^2$ 时，左心室和主动脉之间收缩期的压力阶差明显，致使左心室壁向心性肥厚，左心室游离壁和室间隔厚度增加，其顺应性下降，左心室壁松弛速度减慢，使左心室舒张末压进行性升高。该压力通过二尖瓣传导至左心房，使左心房后负荷增加。长期左心房负荷增加，将导致肺静脉压、肺毛细血管楔压和肺动脉压等相继增加，临床上出现左心衰竭的症状。另外，主动脉瓣口狭窄导致的左心室收缩压升高，引起左心室肥厚、左心室射血时间延长，使心肌耗氧量增加。主动脉瓣狭窄时常因主动脉根部舒张压降低、左心室舒张末压增高，压迫心内膜下血管使冠状动脉灌注减少及供血不足。上述机制导致心肌缺血缺氧和心绞痛发作，进一步损害左心功能，并可导致头晕、黑矇及晕厥等脑缺血症状。

（二）经导管主动脉瓣植入术

虽然外科手术技术成熟，但一些严重心脏瓣膜病患者的病死率并没有下降。以主动脉瓣狭窄为例，研究显示 1978—2009 年美国主动脉瓣狭窄病死率平均每年增加 1.6%[32]。经导管主动脉瓣植入术（TAVI）为主动脉狭窄患者提供了新的治疗选择，2012 年美国多学会 TAVI 专家共识提出[33]：

（1）建议对符合以下条件的患者行 TAVI：①严重的症状性三叶式钙化性主动脉瓣狭窄，解剖上适合 TAVI；②预期寿命 >12 个月；③外科手术禁忌者（定义为术后 30d 内死亡风险 >50% 或存在严重不可逆的并发症或其他影响手术的因素，如体质脆弱、胸部放射治疗后、胸廓畸形、严重肝疾病、严重肺部疾病、主动

脉弥漫严重钙化等）。

（2）对于外科手术高危（PARTENER 研究标准: STS 评分≥8 分）且解剖符合 TAVI 的患者，TAVI 可作为外科手术之外的另一合理选择。随着 TAVI 的引入，手术高危患者的治疗已经改观。

（三）老年主动脉瓣狭窄常并发房颤

老年瓣膜病患者通常伴有多种心律失常，有研究发现[34]，房颤为所有伴发的心律失常中最常见类型，伴发率可达 56.2%。主动脉瓣狭窄作为临床常见的一种瓣膜疾病，常与房颤合并存在。除瓣膜性病变伴发房颤外，TAVI 术后新发生的房颤也比较多见，Tanawuttiwat 等的研究[35]发现，经股动脉途径 TAVI 术后房颤发生率为 14%，经主动脉途径房颤发生率为 33%，经心尖途径的房颤发生率更是高达 53%，这可能与胸廓切开术中通气限制以及术后疼痛所引起的肾上腺素升高有关，也可能与老年患者心脏及血管功能退变（如心房纤维化、左房直径增大）及手术本身造成心脏损失和结构变化相关。Biviano 等[36]对 PARTNER 临床试验的 1879例 TAVI 术后房颤患者进行分析得出以下结论：①房颤增加了 30d 死亡率和 1 年内再入院率；②心室率 >90/min 与死亡率相关；③ TAVI 术后房颤、肾功能衰竭风险和永久性起搏器植入风险增加。关于 TAVI 术后房颤，抗凝何时开始以及用何种抗凝方案，目前还没有统一的标准。Altisent 等[37]报道 TAVI 术后房颤患者同时使用华法林和抗血小板治疗，与单用华法林治疗房颤，不能降低卒中发生率、重大心血管事件或者死亡率，反而增加了致命性出血风险。

主动脉瓣疾病的血栓栓塞事件发生率要低于二尖瓣疾病，当合并房颤时仍不可忽视。2020 年 Melgaard 等[12]研究发现主动脉瓣狭窄患者，诊断房颤 1 年后，使用 VKA 或 NOAC者发生血栓栓塞的风险为 2.6%，使用 VKA 者发生大出血的风险约 5.5%，使用 NOAC 治疗者发生大出血的风险为 3.7%。

（四）TAVI 与 LAAC "一站式" 治疗的临床尝试

对于伴有房颤的外科高风险主动脉瓣狭窄患者，TAVI 与 LAAC "一站式" 治疗或许是一种不错的选择。然而介入手术仍需面对血管并发症和较长的住院时间以及高昂的费用等问题。两种手术途径互相不重合，手术流程也没有不可避免的冲突，因此理论上同时进行 TAVI 与LAAC 两种手术完全可行。虽然目前两种手术都处于起步阶段，但少数具有前瞻性眼光的心脏中心为此进行了尝试（图 30-10）。

来自西班牙的 García 等[38]曾报道一例 91岁男性主动脉瓣膜病患者，该患者同时合并高血压、血脂异常、慢性肾功能衰竭和永久性房颤，因充血性心力衰竭和咯血入院。入院前有过消化道出血的病史。TTE 显示主动脉瓣严重狭窄，中度肺动脉高压，左心室收缩功能正常。冠状动脉造影发现 2 支次级冠状动脉病变（第 2 对角支和第 1 钝缘支）。该患者由该中心心脏小组评估后，决定同期进行 TAVI 和 LAAC。患者术后第 2 天出院，术后 2 个月复查时心功能和活动耐量均得到改善。

因此，TAVI+LAAC 可为外科换瓣风险高且不能耐受抗凝治疗的患者提供新的治疗选择。尽管如此，同时进行两种介入手术的方法仍仅限于少数个例，由于病例数量稀少，该方法仍需更多中心开展尝试，以验证其有效性及安全性。

迄今为止，尚无大型机构或临床试验评估在合并瓣膜病的 NVAF 中使用 Watchman 或任何其他左心耳闭合装置的研究。

García-Villarreal 等人进行的研究[14]表明，在以心脏外科手术治疗的瓣膜性房颤的患者中，没有进行左心耳结扎是将来发生栓塞事件的独立危险因素。美国和欧洲的现代房颤管理指南均支持不论是否存在潜在的瓣膜性心脏病，所有房颤患者在进行心脏手术时均应同步

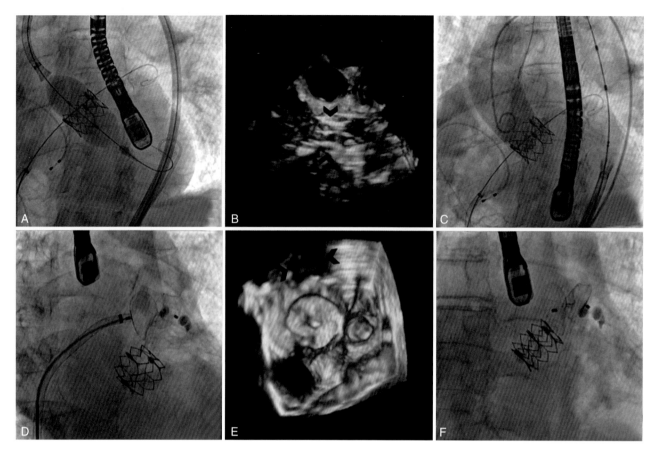

图 30-10　经导管主动脉瓣植入和左心耳封堵

A. 透视下直接植入 26mm Edwards-SAPIEN XT 瓣膜，膨胀良好；B. 三维经食管超声心动图；C. 末次主动脉造影术无假体主动脉周围反流；D. 在透视引导下放置 28mm Amplatzer Cardiac plug 左心耳封堵器；E. 左心耳封堵器的三维经食管超声心动图；F. 两个设备的最终图像。引自参考文献 [38]

进行左心耳封闭或切除。2020 年 ACC 大会上来自美国纽约的学者[39]，对比分析了 5340 例实施 LAAC 的患者中 411 例瓣膜性房颤患者的安全性和有效性。其手术死亡率和术后 30d 的再住院率与 NVAF 的差别无明显统计学意义。然而，这类房颤患者有可能在左心耳之外发生左心房的血栓，仍需要长期随访才能得出确切的结论。

除了长期口服抗凝剂外，LAAC 可以减少瓣膜性房颤患者抗凝治疗仍不能完全消除的血栓栓塞风险，尤其对于高卒中风险的瓣膜性房颤，LAAC 联合抗凝剂的疗法可能也是一种合理的选择。

（西安交通大学第一附属医院　张玉顺　兰贝蒂；云南省昆明市延安医院　张伟华　张继磊）

参考文献

[1] Nguyen TN, Hilmer SN, Cumming RG. Review of epidemiology and management of atrial fibrillation in developing countries. Int J Caradiol, 2013, 167:2412–2420.

[2] Camm AJ, Lip GYH, De Caterina R, et al. 2012 focused update of the ESC Guidelines for the Management of atrial fibrillation:An update of the 2010 ESC Guidelines for the management of atrial fibrillation. Developed with the special contribution of the European Heart Rhythm Association. Eur Heart J, 2012, 14:1385–1413.

[3] January CT, Wann LS, Alpert JS, et al. 2014 AHA/ACC/HRS guideline for the management of patients with atrial fibrillation: a report of the American College of Cardiology/American Heart Association Task Force on Practice Guidelines and the Heart Rhythm Society. J Am Coll Cardiol, 2014, 64:e1–76.

[4] 张澍，杨艳敏，黄从新，等．中国心房颤动患者卒中预防规范．中华心律失常学杂志，2015, 19:162–173.

[5] Biase L. Use of direct oral anticoagulants in patients with

atrial fibrillation and valvular heart lesions. J Am Heart Assoc, 2016, 5:e002776.

[6] Ezekowitz MD, Nagarakanti R, Noack H, et al. Comparison of dabigatran and warfarin in patients with atrial fibrillation and valvular heart disease: the RE-LY Trial (Randomized Evaluation of Long-Term Anticoagulant Therapy). Circulation, 2016, 134:589–598.

[7] Pan KL, Singer DE, Ovbiagele B, et al. Effects of non-vitamin K antagonist oral anticoagulants versus warfarin in patients with atrial fibrillation and valvular heart disease: a systematic review and meta-analysis. J Am Heart Assoc, 2017, 6(7):e005835.

[8] Heidbuchel H, Verhamme P, Alings M, et al. Updated European Heart Rhythm Association practical guide on the use of non-vitamin-K antagonist anticoagulants in patients with non-valvulartrial fibrillation. Europace, 2015, 17:1467–1507.

[9] Kirchhof P, Benussi S, Kotecha D, et al. 2016 ESC guidelines for the management of atrial fibrillation developed in collaboration with EACTS. Europace, 2016, 18(11):1609–1678.

[10] Steffel J, Verhamme P, Potpara TS, et al. The 2018 European Heart Rhythm Association Practical Guide on the use of non-vitamin Kantagonist oral anticoagulants in patients with atrial fibrillation. European Heart Journal, 2018, 39(16):1330–1393.

[11] January CT, Wann LS, Calkins H, et al. 2019 AHA/ACC/HRS focused update of the 2014 AHA/ACC/HRS guideline for the management of patients with atrial fibrillation: a Report of the American College of Cardiology/American Heart Association Task force on clinical practice guidelines and the Heart Rhythm Society. J Am Coll Cardiol, 2019, 74(1): 104–132.

[12] Melgaard L, Overvad TF, Jensen M, et al. Thromboembolism and bleeding complications in anticoagulated patients with atrial fibrillation and native aortic or mitral valvular heart disease: A descriptive nationwide cohort study. Eur Heart J Cardiovasc Pharmacother. Publish Ahead of Print, POST AUTHOR CORRECTIONS, 31 January 2020.

[13] Abrich VA, Narichania AD, Love WT, et al. Left atrial appendage exclusion during mitral valve surgery and stroke in atrial fibrillation. Journal of Interventional Cardiac Electrophysiology. 2018, 53:285–292.

[14] García-Villarreal OA, Heredia-Delgado JA. Left atrial appendage in rheumatic mitral valve disease: The main source of embolism in atrial fibrillation. Arch Cardiol Mex. 2017, 87(4):286–291.

[15] Elbadawi A, Olorunfemi O, Ogunbayo GO, et al. Cardiovascular outcomes with surgical left atrial appendage exclusion in patients with atrial fibrillation who underwent valvular heart surgery (from the national inpatient sample database). Am J Cardiol, 2017, 119(12): 2056–2060.

[16] Inoue K, Owaki T, Nakamura T, et al. Clinical aplication of transvenous mitral commissurotomy by a new balloon catheter. J Thorac Cardiovasc Surg, 1984, 87(3):394–402.

[17] Bouleti C, Iung B, Laouenan C, et al. Late results of percutaneous mitral commissurotomy up to 20 years:development and validation of a risk score predicting late functional results from a series of 912 patients. Circulation, 2012, 125(17):2119–2127.

[18] Chen CR, Cheng TO. Percutaneous balloon mitral valvuloplasty by the Inoue technique: a multicenter study of 4832 patients in China. Am Heart J, 1995, 129(6):1197–1203.

[19] Cianciulli TF, Saccheri MC, Lax JA, et al. Left and right atrial function after percutaneous mitral valvuloplasty in mitral stenosis and sinus rhythm. J Heart Valve Dis, 2008, 17(5):492–500.

[20] Murdoch D, Mc Aulay L, Walters DL. Combined percutaneous balloon mitral valvuloplasty and left atrial appendage occlusion device implantation for rheumatic mitral stenosis and atrial fibrillation. Cardiovasc Revasc Med,2014,15(8): 428–431.

[21] Gemma D, Moreno Gómez R, Fernández de Bobadilla J, et al. Percutaneous balloon mitral valvuloplasty and closure of the left atrial appendage: Synergy of two procedures in one percutaneous intervention. Rev Port Cardiol, 2016, 35(11): 617.e1–e7.

[22] Shrestha A, Apto N, Jackson G, et al. Safety and efficacy of WATCHMAN device implantation in patients with valvular heart disease: a multicenter study. USA: ACC,2020.

[23] St Goar FG,Fann JI,Komtebedde J,et a1. Endovascular edge-to-edge mitral valve repair:short-term results in a porcine model. Circulation,2003,108(16):1990–1993.

[24] Feldman T, Wasserman HS, Herrmann HC, et al. Percutaneous mitral valve repair using the edge-to-edge technique:six-month results of the EVEREST Phase I Clinical Trial. J Am Coll Cardiol,2005,46(11):2134–2140.

[25] Feldman T, Foster E, Glower DD, et a1. Percutaneous repair or surgery for mitral regurgitation. N End J Med, 2001, 364(15):1395–1406.

[26] Vahanian A, Alfieri O, Andreotti F, et al. Guidelines on the management of valvular heart disease (version 2012). Eur Heart J,2012,33(19):2451–2496.

[27] Nishimura RA, Otto CM, Bonow RO, et al. 2014 AHA/ACC guideline for the management of patients with valvular heart disease: Executive Summary: a report

of the American College of Cardiology/American Heart Association Task Force on Practice Guidelines. Circulation, 2014,129:2440–2492.

[28] 葛均波，潘文志，周达新等．运用 Mitraclip 术行经导管二尖瓣修复一例．中国介入心脏病学杂志，2012，20(3):123–125.

[29] 刘先宝，蒲朝霞，余蕾等．经导管二尖瓣夹合术的临床结果介绍．中国介入心脏病学杂志,2014,22(7):448–451.

[30] Jabs A, Hink U, Warnholtz A, et al. Left atrial appendage occlusion in valvular atrial fibrillation following MitraClip implantation. Clin Res Cardiol, 2012, 101(5): 393–396.

[31] ARG F, de Oliveira E I, Nobre MM, et al. Combined MitraClip implantation and left atrial appendage occlusion using the Watchman device: a case series from a referral center. Rev Port Cardiol, 2017, 36(7-8): 525–532.

[32] Coffey S, Cox B, Williamas MJ. Lack of progress in valvular heart disease in the pre-transcatheter aortic valve replacement era: increasing deaths and minimal change in mortality rate over the past three decades. Am Heart, 2014, 167(4):562–567.

[33] Vahanian A, Alfieri O, Andreotti F, et al. Guidelines on the management of valvular heart disease (version 2012) : the joint task force on the management of valvular heart disease of the European Society of Cardiology (ESC) and the European Association for Cardio-Thoracic Surgery (EACTS). Eur Heart J, 2012, 33:2451–2496.

[34] 陈东琳．常见老年心脏瓣膜病的临床特点分析．南宁：广西医科大学,2017.

[35] Tanawuttiwat T, O'Neill BP, Cohen MG, et al. New-onset atrial fibrillation after aortic valve replacement: comparison of transfemoral, transapical, transaortic, and surgical approaches. J Am Coll Cardiol, 2014, 63(15): 1510–1519.

[36] Levy F, Tribouilloy C. Letter by levy and tribouilloy regarding article, "atrial fibrillation is associated with increased mortality in patients undergoing transcatheter aortic valve replacement: insights from the placement of aortic transcatheter valve (PARTNER) trial". Circ Cardiovasc Interv, 2016, 9(5): e003705.

[37] Abdul-JawadAltisent O, Durand E, Muñoz-García AJ, et al. Warfarin and antiplatelet therapy versus warfarin alone for treating patients with atrial fibrillation undergoing transcatheter aortic valve replacement. JACC Cardiovasc Interv, 2016, 9(16): 1706–1717.

[38] García E, Unzué L, Jiménez P, et al. Percutaneous closure of VSD and TAVI with left atrial appendage exclusion in a single procedure: potential benefits of a combined structural interventional procedure. Revista espanola de cardiologia (English ed.), 2014,67(6):492–494.

[39] Bharat Narasimhan, Lingling Wu, Ameesh Isath, et al. Left atrial appendage closure in valvular atrial fibrillation: a safe option? ACC, 2020.

第 31 章

优化式左心耳封堵术的临床
探索与初步应用

自 2001 年诞生到如今全球遍地开花的经导管左心耳封堵术（LAAC），在全球诸多医疗与科研人员的不断努力下已走过近 20 年的风雨历程。而伴随着左心耳封堵器械的不断创新与改进，以及 LAAC 预防非瓣膜性房颤（NVAF）患者卒中的有效性与安全性临床循证证据的不断积累[1-4]，目前 LAAC 已成为高危（特别是无法耐受长期抗凝治疗）NVAF 患者预防血栓栓塞并发症的优选治疗方案之一[5]。

在 20 余年间，在先天性心脏病介入封堵术式优化及简化、经皮主动脉瓣置换术（TAVR）模式探索的启发下，国内外术者纷纷对 LAAC 术式的发展进行深入思考。目前，国际上在全身麻醉、经食管超声心动图（TEE）联合 X 线数字减影（DSA）引导下实施 LAAC，以保障操作安全性作为标准的手术流程。但是由于部分患者无法耐受全身麻醉，或合并食管疾病无法进行 TEE，以及心脏超声和麻醉团队配合在国内开展的特殊性，导致全身麻醉下的 LAAC 无法在所有符合适应证的 NVAF 患者中实施。因而随着国内外数个较大医学中心手术操作经验的累积，一些学者逐步尝试对特殊人群应用局麻方式完成这项手术，并提出了优化式 LAAC 的概念。目前，国内外部分医学中心对一些简单 NVAF 患者应用优化式左心耳封堵手术方法的有效性及安全性进行了初步的探索与总结。为规范临床开展优化式 LAAC，本章仅就其特点、操作要点及国内外的初步经验进行系统介绍。

一、优化式左心耳封堵术的特点

传统的 LAAC 需要全身静脉麻醉，采用导尿管、气管插管、有创血压监测等有创配备措施，从房间隔穿刺到器械选择、封堵效果评估均需要 TEE 全程指导。而优化式 LAAC 则采用局部麻醉、袖带血压监测、指尖氧饱和度监测等无创配备措施，术中无需 TEE 全程指导，使用经胸超声心动图（TTE）协助房间隔穿刺及并发症监测，封堵器型号的选择及封堵效果评估采用 DSA 下造影评估。由此可见，优化式的 LAAC 更加无创、简便，可避免食管损伤及气道损伤，节省手术时间及相关费用。两者的区别详见表 31-1。

二、操作要点

优化式左心耳封堵包括单纯透视下完成 LAAC，以及术中释放封堵器前予镇静麻醉，TEE 导引后进一步完善封堵效果评估。

表 31-1　优化式左心耳封堵术与传统左心耳封堵术比较

项目	优化式左心耳封堵术	传统左心耳封堵术
TEE/CCTA 术前评估	+	+
麻醉方式	局部麻醉 （袖带血压监测、指尖氧饱和度监测、心电图）	全身静脉麻醉 （采用导尿管、气管插管、有创血压监测、心电图）
房间隔穿刺		
TEE	—	+
TTE	+	—
X 线透视	+	+
器械型号选择标准		
多角度左心耳造影 　（RAO/CRA，RAO/CAU）	+	+
多角度 TEE 测量 　（0°，45°，90°，135°）	— （若造影与 TEE 对左心耳开口、锚定区测量结果差距过大需综合考虑）	+
器械释放效果评估手段		
多角度左心耳造影 　（RAO/CRA，RAO/CAU）	+	+
多角度 TEE 测量 　（0°，45°，90°，135°）	—	+
术后可能出现的并发症		
食管损伤	—	+
呼吸抑制或误吸	—	+
心包积液	+	+
出血	+	+
器械移位或栓塞	+	+
急性缺血性脑卒中	+	+

TEE：经食管超声心动图；CCTA：心脏 CT 成像；TTE：经胸超声心动图；RAO：右前斜；CRA：头位；CAU：足位

（一）房间隔穿刺

对于单纯 X 线透视下行 LAAC 的患者，如何应用 DSA 及 TTE 安全完成房间隔穿刺尤为重要。

（1）在正位 X 线透视下，房间隔穿刺鞘沿 0.032 英寸（1 英寸 =0.025 4m）长导丝送至上腔静脉，退出导丝后送入连接造影剂的穿刺针（心脏转位、心房明显重构时可适当塑形）至鞘管头端以下 1cm 处（穿刺针指示器指向 6 点方向）。在 DSA 透视下，缓慢回撤房间隔穿刺鞘至房间隔部位（图 31-1A），其间经历上腔静脉至主动脉、主动脉至卵圆窝两次弹跳。

（2）当鞘尖顶住房间隔后，在右前斜位（RAO）45° 适当调整穿刺点高度（图 31-1B）。

（3）经 TTE 观察可显示"帐篷顶"现象。"帐篷顶"在 TTE 四腔心切面（图 31-2A）、主动脉短轴切面（图 31-2B）显示上、下及前、后位置合适（对于多数常规形态、位置的心耳推荐偏下、偏后位置，对于"反鸡翅"与直立

心耳推荐偏下、偏前位置）。

（4）可在 RAO 45° 下固定外鞘顶住房间隔后，在 TTE 引导下将穿刺针缓慢前推刺破房间隔，注射少量对比剂使左心房显影，以判断针尖是否进入左心房（图 31-3）。右手固定穿刺针后，穿刺鞘沿其缓慢穿过房间隔进入左心房。

（5）撤回穿刺针，将引导钢丝送入左上肺静脉。

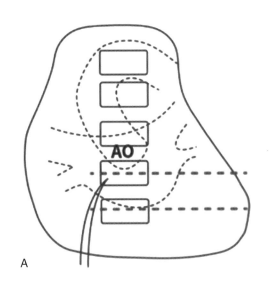
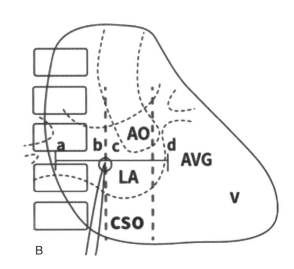

图 31-1　X 线透视下房间隔穿刺部位
A. 后前位；B. 右前斜 45°。AO：主动脉；AVG：房间沟支；LA：左心房；CSO：冠状窦口

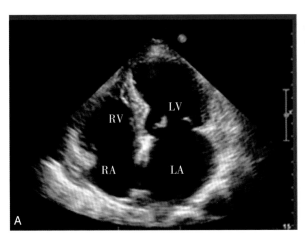
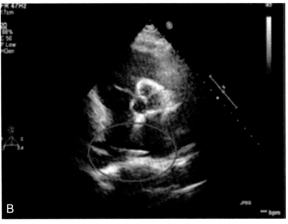

图 31-2　经胸超声心动图下房间隔穿刺部位
A. 四腔心切面判断穿刺点的上、下位置；B. 主动脉短轴切面判断穿刺点的前、后位置。RA：右心房；LA：左心房；RV：右心室；LV：左心室

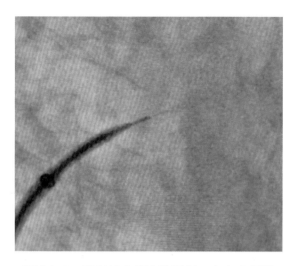

图 31-3　穿刺针中推注造影剂，左心房显影

（二）左心耳的测量

无论是单纯 X 线透视引导下或是术中予镇静麻醉完成的优化式 LAAC，均需要依赖术中左心耳造影完成对心耳开口、锚定区直径及深度的测量。在多数无明显心脏转位、异位心等其他心脏畸形的常规病例中，笔者通常在 RAO 30°＋头位（CRA）20°（图 31-4 A）及 RAO 30°＋足位（CAU）20°（图 31-4 B）进行左心耳造影（DSA 右肩位类似 TEE 0°~30°，DSA 肝位类似 TEE 100°~135°）。在透视下将猪尾巴导管送至左心耳最远端，封堵器输送鞘置于左心耳开口处，在充分排气后沿输送鞘管、猪尾巴导管同时迅速注射造影剂使左心耳口部及远端所有分叶充分显影。根据 DSA 测量的左心耳开口、锚定区最大径线及最大可用深度，选择相应封堵器械类型及型号。

（三）封堵器释放效果评价

无论是依据"塞式封堵器"的 PASS 原则还是依据"盖式封堵器"的 COST 原则，对左心耳封堵器封堵效果的评价指标主要包括封堵器的位置、稳定性及器械周围漏。

对于露肩明显、"反鸡翅"、大心耳以及其他特殊类型，DSA 下无法有效判断者，笔者仍然建议在术中释放封堵器前，给予镇静麻醉完善 TEE 检查，验证封堵效果及有无手术并发症。对于一些简单病例，X 线透视下 RAO/CAU 及 RAO/CRA 体位左心耳造影、牵拉试验同 TEE 一样能够评价左心耳封堵器底面是否超过左心耳开口平面及封堵器的稳定性。在上述工作体位基础上适当调整角度至可以显示左心耳封堵器展开至最大底部横截平面的切线位（正位＋足位及正位＋头位多见，图 31-5），再次进行左心耳造影，观察封堵器边缘有无快速血流束及左心耳远端是否与左心房同时显影，以判断有无明显器械周围漏。

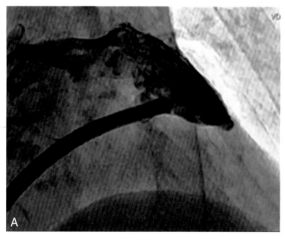
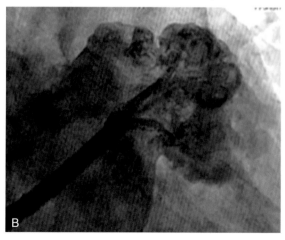

图 31-4　术中左心耳造影
A. RAO 30°＋CRA 20°；B. RAO 30°＋CAU 20°。RAO：右前斜；CRA：头位；CAU：足位

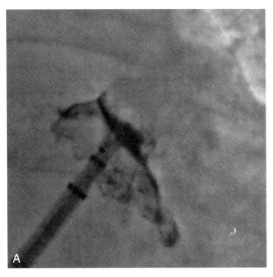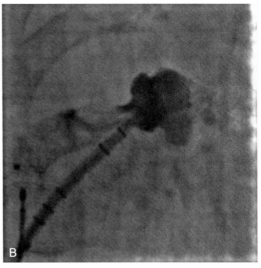

图 31-5 释放左心耳封堵器前器械周围漏造影评估

A. 肝位切线位；B. 头位切线位

三、优化式左心耳封堵的国内外初步经验

目前，全球关于优化式左心耳封堵术应用的相关文献较少，且尚无针对局麻与全身麻醉下 LAAC 的有效性、安全性的大规模多中心、随机对照研究。2019 年 EHRA/EAPCI 左心耳封堵指南明确指出单纯透视下的左心耳封堵仅能在有丰富手术经验的中心进行[6]。本章简要介绍已发表的相关研究报告。

（一）德国 Guerios 研究报告

德国柏尔纳大学附属医院 Guerios 等[7] 于 2012 年首次发布了使用 ACP 封堵器进行简化式左心耳封堵的报道。该研究纳入 76 例接受 LAAC 的 NVAF 患者，99% 的患者成功植入封堵器（1 例患者因发生心包填塞而中止手术），其中 1 例患者因术中发现器械移位进行经导管器械抓捕重回收后再释放。围手术期 2 例患者发生脑卒中（其中 1 例因空气栓塞所致）。

（二）中国香港林逸贤研究报告

中国香港林逸贤教授也曾对使用 LAmbre 封堵器进行简化式 LAAC 的安全性及有效性进行了探讨与研究[8]。17 例接受简化式 LAAC 的房颤患者全部成功接受 LAmbre 封堵器置入，

且未发生任何围手术期并发症。所有患者术后接受 3 个月双联抗血小板药物治疗，在 3 个月随访时未发现任何明显器械周围漏及器械相关血栓。该研究平均随访时间为 39.3 个月，至随访期末未发现卒中、系统性栓塞事件。该团队后续在德国进行的 14 例使用 LAmbre 封堵器进行简化式 LAAC 封堵的小样本研究也未报道任何围手术期及随访期间的重要心血管不良事件（表 31-2）。

（三）印度尼西亚 Yuniadi 研究报告

2019 年，印度尼西亚大学医学院 Yuniadi 等[9] 发表了同时纳入简化式左心耳封堵与传统 LAAC 对比的中短期随访结果。

（1）本研究共纳入 53 例 NVAF，其中局麻下接受简化式 LAAC 患者 25 例（A 组），全身麻醉下接受传统的 LAAC 患者 28 例（B 组），两组患者临床特征情况见表 31-3。

（2）两组患者的左心耳大小、LAAC 比较：A 组患者左心耳着陆区平均直径为 22.8 ± 4.76mm，左心耳口部平均直径为 22.9 ± 4.79mm，植入 ACP 封堵器平均直径为 26.96 ± 3.296mm；B 组患者左心耳着陆区和口部平均直径分别为 22.7 ± 4.87mm 与 24.3 ± 4.53mm；两组患者

表 31-2　两组接受优化式左心耳封堵患者的基线特点、术中及术后随访资料

项目	威尔斯亲王医院（2014 年 4 月至 2015 年 9 月，*n*=17）	德国（2016 年 10 月至 2017 年 9 月，*n*=14）
人群特征		
男性	12（70.6%）	8（57.1%）
年龄	69 ± 6.8	79 ± 7.0
CHA_2DS_2-VASc 评分	3.9 ± 1.3	4.6 ± 1.5
HAS-BLED 评分	2.8 ± 0.9	4.5 ± 0.8
手术结果		
操作时间（min）	89.1 ± 22.6	36.1 ± 18
射线暴露时间（min）	12.5 ± 4.3	7.6 ± 8.8
住院时间（d）	2.3 ± 1.0	2.1 ± 0.3
器械植入成功	17（100%）	14（100%）
围手术期并发症	0	0
TEE 随访		
残余分流		
>5mm	0	0
3~5mm	1	2
<3mm	7	1
器械相关血栓	0	0
临床结果		
平均随访时间（月）	39.3（4~45）	9（3~14）
缺血性卒中	0	0
颅内出血	1（5.9）	0
心血管死亡	2（11.8%）	
非心血管死亡	2（11.8%）	
主要出血事件	0	0

表 31-3　两组患者临床特征比较

患者特征	A 组（简化式 LAAC 组，*n*=25）	B 组（传统 LAAC 组，*n*=28）
年龄（岁）	66.16 ± 8.79	67.42 ± 9.8
房颤类型		
阵发性房颤	0	0
持续性房颤	8	4
长程持续性房颤	2	13
永久性房颤	15	11
CHA_2DS_2-VASc 评分	4.29 ± 1.51	3.54 ± 1.67
HAS-BLED 评分	3.13 ± 0.99	2.64 ± 1.06
LVEF	64% ± 10.5%	61% ± 16%
左心房内径（mm）	48 ± 9.67	43.9 ± 7.82

LVEF：左心室射血分数

LAAC 成功率均为 96%，各有 1 例不成功患者（A组 1 例因"短鸡翅"形左心耳，B 组 1 例因左心耳过大）。

（3）并发症比较：共 3 例患者发生包积液，其中 A 组 1 例、B 组 2 例。有 2 例患者需行心包穿刺引流。

（4）随访结果：术后 3 个月随访时，B 组有 3 例 <5mm 的残余分流，其中 1 例于术后第 23 周发生卒中，另 1 例出现器械相关血栓形成；两组各有 1 例患者于术后第 1 个月突发死亡；在近 19 个月的随访中，两组患者存活率无显著差异（P=0.467）。

笔者认为，单纯 X 线透视引导下植入 ACP 左心耳封堵器（简化式左心耳封堵）是安全可行的。

四、中山医院经验

复旦大学附属中山医院结构性心脏病团队自 2017 年起至今已完成 800 多例 LAAC，其中大部分患者为应用优化式方法完成 LAAC（包括 Watchman 及 LAmbre 左心耳封堵系统）。对优化式左心耳封堵患者的临床回顾性分析结果显示，优化术式的手术成功率高达 96%，但亦有数例发生心包积液、残余漏等围手术期非致死性并发症。与全身麻醉组相比，局麻组患者住院期间及术后随访期主要心血管不良事件的发生率无显著差异。

该中心的经验提示，优化式左心耳封堵对于部分符合 LAAC 适应证的 NVAF 患者是适合的。但若左心耳造影后发现心耳呈现"反鸡翅"、高位直立、下位低垂、极端宽浅或患者合并严重心脏转位、无法配合手术等情况，建议仍予静脉麻醉下实施 LAAC。同时，若封堵器展开后多角度造影高度怀疑器械周围明显残余分流 / 露肩过多 / 封堵器压缩率不佳时，也建议在术中进行镇静麻醉后完善 TEE 检查，以确认封堵情况。

目前，优化式 LAAC 最主要的缺点是单纯造影可能会遗漏某些患者的残余漏。而笔者的经验显示，对于绝大多数患者单纯行造影评估是足够的，但需要一定经验。目前有限的文献报道仍说明该技术存在一定的危险性及不确定性，笔者建议经验较少的中心，谨慎实施 LAAC 方法，未来可待积累足够经验后，在部分简单病例中审慎应用。

在综合过去数年手术经验的基础上，复旦大学附属中山医院结构性心脏病团队周达新教授对优化式 LAAC 进行了初步探索与总结：即可在部分简单病例中进行单纯透视指导的 LAAC 术式，但是目前简化式 LAAC 仍不能完全取代经典全身麻醉 +TEE 监测的术式。笔者正积极推进相关技术的大样本随机对照研究，并不断规范该技术的操作及评价体系，给不能耐受全身麻醉，有食管疾病的 NVAF 患者提供一种合理、有效的手术方案，同时该方案也会减少患者负担，降低医保费用。

（复旦大学附属中山医院 金沁纯 张晓春 周达新）

参考文献

[1] Reddy VY, Sievert H, Halperin J, et al. Percutaneous left atrial appendage closure vs warfarin for atrial fibrillation: a randomized clinical trial. JAMA,2014,312(19):1988–1998.

[2] Boersma LV, Schmidt B, Betts TR, et al. Implant success and safety of left atrial appendage closure with the WATCHMAN device: peri-procedural outcomes from the EWOLUTION registry. European Heart Journal,2016,37(31): 2465–2474.

[3] Reddy VY, Gibson DN, Kar S, et al. Post-FDA Approval, Initial US Clinical Experience with Watchman Left Atrial Appendage Closure for Stroke Prevention in Atrial Fibrillation. Journal of the American College of Cardiology,2017,69(3):253–261.

[4] Reddy V, Price M, Valderrabano M, et al. Long-term event rates for left atrial appendage closure with watchman: protct af 5 year and prevail 3 year follow-up. Journal of the American College of Cardiology,2016,68(18):B11.

[5] 中国医师协会心血管内科医师分会结构性心脏病专业委员会 . 中国经导管左心耳封堵术临床路径专家共识 . 中国介入心脏病学杂志 ,2019, 27(12):661–672.

[6] Glikson M, Wolff R, Hindricks G, et al. EHRA/EAPCI expert consensus statement on catheter-based left atrial appendage occlusion-an upate. Euro Intervention, 2020, 15:1133–1180.

[7] Guérios EE, Schmid M, Gloekler S, et al. Left atrial appendage closure with the Amplatzer cardiac plug in patients with atrial fibrillation. Arq Bras Cardiol, 2012,98(6):528–536.

[8] So CY, Lam YY, Cheung GS, et al. Minimalistic Approach to Left Atrial Appendage Occlusion Using the LAmbre Device. JACC Cardiovasc Interv, 2018,11(11):1113–1114.

[9] Yuniadi Y, Hanafy DA, Raharjo SB,et al. Left atrial appendage closure device implantation guided with fluoroscopy only: long-term results. J Arrhythm, 2019, 35(2):262–266.

第 32 章

房颤防治 ABC 方案与左心耳封堵

第一节
房颤的危害及防治困惑

一、房颤的危害

房颤是最常见的心律失常，其患病率逐年升高。在过去的 20 年中，全世界房颤患病率增长 33%，在未来的 30 年中，房颤患病率将持续增加，估计 2050 年房颤患病率接近目前的 2 倍[1]，成为世界各国的沉重负担[2-3]。房颤患病率随年龄增长而增加，40 岁以下房颤患病率为 1%，但 80 岁以上房颤患病率可高达 18%[4]。2004 年流行病学调查显示，我国 30~85 岁人群中房颤患病率为 0.65%，并随年龄增长而显著增加，在 80 岁以上人群中患病率高达 7.5%。根据 2014 年中国心血管病报告[5]，30~85 岁中国人群的房颤患病率为 0.77%，估算我国房颤患者约 1000 万。

房颤患者心房因无序电活动而失去有效收缩，使心室充盈量减少，导致心脏泵血功能下降，心房内附壁血栓形成，是心力衰竭、缺血性卒中等疾病的重要原因。有资料显示，近 1/3 的缺血性卒中与心脏疾病有关，而一半心源性卒中的原因是房颤。房颤患者每年卒中比例为 3%~4%，70 岁人群该比例为 5.3%，在 89~90 岁人群高达 23.5%[6]。房颤卒中有致残率高、死亡率高和复发率高等特点。房颤卒中致残率男性为 64.5/10 万，女性为 45.9/10 万，并导致女性、男性全因死亡率分别增加 2 倍及 1.5 倍。房颤卒中常伴有痴呆[7]及其他心理疾病，焦虑和抑郁情感明显增加[8]。因此，房颤严重影响患者的生活质量，是心血管病患者住院和死亡的常见原因，给家庭和社会带来了沉重负担。

二、中国房颤防治的现状、问题及困惑

对房颤患者早期发现、早期治疗、全程规范管理，可改善患者的生存质量，降低住院率和死亡率。房颤分级诊疗，为房颤患者提供规范、有效的全程管理，对保障患者健康权益具有重要意义。但目前，我国房颤规范化治疗率低，区域协同诊疗体系尚未建立，房颤综合管理任务艰巨。

（一）房颤诊断率低

我国人口基数大，并逐渐步入高龄化，实际房颤人口负荷不容乐观。但国人卒中相关房颤的诊断率才 10%[9]，为欧美及日本等经济发达地区的一半。

（二）房颤患者抗凝治疗不规范

预防房颤卒中是房颤治疗的首要任务，但需综合评定房颤患者的血栓栓塞风险和出血风险，来制定其抗栓方案。对非瓣膜性房颤患者，血栓栓塞风险评估（CHA_2DS_2-VASc 评分法）≥ 2 分的男性或 ≥ 3 分的女性发生血栓事件的风险较高，2016 年欧洲心脏病学会（ESC）房颤管理指南及 2019 年美国心脏协会（AHA）房颤管理指南均建议给予长期抗凝治疗（IA）。心脏瓣膜病、肥厚性心肌病、心腔内有血栓或有自发超声回声现象等亦被视为高危血栓风险。具有高血栓栓塞风险的房颤患者，可能同时存在高出血风险，对于 HAS-BLED 积分评估 ≥ 3 分者虽需注意防治高出血的风险，但不是不抗凝治疗的依据。

抗凝治疗是传统预防血栓栓塞的方法，但存在口服抗凝药处方量低、抗凝不规范，以及阿司匹林处方量偏高等现象[10]。有资料显示，中国房颤患者抗凝药物的使用比率不足 10%，远低于西方国家的 50%，同时，使用中存在依从性差、停药比例高等问题[9-10]。另一方面，应用华法林抗凝治疗时，亚洲人也普遍存在国际标准化比值（INR）达标时间不理想、抗凝质量不佳等情况[11-12]。20 年来，虽然左心耳封堵术的发展已逐渐成为抗凝禁忌，高出血风险房颤患者的器械性抗凝替代方案在欧美国家广泛应用，但我国应用仅 5~6 年，在大众中的认知度与接受度仍不高，一些患者术后也存在抗栓方案执行力差的情况。

（三）房颤患者并发症高

在我国，与房颤相关的死亡中，1/10 与卒中有关，7/10 与心血管疾病有关[13-14]。尽管口服抗凝剂的应用情况较前有所改善，但房颤患者仍受到一些并发症的困扰，包括心血管疾病和非心血管疾病。这可能与较高的心血管疾病病死率和全因死亡率有关。因此，我们提倡房颤治疗的综合管理策略，强调管理房颤的同时要关注房颤特异性和非特异性的临床因素，期望能明显减少心血管疾病的相关住院和全因死亡的风险。其中欧美国家应用的房颤 ABC 综合管理方案取得了巨大的成功。

第二节
房颤防治 ABC 综合策略

一、ABC 方案

房颤患者常高龄、高危、多并发症。根据医疗机构的不同，对房颤患者采取的干预措施往往不同。尤其是初诊医疗机构，在缺乏专科医生建议的情况下采取的治疗措施可能单一化：例如，根据个人经验而偏向复律、控制心率、抗凝、控制危险因素的某一项，一些高危复杂的多并发症患者可能错失了某个方面的早期诊疗机会，增加了不良事件发生率。这样房颤 ABC 综合管理方案就应运而生。

房颤 ABC 综合管理方案。A：积极预防卒中（Avoid stroke with anticoagulation），抗凝管理要求抗凝达标时间（TTR）≥ 70%。B：给予更为合理的症状管理（Better symptom management），控制症状 ≤ 2 项。C：改善心血管其他风险因素以及生活方式（Cardiovascular and comorbidity risk management），如控制高血压、心力衰竭、糖尿病、心肌缺血、睡眠呼吸暂停综合征，积极实施心脑血管疾病的二级预防，改善体重、规律运动、减少酒精的使用，注意心理疾病的发生，同时考虑到患者的价值观和偏好。ABC 综合治疗方案以患者为中心，有助于提高患者和医生的意识、早期发现房颤，并以简单、可行的决策步骤帮助临床医生进行整体管理（图 32-1）[15]。经过 AFFIRM[16] 等临床研究的证实，该方案可使患者全面获益。

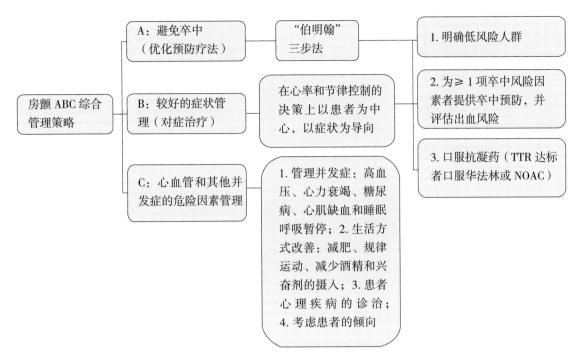

图 32-1　房颤患者的 ABC 综合治理策略

引自参考文献 [15]

二、ABC 方案获益与评价

（一）降低死亡率和不良事件发生率

在过去的 20 年间，房颤患者的死亡率几乎翻了一番，与其他慢性心血管疾病下降的死亡率构成鲜明对比 [17]。AFFIRM 研究结果表明，ABC 方案的全因死亡率、综合事件发生率以及首次住院率均明显降低 [3]。Garfield-AF 研究显示，房颤 ABC 方案显著降低心血管死亡率或住院率的累计发生率 [18]。韩国数据显示，ABC 方案使全因死亡率和综合临床结果（死亡、缺血性卒中、大出血和心肌梗死）发生率显著降低，且随着满足 ABC 标准的病例数量的增加，死亡率和综合临床结果发生风险的概率逐渐降低 [19]。ATHERO-AF 研究显示，心血管事件发生风险随着不受控制的风险因素数量的增加而升高，在全面优化的 ABC 方案下，患者心血管不良事件风险最低 [20]。

（二）降低总的医疗花费

随着高龄房颤患者的增加，心血管不良事件的发生率相应增高 [21-22]。房颤相关死因中，卒中占 1/10，心血管不良事件占 7/10，后者成为一个重要的社会健康问题和经济问题 [23-24]。ABC 方案中任何环节控制不良都会增加房颤相关医疗费用，全面优化管理的 ABC 方案比不实施任何环节策略的医疗成本降低了 80% [25]。ABC 方案在降低死亡率和心血管不良事件发生率的基础上，大大减少了房颤高危人群的相关医疗花费 [25-27]。

三、中国房颤分级诊疗方案与 ABC 方案异曲同工之处

随着老龄化社会进程的加剧，我国房颤患者越来越多，但整体房颤的治疗欠规范化，少区域协同，不成体系。为此，2019 年国家卫生健康委员会发布了中国心房颤动分级诊疗服务技术方案（以下简称"房颤分级诊疗方案"），有助于逐步推进和完善我国房颤的分级诊疗，为患者提供规范、有效的全程管理。

房颤分级诊疗方案的目标是"明确不同级别医疗机构的功能定位，充分发挥不同类别及级别医疗机构的协同作用，规范房颤患者临床诊疗行为（图 32-2），加强对房颤患者全程管理，改善患者预后"。同时根据病变评估标准制定双向转诊流程（危急重症者向上级医院转

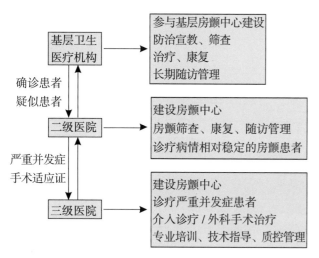

图 32-2　房颤分级诊疗路径

引自参考文献 [28]

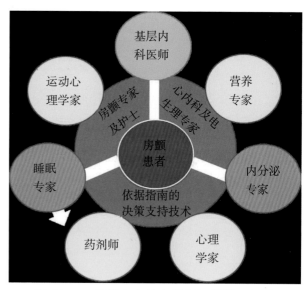

图 32-3　房颤患者的多学科医护管理团队

引自参考文献 [29]

诊，病情稳定需康复和长期随访的向下级医院转诊），形成房颤随访及医疗健康档案文库，推广患者教育，实施全程规范化管理。

（一）两种方案均强调以患者为核心的综合管理团队

中国房颤分级诊疗方案明确提出要充分发挥不同类别及级别医疗机构的协同作用，成立房颤管理团队：由心内科、心外科、神经内科、神经外科、老年病科、内分泌科、急诊科、康复科、影像科、介入科、全科医生、护士、药师等组成，并包含有中医类别医师。

而 ABC 方案建议在社区、心内科、神经内科、外科等多个学科之间共同形成多学科的综合诊疗管理团队（MTD）（图 32-3）。MTD 以 ABC 方案作为行动指南，但具体的操作方法在不同的中心需因地制宜[28]。MTD 应增加患者自身对疾病的理解，强调早期规范化治疗；尽早桥接上级医疗机构[29]，优化分级与转诊医疗，充分联合初级社区保健医师和高级心内科专科医师为患者制订个体化的综合治疗策略。两种方案如出一辙。

（二）心血管其他风险因素及生活方式的改善有异曲同工之处

心血管其他风险因素以及生活方式的改善，属于房颤 ABC 方案中的"C"，而中国房颤分级诊疗方案指出，房颤常见的基础疾病包括心血管

疾病（心力衰竭、冠心病、心脏瓣膜病变、高血压、血脂异常、血管疾病等）和非心血管疾病（慢性肺疾病、糖尿病、慢性肾脏病、甲状腺功能异常、睡眠呼吸障碍等），需要尽早识别，合理管理。治疗的第一点就是要管理基础疾病及危险因素，强调各级医疗机构均应合理管理基础疾病，有效控制危险因素。可以看出，我国房颤分级诊疗方案第一点就相当于欧美房颤 ABC 管理方案的"C"。这种差异可能与国人对房颤相关的慢性疾病的认知及重视程度有关。

（三）症状管理均在预防卒中之后

中国房颤分级诊疗方案提出，房颤治疗目标是控制心脏节律、控制心室率、预防卒中等栓塞事件，以改善临床症状，提高生活质量，降低致残、致死率。但就预防并发症、致死率来讲，更要重视预防卒中，其次才是改善症状，这与房颤 ABC 管理指南一致。中国房颤分级诊疗方案强调控制心室率和控制心脏节律。对于症状的评估，房颤分级诊疗方案提出应注意有无心悸、乏力、胸闷、运动耐量下降、头昏、黑矇、晕厥等，症状出现的时间、程度、诱因、加重/缓解因素，其他伴随症状。建议采用欧洲心律协会（EHRA）症状评级标准以评估症状严重性（表 32-1）。

表 32-1 EHRA 房颤症状评级标准

EHRA 评级	症状严重程度	描述
1	无	房颤不引起任何症状
2a	轻度	日常活动不受房颤相关症状的影响
2b	中度	日常活动不受房颤相关症状的影响，但受到症状困扰
3	严重	日常活动受到房颤相关症状的影响
4	致残	正常日常活动终止

（四）重中之重在于卒中的预防

根据 2016 年欧洲房颤管理指南（ESC 2016），房颤患者发生缺血性卒中的总体风险为 20%~30%，与房颤的类型无关。房颤卒中的预防是房颤诊疗的首要任务。ABC 方案将卒中的预防列为首要环节。中国房颤分级诊疗方案指出房颤的治疗是在管理基础疾病及危险因素的基础上，首先应强调卒中的预防，包括规范化的药物抗凝、左心耳封堵或夹闭或切除术。并强调对于 CHA_2DS_2-VASc 评分 ≥ 2 的非瓣膜性房颤患者，具有下列情况之一，推荐经皮左心耳封堵 / 夹闭 / 切除术预防血栓栓塞事件：①不适合长期规范抗凝治疗；②长期规范抗凝治疗的基础上仍发生血栓栓塞事件；③ HAS-BLED 评分 ≥ 3。

四、左心耳封堵助攻房颤 ABC 方案

（一）ABC 方案关键点 "A" 的实施现状与问题

房颤卒中有高致残、高致死、高复发的特点[29]，在大人口基数伴老龄化的社会进程中，我国房颤负担逐年升高。既往数据显示，我国房颤卒中相关治疗成本高达 49 亿元[30]，作为预防房颤卒中的 A 方案（抗凝策略）成为关系民生的关键点。抗凝药物是抗栓策略的主体，2018 年，CHEST 颁布的房颤抗栓治疗指南提到，反对单纯使用抗血小板药物进行房颤卒中

预防，无论卒中风险如何（强烈推荐，中等质量证据）。对于符合口服抗凝药物者建议优先使用新型口服抗凝药（NOAC），其次可选华法林（强烈推荐，中等质量证据）[31]。

经典口服抗凝药物华法林可明显减少 64% 的卒中，降低 26% 的全因死亡率[32]。欧洲 72.3% 的华法林使用者 INR 不稳定[33]，亚洲人群的 INR 达标时间更不理想，抗凝质量偏低[11-12]。NOAC 很好地解决了 INR 不达标的问题，但使用情况亦需酌情调整。之前无诱因出血，或接受华法林治疗的出血者，或出血风险较高的患者，建议使用阿哌沙班、依替沙班或达比加群酯。随着医疗保险覆盖率升高，NOAC 的应用较前明显增加。研究显示江苏省（经济条件较好）的高卒中风险的房颤患者使用 NOAC 者占 11.1%，使用华法林者占 24.8%，自费、年龄增长与抗凝药物应用呈负相关[34]。随着 NOAC 的加入，预计在 2050 年可减少约 1/4 的卒中病例数和 1/6 的死亡人数[1]。

口服抗凝药主要取决于卒中风险分层，而启用抗凝的同时更应注意出血风险。尤其房颤多为伴有多种并发症的高龄人群，无论其使用华法林还是 NOAC，发生心脑血管事件以及出血的风险依然不容乐观。抗凝治疗在客观上存在一定的出血风险，房颤患者也存在不依从或不耐受长期抗凝治疗的主观原因（如担心出血，拒绝或不按医嘱服药等）。在大规模、随

机化、对照的 ARISTOLE[35]、ROCKET-AF[36] 和 RE-LY[37] 研究中，包括直接口服抗凝药（DOAC）和华法林的抗凝治疗的受试者，每年大出血事件发生率为 2.13%~3.6%，每年大小出血事件的累计发生率为 14.4%~25.6%，因为发生出血或担心出血等原因，这些临床试验的受试者停药率高达 16.6%~25.3%。临床中，房颤患者接受抗凝治疗的比率更低，停药比率更高！在欧洲，房颤患者接受抗凝治疗的比率仅 50%[38]，抗凝治疗 5 年后停药率高达 70%[39]。中国的情况更不乐观，房颤患者接受抗凝治疗的比率不足 10%[40]，而且抗凝治疗 3 个月后有 22.1% 的患者停药，1 年后 44.4% 的患者停药，随访至 2 年有近 60% 的患者停药[41]。因为抗凝治疗本身的出血风险和患者拒绝 / 不依从 / 不耐受长期抗凝治疗等主客观因素的存在限制了抗凝治疗预防房颤卒中的价值，所以需要一种更为理想和安全的替代方法。

（二）左心耳封堵助攻"A"的完美实现

1. 左心耳封堵可解决抗凝治疗面临的问题

左心耳是房颤血栓形成的主要部位，非瓣膜性房颤左心房内的血栓 90% 以上位于左心耳[42-44]。这说明左心耳不仅是房颤引起缺血性卒中和其他系统性血栓事件的主要源头所在，也是左心耳封堵预防房颤卒中的重要理论基础。

左心耳封堵预防房颤卒中的循证医学证据主要来源于使用 Watchman 装置进行左心耳封堵的 PROTECT-AF 和 PREVAIL 两项前瞻性、随机化、华法林对照研究。长期随访结果显示：使用 Watchman 装置进行左心耳封堵在卒中 / 系统性血栓 / 心血管死亡的复合终点事件发生率上不劣于甚至优于华法林组，在降低心血管死亡 / 不明原因死亡、致残 / 致死性卒中、出血性卒中和主要出血事件上优于华法林[45-47]。此外，根据 PROTECT-AF 研究的 707 例患者

和 CAP 临床研究的 566 例患者终点事件的分析，使用 Watchman 左心耳封堵装置在预防缺血性卒中、颅内出血、大出血、心包积液和死亡等临床事件的年净获益为 1.73%~4.97%，具有高卒中风险的患者（CHADS$_2$ 评分 ≥ 2），尤其既往有缺血性卒中史的房颤患者临床净获益更大[48]。然而这些循证医学证据是基于左心耳封堵同华法林比较获得，目前仍然缺乏与直接口服抗凝药（DOAC）比较的随机化研究证据，但最近一项包括 19 项随机试验的 87 831 例房颤患者的网络荟萃分析显示，左心耳封堵在预防死亡、卒中或系统性血栓事件上与 DOAC 相当[49]。PRAGUE-17 研究是由研究者发起的前瞻性、多中心、非盲法、随机非劣效性试验，研究目的是比较左心耳封堵和 NOAC 在高风险房颤患者卒中预防中的作用。早在 2016 年，研究者就在 *American Heart Journal* 上发表了 PRAGUE-17 的研究方案[50]。在 2019 年 ESC 年会上，Osmancik 教授公布了 PRAGUE-17 研究的患者入选情况与随访结果。左心耳封堵组和 NOAC 组最终各入选 201 例患者，平均随访 20.8 ± 10.8 个月，两组患者的主要终点事件无显著差异，表明左心耳封堵预防房颤血栓栓塞事件及安全性方面与 NOAC 作用相当。

2. 左心耳封堵简单安全

左心耳封堵技术并不十分复杂，成功率高，并发症发生率低。以目前临床应用最广泛、循证医学证据最多的 Watchman 封堵器为例，在 2005 年开展的 PROTECT-AF 研究中左心耳手术成功率仅为 91%，围手术期并发症高达 8.4%[51]，但到 2010—2014 年开展的 PREVAIL 研究中，手术成功率提高到 95.1%，7d 围手术期主要不良事件发生率则大幅降低到 4.2%[52]，2016 年发布的 EWOLUTION 多中心临床研究中，手术成功率更是提高到 98.5%，围手术期

主要不良事件率则降低到 2.7%[53]。尽管其他类型封堵器如 ACP/Amulet，LAmbre 在设计理念和操作上与 Watchman 不同，但具有类似的手术成功率和安全性 [54-58]。

3. 左心耳封堵被广泛认可

2014 年，美国 AHA/ASA 卒中和 TIA 二级预防指南对左心耳封堵给予 Ⅱ b 推荐（B 类证据）[59]。2015 年 3 月，美国 FDA 正式批准 Watchman 左心耳封堵器用于临床，并对左心耳封堵列出了专门适应证：①存在较高的卒中和系统性血栓栓塞风险；②经医生评估不适合华法林抗凝治疗；③与华法林相比，在安全性和有效性上有理由选择非药物方法替代华法林[60]。2019 年，美国 ACC/AHA/HRS 联合发布的房颤管理指南进行了重大更新，把左心耳封堵作为 Ⅱ b 推荐用于具有高卒中风险、不能耐受长期抗凝治疗的非瓣膜性房颤患者卒中的预防[61]。欧洲心脏病学会（ESC）在左心耳封堵方面的态度比较积极，在其 2012 年和 2016 年房颤管理指南[62-63]中对左心耳封堵均给予了 Ⅱ b 推荐 [非瓣膜性房颤，存在长期抗凝禁忌或存在高出血风险（HAS-BLED 评分 >3 分）不适合长期抗凝]。此外，在 2017 年发布的左心耳封堵慕尼黑共识中，进一步界定了左心耳封堵的潜在适

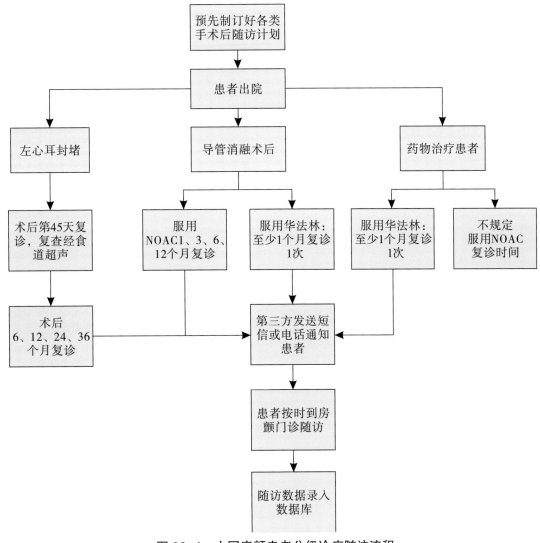

图 32-4　中国房颤患者分级诊疗随访流程

引自参考文献 [28]

应证：即①患者具有抗凝治疗的绝对或相对适应证，但存在不适合长期抗凝治疗的条件（如患者具有大、小出血史，或者由于机体因素或并发症增加了出血风险，或者由于出血风险以外的原因不能长期服用抗凝药）；②患者服用抗凝药期间仍然发生血栓事件或左心耳内探测到血栓[64]。2019 年 EHRA/EAPCI 专家共识[65]，特别强调行左心耳隔离术需要左心耳封堵，甚至大型房间隔缺损无房颤，因其封堵后会产生房颤，而后期房颤射频或封堵左心耳会更加困难，故建议可以同时行房间隔缺损和左心耳"一站式"封堵。

中国在 2015 年中华医学会心脏电生理和起搏分会、中国医师协会心律学专业委员会心房颤动防治专家工作委员会联合发布的心房颤动：目前的认识和治疗建议—2015[66]中，对左心耳封堵预防非瓣膜性房颤血栓事件给予了Ⅱa 类推荐，并对左心耳封堵的适应证也给予了具体建议，即 CHA$_2$DS$_2$-VASc 评分 ≥ 2 分的非瓣膜性房颤患者，如具有下列情况之一，可行经皮左心耳封堵预防血栓栓塞事件（证据级别 B）：①不适合长期规范口服抗凝药；②长期规范抗凝治疗基础上仍发生脑卒中或栓塞事件；③ HAS-BLED 出血评分 ≥ 3 分者。在 2019 年，中国有 3 个学会及杂志分别组织撰写和发表了专家共识。

另外，多项研究[67-68]显示 NOAC 5~6 年或华法林 10 年后总医疗费用将超过左心耳封堵，从长期获益及费效比来讲，左心耳封堵亦是"A"方案的合理候选。因此，抗栓方案"A"内铁三角（华法林、NOAC、左心耳封堵术）成立，可给予患者更多选择的空间，便于搭配 B、C 方案，最终实现个体化、最优化的 ABC 方案。

在房颤人口持续增长的同时，ABC 方案将逐渐突显出其整体治疗的优势，并开启新的治疗时代。笔者建议从"A""B""C"的某一点入手，随着时间的推移逐渐过渡到"ABC"的全面覆盖。在掌握要领的基础上，自由组合"ABC"内各种方案，提高整体规范化治疗比例和健康水平。应强调不管是欧美的"ABC"，还是中国房颤分级诊疗方案，都注重综合管理，在综合管理中，切不可轻视患者教育及康复管理，做好随访，随时指导或调整治疗方案。中国房颤分级诊疗方案的随访流程详见图 32-4。

（西安交通大学第一附属医院　张玉顺　兰贝蒂
谢学刚）

参考文献

[1] Bai Y, Guo SD, Shantsila A, et al. Modelling projections for the risks related with atrial fibrillation in East Asia: a focus on ischaemic stroke and death. Europace, 2018, 20(10): 1584–1590.

[2] Lippi G, Sanchis-Gomar F, Cervellin G. Global epidemiology of atrial fibrillation: An increasing epidemic and public health challenge. Int J Stroke, 2020,1747493019897870.

[3] Magnani JW, Rienstra M, Lin H, et al. Atrial fibrillation: current knowledge and future directions in epidemiology and genomics. Circulation, 2011,124(18): 1982–93.

[4] Davis RC, Hobbs FD, Kenkre JE, et al. Prevalence of atrial fibrillation in the general population and in high-risk groups: the ECHOES study. Europace, 2012,14(11): 1553–1559.

[5] 陈伟伟，高润霖，刘力生，等．《中国心血管病报告 2014》概要．中国循环杂志，2015, 30(7):617–622.

[6] 秦明照，张新军，张迎怡，等．老年人非瓣膜性心房颤动诊治中国专家建议 (2016). 中华老年医学杂志，2016, 35(9):915–928.

[7] Lip GYH, Freedman B, Caterina RD, et al. Stroke prevention in atrial fibrillation: past, present and future. Comparing the guidelines and practical decision-making. Thromb Haemost, 2017, 117(7):1230–1239.

[8] Thrall G, Gregory Y H Lip, Carroll D, et al. Depression, anxiety, and quality of life in patients with atrial fibrillation. Chest, 2007, 132, 1259–1264.

[9] Gao Q, Fu X, Wei JW, et al. Use of oral anticoagulation among stroke patients with atrial fibrillation in China: the ChinaQUEST (Quality evaluation of stroke care and treatment) registry study. Int J Stroke, 2013, 8(3):150–154.

[10] Hu D, Sun Y. Epidemiology, risk factors for stroke, and management of atrial fibrillation in China. J Am Coll Cardiol, 2008, 52(10):865–868.

[11] Singer DE, Hellkamp AS, Piccini JP, et al. Impact of global geographic region on time in therapeutic range on warfarin anticoagulant therapy: data from the ROCKET AF clinical trial. J Am Heart Assoc, 2013, 2(1):e000067.

[12] Shimada YJ, Yamashita T, Koretsune Y, et al. Effects of regional differences in Asia on efficacy and safety of edoxaban compared with warfarin–insights from the engage AF-TIMI 48 trial. Circ J, 2015, 79(12):2560–2567.

[13] Pokorney SD, Piccini JP, Stevens SR, et al. Cause of death and predictors of all-cause mortality in anticoagulated patients with nonvalvular atrial fibrillation: data from ROCKET AF. Journal of the American Heart Association,2016,4:e002197.

[14] Mahmood M, Lip GY. Management of atrial fibrillation: easy as ABC. Minerva medica,2019, 110(1):27–34.

[15] Lip GYH. The ABC pathway: an integrated approach to improve AF management. Nat Rev Cardiol, 2017,14(11):627–628.

[16] Proietti M, Romiti GF, Olshansky B, et al. Improved outcomes by integrated care of anticoagulated patients with atrial fibrillation using the simple ABC (Atrial Fibrillation Better Care) pathway. Am J Med,2018,131:1359–1366.

[17] Chugh SS, Havmoeller R, Narayanan K, et al. Worldwide epidemiology of atrial fibrillation: a global burden of disease 2010 study. Circulation, 2014,129:837–847.

[18] Verheugt FWA, Gao H, Al Mahmeed W, et al. Characteristics of patients with atrial fibrillation prescribed antiplatelet monotherapy compared with those on anticoagulants: insights from the GARFIELD-AF registry. European Heart Journal,2018, 39(6):464–473.

[19] Yoon M, Yang PS, Jang E, et al. Improved Population-Based Clinical Outcomes of Patients with Atrial Fibrillation by Compliance with the Simple ABC (Atrial Fibrillation Better Care) Pathway for Integrated Care Management: A Nationwide Cohort Study. Thromb Haemost, 2019, 19(10): 1695–1703.

[20] Pastori D, Pignatelli P, Menichelli D, et al. Integrated Care Management of Patients With Atrial Fibrillation and Risk of Cardiovascular Events: The ABC (Atrial fibrillation Better Care) Pathway in the ATHERO-AF Study Cohort. Mayo Clin Proc, 2019, 94(7): 1261–1267.

[21] Cotte FE, Chaize G, Gaudin AF, et al. Burden of stroke and other cardiovascular complications in patients with atrial fibrillation hospitalized in France. Europace, 2016, 18(4):501–507.

[22] Chao TF, Huang YC, Liu CJ, et al. Acute myocardial infarction in patients with atrial fibrillation with a CHA2DS2-VASc score of 0 or 1: a nationwide cohort study. Heart Rhythm, 2014, 11(11):1941–1947.

[23] Pokorney SD, Piccini JP, Stevens SR, et al. Cause of Death and Predictors of All-Cause Mortality in Anticoagulated Patients With Nonvalvular Atrial Fibrillation: Data From ROCKET AF. Journal of the American Heart Association, 2016, 4:e002197.

[24] Alkhouli M, Alqahtani F, Aljohani S, et al. Burden of Atrial Fibrillation-Associated Ischemic Stroke in the United States. JACC Clinical electrophysiology, 2018, 4:618–625.

[25] Pastori D, Farcomeni A, Pignatelli P, et al. ABC (Atrial fibrillation Better Care) pathway and healthcare costs in atrial fibrillation. The ATHERO-AF study. American Journal of Medicine, 2019, 132(7):856–861.

[26] Palmieri L, Donfrancesco C, Lo Noce C, et al. Il Progetto CUORE: 15 anni di attività per la prevenzione e la riduzione del rischio cardiovascolare. Not Ist Super Sanità, 2013, 26:3–8.

[27] Mazurek M, Huisman MV, Rothman KJ, et al. Regional Differences in Antithrombotic Treatment for Atrial Fibrillation: Insights from the GLORIA-AF Phase II Registry. Thrombosis and haemostasis, 2017,117:2376–2388.

[28] 国家卫生健康委员会.心房颤动分级诊疗服务技术方案. 2019.

[29] Kirchhof P. The future of atrial fibrillation management: integrated care and stratified therapy. Lancet, 2017, 390(10105): 1873–1887.

[30] Proietti M, Laroche C, Opolski G, et al. "Real-world" atrial fibrillation management in Europe: observations from the 2-year follow-up of the EURO bservational Research Programme-Atrial Fibrillation General Registry Pilot Phase. Europace, 2017,19(5):722–733.

[31] 张莲，殷春悦，胡善联. 我国心房纤颤的疾病负担. 中国卫生经济, 2013, 32(12): 5–7.

[32] Geoffrey D. Barnes. CHEST Guideline on Antithrombotics for Atrial Fibrillation. ACC, 2018.

[33] Hart RG, Pearce LA, Aguilar MI. Meta-analysis: antithrombotic therapy to prevent stroke in patients who have nonvalvular atrial fibrillation. Ann Intern Med, 2007, 146(12):857–867.

[34] Olimpieri PP, Di LA, Mammarella F, et al. Non-vitamin K antagonist oral anticoagulation agents in patients with atrial fibrillation: Insights from Italian monitoring registries. Int J Cardiol Heart Vasc, 2020, 26:100465.

[35] Liu T, Yang HL, Gu L, et al. Current status and factors influencing oral anticoagulant therapy among patients with non-valvular atrial fibrillation in Jiangsu province, China: a multi-center, cross-sectional study. BMC Cardiovasc

Disord, 2020, 20(1): 22.

[36] Granger C B, Alexander J H, McMurray J J, et al. Apixaban versus warfarin in patients with atrial fibrillation. N Engl J Med, 2011, 365(11):981–992.

[37] Patel M R, Mahaffey K W, Garg J, et al. Rivaroxaban versus warfarin in nonvalvular atrial fibrillation. N Engl J Med, 2011, 365(10):883–891.

[38] Wallentin L, Yusuf S, Ezekowitz M D, et al. Efficacy and safety of dabigatran compared with warfarin at different levels of international normalised ratio control for stroke prevention in atrial fibrillation: an analysis of the RE-LY trial. Lancet, 2010, 376(9745):975–983.

[39] Vidal-Perez R, Otero-Ravina F, Turrado T V, et al. Change in atrial fibrillation status, comments to Val-FAAP registry. Rev Esp Cardiol (Engl Ed), 2012, 65(5):490–492.

[40] Gumbinger C, Holstein T, Stock C, et al. Reasons underlying non-adherence to and discontinuation of anticoagulation in secondary stroke prevention among patients with atrial fibrillation. Eur Neurol, 2015, 73(3-4):184–191.

[41] Hu D, Sun Y. Epidemiology, risk factors for stroke, and management of atrial fibrillation in China. J Am Coll Cardiol, 2008, 52(10):865–868.

[42] Wang ZZ, Du X, Wang W, et al. Long-Term Persistence of Newly Initiated Warfarin Therapy in Chinese Patients With Nonvalvular Atrial Fibrillation. Circ Cardiovasc Qual Outcomes, 2016, 9(4):380–387.

[43] Stoddard MF, Dawkins PR, Prince CR, et al. Left atrial appendage thrombus is not uncommon in patients with acute atrial fibrillation and a recent embolic event: a transesophageal echocardiographic study. J Am Coll Cardiol, 1995, 25(2):452–459.

[44] Blackshear JL, Odell JA. Appendage obliteration to reduce stroke in cardiac surgical patients with atrial fibrillation. Ann Thorac Surg, 1996, 61(2):755–759.

[45] Lip GY, Hammerstingl C, Marin F, et al. Left atrial thrombus resolution in atrial fibrillation or flutter: Results of a prospective study with rivaroxaban (X-TRA) and a retrospective observational registry providing baseline data (CLOT-AF). Am Heart J, 2016, 178:126–134.

[46] Holmes DJ, Kar S, Price MJ, et al. Prospective randomized evaluation of the Watchman Left Atrial Appendage Closure device in patients with atrial fibrillation versus long-term warfarin therapy: the PREVAIL trial. J Am Coll Cardiol, 2014, 64(1):1–12.

[47] Reddy VY, Sievert H, Halperin J, et al. Percutaneous left atrial appendage closure vs warfarin for atrial fibrillation: a randomized clinical trial. JAMA, 2014, 312(19):1988–1998.

[48] Reddy VY, Doshi SK, Kar S, et al. 5-Year Outcomes After Left Atrial Appendage Closure: From the PREVAIL and PROTECT AF Trials. J Am Coll Cardiol, 2017, 70(24):2964–2975.

[49] Gangireddy SR, Halperin JL, Fuster V, et al. Percutaneous left atrial appendage closure for stroke prevention in patients with atrial fibrillation: an assessment of net clinical benefit. Eur Heart J, 2012, 33(21):2700–2708.

[50] Sahay S, Nombela-Franco L, Rodes-Cabau J, et al. Efficacy and safety of left atrial appendage closure versus medical treatment in atrial fibrillation: a network meta-analysis from randomised trials. Heart, 2017, 103(2):139–147.

[51] Osmancik P, Tousek P, Herman D, et al. Interventional left atrial appendage closure vs novel anticoagulation agents in patients with atrial fibrillation indicated for long-term anticoagulation (PRAGUE-17 study). Am Heart J, 2016, 183:108–114.

[52] Holmes DR, Reddy VY, Turi ZG, et al. Percutaneous closure of the left atrial appendage versus warfarin therapy for prevention of stroke in patients with atrial fibrillation: a randomised non-inferiority trial. Lancet, 2009, 374(9689):534–542.

[53] Holmes DJ, Kar S, Price MJ, et al. Prospective randomized evaluation of the Watchman Left Atrial Appendage Closure device in patients with atrial fibrillation versus long-term warfarin therapy: the PREVAIL trial. J Am Coll Cardiol, 2014, 64(1):1–12.

[54] Boersma LV, Schmidt B, Betts TR, et al. Implant success and safety of left atrial appendage closure with the WATCHMAN device: peri-procedural outcomes from the EWOLUTION registry. Eur Heart J, 2016, 37(31):2465–2474.

[55] Park JW, Bethencourt A, Sievert H, et al. Left atrial appendage closure with Amplatzer cardiac plug in atrial fibrillation: initial European experience. Catheter Cardiovasc Interv, 2011, 77(5):700–706.

[56] Tzikas A, Shakir S, Gafoor S, et al. Left atrial appendage occlusion for stroke prevention in atrial fibrillation: multicentre experience with the AMPLATZER Cardiac Plug. Euro Intervention, 2016, 11(10):1170–1179.

[57] Landmesser U, Tondo C, Camm J, et al. Left atrial appendage occlusion with the AMPLATZER Amulet device: one-year follow-up from the prospective global Amulet observational registry. Euro Intervention, 2018, 14(5):e590–e597.

[58] Huang H, Liu Y, Xu Y, et al. Percutaneous Left Atrial Appendage Closure With the LAmbre Device for Stroke Prevention in Atrial Fibrillation: A Prospective,

Multicenter Clinical Study. JACC Cardiovasc Interv, 2017, 10(21):2188–2194.

[59] Park JW, Sievert H, Kleinecke C, et al. Left atrial appendage occlusion with lambre in atrial fibrillation: Initial European experience. Int J Cardiol, 2018, 265:97–102.

[60] Meschia J F, Bushnell C, Boden-Albala B, et al. Guidelines for the primary prevention of stroke: a statement for healthcare professionals from the American Heart Association/American Stroke Association. Stroke, 2014, 45(12):3754–3832.

[61] FDA Approval for WATCHMAN Device. [2015-03-24]. http://www.accessdata.fda.gov/cdrh_ docs/pdf13/P130013a.pdf.

[62] January CT, Wann LS, Calkins H, et al. 2019 AHA/ACC/HRS Focused Update of the 2014 AHA/ACC/HRS Guideline for the Management of Patients With Atrial Fibrillation: A Report of the American College of Cardiology/American Heart Association Task Force on Clinical Practice Guidelines and the Heart Rhythm Society. J Am Coll Cardiol, 2019, 74(1):104–132.

[63] Kirchhof P, Benussi S, Kotecha D, et al. 2016 ESC Guidelines for the management of atrial fibrillation developed in collaboration with EACTS. Europace, 2016, 18(11):1609–1678.

[64] Camm AJ, Lip GY, De Caterina R, et al. 2012 focused update of the ESC Guidelines for the management of atrial fibrillation: an update of the 2010 ESC Guidelines for the management of atrial fibrillation–developed with the special contribution of the European Heart Rhythm Association. Europace, 2012, 14(10):1385–1413.

[65] Tzikas A, Holmes DJ, Gafoor S, et al. Percutaneous left atrial appendage occlusion: the Munich consensus document on definitions, endpoints, and data collection requirements for clinical studies. Europace, 2017,19(1):4–15.

[66] Glikson M, Wolff R, Hindricks G, et al. EHRA/EAPCI expert consensus statement on catheter-based left atrial appendage occlusion-an upate. Euro Intervention, 2020, 15:1133–1180.

[67] 中国医师协会心律学专业委员会心房颤动防治专家工作委, 中华医学会心电生理和起搏分会. 心房颤动 : 目前的认识和治疗建议 ——2015. 中华心律失常学杂志, 2015, 19(5):321–384.

[68] Reddy VY，Akehurst RL，Armstrong SO，et al. Time to cost effectiveness following stroke reduction strategies in AF: warfarin versus NOACs versus LAA closure. J Am Coll Cardiol, 2015, 66(24):2728–2739.

[69] Reddy VY，Akehurst RL, Amorosi SL，et al. Cost-effectiveness of left atrial appendage closure with the WATCHMAN device compared with warfarin or non-vitamin K antagonist oral anticoagulants for secondary prevention in nonvalvular atrial fibrillation. Stroke, 2018, 49(6):1464–1470.